DIAGNÓSTICO POR IMAGEM

CB078247

DIAGNÓSTICO POR IMAGEM

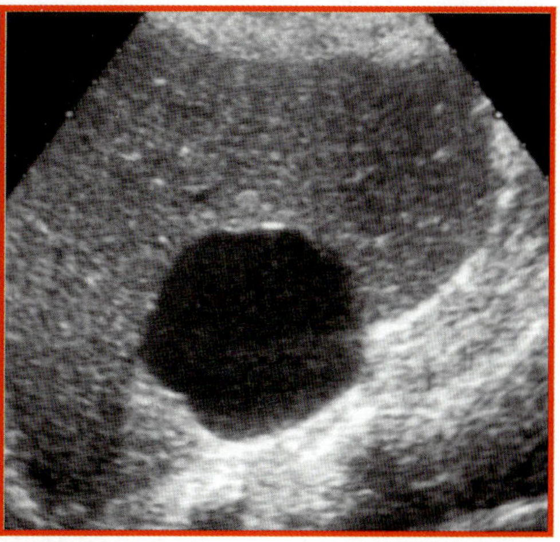

PETER ARMSTRONG
MB, BS, FMed Sci, FRCP, FRCR
Professor of Radiology
Medical College of St Bartholomew's
and the Royal London Hospitals, London
Formerly Professor and Vice-Chairman
Department of Radiology, University of Virginia
Charlottesville, Virginia, USA

MARTIN L. WASTIE
MB, BChir, FRCP, FRCR
Professor of Radiology
University of Malaya Medical Centre
Kuala Lumpur, Malaysia
Formerly Consultant Radiologist
University Hospital, Nottingham

ANDREA G. ROCKALL
BSc, MB, BS, MRCP, FRCR
Senior Lecturer and Consultant Radiologist
St Bartholomew's Hospital
London

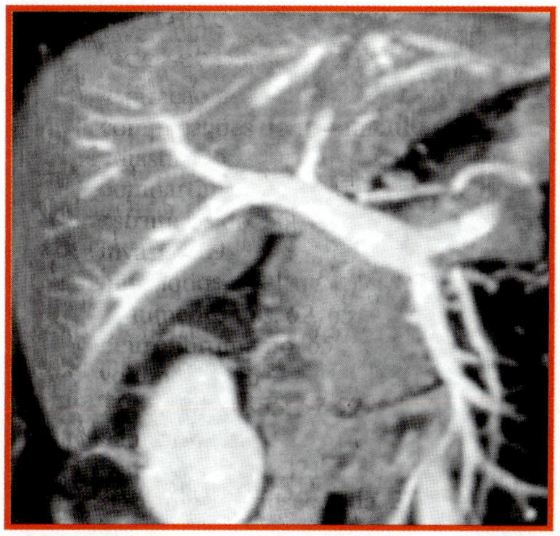

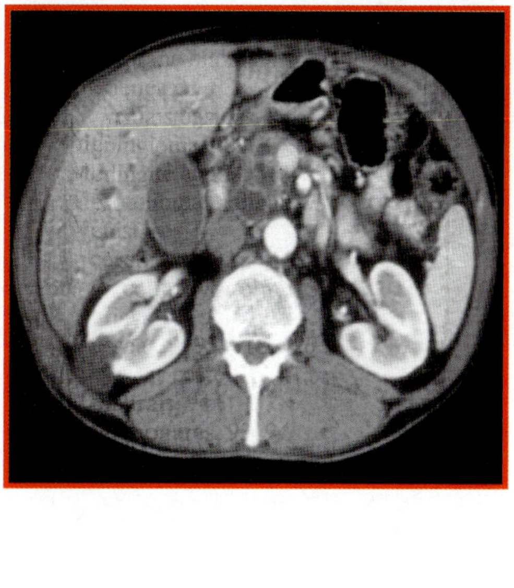

QUINTA EDIÇÃO

REVINTER

Diagnóstico por Imagem – Quinta Edição
Copyright © 2006 by Livraria e Editora Revinter Ltda.

ISBN 85-372-0034-4

Todos os direitos reservados.
É expressamente proibida a reprodução
deste livro, no seu todo ou em parte,
por quaisquer meios, sem o consentimento
por escrito da Editora.

Tradução:
RENATE MÜLLER
Médica – Berga, Suécia

Revisão Técnica:
CARLA MARTINS DE GROSSI
Especialização em Ultra-Sonografia Geral pelo CBR
Especialização em Radiologia e Diagnóstico por Imagem pelo CBR
Mestrado em Radiologia pela UFRJ

Nota: A medicina é uma ciência em constante evolução. À medida que novas pesquisas e experiências ampliam os nossos conhecimentos, são necessárias mudanças no tratamento clínico e medicamentoso. Os autores e o editor fizeram verificações junto a fontes que se acredita sejam confiáveis, em seus esforços para proporcionar informações acuradas e, em geral, de acordo com os padrões aceitos no momento da publicação. No entanto, em vista da possibilidade de erro humano ou mudanças nas ciências médicas, nem os autores e o editor nem qualquer outra parte envolvida na preparação ou publicação deste livro garantem que as instruções aqui contidas são, em todos os aspectos, precisas ou completas, e rejeitam toda a responsabilidade por qualquer erro ou omissão ou pelos resultados obtidos com o uso das prescrições aqui expressas. Incentivamos os leitores a confirmar as nossas indicações com outras fontes. Por exemplo e em particular, recomendamos que verifiquem as bulas em cada medicamento que planejam administrar para terem a certeza de que as informações contidas nesta obra são precisas e de que não tenham sido feitas mudanças na dose recomendada ou nas contra-indicações à administração. Esta recomendação é de particular importância em conjunto com medicações novas ou usadas com pouca freqüência.

Título original:
Diagnostic Imaging – Fifth Edition
Copyright © by Blackwell Publishing Ltd

Rua do Matoso, 170 – Tijuca
20270-135 – Rio de Janeiro – RJ
Tel.: (21) 2563-9700 – Fax: (21) 2563-9701
livraria@revinter.com.br – www.revinter.com.br

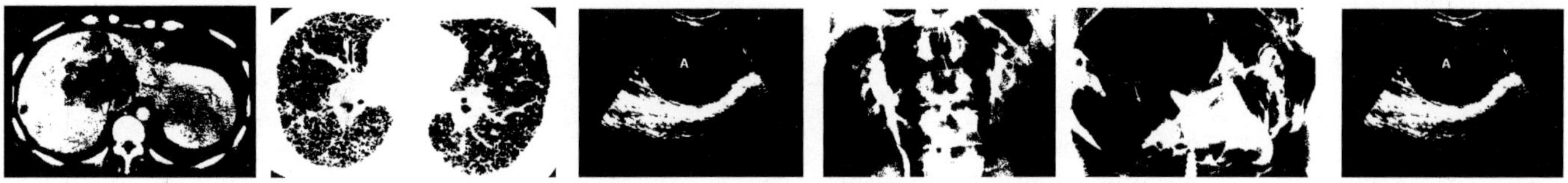

Prefácio

O papel da imagenologia está se tornando cada vez mais importante no tratamento do paciente. Estudantes de Medicina e jovens médicos devem ser perdoados por sua desinformação quando confrontados com a gama desencorajadora de informações que se esconde sob o tema "Diagnóstico por Imagem". Como os exames radiológicos planos são as investigações por imagem mais comumente solicitadas, novamente demos ênfase a eles nesta edição de *Diagnóstico por Imagem*, mas incluímos descrições relevantes de ultra-sonografia, tomografia computadorizada (TC), ressonância magnética (RM), imagens com radionuclídeos e radiologia intervencionista.

Com a atual disseminação de várias técnicas diferentes de imagem, ficou evidente que existem diversas vias de investigação da mesma condição. Evitamos ser excessivamente descritivos, pois a prática varia e depende muito da preferência pessoal dos clínicos e radiologistas, assim como do equipamento disponível e da perícia do examinador.

Novamente, tentamos ir ao encontro das necessidades do estudante de Medicina e do jovem médico em treinamento, por meio de explicações, técnicas utilizadas no diagnóstico por imagem e indicações do seu uso. Como antes, a maior parte do livro auxilia o leigo na compreensão dos princípios da interpretação, seja de filmes planos, seja de imagens obtidas com outras modalidades de imagem.

Infelizmente, com o escasso espaço fornecido por um pequeno livro como este, fica impossível descrever completamente a patologia responsável pelos diversos aspectos. Igualmente, para tratar de forma adequada o papel da imagenologia na avaliação clínica, seriam necessárias seções mais amplas sobre cirurgia, medicina geral e patologia. Como conseqüência, este livro não pode ser lido isoladamente; a sua leitura deve ser acompanhada pelo estudo destes outros temas.

Peter Armstrong
Martin L. Wastie
Andrea G. Rockall

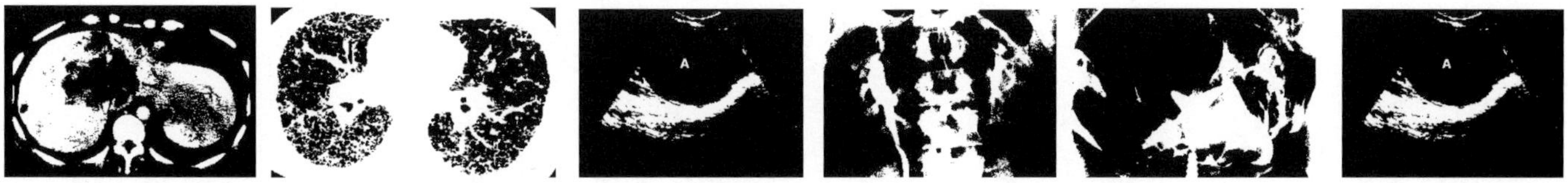

Agradecimentos

Teria sido impossível preparar esta edição sem a ajuda de muitos radiologistas, que forneceram idéias, comentários valiosos e inspiração. Gostaríamos de agradecer, particularmente, ao *staff* do *Radiology Department* do University Hospital, de Nottingham, e do St. Bartholomew's Hospital, de Londres, pelas ilustrações da edição anterior. Nossos especiais agradecimentos devem ser dirigidos ao Dr. Tim Jaspan, que, nesta edição e em outras anteriores, forneceu ajuda ilimitada às seções sobre neurorradiologia, e à Dra. Judith Webb, por seu auxílio com o capítulo referente ao trato urinário.

As seguintes pessoas cederam gentilmente ilustrações para esta edição: Alison Ashworth, Sarah Burnett, Angus O'Connor, Laura Fender, Roger Gregson, Kath Halliday, Steve Halligan, Ian Holland, Alison McLean, Bryan Preston, Philip Robinson e Simon Whitaker.

Devemos, ainda, agradecer sinceramente aos fotógrafos dos Departamentos do Medical Illustration do University Hospital, de Nottingham, e do St. Bartholomew's Hospital, de Londres.

Este trabalho teria sido totalmente impossível sem o maravilhoso auxílio de secretaria de Tiina Wastie, de Nottingham, e de Julie Jessop, do St. Bartholomew's Hospital. Foi prestada, também, assistência de secretaria por Veronica Nettleship, e agradecemos sinceramente a todas por sua ajuda.

Finalmente, gostaríamos de expressar a nossa gratidão à Alice Emmott e ao *staff* da Blackwell Publishing.

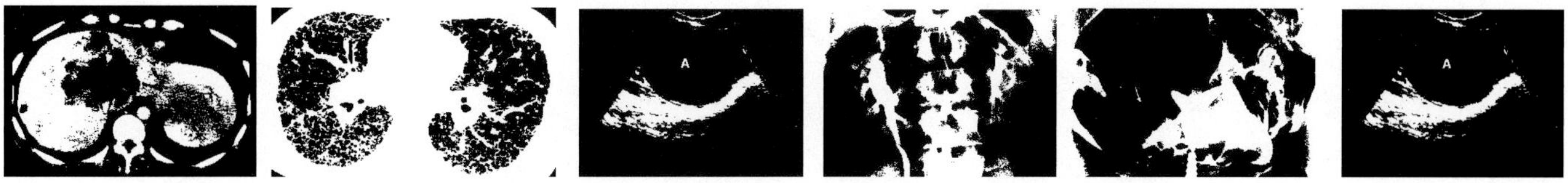

Sumário

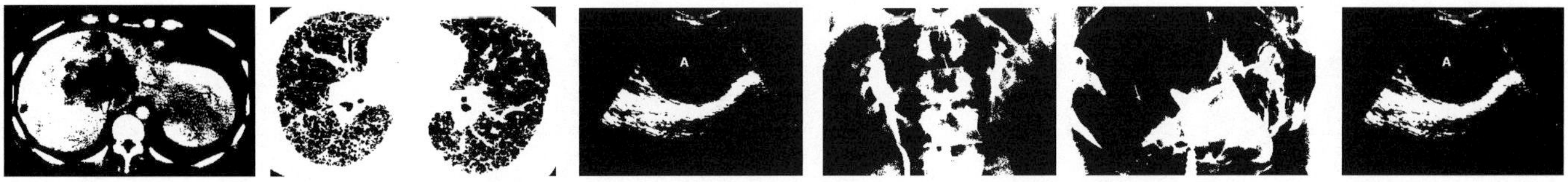

Pranchas em Cores

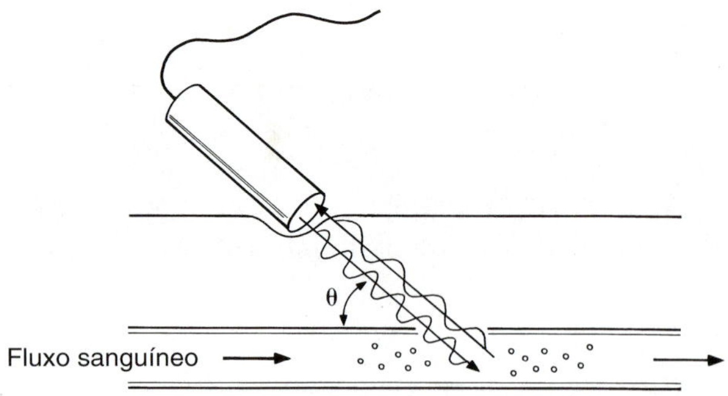

(a)

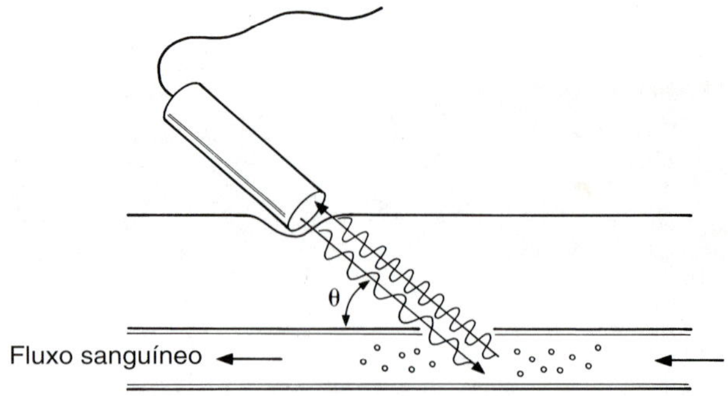

(b)

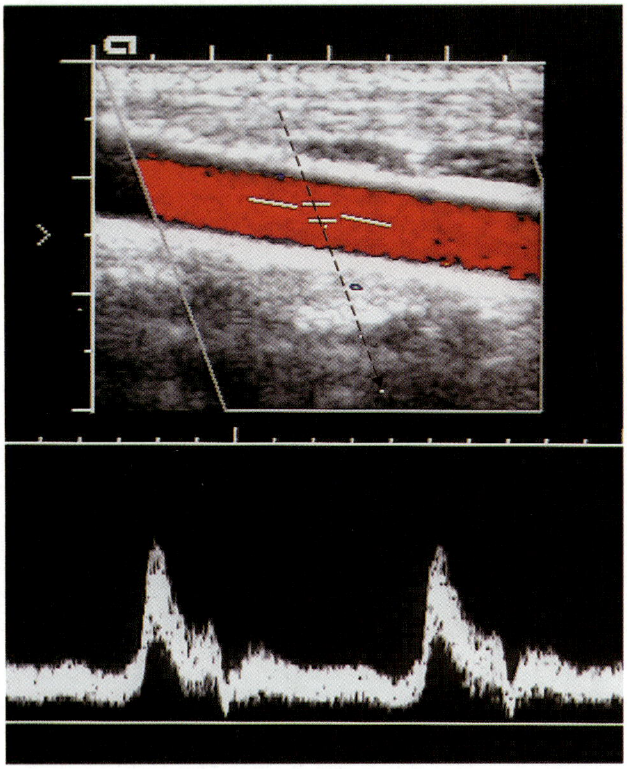

(c)

Prancha em Cores 1 Princípio do ultra-som com Doppler. (a) Com fluxo sanguíneo para longe do transdutor, a freqüência do som recebido se reduz. (b) Com fluxo sanguíneo na direção do transdutor, a freqüência do som recebido aumenta. (è é o ângulo entre o vaso e a onda sonora transmitida: um ângulo conhecido como ângulo Doppler.) (c) Forma da onda da velocidade de fluxo da artéria carótida interna normal. Os picos representam o fluxo sanguíneo sistólico. A forma da onda foi obtida a partir da insonação da artéria mostrada na imagem colorida do Doppler. O ângulo do feixe é indicado pela fina linha em ziguezague.

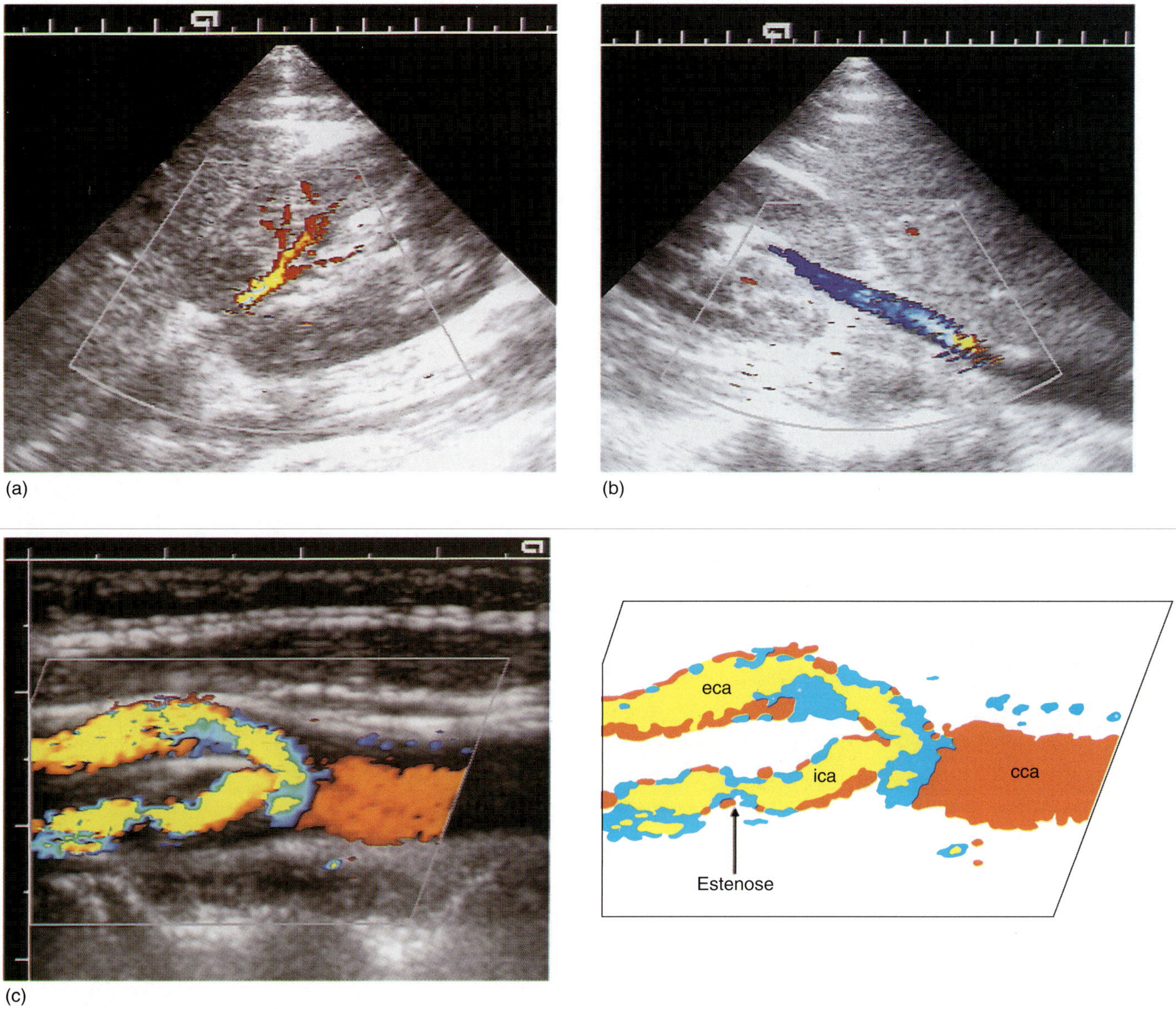

Prancha em Cores 2 Doppler colorido. (a) Artéria renal normal. (b) Veia renal normal. (c) Bifurcação da artéria carótida comum mostrando estenose da artéria carótida interna. O fluxo sanguíneo é revelado pela cor. A coloração precisa depende da velocidade e direção do fluxo sanguíneo. cca, artéria carótida comum; eca, artéria carótida externa; ica, artéria carótida interna.

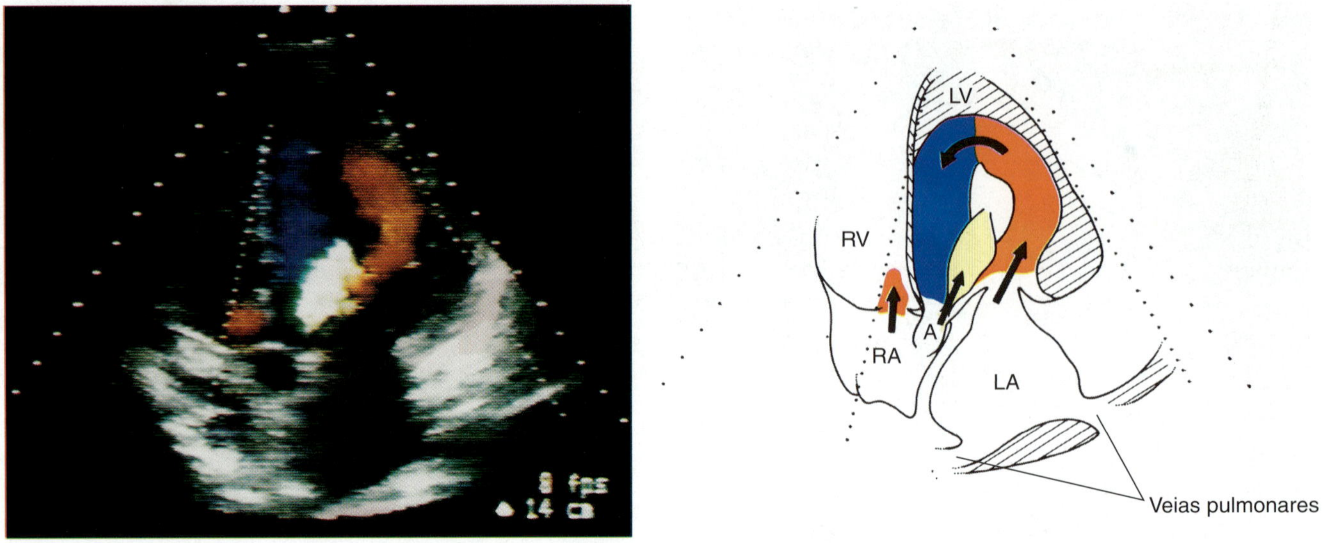

(a)

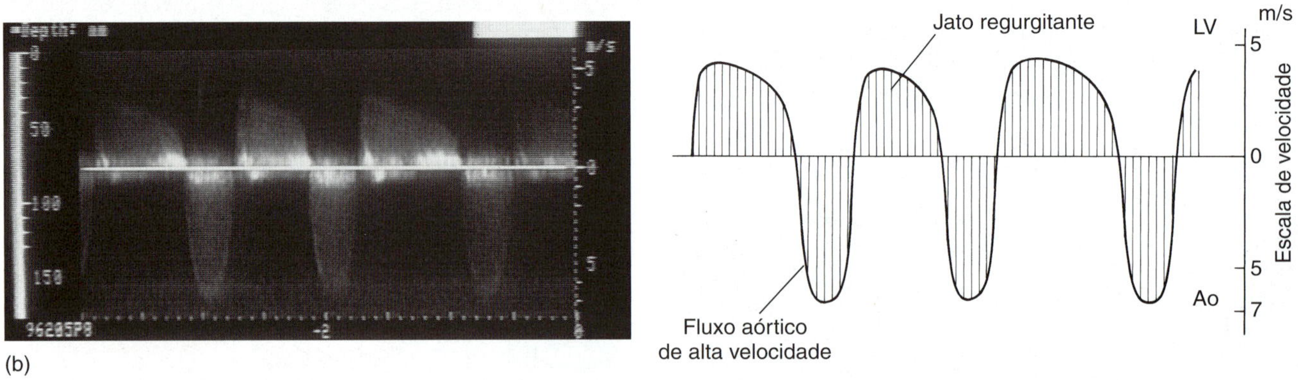

(b)

Prancha em Cores 3 Doença valvar aórtica. (a) Doppler com fluxo colorido em um paciente com regurgitação aórtica. Incidência apical das quatro câmaras mostrando jato turbulento (branco) de sangue regurgitado atuando sobre o folheto anterior da valva mitral para misturar-se ao fluxo (vermelho), passando do átrio esquerdo para o ventrículo esquerdo. Note a alteração na cor para azul quando o fluxo está dirigido do ápice ventricular em direção à valva aórtica. Uma pequena porção do fluxo atrial direito para o ventrículo direito está colorida de vermelho. (b) Onda Doppler contínua da posição apical em um paciente com estenose aórtica e regurgitação, mostrando um jato de alta velocidade (7 m/s) para dentro da aorta. Existe um refluxo diastólico imediato para dentro do ventrículo esquerdo, representando regurgitação aórtica.

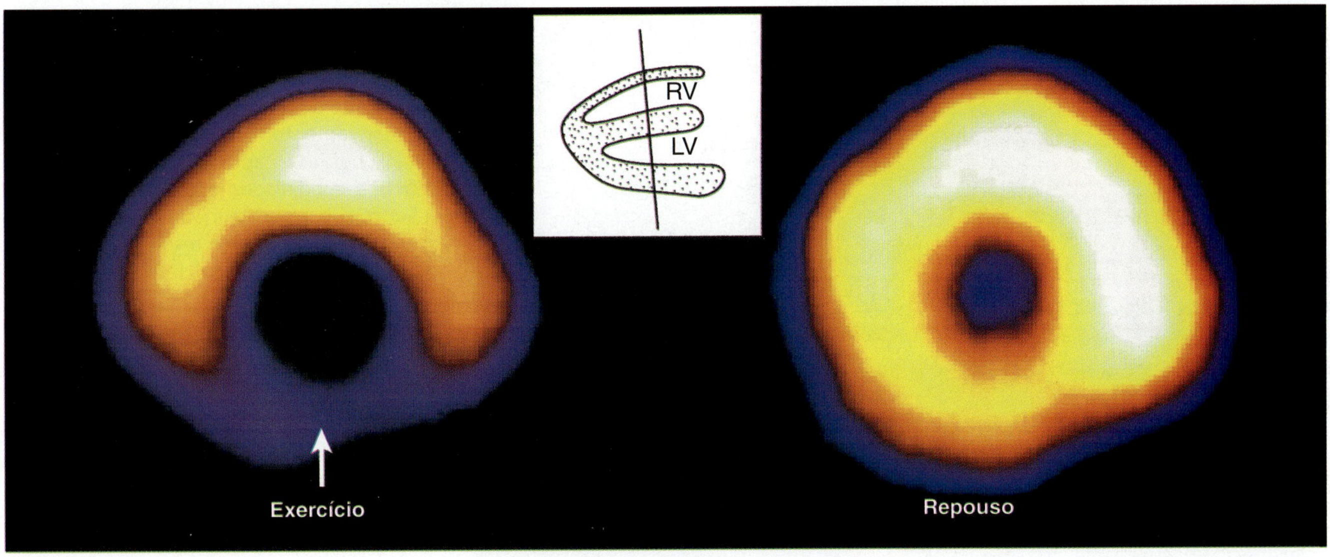

Prancha em Cores 4 Escaneamento da perfusão miocárdica com tálio-210. No *scan* em exercício existe uma grande área de assimilação reduzida na parede inferior do ventrículo esquerdo (seta) com distribuição normal do tálio no escaneamento em repouso, indicando uma área de isquemia. Somente a parede do ventrículo esquerdo está demonstrada, uma vez que existe uma assimilação muito pequena de tálio pelo ventrículo direito normal.

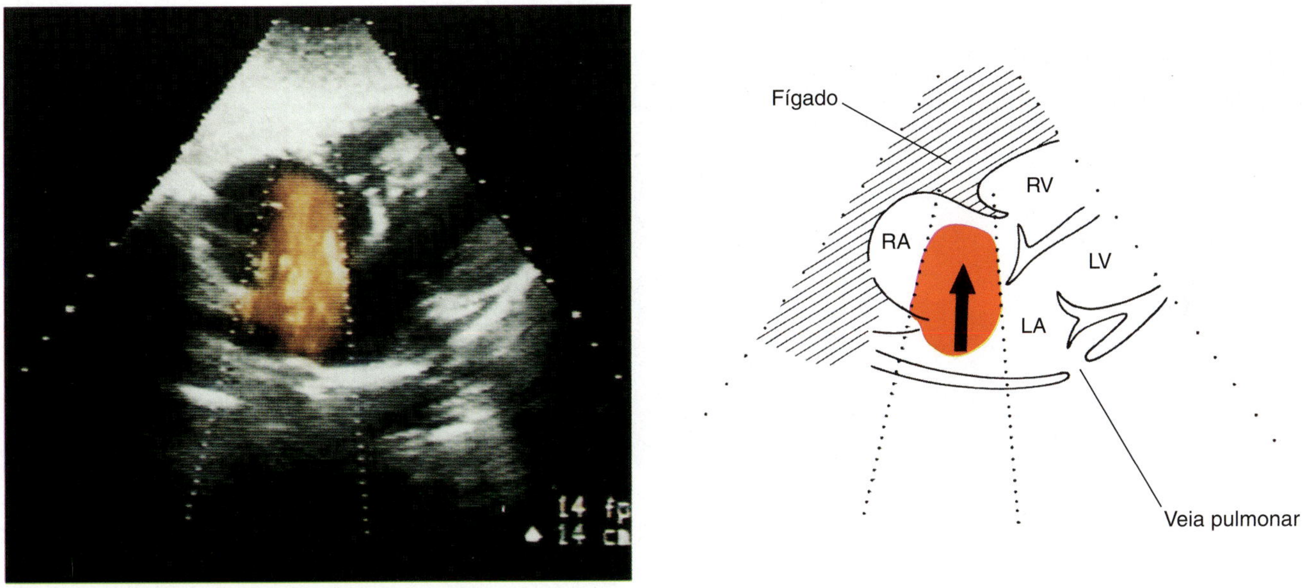

Prancha em Cores 5 Defeito do septo interatrial. Fluxo com Doppler colorido na incidência subcostal das quatro câmaras, mostrando fluxo substancial (vermelho) passando do átrio esquerdo para o átrio direito.

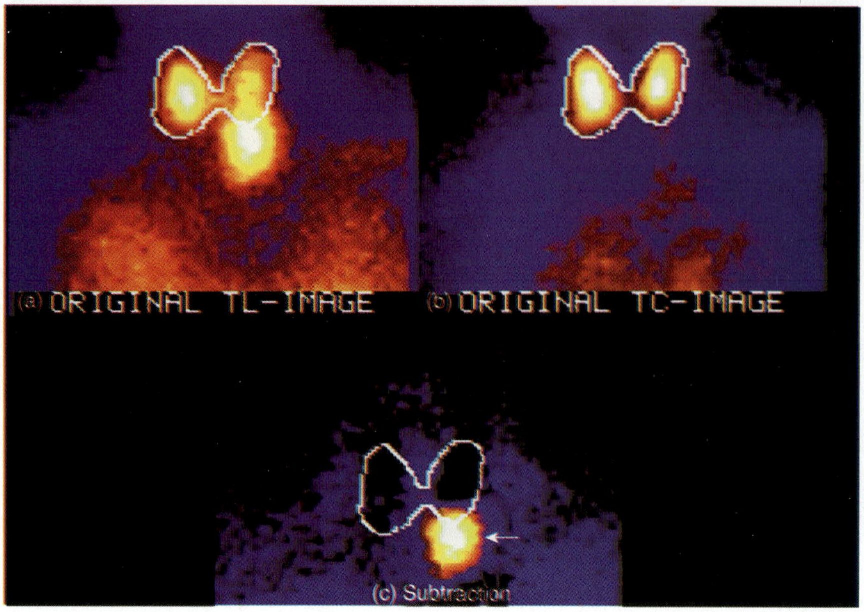

Prancha em Cores 6 Adenoma paratireoidiano. (a) Escaneamento com tálio. A captação ocorre no adenoma da paratireóide e na glândula tireóide. (b) Escaneamento com pertecnetato. O pertecnetato é captado pela glândula tireóide e seu delineamento foi redesenhado. (c) Subtração do pertecnetato pelo escaneamento com tálio revela captação do adenoma da paratireóide (seta).

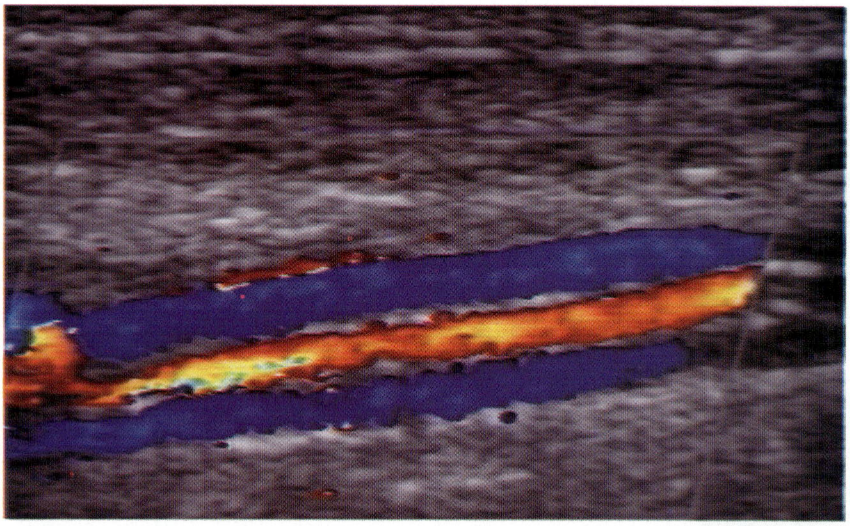

Prancha em Cores 7 Ultra-sonografia com Doppler de veias da panturrilha normal. As veias, demonstradas em azul, situam-se bilateralmente à artéria tibial posterior, demonstrada em vermelho.

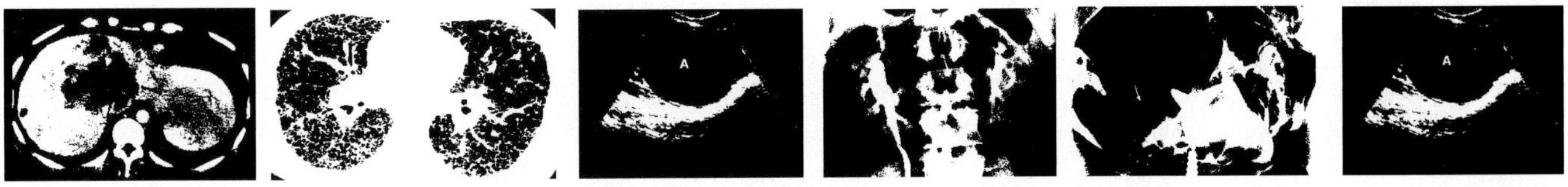

Introdução 1

UTILIZAÇÃO DO DEPARTAMENTO DE IMAGENOLOGIA

A boa comunicação entre os clínicos e radiologistas é vital, uma vez que o Departamento de Radiologia precisa compreender o problema clínico para poder executar apropriadamente os exames e para interpretar os resultados de forma significativa. Da mesma forma, os clínicos devem compreender a importância e as limitações das respostas fornecidas.

A seleção adequada das investigações por imagem é de grande importância. Existem duas filosofias opostas. Uma delas é a requisição de uma bateria de investigações, apontadas para os sintomas do paciente na esperança de que alguma coisa se esclareça. A outra é a "tentativa e erro": decide-se por um ou dois diagnósticos possíveis e executam-se os exames apropriados para apoiar ou eliminar estas possibilidades. Cada um tem suas vantagens; nós favorecemos a investigação seletiva, uma vez que existe pouca dúvida de que as respostas serão obtidas a menor custo e com menos estresse por parte do paciente. Esta investigação depende de uma avaliação clínica crítica; quanto mais experiente for o médico, mais preciso ele será na escolha dos exames apropriados.

É difícil estabelecer parâmetros precisos para a solicitação de exames de imagenologia porque os pacientes são avaliados de forma distinta nos diferentes centros e a informação necessária varia significativamente.

- Um exame somente deveria ser requisitado quando existir uma chance razoável de que ele contribuirá para o tratamento do paciente. Esta deveria ser uma pergunta amarrada a cada pedido de exame, por exemplo, para uma radiografia do tórax – qual é a causa da hemoptise do paciente?
- O intervalo de tempo entre exames de acompanhamento ou *follow-up* deve ser cuidadosamente avaliado, por exemplo, uma vez diagnosticada uma pneumonia, as radiografias do tórax para avaliar a evolução podem ser realizadas com segurança decorridos 7 a 10 dias, a não ser que características clínicas sugiram uma complicação.
- Ser específico sobre a localização dos problemas. Localização pobre pode levar à superinvestigação ou exposição excessiva à radiação. Pode ser razoável a construção de um programa de investigações, mas o radiologista deve sempre ser perguntado quanto à necessidade de cancelar qualquer exame remanescente, uma vez obtido o resultado desejado.
- Considerar cuidadosamente que exame diagnóstico por imagem fornecerá informação relevante mais facilmente, por exemplo, exames ósseos com radionuclídeos devem ser o método de investigação inicial na pesquisa de metástases ósseas assintomáticas, sendo um exame melhor que a radiografia panorâmica do esqueleto.
- Escolher um exame que, sempre que possível, minimize ou evite radiação ionizante.

RAIOS X

Produção de raios X (Fig. 1.1)

Raios X são utilizados para todas as radiografias convencionais e para tomografia computadorizada (TC). São produzidos através da passagem de uma voltagem muito alta entre dois terminais de tungstênio dentro de um tubo a vácuo. Um terminal, o cátodo, é aquecido até a incandescência de modo a libe-

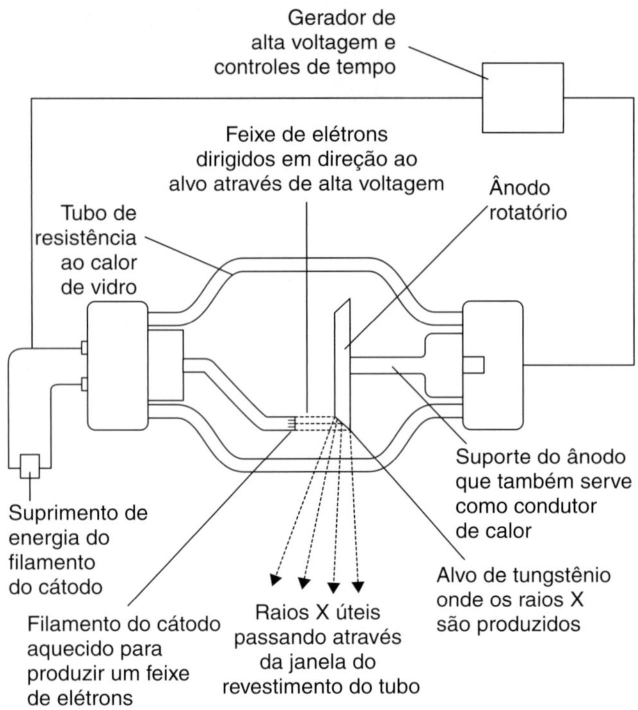

Fig. 1.1 Diagrama de um tubo de raios X.

rar elétrons livres. Quando uma alta voltagem, geralmente numa variação de 50-150 kV, é aplicada sobre os dois terminais, os elétrons são atraídos em direção ao ânodo a uma alta velocidade. Quando os elétrons atingem o ânodo-alvo são produzidos os raios X.

Absorção de raios X

Imagens radiográficas e TC dependem do fato de que os raios X são absorvidos a uma extensão variável quando passam através do corpo. A visualização de estruturas normais e patológicas depende desta absorção diferencial.

RADIOGRAFIA

Na radiografia convencional existem quatro densidades básicas – gás, gordura, todos os demais tecidos moles e estruturas calcificadas. Os raios X que passam através do ar são menos absorvidos e, conseqüentemente, provocam as áreas mais escuras da radiografia, enquanto o cálcio absorve a maior parte dos raios X, ou seja, os ossos e outras estruturas calcificadas aparecem virtualmente brancas. Os tecidos moles, com exceção da gordura, por exemplo, as vísceras sólidas, músculo, sangue, uma variedade de fluidos, parede intestinal etc., todos possuem capacidade absortiva similar e aparecem com a mesma tonalidade nas radiografias convencionais. A gordura absorve ligeiramente menos raios X e, conseqüentemente, apresenta-se um pouco mais escura que os demais tecidos moles.

Desde o descobrimento dos raios X, há mais de 100 anos, as imagens vêm sendo produzidas utilizando uma emulsão fotográfica baseada na prata, mas recentemente está ocorrendo um movimento cada vez maior em direção à produção de registros digitais. Para a radiografia digital, a absorção diferencial do feixe de raios X é medida por meio de uma tela especial de fósforo e a leitura é feita a *laser,* podendo transcrever a imagem para um filme ou apresentar a imagem em um monitor.

Projeções na radiografia convencional

As projeções geralmente são descritas através da direção do feixe de raios X. Assim, o termo projeção PA (póstero-anterior) quer dizer que o feixe passa de trás para frente, sendo esta a projeção-padrão de uma radiografia de tórax de rotina. Uma visão AP (ânteroposterior) é uma tomada de frente. O termo "frontal" refere-se à projeção PA ou AP.

A imagem de um filme de raios X é bidimensional. Todas as estruturas ao longo da direção do feixe são projetadas sobre a mesma porção do filme. Desta forma, muitas vezes é necessário obter pelo menos duas projeções para obter informações sobre a terceira dimensão. Estas duas projeções geralmente estão em ângulo reto uma em relação à outra, como por exemplo, a radiografia de tórax PA e lateral. Algumas vezes duas projeções em ângulo reto não são apropriadas, sendo substituídas por projeções oblíquas.

Raios X portáteis

Máquinas de raios X portáteis podem ser utilizadas para radiografar um paciente acamado ou em sala de cirurgia. Tais máquinas possuem limitações em relação à exposição que são capazes de fornecer. Isto geralmente significa tempo de exposição maior e pior qualidade das radiografias. O posicionamento e proteção à radiação do paciente no leito muitas vezes é inferior àqueles que podem ser obtidos dentro do Departamento de Radiologia. Conseqüentemente, raios X portáteis somente devem ser requisitados quando o paciente não puder ser movido de forma segura ou confortavelmente até o Departamento de Radiologia.

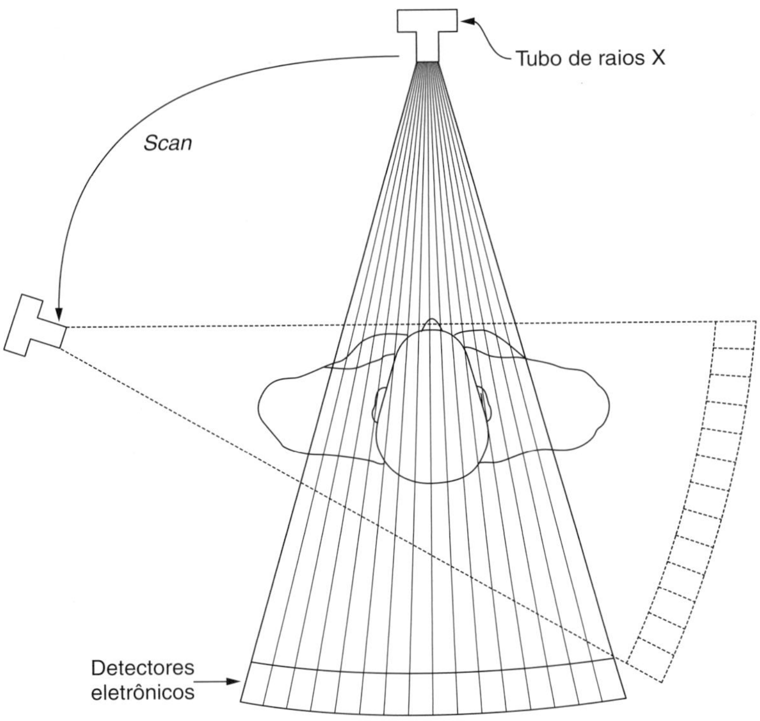

Fig. 1.2 Princípio da TC. O tubo de raios X e detectores movem-se ao redor do paciente, possibilitando um quadro de absorção de raios X em partes diferentes do corpo a serem examinadas. O tempo de exposição é de um segundo, aproximadamente.

TOMOGRAFIA COMPUTADORIZADA

A tomografia computadorizada também se baseia em raios X transmitidos através do corpo. Ela difere da radiografia convencional por utilizar-se de um sistema de detecção de raios X mais sensível e porque os dados são manipulados por meio de um computador. O tubo de raios X e os detectores rodam ao redor do paciente (Fig. 1.2). A característica mais importante da TC é o fato de que diferenças muito pequenas nos valores de absorção dos raios X podem ser visualizadas. Em comparação com a radiografia convencional, a variação das densidades registradas aumenta em aproximadamente 10 vezes. Não somente é possível distinguir a gordura dos demais tecidos moles, mas gradações de densidade dentro dos tecidos moles também podem ser reconhecidas, assim como a substância cerebral pode ser diferenciada do líquido cerebroespinhal ou um tumor circundado por tecidos normais.

O paciente permanece deitado com a parte a ser examinada dentro do *gantry* que contém o tubo de raios X e os detectores. Apesar de outros planos algumas vezes serem utilizados, os cortes axiais são, de longe, os mais freqüentemente usados. O operador seleciona o nível e a espessura a ser representada na imagem: a espessura usual situa-se entre 1,0 e 10 mm. Movendo o paciente através do *gantry*, podem ser visualizados múltiplos cortes adjacentes, fornecendo uma imagem do corpo a ser reconstruída. Cortes finos fornecem informações mais precisas, mas neste caso são necessários mais cortes para um dado volume de tecido.

Com os tomógrafos espirais modernos (conhecidos também como helicoidais) (Fig. 1.3), o paciente é movido através de um dispositivo de detectores dentro da máquina. De fato, os dados de múltiplos níveis adjacentes são coletados continuamente, enquanto o feixe de raios X traça uma via espiral para criar um "volume de dados" na memória do computador.

Os dados obtidos em cada sessão de exposição são reconstruídos, formando uma imagem por meio da manipulação do computador. O computador calcula o valor de atenuação (absorção) de cada elemento da imagem (conhecido como *pixel* na linguagem de computador). Cada *pixel* tem um diâmetro de 0,25-0,6 mm, dependendo da resolução da máquina, com uma altura que corresponde à espessura de corte selecionada. Como cada *pixel* possui um volume definido, o valor de atenuação representa o valor médio naquele volume do tecido *(voxel)*. As imagens resultantes são apresentadas em um monitor e fotografias destas imagens são utilizadas para o registro permanente. Adicionalmente, os dados básicos podem ser armazenados em disco óptico ou em fita magnética.

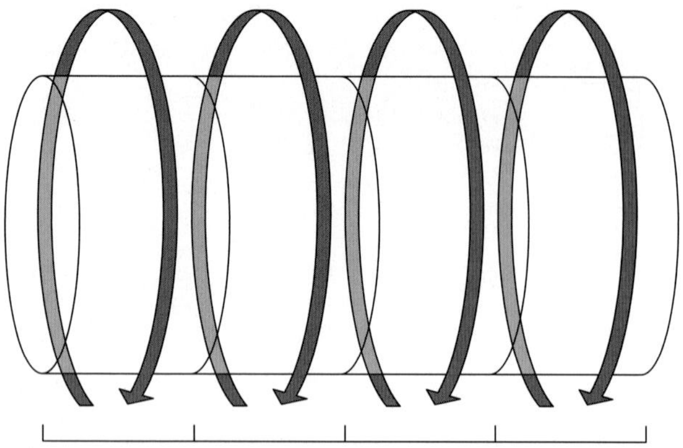

(a) Escaneamento da TC convencional por fatia a fatia, fatias em posições específicas

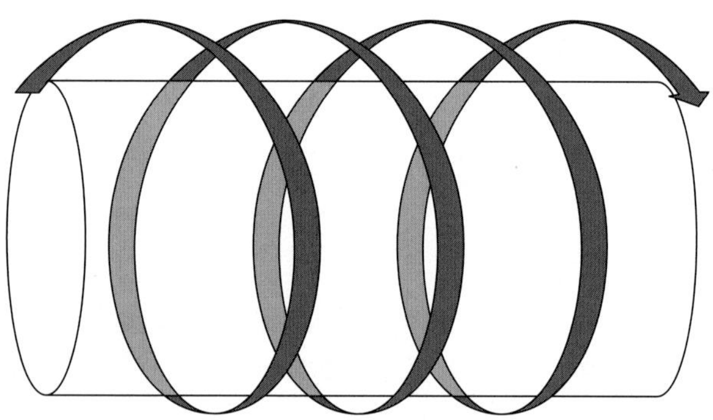

(b) Escaneamento em TC espiral

Fig. 1.3 Dois métodos de coleta de dados de TC são de uso comum: (a) escaneamento da TC convencional por fatia a fatia e (b) TC espiral (helicoidal), na qual o tubo roda continuamente e o paciente move-se gradualmente através do *scanner*, de modo que a direção efetiva do feixe de raios X é um espiral.

Os valores de atenuação são expressos em uma escala arbitrária (unidades Hounsfield) com a densidade da água sendo zero, a densidade do ar sendo menos 1.000 unidades e a densidade óssea sendo de 1.000 unidades positivas (Fig. 1.4). A variação e o nível de densidades a serem representados podem ser selecionados por meio de controles no computador. A variação das densidades visualizadas de uma imagem em particular é conhecida como *largura da janela* e o valor médio como o *nível ou centro da janela*.

A TC *multislice* (TC com detector múltiplo) é uma recente inovação na qual mais de 16 cortes podem ser obtidos durante uma rotação do tubo de raios X. A TC *multislice* possibilita a realização mais rápida de um exame, fornecendo cortes muito mais finos que, por sua vez, permitem uma elevada qualidade multiplanar e reconstruções tridimensionais, assim como a angiografia por TC.

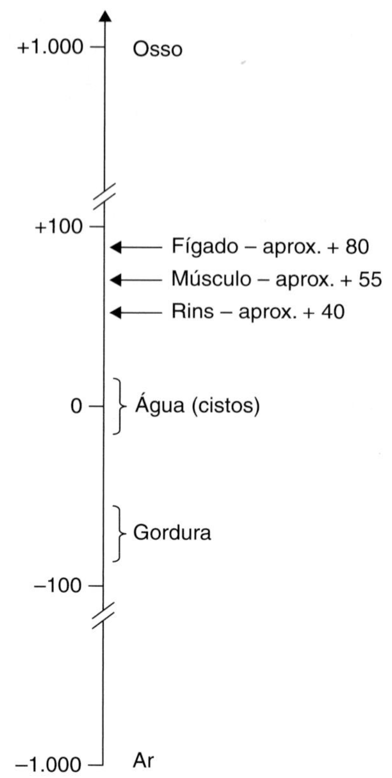

Fig. 1.4 Escala demonstrando as densidades da TC (unidades Hounsfield) de vários tecidos normais do corpo na TC.

O olho humano somente é capaz de apreciar um número limitado de tons de cinza. Com uma janela larga, todas as estruturas ficam visíveis, mas detalhes finos de diferenças de densidade deixam de ser notados. Com uma janela de largura estreita podem ser observadas variações de somente algumas unidades Hounsfield, mas a maior parte da imagem é totalmente preta ou totalmente branca e nestas áreas não se obtêm informações úteis. Os efeitos da variação da largura e nível da janela encontram-se ilustrados nas Figuras 1.5 e 2.6 (pág. 22).

Reconstrução em outros planos

A tomografia computadorizada geralmente é realizada no plano axial. No entanto, é possível reconstruir imagens em outros planos. O computador possui, em sua memória, os valores de atenuação para cada *voxel* e pode apresentar os valores em qualquer plano desejado, por exemplo, coronal ou sagital. Com os cortes usuais de 5-10 mm, o *voxel* é composto de longos blocos estreitos e, conseqüentemente, reconstruções em outros planos apresentam uma

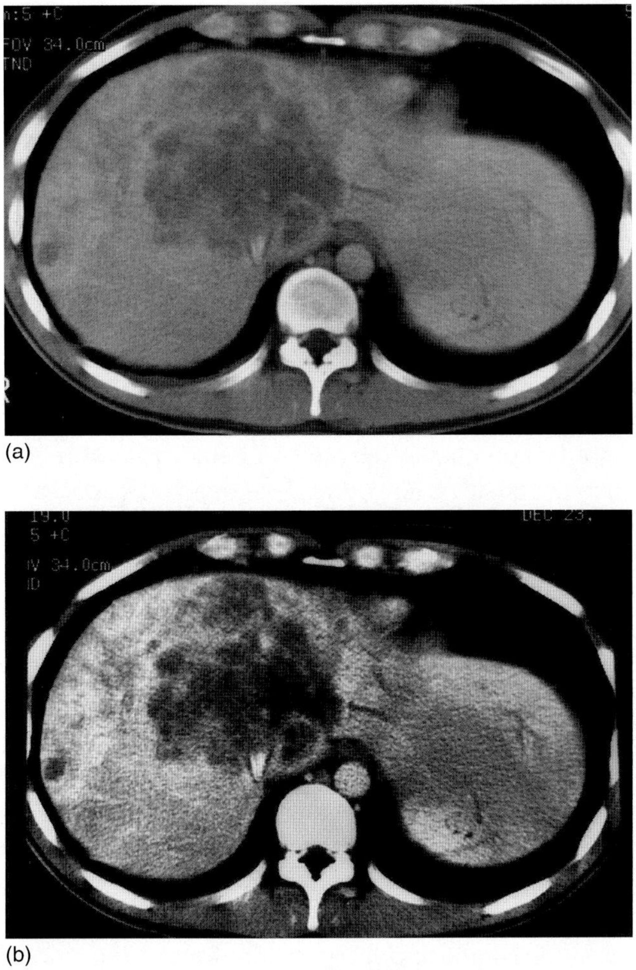

Fig. 1.5 Efeito de janelas de largura variável. Em (a) e (b) o nível foi mantido constante em 65 unidades Hounsfield (HU). A largura da janela em (a) é de 500 enquanto a de (b) é de somente 150 HU. Note que na imagem com janela estreita (b), as metástases são mais bem visualizadas, mas as demais estruturas que não o fígado são mais bem visualizadas em (a).

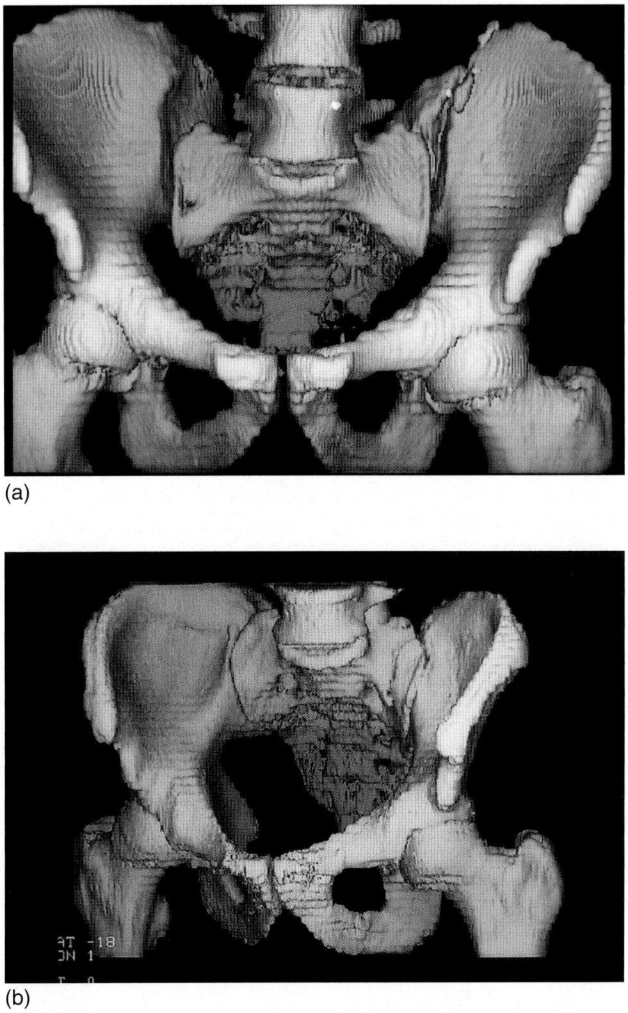

Fig. 1.6 Reconstruções tridimensionais a partir de imagens de TC espiral (a, b). Os ossos pélvicos, a coluna inferior e os fêmures estão apresentados em uma reconstrução tridimensional. As imagens podem ser vistas a partir de qualquer direção desejada, instruindo-se adequadamente o computador.

resolução espacial pobre. Porém, se a espessura do corte é muito pequena, por exemplo, 1,25 mm ou menos, podem ser obtidas resoluções excelentes. Modernos aparelhos de TC *multislice* coletam os dados muito mais rapidamente e permitem que grandes volumes do corpo sejam representados com cortes finos adjacentes ou sobrepostos. Isto permite uma reconstrução substancialmente melhorada em outros planos e até mesmo uma reconstrução tridimensional da imagem (Fig. 1.6).

Angiografia por TC

Injeções intravenosas rápidas de um meio de contraste resultam em opacificação significativa dos vasos sanguíneos, fato que, com reconstruções multiplanares ou tridimensionais, pode ser explorado para a produção de angiografias. A angiografia por TC, juntamente com a angiografia por ressonância magnética, gradualmente passou a ocupar o lugar da angiografia convencional.

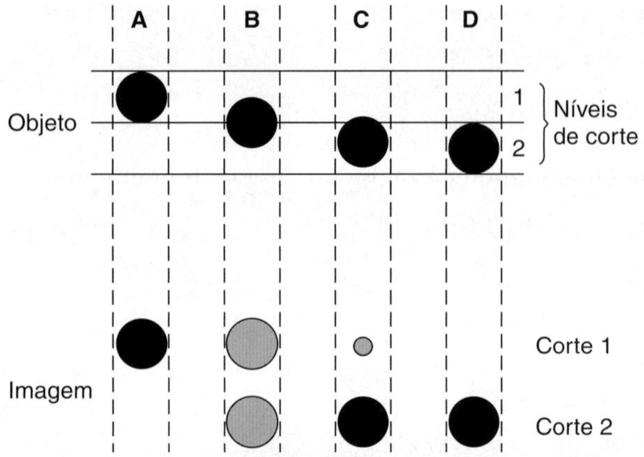

Fig. 1.7 Efeito de volume parcial. Objetos A e D ocupam a altura total do corte e, conseqüentemente, seus diâmetros e densidade são exatamente representados nas imagens do corte 1 e 2. O objeto B situa-se metade no corte 1 e a outra metade no corte 2. Sua imagem parece indicar o diâmetro correto, mas a densidade será a metade da densidade real do objeto nas *duas* imagens. O objeto C situa-se na maior parte no corte 2, mas projeta-se para dentro do corte 1. A imagem superior subestimará o diâmetro e a densidade, enquanto a imagem inferior será mais precisa à parte de uma pequena subestimativa da densidade. Utilizando cortes mais estreitos, as inexatidões de "volume parcial" são reduzidas, mas mais cortes são necessários para cobrir o mesmo volume de tecido.

Efeito de volume parcial

Como cada *voxel* possui uma altura definida, freqüentemente de 7-10 mm, uma estrutura ou lesão pode encontrar-se parcialmente dentro e parcialmente fora do corte. A imagem representada utiliza a atenuação média para o *voxel* inteiro, assim, a densidade de uma estrutura "parcialmente dentro do volume" pode não ser verdadeiramente representativa e seu tamanho pode ser incorretamente representado (Fig. 1.7). Com a TC *multislice* é possível superar este problema através da reconstrução de cortes mais finos.

Artefatos

Existem numerosos artefatos de TC. Os mais freqüentes são aqueles produzidos por movimentos e aqueles produzidos por objetos de densidade muito alta, como o bário nos intestinos, implantes de metal ou clipes cirúrgicos. Ambos dão origem a faixas lineares de radiação. O problema principal é a resultante degradação da imagem.

AGENTES DE CONTRASTE NA RADIOGRAFIA CONVENCIONAL E NA TC

Os agentes de contraste são utilizados para visualizar estruturas ou processos patológicos de outro modo invisíveis ou difíceis de serem visualizados. O bário é amplamente utilizado para delinear o trato gastrintestinal; todos os demais meios de contraste baseiam-se em solução de iodo para absorção dos raios X. Soluções contendo iodo são utilizadas para urografia, angiografia e para a melhora do contraste intravenoso na tomografia computadorizada. Geralmente são administrados em grandes doses, freqüentemente com taxas de injeção rápidas. Como seu único propósito é a produção de opacificação, deveriam ser farmacologicamente inertes. Isto não foi completamente atingido, mas a introdução de agentes de baixa osmolaridade, tais como os não-iônicos, representa um grande passo na direção certa.

Alguns pacientes experimentam uma sensação de calor que se dissemina por todo o corpo assim que o meio de contraste iodado é injetado. Injeção inadvertida do meio de contraste fora da veia é dolorosa e deve ser cuidadosamente evitada. Alguns pacientes desenvolvem um *rash* cutâneo (urticária) que geralmente desaparece espontaneamente.

Ocasionalmente podem se desenvolver broncoespasmo, edema laríngeo ou hipotensão tão graves que requeiram tratamento intensivo. Conseqüentemente, é essencial estar preparado para enfrentar estas graves reações e possuir equipamento e drogas para ressuscitação.

Pacientes com manifestações alérgicas conhecidas, particularmente asma, são mais propensos a apresentar reações adversas. Similarmente, pacientes que apresentaram reação prévia a agentes de contrastes apresentam um risco maior do que a média em desenvolver problemas durante o exame. Para tais pacientes são administrados agentes não-iônicos e medicação prévia com esteróides.

ULTRA-SONOGRAFIA

Nos exames ultra-sonográficos diagnósticos, sons de freqüência muito elevada são dirigidos para dentro do corpo a partir de um transdutor posicionado em contato com a pele. Visando estabelecer um bom contato acústico, a pele é lubrificada com uma substância gelatinosa. Enquanto o som atravessa o corpo, é refletido pelas interfaces tissulares para produzir ecos que são captados pelo mesmo transdutor e convertidos em sinais elétricos.

Como o ar, osso e outros materiais fortemente calcificados absorvem aproximadamente todo o feixe sonoro, o ultra-som desempenha um papel muito pequeno no diagnóstico de doenças pulmonares ou ósseas. A informação de exames intra-abdominais pode ser significativamente prejudicada por gás no intestino, que interfere na transmissão do som.

O líquido é um bom condutor do som e, conseqüentemente, a ultra-sonografia é uma modalidade de imagem particularmente boa para o diagnóstico de cistos, examinar estruturas repletas de líquido, como bexiga e sistema biliar, e demonstrar o feto dentro do saco amniótico. O ultra-som também pode ser utilizado para demonstrar estruturas sólidas que possuem uma impedância acústica diferente dos tecidos normais adjacentes, por exemplo, no caso de metástases.

O ultra-som freqüentemente é utilizado para determinar se uma estrutura é sólida ou cística (Fig. 1.8). Cistos e outras estruturas repletas de líquido produzem ecos maiores a partir de suas paredes e não produzem ecos a partir do líquido nelas contido. Assim, mais ecos que o usual são recebidos a partir de tecidos atrás do cisto, um efeito conhecido como *janela acústica*. Em contrapartida, com uma estrutura calcificada, por exemplo, um cálculo biliar (Fig. 1.9), existe uma grande redução do som que o atravessa, de modo que uma faixa de ecos reduzidos, conhecida como *sombra acústica*, é observada atrás do cálculo.

O ultra-som é produzido porque leva um cristal especial a oscilar a uma freqüência predeterminada. Pulsos muito curtos de som com duração de um milionésimo de segundo são transmitidos aproximadamente 500 vezes a cada segundo. O cristal não somente transmite os pulsos do som, mas também "escuta" os ecos que retornam, que são eletronicamente amplificados para serem registrados como imagens em monitor de TV. Reproduções fotográficas da imagem podem fornecer um registro permanente.

O tempo que cada eco requer para retornar ao transdutor é proporcional à distância percorrida. O conhecimento da profundidade da interface responsável por cada eco permite que uma imagem seja produzida. Mesmo com o conhecimento da velocidade de propagação do som nos tecidos é possível medir a distância entre as interfaces. Isto é de grande importância na obstetrícia, por exemplo, onde a medida da cabeça fetal tornou-se o método-padrão para a estimativa da idade fetal.

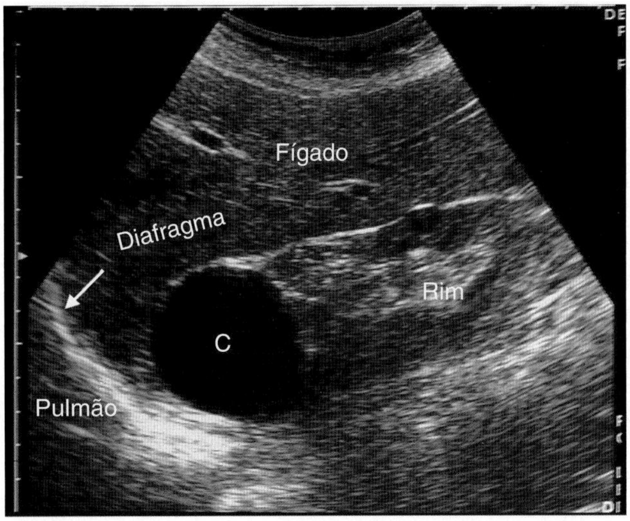

Fig. 1.8 Imagem ultra-sonográfica mostrando um corte longitudinal através do fígado e rim direito. No pólo superior do rim encontra-se presente um cisto (C).

Durante o exame, o feixe de ultra-som varre o corpo do paciente e um corte da anatomia interna é instantaneamente transformado em imagem. A imagem resultante é uma fatia. Assim, visando obter uma avaliação tridimensional, é necessário obter um

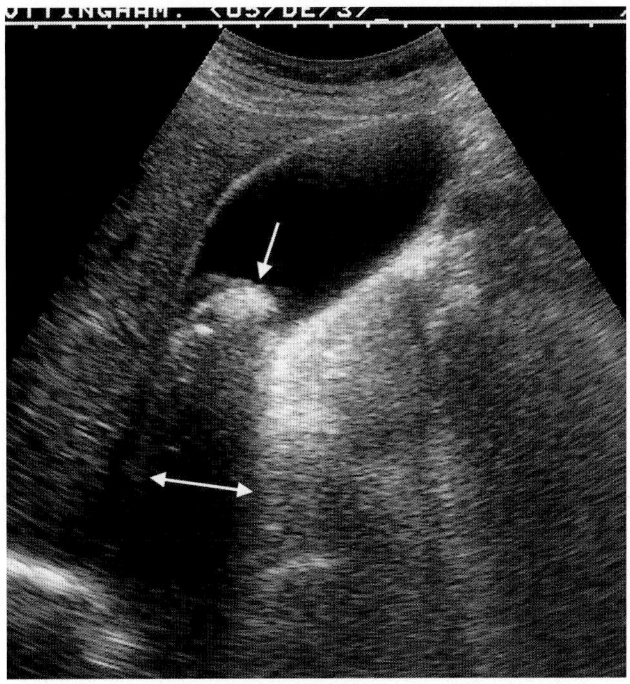

Fig. 1.9 Imagem ultra-sonográfica da vesícula biliar mostrando um grande cálculo no interior (seta branca). Note a sombra acústica atrás do cálculo (setas horizontais).

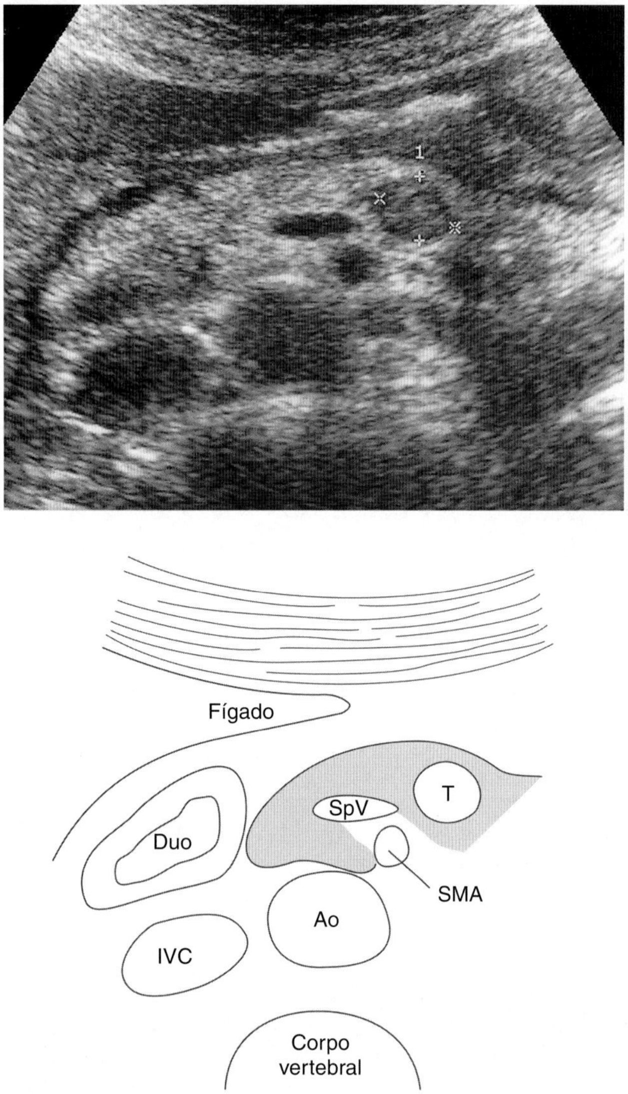

Fig. 1.10 Exame ultra-sonográfico do pâncreas mostrando um tumor de 1 cm (T) (um insulinoma) na junção da cabeça e corpo do pâncreas. O pâncreas está sombreado no diagrama. Ao, aorta; Duo, duodeno; IVC , veia cava inferior; SMA, artéria mesentérica superior; SpV, veia esplênica.

número de fatias a partir da movimentação e angulação do transdutor.

Diferente de outras modalidades de imagem, não existem projeções prefixadas das imagens e sua produção e interpretação subseqüentes dependem muito mais das observações do operador durante o exame. Imagens de ultra-som são capazes de produzir informação altamente detalhada: por exemplo, lesões muito pequenas podem ser demonstradas (Fig. 1.10).

Um avanço recente é o desenvolvimento de sondas muito pequenas de ultra-som que podem ser posicionadas muito próximas à região de interesse, produzindo, assim, imagens altamente detalhadas, porém, dentro de uma variação de alguns centímetros. Exemplos disso são sondas retais para visualização da próstata e sondas transvaginais para a visualização de estruturas pélvicas. Minúsculas sondas de ultra-som podem ser incorporadas à terminação de um endoscópio. Lesões esofágicas, cardíacas e aórticas podem ser demonstradas por meio de um endoscópio posicionado no esôfago e lesões do pâncreas podem ser detectadas com um endoscópio introduzido no estômago e duodeno.

Com as energias e doses correntemente utilizadas na ultra-sonografia diagnóstica, não foram demonstrados efeitos nocivos sobre qualquer tecido.

Agentes de contraste para o ultra-som estão sendo desenvolvidos. Estes agentes contêm bolhas gasosas microscópicas que realçam os ecos recebidos através da sonda. As bolhas gasosas são mantidas em uma forma estabilizada, persistindo por toda a duração do exame.

Efeito Doppler

O som refletido por uma estrutura móvel mostra uma variação em freqüência que corresponde à velocidade de movimento da estrutura. Esta variação na freqüência, que pode ser convertida em um sinal audível, é o princípio básico do Doppler utilizado por obstetras para ouvir o coração fetal.

O efeito Doppler também pode ser explorado para fornecer uma imagem do sangue fetal fluindo através do coração ou vasos sanguíneos. Aqui o som é refletido pelas células sanguíneas fluindo dentro dos vasos (veja *Prancha em Cores 1*, pág. XII). Se o sangue flui em direção do transdutor, o sinal recebido é de uma freqüência mais alta que a freqüência transmitida, enquanto o oposto ocorre quando o sangue flui para longe de transdutor. A diferença na freqüência entre o som transmitido e o recebido é conhecida como diferença de freqüência Doppler ou *Doppler shift**.

*A fórmula é:

$$\text{diferença de freqüência} = \frac{2Fi \times V \times \cos\theta}{c}$$

(Onde c, a velocidade do som nos tecidos e Fi, a freqüência de insonação são constantes e se θ, o ângulo Doppler, é mantido constante, a diferença de freqüência depende diretamente da velocidade do fluxo sanguíneo V.)

A direção do fluxo sanguíneo pode ser prontamente determinada, sendo o fluxo na direção do transdutor convencionalmente colorido de vermelho, enquanto a cor azul indica fluxo para longe do transdutor.

Quando um paciente está sendo examinado, a informação Doppler em cores é superimposta a uma imagem ultra-sonográfica padrão (veja *Prancha em Cores 2*, pág. XIII).

Durante o exame, a onda da velocidade sonora pode ser representada e registrada. Como a onda de artérias e veias específicas possui formas características, é possível detectar anormalidades de fluxo. Caso o ângulo Doppler (veja *Prancha em Cores 1*, pág. XII) seja conhecido, a velocidade do fluxo sanguíneo pode ser calculada e o fluxo sanguíneo pode ser calculado desde que o diâmetro do vaso também seja conhecido.

Estudos de Doppler são utilizados para detectar tromboses venosas, estenoses arteriais e oclusão, particularmente nas artérias carótidas. No abdome, as técnicas de Doppler podem determinar se uma estrutura é um vaso sanguíneo e auxiliar na avaliação do fluxo sanguíneo tumoral. Em obstetrícia, a ultra-sonografia com Doppler é particularmente utilizada para determinar o fluxo sanguíneo fetal através da artéria umbilical. Com a ecocardiografia com Doppler é possível demonstrar regurgitação através de válvulas incompetentes e calcular gradientes de pressão através de válvulas.

IMAGENS COM RADIONUCLÍDEOS

Os isótopos radioativos utilizados na imagenologia diagnóstica emitem raios gama enquanto decaem. Raios gama são radiações eletromagnéticas, similares aos raios X, produzidas pelo decair radioativo do núcleo. Muitos isótopos radioativos naturalmente obtidos, por exemplo, potássio-40, urânio-235, possuem vidas médias de centenas de anos e, conseqüentemente, não são adequados para imagenologia diagnóstica. Os radioisótopos utilizados no diagnóstico médico são artificialmente produzidos e a maioria possui vidas médias curtas, geralmente de horas ou dias. Para manter a dose de radiação do paciente em um mínimo, pode-se usar a menor dose possível de um radioisótopo com um tempo médio de vida curto. Certamente, os radiofármacos não devem apresentar efeitos biológicos indesejáveis e devem ser rapidamente excretados do corpo após o término da investigação.

A imagem por radionuclídeos depende do fato de que certas substâncias se concentram seletivamente em diferentes partes do corpo. Radionuclídeos podem ser fixados quimicamente a estas substâncias. Ocasionalmente, o radionuclídeo em sua forma iônica pode concentrar-se seletivamente em um órgão, de modo que não é necessário fixá-lo a outro composto. O radionuclídeo mais comumente utilizado é o tecnécio-99m (^{99m}Tc). É prontamente preparado, possui uma vida média conveniente de 6 horas e emite radiação gama com energia adequada para fácil detecção. Outros radionuclídeos utilizados incluem índio-111, gálio-67, iodo-123 e tálio-201.

Tecnécio-99m pode ser utilizado em forma iônica (como o pertecnetato) para detectar mucosa gástrica ectópica no divertículo de Meckel, mas geralmente é utilizado fixado a outras substâncias. Por exemplo, um complexo orgânico fosfatado marcado com ^{99m}Tc é assimilado pelos ossos e pode ser utilizado para visualização do esqueleto (Fig. 1.11). Partículas são utilizadas para imagens de perfusão pulmonar; macroagregados de albumina com um tamanho de partícula de 10-75 μm, quando injetados intravenosamente, são englobados pelos capilares pulmonares. Caso os macroagregados tenham sido marcados com ^{99m}Tc, o fluxo sanguíneo para os pulmões poderá ser visualizado. É possível marcar as células vermelhas do sangue do paciente com ^{99m}Tc para avaliar a função cardíaca, ou marcar as células brancas com índio-111 ou ^{99m}Tc para detecção de abscessos. Pequenas quantidades de gases radiativos, como xenônio-133, xenônio- 127 ou criptônio-81 m podem ser inalados para avaliar a ventilação dos pulmões. Todos estes radiofármacos são livres de efeitos colaterais.

Os raios gama emitidos pelo isótopo são detectados por uma gama-câmara possibilitando a produção de uma imagem. A gama-câmara consiste de um grande cristal de iodeto de sódio, geralmente de 40 cm de diâmetro, acoplado a tubos fotomultiplicadores. Quando os raios gama atingem e ativam o cristal de iodeto de sódio, ocorre a produção de luz que, então, é eletronicamente amplificada e convertida em pulso elétrico. Posteriormente o pulso elétrico é amplificado e analisado por uma unidade processadora, de modo a tornar possível um registro. Invariavelmente, algum tipo de computador é ligado à gama-câmara para possibilitar imagens seriadas rápi-

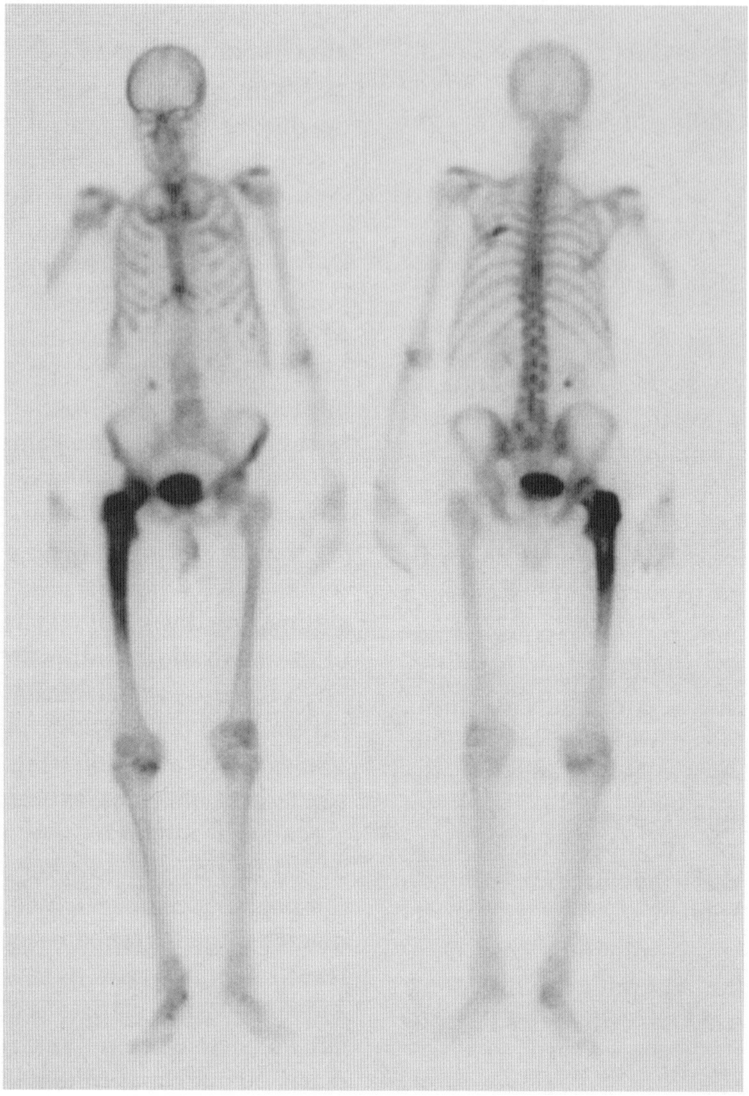

Fig. 1.11 Escaneamento ósseo com radionuclídeos. O paciente recebeu uma injeção intravenosa de um agente para escaneamento ósseo marcado com ^{99m}Tc (um fosfato orgânico complexo). Este agente é captado pelo osso na proporção do metabolismo ósseo e fluxo sanguíneo. Neste paciente, o aumento de captação do fêmur deve-se à doença de Paget.

das e para realização de realce computadorizado das imagens sempre que relevantes.

Em casos selecionados, é realizada a emissão por tomografia. Nesta técnica, a gama-câmara move-se ao redor do paciente. Um computador pode analisar a informação e produzir imagens seccionais similares à TC. A emissão por tomografia pode detectar lesões não-visíveis nas apresentações-padrão. Como é emitido somente um fóton utilizável para cada desintegração, esta técnica também é conhecida como tomografia computadorizada por emissão de fóton único *(Single Photon Emission Computed Tomography, SPECT).*

As técnicas de Medicina Nuclear são utilizadas para medir função e para produzir imagens anatômicas. Mesmo as imagens anatômicas dependem da função; por exemplo, um exame ósseo depende do *turnover* ósseo. A informação anatômica fornecida, no entanto, é limitada pela resolução espacial relativamente pobre da gama-câmara, em comparação com outras modalidades de imagem.

Tomografia por emissão de pósitrons

A tomografia por emissão de pósitrons *(Positron Emission Tomography, PET)* utiliza a emissão de isótopos de pósitron de vida curta. Dois raios gama são produzidos pela deterioração de cada pósitron, podendo ser detectados por uma gama-câmara especializada. A imagem resultante reflete a distribuição do isótopo. Utilizando isótopos de elementos biologicamente importantes, como carbono ou oxigênio, a PET pode ser utilizada para o estudo de processos fisiológicos, como a perfusão sanguínea de tecidos, metabolismo de substâncias como a glicose, assim como processos bioquímicos complexos tais como o armazenamento e a ligação de um neurotransmissor. O agente mais comumente utilizado é o F-18 flúor desóxi glicose (FDG). Este é um análogo à glicose, sendo capturado pelas células em proporção ao metabolismo da glicose, que se encontra aumentado em células tumorais. A PET utilizando FDG é particularmente útil no estadiamento e acompanhamento do câncer.

IMAGEM POR RESSONÂNCIA MAGNÉTICA

Os princípios básicos da RM dependem do fato de que o núcleo de certos elementos alinha-se com a força magnética quando colocado em um campo magnético forte. Com as forças de campo utilizadas normalmente na imagenologia médica, os núcleos de hidrogênio (prótons) em moléculas de água e gordura são responsáveis pela produção de imagens anatômicas. Se um pulso de radiofreqüência é aplicado ao hidrogênio em um campo magnético, uma proporção dos prótons altera seu alinhamento, lança-se através de um ângulo pré-selecionado e roda em fase com outros. Depois do pulso de radiofreqüência, os prótons retornam (realinham-se) em suas posições originais. Quando os prótons se realinham (relaxam), produzem um sinal de rádio que, apesar de muito fraco, pode ser detectado e localizado por sensores de antena colocados ao redor do paciente. Pode ser construída uma imagem representando a distribuição dos prótons de hidrogênio (Fig. 1.12). A força do sinal não depende somente da densidade do próton, mas também de dois tempos de relaxamento, T1 e T2; T1 depende do tempo que os prótons necessitam para retornar ao eixo do campo magnético e T2 depende do tempo que os prótons necessitam para a defasagem. Uma imagem ponderada em T1 é aquela na qual o contraste entre tecidos se deve, principalmente, a suas propriedades de relaxamento T1, enquanto na imagem ponderada em T2 o contraste é devido, principalmente, às propriedades de relaxamento T2. Algumas seqüências produzem imagens com aproximadamente a mesma densidade do próton. A maior parte dos processos patológicos apresenta aumento dos tempos de relaxamento T1 e T2 e, conseqüentemente, estes processos aparecem com sinal reduzido (mais escuros) nas imagens ponderadas em T1 e elevado sinal (mais brancos) nas imagens ponderadas em T2 do que os tecidos circundantes normais. A imagem ponderada em T1 e T2 pode ser selecionada alterando-se adequadamente o tempo e a seqüência dos pulsos de radiofreqüência.

Existem muitas outras seqüências com uma variedade de nomes capazes de confundir. São designadas para mostrar as diferentes características tissulares, por exemplo, para demonstrar o conteúdo de água (seqüência HASTE), diminuir o sinal de gordura e, assim, realçar a patologia ou o contraste (supressão da gordura ou seqüência STIR), ou para demonstrar a combinação de água e o conteúdo lipídico no mesmo *voxel* (imagem por desvio químico).

Um aparelho de RM típico (Fig. 1.13) consiste de um grande ímã circular. Dentro do ímã encontram-se o transmissor de radiofreqüência e as bobinas receptoras, assim como as bobinas de gradiente, que permitem a localização espacial do sinal de RM. Equipamento auxiliar converte o sinal de rádio em uma forma digital que o computador é capaz de manipular para criar uma imagem. Uma vantagem da RM sobre a TC é a de que a informação pode ser diretamente representada como imagem em qualquer plano. Na maior parte das vezes, a RM requer um tempo de exame mais longo (muitas vezes de alguns minutos) em comparação com a TC, com a desvantagem de que o paciente precisa ficar imóvel. Movimentos inevitáveis de respiração, pulsação cardíaca e peristaltismo muitas vezes degradam a imagem. Estão sendo introduzidas técnicas para acelerar o tempo de exame e para limitar o efeito do movimento através do uso de dispositivos de *gating* eletrônico. *Gating* cardíaco já está amplamente disponível.

Imagens por ressonância magnética fornecem informações muito diferentes em relação à TC. A aplicação inicial de sucesso foi para o estudo do cérebro e medula espinhal, onde a RM apresenta vantagens significativas sobre a TC e muito poucas desvantagens.

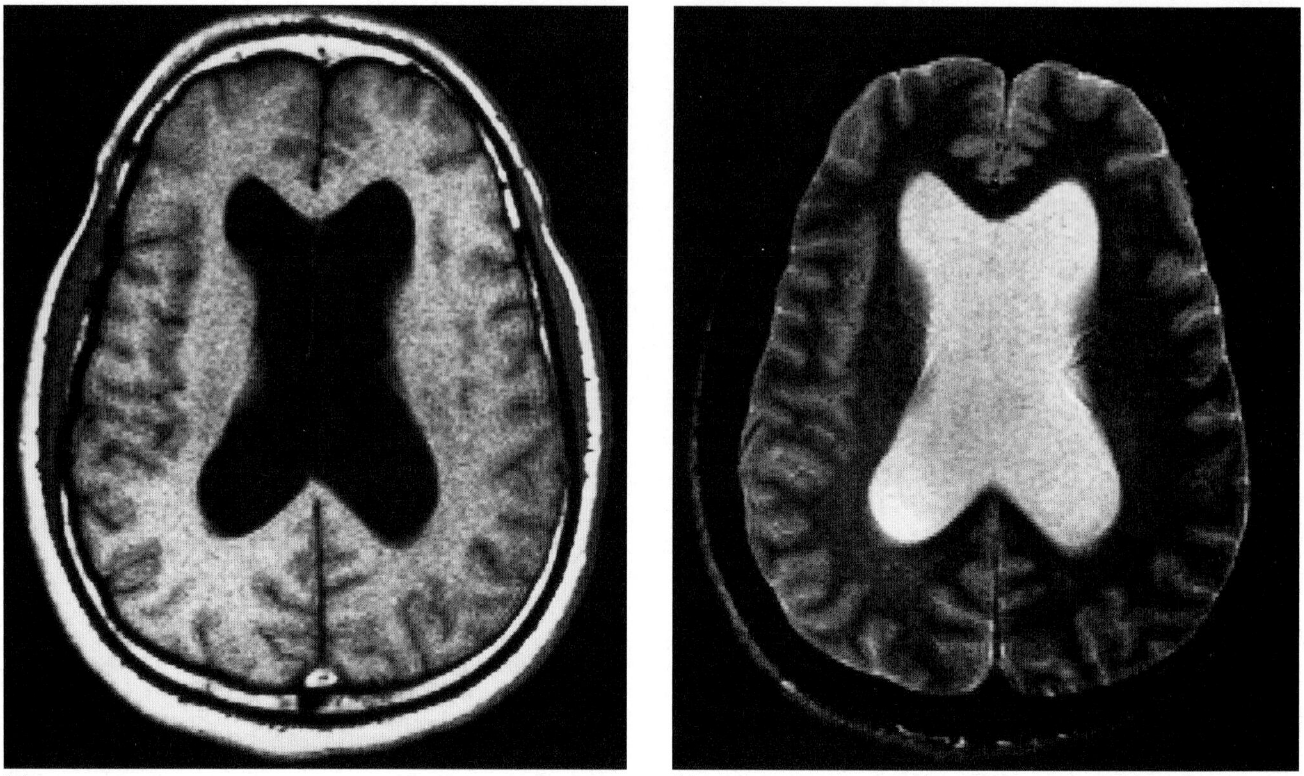

(a) (b)

Fig. 1.12 RM do cérebro. Cortes axiais ao nível dos ventrículos laterais em um paciente com dilatação ventricular substancial. (a) Imagem ponderada em T1. (b) Imagem ponderada em T2. O LCR é escuro na imagem ponderada em T1, e branco na ponderada em T2. Note também que a densidade da substância branca e cinzenta do cérebro varia nas duas imagens.

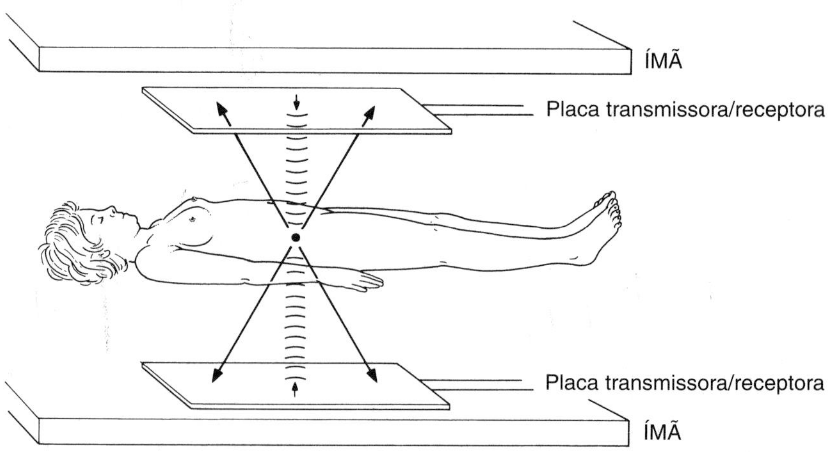

Fig. 1.13 Diagrama de um aparelho de RM. O paciente está deitado dentro de um ímã potente (geralmente um ímã cilíndrico). A bobina transmissora de radiofreqüência emite ondas de rádio para dentro do paciente e a mesma bobina recebe sinais de dentro do paciente. A intensidade e a origem destes sinais podem ser calculadas e apresentadas como uma imagem.

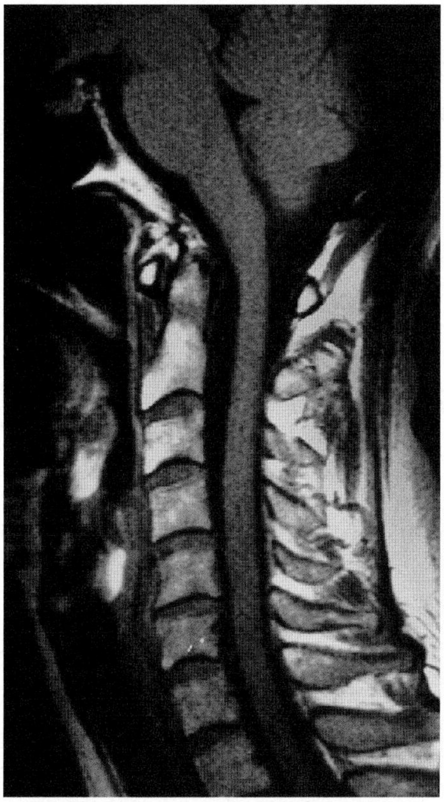

Fig. 1.14 Imagem de ressonância magnética: corte sagital da coluna cervical e base do crânio. Nesta seqüência T1, o cérebro e a medula espinal são cinzas, o LCR é preto, a gordura é branca, mas o osso não produz qualquer sinal. É a gordura contida na medula óssea que produz o sinal que possibilita a visualização da vértebra.

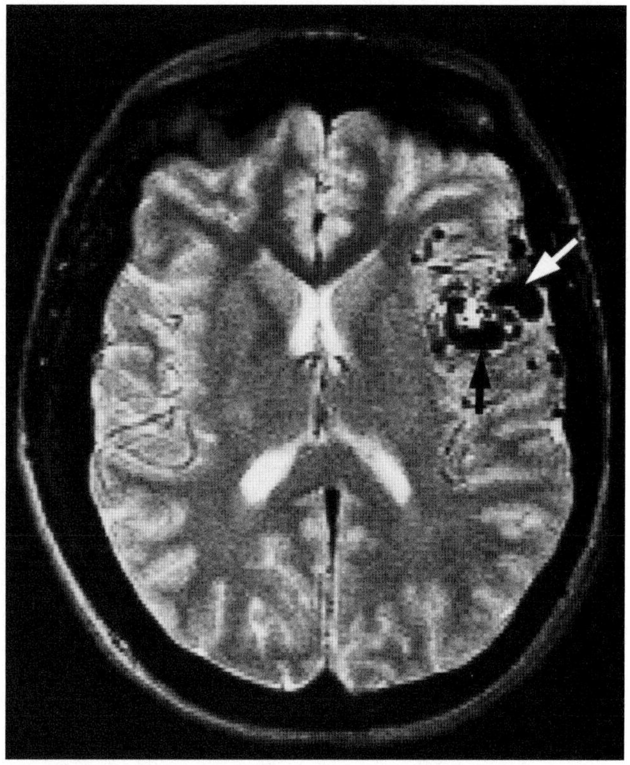

Fig. 1.15 RM da cabeça mostrando uma malformação arteriovenosa (seta) no hemisfério cerebral esquerdo. O sangue fluindo rapidamente na malformação é responsável pela ausência de sinais *(signal void)*. A imagem em T2 é normal, exceto pela malformação arteriovenosa.

Atualmente, RM é uma técnica comprovada para a obtenção de imagens da coluna, ossos, articulações, órgãos pélvicos, sistema biliar, trato urinário e do coração. Numa primeira abordagem, pode parecer surpreendente que a RM forneça informação útil sobre doenças ósseas, uma vez que tecidos calcificados não geram qualquer sinal na RM. Este aparente paradoxo é explicado pelo fato de que a RM fornece imagens da medula óssea e dos tecidos moles dentro e ao redor das articulações (Fig. 1.14).

A base física da representação por imagem dos vasos sanguíneos por meio da RM é complicada e está além da intenção deste livro. Suficiente é dizer que, com algumas seqüências, o sangue de fluxo rápido não produz sinal, enquanto que com os demais produzem um sinal claro. Este "efeito de movimento" pode ser explorado para obtenção de imagens dos vasos sanguíneos. Tais seqüências de fluxo são mais utilizadas para representação de imagens da cabeça e pescoço, por exemplo, de malformações arteriovenosas intracranianas e estenoses das artérias carótidas podem ser facilmente demonstradas sem utilização de meios de contraste. As imagens resultantes lembram uma angiografia convencional (Figs. 1.15 e 1.16).

Imagens de ressonância magnética do coração utilizam o *gating* eletrônico para obtenção de imagens durante uma porção específica do ciclo cardíaco. Com esta técnica é possível limitar a degradação da imagem devido ao movimento cardíaco e demonstrar as câmaras cardíacas, válvulas e o miocárdio. Alternativamente, é possível visualizar diretamente o coração batendo como uma cena de filme.

Uma das vantagens da RM é o fato de não utilizar radiação ionizante e não foram demonstrados efeitos biológicos adversos da RM diagnóstica. No entanto, os fortes campos magnéticos a contra-indicam para pacientes portadores de marca-passos car-

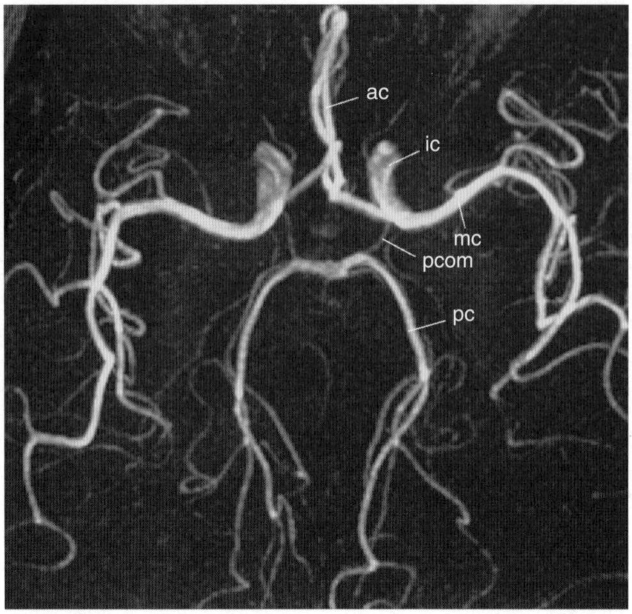

Fig. 1.16 Angiografia por RM das artérias intracranianas. Nenhum meio de contraste foi utilizado para a obtenção desta imagem. ac, cerebral anterior; ic, carótida interna; mc, cerebral média; pc, cerebral posterior; pcom, artéria comunicante posterior.

díacos, corpos estranhos intra-oculares metálicos e determinados tipos de clipes de aneurisma.

Agentes de contraste para RM

Assim como os meios de contraste foram de grande valor para a TC, os meios de contraste magnéticos estão fornecendo informação diagnóstica útil para RM. Os agentes de contraste mais amplamente utilizados são compostos de gadolínio, que somente cruzam a barreira hematoencefálica quando esta encontra-se lesada por doença, concentrando-se em tecidos e processos patológicos que apresentam um grande suprimento sanguíneo. Tecidos que concentram este agente apresentam intensidade de sinal muito alta (ou seja, aparecem brancos) em imagens ponderadas em T1. Meios de contraste tissulares-específicos também são utilizados, tais como agentes de óxido de ferro para representação por imagem de células reticuloendoteliais. Uma aplicação específica de RM realçada por contraste é a angiografia por ressonância magnética que, juntamente com a angiografia por TC vêm gradualmente substituindo a angiografia convencional.

SISTEMAS DE ARQUIVO DE IMAGENS E COMUNICAÇÃO

O registro digital desenvolveu-se dramaticamente nas duas últimas décadas. TC, ultra-sonografia, RM, Medicina Nuclear e angiografia são, atualmente, técnicas digitais. Mesmo a radiografia convencional pode ser baseada em informações digitais.

Dados digitais podem ser processados por um computador que permite transmissão eletrônica de imagens entre edifícios, cidades e até mesmo países e, o mais importante, permite o armazenamento computadorizado. Um departamento completamente digitalizado dispensa a necessidade de filmes de raios X; possibilita que imagens e seus relatórios sejam vistos em todo o hospital em telas de vídeo.

Riscos de radiação

Raios X utilizados em radiografias e TC convencional, assim como raios gama e outras emissões de radionuclídeos, são prejudiciais. Radiações naturais do sol, radioatividade do meio ambiente, juntamente com radioatividade atmosférica de bombas nucleares e outras radiações ionizantes feitas pelo homem contribuem para um risco genético, sobre o qual um médico não tem controle. No entanto, radiação ionizante advinda de propósitos médicos possui uma magnitude muito maior do que todas as demais fontes de radiação produzidas pelo homem e encontra-se sob o controle de médicos. É deles a responsabilidade de limitar o uso de raios X e outras radiações ionizantes para aquelas situações nas quais os benefícios claramente contrabalançam os riscos. Radiação desnecessária deve ser evitada. O princípio a ser utilizado é o assim chamado princípio ALARA: "o mais razoável possível" ("As Low As Reasonably Achievable"). Isto é obtido com a utilização de equipamento apropriado e boa técnica – colimando o feixe de RX na área de estudo limitando o número de filmes àqueles realmente necessários, mantendo repetições em um mínimo e assegurando que o exame ainda não tenha sido realizado. Tão importante quanto estes fatores, que são realmente de responsabilidade daqueles que trabalham em um departamento de raios X, é evitar a solicitação de exames de raios X desnecessários, particularmente aqueles envolvendo exposição a altas radiações como enema opaco utilizando bário, raios X de coluna vertebral e exames de TC. Quando possível, técnicas alternativas como a ultra-sonografia ou RM devem ser consideradas. Em outras palavras, os exames de imagem devem ser solicitados somente quando justificados.

A radiação é particularmente danosa para células em divisão. Mutações geneticamente adversas podem ocorrer após irradiação das gônadas, resultando em malformações congênitas e risco genético para a população. Não existe um limiar para a taxa de mutação, assim como não existe uma dose segura de radiação.

Para o feto em desenvolvimento, a radiação pode ter efeitos catastróficos. Assim como um aumento da incidência de malformações induzidas ao feto em desenvolvimento, foi demonstrado que a freqüência na qual a leucemia e outras neoplasias malignas se desenvolvem nos 10 primeiros anos de vida está aumentado em crianças expostas a raios X diagnósticos durante sua permanência *in utero*, provavelmente em cerca de 40% em comparação com a população normal. Raios X sobre o feto devem, conseqüentemente, ser mantidos em um mínimo absoluto e, preferencialmente, devem ser evitados.

Câncer induzido por radiação é uma preocupação geral. Se todos os métodos de redução de radiação fossem seguidos, incluindo a eliminação de exames desnecessários, então seria possível reduzir o número de casos fatais de câncer no Reino Unido em mais 100 casos por ano.

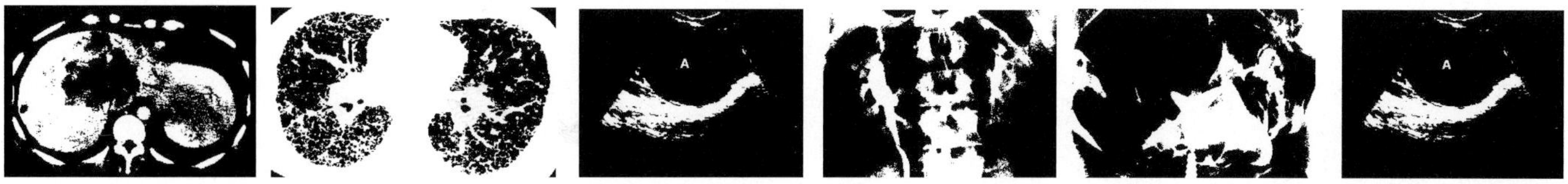

Tórax 2

TÉCNICAS DE IMAGEM

Radiografia do tórax

A radiografia torácica consiste de uma incidência póstero-anterior (PA), também conhecida como uma incidência frontal, à qual pode ser adicionada, opcionalmente, uma incidência lateral (Fig. 2.1). Ambas devem ser realizadas durante a inspiração completa, estando o paciente na posição ereta. Imagens realizadas durante a expiração são difíceis de interpretar porque durante a expiração as bases pulmonares apresentam-se borradas e a sombra cardíaca aumenta em tamanho (Fig. 2.2).

Mesmo sendo as radiografias torácicas os exames radiológicos mais freqüentemente realizados, fazem parte dos mais difíceis de interpretar. Freqüentemente, radiologistas treinados escaneiam filmes de uma forma aparentemente randomizada mas, uma vez encontrada uma anormalidade, passam a pensar sobre as possibilidades desta sombra em particular. Por exemplo, caso seja descoberto um nódulo que possa representar um possível carcinoma pulmonar, a forma do nódulo passa a ser analisada e buscam-se evidências de disseminação da doença para o hilo pulmonar, pleura ou arcabouço ósseo. Esta abordagem orientada para o problema – o observador constantemente questionando, não somente sobre eventuais sombras, mas também sobre os achados clínicos do paciente – é o modo mais rápido e preciso para a obtenção de um diagnóstico. Porém, esta abordagem toma tempo para o aprendizado e, nos estágios iniciais, uma rotina é necessária visando evitar a perda de sinais radiológicos valiosos. A ordem com a qual alguém avalia as estruturas não é importante; o que importa é seguir a rotina, pois de outra forma anormalidades importantes podem passar despercebidas.

Um roteiro para examinar radiografias frontais e laterais do tórax é apresentado abaixo.

Trace o diafragma

As superfícies superiores do diafragma devem estar claramente visíveis de um ângulo costofrênico até o outro, exceto onde o coração e o mediastino estão em contato com o diafragma. Numa radiografia inspiratória de boa qualidade, a cúpula do hemidiafragma direito encontra-se ao nível da terminação anterior da sexta costela, estando o hemidiafragma direito mais de 2,5 cm mais alto que o esquerdo.

Cheque os tamanho e forma do coração

Veja pág. 108 para maiores detalhes.

Cheque a posição do coração e mediastino

Normalmente, a traquéia situa-se na linha média ou levemente deslocada para o lado direito do ponto médio, entre as terminações mediais das clavículas. A posição do coração é muito variável; em média, um terço localiza-se à direita da linha média.

Observe o mediastino

A borda superior direita do mediastino geralmente é reta ou levemente curvada enquanto se dirige para baixo para fundir-se com a borda direita do coração. A borda superior esquerda do mediastino é maldefinida acima do arco aórtico.

O contorno do mediastino e do coração deve ser claramente observado, exceto onde o coração encontra-se em contato com o diafragma.

Em crianças pequenas, o timo normal, com freqüencia é claramente visualizado. Pode ser bastante grande e não deve ser erroneamente interpretado como patológico (Fig. 2.3).

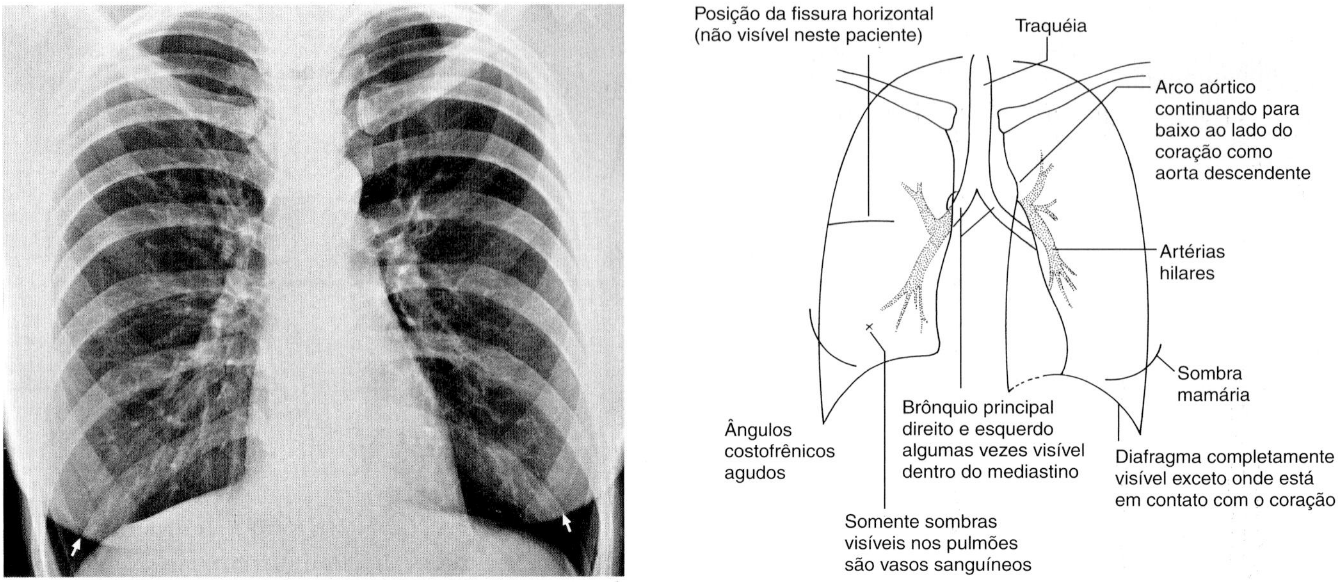

(a)

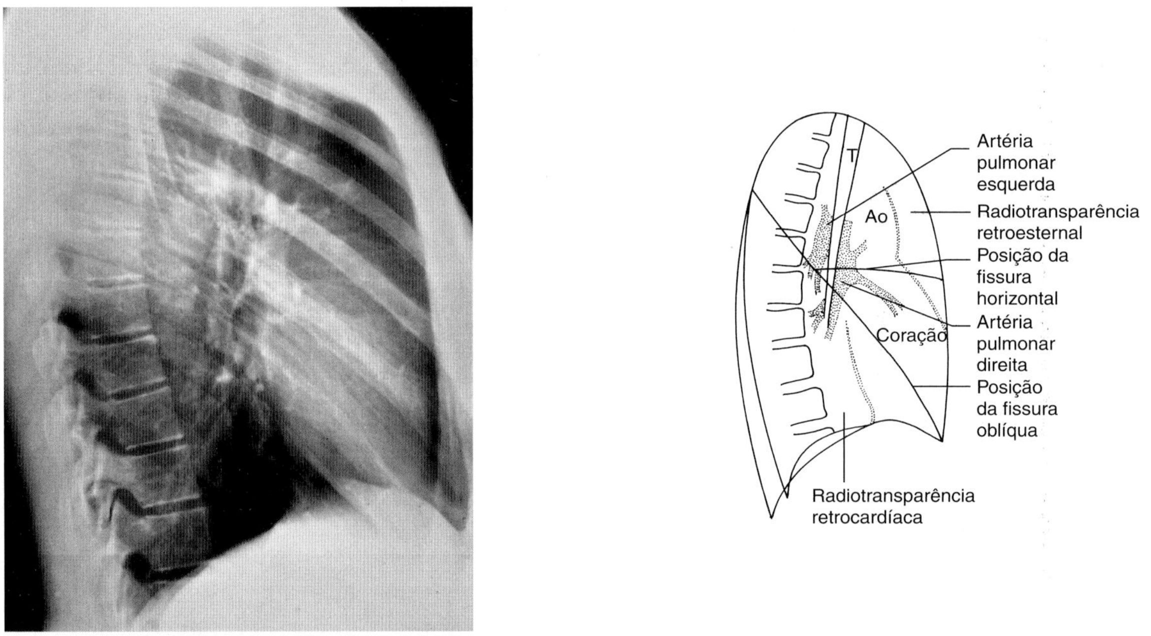

(b)

Fig. 2.1 Tórax normal. (a) Incidência PA. As setas apontam para as sombras mamárias deste paciente feminino. (b) Incidência lateral. Note que a área retroesternal superior possui a mesma densidade das áreas retrocardíacas e a mesma densidade apresentada pelas vértebras torácicas superiores. As vértebras são mais radiotransparentes (ou seja, mais pretas) à medida que os olhos descem pela coluna vertebral, até atingir o diafragma. Ao, aorta; T, traquéia.

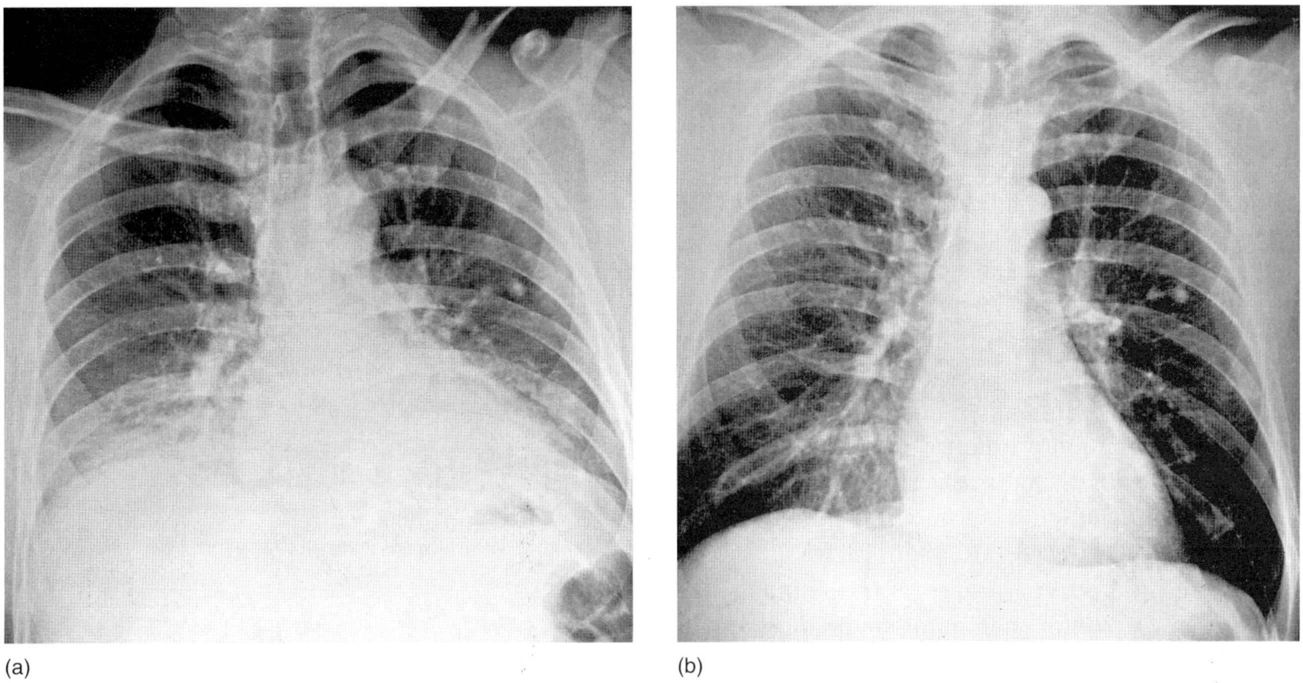

Fig. 2.2 Efeito da expiração sobre a radiografia do tórax. Dois raios X do mesmo paciente, realizados um após o outro. (a) Expiração. (b) Inspiração. Na expiração o coração parece ser maior e as bases pulmonares borradas.

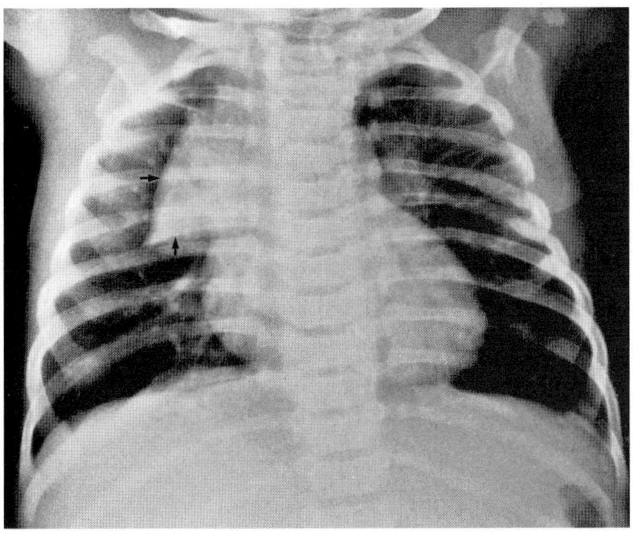

Fig. 2.3 Timo normal, porém proeminente em uma criança de 3 meses de idade. O timo mostra a característica "forma de vela", projetando-se para o lado direito do mediastino (setas). Este aspecto não deve ser confundido com uma consolidação ou colabamento do lobo superior direito.

Examine as sombras do hilo

As sombras do hilo representam as artérias e veias pulmonares. Pode ser reconhecido ar dentro do brônquio principal, mas as paredes do brônquio geralmente não são visíveis. Os linfonodos hilares em paciente normal são muito pequenos para serem reconhecidos como sombras discretas.

O hilo esquerdo é comumente um pouco mais alto que o direito.

Examine os pulmões

As únicas estruturas que podem ser identificadas nos pulmões normais são os vasos sanguíneos; as fissuras interlobares e as paredes de certos brônquios maiores que podem ser observados de topo. As fissuras somente podem ser observadas quando estão alinhadas com o feixe de raios X; elas são compostas de duas camadas de pleura. Geralmente é visível somente a fissura horizontal (fissura menor) na projeção frontal, dirigindo-se do hilo direito para a sexta costela na axila. Não existe equivalente para a fissura horizontal à esquerda. As fissuras oblíquas (fissuras principais) somente são visíveis na incidência lateral. As fissuras formam os limites dos lobos, assim, o conhecimento de suas posições é essencial para uma apreciação da anatomia lobar (veja Fig. 2.15, pág. 29). Em cerca de 1% dos indivíduos uma fissura extra é visível na incidência frontal – a assim chamada fissura do lobo ázigos (Fig. 2.4).

Procure por opacificações ou translucências pulmonares anormais. Não interprete os músculos peitorais, mamas (Fig. 2.1) ou tranças de cabelo como sendo sombras pulmonares. Protuberâncias de pele ou os mamilos podem imitar nódulos pulmonares. Os mamilos geralmente situam-se no quinto espaço intercostal anterior e, na prática, raramente são diagnosticados erroneamente porque, em geral, se um mamilo está visível, o outro também estará.

Um bom método para encontrar sombras sutis numa incidência frontal é comparar um pulmão com o outro, região por região. A detecção de sombras mal-definidas na incidência lateral pode ser difícil. Uma indicação útil e confiável é a seguinte: enquanto os olhos dirigem-se para baixo ao longo dos corpos vertebrais torácicos, cada corpo vertebral aparece mais claro que o de cima, até que se atinja o diafragma.

Cheque a integridade das costelas, clavículas e coluna e examine os tecidos moles

Nas mulheres, cheque a presença de ambas as mamas. Após uma mastectomia, a sombra da mama não mais se define. A redução do volume de tecidos moles leva a uma radiotransparência maior deste lado do tórax, fato que não deve ser confundido com doença pulmonar.

Avalie a qualidade técnica da radiografia

Fatores técnicos são importantes uma vez que exposição incorreta pode esconder uma doença e erros na centralização ou incidência podem imitar uma patologia. Uma radiografia de tórax de rotina com exposição correta é aquela na qual as costelas e a coluna atrás do coração podem ser identificadas, não estando os pulmões muito penetrados. A não ser que se consiga ver através do coração, lesões de lobos inferiores passarão despercebidas. Uma radiografia centrada é aquela na qual as terminações mediais das clavículas são eqüidistantes das vértebras torácicas.

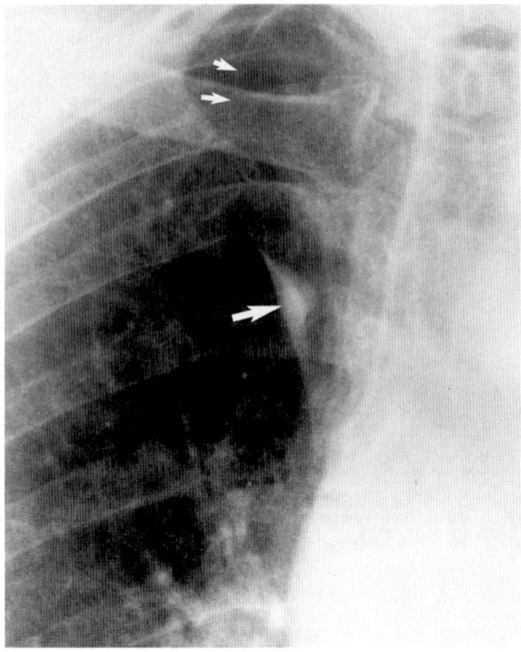

Fig. 2.4 Fissura do lobo ázigos. Em pacientes com um "lobo" ázigos, a veia (seta maior) não alcança o ângulo traqueobrônquico e, conseqüentemente, situa-se na terminação inferior da fissura ázigos (setas menores). Esta variante não possui significado clínico.

Tomografia computadorizada

Existem muitas indicações para a TC em doenças pulmonares:

- Demonstração da presença e da extensão de massas mediastinais e de outras anormalidades mediastinais. A tomografia computadorizada é amplamente utilizada para demonstrar linfonodos aumentados em tamanho quando se faz o estadiamento de pacientes com doença neoplásica, particularmente câncer pulmonar e linfoma. Algumas vezes, a TC é capaz de determinar a natureza de uma anormalidade mediastinal. O conhecimento da forma e a localização precisa da massa mediastinal torna altamente provável certos diagnósticos em particular. Uma das vantagens da TC é que ela é capaz de distinguir estruturas vasculares de não-vasculares (Fig. 2.5), por exemplo, um aneurisma de uma massa sólida. Da mesma forma, a TC permite que se reconheça o tecido adiposo, o que é útil no diagnóstico de tumores com tecido adiposo ou para a exclusão de anormalidades significativas quando o mediastino encontra-se aumentado em tamanho meramente devido a excesso de deposição lipídica.

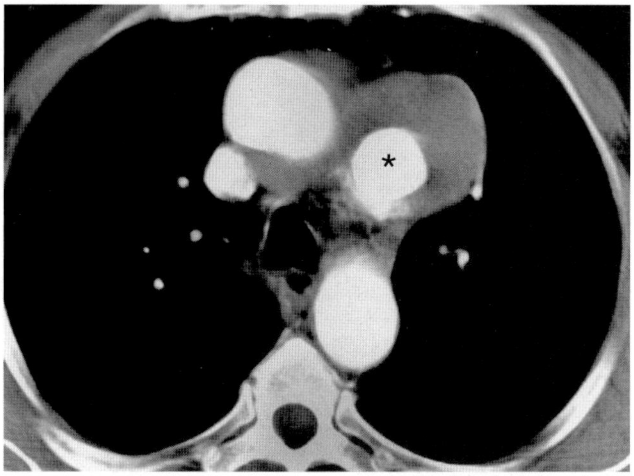

(a)

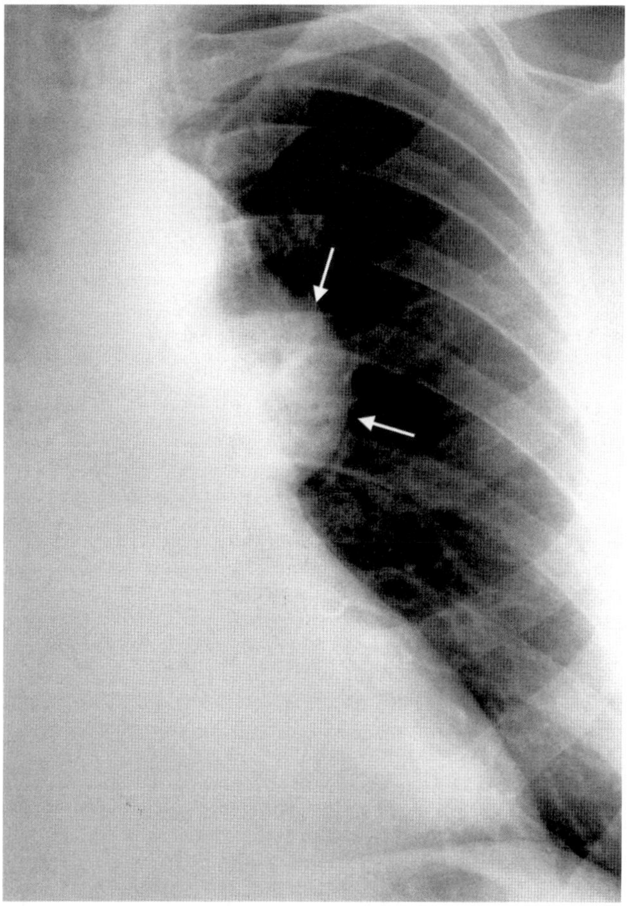

(b)

Fig. 2.5 Aneurisma de aorta: exemplo da utilização de (a) TC realçada com meio de contraste para o diagnóstico de um aneurisma de aorta. O lúmen do aneurisma (*) é realçado. Grande parte do aneurisma é delineada por um coágulo. (b) A radiografia do tórax mostra uma massa (setas), mas o diagnóstico preciso de um aneurisma de aorta não pode ser feito.

- Demonstração da forma de uma massa intrapulmonar ou pleural ou para detecção de calcificação dentro de uma massa, quando a interpretação de radiografias do tórax é difícil.
- Localização de uma massa anteriormente à biópsia.
- Demonstração da presença de doença quando a radiografia do tórax é normal em casos nos quais suspeita-se de uma anormalidade intratorácica por outros motivos, por exemplo, na detecção de metástases pulmonares ou de tumores tímicos em pacientes com miastenia grave.
- Documentação da presença, extensão e gravidade de bronquiectasias.
- Diagnóstico e avaliação de doença pulmonar difusa.
- Diagnóstico de embolia pulmonar utilizando a técnica conhecida como angiografia pulmonar por TC (veja pág. 87).

Técnica

Um exame de rotina consiste de cortes contíguos. Meio de contraste intravenoso é administrado em muitos casos, particularmente quando o propósito do exame é visualizar o mediastino ou hilos. As imagens normalmente são obtidas de ambos os pulmões e com janela mediastinal (Fig. 2.6) (veja pág. 3 para explicações sobre janelas de TC e níveis). Caso a TC tenha sido realizada para observar lesões ósseas, são usados parâmetros ósseos.

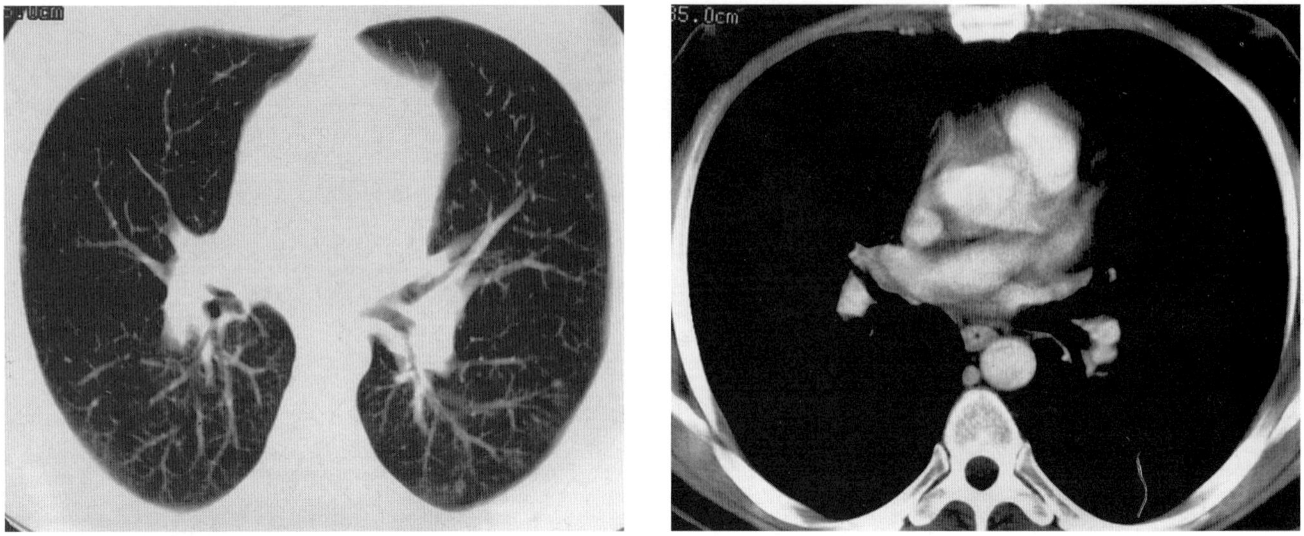

(a) (b)

Fig. 2.6 TC do tórax ilustrando as diferentes janelas utilizadas para os pulmões e mediastino. (a) Ajustes para o pulmão. Com o nível da janela negativo (−700 HU) visibiliza-se os pulmões com vantagem, mas detalhes das estruturas do mediastino são mínimas, estando o mediastino praticamente todo branco. (b) Ajustes para o mediastino. Com o nível da janela próximo à densidade média dos tecidos moles (40 HU) e a largura da janela estreita (400 HU), mostram-se claramente as estruturas dentro do mediastino, mas os pulmões ficam completamente escurecidos.

Cortes mais finos podem ser utilizados para produzir imagens com resolução espacial maior quando se utiliza a assim chamada TC de alta resolução (HRCT, High Resolution CT). Os cortes mais finos são freqüentemente obtidos com 1 cm de intervalo poupando o paciente da radiação. A TC de alta resolução é uma aplicação especial que vem sendo utilizada com maior freqüência para mostrar detalhes de doença pulmonar parenquimatosa e bronquiectasias.

Imagens normais

Assim como nas radiografias do tórax, as únicas estruturas observadas nos pulmões normais são vasos sanguíneos, fissuras pleurais e as paredes de brônquios maiores. Vasos dentro dos pulmões são reconhecidos mais por sua forma do que por opacificação com meio de contraste (Fig. 2.6a). Quando observados em corte transversal, parecem redondos e podem ser indistinguíveis de pequenos nódulos pulmonares. Felizmente, a maioria das metástases e granulomas localiza-se perifericamente, onde os vasos são menores.

As fissuras podem ser vistas como uma linha ou sua posição pode ser reconhecida somente como uma zona relativamente avascular nos pulmões. O aspecto da TC do mediastino normal é discutido na pág. 55.

Imagens por ressonância magnética

A ressonância magnética (RM) desempenha um papel muito pequeno no diagnóstico de doenças pulmonares, pleurais ou mediastinais, apesar de desempenhar um papel cada vez maior no diagnóstico de doenças cardíacas e aórticas. Imagens por ressonância magnética podem ser úteis para selecionar pacientes com cânceres pulmonares, especialmente quando questões relevantes não podem ser respondidas pela TC, e para mostrar a extensão intra-espinhal de tumores neurais.

Ultra-sonografia do tórax

O uso de ultra-sonografia torácica, em oposição à ultra-sonografia cardíaca (veja Capítulo 3), é confinado à demonstração de processos em contato com a parede torácica, especialmente efusão pleural e massas pleurais. Pode ser muito útil para guiar uma agulha para obter amostras ou para drenar coleções líquidas pleurais loculadas e quando são realizadas biópsias de punção/citologias aspirativas de massas em contato com a parede torácica. Como o ultra-som é absorvido pelo ar dos pulmões, a ultra-sonografia convencional não pode ser utilizada para avaliar processos situados mais centralmente dentro do tórax.

É possível introduzir uma pequena sonda ultra-sonográfica por meio de um endoscópio para visualizar estruturas imediatamente adjacentes ao esôfago, por exemplo, nódulos paraesofágicos e a aorta descendente.

Escaneamento pulmonar com radionuclídeos

Existem dois tipos principais de escaneamento pulmonares com radionuclídeos: imagens de perfusão e de ventilação. Na perfusão utilizam-se partículas pequenas, de aproximadamente 30 μm de diâmetro, marcadas com ^{99m}Tc, injetadas intravenosamente. Estas partículas são aprisionadas nos capilares pulmonares; a distribuição da radioatividade, quando transformada em imagem por uma gama-câmara, reflete exatamente o fluxo sanguíneo (Fig. 2.7).

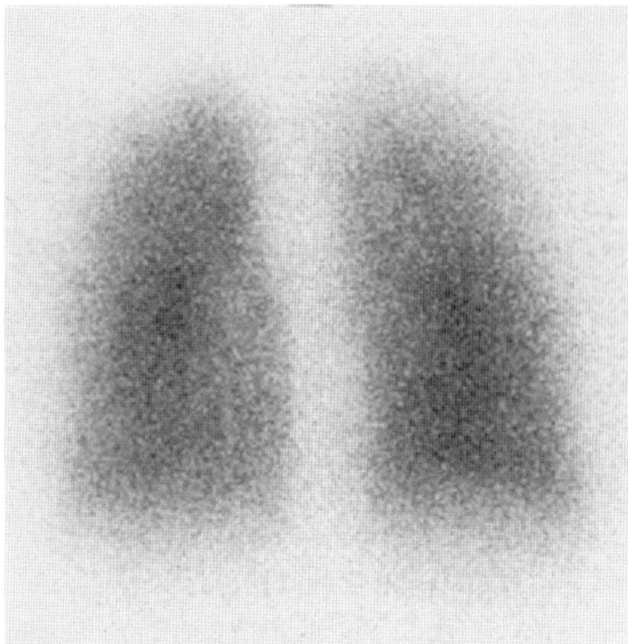

Fig. 2.7 Exame normal com perfusão de radionuclídeos utilizando macroagregados de albumina marcados com $^{99\,m}$Tc. Incidência posterior.

Para imagens em ventilação, o paciente inala um gás radioativo tal como o xenônio-133, xenônio-127 ou criptônio-81 m e a distribuição do gás radioativo é representada por imagem utilizando uma gama-câmara (Fig. 2.8).

A principal indicação dos exames dos pulmões por meio de radionuclídeos é o diagnóstico ou exclusão de embolia pulmonar (veja pág. 85).

Tomografia por emissão de pósitrons (PET)

A F_{18}-flúor desoxiglicose (FDG) é assimilada pelo câncer pulmonar primário, metástases e tecido linfomatoso ativo. Conseqüentemente, o escaneamento torácico por meio de PET é utilizado, em centros que possuem estas facilidades, para estadiamento ou diagnóstico de câncer pulmonar recorrente ou linfoma ou, ocasionalmente, para o diagnóstico da natureza maligna de um nódulo pulmonar solitário. Infelizmente, condições inflamatórias também concentram este agente, de modo que o aspecto não é totalmente específico para tecido neoplásico.

Angiografia pulmonar

As artérias e veias pulmonares podem ser demonstradas realizando-se radiografias seriadas após injeção rápida de meio de contraste angiográfico para dentro da circulação arterial pulmonar por meio de um cateter. A cateterização é realizada sob controle fluoroscópico com monitorização eletrocardiográfica contínua e monitorização da pressão, realizados por um médico treinado em cateterização cardíaca. Porta um pequeno, porém definitivo risco para o paciente.

Seu uso principal é para demonstrar a anatomia arterial antes da radiologia intervencionista. A angiografia pulmonar por TC substituiu efetivamente a an-

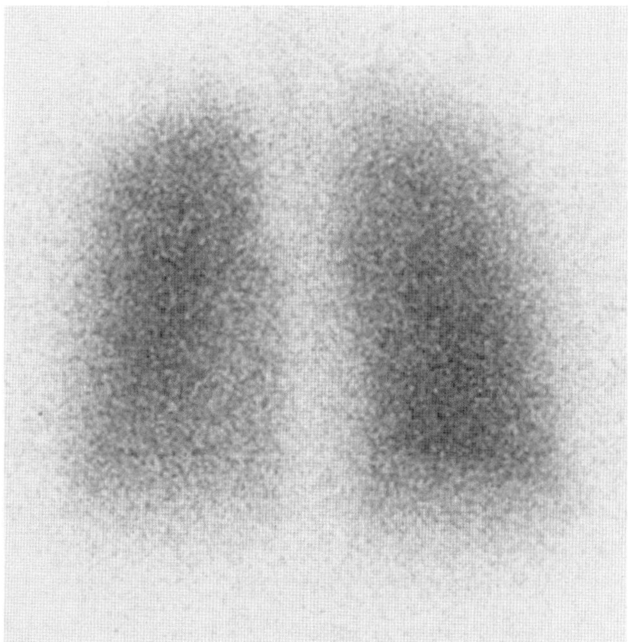

Fig. 2.8 Exame normal de ventilação com radionuclídeo ^{81m}Kr. Incidência posterior.

giografia pulmonar como teste diagnóstico para êmbolos e anomalias congênitas.

DOENÇAS DO TÓRAX COM RADIOGRAFIA TORÁCICA NORMAL

Graves doenças respiratórias podem existir em pacientes que possuem uma radiografia torácica normal. Algumas vezes, somente é possível detectar a anormalidade através de comparação de exames anteriores ou posteriores, por exemplo, sombreamento pulmonar sutil por infecção ou fibrose pulmonar.

Doença torácica com radiografia do tórax normal ocorre em:

Doença pulmonar obstrutiva

Asma e bronquiolite aguda podem produzir hiperinsuflação pulmonar, mas em muitos casos a radiografia do tórax é normal. Enfisema, quando grave, dá origem a sinais descritos na página 80, porém, quando a doença é moderada, a radiografia do tórax pode ser normal ou quase normal. Bronquite aguda ou crônica não produz qualquer sinal radiográfico, assim, caso um paciente portador de bronquite crônica apresente uma radiografia anormal, deve ter desenvolvido outra doença ou complicação, por exemplo, pneumonia ou *cor pulmonale*. Muitos pacientes com tosse produtiva provocada por bronquiectasia não apresentam anormalidades aos raios X do tórax.

Lesões pequenas

Geralmente é impossível observar massas pulmonares solitárias ou consolidações menores do que 1 cm em diâmetro. Mesmo cânceres pulmonares de 2-3 cm podem ser muito difíceis de identificar em raios X de rotina caso estes estejam escondidos por costelas ou clavículas ou quando situados atrás do coração ou diafragma.

Lesões endotraqueais, como carcinoma, não podem ser diagnosticadas em raios X de rotina até que causem colapso/consolidação.

Embolia pulmonar sem infarto pulmonar

A radiografia do tórax freqüentemente é normal, mesmo quando êmbolos que representam risco de vida estão presentes.

Infecções

A maioria dos pacientes com pneumonia bacteriana aguda apresenta consolidação reconhecível, mas em outras infecções, notavelmente a pneumonia por *Pneumocystis carinii*, a consolidação pode desenvolver-se somente após o início dos sintomas. Pacientes com tuberculose miliar podem, inicialmente, apresentar uma radiografia torácica normal.

Doença pulmonar difusa

Fibrose pulmonar disseminada pode ser responsável por dispnéia com alteração substancial nos testes de função pulmonar antes que anormalidades claras estejam evidentes nas radiografias de tórax.

Anormalidade pleural

Pleurisia seca não produz qualquer achado radiológico e pequenas quantidades de líquido pleural podem ser impossíveis de reconhecer em radiografias do tórax em PA e lateral.

Massas mediastinais

A radiografia torácica é muito pouco sensível para o diagnóstico de massas mediastinais, aumento de tamanho dos linfonodos e coleções líquidas mediastinais.

RADIOGRAFIA TORÁCICA ANORMAL

Quando se está observando um exame torácico anormal, seja por raios X , TC ou RM, a primeira pergunta a ser feita é: “Onde está a anormalidade?” e “Qual a sua extensão?”, para que somente então possa ser feita a pergunta: “Do que se trata?”. Claramente, o diagnóstico diferencial para lesões pulmonares é bem diferente do diagnóstico diferencial de doença mediastinal, pleural ou da parede torácica.

O primeiro passo é examinar todos os exames disponíveis. Geralmente, a localização da lesão tornar-se-á óbvia. Caso o sombreamento encontre-se circundado por todos os lados por pulmão aerado, sua origem deve situar-se dentro do pulmão. De modo similar, muitas massas possuem sua origem claramente dentro do mediastino. Contudo, quando uma lesão encontra-se em contato com a pleura ou mediastino, pode ser difícil decidir sua origem.

Caso o sombreamento tenha uma base larga com bordos convexos lisos projetando-se para dentro do pulmão e limites externos bem definidos, é provável que sua origem seja pleural, extrapleural ou mediastinal (Fig. 2.9).

Sinal da silhueta

O sinal da silhueta (Fig. 2.10) é um sinal valioso para localizar doenças a partir de radiografias do tórax. A informação fornecida por raios X de tórax depende muito do contraste entre o ar radiotransparente nos pulmões comparado com a opacidade do coração, vasos sanguíneos, mediastino e diafragma. Uma lesão intratorácica que toca o limite do coração, aorta ou diafragma oblitera este limite na radiografia torácica. Este sinal é conhecido como o *sinal da silhueta* e possui duas aplicações práticas:

- Muitas vezes é possível localizar uma sombra observando quais limites foram perdidos, como por exemplo, a perda do limite cardíaco quer dizer que o sombreamento situa-se na metade torácica anterior. Por outro lado, perda de parte dos limites do diafragma indica doença da pleura ou da parte pulmonar em contato direto com o diafragma, usualmente os lobos inferiores.
- O sinal da silhueta torna possível o diagnóstico de distúrbios como consolidação ou colabamento pulmonar, mesmo quando a presença de opacidade é incerta. Um fato surpreendente é que uma opacificação em cunha ou em forma de lente pode ser muito difícil de observar devido à forma com a qual o sombreamento se desvanece em direção às suas margens, mas se tal lesão encontra-se em contato com o mediastino ou diafragma, isto causa a perda de seus limites normalmente bem delineados.

SINAIS RADIOLÓGICOS DE DOENÇA PULMONAR

Com uma radiografia de tórax ou uma TC, uma tentativa útil é tentar localizar qualquer sombrea-

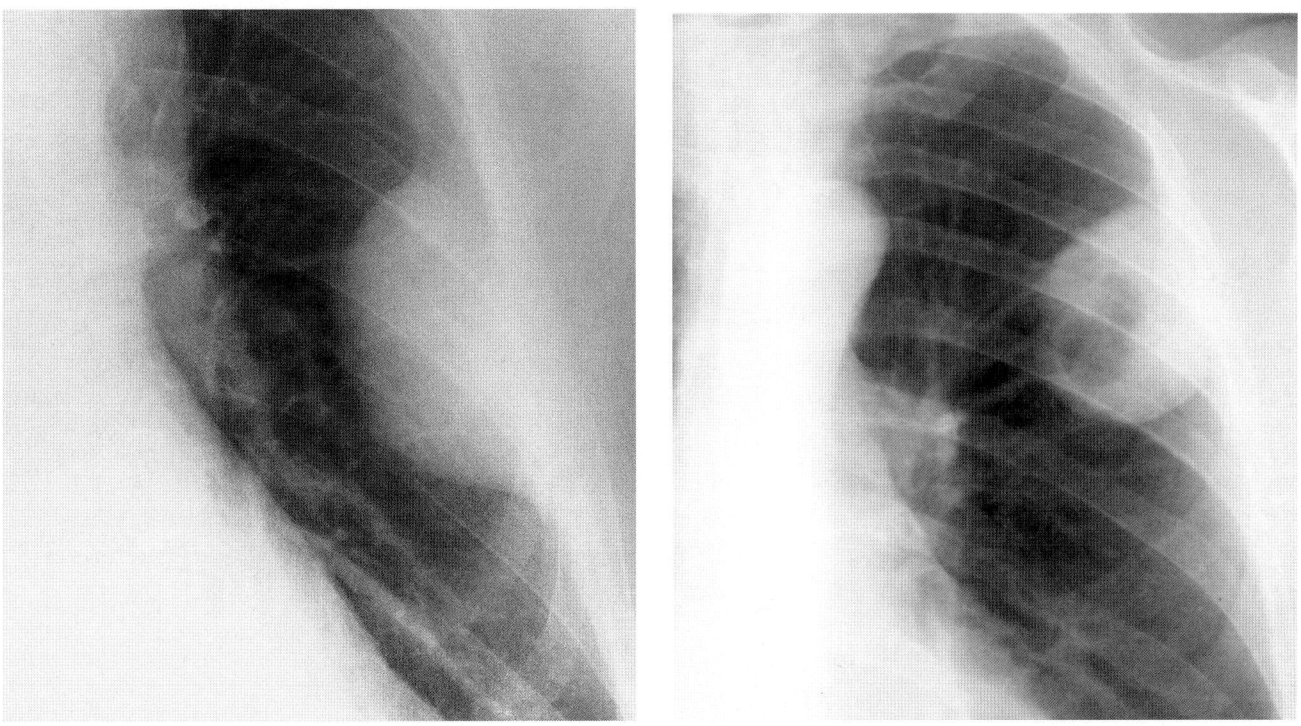

(a) (b)

Fig. 2.9 (a) Massa extrapleural. A massa apresenta uma borda convexa lisa com uma ampla base sobre a parede torácica (uma lesão de mieloma originando-se em uma costela). Esta forma é bem diferente de uma massa pulmonar de localização periférica tal como um carcinoma pulmonar primário (b).

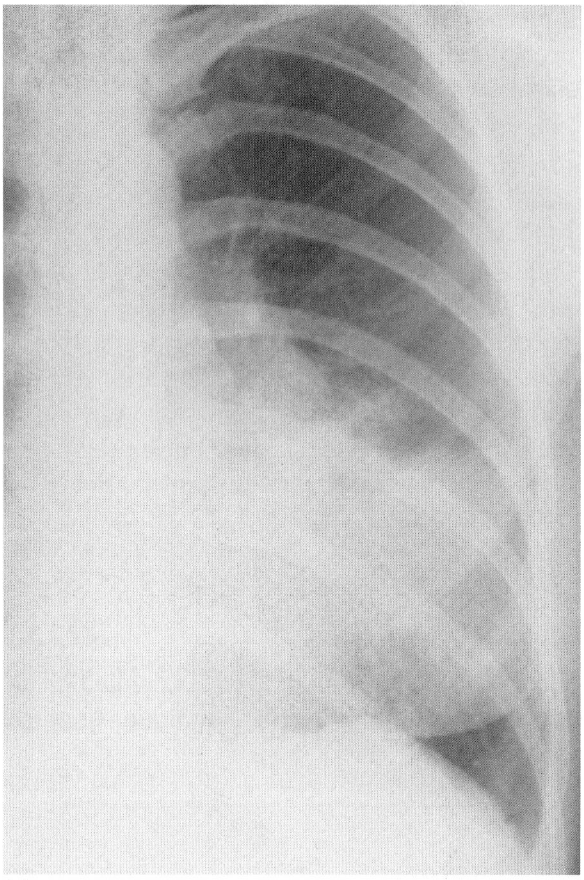

(a)

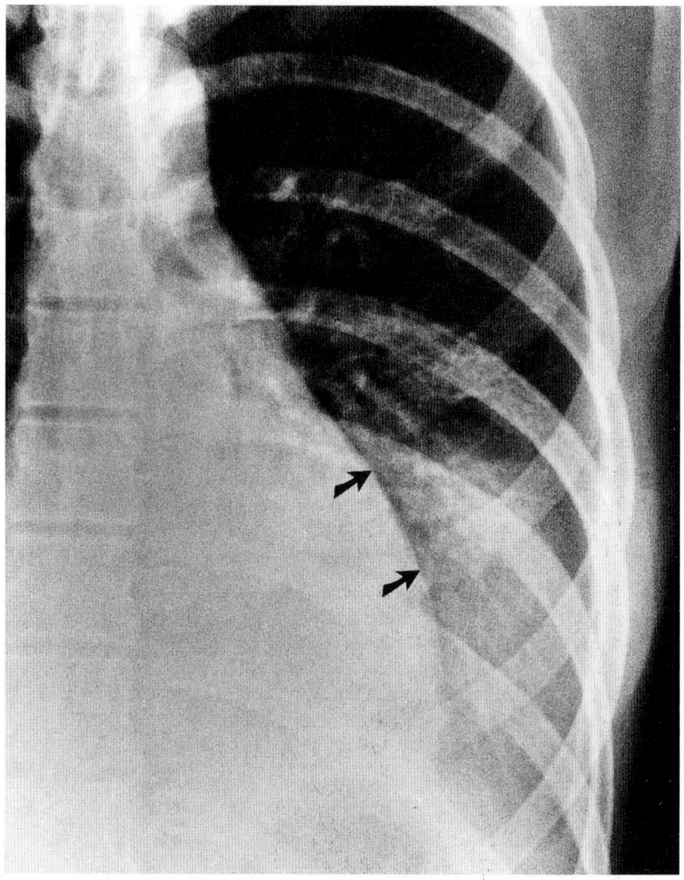

(b)

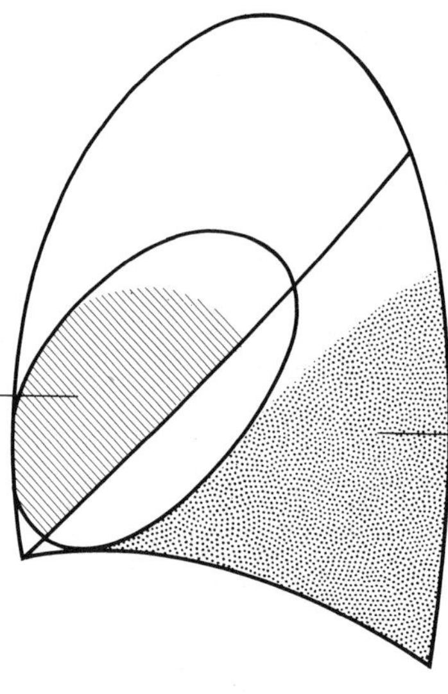

(c)

Fig. 2.10 O sinal da silhueta. (a) A borda esquerda do coração é invisível porque está em contato com consolidação na língula adjacente. (b) A borda esquerda do coração pode ser vista porque a consolidação encontra-se no lobo inferior esquerdo e o ar dentro da língula preserva a visibilidade da silhueta cardíaca (setas). Note que agora a linha externa do diafragma está invisível. (c) As relações da língula e dos lobos inferiores com o diafragma e coração são explicadas por um diagrama do pulmão visto em perfil.

mento intrapulmonar anormal em uma ou mais das seguintes categorias:

- Preenchimento do espaço aéreo:
  (a) edema pulmonar;
  (b) consolidação pulmonar.
- Colabamento pulmonar (atelectasia);
- Opacidades esféricas;
- Opacidades lineares;
- Pequenas opacidades disseminadas.

A presença de cavitação ou calcificação deve ser observada.

Preenchimento do espaço aéreo

O preenchimento do espaço aéreo representa a substituição do ar nos alvéolos por líquido ou, raramente, por outros materiais. "Infiltrado", é um termo classificatório comumente utilizado porém menos satisfatório. O líquido pode ser um *transudato* (edema pulmonar) ou um *exsudato*. As causas de um exsudato alveolar incluem infecção, infarto, contusão pulmonar, hemorragia e distúrbios imunológicos, por exemplo, doenças vasculares colagenosas e alveolite alérgica extrínseca.

Os sinais de preenchimento de espaço aéreo são:

- Uma sombra com bordas maldefinidas (Fig. 2.11), exceto quando a opacidade encontra-se em contato com uma fissura, sendo que neste caso o sombreamento possui uma borda bem definida.
- Um broncograma aéreo (Fig. 2.12). Normalmente, não é possível identificar ar nos brônquios dentro de pulmões normalmente aerados, porque as paredes dos brônquios são muito finas e brônquios repletos de ar estão circundados por ar

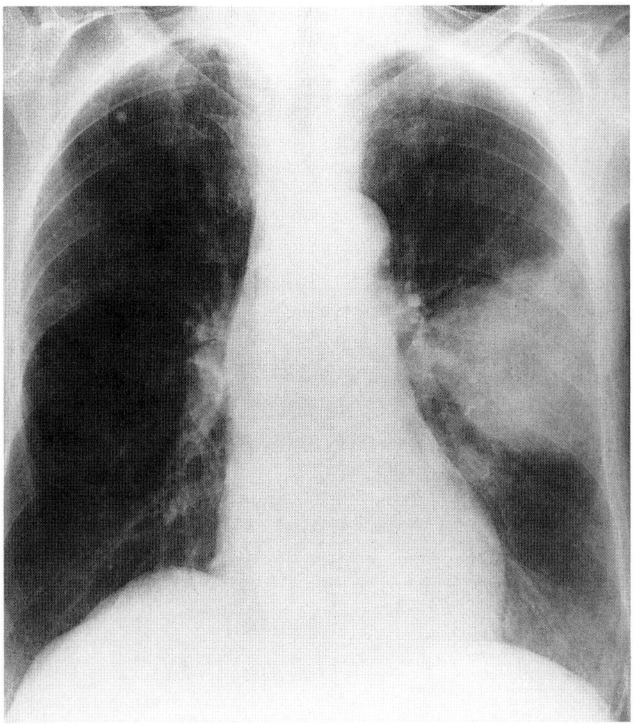

Fig. 2.11 Preenchimento do espaço aéreo. Neste caso, a consolidação do pulmão esquerdo deve-se a um infarto pulmonar.

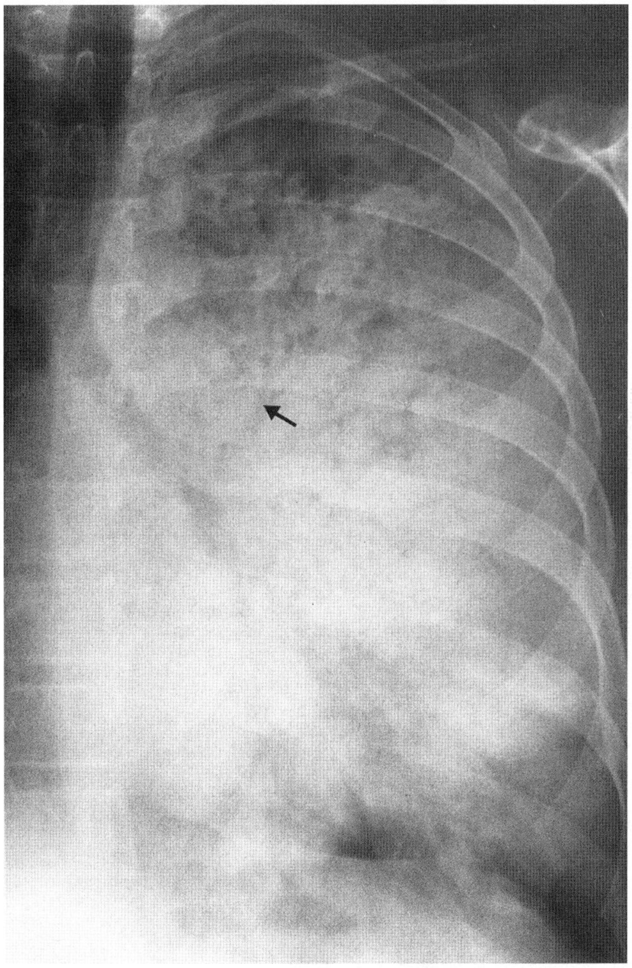

Fig. 2.12 Sinal do broncograma aéreo. Um extenso broncograma aéreo é observado neste paciente com uma pneumonia. A seta aponta para alguns brônquios que podem ser particularmente bem observados.

nos alvéolos, mas, se os alvéolos estão repletos de líquido, o ar contido nos brônquios contrasta com o líquido dentro dos pulmões. Este sinal é bem observado na TC (Fig. 2.13).

- O sinal da silhueta, ou seja, a perda de visualização dos limites mediastinais ou diafragmáticos adjacentes (veja pág. 25 para explanações referentes a este sinal).

Edema pulmonar

Existem dois padrões radiológicos de edema pulmonar: alveolar e intersticial. Como o edema inicialmente se origina nos tecidos intersticiais dos pulmões, todos os pacientes com edema alveolar também apresentam edema intersticial.

O edema alveolar sempre é agudo, e quase sempre é bilateral (Fig. 2.14) e envolve todos os lobos. Nos estágios iniciais, o sombreamento é máximo próximo aos hilos e desvanece para a periferia, deixando uma zona relativamente clara ao redor das bordas dos lobos. Este padrão de edema algumas vezes é denominado de padrão em "borboleta" ou "asa de morcego". Mais tarde o sombreamento torna-se mais disseminado, mas freqüentemente é mais evidente nas zonas inferiores.

Edema intersticial provoca espessamento dos tecidos intersticiais dos pulmões. Características do edema intersticial são linhas septais (veja pág. 41) e espessamento das fissuras pleurais.

As causas de edema pulmonar são divididas em:

- "Edema pulmonar cardiogênico", ou seja, edema devido a distúrbios circulatórios, por exemplo, insuficiência ventricular esquerda aguda, estenose mitral, insuficiência renal e transfusão excessiva.
- O assim chamado "edema pulmonar não-cardiogênico", no qual ocorre um aumento da permeabilidade capilar, é um mecanismo importante. Este mecanismo de edema é observado na síndrome do estresse respiratório do adulto (ARDS – *Adult **R**espiratory **D**istress **S**yndrome)*, aspiração do conteúdo gástrico e inalação de gases nocivos. Inicialmente o aspecto pode ser idêntico ao observado no edema pulmonar cardiogênico, mas na ARDS (veja pág. 84) o sombreamento pulmonar torna-se uniforme após um período de dias, até que eventualmente todas as partes dos pulmões estejam igualmente afetadas.

Uma característica útil para distinguir o edema pulmonar cardiogênico daquelas variedades não-cardiogênicas e de exsudatos como pneumonia é a velocidade com a qual o edema cardiogênico aparece e

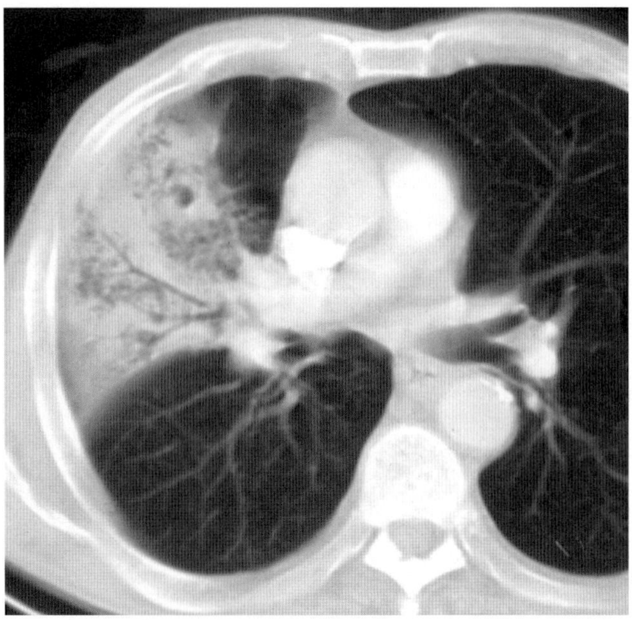

Fig. 2.13 TC mostrando broncogramas aéreos em uma área de consolidação pulmonar devido a uma pneumonia.

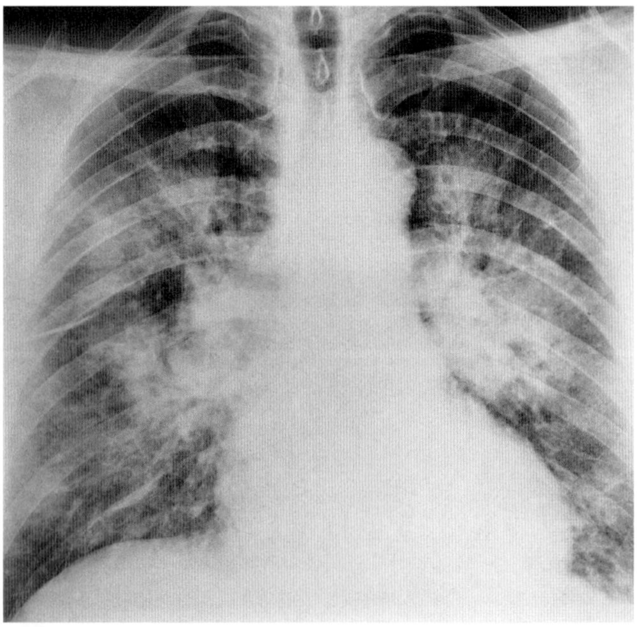

Fig. 2.14 Edema alveolar pulmonar. Típico padrão em "asa de morcego". As sombras são bilaterais e máximas na região peri-hilar, tornando-se menos nítidas em direção à periferia dos lobos.

desaparece. Melhora substancial num período de 24 horas é virtualmente diagnóstica de edema pulmonar cardiogênico.

Consolidação pulmonar (infiltrado alveolar)

Consolidação de todo um lobo ou da maior parte de um lobo é virtualmente o diagnóstico de uma pneumonia bacteriana. O diagnóstico de consolidação lobar requer uma apreciação da anatomia radiológica dos lobos (Fig. 2.15). Consolidação lobar produz um lobo opaco, exceto pelo ar contido nos brônquios (broncograma aéreo). Devido ao sinal da silhueta, o limite entre o pulmão afetado e o coração adjacente, mediastino e diafragma pode estar invisível. Um exemplo de consolidação lobar é observado na Figura 2.16.

Consolidação em manchas, ou seja, de uma ou mais manchas de sombreamento maldefinido (Fig. 2.17), é observada devido a:

- Pneumonia.
- Infarto.
- Contusão.
- Distúrbios imunológicos.

Não existe um modo confiável de dizer, a partir de radiografias torácicas, quais destas possibilidades são as causas. Na maioria das vezes, achados clínicos e laboratoriais apontam para uma ou outra causa.

Cavitação (formação de abscesso) dentro de áreas pulmonares consolidadas podem ocorrer em diversas infecções bacterianas e fúngicas (Fig. 2.18). A formação de abscessos somente é reconhecível quando existe uma comunicação com a árvore brônquica, permitindo que o centro líquido do abscesso seja expelido com a tosse e reposto com ar. Então, o ar é visto como uma radiotransparência dentro da consolidação e um nível hidroaéreo pode estar presente (Fig. 2.19). Ocasionalmente, uma cavitação é observada em outras formas de consolidação pulmonar, como infarto e granulomatose de Wegener. A tomografia computadorizada é melhor e mais sensível que raios X para demonstração de cavitação (Fig. 2.20).

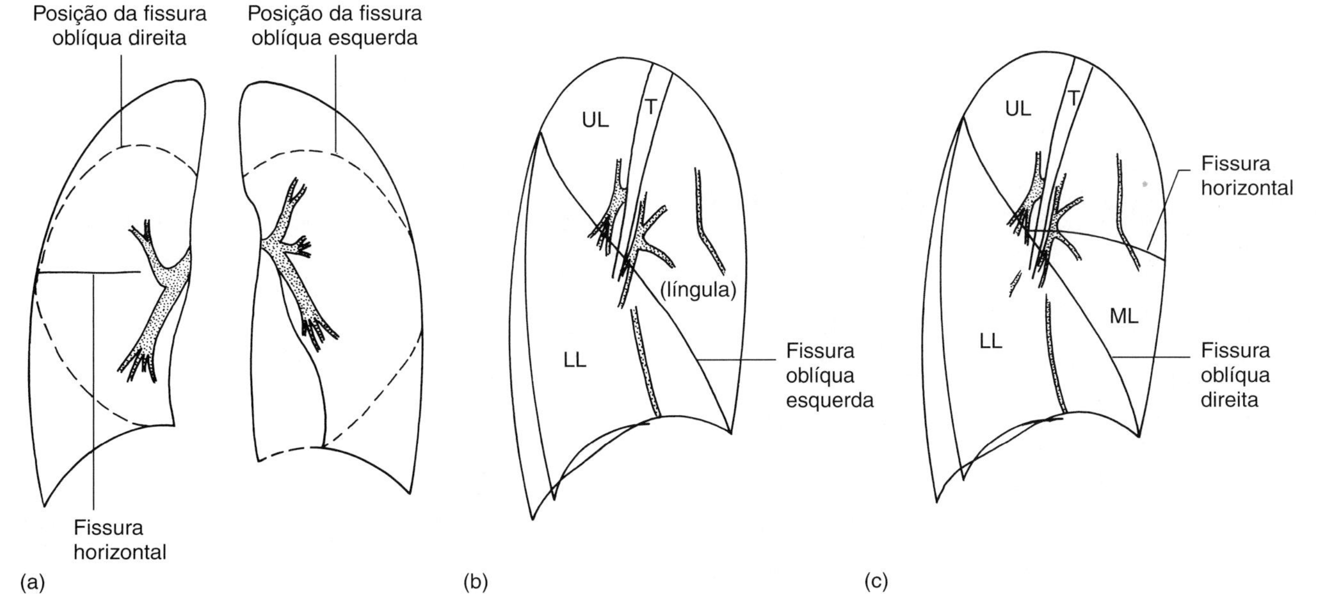

Fig. 2.15 Posição dos lobos e fissuras. (a) A fissura oblíqua (principal) dos dois lados. As fissuras oblíquas não são visíveis na incidência frontal; suas posições são indicadas pela linha pontilhada. (b) No pulmão esquerdo, a fissura oblíqua separa o lobo superior (UL) e o lobo inferior (LL). (c) No pulmão direito existe uma fissura extra – a fissura horizontal (menor) – que separa o lobo superior (UL) e o lobo médio (ML). (O segmento lingular do lobo superior é análogo aos segmentos do lobo médio.) T, traquéia.

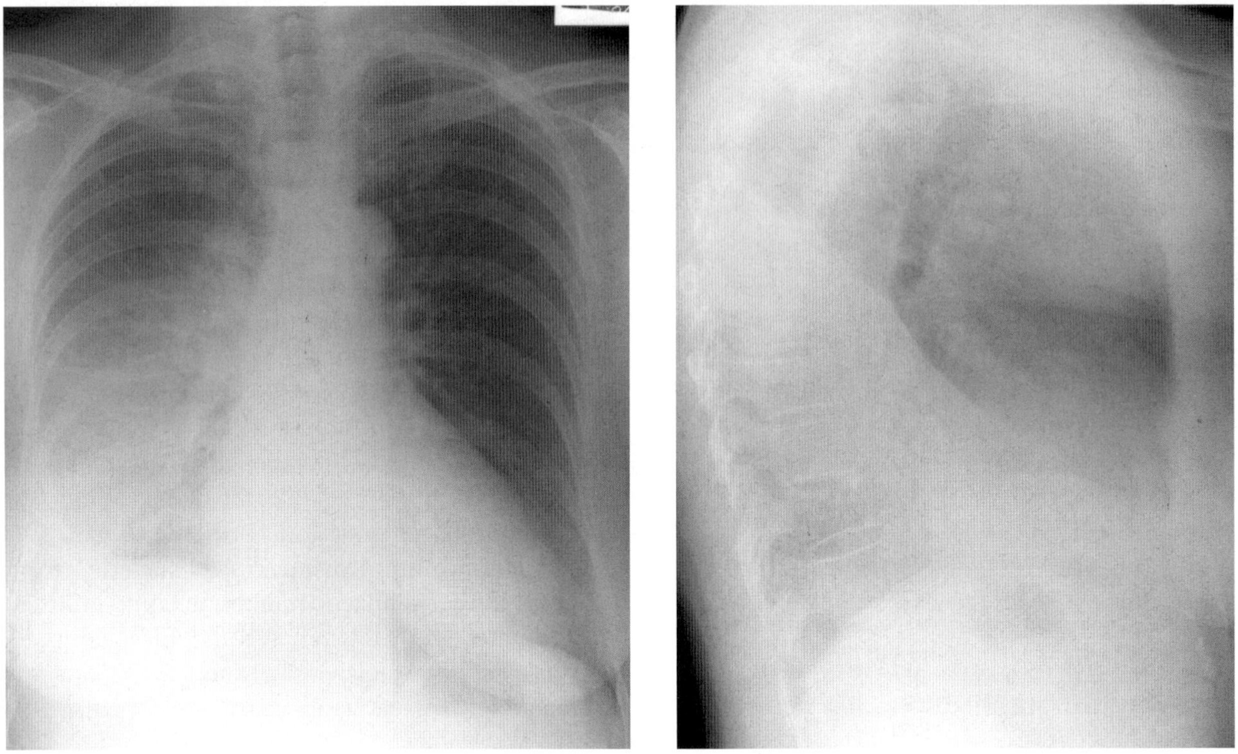

(a) (b)

Fig. 2.16 Consolidação do lobo inferior direito. Note aqui a aplicação do sinal da silhueta. (a) Incidência PA. A borda cardíaca e a metade medial do hemidiafragma direito estão visíveis enquanto a metade lateral está invisível. Na incidência lateral (b), a fissura oblíqua forma um limite anterior bem definido e o hemidiafragma direito está maldefinido. Somente o hemidiafragma esquerdo pode ser observado claramente.

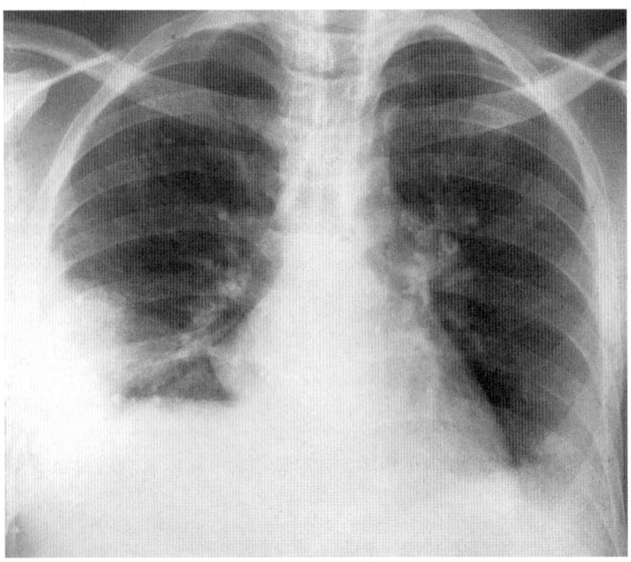

Fig. 2.17 Consolidação em manchas de ambos os lobos inferiores em um paciente com broncopneumonia.

Colabamento pulmonar (atelectasia)

As causas comuns de colabamento (perda do volume de um lobo ou pulmão) são:

- Obstrução brônquica.
- Pneumotórax ou derrame pleural.

Colabamento causado por obstrução brônquica

O colabamento causado por obstrução brônquica ocorre porque o ar não consegue chegar ao pulmão em quantidade suficiente para repor o ar absorvido pelos alvéolos. O resultado final é o colabamento lobar (ou pulmonar).

Os sinais de colabamento lobar são:

- Deslocamento de estruturas.

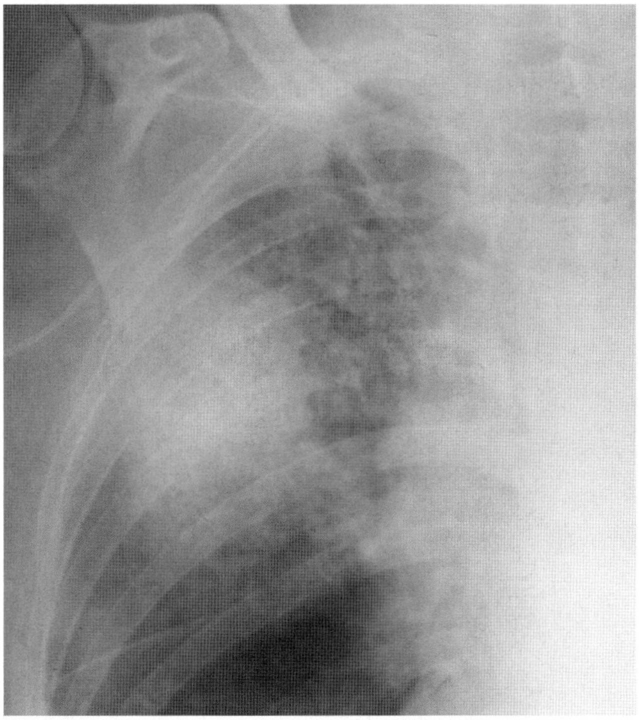

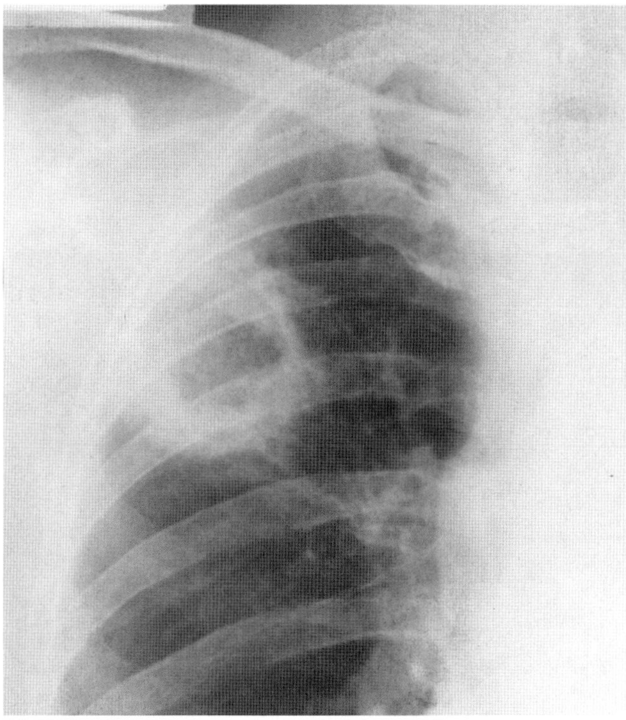

(a) (b)

Fig. 2.18 Cavitação na pneumonia estafilocócica. (a) Uma área de consolidação redonda que, sete dias mais tarde (b), mostra uma radiotransparência central devido ao desenvolvimento de cavidade.

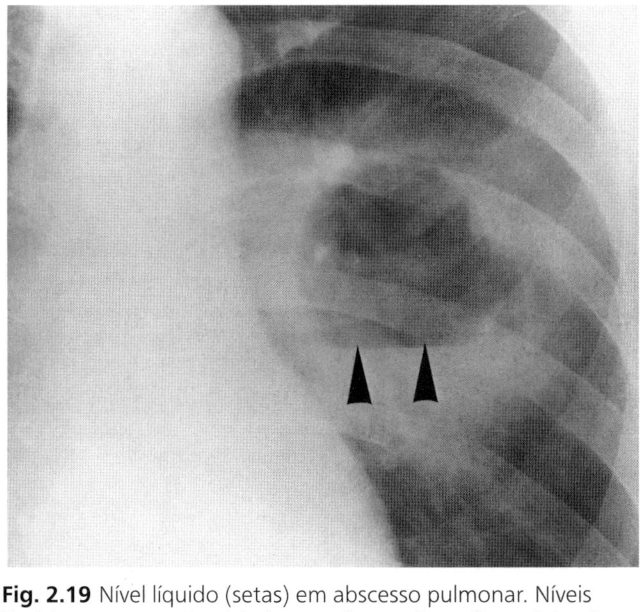

Fig. 2.19 Nível líquido (setas) em abscesso pulmonar. Níveis líquidos somente são visíveis quando a radiografia torácica é realizada com um feixe de raios X horizontal.

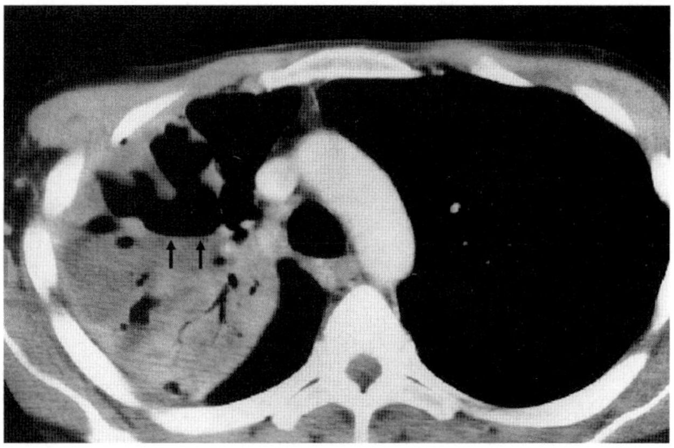

Fig. 2.20 Cavitação com consolidação devido à pneumonia mostrada pela TC. A coleção de ar e líquido de forma complexa é facilmente vista. As setas apontam para o nível líquido-gasoso.

- O sombreamento do lobo colabado – a consolidação quase invariavelmente acompanha o colapso lobar, assim o sombreamento resultante geralmente é óbvio.
- Sinal da silhueta. O sinal da silhueta não somente auxilia a diagnosticar o colapso lobar quando a sombra resultante é difícil de apreciar, mas também ajuda a decidir qual o lobo que está colabado.

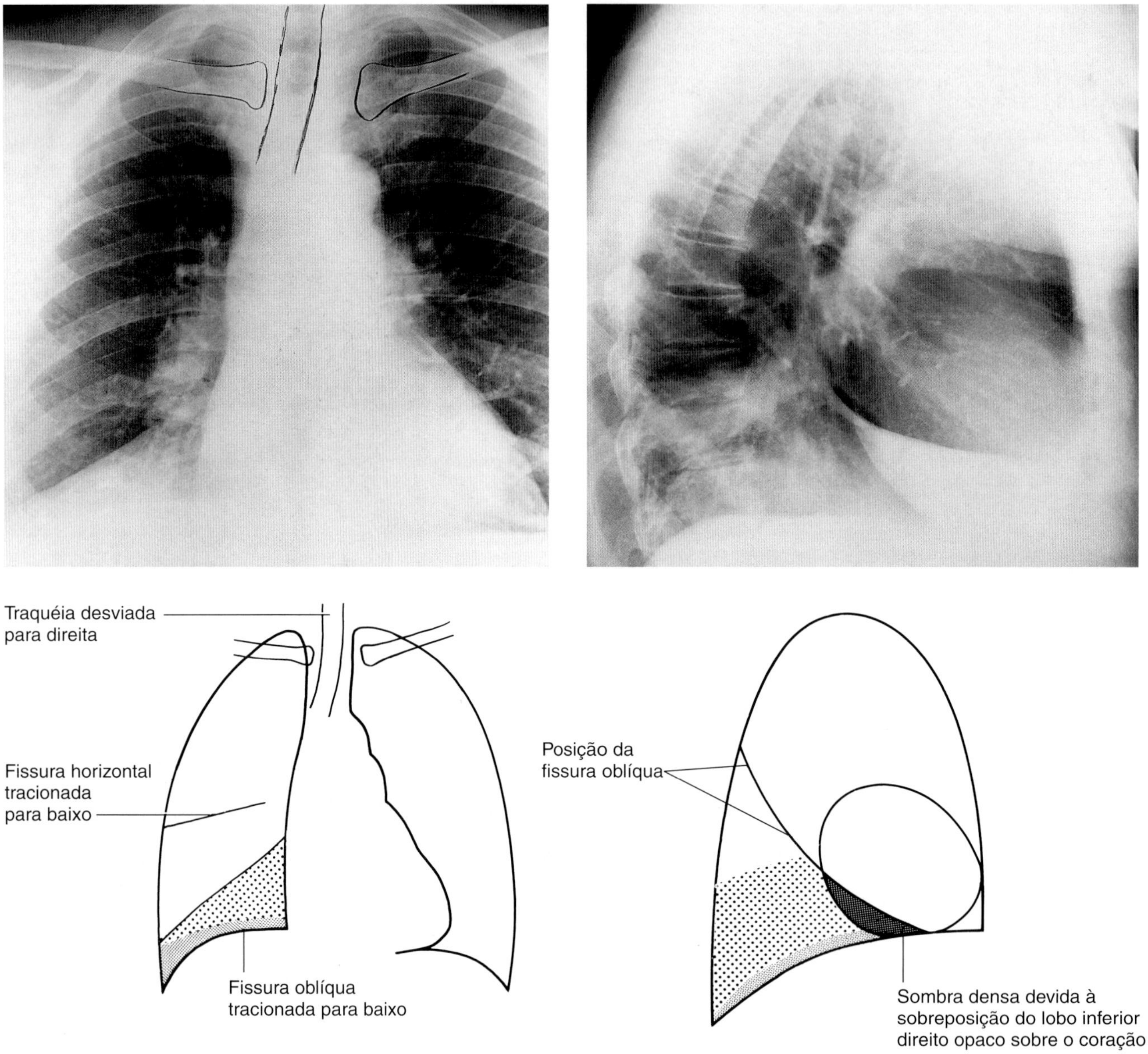

Fig. 2.21 Colabamento do lobo inferior direito. (Neste exemplo, o segmento apical encontra-se relativamente bem aerado.)

O colabamento dos lobos anteriormente localizados (superior e médio) oblitera porções dos limites do mediastino e do coração, enquanto o colabamento dos lobos inferiores obscurece os limites do diafragma adjacente e da aorta descendente.

As causas mais comuns de colabamento lobar são:

1 Lesões da parede brônquica:
- Geralmente por carcinoma primário.
- Raramente, outros tumores brônquicos, como um carcinóide.
- Raramente, tuberculose endobrônquica.

2 Oclusão intraluminal:
- Rolhas de muco, particularmente em pacientes asmáticos ou inconscientes no pós-operatório, ou em pacientes sob ventilação artificial.
- Corpos estranhos inalados.

3 Invasão ou compressão por uma massa adjacente:
- Tumor maligno.
- Aumento de volume dos linfonodos.

Quando um lobo colaba, o lobo ou os lobos não-obstruídos do lado colabado são submetidos à expansão compensatória. A fissura deslocada é vista como um limite bem definido junto a um lobo sem ar em uma ou outra incidência. O mediastino e o diafragma podem mover-se em direção ao lobo colabado.

Como o colabamento lobar é um diagnóstico importante e muitas vezes difícil, vale a pena dispor de tempo para estudar o aspecto do colabamento de cada um dos lobos (Figs. 2.21-2.25). A tomografia computadorizada mostra muito bem o colabamento lobar (Figs. 2.25, 2.26), mas raramente é necessária para diagnosticar somente um colabamento lobar.

Com o colabamento de todo um pulmão, todo o hemitórax encontra-se opacificado e existe um deslocamento substancial do mediastino e traquéia (Fig. 2.27).

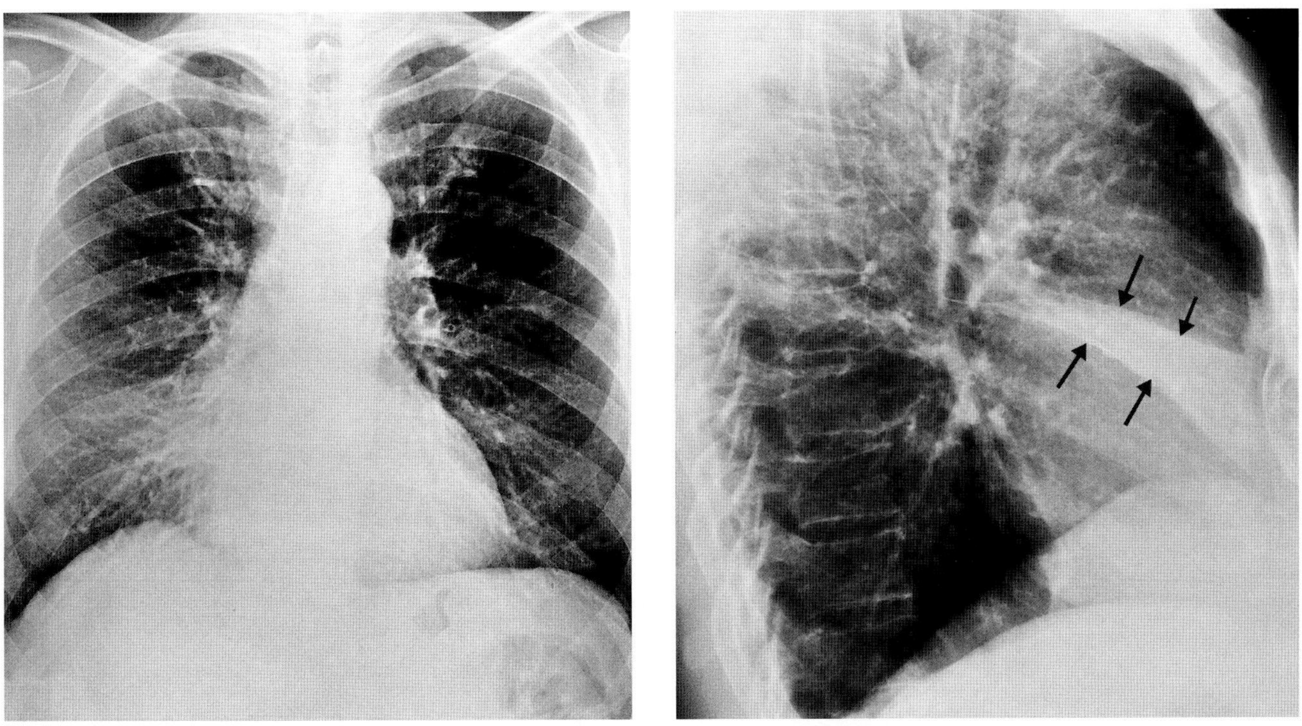

Fig. 2.22 Colabamento do lobo médio. O lobo colabado é mais evidente na incidência lateral (setas). Note o sinal da silhueta obliterando a borda cardíaca inferior direita.

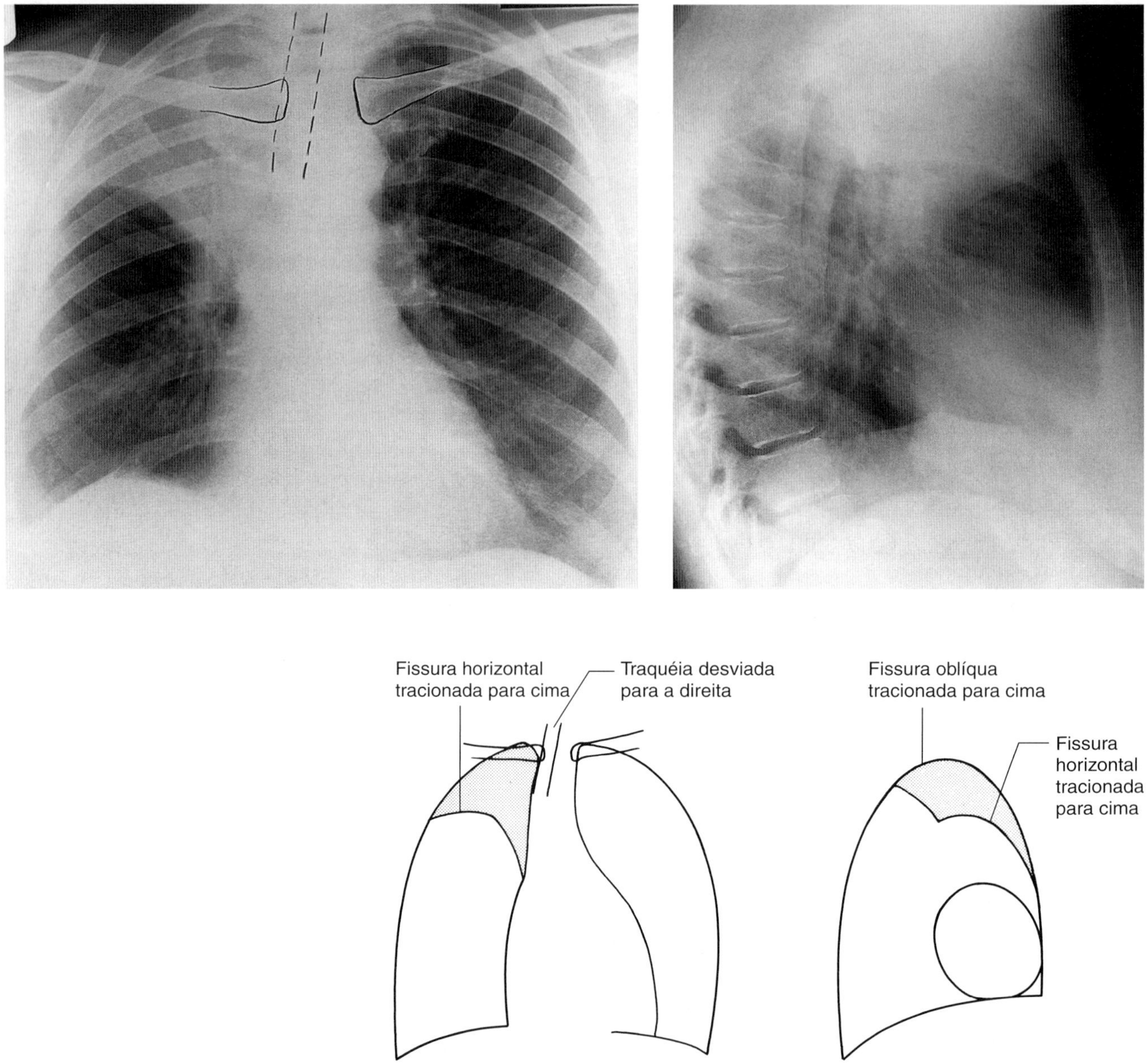

Fig. 2.23 Colabamento do lobo superior direito, nesta instância, devido a um carcinoma brônquico. Note a fissura horizontal elevada.

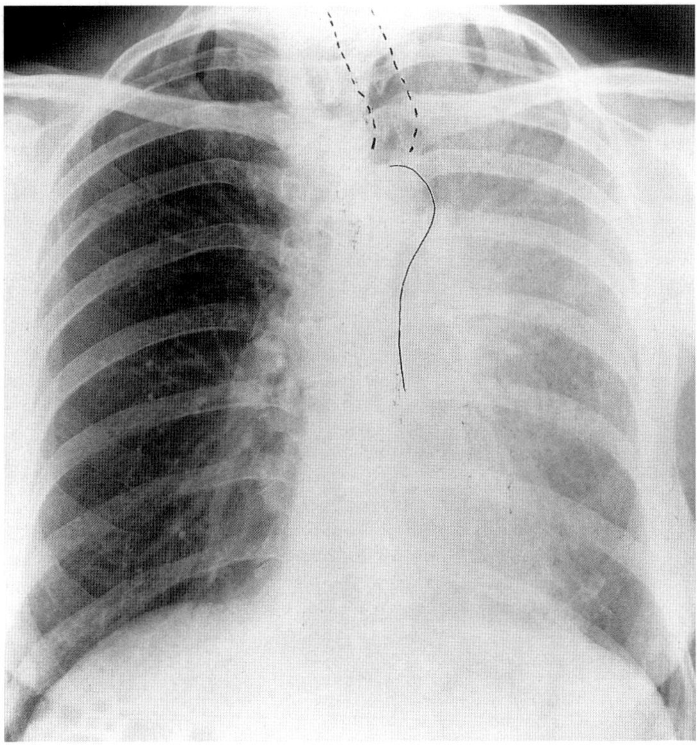

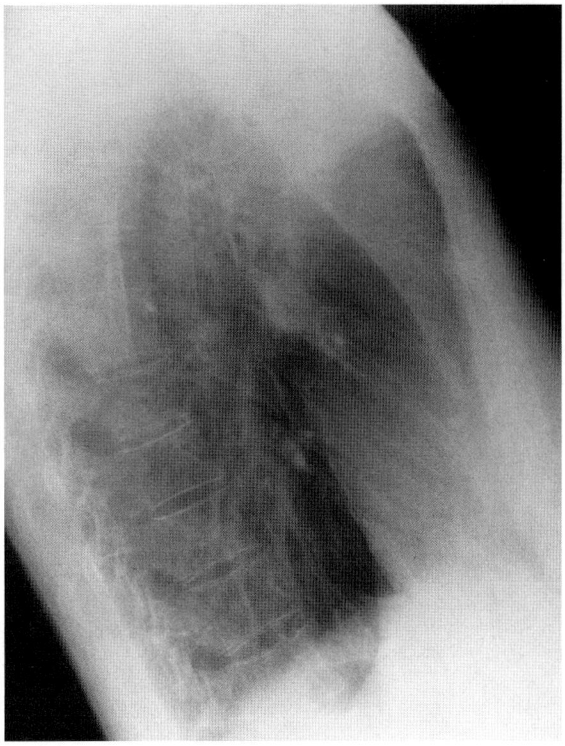

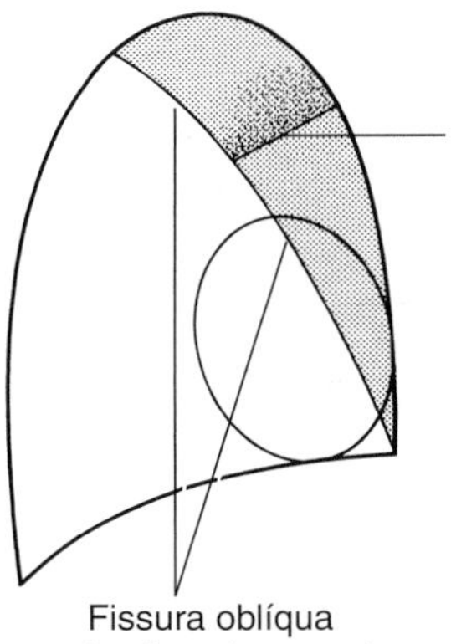

Fig. 2.24 Colabamento do lobo superior esquerdo. Note que a borda inferior do lobo colabado está maldefinida na incidência PA e que os dois terços superiores da borda mediastínica esquerda e a borda cardíaca estão invisíveis, mas que o botão aórtico e a aorta descendente são identificáveis. (As porções visíveis da aorta foram delineadas para maior clareza.)

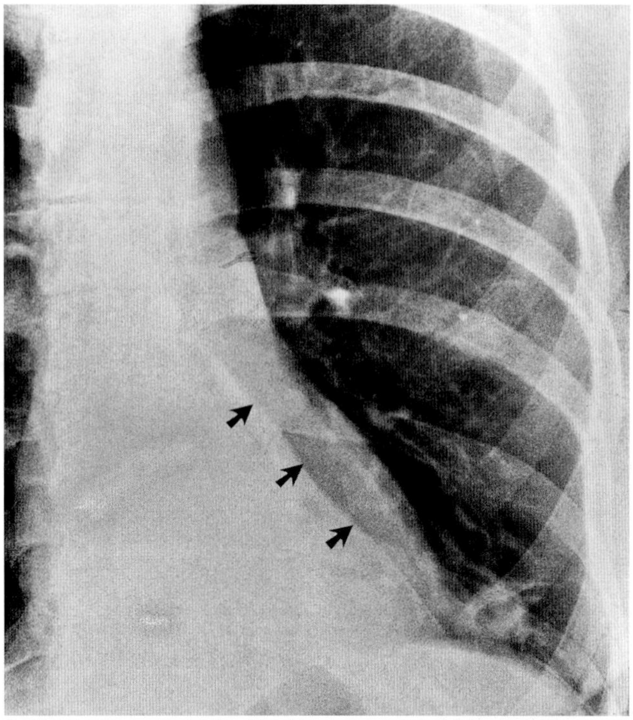

(a)

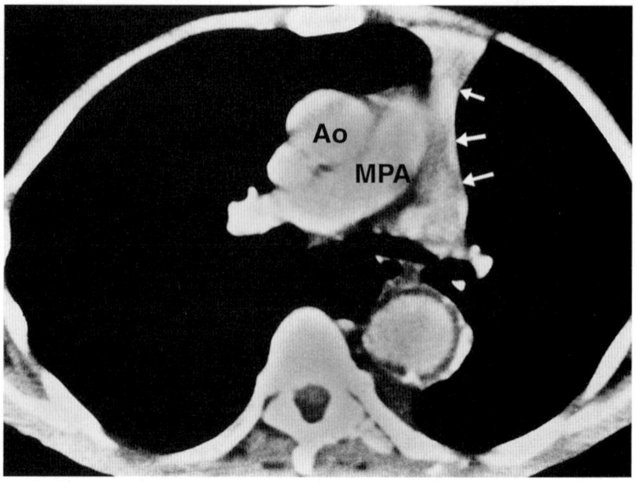

Fig. 2.26 TC de um lobo superior esquerdo gravemente colabado. Note a borda lateral lisa do lobo colabado formado pela fissura oblíqua (principal) deslocada (setas). O exame mostra hiperexpansão compensatória do lobo superior direito que cruzou a linha média anterior em direção à aorta ascendente (Ao) e à artéria pulmonar principal (MPA).

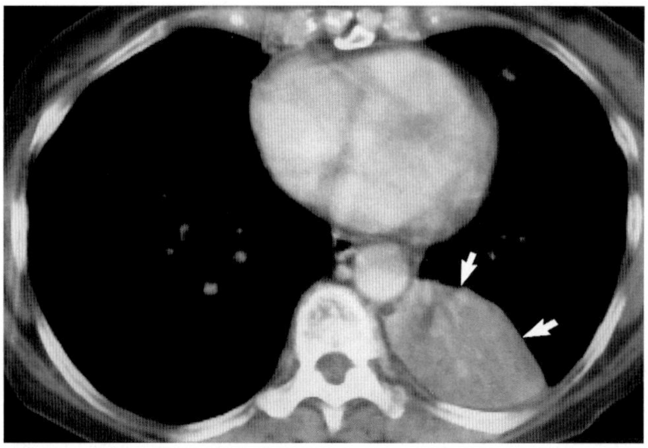

(b)

Fig. 2.25 Colabamento do lobo inferior esquerdo. (a) Radiografia torácica. A sombra triangular do lobo colabado é observada através do coração. Sua borda lateral é formada pela fissura oblíqua deslocada (setas). (b) O lobo colabado é visto situado posteriormente no tórax esquerdo. A margem anterior bem definida deve-se à fissura oblíqua deslocada (setas).

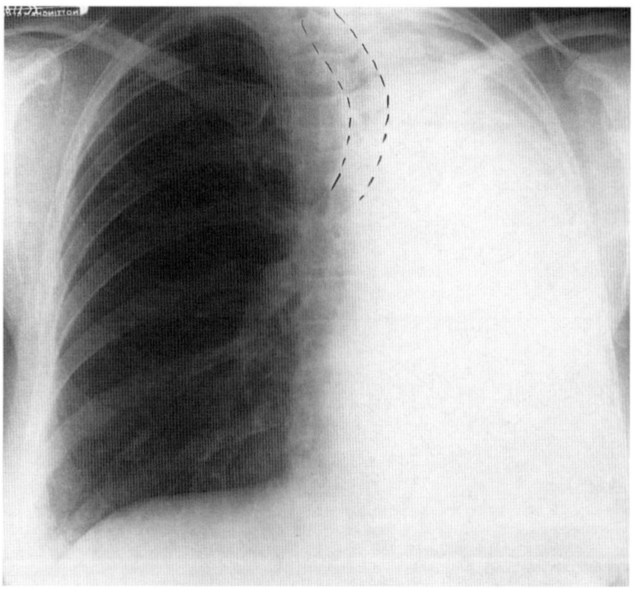

Fig. 2.27 Colabamento do pulmão esquerdo mostrando deslocamento da traquéia e do mediastino.

Colabamento na associação com pneumotórax ou efusão pleural

A presença de ar ou líquido na cavidade pleural permite que o pulmão colabe. No pneumotórax, o diagnóstico é óbvio mas se existe um grande derrame pleural com colabamento pulmonar, o diagnóstico do colabamento em uma radiografia de tórax pode ser difícil. Este problema não existe na TC onde geralmente é mais fácil de reconhecer um colabamento pulmonar a despeito da presença de uma efusão pleural (Fig. 2.28). Caso o colabamento lobar seja identificado, pode ser difícil afirmar que este seja devido a um derrame pleural ou se ambos, o colabamento e o derrame, são devidos ao mesmo processo, por exemplo, um carcinoma brônquico.

Atelectasia linear (discóide)

Este tópico é discutido na pág. 41.

Opacidades esféricas (massa pulmonar, nódulo pulmonar)

O diagnóstico de uma opacidade esférica solitária no pulmão (Fig. 2.29) é um problema comum.

As causas usuais de um nódulo pulmonar solitário são:

- Carcinoma brônquico/carcinóide brônquico
- Tumor benigno do pulmão, sendo mais comum um hamartoma.
- Granuloma infeccioso, sendo o tuberculoma o mais comum no Reino Unido; o granuloma fúngico é o mais freqüente nos EUA.

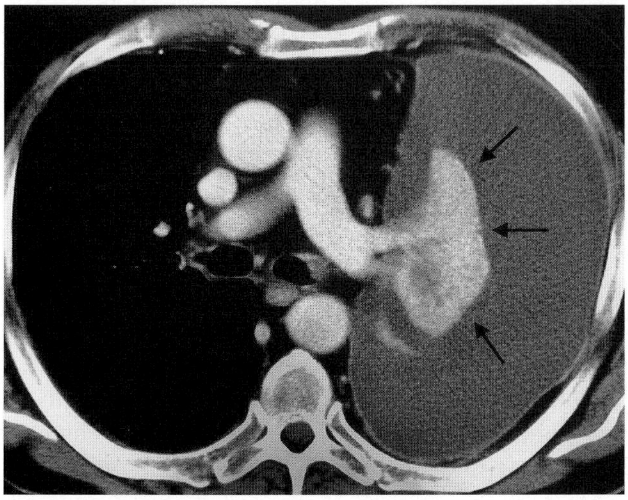

Fig. 2.28 Tomografia computadorizada mostrando efusão e colabamento pulmonar. O lobo colabado (setas) pode ser claramente observado sob uma grande efusão pleural esquerda.

- Metástases.
- Abscessos pulmonares.
- Raramente, pneumonia esférica (redonda).

Com exceção do abscesso pulmonar e da pneumonia esférica, as lesões desta lista raramente causam sintomas, sendo a massa expansiva inicialmente notada em um raios X de tórax de rotina. Quando se descobre um nódulo em um paciente com mais de 40 anos de idade e fumante, o carcinoma brônquico é a suspeita principal. Em um paciente com menos de 30 anos de idade, o carcinoma primário é pouco provável.

Os diagnósticos listados para um nódulo pulmonar solitário incluem lesões que requerem formas muito diferentes de tratamento. Hamartomas e granulomas, preferencialmente, não devem ser abordados, enquanto carcinoma brônquico, tuberculose ativa e abscesso pulmonar requerem tratamento específico. Observação cuidadosa das seguintes características pode ser útil para fazer o diagnóstico.

Comparação com exames prévios

Avaliar a taxa de crescimento de uma lesão esférica no pulmão é um dos fatores mais importantes na determinação do correto tratamento do paciente. O não-crescimento por um período de 18 meses ou mais é um forte indicativo de tumor benigno ou granuloma inativo. Uma massa que aumenta de tamanho tem grande chance de ser um carcinoma brônquico ou uma metástase.

Calcificação

A presença de calcificação é outra observação vital, uma vez que calcificação substancial praticamente elimina o diagnóstico de uma lesão maligna. A calcificação é um achado comum em hamartomas, tuberculomas e granulomas fúngicos. Em hamartomas a calcificação freqüentemente apresenta um tipo "em pipoca" (Fig. 2.30). Esta calcificação pode ser difícil de reconhecer em uma radiografia do tórax. TC é de grande valor na detecção de calcificação em um nódulo pulmonar solitário. Caso, na TC, sejam observados padrões benignos de calcificação (calcificação uniforme através de todo o nódulo, calcificação anelar concêntrica ou calcificações "em pipoca"), então o carcinoma pulmonar pode ser excluído do diagnóstico diferencial (Fig. 2.31).

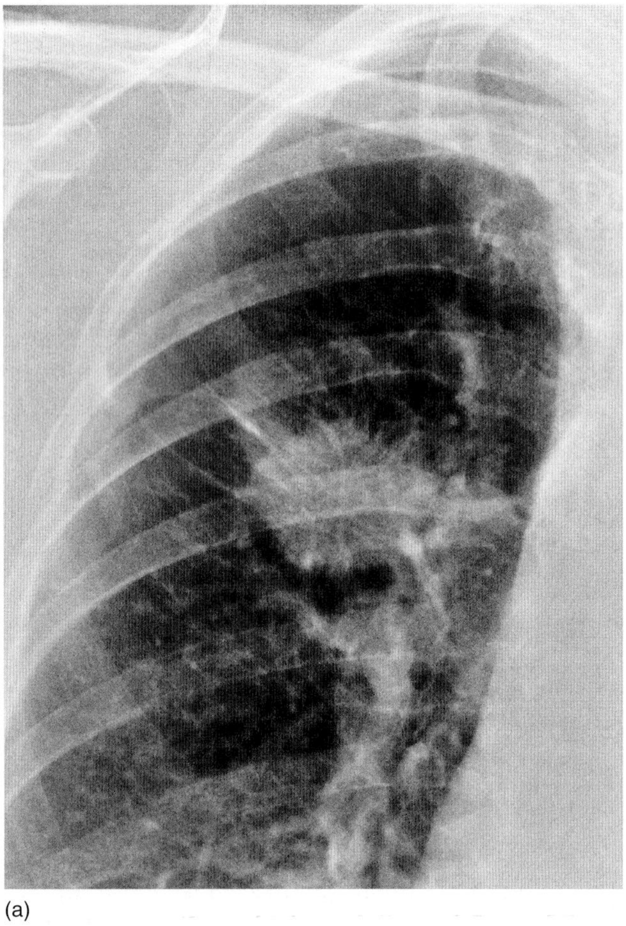

(a)

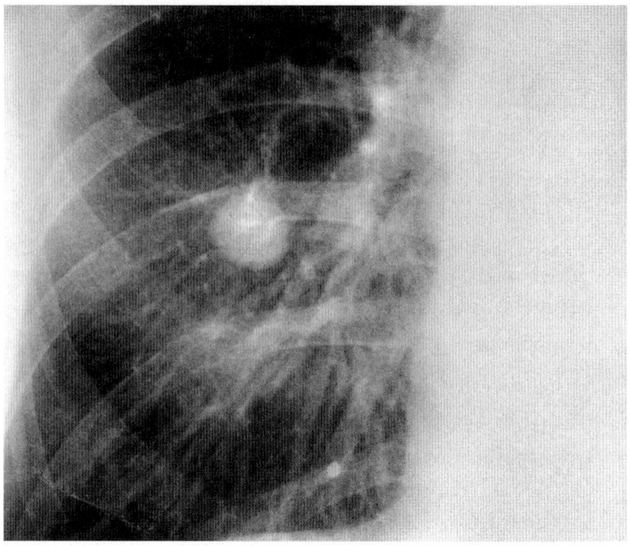

(b)

Fig. 2.29 Opacidade esférica solitária. (a) O tamanho avantajado e a borda irregular infiltrante são importantes características diagnósticas sugerindo um carcinoma pulmonar primário. (b) O pequeno tamanho e a borda relativamente lisa levam a um diagnóstico diferencial mais amplo. Neste caso, o diagnóstico foi um carcinóide brônquico.

Envolvimento da parede torácica adjacente

A destruição das costelas adjacentes é, virtualmente, um diagnóstico de invasão por carcinoma. Tumores do ápice pulmonar são particularmente propensos a invadir a parede torácica e os ossos adjacentes (tumor de Pancoast). A TC ou escaneamento ósseo podem ser indicados para demonstrar esta invasão (Fig. 2.32).

A forma da opacidade

Carcinomas primários são quase sempre arredondados com limites externos lobulados, entalhados ou infiltrados (Fig. 2.33). Mesmo quando somente uma pequena parte de uma lesão arredondada possui uma borda irregular ou lobulada, o diagnóstico de um carcinoma primário deve ser seriamente considerado.

A forma pode ser óbvia a partir de radiografias, mas a TC pode ser utilizada para confirmar a forma arredondada. Algumas vezes, uma lesão que é arredondada e configura massa em radiografias de tórax, demonstra ser linear ou em forma de faixa à TC, sendo que neste caso o diagnóstico pode ser uma cicatriz pulmonar focal sem maior significado.

Cavitação

Caso o centro da massa apresente necrose que seja eliminada através da tosse, visualiza-se ar dentro da massa. Um nível hidroaéreo pode ser visível em radiografias de tórax com o paciente ereto. Estas características, que podem ser difíceis de apreciar em uma radiografia, são particularmente bem visíveis à TC.

A cavitação quase sempre indica uma lesão significativa. É muito comum em abscessos pulmonares

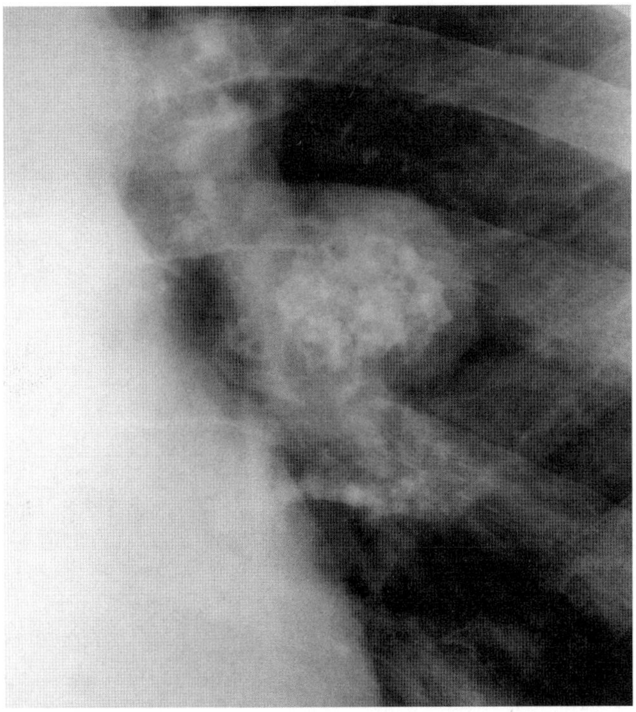

Fig. 2.30 Calcificação de um hamartoma pulmonar. A calcificação central floculante ("em pipoca") é tipicamente observada em hamartomas.

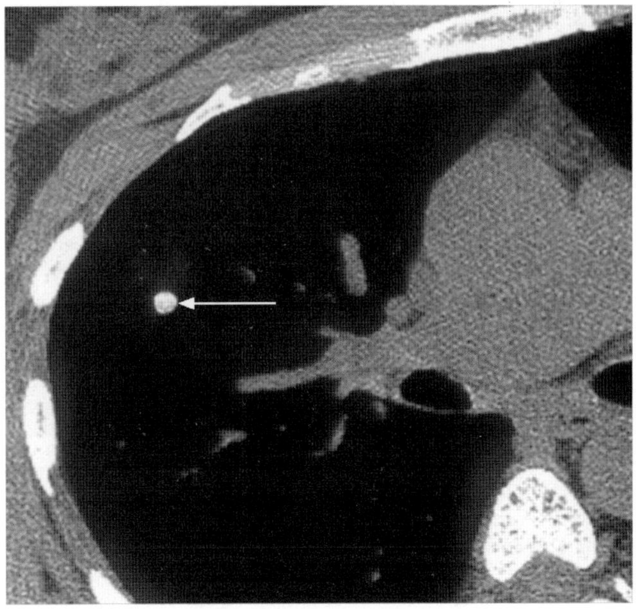

(a)

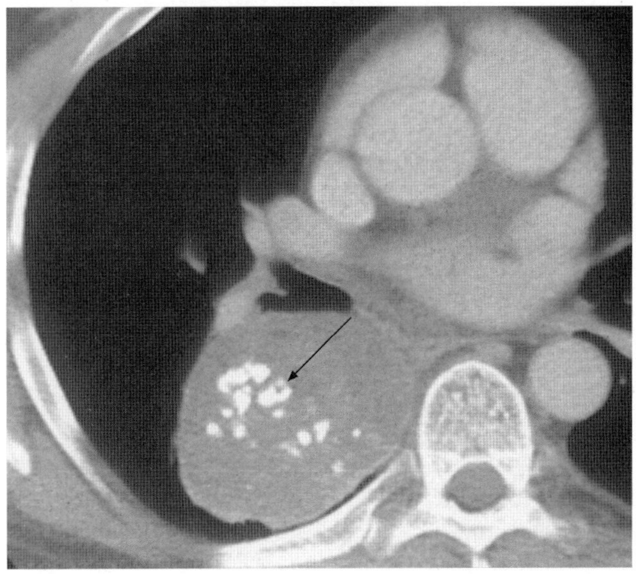

(b)

Fig. 2.31 Padrões benignos de calcificação na TC. (a) Pequeno nódulo calcificado (seta). A densidade cálcica deste granuloma fúngico é claramente demonstrada pela TC. (b) Calcificação em "pipoca" (seta) em um hamartoma excepcionalmente grande. A calcificação foi difícil de observar em radiografias do tórax.

(Fig. 2.34), relativamente comum em carcinomas primários (Fig. 2.35), e ocasionalmente observada em metástases. Não ocorrendo em tumores benignos ou tuberculomas inativos.

A distinção entre neoplasias cavitantes e abscessos pulmonares pode ser muito difícil e algumas vezes impossível, particularmente se as paredes forem lisas. Porém, caso as paredes internas ou externas sejam irregulares, o diagnóstico de carcinoma é altamente provável.

Tamanho

Uma massa solitária de mais de 4 cm de diâmetro que não contém cálcio é quase sempre um carcinoma primário, abscesso pulmonar ou, raramente, uma pneumonia esférica. Abscessos pulmonares deste tamanho, no entanto, sempre apresentam cavitação e pneumonias esféricas provocam características clínicas evidentes de pneumonia aguda.

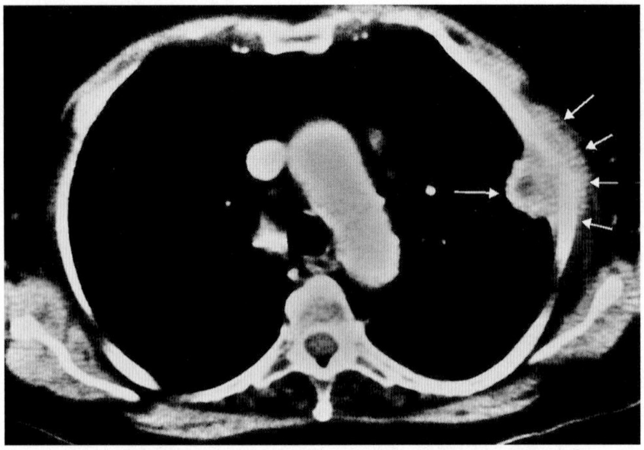

Fig. 2.32 TC mostrando invasão da parede torácica por um carcinoma brônquico (seta isolada). A massa de tecido mole dentro da parede torácica (setas múltiplas) é mais bem observada através da comparação com o lado oposto normal.

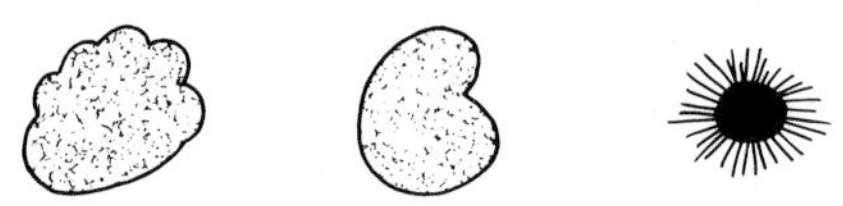

Fig. 2.33 Limites externos do carcinoma pulmonar primário.

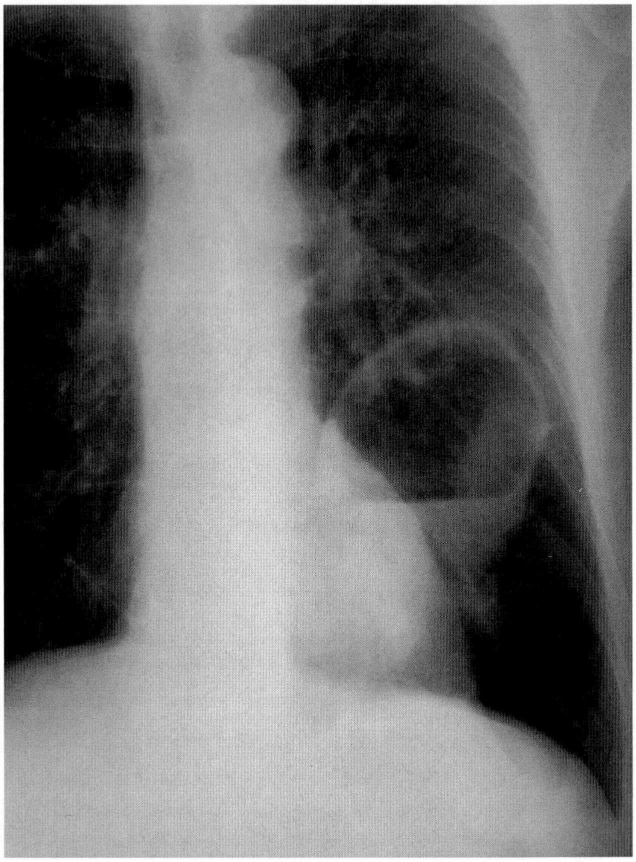

Fig. 2.34 Cavitação em um abscesso pulmonar mostrando uma parede relativamente fina e lisa, com nível hidroaéreo.

Outras lesões

O restante da radiografia deve ser cuidadosamente examinado depois que se tenha descoberto uma massa pulmonar. Metástases são a causa comum de nódulos múltiplos.

O papel da TC

O papel da TC em pacientes com um nódulo pulmonar solitário é:

- Demonstrar calcificação no nódulo, mas a realização da TC não tem valor caso o nódulo apareça claramente calcificado nas radiografias do tórax. Como mencionado acima, extensa calcificação de um nódulo exclui efetivamente carcinoma pulmonar primário (Fig. 2.31).
- Estimar a taxa de crescimento de um nódulo assintomático muito pequeno. O acompanhamento é a melhor opção frente a uma ressecção para a maioria dos nódulos com menos de 1 cm de diâmetro, devido à alta probabilidade de que tais pequenos nódulos, incidentalmente descobertos, representam lesões benignas.
- Estagiar a extensão da doença naqueles casos em que o nódulo provavelmente representa um carcinoma primário.
- Localizar o nódulo com exatidão antes da broncoscopia ou biópsia percutânea com agulha nos casos em que a posição do nódulo é difícil de definir com radiografias convencionais.
- Estabelecer se o nódulo é solitário ou múltiplo, quando a lesão em questão provavelmente é uma metástase ou quando a ressecção cirúrgica da massa está sendo considerada.

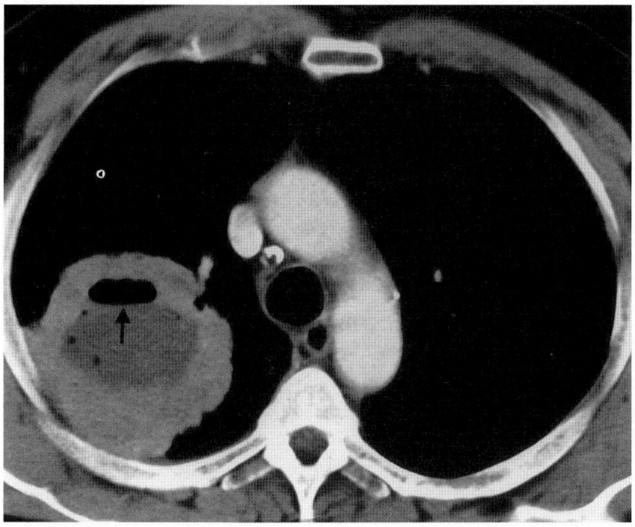

(a)

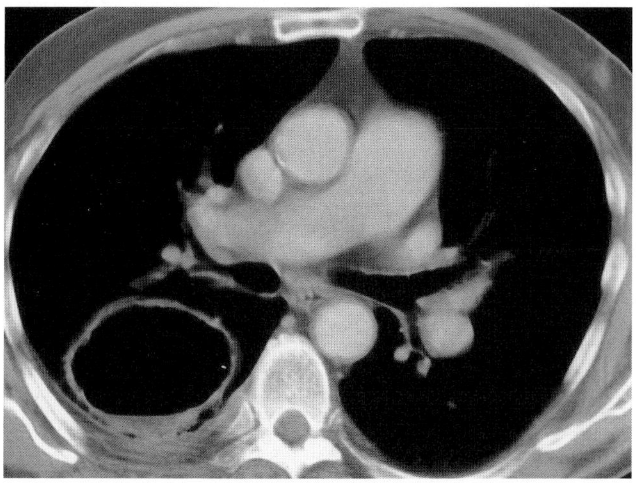

(b)

Fig. 2.35 TC de carcinoma pulmonar primário cavitante. (a) A espessura variável da parede da cavidade é uma característica marcante. O nível hidroaéreo também é bem observado (seta). (b) Um caso de carcinoma primário de células escamosas mostrando uma parede muito fina – uma característica rara, porém bem conhecida.

Nódulos pulmonares múltiplos

Múltiplas opacidades esféricas bem definidas nos pulmões são diagnóstico de metástases (veja Fig. 2.116, pág. 94). Ocasionalmente, este padrão é observado em abscessos, outras neoplasias ou com granulomas causados por infecção fúngica, tuberculose ou distúrbios vasculares colagenosos.

Opacidades lineares ou em faixas

Todas as opacidades lineares nos pulmões, exceto fissuras e as paredes de grandes brônquios centrais, são anormais. Linhas septais são, de longe, as mais importantes.

Linhas septais

Os septos pulmonares são planos de tecido conjuntivo contendo vasos linfáticos. Normalmente são invisíveis. Somente septos pulmonares espessados podem ser vistos em uma radiografia de tórax. Existem dois tipos de linhas septais:

1. Linhas A de Kerley, que irradiam em direção ao hilo nas regiões média e superior. Estas linhas são muito mais finas que os vasos sanguíneos adjacentes e não atingem a borda do pulmão.
2. Linhas B de Kerley, que são horizontais, com comprimento nunca maior do que 2 cm e melhor observadas na periferia do pulmão. Diferente dos vasos sanguíneos, elas muitas vezes atingem a borda do pulmão (Fig. 2.36).

Existem duas causas importantes para as linhas septais:

- Edema pulmonar.
- Linfangite carcinomatosa.

Cicatrizes pleuropulmonares

Cicatrizes provenientes de infecção prévia ou infarto são uma causa comum de opacidades lineares ou em forma de faixa. Geralmente atingem a pleura e muitas vezes são associadas com espessamento pleural visível. Tais cicatrizes não apresentam importância clínica para o paciente.

Atelectasia linear (discóide)

Atelectasia linear (discóide) é uma forma de colabamento que não é secundária a uma obstrução

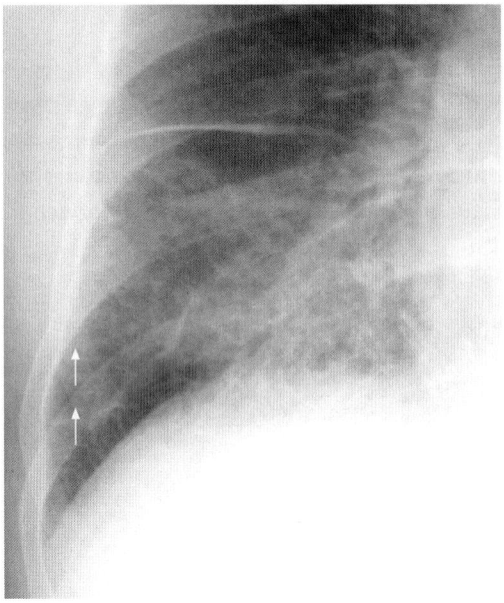

Fig. 2.36 Linhas septais (linhas B de Kerley) em um paciente com edema pulmonar. As linhas septais (setas) são observadas em porções mais externas do pulmão. Note também o espessamento da fissura horizontal, outra manifestação de edema pulmonar neste caso.

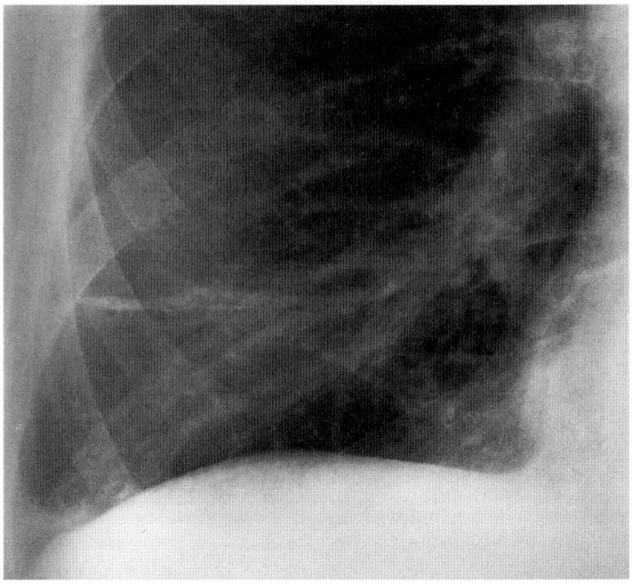

Fig. 2.37 Opacidade semelhante a uma faixa no lobo inferior direito causada por atelectasia discóide.

brônquica. Deve-se à hipoventilação, cuja causa mais comum é a dor pós-cirúrgica ou pós-traumática. O resultado é uma faixa ou disco orientado horizontalmente (Fig. 2.37).

Bolhas enfisematosas

Bolhas são freqüentemente delimitadas e atravessadas por unhas finas. Apresentam pouquíssimos vasos normais, se é que apresentam algum, e isto torna sua interpretação fácil (Fig. 2.38).

Borda pleural em um pneumotórax

A borda pleural em um pneumotórax é vista como uma linha aproximadamente paralela com a parede torácica. Não se observam vasos pulmonares atrás da borda pleural. Uma vez marcada a linha, o diagnóstico raramente é posto em dúvida (veja Fig. 2.53, pág. 54).

Pequenas opacidades disseminadas

Opacidades nodulares e reticulares

Radiografias do tórax com pequenas opacidades pulmonares disseminadas (2-3 mm) muitas vezes representam um problema diagnóstico. Com poucas exceções, somente é possível fornecer um diagnóstico diferencial quando se é confrontado com raios X. Um diagnóstico final raramente pode ser feito sem o íntimo conhecimento dos sinais, sintomas e resultados laboratoriais do paciente.

Muitos termos descritivos têm sido aplicados a estas opacidades, sendo os mais comuns: "mosqueado", "favo de mel", "nodular fino", "reticular" e "reticulonodular". Neste livro, utilizaremos três termos básicos: "nodular", para pequenas opacidades arredondadas (Fig. 2.39); "reticular", para descrever um padrão semelhante a uma rede de linhas finas; e "reticulonodular", quando ambos os padrões estão presentes (Fig. 2.40).

Todos estes três padrões devem-se a lesões pulmonares muito pequenas, com tamanhos inferiores a 1 ou 2 mm. Lesões individuais deste tamanho são invisíveis em uma radiografia de tórax. O fato de as lesões muito pequenas serem vistas como um todo explica-se pelo fenômeno de superposição; quando

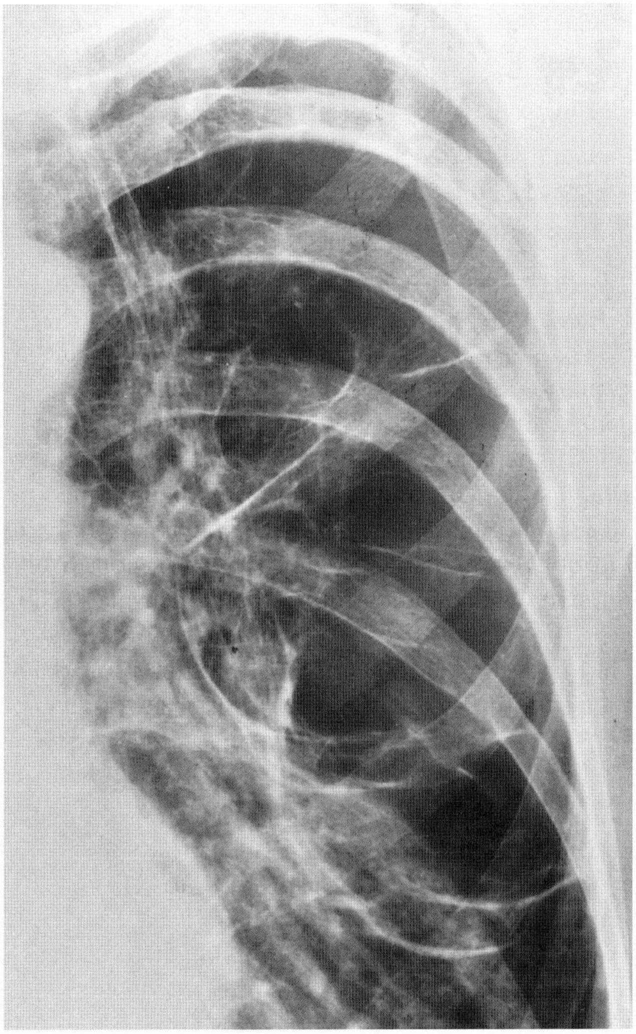

Fig. 2.38 Opacidades lineares causadas por bolhas. As bolhas são espaços aéreos que não apresentam vasos sanguíneos.

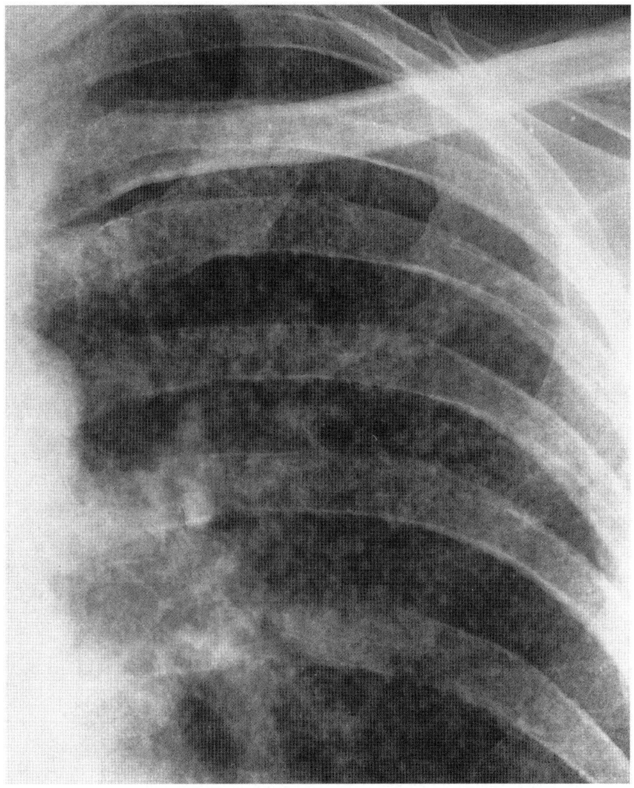

Fig. 2.39 Opacidades nodulares no pulmão de um paciente com tuberculose miliar.

inúmeras finas lesões estão presentes nos pulmões, é inevitável que muitas situem-se em linha umas com as outras.

Como decidir se múltiplas opacidades pulmonares estão ou não presentes

Muitas vezes, o maior problema é decidir se opacidades disseminadas anormais estão presentes, uma vez que vasos sanguíneos normais podem aparecer como nódulos e linhas interconectantes. Deve-se olhar cuidadosamente muitas centenas de filmes para estabelecer mentalmente uma variação de normalidade. Olhe particularmente as áreas entre as costelas, onde os pulmões apresentam-se livres de sombras superpostas. O padrão vascular normal é um sistema ramificado, que se conecta de modo ordenado. Os vasos são maiores centralmente, e tornam-se menores enquanto se dirigem para a periferia. Vasos vistos no topo aparecem como pequenos nódulos, mas estes não são maiores do que os vasos vistos na vizinhança imediata e seu número corresponde ao número estimado de vasos naquela área. Não existem vasos visíveis nos 1-2 cm periféricos do pulmão.

Um sinal importante em casos questionáveis é que a opacidade anormal obscurece os vasos adja-

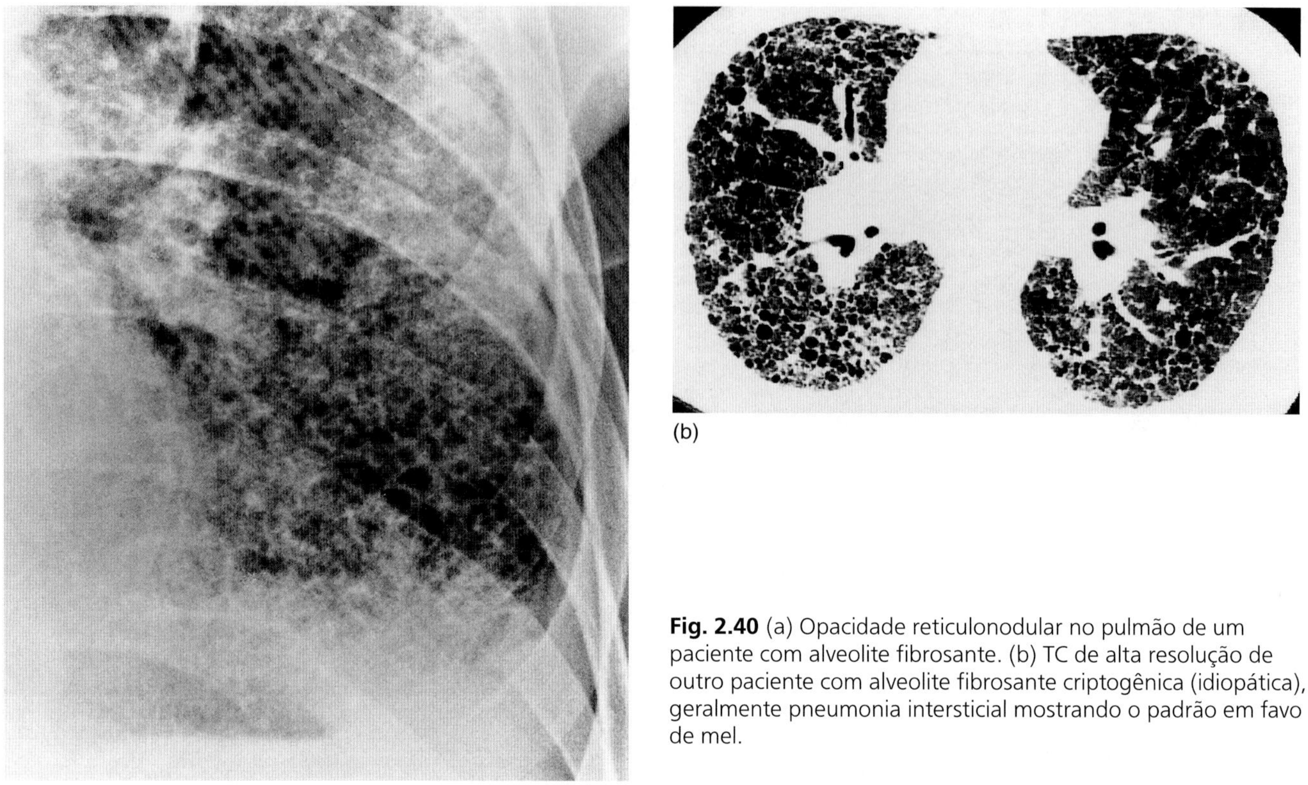

(a) (b)

Fig. 2.40 (a) Opacidade reticulonodular no pulmão de um paciente com alveolite fibrosante. (b) TC de alta resolução de outro paciente com alveolite fibrosante criptogênica (idiopática), geralmente pneumonia intersticial mostrando o padrão em favo de mel.

centes e, conseqüentemente, as bordas do mediastino e diafragma podem estar menos delineadas que o normal.

Quando sombras anormais estão presentes e seu padrão foi determinado, o próximo passo é decidir a distribuição: particularmente se o processo patológico está uniformemente distribuído, se é mais grave em uma região do que em outra, e se estende para fora a partir do hilo ou se predomina perifericamente. Pode-se procurar por outras anormalidades dentro do tórax. Uma vez feitas estas observações, é possível fazer o diagnóstico diferencial como mostra a Tabela 2.1.

Inevitavelmente, existirão casos nos quais existe dúvida quanto à presença de doença pulmonar difusa, seja clínica ou radiologicamente. Nestas circunstâncias, TC de alta resolução (TCAR) pode ser de ajuda considerável porque a evidência de doença pulmonar pode ser convincente com TCAR, mesmo quando acredita-se ser a radiografia de tórax normal ou limítrofe.

TC de alta resolução também pode ajudar a definir o caráter e a distribuição de opacidades anormais (Fig. 2.40b). Poucas condições apresentam aspecto bem específico, por exemplo, a linfangite carcinomatosa (veja pág. 93) e a fibrose pulmonar intersticial, mesmo que a causa precisa da fibrose pulmonar não possa ser afirmada através da TC.

Múltiplas imagens anelares com tamanho de 1 cm ou mais

Múltiplas imagens anelares maiores do que 1 cm fornecem diagnóstico de bronquiectasias (Fig. 2.41). As imagens representam brônquios dilatados e com paredes espessadas.

Pequenas calcificações pulmonares disseminadas

Pequenas calcificações pulmonares disseminadas podem ocorrer após infecção pulmonar por tuberculose, histoplasmose ou varicela.

Tabela 2.1 Causas comuns de sombreamento nodular e reticular

Diagnóstico	*Padrão radiológico*	*Distribuição das opacidades*	*Outras características que podem ser observadas*	*TC com cortes finos de alta resolução*
Tuberculose miliar	Pequenos nódulos de tamanho uniforme	Uniforme	Linfonodos ± mediastinais/hilares Um ou mais manchas de consolidação	Não é necessária
Sarcoidose	(a) Nodular fino	Uniforme	Linfonodos hilares e paratraqueais	Mostra muito bem a doença, mas adiciona muito pouco valor ao diagnóstico
	(b) Reticulonodular	Freqüentemente irradia para fora do hilo e predomina em regiões média e superior	Linfonodos hilares e paratraqueais	
Pneumoconiose dos trabalhadores em minas de carvão	Nodular	Predomínio em regiões superiores	Fibrose massiva progressiva na forma complicada da doença Enfisema	Tem pouco valor diagnóstico
Asbestose	Reticulonodular fino	Predomínio em regiões inferiores	Espessamento pleural e/ou calcificação	Útil para documentar a gravidade da fibrose e para demonstrar placas pleurais quando existe dúvida no diagnóstico
Alveolite fibrosante	Reticulonodular	Muitas vezes predomina em regiões inferiores, mas pode mostrar uma variedade de padrões	Diafragma muitas vezes elevado e indistinto	Caracteristicamente mostra predomínio basal e periférico de opacidades reticulonodulares
Linfangite carcinomatosa	Reticulonodular	Sem distribuição predominante	Linhas septais Espessamento da parede brônquica Adenopatia hilar Outros sinais de carcinoma	A combinação de linhas septais e pequenos nódulos produz um padrão característico
Edema pulmonar	Nódulos maldefinidos	Pode mostrar predomínio central com uma região clara na periferia dos lobos	Aumento da área cardíaca Aumento do átrio esquerdo Linhas septais	Não é indicada

Aumento da radiotransparência dos pulmões

Aumento generalizado da radiotransparência

Aumento generalizado da radiotransparência dos pulmões é um dos sinais de enfisema. Os outros sinais são discutidos na pág. 80.

Aumento localizado da radiotransparência

Quando somente um hemitórax aparece mais radiotransparente que o normal, deve-se considerar o seguinte:

- *Enfisema compensatório* ocorre quando um lobo ou o pulmão está colabado ou foi ressecado e o pulmão remanescente expande-se para ocupar o espaço.

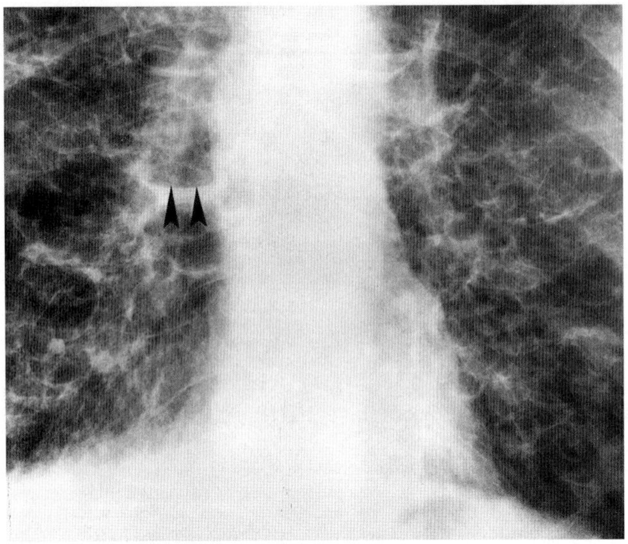

Fig. 2.41 Imagens anelares na bronquiectasia. Cada imagem anelar representa um brônquio dilatado. Um nível líquido em um dos brônquios dilatados está assinalado por setas.

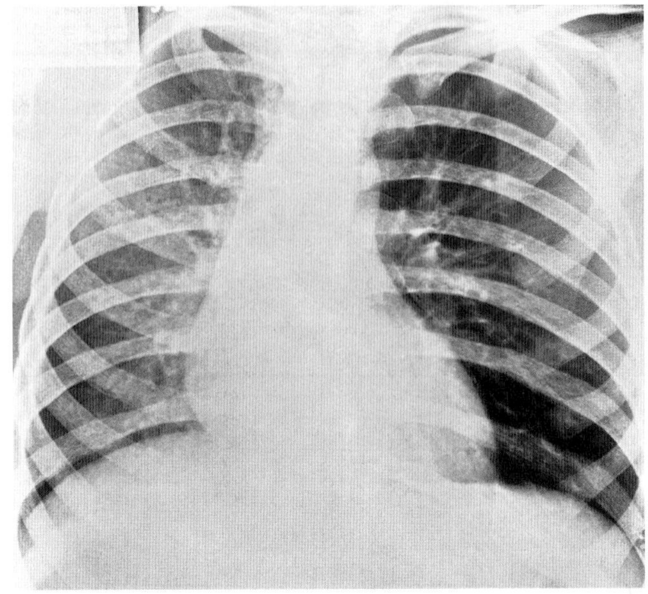

Fig. 2.42 Corpo estranho inalado causando obstrução em válvula do brônquio principal esquerdo. Note a acentuada radiotransparência do pulmão esquerdo e o leve deslocamento do coração para o lado direito. (O filme foi exposto em expiração.)

- *Pneumotórax*. O diagnóstico de um pneumotórax depende da visualização da borda do pulmão com ar localizado perifericamente a ele. Deve-se checar se o espaço em questão não contém nenhum vaso sanguíneo (veja Fig. 2.53, pág. 54).
- *Redução dos tecidos moles da parede torácica*, por exemplo, mastectomia.
- *Aprisionamento de ar devido à obstrução central* (Fig. 2.42). A maioria das lesões obstrutivas em um brônquio principal levam ao colabamento lobar. Ocasionalmente, particularmente com corpos estranhos inalados, um mecanismo de válvula pode levar ao aprisionamento de ar. Corpos estranhos inalados são mais comuns em crianças; alojam-se principalmente em um brônquio principal. Freqüentemente, a radiografia de tórax é normal mas, em alguns casos, o pulmão afetado torna-se anormalmente radiotransparente e o coração desloca-se para o lado oposto durante a expiração.

PLEURA

Derrame pleural

Na radiografia de tórax, o aspecto de líquido na cavidade pleural é o mesmo, seja o líquido um transudato, exsudato, pus ou sangue. Numa radiografia de tórax, um grande derrame pode esconder uma anormalidade no pulmão subjacente.

A ultra-sonografia é um método simples para determinação da presença de líquido pleural. Nenhuma técnica de imagem pode fornecer informação confiável sobre a natureza do fluido pleural, exceto em raras ocasiões, por exemplo, a TC permite o diagnóstico recente de uma hemorragia.

Líquido pleural livre

Achados em radiografias (Fig. 2.43). O líquido livre coleta-se na porção mais dependente da cavidade pleural e sempre preenche os ângulos costofrênicos. Derrames pleurais livres assumem duas formas básicas, geralmente observadas uma em combinação com a outra:

- Geralmente o líquido envolve o pulmão, mais lateral que medialmente. Também adentra as fissuras, particularmente na porção inferior das fissuras oblíquas. Volumosos derrames alcançam o ápice do pulmão. A borda lisa entre o pulmão e o líquido pode ser reconhecida num filme adequadamente penetrado, mostrando que o pulmão abaixo está aerado. Esta borda lisa sempre deve ser procurada: ela fornece o diagnóstico de patologia pleural.

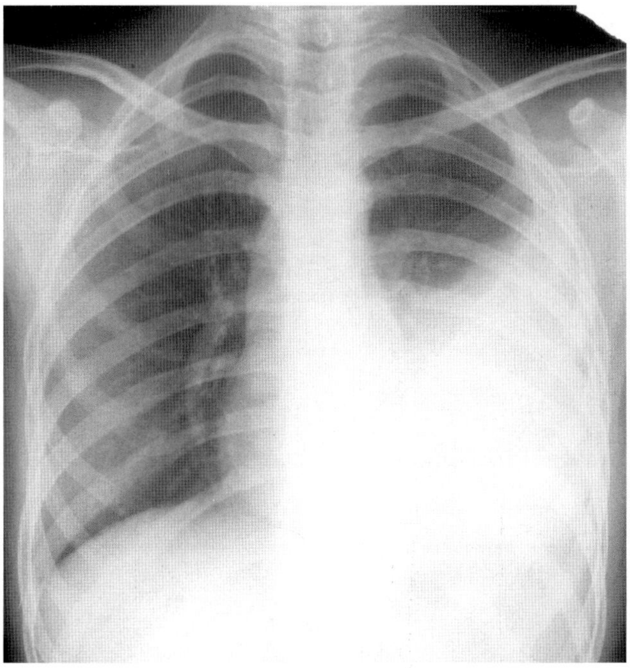

Fig. 2.43 Extensa efusão pleural à esquerda. A redução da transparência pelo fluido pleural é completamente homogênea e situa-se do lado de fora da borda pulmonar. O líquido parece estar mais alto lateralmente do que medialmente, um sinal que pode ser útil na diferenciação de líquido pleural das opacidades pulmonares. A traquéia e o coração encontram-se levemente deslocados para a direita.

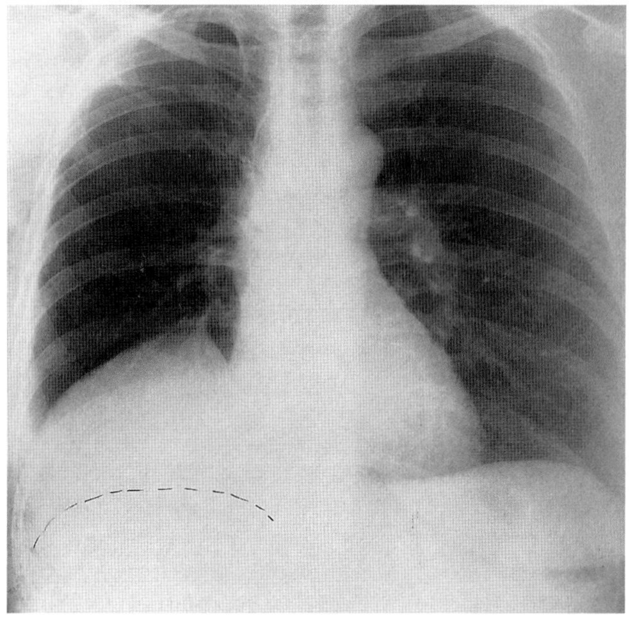

Fig. 2.44 Extensa efusão infrapulmonar à direita (a paciente foi submetida a uma mastectomia direita). Praticamente todo o líquido está entre o pulmão e o diafragma. O hemidiafragma direito não pode ser visto, mas sua posição estimada foi delineada.

- Algumas vezes, mesmo com um grande derrame, pouco ou nenhum líquido é observado subindo a parede torácica. Neste caso, o líquido é denominado de "derrame infrapulmonar" (Fig. 2.44). A borda superior do líquido possui a mesma forma do diafragma normal e, se a verdadeira sombra diafragmática estiver obscurecida pelo líquido, pode ser muito difícil, ou até mesmo impossível, dizer a partir de uma radiografia-padrão em posição ereta se existe algum líquido presente.

Na radiografia de tórax nem sempre é possível distinguir se a sombra basal é devida a um derrame pleural ou a um colabamento/consolidação pulmonar. Como o derrame pleural ocupa espaço dentro do tórax, o colabamento por compressão do pulmão subjacente é inevitável, estando o pulmão comprimido normal, por outro lado. Alternativamente, o derrame pleural e o colabamento pulmonar podem ser devidos ao mesmo processo primário, por exemplo, carcinoma brônquico.

Tomografia computadorizada. Derrames pleurais são observados como uma densidade homogênea líquida entre a parede torácica e o pulmão (Figs. 2.45 e 2.46). Líquido pleural livre move-se para a porção pendente do tórax. Como a radiografia do tórax, é impossível distinguir transudato de exsudato, e geralmente nem mesmo pode-se dizer se a densidade é devida a líquido, sangue ou pus.

Surpreendentemente, algumas vezes é difícil determinar a partir da TC se o líquido é um derrame pleural ou ascite. A distinção é feita observando-se a relação do líquido com o diafragma. Líquido pleural coleta-se fora do domo diafragmático e pode ser visto posteriormente à porção do diafragma que cobre a área desnuda do fígado (Fig. 2.46a).

Distinguir entre derrame pleural e consolidação do colapso pulmonar é relativamente fácil uma vez

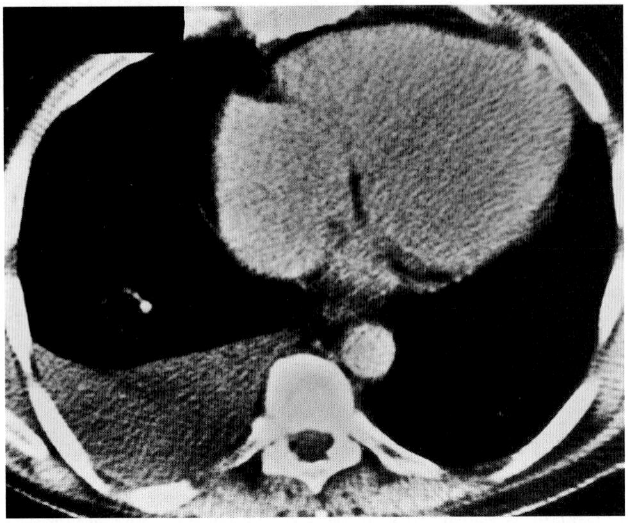

Fig. 2.45 TC mostrando líquido pleural. A efusão pleural direita é de densidade homogênea, com um valor entre zero e tecido mole. Sua borda bem definida, em forma de menisco, junto ao pulmão é típica.

que o líquido pleural geralmente apresenta uma densidade mais baixa que o pulmão colabado ou consolidado. O derrame pleural apresenta densidade homogênea e possui uma interface lisa com a pleura que cobre o pulmão subjacente. Broncogramas aéreos são particularmente bem observados na TC e sua presença é uma evidência inequívoca de pulmão colabado ou consolidado (veja Fig. 2.13, pág. 28).

Ultra-som. Líquido pleural pode ser reconhecido como uma área transônica entre o pulmão e o diafragma (Fig. 2.46 b), ou entre a parede torácica e o pulmão. A ultra-sonografia também permite uma fácil distinção entre líquido pleural e colabamento pulmonar subjacente. Desde que o diafragma seja bem visto, não haverá confusão com ascite. É um método conveniente de controle imagenológico para drenagem ou aspiração do líquido pleural.

Líquido pleural loculado (Fig. 2.47)

Derrame pleural pode tornar-se loculado por aderências pleurais. Apesar da loculação ocorrer em todos os tipos de derrame, é uma característica particular do empiema. Tais loculações podem existir perifericamente no pulmão ou dentro de fissuras entre os lobos. Um derrame loculado pode simular um tumor pulmonar em radiografias de tórax.

O ultra-som pode ser particularmente útil na definição da presença, tamanho e forma de qualquer

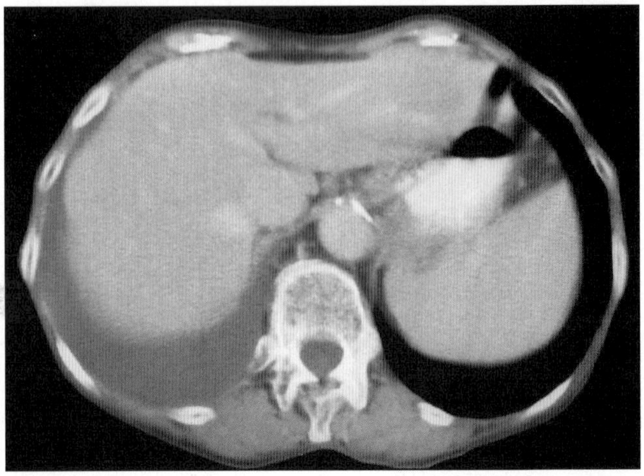

(a)

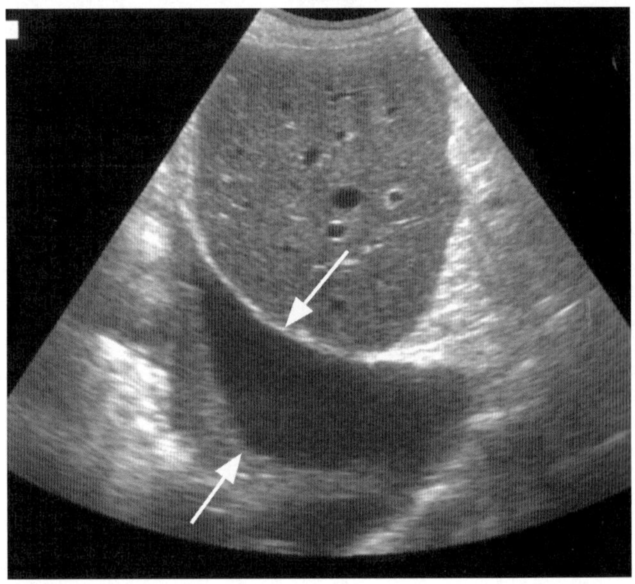

(b)

Fig. 2.46 TC e ultra-sonografia mostrando uma efusão pleural.
(a) TC. O corte é feito através da porção mais baixa da cavidade pleural e neste nível a diferenciação com ascite é um problema em potencial, uma vez que o diafragma em si não é visível.
O líquido pleural, como neste caso, não é afetado por reflexões peritoneais da área desnuda (veja Fig. 10.1, pág. 287).
(b) Ultra-sonografia – imagem sagital.
A efusão pleural é observada como uma área transônica entre o diafragma (seta apontando para baixo) e o pulmão adjacente (seta apontando para cima).

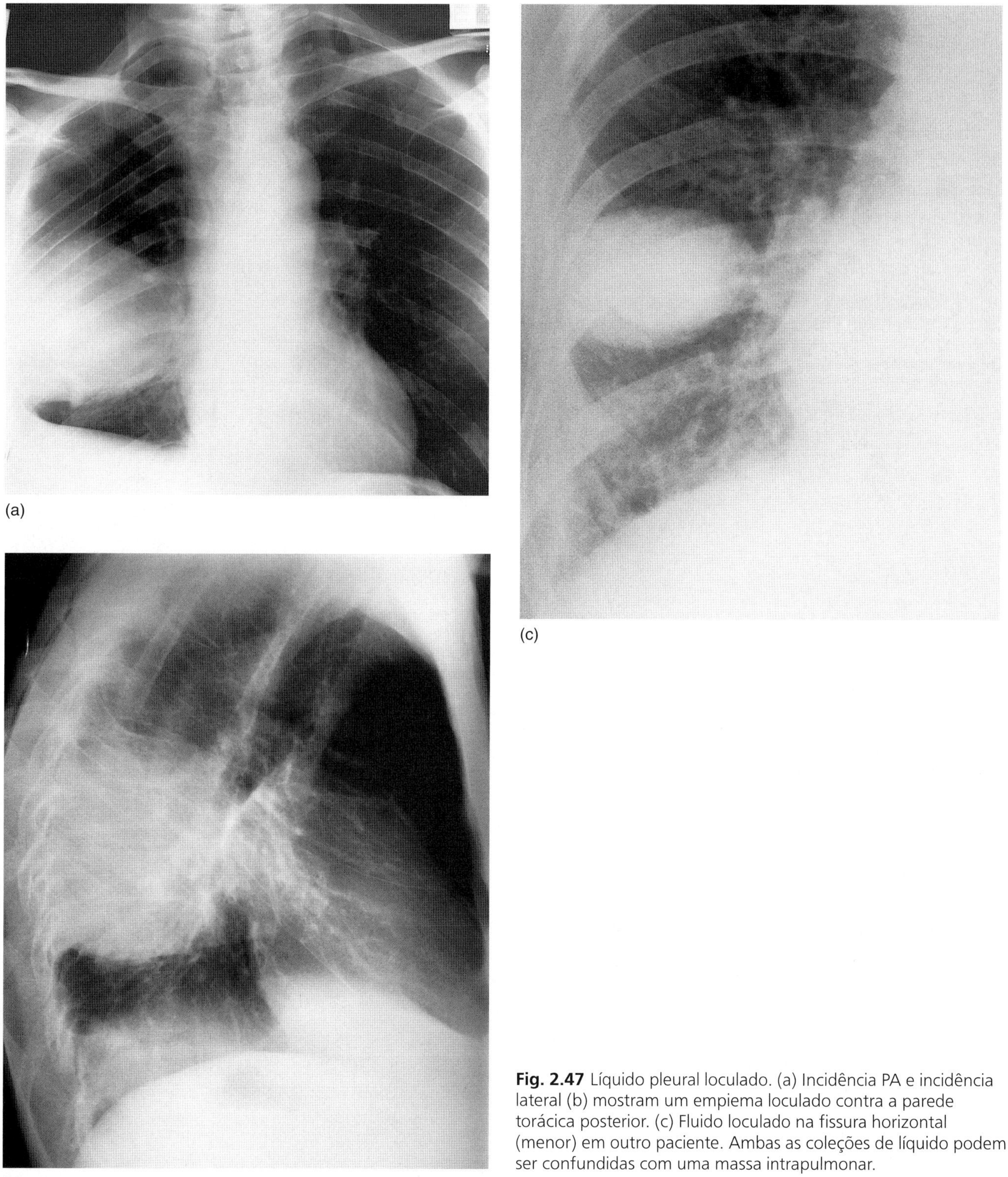

(a)

(b)

(c)

Fig. 2.47 Líquido pleural loculado. (a) Incidência PA e incidência lateral (b) mostram um empiema loculado contra a parede torácica posterior. (c) Fluido loculado na fissura horizontal (menor) em outro paciente. Ambas as coleções de líquido podem ser confundidas com uma massa intrapulmonar.

coleção pleural loculada contra a parede torácica ou diafragma. Aspiração e drenagem pleural de tais coleções podem ser realizadas guiadas por ultra-sonografia.

Tomografia computadorizada (Figs. 2.48 e 2.49) pode ser utilizada para distinguir loculação de líquido pleural advindo de doença pulmonar adjacente, uma distinção particularmente útil quando suspeita-se da formação de um empiema. Assim como a ultra-sonografia, a TC pode ser utilizada para direcionar o posicionamento de tubos de drenagem.

Causas de derrame pleural

Existem muitas causas de derrame pleural. Em alguns casos, a causa é visível na radiografia torácica ou TC.

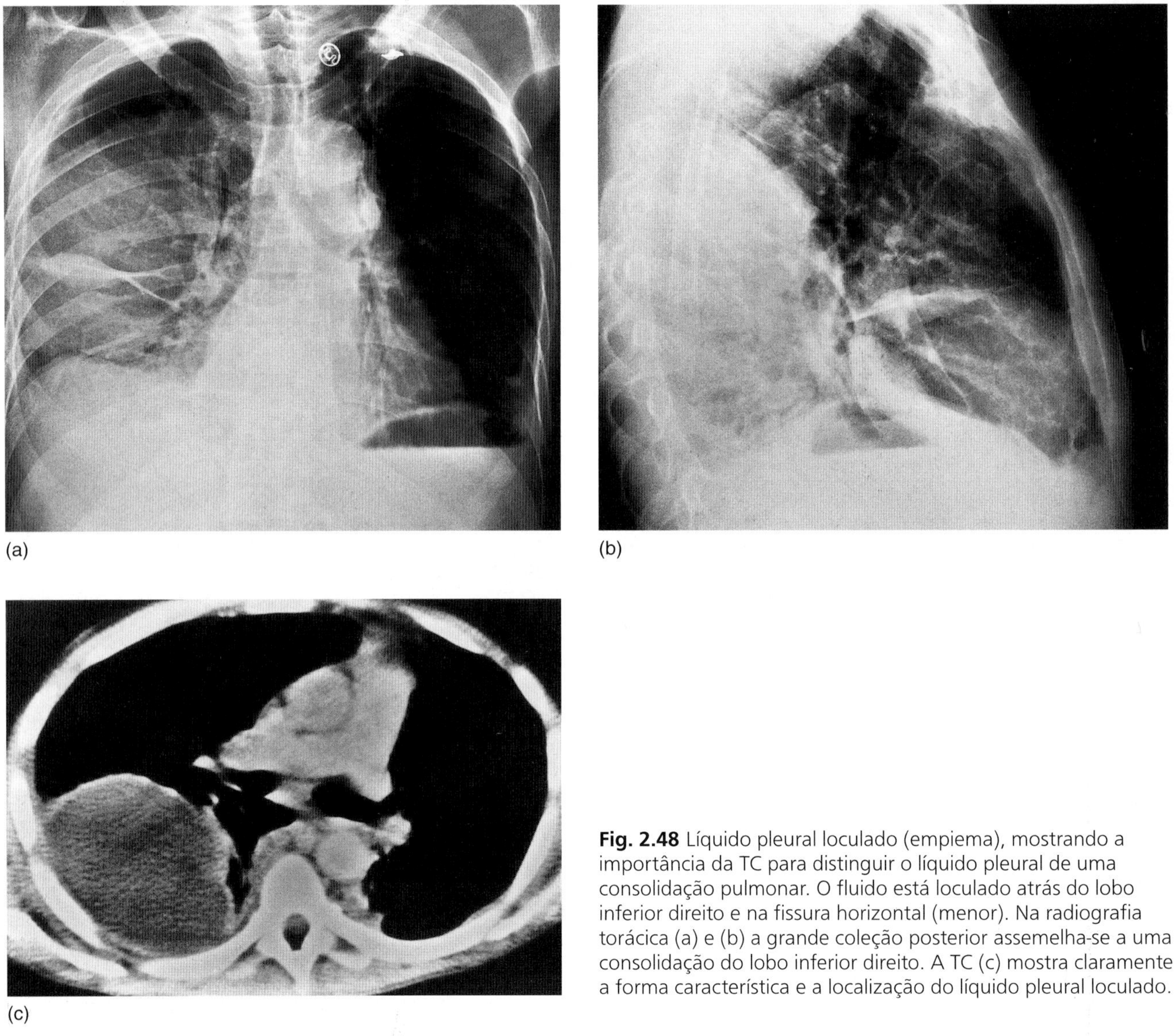

(a) (b) (c)

Fig. 2.48 Líquido pleural loculado (empiema), mostrando a importância da TC para distinguir o líquido pleural de uma consolidação pulmonar. O fluido está loculado atrás do lobo inferior direito e na fissura horizontal (menor). Na radiografia torácica (a) e (b) a grande coleção posterior assemelha-se a uma consolidação do lobo inferior direito. A TC (c) mostra claramente a forma característica e a localização do líquido pleural loculado.

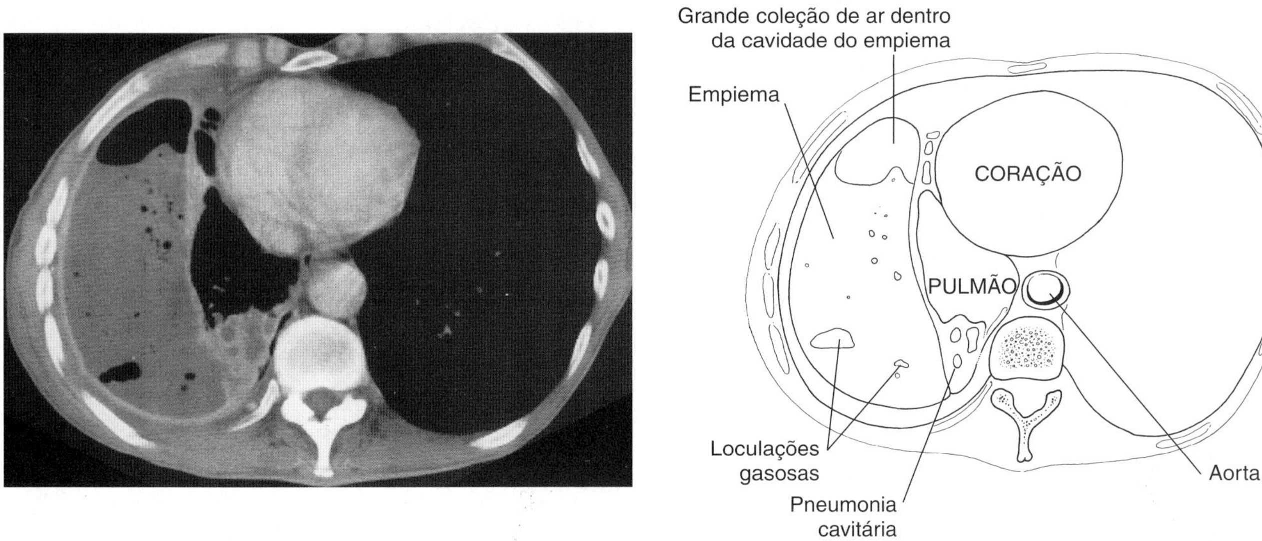

Fig. 2.49 Empiema. TC mostrando coleção hidroaérea loculada na cavidade pleural direita. Pequenas loculações de ar podem ser observadas dentro do material purulento.

Infecção. Derrame pleural devido à pneumonia apresenta-se pequeno em seu todo e a pneumonia geralmente é a característica predominante na radiografia de tórax. Grandes derrames loculados associados à pneumonia freqüentemente indicam formação de empiema (Figs. 2.48 e 2.49). Em alguns casos de tuberculose, o derrame é a única anormalidade visível, podendo ser de grande volume.

Abscessos subfrênicos quase sempre produzem um derrame pleural.

Neoplasias malignas. Os derrames ocorrem nas metástases pleurais, mais não é usual observar as mesmas em radiografias do tórax. Metástases pleurais são ocasionalmente observadas na TC, RM ou ultra-sonografia como um espessamento pleural nodular ou com efeito de massa. Derrames de causa neoplásica são freqüentemente volumosos. Caso o derrame seja devido a um carcinoma broncogênico ou mesotelioma maligno, outros sinais do tumor primário podem estar evidentes, mas isto nem sempre é o caso.

Insuficiência cardíaca. Pequenos derrames pleurais bilaterais são freqüentemente observados na insuficiência ventricular esquerda. Derrames pleurais maiores podem estar presentes na insuficiência cardíaca congestiva de longa duração. Os derrames geralmente são bilaterais, freqüentemente maiores à direita que à esquerda. Outras evidências de insuficiência cardíaca, como a alteração na forma e tamanho do coração, edema pulmonar ou sinais de hipertensão venosa pulmonar, geralmente estão presentes.

Infarto pulmonar. Embolia pulmonar, que resulta em infarto pulmonar, pode causar derrame pleural. Tais derrames geralmente são pequenos e acompanhados de uma opacidade pulmonar causada pelo infarto pulmonar.

Doença vascular colagenosa. Derrames pleurais, uni ou bilaterais são relativamente comuns em diversas doenças vasculares do colágeno. Podem ser a única característica anormal em uma radiografia torácica.

Síndrome nefrótica, insuficiência renal e ascite são associadas a derrame pleural.

Espessamento pleural (fibrose pleural) (Fig. 2.50)

Espessamento pleural fibrótico (cicatricial), especialmente nos ângulos costofrênicos, podem suceder a resolução de um derrame pleural, particularmente após infecção pleural ou hemorragia. Cicatrizes pleurais são quase sempre muito menores em volume que o derrame pleural original.

Algumas vezes é impossível distinguir entre fluido pleural e espessamento pleural em projeções radi-

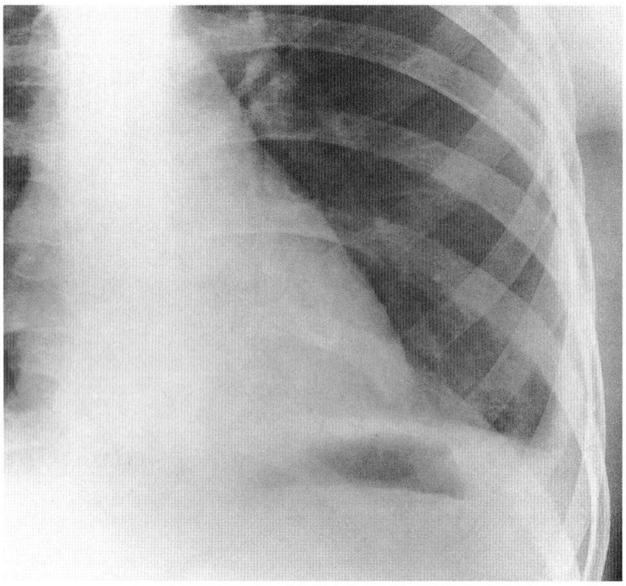

Fig. 2.50 Espessamento pleural na base esquerda. Este paciente foi tratado de uma efusão pleural tuberculosa, que se resolveu levando a um espessamento pleural, que obliterou o ângulo costofrênico esquerdo.

ográficas convencionais, especialmente quando não são possíveis comparações com radiografias anteriores. Ultra-sonografia ou TC geralmente podem resolver este problema.

Placas localizadas e de espessamento pleural ao longo da parede torácica comumente indicam exposição ao asbesto. Tais placas podem mostrar calcificação irregular.

Tumores pleurais (Fig. 2.51)

Os tumores pleurais mais comuns são carcinomas metastáticos. Tumores pleurais primários, como o mesotelioma, são relativamente incomuns. Muitos pacientes com mesoteliomas malignos fornecem uma história de exposição ao asbesto e muitos apresentam outras características de doença relacionada com asbesto.

Tumores pleurais produzem massas lobuladas com base na pleura. Tumores pleurais malignos, sejam primários (mesotelioma maligno) ou secundários, freqüentemente causam derrame pleural que pode obscurecer o tumor em si.

Algumas vezes a característica predominante é o derrame pleural sem massas visíveis nos exames por imagem.

Calcificação pleural

Placas irregulares de cálcio podem ser observadas acompanhadas ou não de espessamento pleural. Quando unilaterais, devem-se provavelmente a um empiema antigo, geralmente tuberculoso (Fig. 2.52) ou a um hemotórax antigo. Calcificação pleural bilateral muitas vezes está relacionada à exposição ao asbesto (veja Fig. 2.90, pág. 77). Algumas vezes não se encontra uma causa para a calcificação pleural.

Pneumotórax (Fig. 2.53)

O diagnóstico de pneumotórax depende do reconhecimento de:

- Uma linha separando com ar a borda do pulmão da parede torácica, mediastino ou diafragma.
- Ausência de sombras vasculares fora desta linha.

A falta de sombras vasculares é evidência insuficiente para firmar um diagnóstico, uma vez que podem existir poucos ou nenhum vaso visível em bolhas enfisematosas. A não ser que o pneumotórax seja muito grande, pode não haver aumento apreciável na densidade do pulmão subjacente.

A detecção de um pequeno pneumotórax pode ser muito difícil. As costelas podem apresentar um trajeto similar à linha da borda pleural, de modo que a anormalidade não chama a atenção do observador casual. Algumas vezes um pneumotórax é mais óbvio em uma radiografia feita em expiração.

Uma vez notada a presença de um pneumotórax, o próximo passo é decidir se ele se encontra ou não sob tensão. Isto é fácil quando existe um desvio mediastinal e achatamento ou inversão do diafragma (Fig. 2.54).

A maioria dos pneumotórax de tensão são grandes porque o pulmão subjacente colaba devido ao aumento da pressão no espaço pleural, mas pneumotórax pequenos podem causar sérios sintomas quando a reserva pulmonar subjacente é pobre.

Causas de pneumotórax

A maioria dos pneumotórax ocorre em pessoas jovens, sem doença pulmonar reconhecível. Estes pacientes apresentam pequenas bolhas na periferia de seus pulmões, que se rompem.

Ocasionalmente o pneumotórax é devido à:

- Enfisema.
- Trauma.

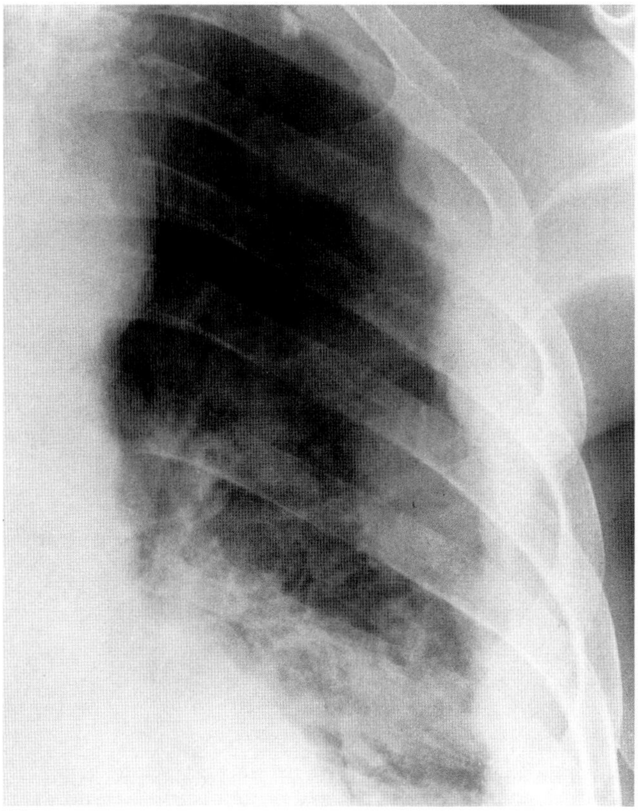

(a)

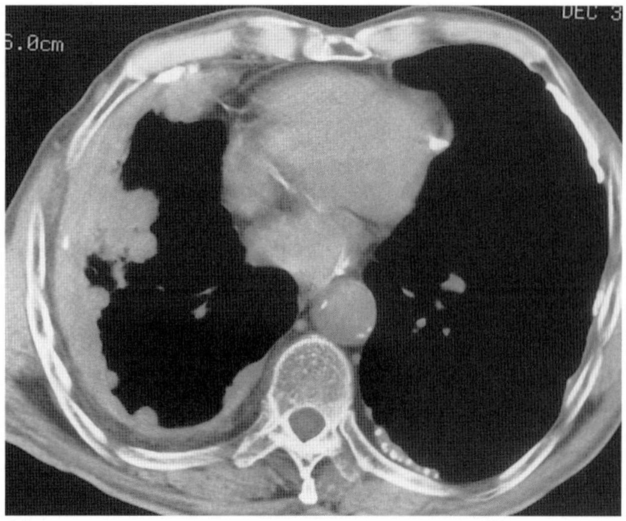

(b)

Fig. 2.51 (a) Espessamento pleural lobulado causado por neoplasia maligna. Nesta instância, o tumor era um mesotelioma maligno da pleura. (b) TC do mesotelioma da pleura. Note também as placas pleurais calcificadas após exposição a asbesto.

- Certas formas de fibrose pulmonar.
- Pneumonia por *Pneumocystis carinii*.
- Metástases, raramente.

Hidropneumotórax, hemopneumotórax e piopneumotórax

Líquido na cavidade pleural, seja devido a derrame pleural, sangue ou pus, assume forma diferente na presença de um pneumotórax. A característica diagnóstica é o nível hidroaéreo (Fig. 2.55).

Na maioria dos pacientes com pneumotórax, algum líquido está presente na cavidade pleural. No pneumotórax espontâneo a quantidade geralmente é pequena.

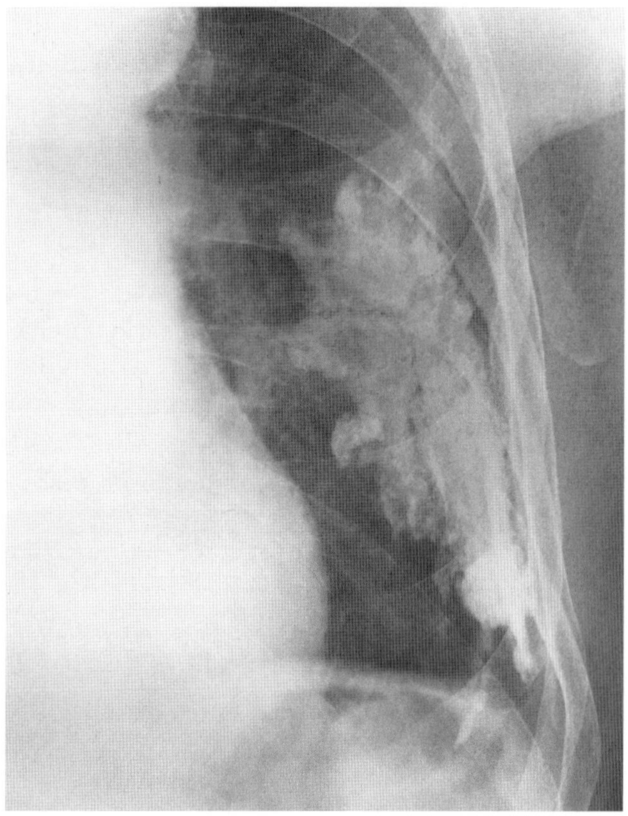

Fig. 2.52 Calcificações pleurais unilaterais derivadas de um antigo empiema tuberculoso.

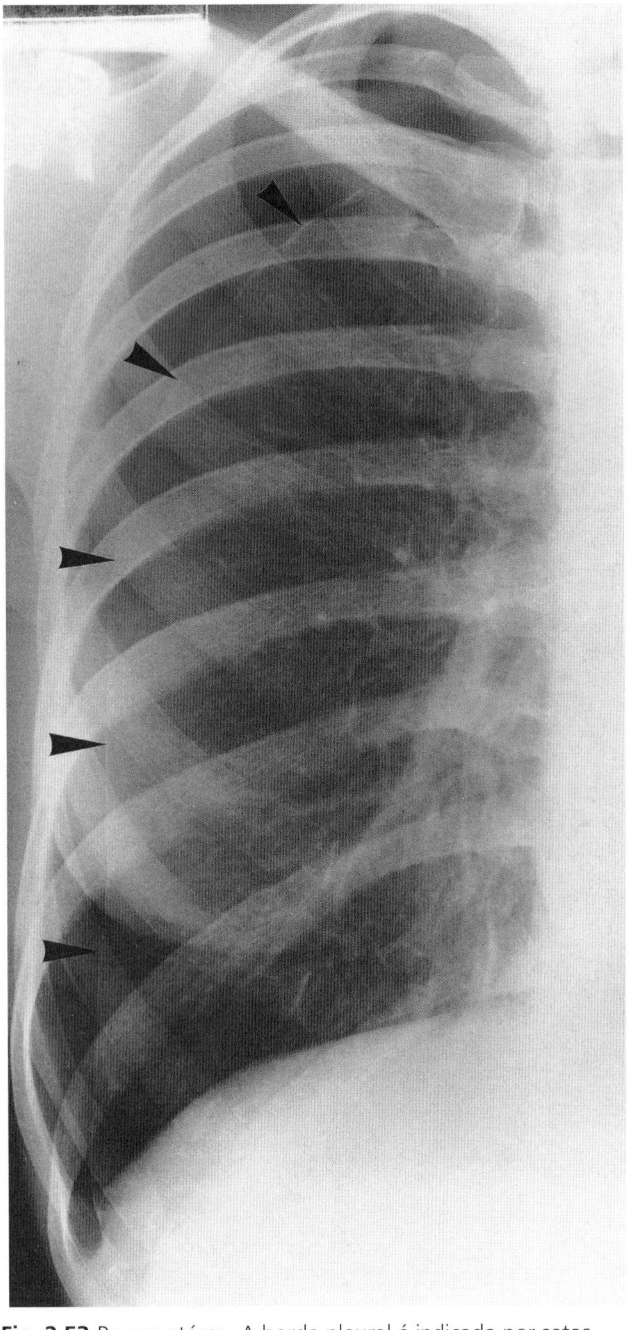

Fig. 2.53 Pneumotórax. A borda pleural é indicada por setas. O diagnóstico de pneumotórax requer a identificação desta borda e um claro espaço atrás dela.

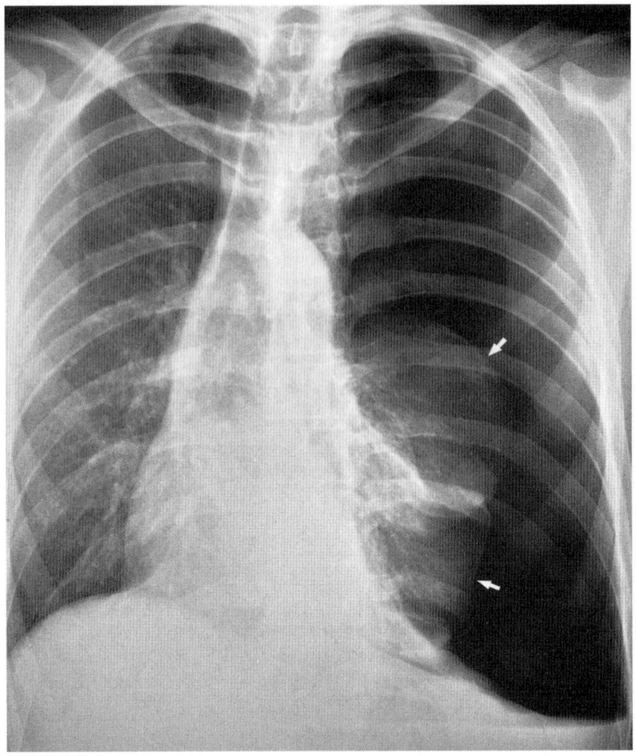

Fig. 2.54 Pneumotórax de tensão. O hemidiafragma esquerdo está deprimido e o mediastino encontra-se deslocado para a direita. O pulmão esquerdo (setas) está substancialmente colabado.

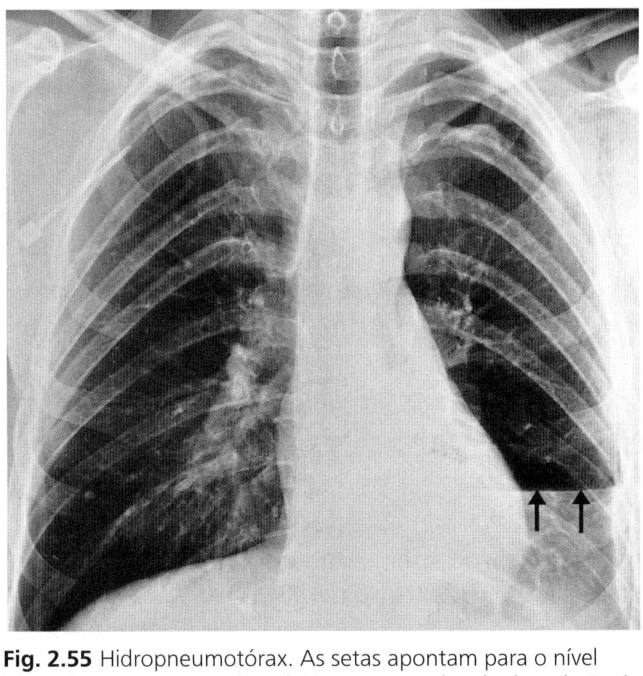

Fig. 2.55 Hidropneumotórax. As setas apontam para o nível hidroaéreo no espaço pleural. Neste caso, a borda do pulmão é difícil de ser vista na incidência PA; a maior parte do líquido e do ar está loculada posteriormente.

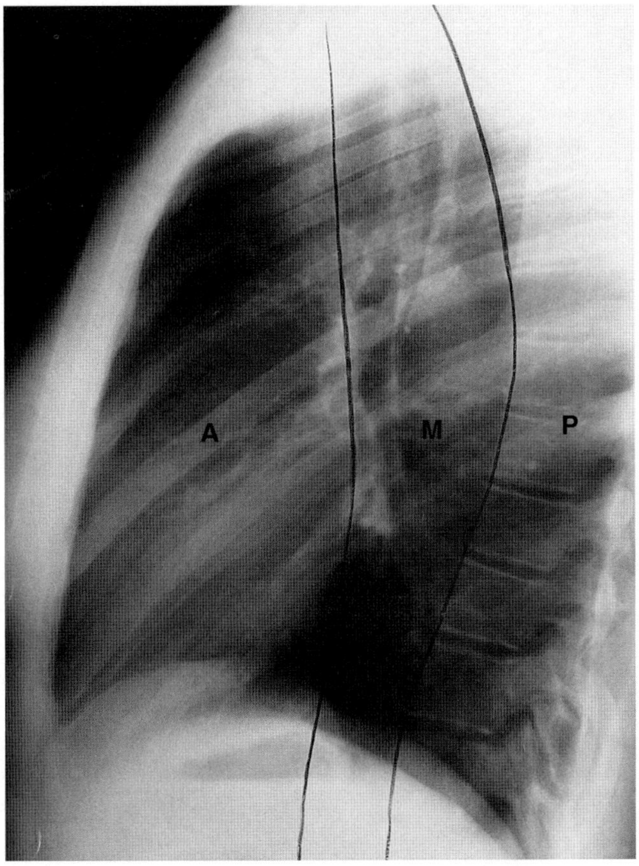

Fig. 2.56 Os compartimentos anterior (A), médio (M) e posterior (P) do mediastino. As divisões são arbitrárias e não correspondem àquelas utilizadas pelos anatomistas. O mediastino anterior refere-se às estruturas anteriores à traquéia e ao brônquio principal. O mediastino posterior refere-se a estruturas posteriores à linha que une os limites anteriores dos corpos vertebrais.

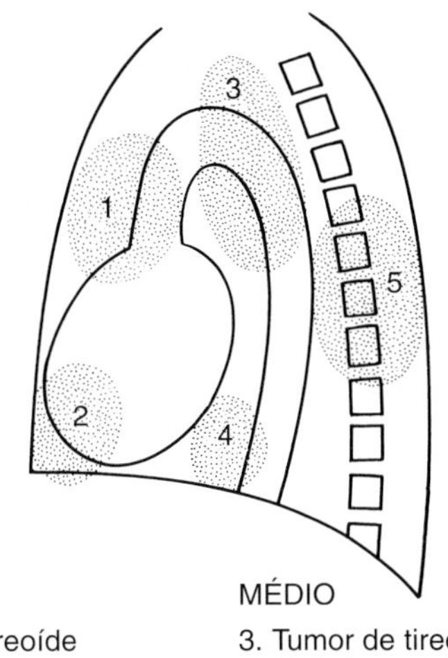

ANTERIOR

1. Tumor de tireoíde
   Tumor do timo ou cisto
   Teratoma / Cisto dermóide
   Linfadenopatia
   Aneurisma de aorta
2. Cisto pericárdico
   Panículo adiposo
   Hérnia de Morgagni

MÉDIO

3. Tumor de tireóide
   Linfadenopatia
   Cisto broncogênico
   Aneurisma de aorta
4. Hérnia de hiato

POSTERIOR

5. Tumores neurogênicos
   Massa de tecido mole por infecção vertebral ou neoplasia
   Linfadenopatia
   Aneurisma de aorta

Fig. 2.57 Causas de massas mediastinais divididas de acordo com a localização. Note que uma linfoadenopatia e os aneurismas aórticos ocorrem em todos os três compartimentos principais.

MEDIASTINO

Para propósitos descritivos, o mediastino é dividido em compartimentos anterior, médio e posterior (Fig. 2.56). Contudo, massas muitas vezes cruzam de um compartimento para outro. Alargamento mediastinal pode ser devido a processos patológicos muito diferentes. Estes geralmente são classificados de acordo com sua posição no mediastino (Fig. 2.57); assim, se uma massa mediastinal é identificada na radiografia frontal de tórax, o próximo passo deve ser tentar localizá-la na incidência lateral (Fig. 2.58).

TC e RM do mediastino normal

O maior impacto da TC e RM na radiologia torácica foi a representação por imagem do mediastino, onde duas vantagens principais são mais aparentes: a apresentação em corte transversal da anatomia e a capacidade para distinguir entre gordura, diversos tecidos moles e vasos sanguíneos.

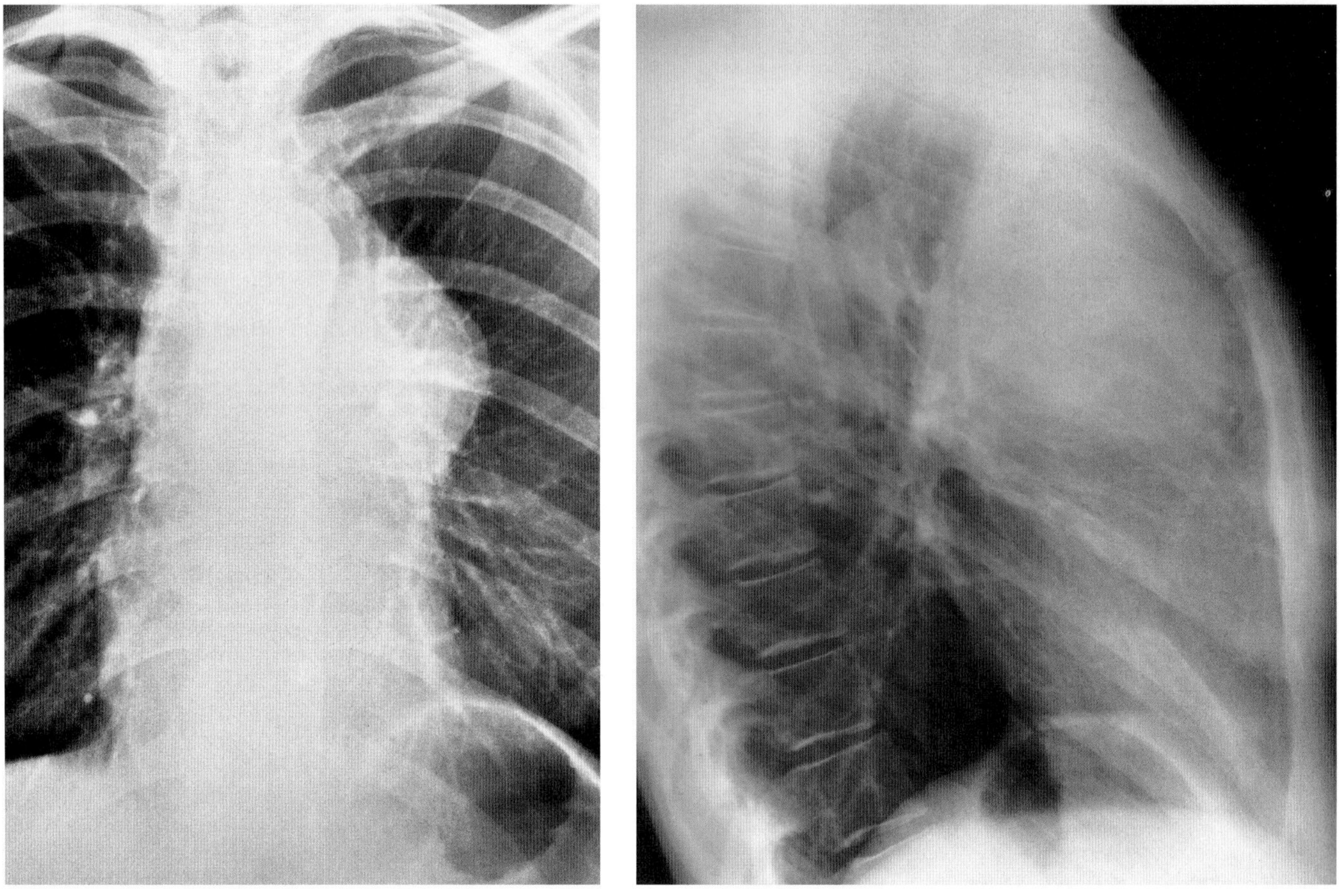

Fig. 2.58 Massa mediastinal anterior. Existe uma grande massa situada anteriormente no mediastino, projetando-se para o lado esquerdo, devido a uma massa de linfonodos envolvidos por um linfoma maligno. O diagnóstico da localização anterior da massa depende de se notar a densidade da área retroesternal. Esta área normalmente deve apresentar a mesma densidade da área retrocardíaca.

Os aspectos da TC e RM encontram-se ilustrados nas Figuras 2.59 e 2.60. As características a serem notadas quando se observam estas imagens são:

1 O volume do mediastino deve-se a vasos sanguíneos. Para a TC eles podem ser opacificados por meio de contraste intravenoso. Na RM, os grandes vasos podem ser observados sem auxílio de agentes de contraste.
2 As únicas demais estruturas normais de tamanho apreciável são timo, esôfago, traquéia e brônquios. O timo é mais difícil de ser avaliado porque varia muito em seu tamanho.
3 Linfonodos normais são pequenos, geralmente menores do que 6 mm em diâmetro (máximo de 10 mm) e a maioria não é visível.
4 As estruturas mediastinais estão circundadas por gordura. Os locais listados abaixo normalmente nada mais contêm além de gordura ou pequenos linfonodos. Conseqüentemente, são áreas nas quais massas pequenas, em especial linfonodos aumentados em tamanho, podem ser facilmente reconhecíveis:
   - Entre a parede direita da traquéia e o pulmão adjacente (sendo a única exceção a veia ázigos que se situa no ângulo traqueobrônquico direito).
   - Entre a parede direita do esôfago e o pulmão adjacente, em toda a extensão para baixo no tórax, uma região conhecida como recesso azigoesofágico.

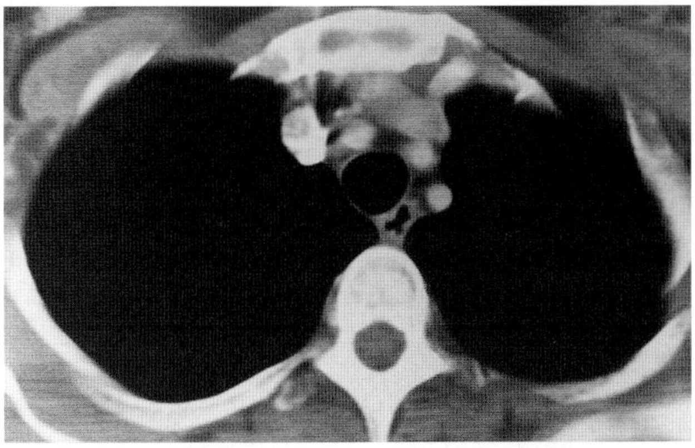

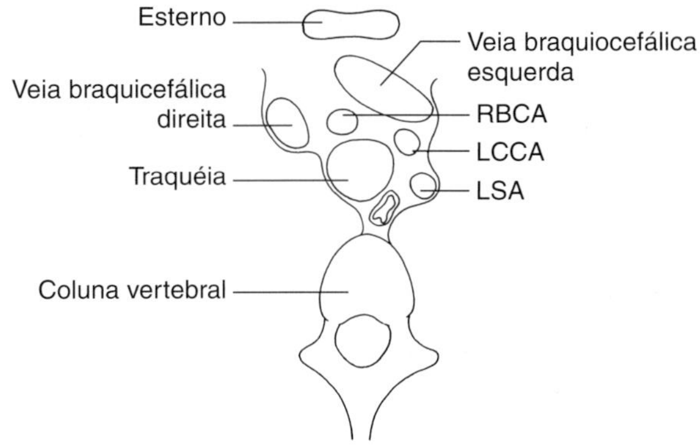

(a)

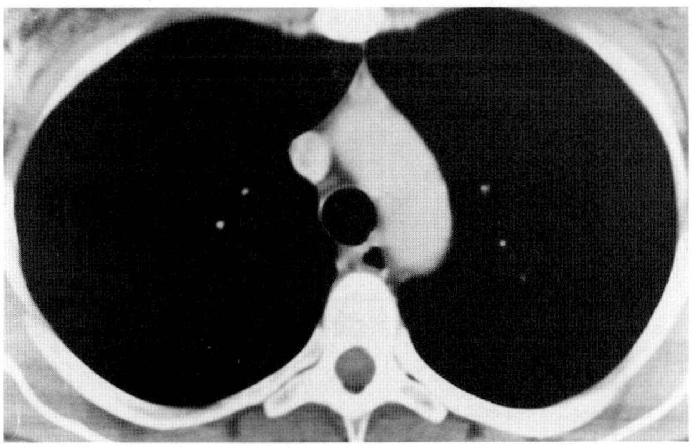

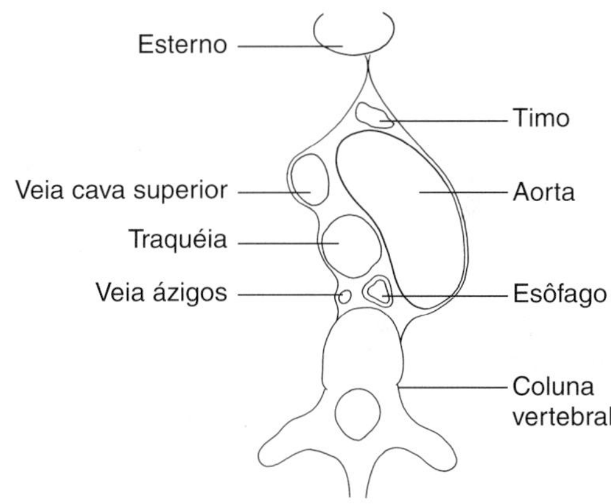

(b)

Fig. 2.59 TC de um mediastino normal. Os níveis aos quais os quatro cortes selecionados foram tomados estão representados à direita. Foi administrado contraste endovenoso; este está particularmente concentrado na veia braquiocefálica direita e na veia cava superior. No esôfago encontra-se presente ar; este pode ser um achado normal. LCCA, artéria carótida comum esquerda; LMB, brônquio principal esquerdo; LSA, artéria subclávia esquerda; RBCA, artéria braquiocefálica direita (inominada); RMB, brônquio principal direito. *(Continua)*

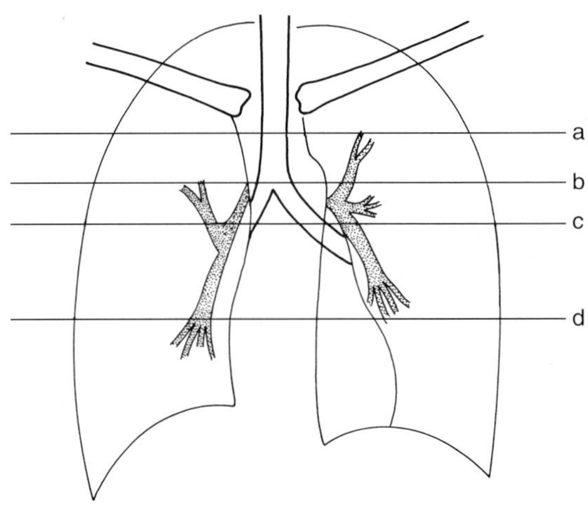

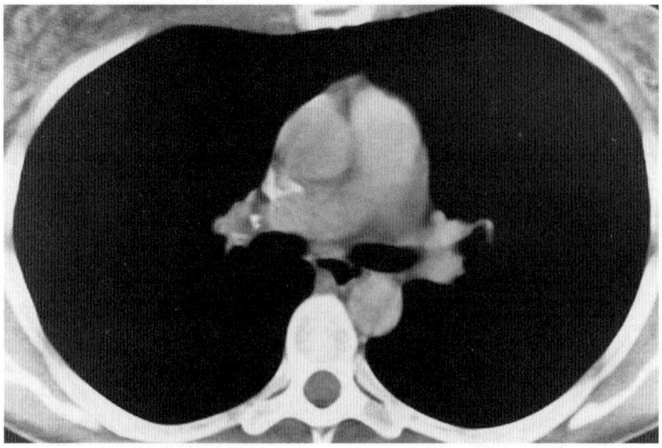

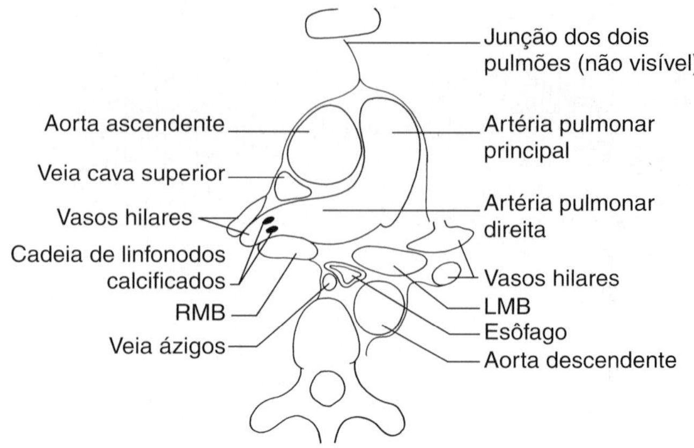

(c)

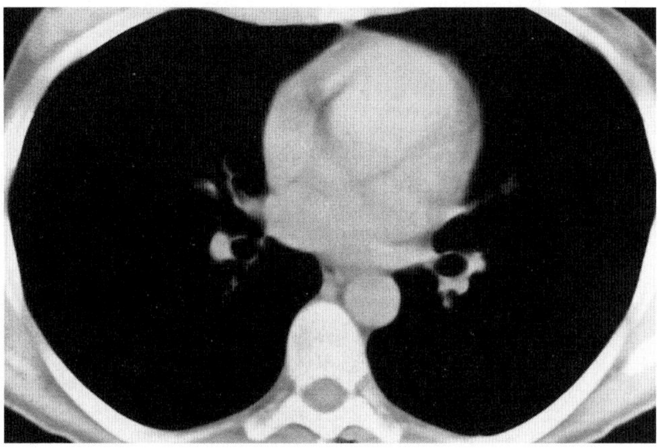

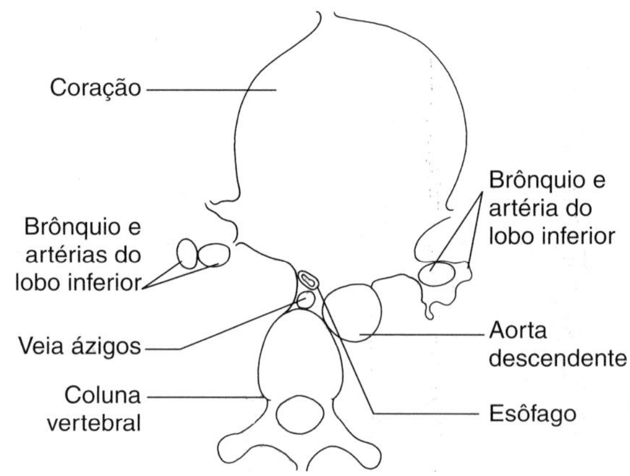

(d)

Fig. 2.59 *Continuação.*

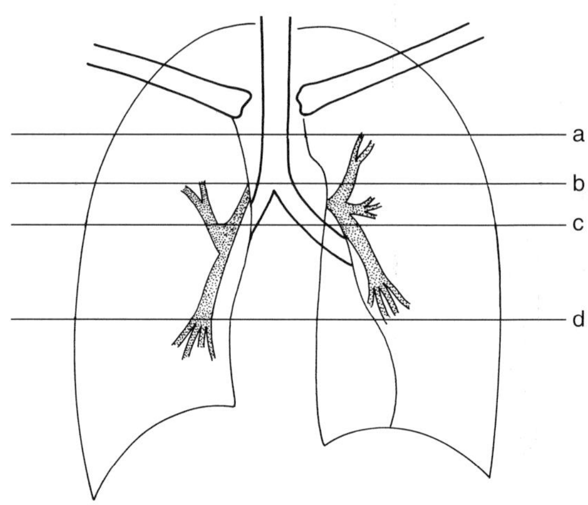

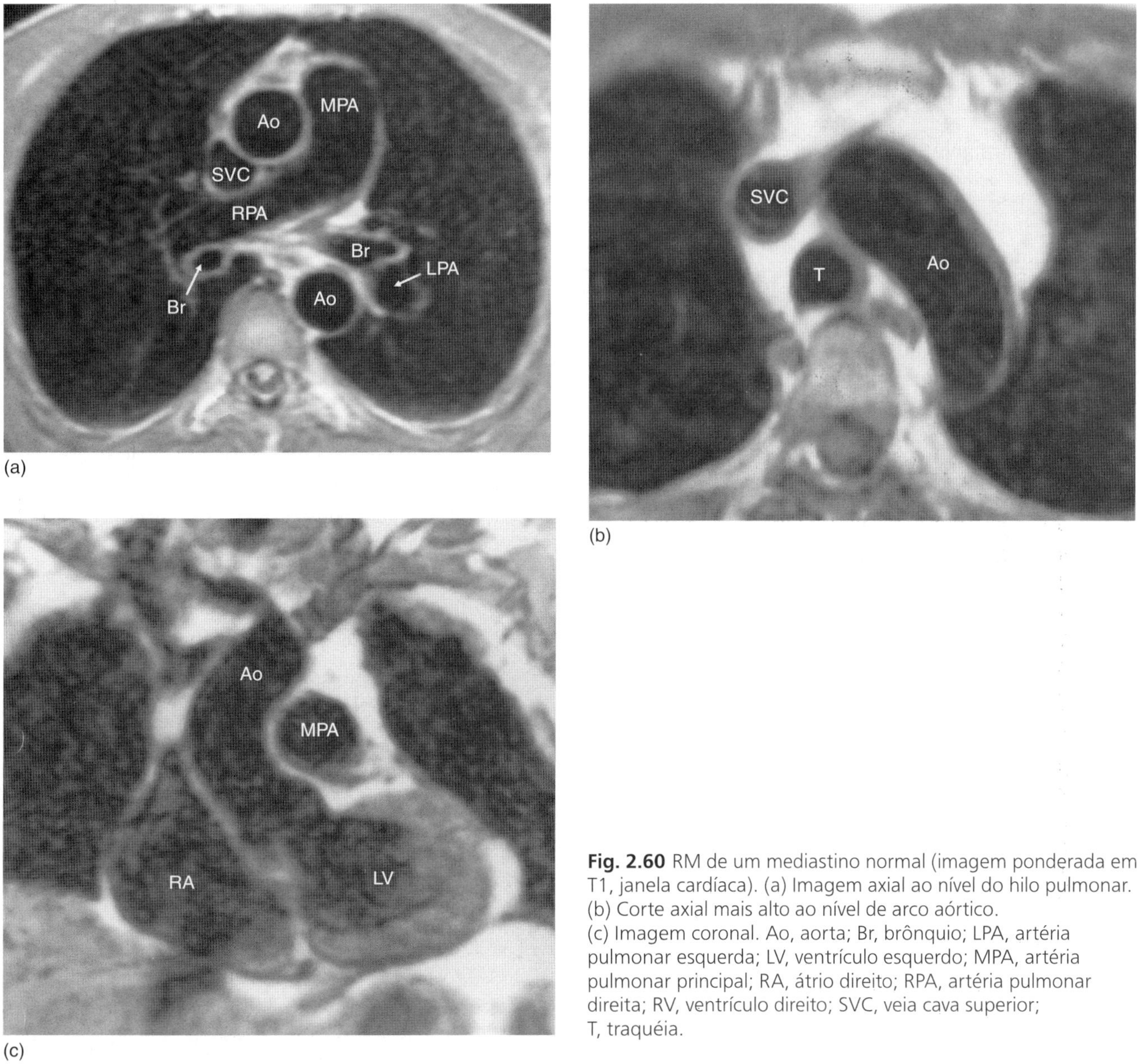

Fig. 2.60 RM de um mediastino normal (imagem ponderada em T1, janela cardíaca). (a) Imagem axial ao nível do hilo pulmonar. (b) Corte axial mais alto ao nível de arco aórtico. (c) Imagem coronal. Ao, aorta; Br, brônquio; LPA, artéria pulmonar esquerda; LV, ventrículo esquerdo; MPA, artéria pulmonar principal; RA, átrio direito; RPA, artéria pulmonar direita; RV, ventrículo direito; SVC, veia cava superior; T, traquéia.

- Anterior e à esquerda da aorta e artéria pulmonar principal (outra que a veia braquiocefálica esquerda e timo).

Massas mediastinais

A tomografia computadorizada fornece uma idéia mais clara da posição, forma e tamanho de qualquer massa do que seria possível com radiografias torácicas; ocasionalmente a densidade da TC por si permite um diagnóstico específico a ser feito. Imagens por ressonância magnética somente em casos altamente selecionados fornecem mais informação que a TC.

Radiografias do tórax para massas mediastinais

- Massas tireóideas intratorácicas (bócios) são a causa mais freqüente de uma massa mediastinal superior (Fig. 2.61). A característica é que a massa estende-se do mediastino superior para o pescoço e quase invariavelmente comprime ou desvia a traquéia.
- Linfoadenopatia é a próxima causa mais freqüente de um alargamento mediastinal. Linfadenopatia pode ocorrer em qualquer um dos três compartimentos e freqüentemente se pode diagnosticar linfonodos aumentados em tamanho a partir de seus limites lobulados e pelos múltiplos locais envolvidos (Fig. 2.62).
- Tumores neurogênicos são, de longe, a causa mais comum de massas mediastinais posteriores. Deformidades das costelas adjacentes e da coluna torácica devido à pressão são, muitas vezes, visíveis.
- Certos tumores, tais como cistos dermóides e timomas são, para propósitos práticos, confinados ao mediastino anterior.
- Calcificações ocorrem em muitas condições, mas quase nunca em linfadenopatias malignas. Ocasionalmente a calcificação possui um aspecto característico, por exemplo, nos aneurismas de aorta (Fig. 2.63).
- Uma massa mediastinal devida à hérnia de hiato geralmente é fácil de diagnosticar em radiografias porque muitas vezes contém ar e pode apresentar um nível líquido, melhor observado na incidência lateral (Fig. 2.64).
- Massas situadas anteriormente no ângulo cardiofrênico direito virtualmente nunca possuem significância clínica. Quase todas são grandes depósitos de gordura, cistos pericárdicos benignos ou hérnias através do forame de Morgagni (Fig. 2.65).

Tomografia computadorizada de massas mediastinais

Tomografia computadorizada é o melhor método para avaliar anormalidades mediastinais quando os problemas permanecem sem resposta a partir de radiografias torácicas, porque:

1. Anormalidades podem ter localização exata. O conhecimento da forma precisa, posição e tamanho de uma massa mediastinal freqüentemente reduz o diagnóstico diferencial. Por exemplo, a contigüidade da massa com a tireóide no pescoço sugere um bócio (Fig. 2.61) e massas múltiplas de forma oval sugerem linfadenopatia (Fig. 2.66).
2. Ocasionalmente, a densidade da anormalidade revela sua natureza:
   - A gordura pode ser reconhecida como tal. Isto é útil na distinção entre grandes depósitos de gordura do ângulo cardiofrênico ou coleções adiposas mediastinais incomuns por tumores, por exemplo, na doença de Cushing. Teratomas císticos (cistos dermóides) podem conter gordura reconhecível (Fig. 2.67).
   - Devido a seu alto teor de iodo, o tecido tireóideo apresenta atenuação superior ao músculo antes da administração do meio de contraste. Após o contraste, realça-se claramente (Fig. 2.61c). (Um escaneamento com radioiodo é uma alternativa à TC para confirmar que a massa intratorácica é um bócio – veja Fig. 2.61.)
   - Realce por contraste intravenoso permite a pronta diferenciação de aneurismas (Fig. 2.68) e de vasos sanguíneos anômalos de outras massas.
   - Calcificação é mais facilmente observada na TC que em radiografias. A presença de calcificação em uma massa exclui adenopatia neoplásica maligna não tratada.
   - Cistos contendo líquido claro, por exemplo, cistos pericárdicos e alguns cistos broncogênicos podem ser reconhecidos como tais por um valor TC próximo ao da água (0 unidades Hounsfield).

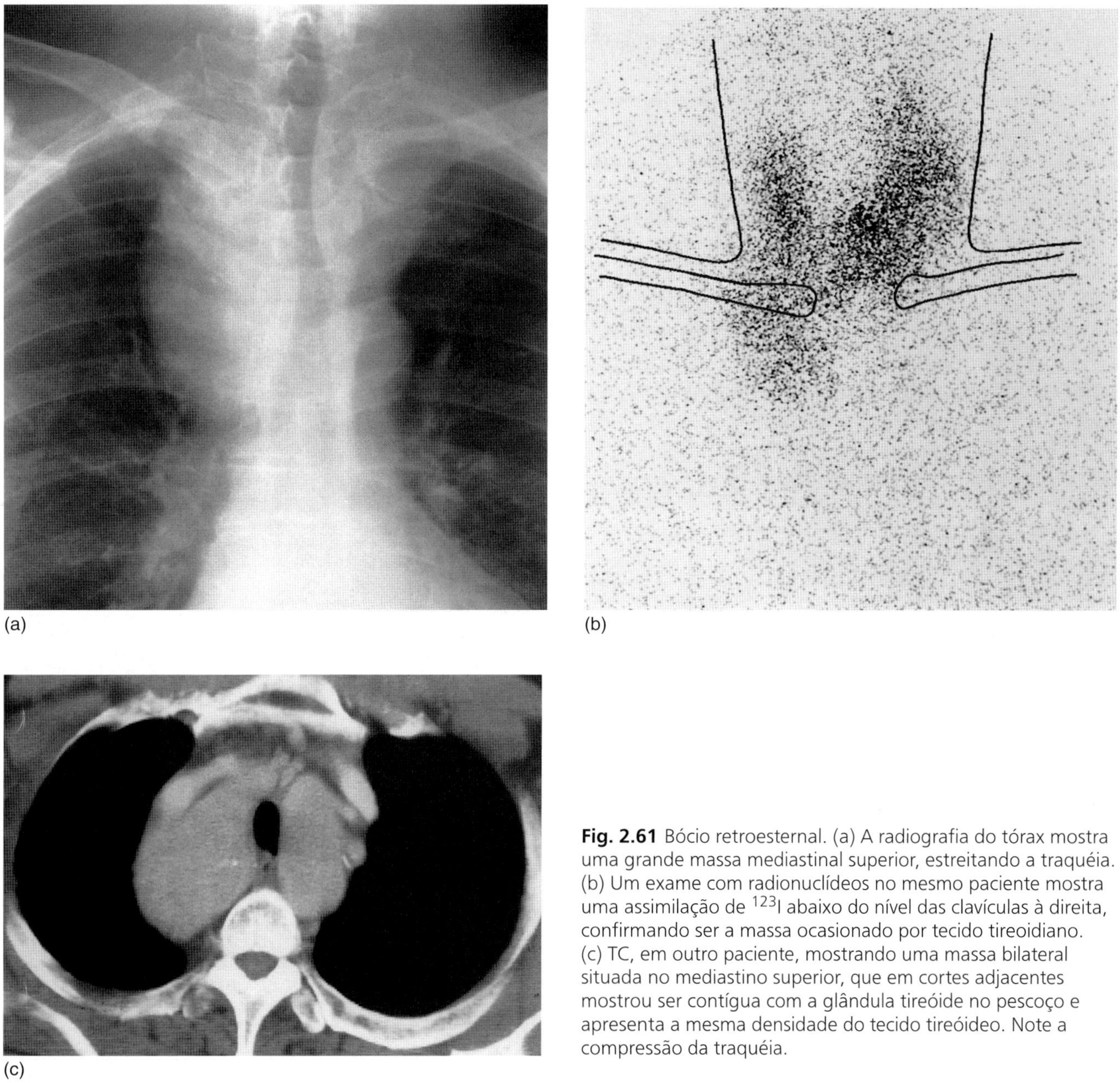

Fig. 2.61 Bócio retroesternal. (a) A radiografia do tórax mostra uma grande massa mediastinal superior, estreitando a traquéia. (b) Um exame com radionuclídeos no mesmo paciente mostra uma assimilação de ^{123}I abaixo do nível das clavículas à direita, confirmando ser a massa ocasionado por tecido tireoidiano. (c) TC, em outro paciente, mostrando uma massa bilateral situada no mediastino superior, que em cortes adjacentes mostrou ser contígua com a glândula tireóide no pescoço e apresenta a mesma densidade do tecido tireóideo. Note a compressão da traquéia.

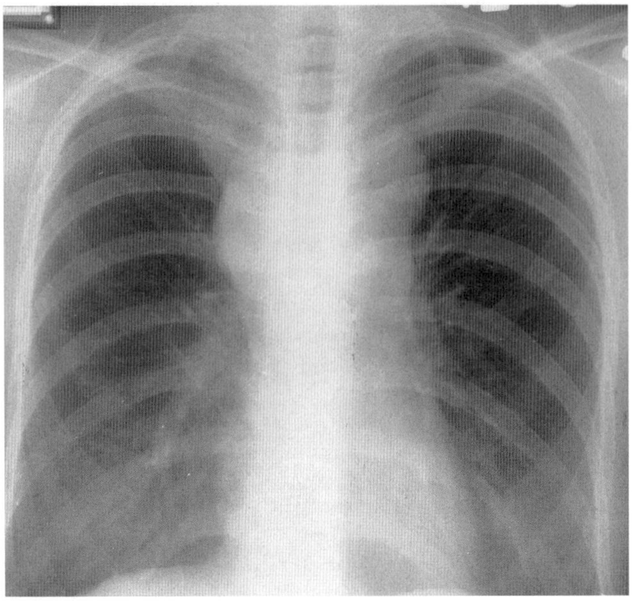

Fig. 2.62 Aumento de volume de linfonodos no mediastino superior. Note as massas lobuladas bilaterais.

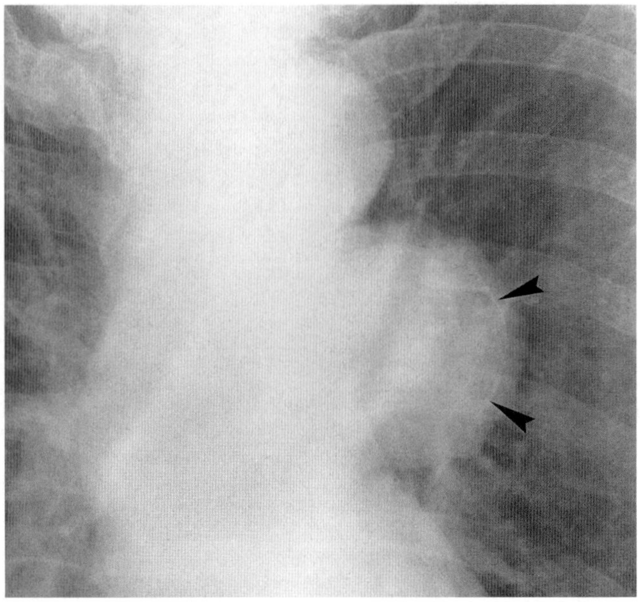

Fig. 2.63 Calcificação em um aneurisma originando-se na aorta descendente. As setas apontam para a calcificação curvilínea distinta dentro da massa, que está em contato íntimo com a aorta.

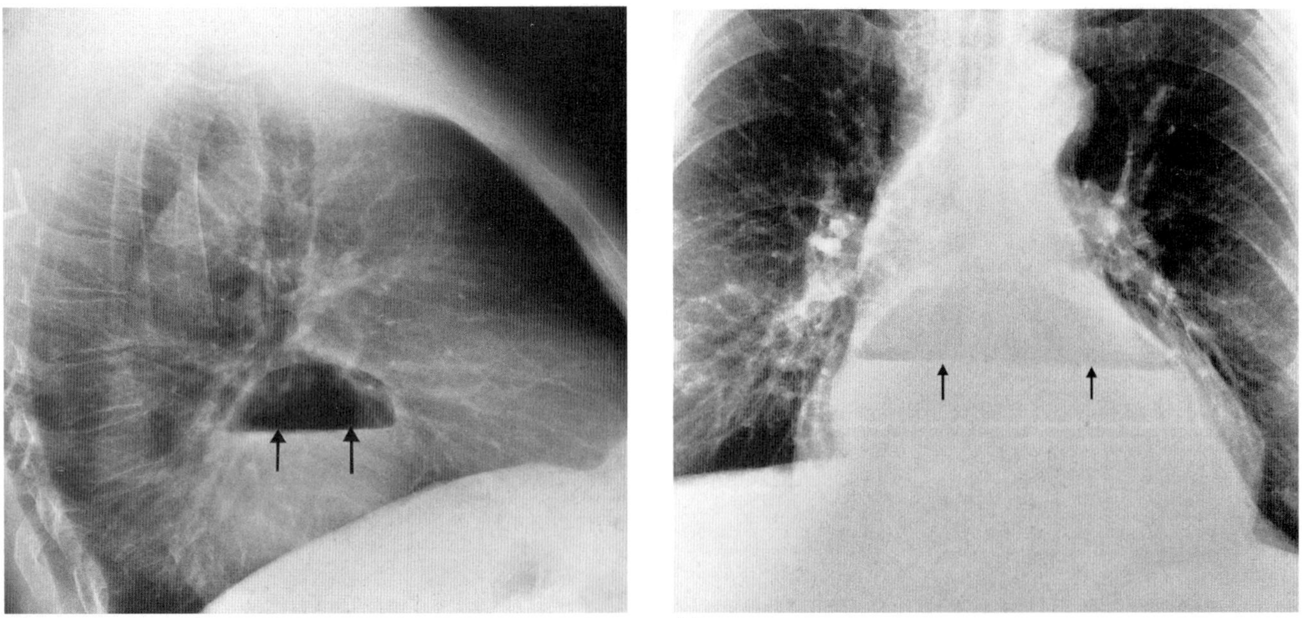

(a) (b)

Fig. 2.64 Hérnia de hiato. (a) Raios X de tórax lateral e (b) em PA, mostrando a densidade retrocardíaca característica contendo um nível hidroaéreo (setas).

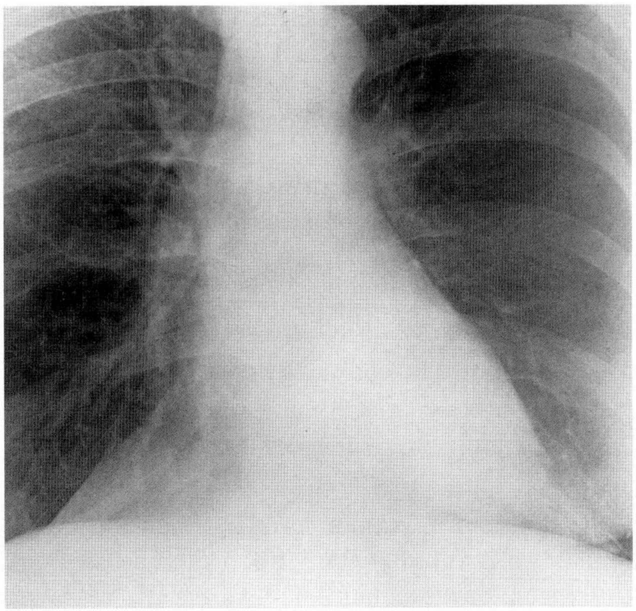

Fig. 2.65 Coxins adiposos em ambos os ângulos cardiofrênicos. Note a perda de claridade do contorno cardíaco adjacente – um exemplo do sinal da silhueta. A localização anterior foi confirmada pela incidência lateral.

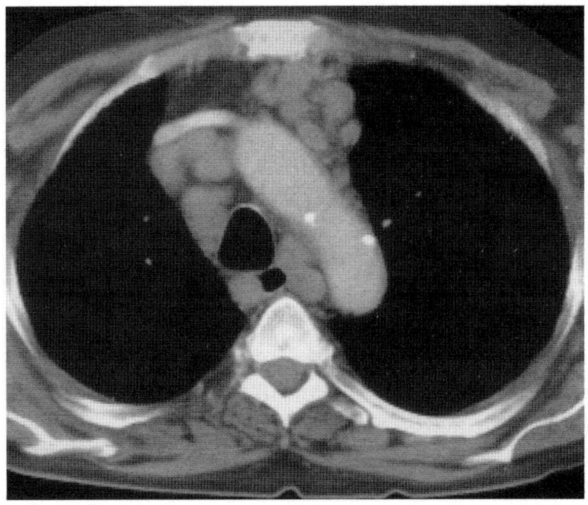

Fig. 2.66 Extensa linfadenopatia mediastinal (causada por um linfoma) evidenciada pela TC.

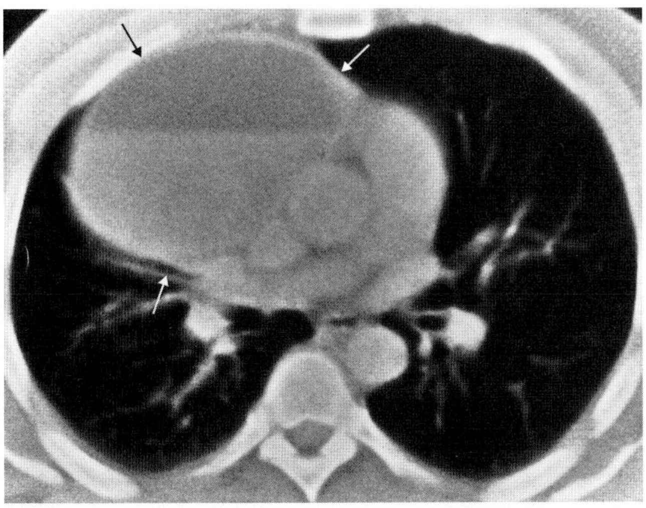

Fig. 2.67 Cisto dermóide (teratoma cístico) (setas) demonstrado pela TC como contendo gordura. Neste cisto a gordura pode ser observada flutuando no terço superior do cisto. Note que a densidade de parte do cisto é a mesma da gordura subcutânea.

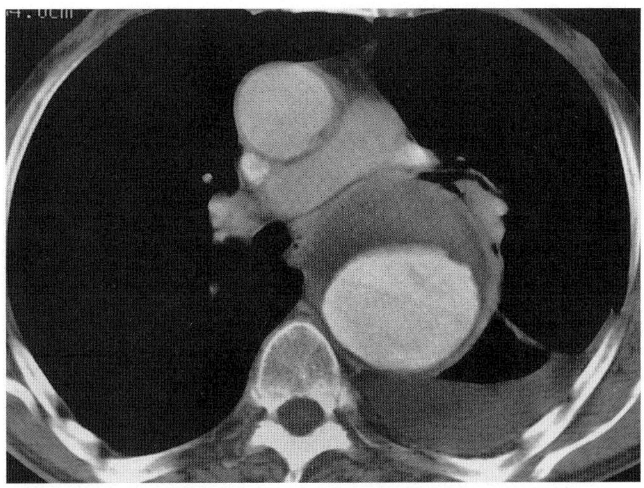

Fig. 2.68 Aneurisma da aorta descendente. O lúmen foi opacificado através de realce de contraste intravenoso. O componente não-opacificado é um coágulo delineando o aneurisma.

Imagens de ressonância magnética de massas mediastinais

Ressonância magnética raramente é indicada para avaliação de massas mediastinais porque fornece informação similar à da TC (Fig. 2.69). Porém, a RM apresenta certas vantagens específicas. Por exemplo, podem ser obtidas imagens em qualquer plano e aneurismas e anomalias vasculares podem ser prontamente demonstrados sem a necessidade de meio de contraste. A relação de uma massa de localização posterior com o canal espinhal também é muito bem demonstrada (Fig. 2.70).

Pneumomediastino

Desde que o ar não tenha entrado no mediastino a partir do pescoço, parede torácica adjacente ou retroperitônio, ar no mediastino indica uma rotura do esôfago ou um vazamento de ar a partir dos brônquios para o mediastino ou pulmão. Estas roturas podem ser espontâneas ou devidas a traumatismos, incluindo traumatismos a partir de endoscopia ou corpos estranhos deglutidos.

Vazamento espontâneo a partir de pequenos brônquios nos pulmões é mais comumente observado em pacientes com asma. O ar, que passa através de tecidos intersticiais do pulmão para o mediastino, é visto como finas faixas de radiotransparência dentro do mediastino, muitas vezes estendendo-se para cima, em direção ao pescoço (Fig. 2.71).

AUMENTO DE TAMANHO HILAR

As sombras hilares normais são compostas de artérias e veias pulmonares. As principais artérias dos lobos inferiores possuem a espessura do dedo mínimo de um adulto (9-16 mm).

Os linfonodos hilares não podem ser identificados como sombras separadas nas radiografias torácicas e as paredes dos brônquios centrais são muito finas para contribuir com o volume das sombras hilares.

O aumento do tamanho hilar (Fig. 2.72) dá origem a duas perguntas. Primeiro, o aumento de tamanho do hilo deve-se inteiramente a grandes vasos sanguíneos ou a uma massa? Segundo, se existe uma massa hilar, qual é sua natureza? Massas hilares quase sempre são devidas a aumento de tamanho de linfonodos ou a carcinoma brônquico.

Geralmente é possível decidir a partir de radiografias quando o aumento do volume hilar é devido ao aumento do tamanho das artérias pulmonares porque (i) ambos os hilos mostram um padrão de ramificação e (ii) o aumento do tamanho vascular geralmente é bilateral e acompanhado de aumento do coração e da

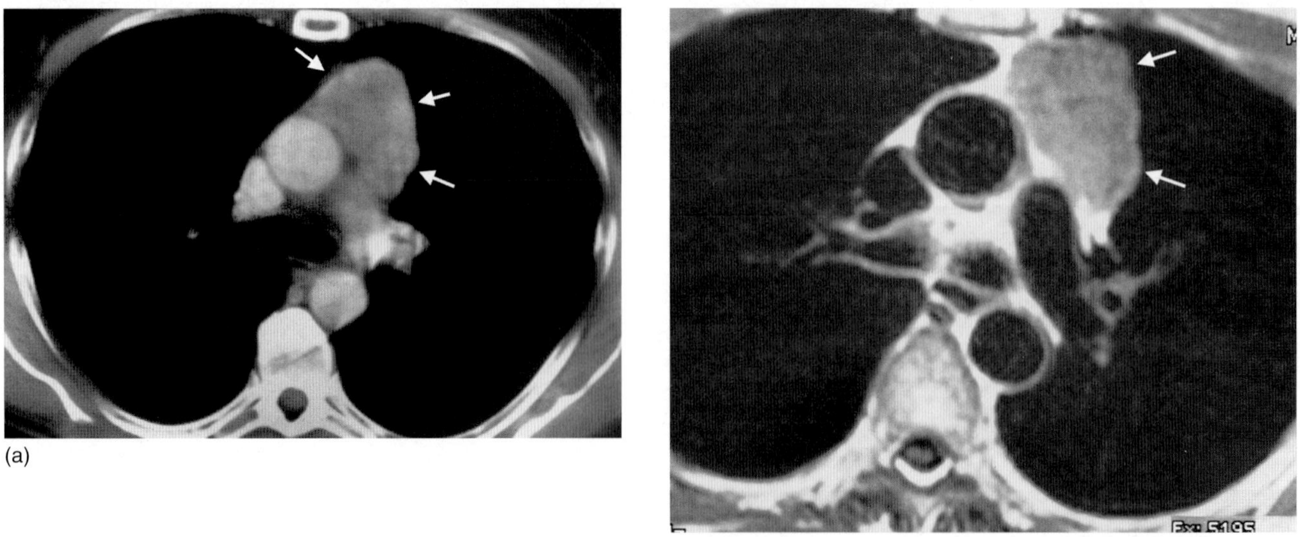

(a) (b)

Fig. 2.69 Timoma. (a) TC e (b) RM (imagem ponderada em T1) mostrando uma massa lobular (setas) no lado esquerdo do timo.

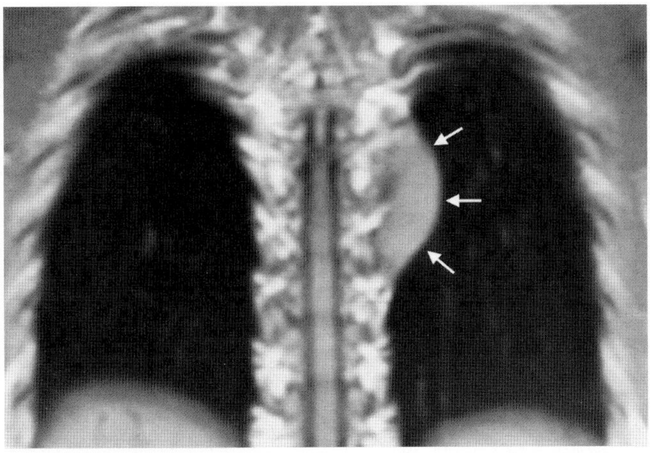

Fig. 2.70 Neurofibroma no mediastino posterior. A RM mostra o neurofibroma (setas) alojado contra a coluna, mas não crescendo para dentro do canal espinhal.

artéria pulmonar principal (Fig. 2.73). (As causas do aumento do tamanho das artérias pulmonares são discutidas na pág. 115.) Neste caso, é necessário optar pela TC para distinguir entre vasos sanguíneos aumentados em tamanho e uma massa. TC também pode fornecer importante informação sobre a extensão da doença.

A RM é outra boa técnica para avaliar massas hilares (Fig. 2.74), mas é raramente necessária porque as radiografias e a TC usualmente nos fornecem a informação necessária.

Aumento de tamanho dos linfonodos

Geralmente mais do que um linfonodo encontra-se aumentado em tamanho, assim, em pacientes com lin-

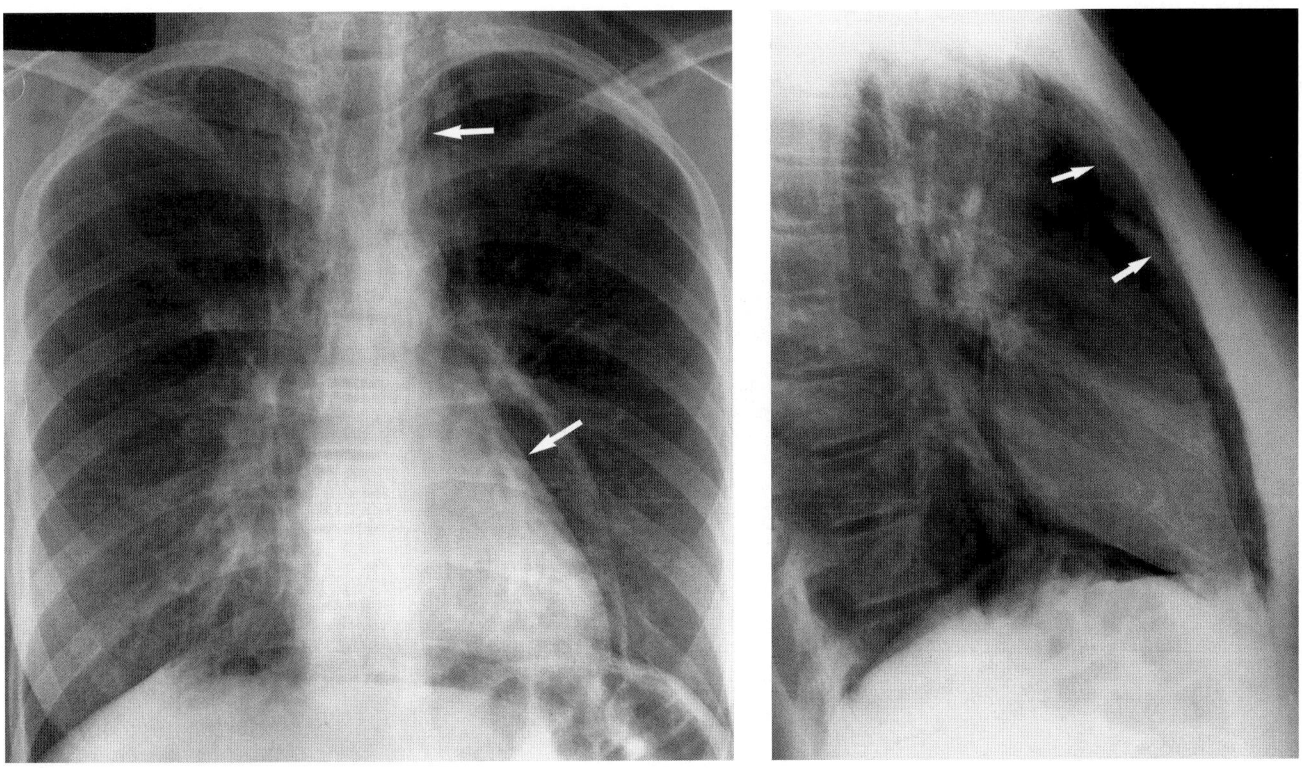

Fig. 2.71 Pneumomediastino demonstrando ar no mediastino extendendo-se para dentro do pescoço.

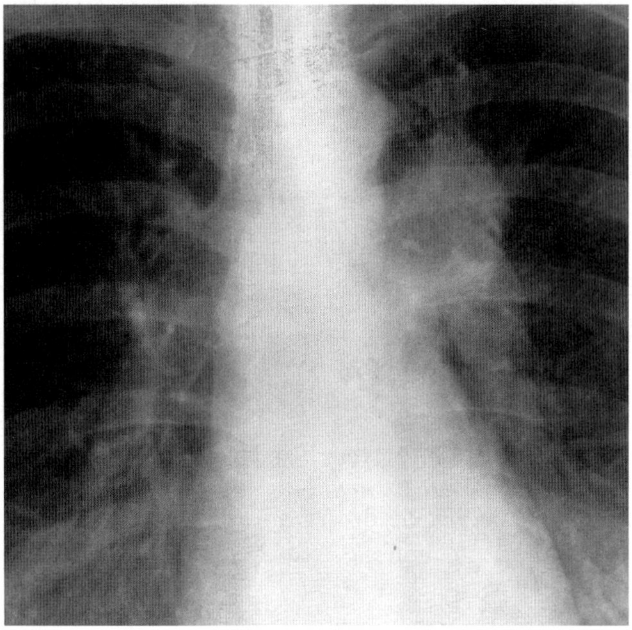

Fig. 2.72 Massa lobulada junto ao hilo esquerdo originária do aumento dos linfonodos. O hilo direito está normal. A linfadenopatia, neste caso, foi provocada por metástases de um carcinoma brônquico no lobo pulmonar inferior esquerdo.

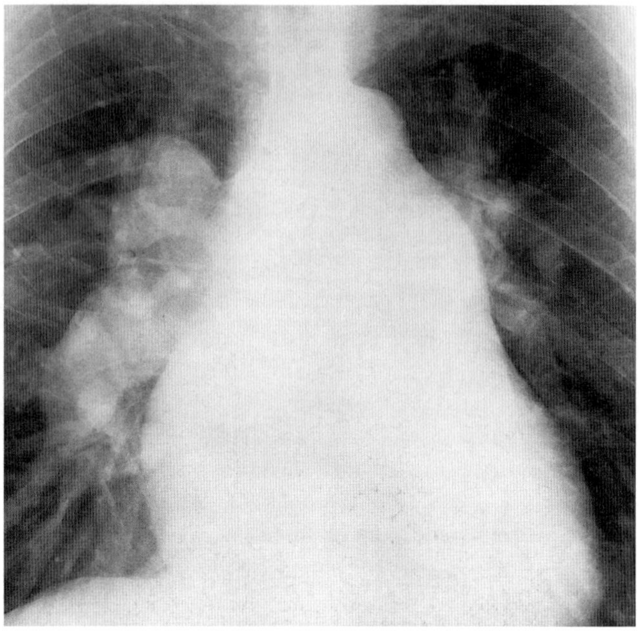

Fig. 2.73 Alargamento das artérias hilares em um paciente com hipertensão pulmonar grave. Note que o coração e a artéria pulmonar principal também estão dilatados e que as sombras hilares se ramificam da maneira esperada para as artérias.

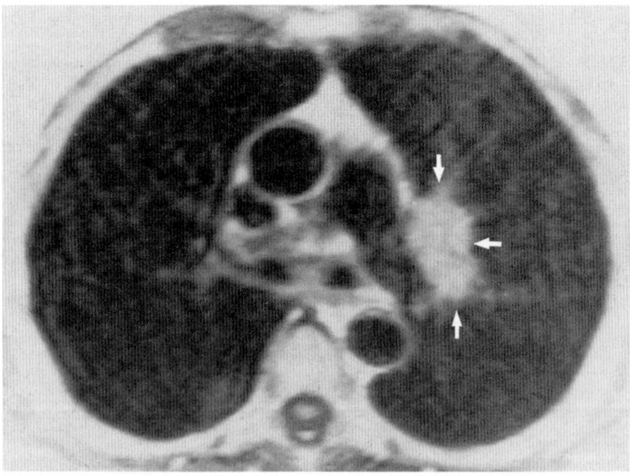

Fig. 2.74 RM do hilo pulmonar. Existe uma massa (carcinoma metastático nos linfonodos) junto ao hilo esquerdo (setas) claramente delineada, porque os vasos hilares normais fornecem muito pouco sinal. O hilo direito está normal.

fadenopatia o hilo aparece com limites lobulados (Fig. 2.75). Os brônquios adjacentes estão normais ou levemente estreitados.

Alargamento unilateral dos linfonodos hilares pode ser devido ao que se segue.

- Metástases de carcinoma brônquico (Fig. 2.72), sendo que neste caso o tumor primário muitas vezes é visível. Metástases de outras localizações primárias são raras.
- Linfomas malignos.
- Infecções, particularmente tuberculose e histoplasmose em áreas endêmicas. Tuberculose é a causa mais comum de adenopatia hilar unilateral em crianças.

Aumento bilateral de tamanho dos linfonodos hilares ocorre em:

- Sarcoidose, que de longe é a causa mais comum (Fig. 2.75). O diagnóstico é quase certo caso o aumento de tamanho seja simétrico e o paciente assintomático ou apresente eritema nodoso ou iridociclite (veja Fig. 2.87, pág. 75). Aumento simultâneo de tamanho dos linfonodos paratraqueais direitos é comum. Alterações pulmonares algumas vezes são visíveis (veja pág. 75).

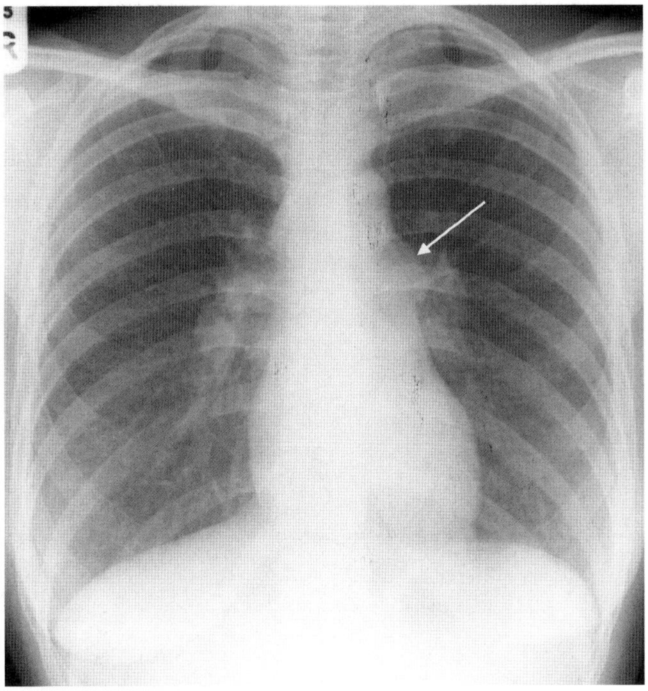

Fig. 2.75 Adenopatia hilar bilateral. Os hilos alargados apresentam contorno lobular e também existe um alargamento dos nódulos aortopulmonares, que se projetam ao lado da artéria pulmonar principal (seta). Neste paciente, o diagnóstico foi de sarcoidose.

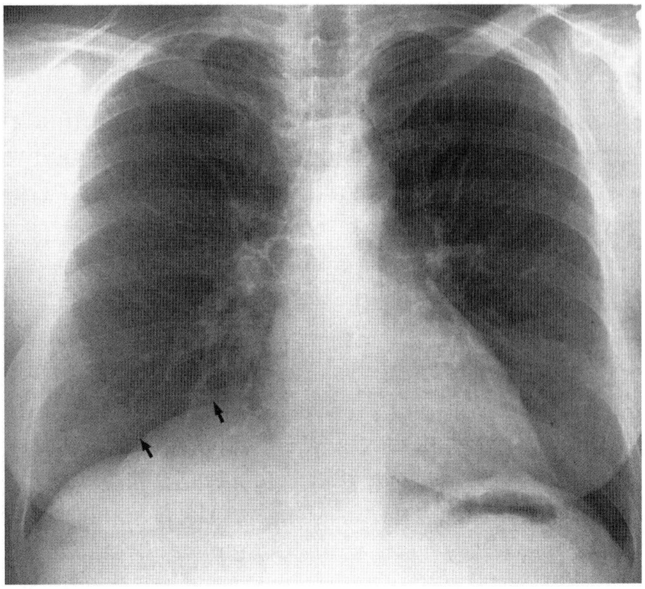

Fig. 2.76 Eventração localizada do diafragma. Existe uma elevação lisa e localizada na metade medial do hemidiafragma direito (setas). Na incidência lateral, a eventração envolve a metade anterior do hemidiafragma direito.

- Linfoma maligno.
- Tuberculose. As raças africana e asiática apresentam esta forma de doença, na qual um aumento de tamanho substancial dos linfonodos pode ser a característica. Raramente é observado um aumento de tamanho hilar bilateral devido à tuberculose em caucasianos.
- Doenças fúngicas, que são causas raras de aumento de tamanho hilar bilateral.

Neoplasia

Carcinoma brônquico primário freqüentemente apresenta-se como uma massa hilar. Caso possa ser observado colabamento/consolidação lobar ou estenose do brônquio adjacente, o diagnóstico de carcinoma é certo.

DIAFRAGMA

A posição do diafragma pode refletir uma patologia. Ambas as cúpulas podem ser empurradas para cima por distensão abdominal ou podem estar mais elevadas como resultado de uma doença pulmonar. Elevação unilateral do hemidiafragma ocorre com a perda do volume do pulmão ipsilateral ou pode ser devida à patologia abdominal, tal como uma massa abdominal ou abscesso subfrênico. Em cada uma dessas situações, a causa da elevação do hemidiafragma deve ser conhecida ou suspeitada a partir de características clínicas ou de radiografias torácicas ou abdominais. Deve-se sempre ter em mente que derrame subpulmonar pode imitar a elevação de um ou ambos os hemidiafragmas (veja Fig. 2.44, pág. 47). Também é importante lembrar que uma pequena elevação do hemidiafragma é um achado incidental relativamente comum e sem significado.

Elevação acentuada de um hemidiafragma sem outra anormalidade visível sugere paralisia ou eventração.

Paralisia de um hemidiafragma resulta de distúrbios dos nervos frênicos, por exemplo, na invasão por carcinoma do brônquio. Os sinais são elevação de um hemidiafragma que, à fluoroscopia ou ultra-sonografia, mostra movimento paradoxal, ou seja, move-se para cima durante inspiração.

Eventração do diafragma é uma condição congênita, na qual faltam músculos ao diafragma, que se torna uma fina folha membranosa. Exceto no período neonatal, é quase sempre um achado incidental e não causa sintomas. Quando a maior parte de um hemidiafragma está envolvida, quase invariavelmente à esquerda, este hemidiafragma encontra-se acentuadamente elevado. Eventração pode envolver somente parte de um hemidiafragma, resultando em uma "corcova" lisa (Fig. 2.76).

A rotura do diafragma é discutida na pág. 88.

PAREDE TORÁCICA

A parede torácica deve ser examinada buscando-se evidências de edema de tecidos moles ou anormalidades de costelas. Como as costelas são estruturas curvadas, algumas partes sempre estarão encurtadas em radiografias planas. Conseqüentemente, quando se suspeita de uma anormalidade de costela, devem ser obtidas incidências oblíquas.

Edema de tecidos moles ocorre em diversas lesões de costelas: fraturas, infecções e neoplasias (Fig. 2.77). Em uma radiografia de tórax, o edema de partes moles pode ser mais óbvio que a lesão da costela. Caso seja observada uma opacificação sugestiva de edema de partes moles originando-se da parede torácica, é vital a obtenção de uma boa incidência das costelas subjacentes utilizando incidências oblíquas ou TC, se necessário.

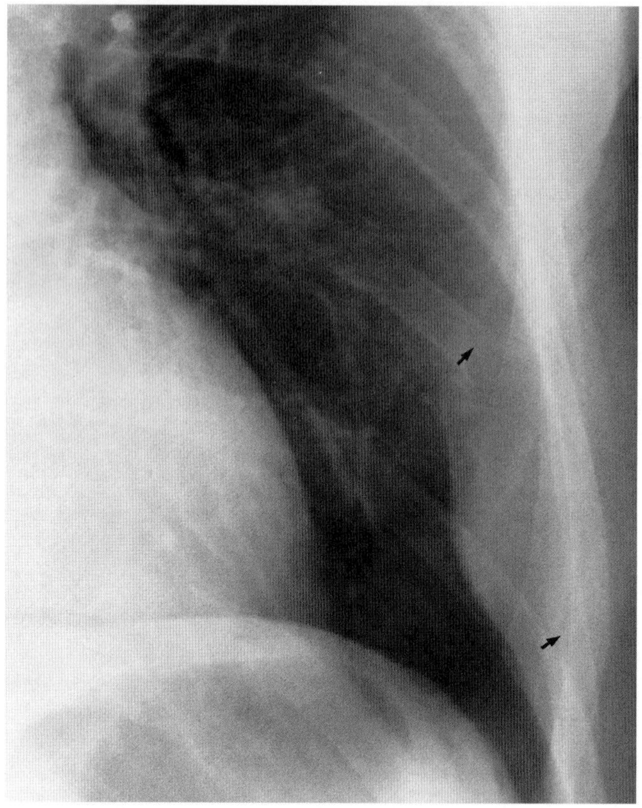

Fig. 2.77 Edema de partes moles associado a uma lesão de costela. Neste paciente com mieloma em uma costela, o edema de partes moles é mais evidente do que a destruição óssea. O osso entre as duas setas foi destruído. Este importante sinal pode facilmente passar despercebido a não ser que se dê uma importância especial à identificação de destruição das costelas na região de edema de partes moles.

Muitas doenças ósseas como a doença de Paget, mieloma e metástases envolvem as costelas e o esterno da mesma forma que em outro local do esqueleto.

A TC, a RM e a ultra-sonografia podem ser muito úteis na elucidação de doenças da parede torácica, particularmente invasão da parede torácica por um carcinoma pulmonar subjacente (veja pág. 89).

Anormalidades congênitas das costelas são comuns, mas raramente possuem importância clínica. É importante não tomar costelas bífidas ou costelas fundidas como sombras pulmonares nas radiografias.

DOENÇAS ESPECÍFICAS

O restante deste capítulo é devotado a distúrbios torácicos específicos.

Pneumonia bacteriana (veja também Tuberculose Pulmonar, pág. 70)

O principal propósito de radiografias de tórax em pacientes com suspeita de infecção pulmonar é estabelecer a presença ou não de pneumonia. O diagnóstico do microrganismo responsável com bases radiológicas raramente é possível, uma vez que existe considerável sobreposição entre os aspectos de diversas pneumonias bacterianas, existindo também sobreposição no aspecto de pneumonias bacterianas, fúngicas e virais.

A característica radiológica básica da pneumonia é uma ou mais áreas de consolidação variando de uma pequena sombra maldefinida até uma sombra maior envolvendo a totalidade de um ou mais lobos (pneumonia lobar) (veja Fig. 2.16, pág. 30).

A consolidação pode estar acompanhada de perda de volume do lobo afetado, uma característica que é particularmente comum em crianças. Cavitação pode ocorrer dentro da área consolidada. É uma característica particular de infecções por estafilococos, bacilos Gram-negativos e tuberculose. A diferenciação entre pneumonia e edema pulmonar ou infarto pulmonar pode, eventualmente, ser radiologicamente difícil ou impossível. As características clínicas decidem estas questões.

O organismo infectante mais comum responsável por pneumonias lobares comunitárias adquiridas é o *Streptococcus pneumoniae* (pneumonia pneumocócica). Na pneumonia pneumocócica geralmente existe uma consolidação densa de parte considerável de um ou mais lobos, geralmente sem perda de volume. Pode existir um derrame pleural associado.

Quando a consolidação é em manchas, envolvendo um ou mais lobos, ela é comumente denominada de broncopneumonia (Fig. 2.78). As causas mais freqüentes de broncopneumonia comunitária adquirida são o *Staphylococcus aureus*, diversos Gram-negativos e bactérias anaeróbias, e o *Mycoplasma pneumoniae*.

Pneumonia pode ser secundária à obstrução de um brônquio principal, sendo o carcinoma uma causa comum de obstrução.

Obstrução brônquica sempre deve ser considerada em qualquer paciente apresentando consolidação de um ou dois lobos supridos por um brônquio comum (por exemplo, os lobos médio e inferior direitos), particularmente quando encontra-se associada uma perda de volume.

Pneumonia viral e micoplasma

Pneumonia viral e pneumonia provocada por *Mycoplasma pneumoniae* podem produzir consolidação disseminada maldefinida (Fig. 2.79) e perda da claridade dos desenhos vasculares que, no caso, podem lembrar um edema pulmonar. Alternativamente, observa-se somente uma área de consolidação localizada. Derrames pleurais são raros. A anormalidade radiológica pode persistir por várias semanas após a recuperação clínica.

Abscesso pulmonar

Um abscesso pulmonar é uma lesão supurativa do parênquima pulmonar. As causas mais freqüentes são:

- Aspiração de alimentos ou secreções; tais abscessos situam-se geralmente em segmentos apicais

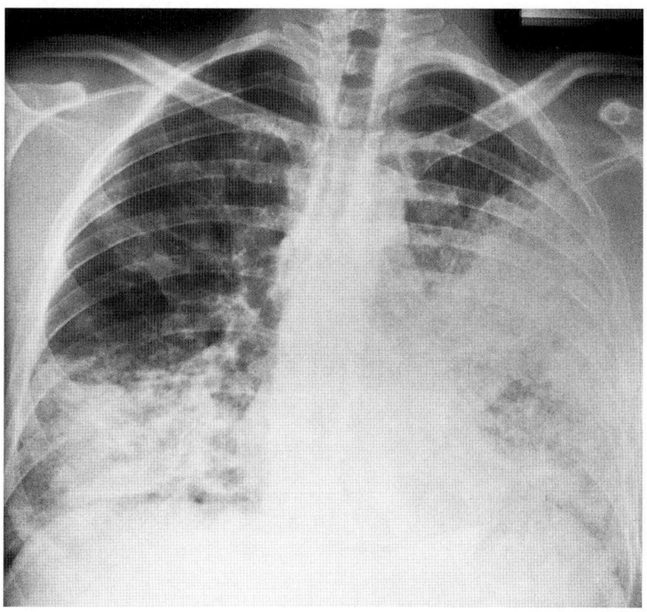

Fig. 2.78 Broncopneumonia bilateral. Existe uma disseminada consolidação bilateral em manchas.

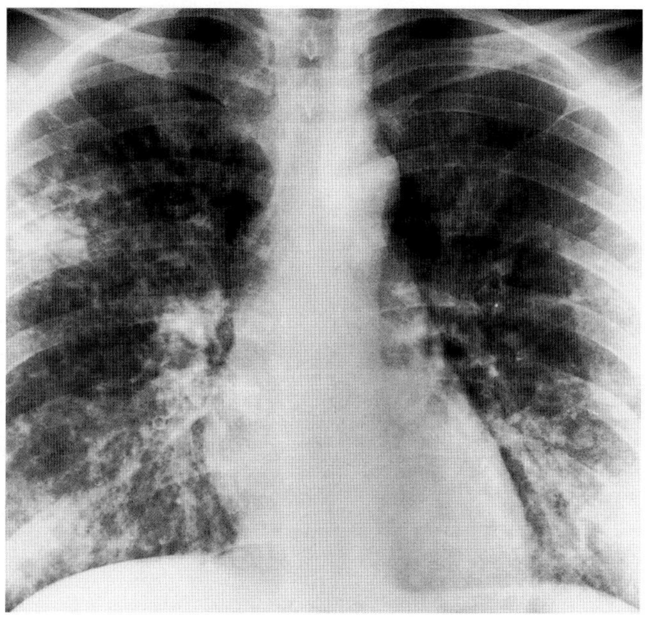

Fig. 2.79 Pneumonia por micoplasma mostrando ampla disseminação de consolidação maldefinida em ambos os pulmões.

(superiores) dos lobos inferiores ou nos segmentos posteriores dos lobos superiores.

- Infecção acima de uma lesão obstrutiva nos brônquios.
- Êmbolos infectados, particularmente em viciados em drogas.

Um abscesso pulmonar geralmente é observado como uma opacidade esférica contendo uma transparência central causada por ar dentro da cavidade. Pode estar presente um nível hidroaéreo. Pode ser difícil ou impossível distinguir um abscesso pulmonar infeccioso de uma neoplasia pulmonar cavitante ou cavitação na granulomatose de Wegener.

Tuberculose pulmonar

Tuberculose pulmonar usualmente é dividida em formas primária e pós-primária, mesmo que estas divisões não estejam claramente separadas. Tuberculose primária é o resultado da primoinfecção com o *Mycobacterium tuberculosis* e geralmente aparece na infância. Tuberculose pós-primária, a forma usual em adultos, acredita-se ser a reinfecção, tendo o paciente desenvolvido imunidade relativa após a infecção primária.

Tuberculose (e infecções micobacterianas atípicas) é observada com freqüência considerável em pacientes com AIDS.

Tuberculose primária

Na tuberculose primária desenvolve-se uma área de consolidação, conhecida como foco de Ghon, na periferia do pulmão – geralmente nas regiões média ou superior. Em geral, a opacidade pulmonar é pequena, mas ocasionalmente envolve a maior parte do lobo. Algumas vezes a consolidação é pequena demais para ser visível. A consolidação muitas vezes é acompanhada de linfonodos hilares ou mediastinais visivelmente aumentados em tamanho (Fig. 2.80a). Esta combinação de consolidação pulmonar e linfadenopatia é conhecida como *complexo primário*. As características clínicas do complexo primário variam. A maioria dos pacientes apresenta poucos ou nenhum sintoma. O restante apresenta febre, tosse e mal-estar.

Em muitos casos, tratados ou não, o complexo primário cura e freqüentemente calcifica. Um complexo primário calcificado muitas vezes permanece visível por toda a vida.

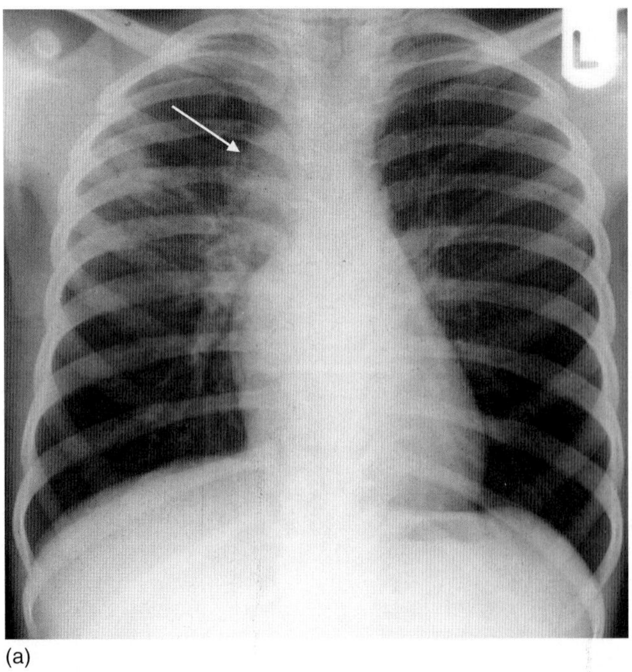

(a)

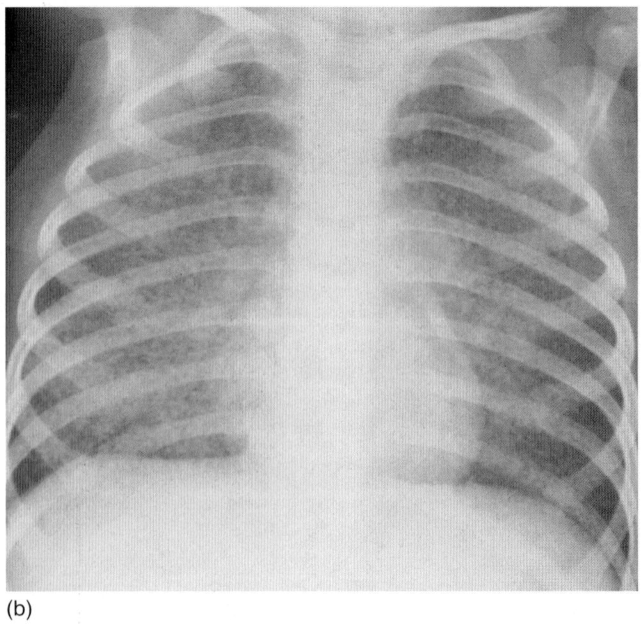

(b)

Fig. 2.80 Tuberculose. (a) Complexo primário. Esta criança de 7 anos de idade apresentava uma consolidação maldefinida no pulmão direito com aumento dos linfonodos (seta). (b) Tuberculose miliar. As inúmeras pequenas sombras nodulares uniformemente distribuídas nos pulmões desta criança de tenra idade são típicas da tuberculose miliar.

Disseminação da tuberculose primária pode ocorrer:

- Via árvore brônquica, levando à broncopneumonia tuberculosa, que radiologicamente aparece como consolidação em manchas ou lobar; freqüentemente envolve mais de um lobo, podendo ser bilateral e freqüentemente produz cavitações.
- Via corrente sanguínea, resultando em *tuberculose miliar* (Fig. 2.80b), na qual existem inúmeros pequenos nódulos nos pulmões, todos com aproximadamente o mesmo tamanho e uniformemente distribuídos; em geral os nódulos são bem definidos, mas em casos graves tornam-se relativamente confluentes, de modo que nódulos individuais são difíceis de apreciar. Um derrame pleural pode estar presente. É importante notar que as radiografias de tórax podem estar normais nos estágios iniciais da tuberculose miliar.

Tuberculose primária pode estar presente com um derrame pleural. Ocasionalmente o complexo primário também é visível, mas mais freqüentemente o derrame é a única anormalidade visível.

Tuberculose pós-primária

Tuberculose pós-primária geralmente está presente com tosse, hemoptise, perda de peso, sudorese noturna ou mal-estar. Ocasionalmente a doença é descoberta em raios X de tórax de rotina.

A tuberculose pós-primária geralmente é confinada às porções póstero-superiores dos pulmões, denominadas de segmentos apical e posterior dos lobos superiores e segmento apical dos lobos inferiores. As lesões iniciais são múltiplas pequenas áreas de consolidação (Fig. 2.81a) e freqüentemente são bilaterais. Ocasionalmente a doença toma a forma de broncopneumonia de lobo inferior ou médio.

Se a doença progride, as consolidações aumentam de tamanho e freqüentemente formam-se cavitações. Cavidades são vistas como espaços aéreos arredondados (translúcidos), completamente circundados por opacidades pulmonares (Fig. 2.81b). O diagnóstico de cavitação pode ser difícil. Como na forma primária, a tuberculose pós-primária pode disseminar, dando origem a uma broncopneumonia ou tuberculose miliar.

A infecção pode curar-se parcial ou completamente em qualquer estágio. A cura ocorre com fibrose, freqüentemente com calcificação (Fig. 2.82), mas tanto a fibrose como a calcificação podem ser observadas na doença em atividade.

A característica predominante ou única, particularmente em não-caucasianos, pode ser linfadenopatia mediastinal e/ou hilar. Nestes casos não está claro se a tuberculose é primária ou pós-primária (Fig. 2.83).

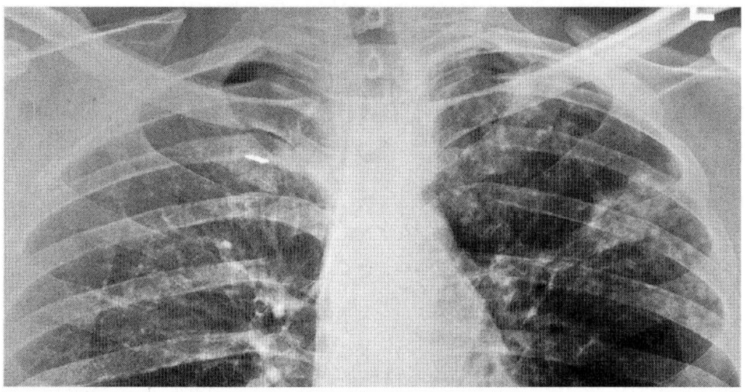

(a)

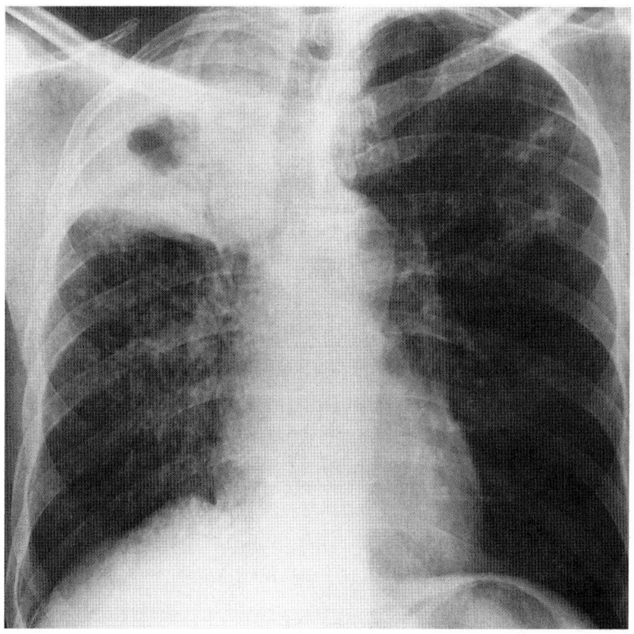

(b)

Fig. 2.81 Tuberculose pós-primária. (a) Existem pequenas consolidações maldefinidas disseminadas em ambos os lobos superiores; seu tamanho e distribuição devem sugerir o diagnóstico de tuberculose pós-primária. (b) O lobo superior direito está consolidado e contém uma grande cavidade central. Mancha de consolidação devida à broncopneumonia tuberculosa é observada em região média direita e inferior e na região esquerda superior.

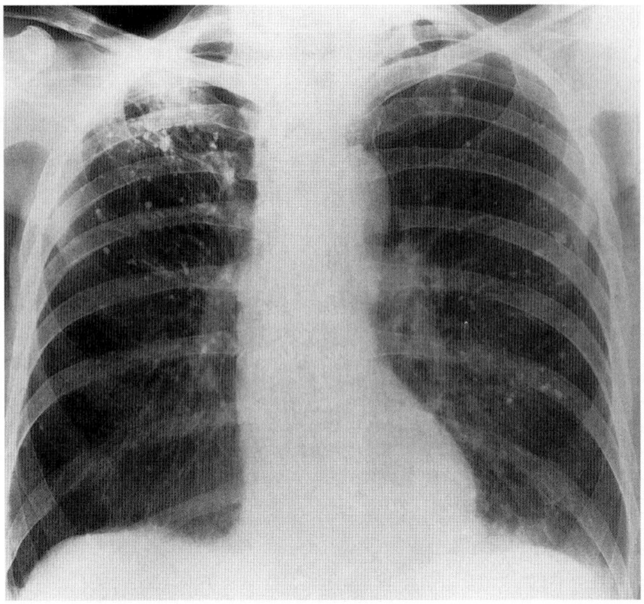

Fig. 2.82 Doença tuberculosa antiga, calcificada. Existem numerosos focos de calcificação em ambos os pulmões. O lobo superior direito mostra extensa fibrose e bolhas. Não existe evidência de infecção ativa neste paciente. No entanto, observando-se esta radiografia isoladamente, uma doença ativa não pode ser excluída.

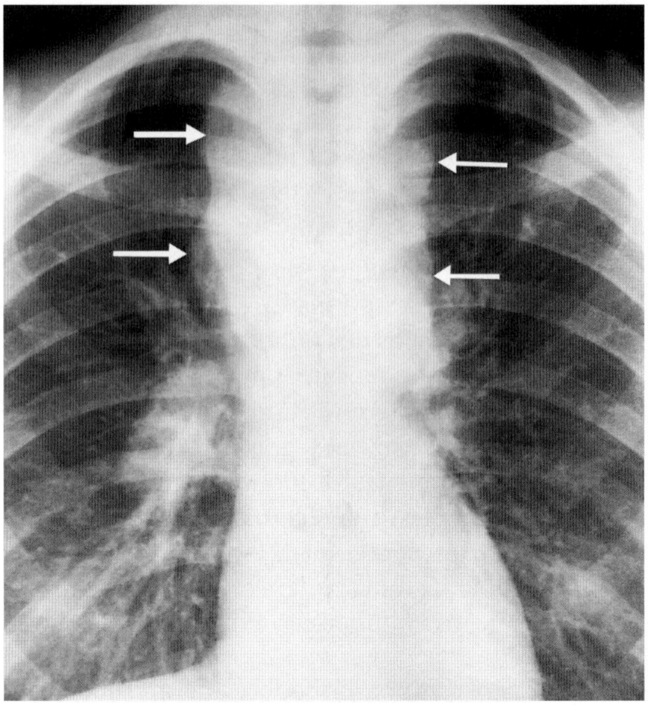

Fig. 2.83 Linfadenopatia mediastinal (setas) causada pela tuberculose.

Derrames pleurais são freqüentes. Freqüentemente eles deixam espessamento pleural permanente que, ocasionalmente, pode calcificar.

Tuberculoma. O termo tuberculoma refere-se ao granuloma tuberculoso na forma de uma massa esférica, geralmente menor do que 3 cm em diâmetro. A borda geralmente é bem definida e estas lesões freqüentemente são parcialmente calcificadas. Tomografia computadorizada pode ser necessária para demonstrar a calcificação. Tuberculomas são quase invariavelmente inativos mesmo que bacilos tuberculosos viáveis possam estar profundamente presentes nestas lesões.

Micetoma (Fig. 2.84). O fungo *Aspergillus fumigatus* pode colonizar antigas cavidades tuberculosas para produzir um aglomerado de fungos (micetoma) situado livremente dentro da cavidade. Observa-se ar entre o micetoma e a parede da cavidade. Cavidades contendo micetomas geralmente são circundadas por outras evidências de infecção antiga por tuberculose, particularmente fibrose e calcificação do tecido pulmonar adjacente. Freqüentemente uma tomografia permite o diagnóstico específico de um micetoma.

A tuberculose está ativa? Um dos papéis da radiologia em pacientes com tuberculose pulmonar é determinar se a doença está em fase ativa ou inativa. Isto pode ser bem difícil e algumas vezes é impossível. É importante saber que não existe uma maneira de excluir a atividade a não ser que estejam à disposição radiografias seriadas de um prolongado período. Sinais valiosos para o diagnóstico de doença em atividade são:

- Desenvolvimento de novas lesões.
- Demonstração de cavidades.

A falta de alteração por um período de anos é uma evidência útil contra a atividade, mas a alteração em radiografias seriadas pode ser sutil, mesmo com doença em atividade. Lembre-se também de que a presença de calcificações não exclui doença em atividade.

Muitos raios X de tórax de rotina em pacientes assintomáticos mostram evidências de tuberculose. Em alguns poucos o diagnóstico de doença ativa será prontamente evidenciado através da presença de cavidades ou através da comparação com exames radiológicos anteriores. Nos restantes, a decisão sobre

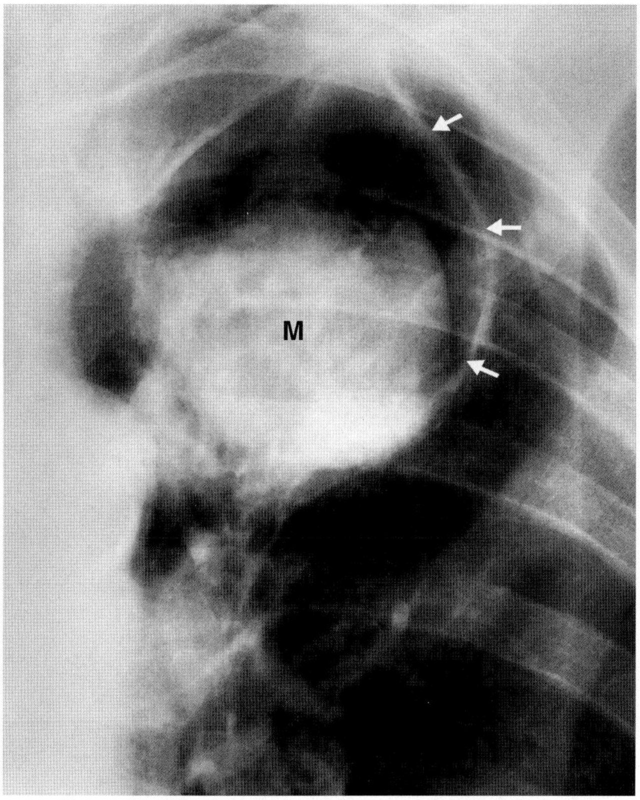

(a)

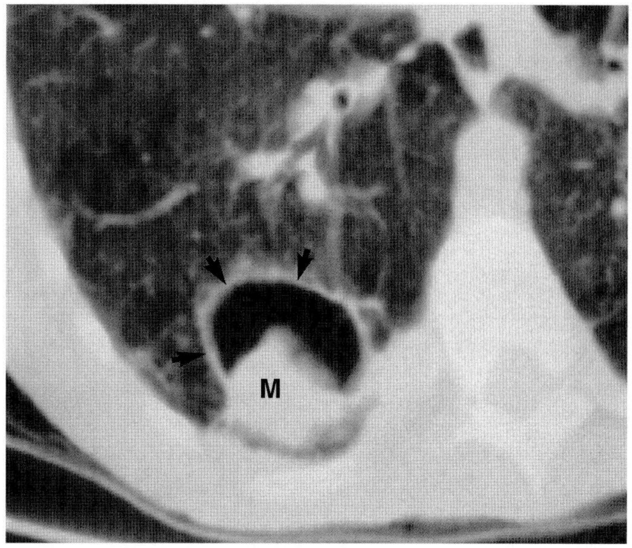

(b)

Fig. 2.84 Micetoma (M) em cavidade tuberculosa antiga, preexistente, cuja parede está assinalada com setas. (a) Radiografia do tórax. A bola fúngica move-se ao redor da cavidade quando o paciente é colocado em decúbito lateral. (b) TC de outro paciente mostrando um micetoma em uma cavidade tuberculosa antiga, preexistente.

quais os pacientes que devem ser investigados e quais os portadores de doença inativa antiga podem ser um problema considerável.

Quanto mais definidas as sombras e quanto maiores a calcificação, menor será a possibilidade de doença em atividade. A presença de sombras maldefinidas, mesmo que parcialmente calcificadas, é sugestiva de doença em atividade. No entanto, a decisão freqüentemente baseia-se nos achados clínicos e nos resultados dos exames de escarro para pesquisa de bacilos da tuberculose.

Doenças fúngicas e parasitárias

Quando fungos são inalados, podem produzir uma infecção pulmonar. Os aspectos radiológicos variam com o fungo em questão, mas pode ser feita uma divisão ampla:

- Infecção de um paciente normal sob os demais aspectos com histoplasmose, coccidioidomicose e blastomicose (Fig. 2.85). Estes microrganismos, encontrados principalmente na América do Norte, produzem lesões pulmonares que são similares e muitas vezes idênticas às da tuberculose. Cavitação é uma característica particular. A cura com fibrose e calcificação é freqüente.
- Infecção de um hospedeiro imunocomprometido. Com distúrbios da imunidade, fungos como a *Candida albicans* e o *Aspergillus fumigatus*, assim como diversos fungos nativos da América do Norte, podem causar pneumonia disseminada. Não é possível predizer o organismo responsável pela infecção a partir de radiografias do tórax. Na verdade, geralmente não é possível distinguir a infecção fúngica da infecção bacteriana, viral ou parasitária.

Aspergillus fumigatus afeta o pulmão de três maneiras: ele pode colonizar uma cavidade preexistente formando uma bola de fungos (micetoma) (Fig. 2.84); pode infectar o pulmão de um paciente imunocomprometido causando uma grave pneumonia (veja abaixo) ou pode ser responsável por aspergilose broncopulmonar alérgica, uma condição discutida na pág. 80.

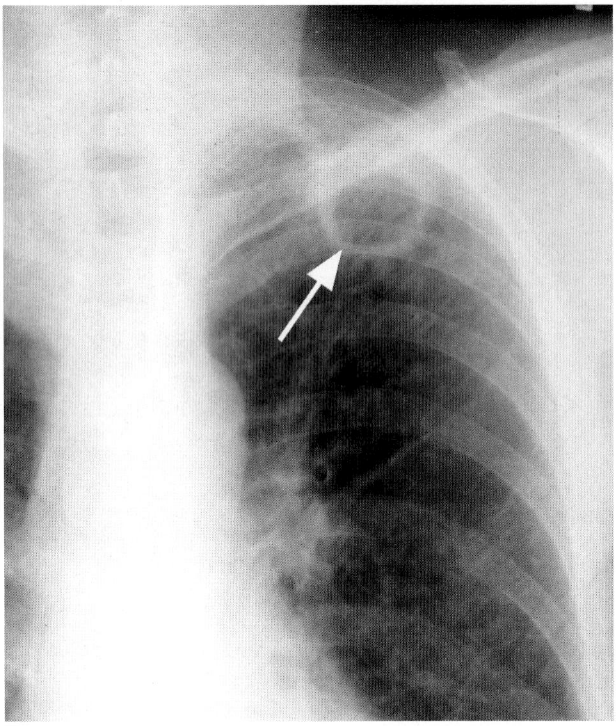

Fig. 2.85 Infecção fúngica. A cavidade (seta) neste paciente oriundo do sudeste dos EUA deve-se a uma blastomicose norte-americana. Note a similaridade com a tuberculose. Outros fungos, como a histoplasmose, podem apresentar um aspecto idêntico.

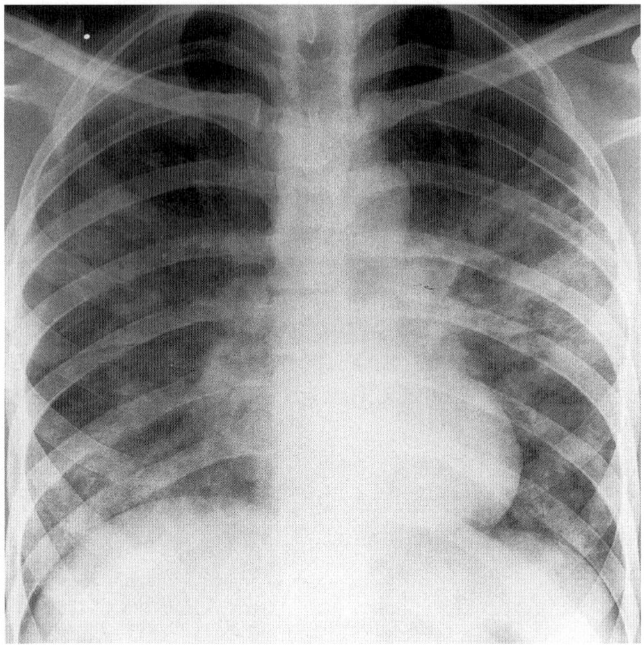

(a)

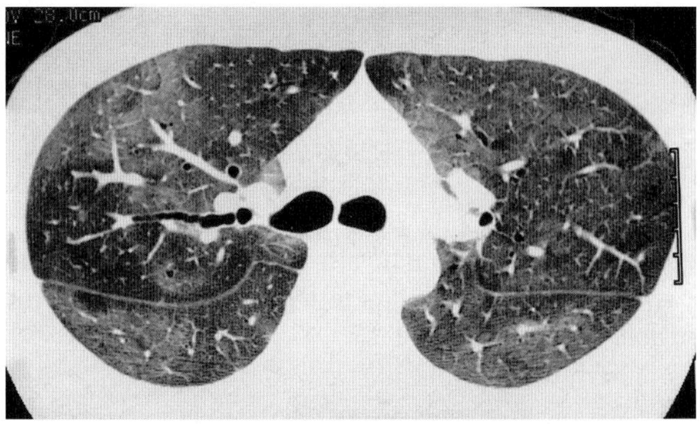

(b)

Fig. 2.86 Pneumonia por *Pneumocystis carinii* em um paciente com AIDS mostrando (a) típica opacidade difusa de baixa densidade do espaço aéreo ao raios X de tórax; (b) TC de alta resolução em outro paciente com alterações similares, porém menos avançadas.

Doença causada por hidátides

Infecção pulmonar por *Echinococcus granulosus* pode resultar em cistos no pulmão ou cavidade pleural. Os cistos podem ser solitários ou múltiplos e são observados como opacidades esféricas com bordas muito bem definidas. Cistos hidáticos ocasionalmente rompem-se para produzir cavidades complexas.

Pneumonia no hospedeiro imunocomprometido

Pacientes imunocomprometidos não são somente mais susceptíveis à infecção pulmonar, muitas vezes causada por microrganismos não usuais, mas o padrão da pneumonia resultante freqüentemente mostra um aspecto radiográfico atípico. Nestes pacientes, a pneumonia pode ser devida a patógenos não usuais, mas freqüentemente deve-se a fungos oportunistas, tuberculose ou *Pneumocystis carinii*. Pneumonia por *Pneumocystis carinii* é um flagelo particular para pacientes com AIDS.

Pneumonia em pacientes imunocomprometidos geralmente causa opacidade pulmonar disseminada não-específica. Nem sempre é possível dizer se o sombreamento é devido à infecção ou se deve a condições como edema pulmonar, hemorragia pulmonar ou doença neoplásica.

A predileção que pessoas portadoras de AIDS têm em desenvolver pneumonia por *Pneumocystis carinii* significa que a opacidade pulmonar disseminada e uniformemente distribuída em um paciente com AIDS geralmente deve-se a este microrganismo (Fig. 2.86), apesar de pacientes com AIDS também serem susceptíveis à infecção tuberculosa e ao desenvolvimento de sarcoma de Kaposi, sendo que ambos podem apresentar aspecto semelhante à pneumonia por *Pneumocystis carinii* numa radiografia torácica.

Sarcoidose

A sarcoidose caracteriza-se patologicamente por granulomas não-caseosos em diversos órgãos, incluindo o pulmão, fígado, baço, linfonodos, pele e ossos. A etiologia é desconhecida e o diagnóstico depende da correlação de manifestações clínicas, patológicas e radiológicas.

As manifestações radiológicas estão amplamente confinadas ao tórax. As características em uma radiografia torácica plana e TC são:

- Linfadenopatia hilar e paratraqueal. Quando a linfadenopatia hilar está presente, ela quase que invariavelmente é bilateral e geralmente simétrica (Fig. 2.87). Adenopatia mediastinal é comum e os linfonodos são grandes o bastante para serem visualizados em radiografia do tórax em cerca de metade dos pacientes. A linfadenopatia mediastinal é mais prontamente reconhecida na região paratraqueal direita. Na TC de tórax, a distribuição disseminada da linfadenopatia é prontamente aparente. Diferente do linfoma, o aumento de tamanho dos linfonodos nunca predomina no mediastino anterior.
- Opacidade reticulonodular dos pulmões. O padrão varia de pequenas sombras nodulares uniformes, que podem desaparecer com tratamento com esteróides, a opacidades reticulares grosseiras, principalmente nas regiões média e superior, que representam fibrose pulmonar acentuada (Fig. 2.88). Neste estágio, a doença pulmonar freqüentemente é irreversível.

A maioria dos pacientes com sarcoidose torácica apresentam somente linfadenopatia, que melhora sem tratamento e não progride para o envolvimento pulmonar. Tais pacientes geralmente não apresentam sintomas torácicos, podendo apresentar granulomas

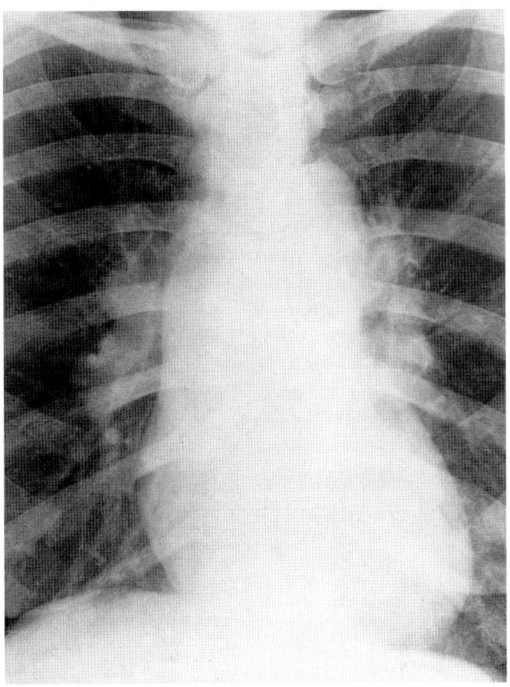

Fig. 2.87 Sarcoidose. Raios X. O contorno lobular do hilo é característico do aumento de tamanho dos linfonodos. Neste caso, os nódulos paratraqueais não estão visivelmente aumentados em tamanho. Este paciente não apresentava sinais ou sintomas, a anormalidade foi descoberta em raios X de tórax de rotina.

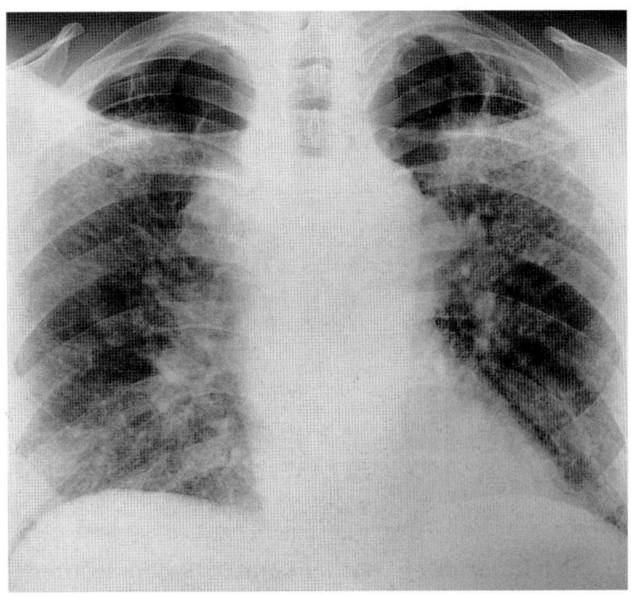

Fig. 2.88 Estágio fibrótico tardio da sarcoidose. O sombreamento reticulonodular denso irradia-se para fora a partir do hilo, especialmente na região média e superior. Linfonodos aumentados em tamanho podem ser observados no hilo e na região paratraqueal direita. Muitos pacientes com este grau de fibrose pulmonar por sarcoidose não apresentam linfonodos visivelmente aumentados em tamanho.

não caseosos à biópsia transbrônquica. Alguns apresentam iridociclite, eritema nodoso e febre. Alguns poucos apresentam, adicionalmente, poliartrite. Muitos são descobertos em raios X de tórax de rotina e não apresentam sinais ou sintomas.

Aproximadamente 10% dos pacientes desenvolvem problemas pulmonares; alguns apresentam linfonodos visivelmente aumentados em tamanho neste estágio da doença. Freqüentemente estes linfonodos diminuem de tamanho e voltam ao normal, apesar das alterações pulmonares persistirem.

A TC, que pode demonstrar adenopatia hilar/mediastinal e a opacidade pulmonar de forma superior, não acrescenta informação adicional na sarcoidose, sendo raramente indicada.

Fibrose pulmonar difusa

As causas conhecidas de fibrose pulmonar difusa incluem: alveolite alérgica extrínseca, doenças vasculares do colágeno (incluindo artrite reumatóide), fibrose induzida por drogas, pneumoconiose e sarcoidose, mas uma proporção substancial de casos tem origem idiopática. Diversas denominações são conferidas à forma idiopática da fibrose intersticial difusa, como pneumonia intersticial usual (UIP), fibrose pulmonar idiopática (IPF) e alveolite fibrosante idiopática ou criptogênica (CFA).

Pneumonia intersticial usual (alveolite fibrosante criptogênica, fibrose pulmonar idiopática)

Na pneumonia intersticial usual existe um espessamento das paredes alveolares com fibrose e descamação. Com a progressão da doença, as paredes alveolares se desintegram e desenvolvem-se espaços aéreos arredondados. Neste estágio, os aspectos são conhecidos pelo termo descritivo "pulmão em favo de mel". Isto causa um defeito restritivo de ventilação com grave redução da troca gasosa através das paredes alveolares.

As características radiológicas são:

- Sombreamento borrado nas bases pulmonares levando à perda de clareza das delimitações dos vasos conhecida como opacidade em vidro fosco. Posteriormente, nódulos maldefinidos com linhas conectantes tornam-se discerníveis, podendo conter transparências circulares (pulmão em favo de mel) (Fig. 2.89).

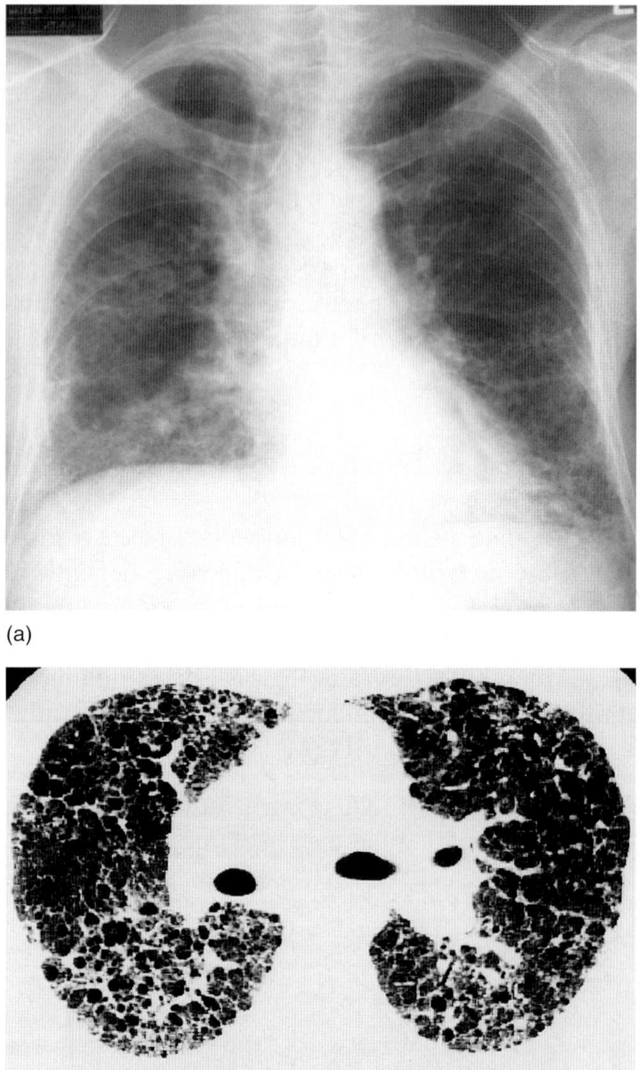

(a)

(b)

Fig. 2.89 Pneumonia intersticial usual (alveolite fibrosante idiopática [criptogênica]). (a) Neste exemplo existe opacidade reticulonodular (pulmão em favo de mel) com predomínio basal. Esclerodermia, artrite reumatóide e fibrose intersticial induzida por drogas resultam no mesmo aspecto. Note a redução no volume pulmonar e na falta de distinção do diafragma devido às alterações do pulmão adjacente. (b) TC de alta resolução (HRCT) de outro paciente mostrando o padrão dos pulmões em favo de mel.

- Redução do volume pulmonar, muitas vezes acentuado.
- Eventualmente, as artérias cardíacas e pulmonares aumentam em tamanho devido ao aumento grave da hipertensão pulmonar.

Estes sinais são observados na radiografia de tórax e na TC de alta resolução. HRCT é mais sensível na detecção de alterações e na demonstração da distribuição e gravidade da doença (Fig. 2.89b). A opacidade em vidro fosco é particularmente bem observada com TCAR.

Determinando a causa da fibrose pulmonar difusa

A distribuição do sombreamento pulmonar pode dar uma indicação de sua etiologia. Na pneumonia intersticial usual, o sombreamento pulmonar muitas vezes é máximo nas bases e na periferia dos pulmões, apesar de poder ser distribuído uniformemente em casos avançados da doença (Fig. 2.89). A artrite reumatóide fornece um quadro idêntico.

A combinação de fibrose pulmonar com outros sinais determinados pode levar a diagnóstico específico:

- Adenopatia hilar/mediastinal substancial passada ou presente sugere sarcoidose (Fig. 2.88).
- Massas conglomeradas coexistentes em regiões média e superior são virtualmente diagnósticas para silicose ou pneumoconiose dos mineradores de carvão (Fig. 2.93, pág. 80).
- Espessamento pleural bilateral coexistente com calcificação e diagnóstico de asbestose (Fig. 2.90).
- Derrames pleurais presentes ou passados são altamente sugestíveis de artrite reumatóide.

Pneumonite por radiação (Fig. 2.91)

Pneumonite por radiação pode ocorrer após tratamento com raios X para neoplasias torácicas e carcinoma de mama. A resposta do pulmão à radiação varia de paciente para paciente. Inicialmente, não existe alteração radiológica, mas em poucas semanas pequenas opacidades maldefinidas, não-distinguíveis de consolidação infecciosa, são observadas no campo irradiado. Caso as alterações inflamatórias passem à fibrose, existe uma densa opacidade grosseira que pode estar nitidamente demarcada no pulmão normal de forma geométrica, em conformidade com o campo de radiação, mas ignorando os limites lobares do pulmão. Existe perda do volume das áreas fibrosadas. Algumas vezes também se observa espessamento pleural extenso.

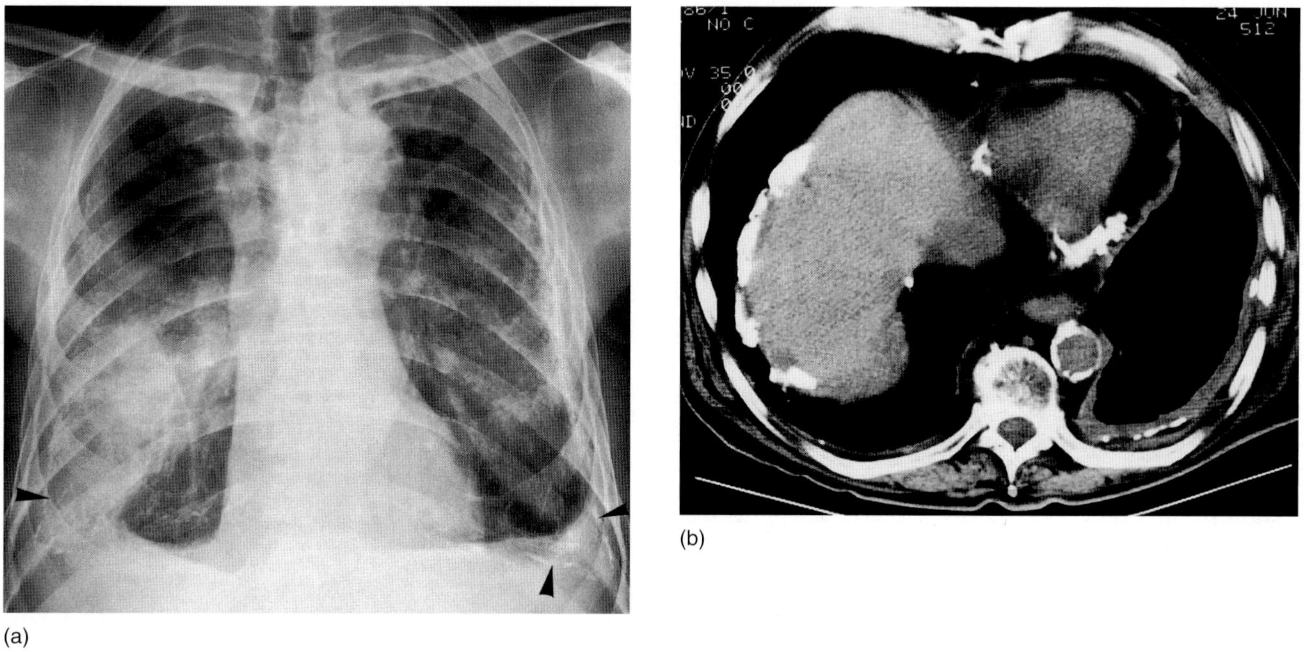

(a) (b)

Fig. 2.90 Doença pleural relacionada com a asbestose. (a) Existe um espessamento pleural bilateral extenso e calcificação pleural (setas), melhor observada junto à parede torácica. (b) TC mostrando numerosas placas pleurais calcificadas, predominantemente sobre o hemidiafragma direito, mas também junto à parede torácica póstero-lateral esquerda.

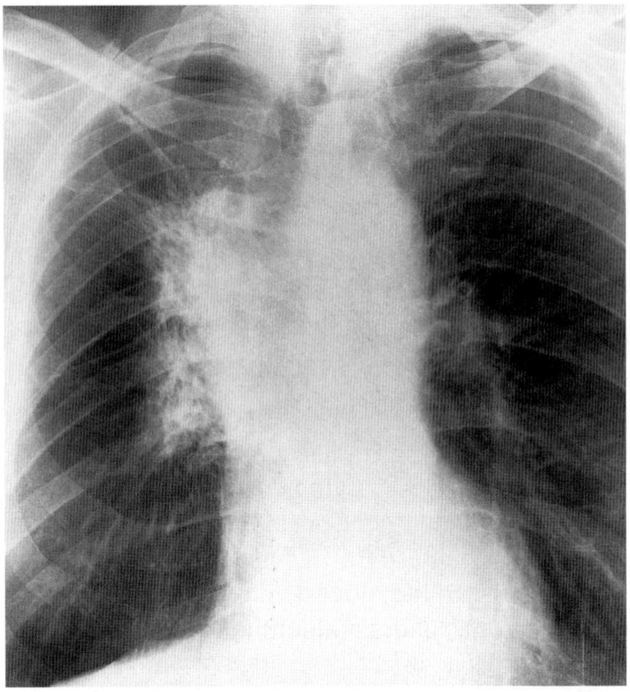

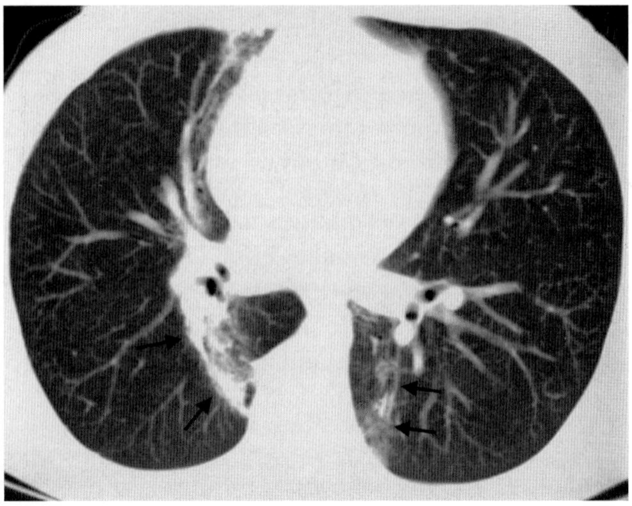

(b)

(a)

Fig. 2.91 Fibrose pós-radiação. (a) O paciente apresenta um carcinoma no lobo superior direito em região central, para o qual recebeu tratamento radioterápico. Note os limites geométricos da opacidade correspondentes ao campo de radiação. Houve contração do pulmão irradiado resultando em desvio do mediastino e distorção dos vasos pulmonares. (b) Tomografia computadorizada em um paciente tratado por linfoma. Note a fibrose linear (setas) nos pulmões em ambos os lados do mediastino.

Doenças vasculares do colágeno

Este grupo de doenças inclui a artrite reumatóide, lúpus eritematoso sistêmico, poliarterite nodosa, esclerose sistêmica, dermatomiosite e granulomatose de Wegener. Podem ocorrer vários sinais radiológicos.

Pulmão reumatóide

O achado mais comum no tórax é o derrame pleural. Fibrose pulmonar, indistinguível daquela observada na alveolite fibrosante criptogênica, é outra característica clínica importante.

Uma característica interessante do envolvimento pulmonar pela artrite reumatóide é o desenvolvimento de granulomas arredondados na periferia dos pulmões, histologicamente similar aos nódulos subcutâneos observados nesta doença. Estes nódulos esféricos, que podem ser isolados ou múltiplos, raramente excedem 3 cm em seu tamanho. Eventualmente, muitos cavitam e então passam à resolução.

Lúpus eritematoso sistêmico

A radiografia de tórax geralmente é normal. As anormalidades mais comuns são derrame pleural e aumento da área cardíaca provocado por derrame pericárdico. Consolidação pulmonar em manchas ocasionalmente é observada.

Esclerodermia e dermatomiosite

A característica principal é a opacidade basal reticulonodular pela fibrose, similar àquela observada na alveolite fibrosante criptogênica. Derrames pleurais são raros.

Poliarterite nodosa

Consolidações em manchas, que podem ser passageiras e repetitivas e derrames pleurais são ocasionalmente observados em pacientes com poliarterite nodosa.

Granulomatose de Wegener

Os pulmões podem apresentar uma ou mais massas ou consolidações bem definidas, geralmente na região média, que podem cavitar. Estas lesões muitas vezes são difíceis de distinguir daquelas do carcinoma broncogênico quando isoladas, ou de metástases, quando múltiplas, com base somente em dados radiográficos.

Pneumoconiose

As pneumoconioses incluem um grupo de condições causadas pela inalação de uma variedade de poeiras.

Pneumoconiose dos mineradores de carvão

Pneumoconiose simples deve-se à retenção de poeira nos pulmões com fibrose leve. Pode ser reconhecida radiologicamente devido a muitos pequenos nódulos, inicialmente nas regiões média e superior, eventualmente envolvendo a totalidade dos pulmões (Fig. 2.92). Pneumoconiose simples não dá origem a sintomas e o diagnóstico é feito com base no aspecto da radiografia de tórax.

Por razões que não estão completamente claras, pode ocorrer uma fibrose maciça progressiva (PMF). Esta causa opacidades homogêneas, freqüentemente de formas ovóides, nas metades pulmonares superiores. As opacidades podem ser uni ou bilaterais e geralmente existe um sombreamento nodular no restante dos pulmões (Fig. 2.93). Fibrose maciça progressiva pode estar associada à dificuldade respiratória e pode resultar em *cor pulmonale.*

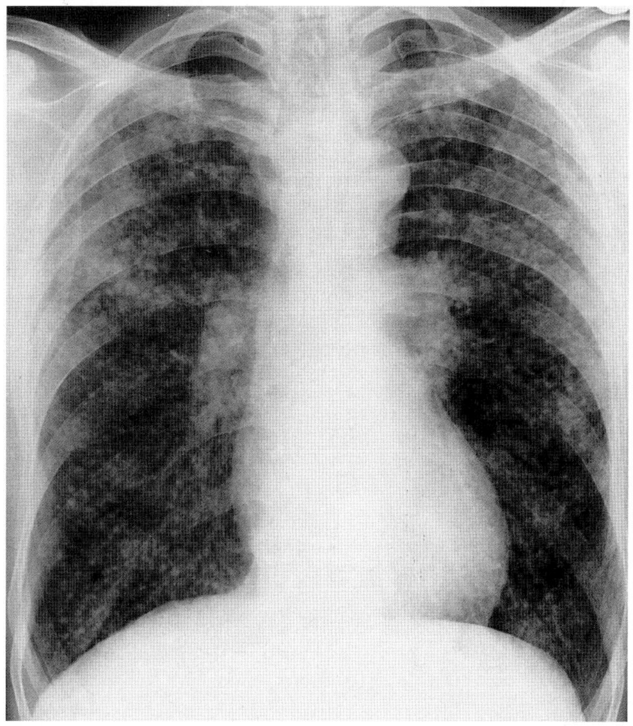

Fig. 2.92 Pneumoconiose. Existem muitos pequenos nódulos envolvendo a totalidade dos campos pulmonares. O paciente trabalhou em uma mina de carvão.

Doença relacionada ao asbesto

Inalação de asbesto pode levar à:

1. *Fibrose e calcificação pleural.* Placas localizadas de espessamento pleural, algumas das quais calcificadas, são observadas junto à parede torácica lateral e diafragma (Fig. 2.90). As placas em si são inofensivas, mas são um indicador útil de exposição anterior ao asbesto.
2. *Fibrose pulmonar.* Diferente das placas pleurais, que podem ser observadas após a menor exposição ao asbesto, a fibrose pulmonar (asbestose) segue-se somente após uma exposição significativa ao asbesto. Fibrose pulmonar na asbestose é simétrica e máxima junto às bases, similar à alveolite fibrosante criptogênica.
3. *Ao desenvolvimento de neoplasias malignas.* Mesotelioma maligno (veja Fig. 2.51, pág. 53) e carcinoma brônquico são observados com freqüência muito mais elevada em pacientes expostos ao asbesto que na população em geral.

Doenças das vias aéreas

Asma

A radiografia de tórax na asma geralmente é normal e mostra somente um diafragma achatado de-

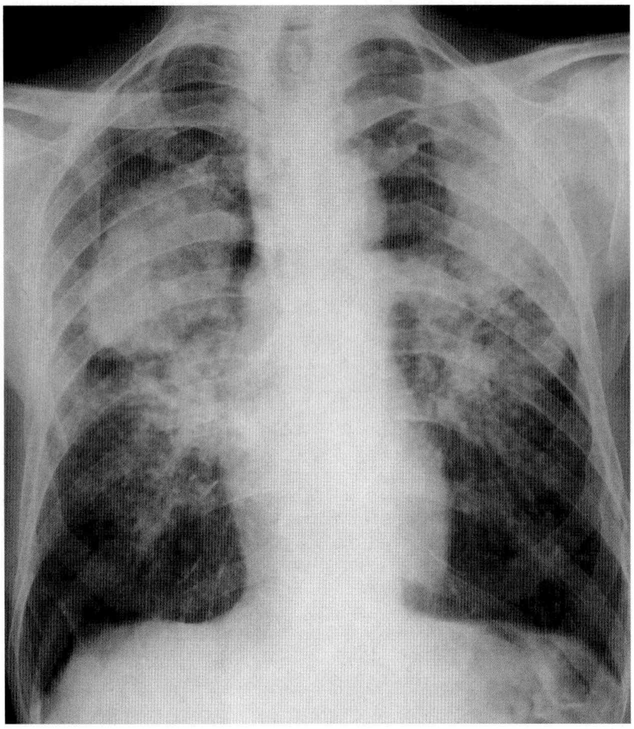

Fig. 2.93 Fibrose massiva progressiva (PMF). Note as grandes opacidades ovais nas metades superiores de ambos os pulmões. Um padrão nodular está presente em outros locais dos campos pulmonares.

vido ao aprisionamento de ar. Pode ser observado espessamento da parede brônquica.

O principal propósito da radiografia de tórax na asma é:

- Determinar complicações, por exemplo, atelectasias.
- Detectar pneumonia associada.
- Excluir outras causas de dispnéia aguda, por exemplo, edema pulmonar, pneumotórax ou, raramente, obstrução traqueal.

Uma radiografia de tórax somente deveria ser realizada quando uma ou mais das indicações acima é uma possibilidade realista.

Aspergilose broncopulmonar alérgica resulta da hipersensibilidade ao *Aspergillus fumigatus*. Asma é a característica clínica principal desta doença. Os sinais radiológicos são consolidações alérgicas no pulmão e bronquiectasias, particularmente nas regiões média e superior. As paredes espessadas dos brônquios dilatados pode ser visível em radiografias torácicas.

Bronquiolite

Bronquiolite grave em crianças jovens, mesmo quando requer cuidados intensivos para preservação da vida, pode surpreendentemente demonstrar alterações muito pequenas em radiografias do tórax. O sinal principal é a hiperinsuflação dos pulmões, levando a um rebaixamento do diafragma. Algumas crianças podem apresentar pequenas áreas de consolidação disseminadas e maldefinidas, mas em muitas os pulmões estão limpos.

Bronquite aguda

Em adultos e crianças, a bronquite aguda não produz qualquer anormalidade radiológica a não ser que sobrevenha pneumonia como complicação.

Doença obstrutiva crônica da via aérea

Doença obstrutiva crônica da via aérea é um termo impreciso, porém conveniente, que inclui diversas doenças comuns, inclusive bronquite crônica, enfisema e bronquiectasia. Bronquite crônica e enfisema muitas vezes coexistem, apesar de serem observadas formas puras de cada uma delas.

Bronquite crônica é um diagnóstico clínico baseado em tosse produtiva por, no mínimo, três meses consecutivos em dois anos sucessivos. Patologicamente, existe hipertrofia das glândulas mucosas de toda a árvore brônquica, com grande aumento do número de células caliciais. A radiografia de tórax na bronquite crônica não-complicada é normal. É verdade que pacientes podem falecer por insuficiência respiratória por bronquite crônica e apresentar raios X de tórax normal. Se a radiografia for anormal, deve ter ocorrido uma complicação tal como enfisema, pneumonia ou *cor pulmonale* e as características radiológicas então serão aquelas da complicação em questão.

Enfisema é definido patologicamente como um aumento acima do tamanho normal de espaços aéreos distalmente ao bronquíolo terminal, com alterações destrutivas em suas paredes.

Os sinais radiológicos do enfisema são (Fig. 2.94):

- Aumento do volume pulmonar. Os pulmões aumentam em volume devido ao efeito combinado de obstrução da via aérea em pulmões anormalmente não-complacentes. O diafragma é empur-

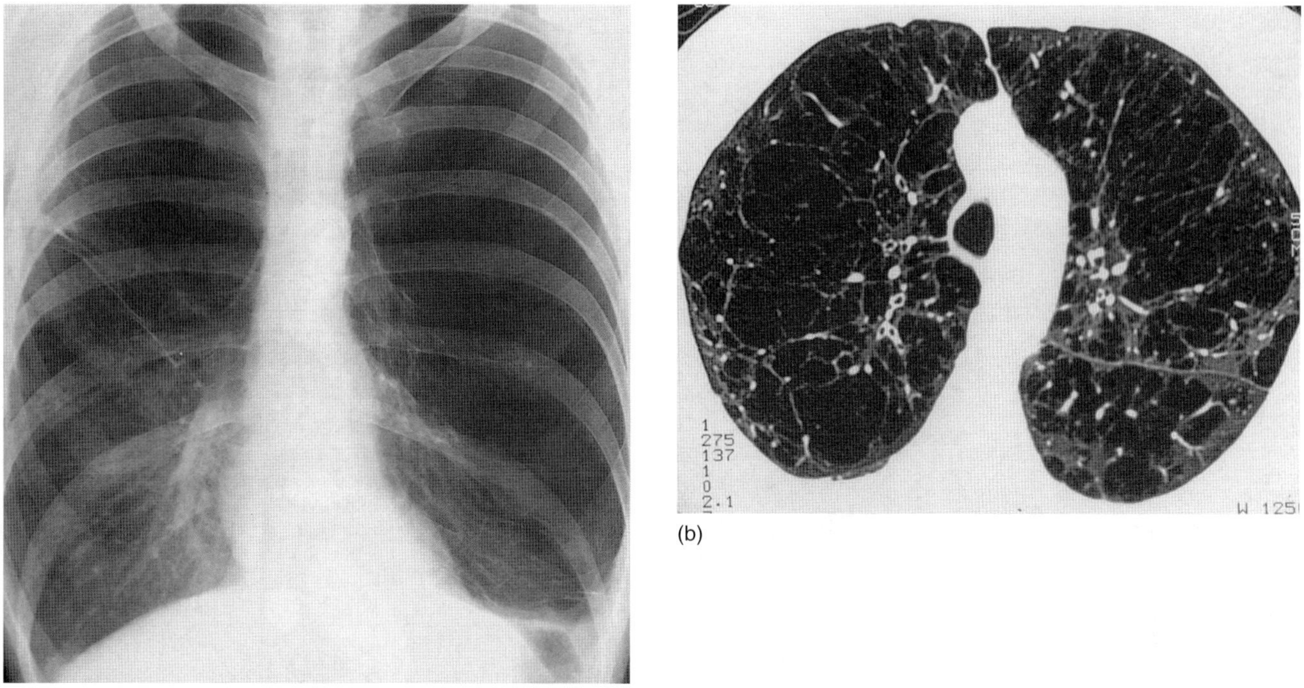

(a) (b)

Fig. 2.94 Enfisema. (a) O diafragma é baixo e achatado e as costelas estão bastante afastadas, indicando hiperinsuflação dos pulmões. Os vasos periféricos na maior parte do pulmão esquerdo e na metade superior do pulmão direito são pequenos e atenuados, indicando destruição pulmonar. (b) TC mostrando inúmeras bolhas.

rado para baixo e torna-se rebaixado e plano. O coração está alongado e estreitado. As costelas estão separadas e mais pulmão situa-se frente ao coração e mediastino. Pode-se dizer que está presente (hiperinsuflação dos pulmões caso o hemidiafragma em seu ponto médio encontre-se abaixo da sétima costela, anteriormente ou abaixo da 12ª costela, posteriormente.)

- Atenuação dos vasos. A redução em tamanho e número dos vasos sanguíneos pode ser generalizada ou localizada. Quando grave, a área envolvida é denominada bolha. A borda da bolha pode ser indistinta ou pode estar delimitada por uma linha. Em alguns casos, o pulmão normal adjacente à bolha está comprimido e parece opaco.

Bronquiectasia é definida por uma dilatação irreversível dos brônquios, muitas vezes acompanhada de distúrbio da drenagem de secreções brônquicas, levando à infecção persistente.

Condições que causam bronquiectasia incluem infecção pulmonar na infância, fibrose cística e obstrução brônquica de longa duração.

As características radiológicas são (Fig. 2.95):

- Brônquios visivelmente dilatados. Caso contenham ar, as paredes espessadas dos brônquios dilatados podem ser vistas como imagens tubulares ou anelares. Caso estejam preenchidas por líquido, os brônquios dilatados são opacos ou contêm níveis hidroaéreos. Como estes níveis líquidos são muito pequenos, deve-se procurar cuidadosamente por eles.
- Consolidação persistente, muitas vezes contendo brônquios dilatados.
- Perda do volume do lobo ou lobos afetados é praticamente invariável.
- Uma parte dos pacientes com bronquiectasias sintomáticas apresentam raios X de tórax normal.

A tomografia computadorizada de alta resolução (TCAR) pode ser utilizada para o diagnóstico de bronquiectasias e para avaliar a sua extensão (Fig. 2.96).

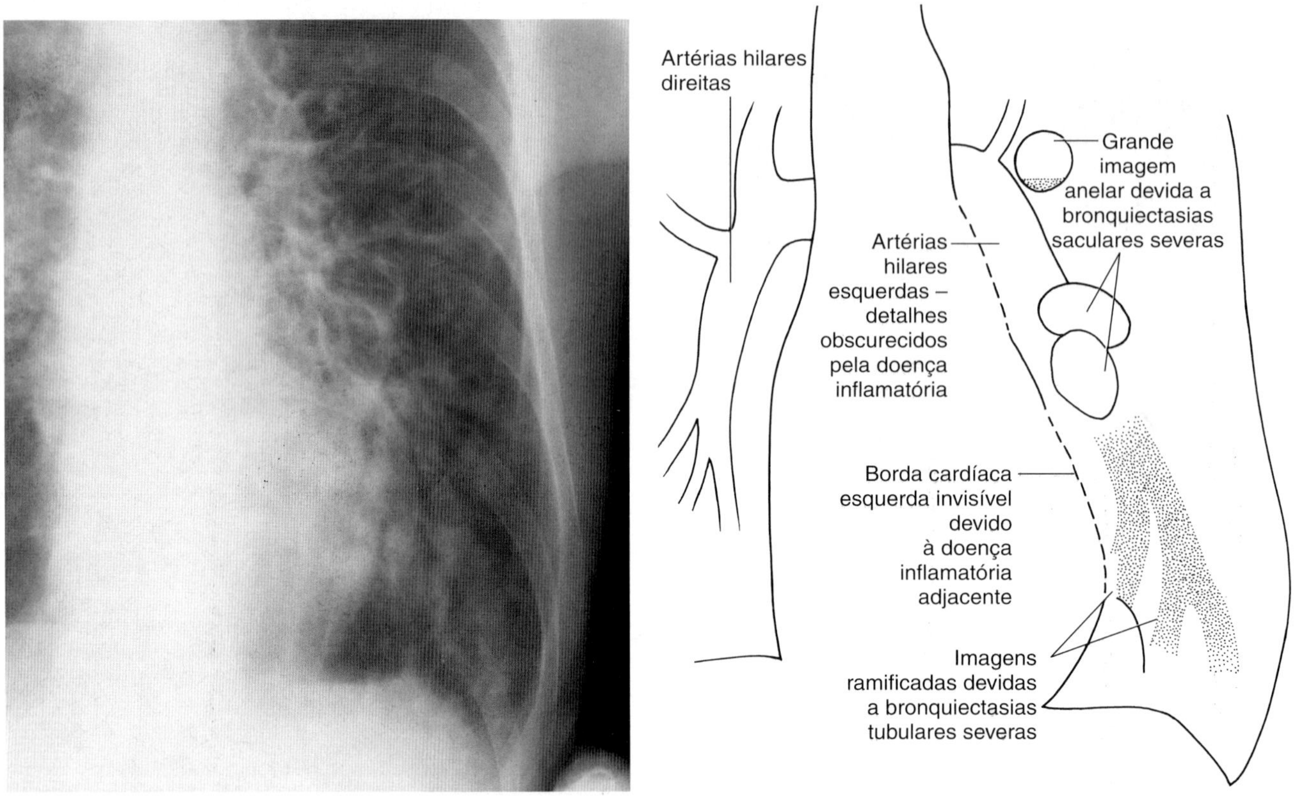

Fig. 2.95 Bronquiectasia. Radiografia mostrando uma mistura de bronquiectasia sacular e tubular. A ramificação brônquica ectasiada lembra grandes vasos sanguíneos mas não deve ser confundida com eles.

Fibrose cística

Fibrose cística é um distúrbio hereditário das glândulas exócrinas, resultando em secreção de muco viscoso. Na fibrose cística, as pequenas vias aéreas ficam bloqueadas e sobrevêm infecções secundárias. O achado de uma alta concentração de cloreto de sódio no suor é diagnóstico desta condição.

Os achados radiológicos são (Fig. 2.97):

- Pequenas consolidações maldefinidas, especialmente em regiões superiores, algumas demonstrando cavitação.
- Espessamento da parede brônquica e sinais de bronquiectasia, ambos geralmente mais acentuados nas regiões superiores.
- Evidência de obstrução das vias aéreas. O diafragma encontra-se baixo e plano e o coração estreitado e vertical, até que se desenvolva *cor pulmonale,* quando pode ocorrer aumento do tamanho cardíaco.

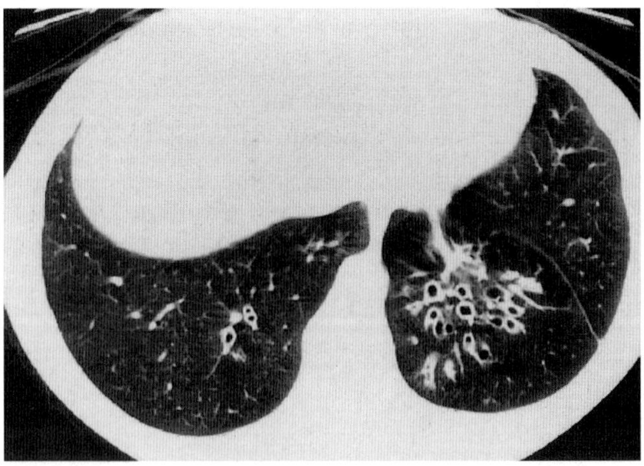

Fig. 2.96 Bronquiectasia. TC de alta resolução mostrando brônquios dilatados, de paredes espessadas, aglomerados no lobo inferior esquerdo. O aspecto normal é observado no lobo inferior direito.

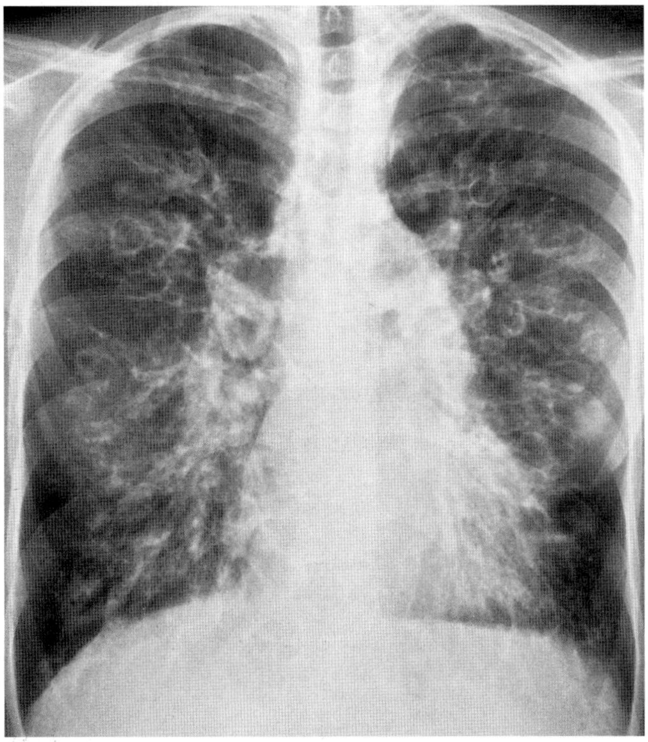

Fig. 2.97 Fibrose cística em uma criança de 14 anos de idade. Existe um espessamento da parede brônquica, imagens anelares de bronquiectasias e opacidades maldefinidas disseminadas. Todos estes fenômenos tendem a ser máximos nas regiões média e superior. O diafragma está um tanto baixo na doença obstrutiva das vias aéreas.

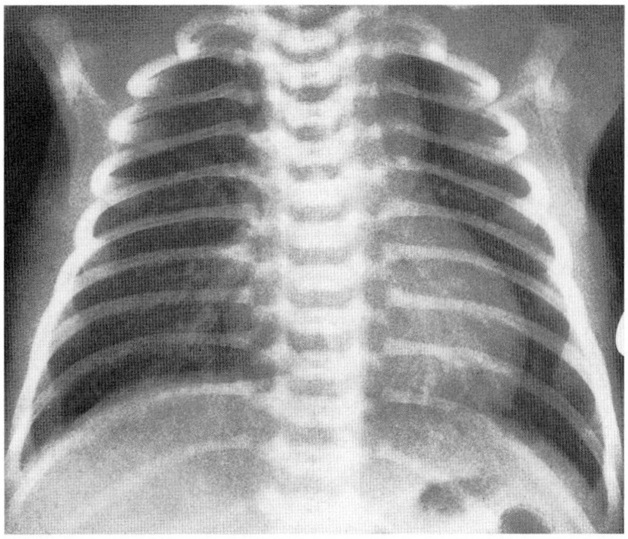

(a)

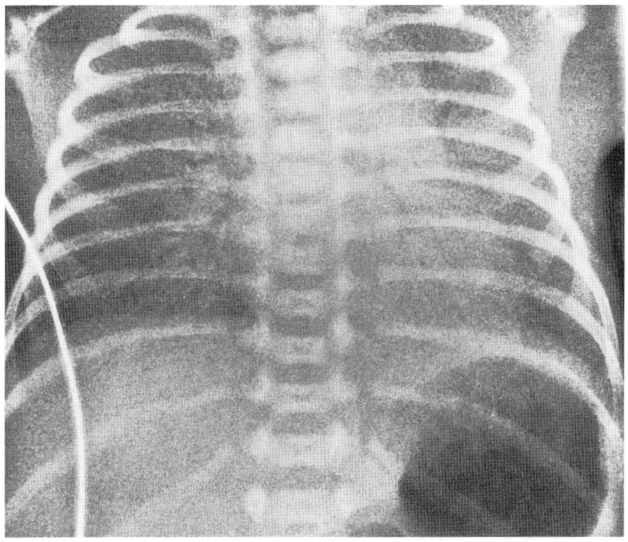

(b)

Fig. 2.98 Síndrome do desconforto respiratório (doença da membrana hialina). (a) Raios X de tórax neonatal de um prematuro normal para comparação. (b) Esta radiografia mostra a opacidade granular geral dos pulmões, típica da doença da membrana hialina. Os vasos, as bordas do coração e os limites do diafragma não podem ser distinguidos. (c) Sinal do broncograma aéreo em outro bebê com doença da membrana hialina. Note a uniformidade da distribuição de alterações nos pulmões – uma importante característica diagnóstica da doença da membrana hialina. *(Continua)*

Síndrome do desconforto respiratório do recém-nascido

Existem muitas causas para o desconforto respiratório nos primeiros dias de vida. Na maioria, podemos observar anormalidades visíveis aos raios X de tórax; somente duas condições serão aqui discutidas.

Doença da membrana hialina é uma das anormalidades mais comuns. Trata-se de uma doença do bebê prematuro e deve-se à deficiência de surfactante nos pulmões. Conseqüentemente, os alvéolos colabam, impedindo a troca gasosa. O aspecto da radiografia de tórax é um dos mais importantes critérios para o diagnóstico.

Os sinais básicos são múltiplas opacificações pulmonares muito pequenas e disseminadas e broncograma aéreo visível (Fig. 2.98). Broncogramas aéreos são visíveis porque os brônquios estão circundados de alvéolos sem ar. Nas formas mais brandas, os nódulos

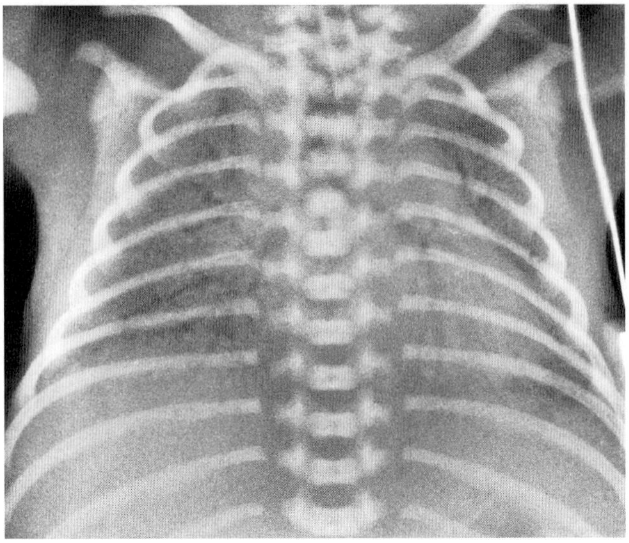

(c)

Fig. 2.98 *Continuação.*

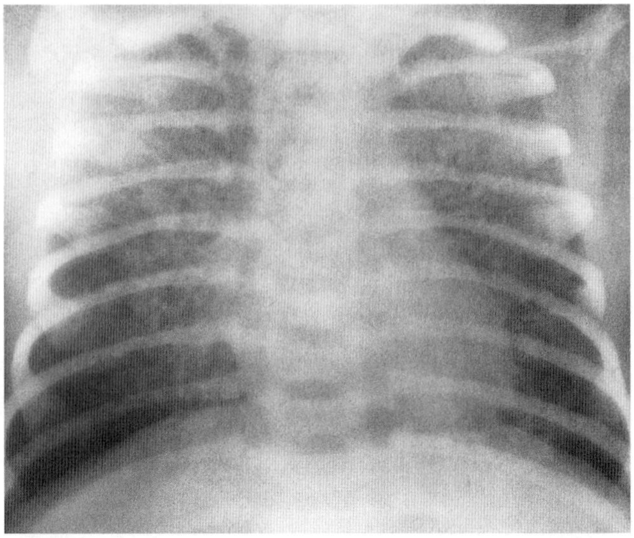

Fig. 2.99 Aspiração de mecônio. O bebê nascido a termo apresentou desconforto respiratório durante o parto e nasceu com presença de mecônio no líquido amniótico. A radiografia mostra mais manchas de consolidações do que alterações uniformes observadas na doença da membrana hialina. O diafragma é mais baixo que o normal, outra diferenciação em relação à membrana hialina.

são pequenos e os broncogramas aéreos podem ser o sinal mais evidente e facilmente reconhecível.

Nas formas mais graves, as opacificações pulmonares tornam-se mais evidentes e podem ser confluentes; então, os pulmões tornam-se mais opacos, exceto pelo ar contido nos broncogramas. As alterações são praticamente todas uniformes em sua distribuição.

Aspiração de mecônio (Fig. 2.99). Na aspiração de mecônio, a opacidade pulmonar geralmente é em manchas e em faixas. Broncogramas aéreos não são uma característica evidente. O diafragma muitas vezes é mais baixo que o normal devido à obstrução de vias aéreas, associado com mecônio viscoso nos brônquios.

Complicações no tratamento. Além de estabelecer o diagnóstico inicial em recém-natos com diversas causas de desconforto respiratório, a radiografia do tórax é vital para detectar complicações do tratamento. Estas incluem pneumotórax, colabamento lobar e pneumomediastino.

Síndrome do desconforto respiratório em adultos

Síndrome do desconforto respiratório em adultos (ARDS) é o nome dado a uma síndrome na qual os capilares pulmonares permitem a passagem de líquido proteinado para dentro do interstício pulmonar circundante e alvéolos. A condição também é conhecida como um "edema pulmonar não-cardiogênico". Existem muitas causas precipitantes incluindo traumatismo grave, hipotensão significativa, septicemia e embolia gordurosa. Acredita-se que estes traumas produzem uma cascata de eventos, cuja natureza ainda não foi completamente elucidada, levando à lesão capilar e aumento da permeabilidade capilar.

Os pacientes apresentam respiração cada vez mais curta e tornam-se hipóxicos, requerendo ventilação mecânica para sobrevivência. A mortalidade, mesmo com terapia intensiva e ventilação assistida, pode ser alta. Não existe tratamento específico.

Radiografias do tórax (Fig. 2.100) mostram opacidades pulmonares disseminadas lembrando, inicialmente, edema pulmonar cardiogênico, porém, o sombreamento pulmonar torna-se disseminado e mais uniforme no decorrer de 24-48 horas. A anormalidade radiológica pode desenvolver-se somente 12-24 horas após o início da taquipnéia, dispnéia ou hipoxemia. Caso os pacientes com ARDS requeiram

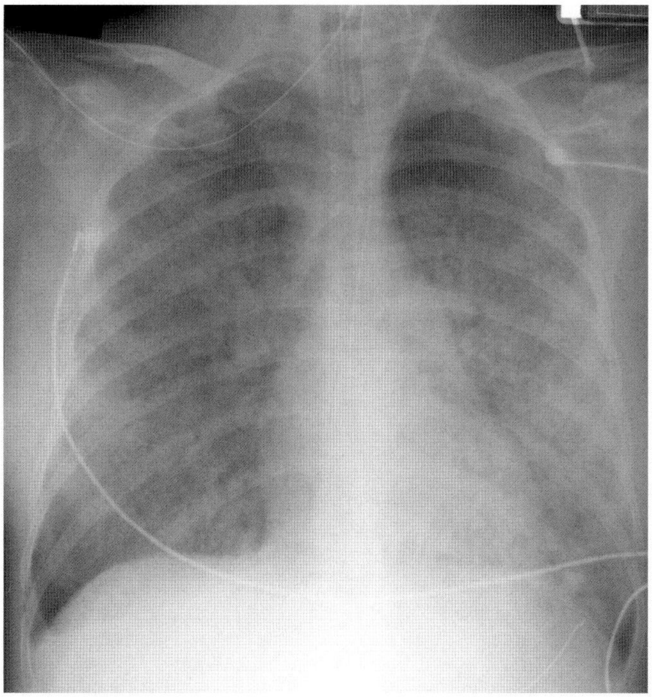

Fig. 2.100 Síndrome do desconforto respiratório em indivíduo adulto (ARSD). Existe uma opacidade do espaço aéreo disseminada nos pulmões.

ventilação assistida, os raios X de tórax são utilizados para detectar complicações da terapia ventilatória, especialmente pneumotórax e pneumomediastino.

Embolia e infarto pulmonar

Embolia pulmonar por trombos originados nas veias das pernas e pelve é muito comum em pacientes confinados ao leito, particularmente naqueles com doença cardíaca e naqueles que foram submetidos a cirurgias de grande porte.

Anormalidades dos raios X

Na maior parte dos casos, mesmo com embolia pulmonar maciça, as radiografias de tórax não mostram anormalidades devidas à embolia. No entanto, em alguns pacientes, particularmente naqueles com doença cardíaca, ocorre o infarto. Radiologicamente, os infartos causam uma ou mais áreas de consolidação com base na pleura e diafragma. Freqüentemente afetam ambos os pulmões e são indistinguíveis da pneumonia. A diferenciação entre pneumonia e infarto pulmonar depende mais da clínica que de fatores radiológicos.

Pequenas embolias ocorridas por um longo período de tempo podem causar hipertensão pulmonar. (Veja pág. 115 para sinais de hipertensão pulmonar.)

Escaneamentos pulmonares com radionuclídeos podem ser realizados para confirmar ou excluir o diagnóstico de embolia pulmonar, mas a angiografia dos pulmões por TC vem sendo cada vez mais utilizada para este propósito.

Escaneamento pulmonar com radionuclídeos

O diagnóstico de embolia pulmonar no escaneamento com radionuclídeos depende da observação da distribuição de partículas de radionuclídeos após injeção intravenosa. As partículas de radionuclídeos não alcançam as porções subperfundidas dos pulmões e, conseqüentemente, um ou mais defeitos são observados no escaneamento de perfusão. Um escaneamento de perfusão normal exclui embolia pulmonar para propósitos práticos.

Um escaneamento de ventilação também é necessário em pacientes com defeitos de perfusão visando diferenciar entre as diversas outras causas de defeitos de perfusão, que incluem pneumonia, edema pulmonar, tumores, bronquiectasias e enfisema.

Os escaneamentos de ventilação e perfusão são comparados. Caso defeitos similares do mesmo tamanho e posição estejam presentes em ambos os escaneamentos, são considerados como concordantes; quando não estão presentes em ambos os escaneamentos, são considerados discordantes.

Os principais padrões que podem ser observados na comparação dos escaneamentos de perfusão e ventilação com radiografias de tórax são:

1. Defeitos discordantes de ventilação/perfusão (Fig. 2.101).
   - Defeitos de perfusão em áreas com ventilação normal são altamente sugestivos de embolismo pulmonar sem infarto pulmonar.
   - Defeitos de perfusão maiores do que os defeitos correspondentes de ventilação sugerem infarto pulmonar. Tais casos muitas vezes mostram consolidação em radiografias torácicas.
2. Defeitos concordantes de ventilação/perfusão (Fig. 2.102) geralmente são devidos à pneumonia, edema pulmonar ou doença das vias aéreas. Contudo, algumas vezes podem ser vistos com infarto pulmonar e, assim, classificados como "indeter-

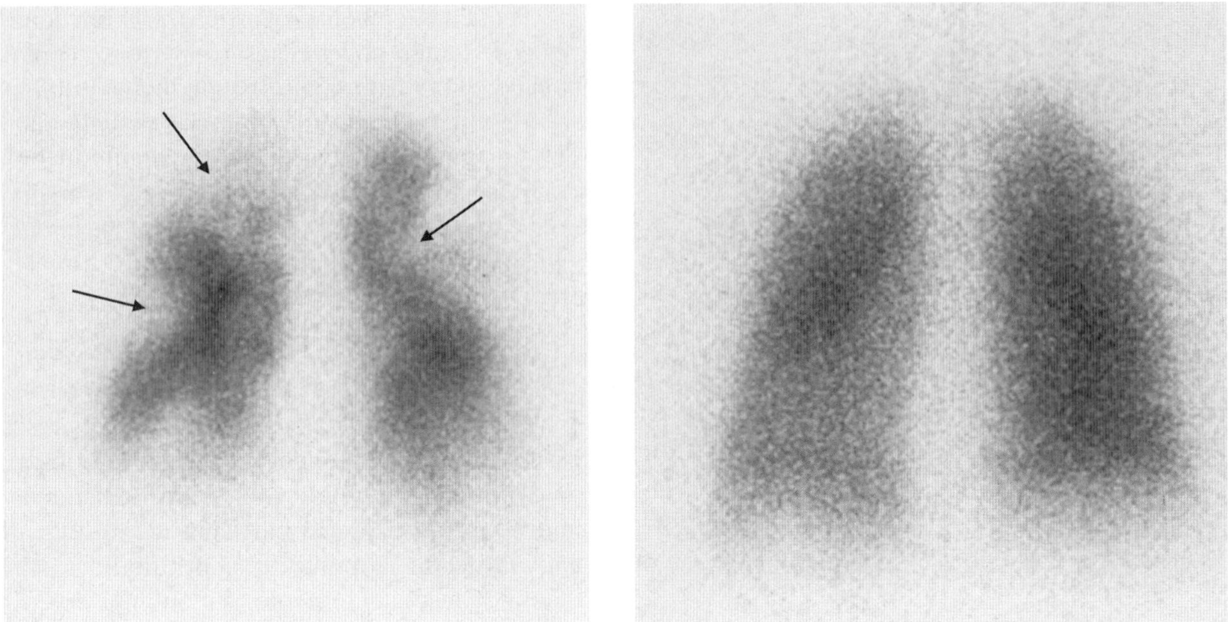

(a) (b)

Fig. 2.101 Embolia pulmonar. (a) Perfusão com macroagregados de ^{99m}Tc mostrando múltiplos defeitos em forma de cunha. Os mais evidentes foram assinalados com setas. (b) A imagem em ventilação, utilizando ^{81m}Kr (também uma incidência posterior), é normal.

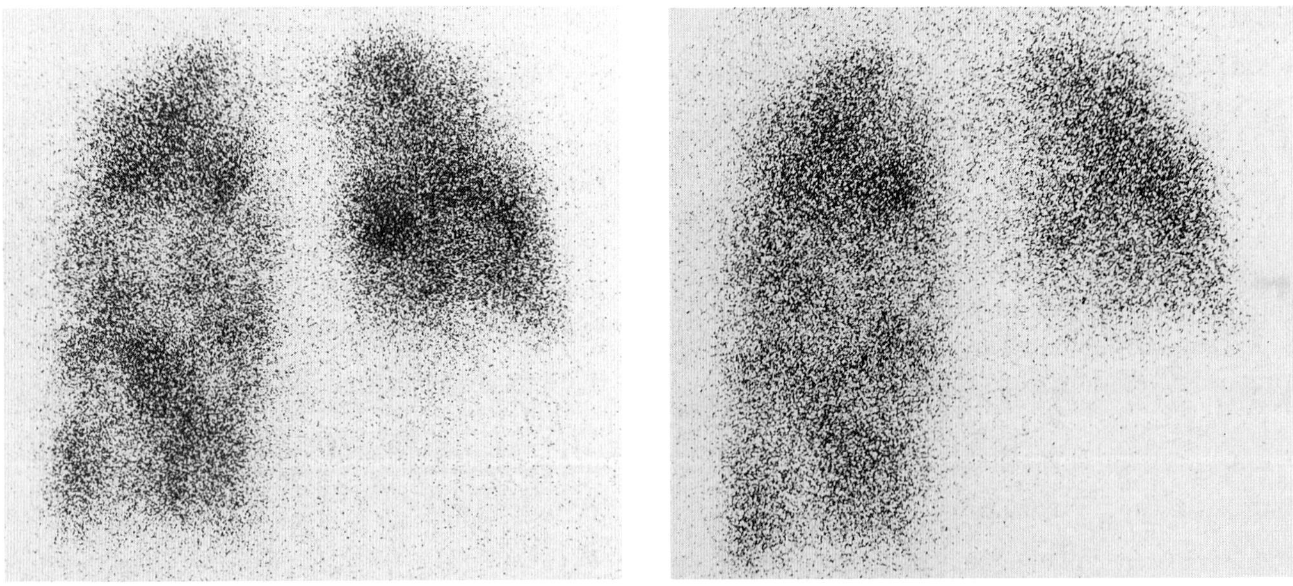

(a) (b)

Fig. 2.102 Defeitos combinados de ventilação/perfusão. Perfusão com macroagregados ^{99m}Tc (a) mostrando defeitos concordantes quando comparados com imagem de ventilação com ^{81m}Kr (b). Ambas são incidências anteriores. O paciente apresentava enfisema disseminado.

minados". Por isso, muitas vezes os escaneamentos pulmonares são difíceis de interpretar quando extensas anormalidades estão presentes nas radiografias do tórax.

Angiografia pulmonar por tomografia

Recentemente, a TC espiral (helicoidal) passou a ser utilizada para detectar embolia pulmonar (Fig. 2.103). A técnica, conhecida como angiografia pulmonar por TC, envolve a obtenção de imagens das artérias pulmonares durante injeção rápida de um agente de contraste intravenoso.

Angiografia pulmonar, com injeção de contraste através de um cateter alocado na artéria pulmonar, é o método mais preciso para o diagnóstico de embolia pulmonar, mas raramente é utilizada agora que a angiografia por TC está disponível. A angiografia pulmonar por TC é capaz de diagnosticar êmbolos em vasos pulmonares de grande e médio calibre, mas é menos confiável na exclusão de êmbolos pulmonares situados nas artérias pulmonares mais distais e menores.

Traumatismo de tórax

Uma fratura de costela pode ser diagnosticada ao notar-se uma fissura ou degrau no córtex da costela. Podem ser necessárias incidências especiais das costelas uma vez que fraturas de costelas muitas vezes são invisíveis nas projeções-padrão, particularmente quando a fratura situa-se abaixo do diafragma. Edema de tecidos moles extrapleurais devido à contusão ou franco hematoma podem ser visíveis e guiar o observador em direção ao local da fratura.

Fraturas de costelas freqüentemente são múltiplas e podem resultar em um segmento instável.

Derrame pleural freqüentemente acompanha fraturas de costela, sendo o líquido muitas vezes sangue.

Pneumotórax pode ocorrer caso o pulmão seja puncionado por lesão direta ou pela ponta afiada de uma costela fraturada. Um nível hidroaéreo na cavidade pleural devido à hemorragia associada é comum em tais situações.

Enfisema cirúrgico da parede torácica pode indicar escape de ar dos pulmões. A presença de enfisema mediastinal na ausência de enfisema da parede torácica pode indicar o fenômeno não usual de rotura de um brônquio.

Contusão pulmonar. Hemorragia alveolar traumática localizada e edema (Fig. 2.104) podem ser observados caso uma fratura de costela seja ou não identificada. A opacidade pulmonar resultante é indistinguível de outras formas de consolidação pulmonar, sendo a relação com o traumatismo importante para o estabelecimento do diagnóstico.

Síndrome do desconforto respiratório em adultos (ARDS) pode seguir traumatismo grave de qualquer parte do

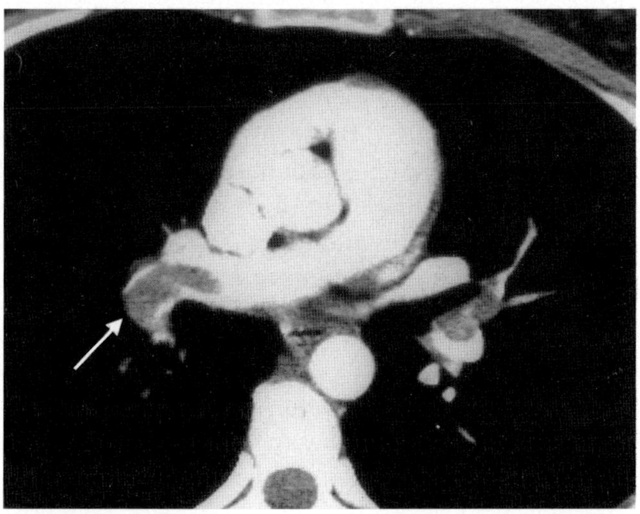

Fig. 2.103 Angiograma por TC mostrando defeitos bilaterais de preenchimento causados por êmbolos nas artérias pulmonares principais. A seta aponta para o maior destes êmbolos.

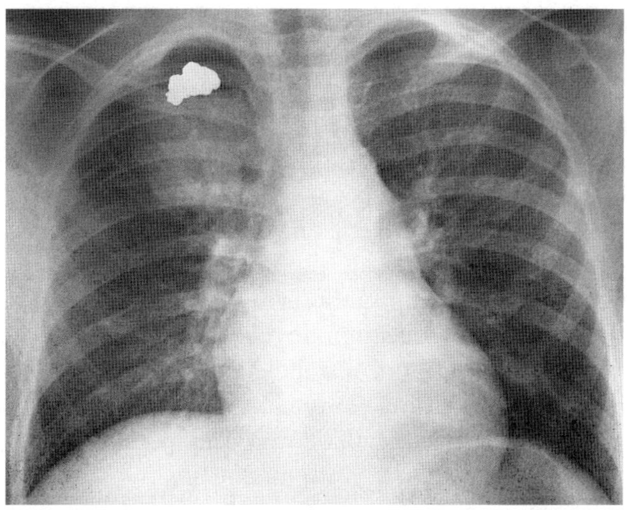

Fig. 2.104 Lesão pulmonar devido à ferida por arma de fogo. A consolidação maldefinida representa hemorragia e edema no lobo pulmonar superior direito. Os fragmentos metálicos deformados da bala são claramente visíveis.

corpo. *Embolia gordurosa* é um subtipo específico de ARDS, mas sua manifestação radiológica é idêntica àquelas das demais causas de ARDS (veja pág. 84).

Rotura do diafragma deve-se à lesão penetrante ou compressão do abdome e pode permitir herniação do estômago ou intestinos para dentro do tórax. Tal herniação é muito mais comum do lado esquerdo que do lado direito. Sombras gasosas do estômago ou intestinos são observadas acima da posição presumida do diafragma, estando este muitas vezes invisível. Deglutição de bário e seu acompanhamento pode ser indicada para estabelecer o diagnóstico. A única técnica que pode demonstrar o local em si é a ultra-sonografia, mas mesmo quando um especialista realiza o exame com ultra-som, pode ser difícil fazer o diagnóstico.

Rotura da aorta é uma conseqüência particularmente séria de traumatismo por desaceleração rápida. Nos pacientes que sobrevivem, a lesão da aorta é geralmente ao nível do ligamento arterial. Rotura de aorta é uma emergência cirúrgica, sendo mais bem diagnosticada por angiografia, seja angiografia por cateter ou angiografia de alta qualidade por TC utilizando multidetectores.

O alargamento mediastinal devido a sangramento, com ou sem líquido pleural, é o sinal de rotura de aorta na radiografia, mas alargamento mediastinal é um sinal difícil de avaliar. Pode ser devido a excesso de gordura mediastinal ou pode ser um artefato devido às radiografias AP portáteis que muitas vezes são as únicas que podem ser realizadas nestes pacientes gravemente traumatizados. TC pode ser utilizada para confirmar ou excluir a presença de sangue no mediastino. Quando se identifica sangue, este pode ser devido a sangramento a partir da rotura da aorta ou sangramento proveniente de outros vasos, seja arterial ou venoso.

Angiografia convencional com cateter ou angiografia de alta qualidade por TC utilizando multidetectores geralmente são indicadas em pacientes com alargamento mediastinal devido à hemorragia após traumatismo, visando estabelecer o diagnóstico de rotura de aorta, uma vez que o sangramento venoso, que não requer cirurgia de urgência, pode ser o responsável pelo alargamento mediastinal.

Apesar de fraturas de costelas ou esterno estarem usualmente presentes, existem registrados muitos casos de rotura de aorta sem lesão visível do arcabouço torácico.

Em alguns pacientes o diagnóstico de rotura da aorta somente é feito meses ou anos após a lesão, quando se nota o desenvolvimento de um aneurisma.

Rotura da árvore traqueobrônquica somente ocorre com traumatismos torácicos maiores. Os sinais principais são pneumomediastino ou pneumotórax que não responde à drenagem torácica por sucção. A complicação principal é uma subseqüente broncoestenose.

Carcinoma brônquico

Carcinoma brônquico é um dos tumores malignos mais comuns. Apresenta uma clara associação com o tabagismo. É conveniente considerar as características radiológicas de tumores centrais e periféricos separadamente.

Sinais de um tumor central

- O tumor propriamente dito apresenta-se como uma massa hilar (Fig. 2.105) com ou sem estreitamento do brônquio principal adjacente.
- Colabamento e/ou consolidação do pulmão junto ao tumor (veja Fig. 2.23, pág. 34). Colabamento pulmonar ocorre porque o ar é reabsorvido acima do brônquio obstruído e não pode ser reposto, enquanto consolidação é a conseqüência de secreções retidas e infecção secundária.

Sinais de um tumor periférico

Um tumor periférico (Fig. 2.106) geralmente apresenta-se como uma massa pulmonar solitária em radiografias do tórax e à TC do tórax. É muito pouco comum observar um carcinoma pulmonar com tamanho inferior a 1 cm de diâmetro em radiografias torácicas. Cânceres muito menores, alguns com poucos milímetros de tamanho, podem ser descobertos com a TC (Fig. 2.107). Existem diversas causas para tais massas e estas são discutidas na pág. 37.

Os sinais de um carcinoma primário periférico são:

- Uma opacidade arredondada com uma borda irregular. Lobulação, entalhes e bordas infiltrantes são os padrões comuns.
- Cavitação dentro da massa. Carcinomas de células escamosas apresentam uma tendência particular para cavitação. As paredes da cavidade são classicamente espessas e irregulares, mas podem ocorrer cavidades de paredes finas provocadas por carcinomas.

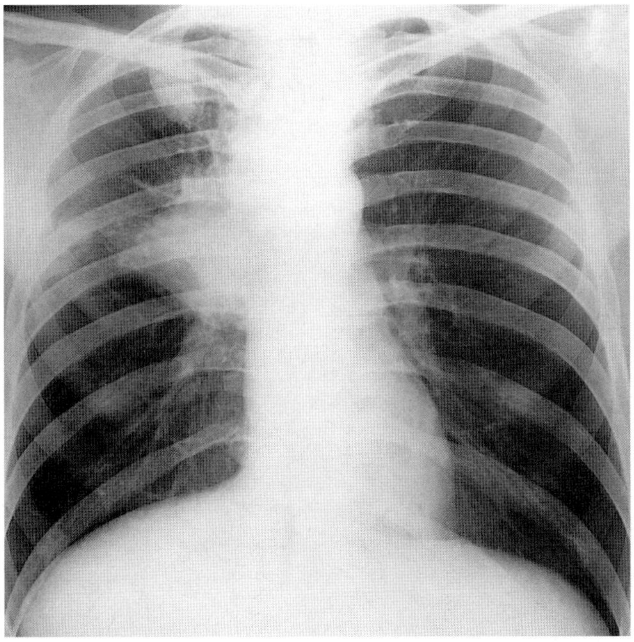

Fig. 2.105 Massa hilar à direita ocasionada por carcinoma do brônquio. Também existe uma consolidação situada no lobo superior direito, lateralmente à obstrução central.

Disseminação de carcinoma brônquico

Evidências de disseminação de um carcinoma brônquico podem ser reconhecidas na radiografia torácica, mas a TC contribuiu consideravelmente para o estadiamento do câncer pulmonar. RM e o PET são utilizados para indicações específicas em centros selecionados.

- *Aumento de linfonodos hilares e mediastinais devido à disseminação linfática do tumor*

Somente linfonodos muito aumentados em tamanho podem ser reconhecidos em radiografias torácicas. Os locais onde os linfonodos são mais facilmente identificados são junto ao hilo e na região paratraqueal direita (Fig. 2.108). Nódulos na região subcarinal necessitam ser maciços para serem reconhecidos numa radiografia torácica. Por outro lado, a tomografia computadorizada possui a capacidade de demonstrar até mesmo linfonodos pouco aumentados em tamanho, que não seriam identificáveis numa radiografia do tórax. Contudo, aumento dos linfonodos não quer dizer necessariamente envolvimento metastático, uma vez que hiperplasia reativa ao tumor ou infecção associada podem ser responsáveis pelo aumento de tamanho dos linfonodos, assim como doenças preexistentes como infecção granulomatosa, sarcoidose ou pneumoconiose dos mineradores de carvão. Na prática, o papel da TC é decidir quais os pacientes que necessitam biópsia pré-operatória de linfonodos e avisar o cirurgião quais os linfonodos a serem biopsiados. Linfonodos com menos de 1 cm em diâmetro podem ser considerados como normais em tamanho e não necessitam de biópsia. Linfonodos com mais de 1 cm de diâmetro devem ser biopsiados antes da ressecção cirúrgica do tumor primário, apesar de ser necessário ter em mente que linfonodos com 2 cm ou mais de diâmetro ântero-posterior (Fig. 2.109) em um paciente com carcinoma brônquico quase invariavelmente contém neoplasia metastática.

O agente FDG utilizado nas imagens PET é retido pelo tecido neoplásico metastático, mas não pelos linfonodos normais. Infelizmente, esta assimilação não é inteiramente específica para processos malignos e alguns escaneamentos PET falsos-positivos foram obtidos de pacientes portadores de alterações incidentais e, muitas vezes, de alterações inflamatórias não-importantes nos linfonodos.

- *Derrame pleural*

Derrame pleural em um paciente com câncer pulmonar geralmente é devido ao envolvimento maligno da pleura, mas pode ser secundário à infecção associada do pulmão ou coincidente como na insuficiência cardíaca.

- *Invasão mediastinal*

Em radiografias, os sinais de invasão mediastinal são o alargamento do mediastino e elevação do hemidiafragma sugerindo envolvimento do nervo frênico pelo tumor. O alargamento mediastinal pode ser um sinal difícil de avaliar, particularmente em pessoas mais idosas com retificação da aorta. A tomografia computadorizada e a RM são métodos muito mais sensíveis e exatos para a avaliação da invasão mediastinal porque a neoplasia pode ser diretamente visualizada (Figs. 2.110, 2.111).

- *Invasão da parede torácica* (Fig. 2.112)

Destruição de uma costela imediatamente adjacente à opacidade pulmonar é virtualmente diagnóstica de um carcinoma brônquico com invasão da parede torácica. O reconhecimento da destruição da costela pode ser difícil. Assim, é importante fazer um esforço consciencioso no sentido de olhar diretamente para as costelas adjacentes ao tumor. A tomografia computadorizada e a RM podem demonstrar invasão das costelas e tecidos moles quando o osso não está visivelmente erodido na radiografia. A RM é particularmente útil para a demonstração de invasão do ápice torácico, o assim chamado tumor de Pancoast (Fig. 2.113).

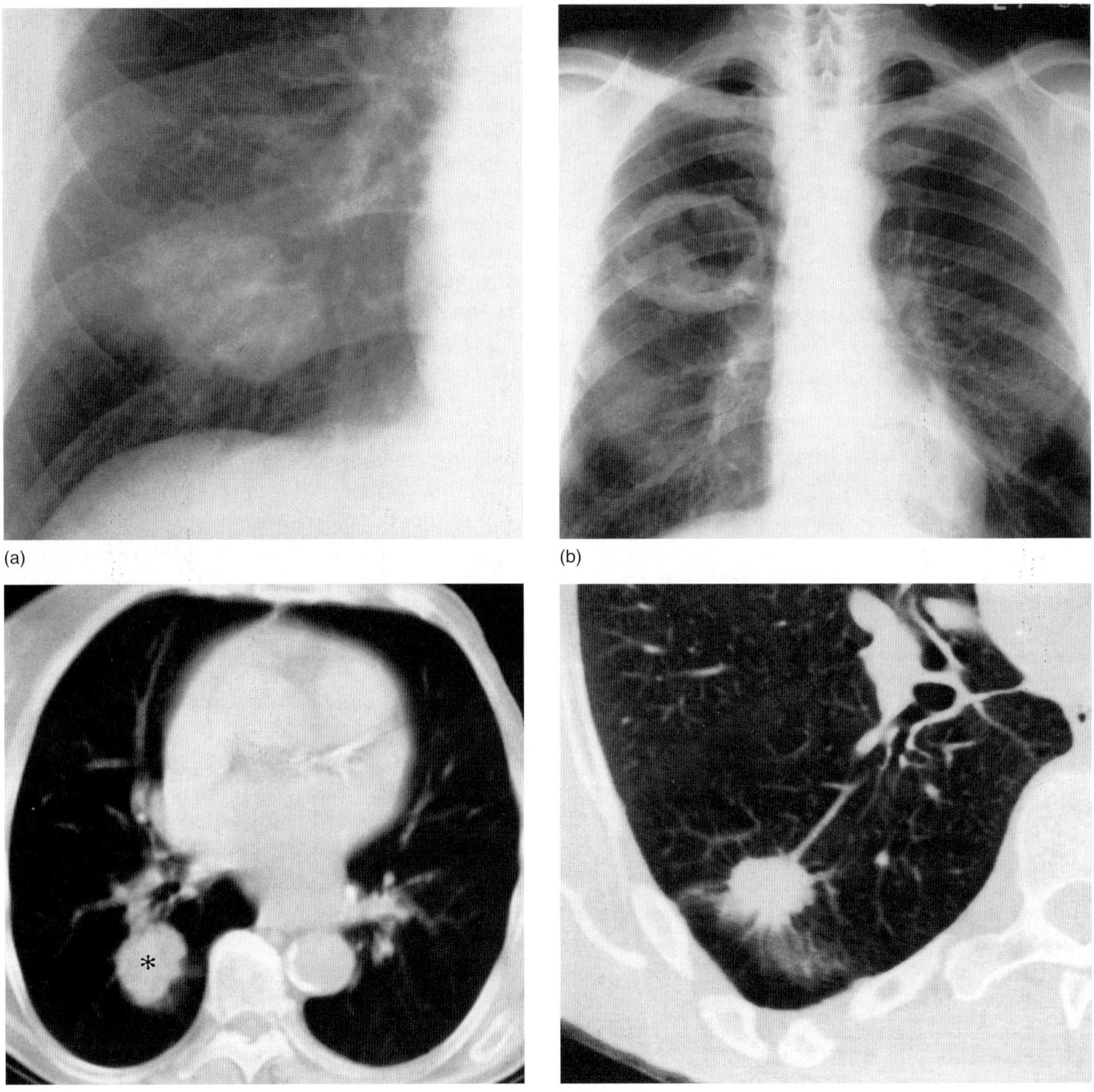

Fig. 2.106 Aspecto de um carcinoma pulmonar periférico. (a) Uma massa lobulada e (b) uma massa cavitada podem ser vistas na radiografia. (c) Uma massa lobulada (*) e (d) uma massa espiculada podem ser vistas na TC.

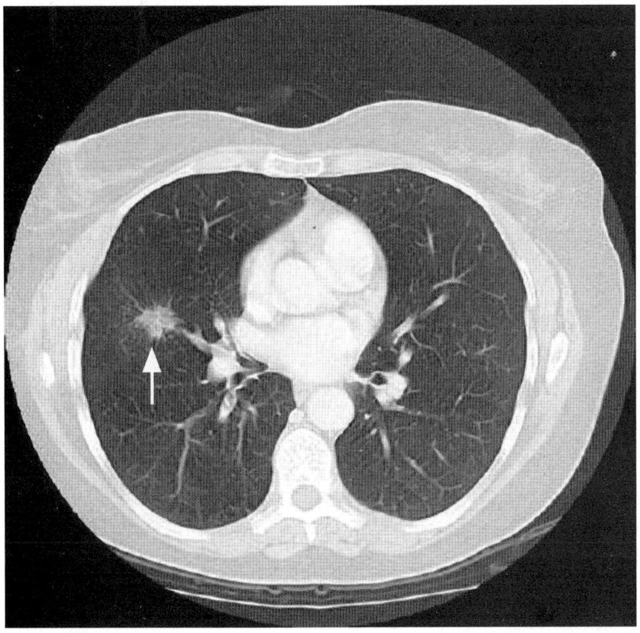

Fig. 2.107 Aspecto típico e pequeno tamanho de um carcinoma do brônquio (seta) descoberto incidentalmente na TC.

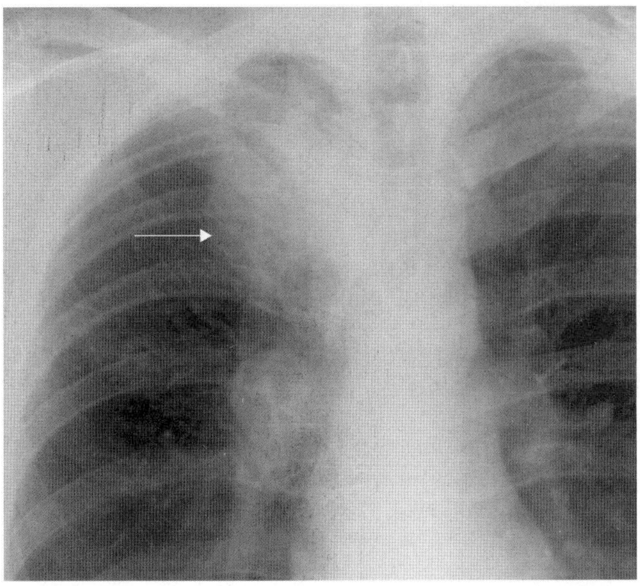

Fig. 2.108 Disseminação do carcinoma para linfonodos hilares e mediastinais. Carcinoma do lobo superior (seta) com grande linfonodo envolvido junto ao hilo direito.

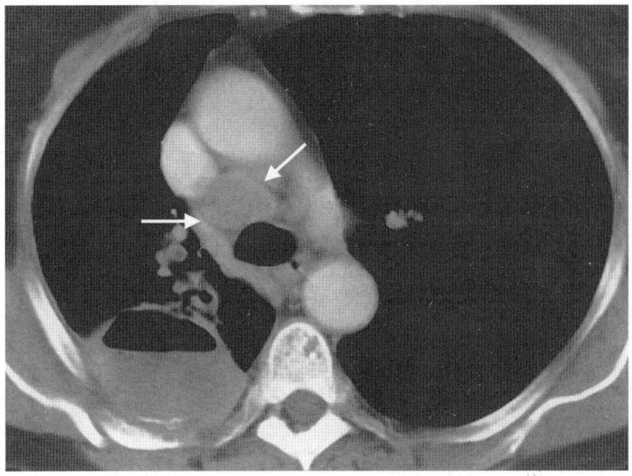

(a)

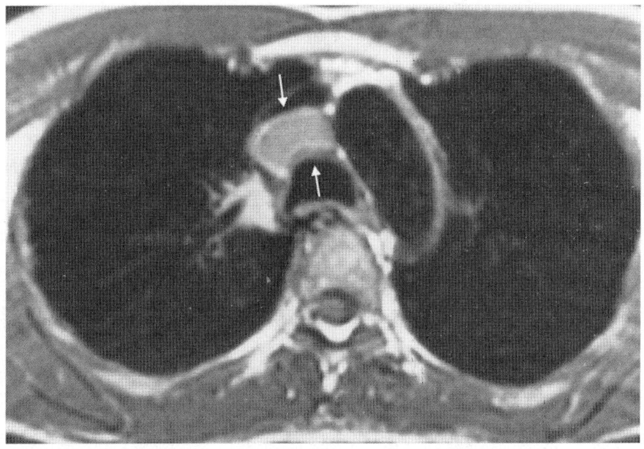

(b)

Fig. 2.109 (a) TC mostrando linfonodo muito aumentado em tamanho (setas). Note que o tumor primário situado posteriormente no pulmão direito invadiu a parede torácica e destruiu parcialmente a costela adjacente. (b) RM (imagem ponderada em T1) mostrando linfonodo aumentado em tamanho (setas) claramente delineado pela ausência de sinal do pulmão, traquéia e aorta.

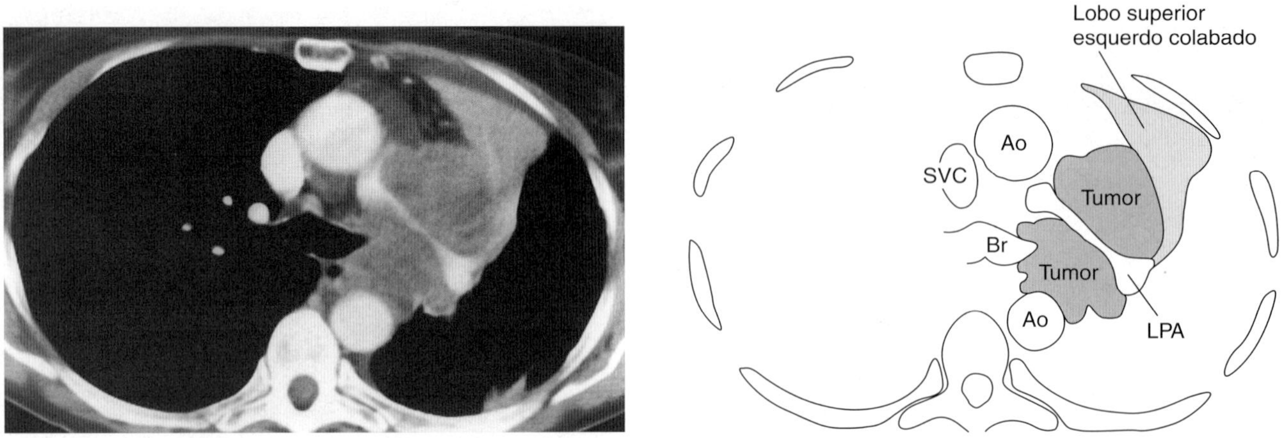

Fig. 2.110 Invasão mediastinal. TC (realçada por contraste) mostrando extenso tumor no mediastino, comprimindo a artéria pulmonar esquerda. Ao, aorta; Br, brônquio; LPA, artéria pulmonar esquerda; SVC, veia cava superior.

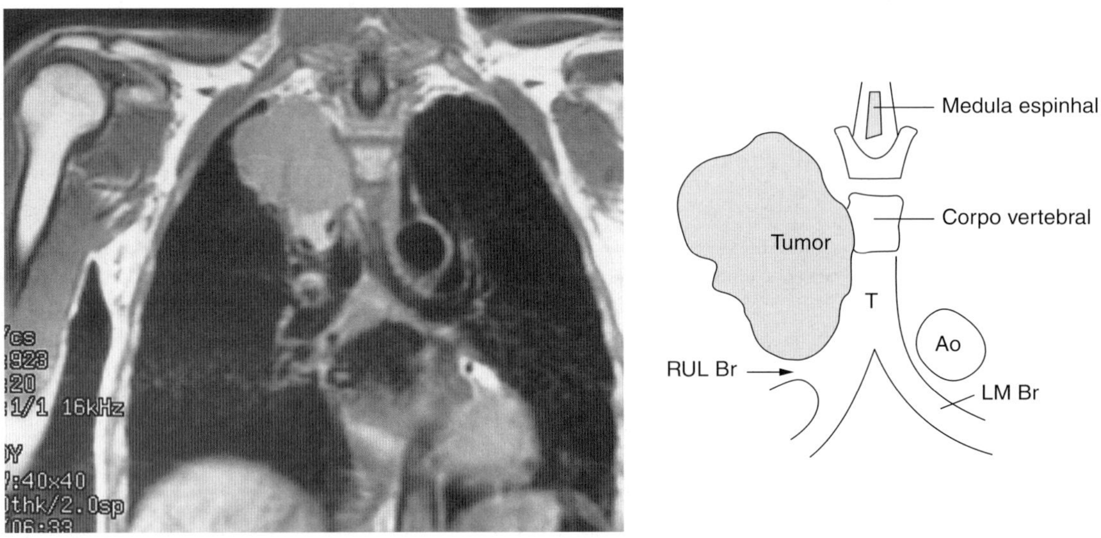

Fig. 2.111 Invasão mediastinal mostrada pela RM. Ao, aorta; LM Br, brônquio principal esquerdo; RUL Br, brônquio do lobo superior direito.

As técnicas de imagem, seja TC ou RM, podem não ser sempre confiáveis para determinar invasão da parede torácica e dor local na parede torácica permanece sendo a mais importante indicação de que o tumor atravessou a pleura.

- *Metástases nas costelas*

O carcinoma pulmonar freqüentemente metastatiza para as costelas, onde provoca destruição óssea. Depósitos escleróticos secundários a partir de um carcinoma pulmonar são raros.

- *Metástases pulmonares*

Carcinoma pulmonar primário ocasionalmente metastatiza para outras partes dos pulmões. As opacidades arredondadas resultantes são similares àquelas dos depósitos secundários a partir de outros tumores.

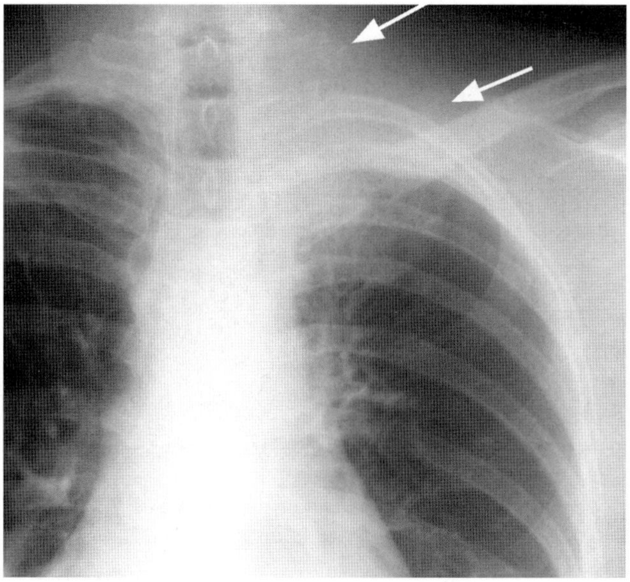

Fig. 2.112 Tumor de Pancoast. O carcinoma originário do ápice pulmonar esquerdo invadiu e destruiu as costelas adjacentes e a coluna. Note que o osso é visível dentro da área indicada pelas setas.

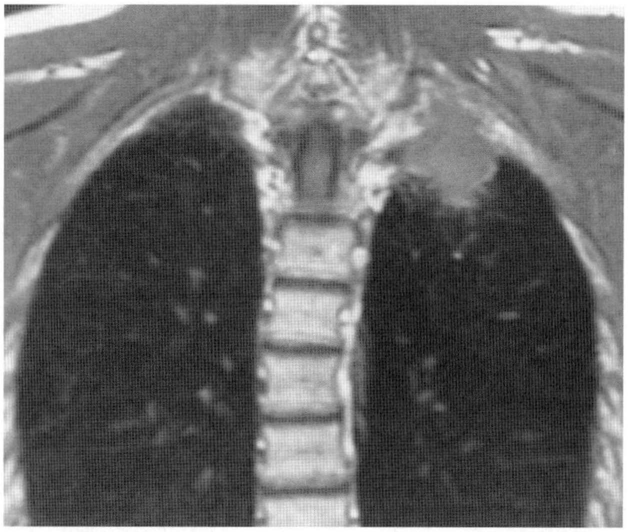

Fig. 2.113 Tumor de Pancoast. Este carcinoma do pulmão pode ser observado invadindo a raiz do pescoço nesta imagem de RM coronal (ponderada em T1).

Linfangite carcinomatosa

- *Linfangite carcinomatosa* é o termo aplicado ao bloqueio dos linfáticos pulmonares por tecido carcinomatoso. Linfangite carcinomatosa pode ser provocada por disseminação a partir de cânceres abdominais e de mama, assim como de carcinomas pulmonares. Os vasos linfáticos ficam grosseiramente distendidos e os pulmões tornam-se edematosos. Os sinais (Fig. 2.114) podem ser idênticos àqueles observados no edema pulmonar intersticial (linhas septais, perda da clareza vascular e espessamento peribrônquico), mas se o coração é normal em tamanho e existe adenopatia hilar e/ou consolidação lobar, o diagnóstico de linfangite carcinomatosa torna-se mais seguro. A história clínica é muito útil, já que nas alterações devidas ao edema pulmonar o paciente queixa-se de início súbito de falta de ar, enquanto o paciente com linfangite carcinomatosa fornece uma história de dispnéia progressiva por um período precedente de semanas ou meses.

A tomografia computadorizada, particularmente TC de alta resolução, provou ser de grande valor na demonstração de linfangite carcinomatosa, porque os aspectos, em circunstâncias clínicas corretas, são específicos o suficiente para remover a necessidade de biópsia (Fig. 2.115).

Neoplasias metastáticas

Metástases de tumores primários extratorácicos podem ser vistas nos pulmões, na pleura ou nos ossos do arcabouço torácico ou, mais raramente, nos linfonodos hilares e mediastinais.

Metástases pulmonares

Metástases pulmonares são tipicamente esféricas e bem definidas (Figs. 2.116 e 2.117), apesar de as bordas irregulares serem ocasionalmente observadas. Em geral são múltiplas e variam em tamanho. Assim como nos tumores primários, as metástases precisam ter pelo menos 1 cm de diâmetro ou mais para serem vistas nas radiografias de tórax. Tomografia computadorizada de tórax pode demonstrar metástases com tamanhos de 3-6 mm. No entanto, existe uma desvantagem ligada à excelente sensibilidade da TC. Alguns nódulos pequenos não são metástases, mas processos benignos como tuberculomas ou granulomas fúngicos. Este é o principal problema diagnóstico em muitas partes dos Estados Unidos, onde granulomas fúngicos são muito comuns.

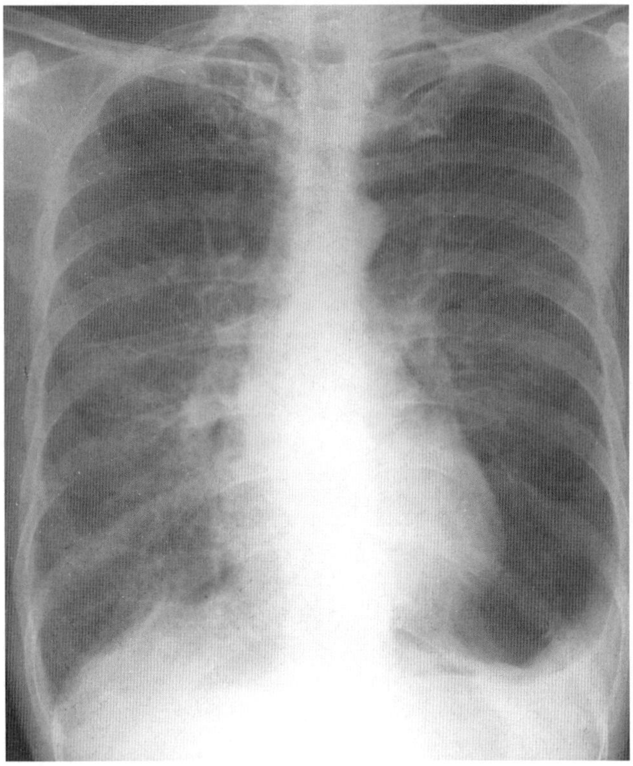

Fig. 2.114 Linfangite carcinomatosa. Existe uma redução da transparência pulmonar maldefinida disseminada, com numerosas linhas septais. Também está presente uma pequena efusão pleural à esquerda. O paciente é portador de um carcinoma do estômago.

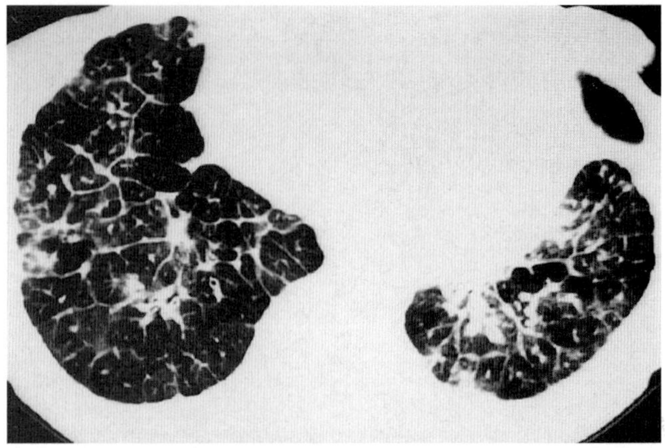

Fig. 2.115 Linfangite carcinomatosa. As linhas conectantes disseminadas representam septo interlobular irregularmente espessado; são muito bem evidenciadas através de TC de alta resolução. Este aspecto é virtualmente patognomônico de linfangite carcinomatosa.

Metástases pleurais

Metástases pleurais geralmente dão origem a derrame pleural; metástases pleurais individuais raramente são observadas.

Metástases para as costelas

Metástases em costelas são comuns para aqueles tumores primários que metastatizam para os ossos, ou seja, tumores brônquicos, tumores da mama, rins, tireóide e próstata. Todos, exceto os cânceres prostáticos e de mama, produzem principal ou exclusivamente metástases líticas.

Nas metástases líticas, o sinal mais confiável é a destruição do córtex ósseo, particularmente da borda superior de uma costela. Deve-se ser cauteloso no diagnóstico de destruição das bordas inferiores das porções posteriores das costelas, uma vez que estas regiões são maldefinidas mesmo quando normais.

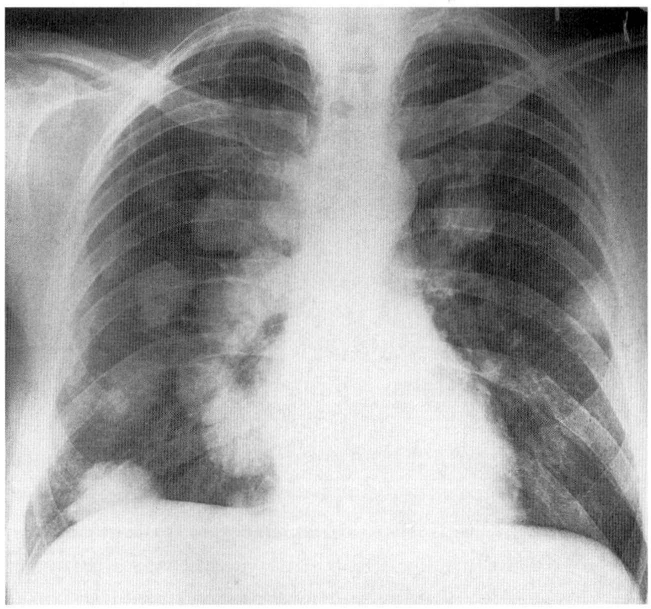

Fig. 2.116 Metástases pulmonares. Existem numerosas opacidades arredondadas de tamanhos variáveis em ambos os pulmões.

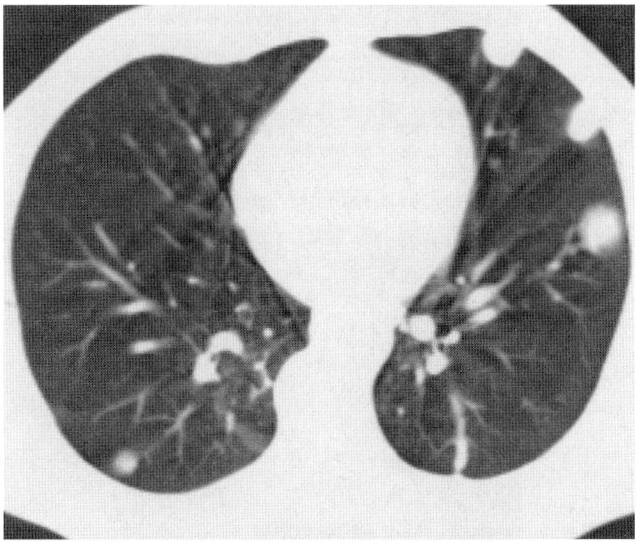

Fig. 2.117 TC de metástases pulmonares (teratoma maligno do testículo). A localização periférica apresentada aqui é típica.

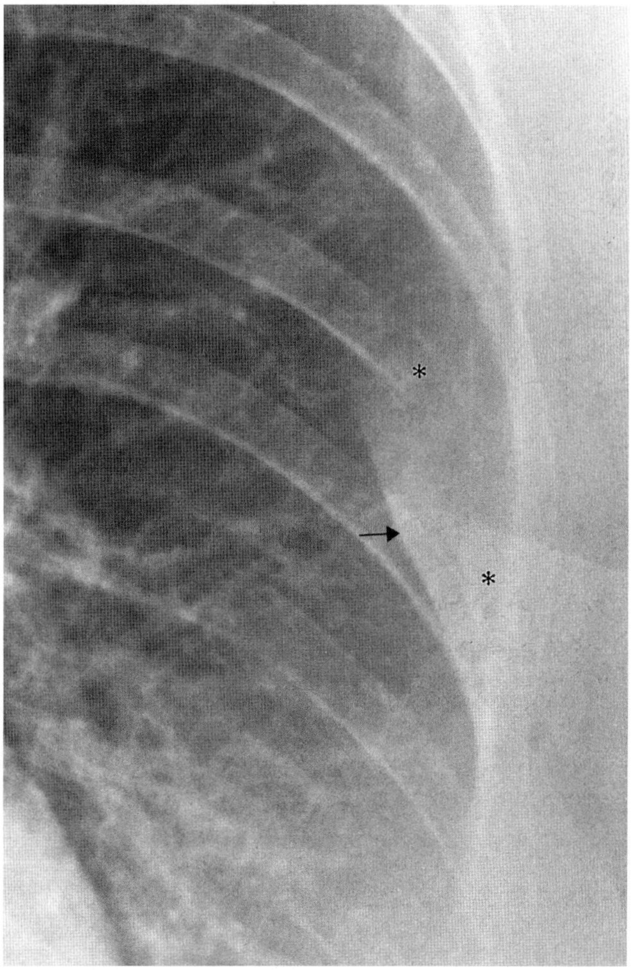

Fig. 2.118 Metástases líticas. A massa de tecido mole (seta) é mais evidente que a destruição óssea abaixo situada, que pode ser observada entre os dois asteriscos.

Em caso de dúvida, é sábio comparar com o lado oposto. Outra armadilha no diagnóstico das metástases de costelas é o fato de que os vasos sanguíneos nos pulmões são capazes de produzir sombras capazes de confundir. Esta confusão não se origina nas bordas do tórax, onde não existe pulmão projetado sobre as costelas, assim, a borda extrema do tórax é um local útil para buscar por destruição óssea. Edema de tecidos moles freqüentemente é adjacente ao depósito junto à costela, de modo que olhar a outra margem pulmonar buscando edema de tecidos moles para ter um indício de presença de metástases ósseas é uma boa regra geral (Fig. 2.118).

Linfoma

As manifestações comuns de um linfoma maligno intratorácico são linfadenopatias mediastinais e hilares, além de derrame pleural. Estas características muitas vezes podem ser observadas em radiografias, mas a TC é um método muito melhor para confirmar ou excluir aumento de volume dos linfonodos intratorácicos. No linfoma, o envolvimento pulmonar não é usual (Fig. 2.119). Pode tomar a forma de grandes áreas de infiltração do parênquima pulmonar, lembrando uma consolidação pulmonar ou, ocasionalmente, é observado como uma ou mais lesões em massa, que podem cavitar. Massas pleurais são uma característica rara.

Como infecção pulmonar é uma complicação comum em pacientes com linfoma maligno, pode ser impossível decidir, com bases radiológicas, se a consolidação pulmonar é causada por tecido linfomatoso ou por infecção.

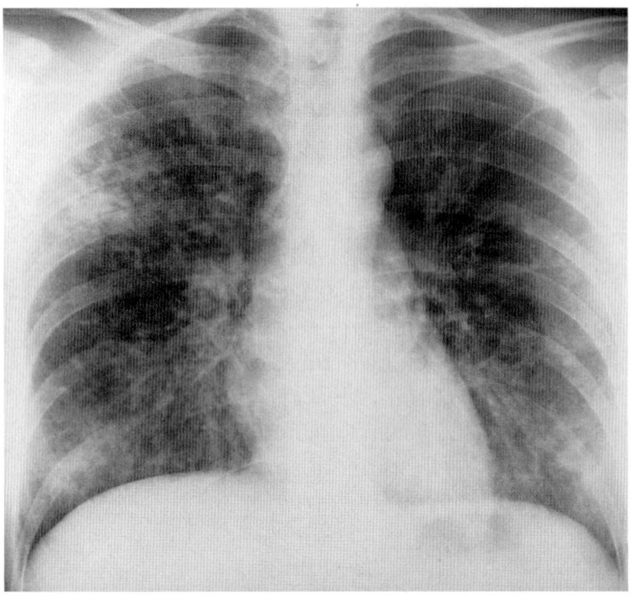

Fig. 2.119 Linfoma envolvendo o pulmão. As extensas consolidações pulmonares devem-se ao envolvimento neoplásico. Uma pneumonia pode fornecer um aspecto similar.

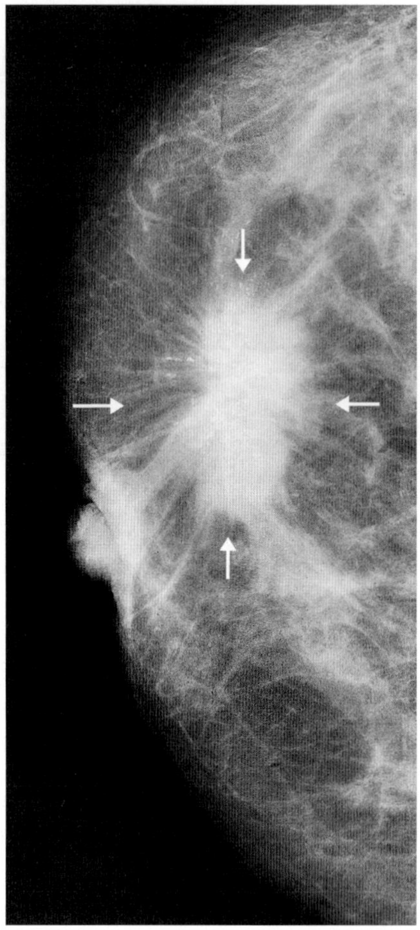

Fig. 2.120 Carcinoma da mama. Mamografia mostrando uma massa irregular de tecido mole (setas) atrás do mamilo. Microcalcificações estão presentes, mas difíceis de ver na reprodução.

MAMOGRAFIA

Exame radiográfico das mamas é realizado com equipamento próprio, desenvolvido para reprodução imagenológica dos tecidos moles da mama. Uma mamografia normal mostra tecido ductal e conjuntivo num plano de fundo de gordura. Com o aumento da idade, o tecido glandular atrofia e o câncer torna-se mais fácil para identificar. Os aspectos mamográficos da mama normal variam muito de um paciente para outro.

Mamografia é utilizada para examinar mulheres buscando por câncer de mama e também pode ser útil em pacientes apresentando tumores ou áreas sugestivas de massas tumorais nas mamas. Mamografia por ressonância magnética é um exame em desenvolvimento com, até o momento, indicações altamente específicas.

Sinais mamográficos

Os sinais mamográficos principais de *carcinoma* são:

- Presença de uma massa com bordas maldefinidas ou espiculadas (Fig. 2.120).
- Calcificações em cachos, lineares finas ou irregulares – as assim chamadas microcalcificações malignas (Fig. 2.121), que ocasionalmente podem ser o único sinal de câncer de mama, mesmo na ausência de massa visível.
- Outros sinais que podem apontar para o diagnóstico de carcinoma são distorção do estroma mamário adjacente e espessamento cutâneo.

Massas benignas tendem a ser esféricas, com bordas bem definidas (Fig. 2.122a) e freqüentemente contêm calcificações. As calcificações diferem das microcalcificações malignas por serem maiores, mais grosseiras e muitas vezes apresentam uma configuração anelar (Fig. 2.123).

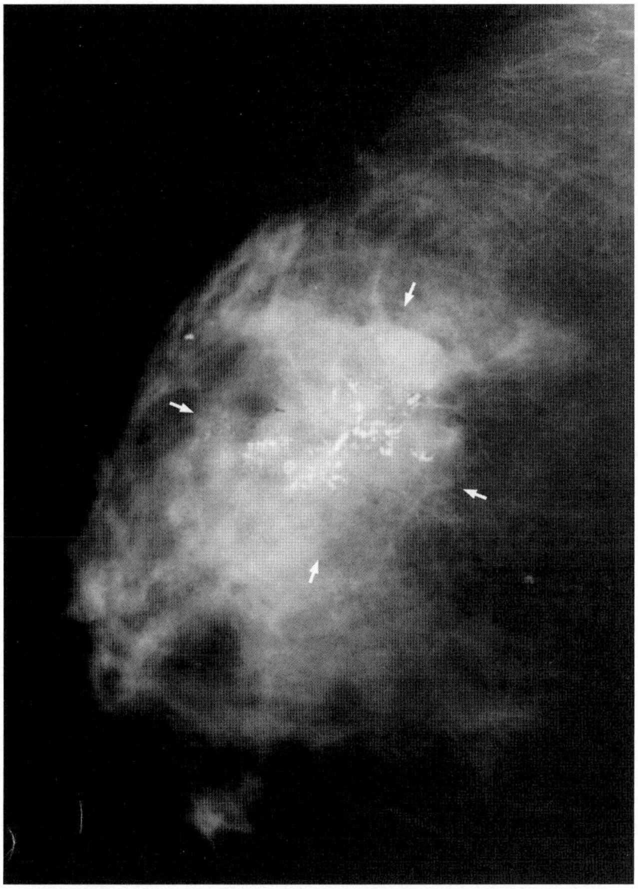

Fig. 2.121 Carcinoma da mama. Mamografia mostrando massa maldefinida (setas) contendo numerosas microcalcificações malignas lineares e ramificadas.

Ultra-sonografia pode ser muito útil para determinar se uma massa por um cisto simples (Fig. 2.122 b) e, conseqüentemente, benigno, ou sólido e, desta forma, possivelmente é um carcinoma.

"Screening" da mama

Mamografia pode detectar câncer de mama em mulheres assintomáticas mesmo antes de um tumor tornar-se palpável (Fig. 2.124). Existe evidência de estudos em grande escala de que a detecção precoce através de mamografia é capaz de reduzir a mortalidade por câncer de mama em mulheres com idade acima de 50 anos. Apesar do grau de sobrevida variar de país para país, em algumas séries foram encontradas reduções da mortalidade de 30% nas mulheres examinadas.

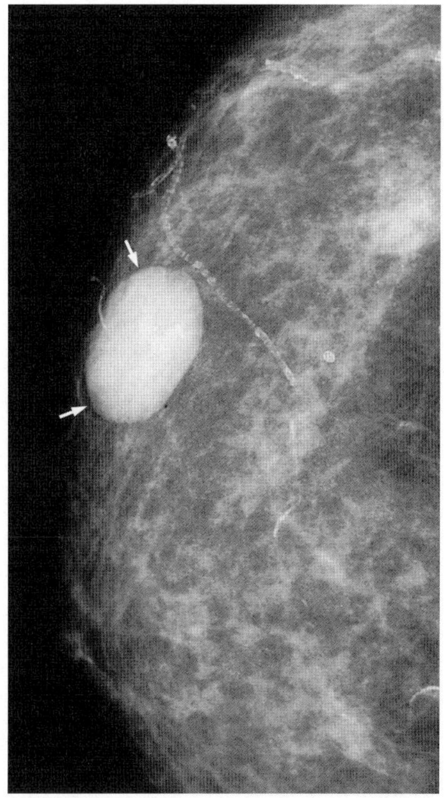

(a)

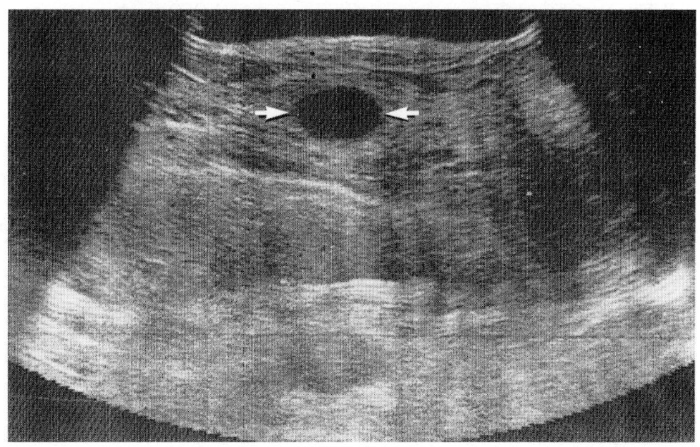

(b)

Fig. 2.122 Cisto benigno da mama. (a) Mamografia mostrando massa oval, bem definida, sem calcificações (setas). (b) A massa (setas) demonstrou ser cística à ultra-sonografia; foi realizada aspiração do cisto.

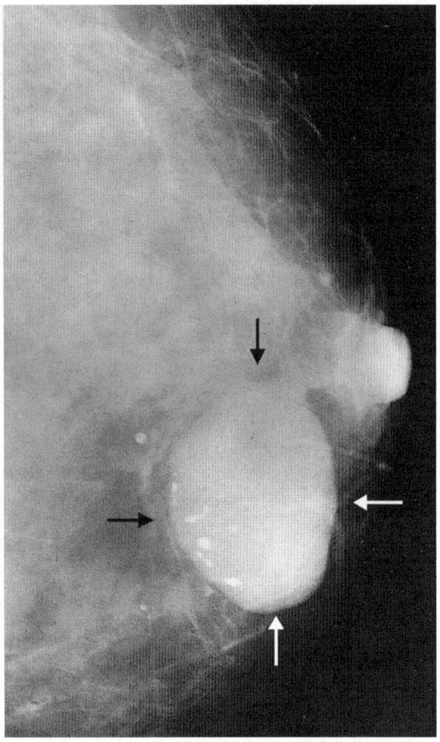

Fig. 2.123 Massa benigna na mama (fibroadenoma). Mamografia mostrando massa (setas) com bordas muito bem definidas e calcificação grosseiramente estruturada.

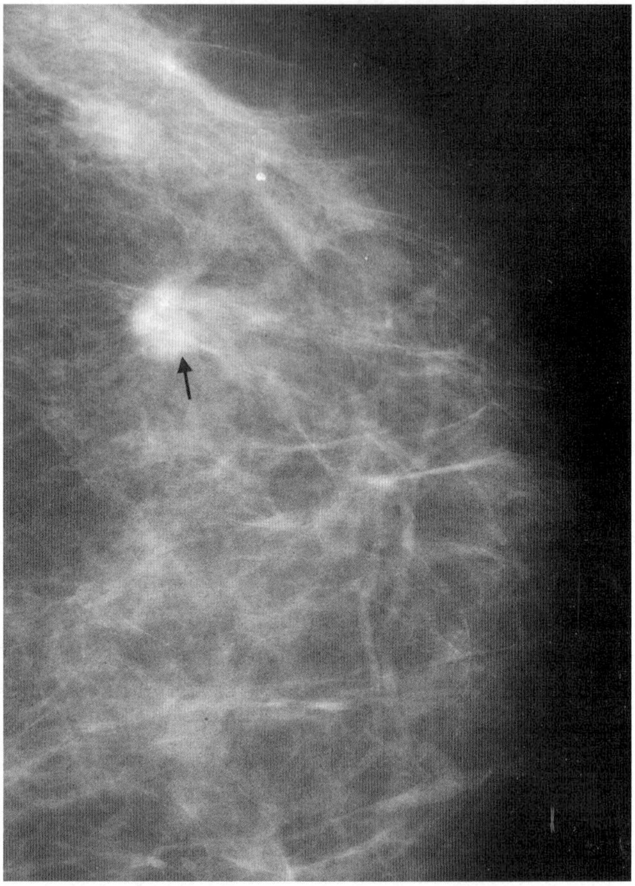

Fig. 2.124 Pequeno (7 mm) carcinoma mamário primário (seta) detectado por *screening* mamográfico. Este tumor era assintomático e não-palpável.

Câncer de mama é o câncer mais freqüente nas mulheres, afetando 1 mulher em cada 12. Na tentativa de reduzir a mortalidade, o governo do Reino Unido decidiu convidar todas as mulheres com idade de 50-64 anos (no futuro, de 50-69 anos) para participar de um programa de *screening*, atualmente consistindo de uma mamografia a cada três anos. Espera-se que no mínimo 50 cânceres sejam detectados através da mamografia para cada 10.000 mulheres examinadas, mas inevitavelmente um determinado número de carcinomas mamários escapará da detecção.

Por outro lado, com todos os exames para *screening*, haverá interprestações falsos-positivas. Por este motivo, todas pacientes com mamografia anormal são encaminhadas para uma avaliação clínica, onde são submetidas a exame físico e outras incidências mamográficas, ultra-sonografia, ou biópsia com agulha, se necessário. Em algumas instâncias, recomenda-se acompanhamento mamográfico após um curto período de tempo.

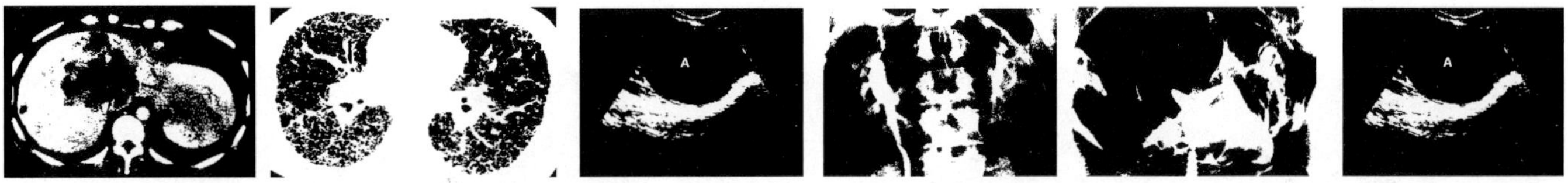

Sistema Cardiovascular 3

Ecocardiografia, exames com radionuclídeos e radiografias são investigações-padrão não-invasivas através de imagem, utilizadas para doenças cardíacas. Atualmente, a ecocardiografia tornou-se a mais importante técnica para informação morfológica e funcional. Ela é excelente para observação das valvas cardíacas, avaliação da morfologia e volume das câmaras cardíacas, determinação da espessura da parede ventricular e diagnóstico de massas intraluminais. A ultra-sonografia com Doppler é uma ferramenta extremamente útil para determinação da velocidade e direção do fluxo sanguíneo através das valvas cardíacas e dentro das câmaras cardíacas. Exames com radionuclídeos refletem parâmetros fisiológicos como o fluxo sanguíneo miocárdico e contratilidade ventricular, mas fornecem poucos detalhes anatômicos, enquanto radiografias são úteis para observar os efeitos de doença cardíaca sobre os pulmões e cavidades pleurais, fornecendo informação muito limitada do coração propriamente dito. A RM fornece informação funcional e anatômica, mas somente está disponível em centros especializados, sendo utilizada somente por razões específicas.

TÉCNICAS DE IMAGEM

Radiografia

As radiografias-padrão para avaliação de doença cardíaca são a incidência póstero-anterior (PA) e a radiografia lateral do tórax (Fig. 3.1). A incidência PA deve estar suficientemente penetrada para observar as sombras dentro do coração, como o duplo contorno do átrio esquerdo e a calcificação valvar.

Quando são examinadas radiografias de pacientes com possíveis distúrbios cardíacos, o coração e grandes vasos devem ser avaliados quanto à sua forma e tamanho. Uma armadilha potencial é o falso diagnóstico de doença cardíaca em um paciente com um *esterno* gravemente *deprimido (pectus excavatum),* no qual o limite cardíaco externo aparece alterado por rotação simples e deslocamento (Fig. 3.2). Normalmente não existem calcificações visíveis dentro do coração e, conseqüentemente, qualquer calcificação cardíaca ou pericárdica deverá ser notada e sua posição estabelecida. Antes de deixar o mediastino, o arco aórtico também deve ser examinado para excluir sinais de coarctação e para assegurar de que ele está normalmente localizado do lado esquerdo da traquéia. Os pulmões devem ser examinados quanto à evidência de insuficiência cardíaca ou alteração no fluxo sanguíneo.

Ecocardiografia

Na ultra-sonografia cardíaco são utilizadas três técnicas básicas: modo M, escaneamento setorial bidimensional (algumas vezes denominado ecocardiografia "em tempo real") e ecocardiografia com Doppler. Como o ultra-som é absorvido pelos ossos do tórax e pelo ar nos pulmões, as incidências do coração são necessariamente limitadas.

Modo M

Modo M é um escaneamento contínuo registrado por um período de tempo com um feixe de som em lápis, dirigido em direção à estrutura de interesse. A distância entre as diversas estruturas e seu movimento em direção e para longe do tradutor são registrados por curtos períodos, geralmente 5-10 segundos, permitindo medidas das dimensões das câmaras e da espessura das paredes. O padrão de movimento

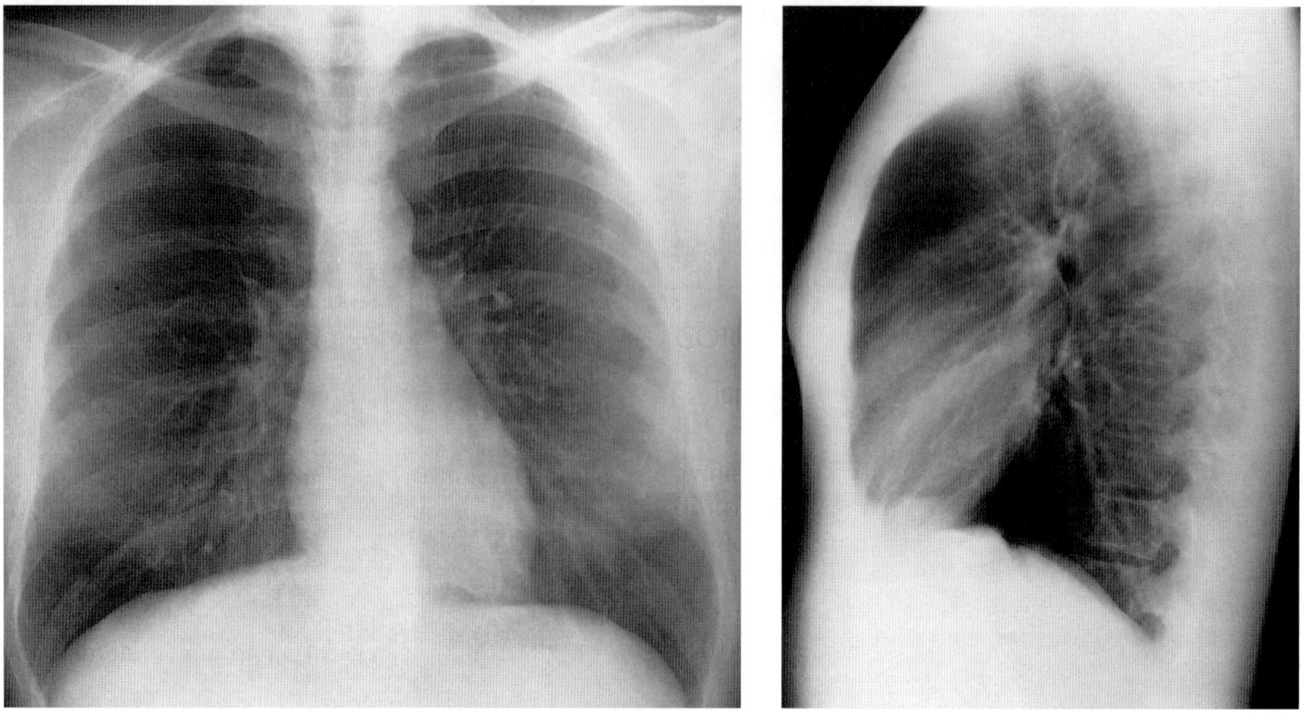

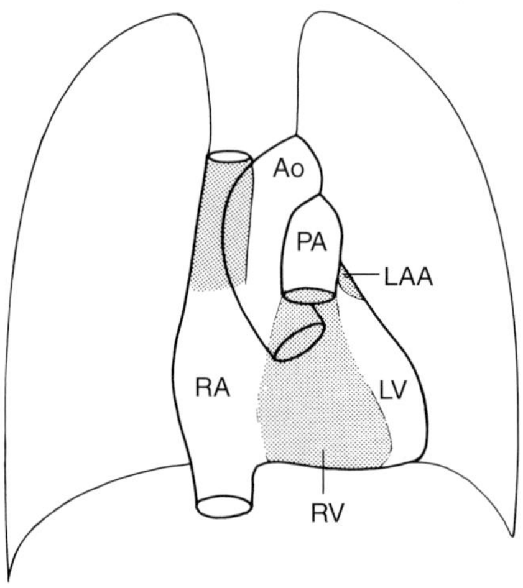

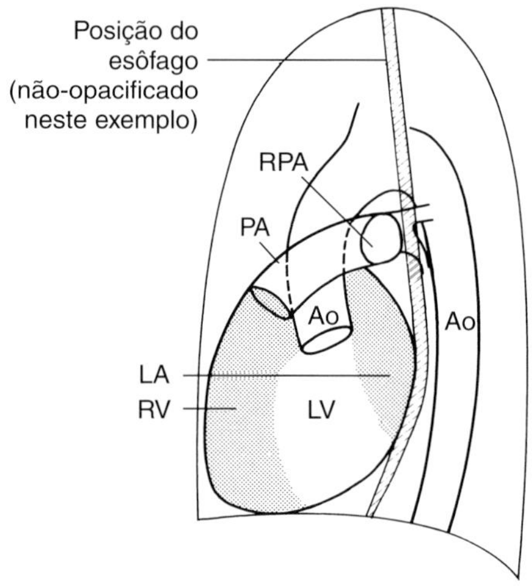

Fig. 3.1 Limite externo do coração na incidência PA e lateral. Ao, aorta; LAA, apêndice atrial esquerdo; LA, átrio esquerdo; LV, ventrículo esquerdo; PA, artéria pulmonar; RA, átrio direito; RPA, artéria pulmonar direita; RV, ventrículo direito.

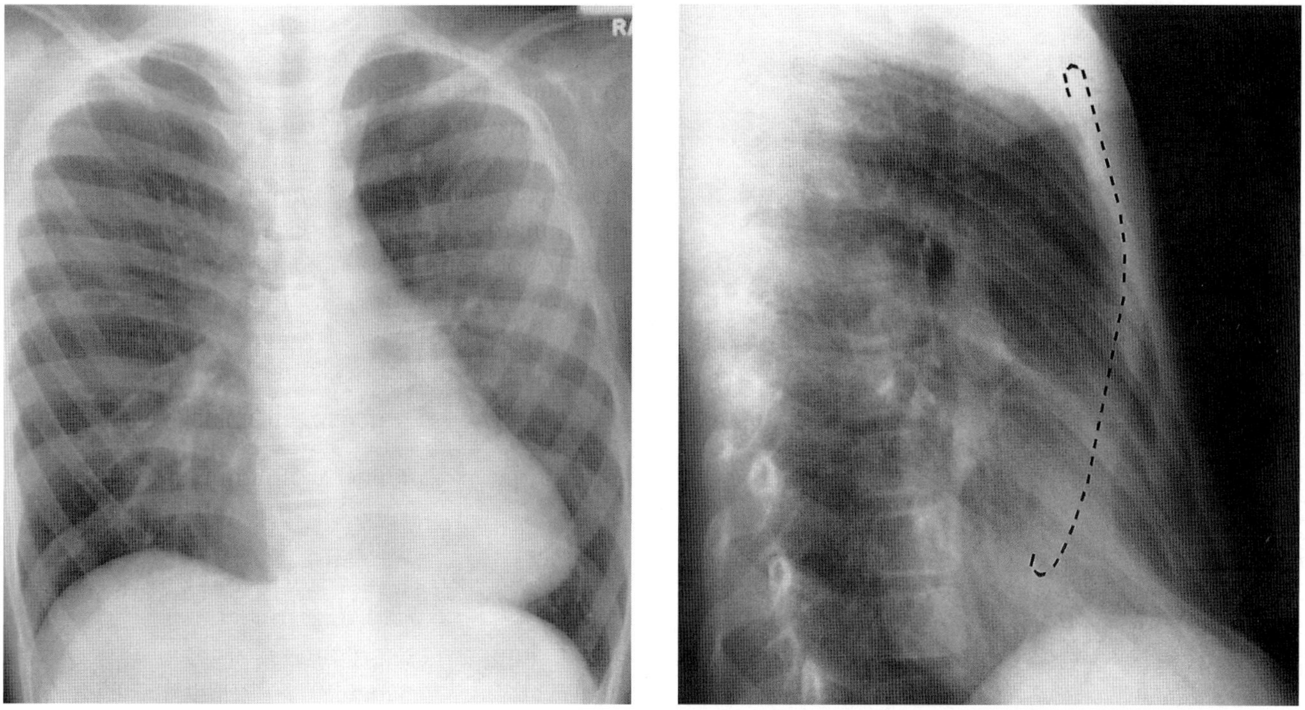

(a) (b)

Fig. 3.2 *Pectus excavatum* (a) Incidência PA. Note o quanto o coração está deslocado e alterado em sua forma pelo esterno deprimido. (b) Incidência lateral. A borda do esterno foi tracejada neste filme radiológico. Este paciente não apresentava doença cardíaca.

de uma estrutura, como por exemplo os folhetos das valvas, também permite o diagnóstico de uma anormalidade e também pode fornecer uma indicação de sua gravidade.

O aspecto normal de imagens selecionadas do modo M está ilustrado na Figura 3.3. Exames no modo M foram amplamente substituídos pelo escaneamento setorial bidimensional, mas continuam sendo utilizados para certas medidas específicas, como as dimensões do ventrículo esquerdo em sístole e em diástole.

Escaneamento setorial bidimensional

A ecocardiografia bidimensional demonstra uma fatia em forma de leque do coração em movimento, que pode ser registrada em videoteipe; também podem ser realizadas fotografias, caso necessário. Se o transdutor for angulado, a "fatia" pode ser movida através do coração para permitir ao observador a construção de um quadro mental de uma imagem tridimensional. Como finíssimas bolhas de ar acompanham a injeção de praticamente qualquer líquido e como o ultra-som detecta confiavelmente mesmo bolhas gasosas muito sutis dentro da corrente sanguínea, injeções de solução salina agitada podem ser utilizadas como um "agente de contraste" intravascular inofensivo.

O exame-padrão consiste de uma combinação de incidências de eixo curto e longo, juntamente com a assim chamada incidência das quatro câmaras (Figs. 3.4 e 3.5). As incidências de eixo curto e eixo longo mostram um corte transversal do ventrículo esquerdo e das valvas mitral e aórtica. Estas incidências são obtidas posicionando o transdutor em um espaço intercostal exatamente à esquerda do esterno (ou, em alguns indivíduos, numa posição subcostal). A incidência das quatro câmaras, que mostra os dois ventrículos e os dois átrios juntamente com as valvas mitral e tricúspide, é obtida posicionando o transdutor sobre o ápice cardíaco, focalizando para cima e medialmente. A sonda da ultra-sonografia transesofágica observa as estruturas cardíacas de dentro do esôfago, através do átrio esquerdo, de trás do coração.

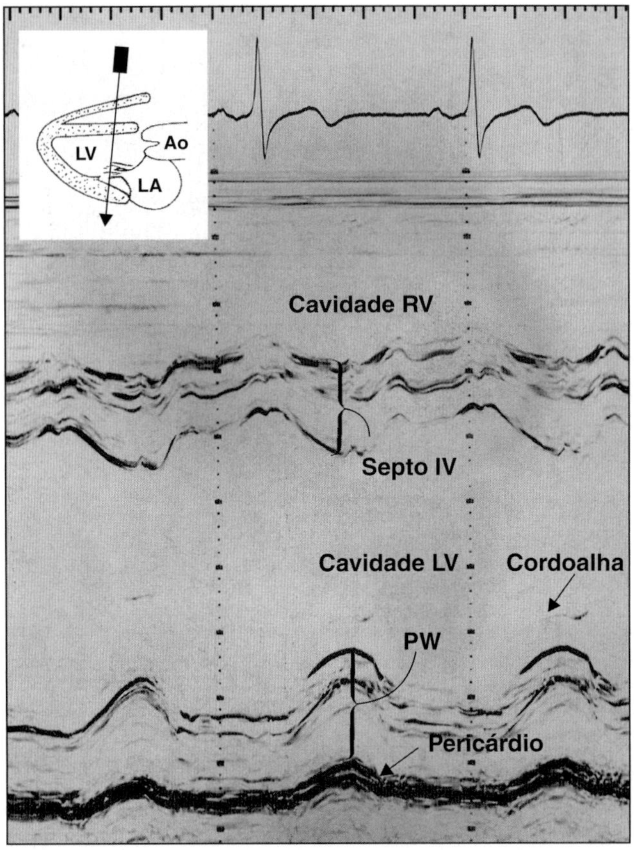

Fig. 3.3 Escaneamento pelo modo M. Incidência axial paraesternal através do longo eixo da metade da cavidade ventricular esquerda (LV). A espessura e o movimento do septo interventricular (septo IV) e da parede posterior (PW) do ventrículo esquerdo estão bem representadas e podem ser correlacionados com o ECG no topo do traçado. RV, ventrículo direito. Cortesia de Andrew A. McLeod e Mark J. Monaghan.

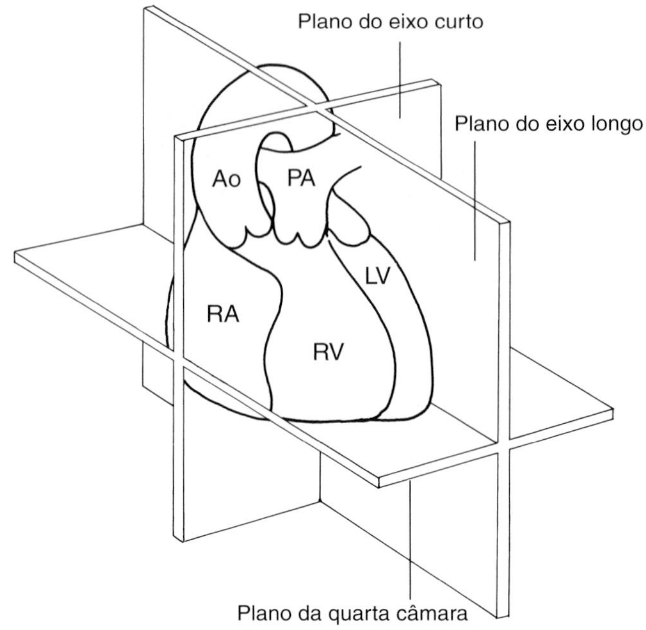

Fig. 3.4 Diagrama ilustrando os três planos ortogonais de imagem utilizados para demonstrar o coração com ecocardiografia bidimensional. Ao, aorta; PA, artéria pulmonar; RA, átrio direito; RV, ventrículo direito; LV, ventrículo esquerdo.

Doppler ecocardiografia

Como discutido na página 8, quando ondas sonoras são refletidas por um objeto em movimento, a freqüência das ondas refletidas fica alterada, dependendo da velocidade da superfície refletora. Com a técnica Doppler, as células vermelhas do sangue podem ser utilizadas como superfícies refletoras e pode-se calcular a velocidade do fluxo sanguíneo em uma determinada direção (Fig. 3.6). A exatidão da técnica depende do ângulo do fluxo em relação ao feixe de ultra-som, sendo medido com maior exatidão o fluxo diretamente em linha com o feixe.

Medidas de fluxo Doppler são usadas para:

- Quantificar gradientes de pressão através de valvas aórticas estenosadas.
- Quantificar fluxo.
- Medir a ejeção cardíaca ou *shunt* da esquerda para a direita.
- Detectar e quantificar regurgitação valvar (veja *Prancha em Cores 3*, pág. XIV).

Gradientes de pressão são matematicamente derivadas de fórmulas que convertem a velocidade através de uma valva em um gradiente de pressão (utilizando a equação de Bernoulli: velocidade ao quadrado × 4 estima a diferença de pressão entre câmaras cardíacas). Medidas de fluxo dependem da medida da velocidade por métodos Doppler, utilizando, então, técnicas ultra-sonográficas-padrão para calcular áreas de corte seccional da estrutura através da qual o fluxo está passando.

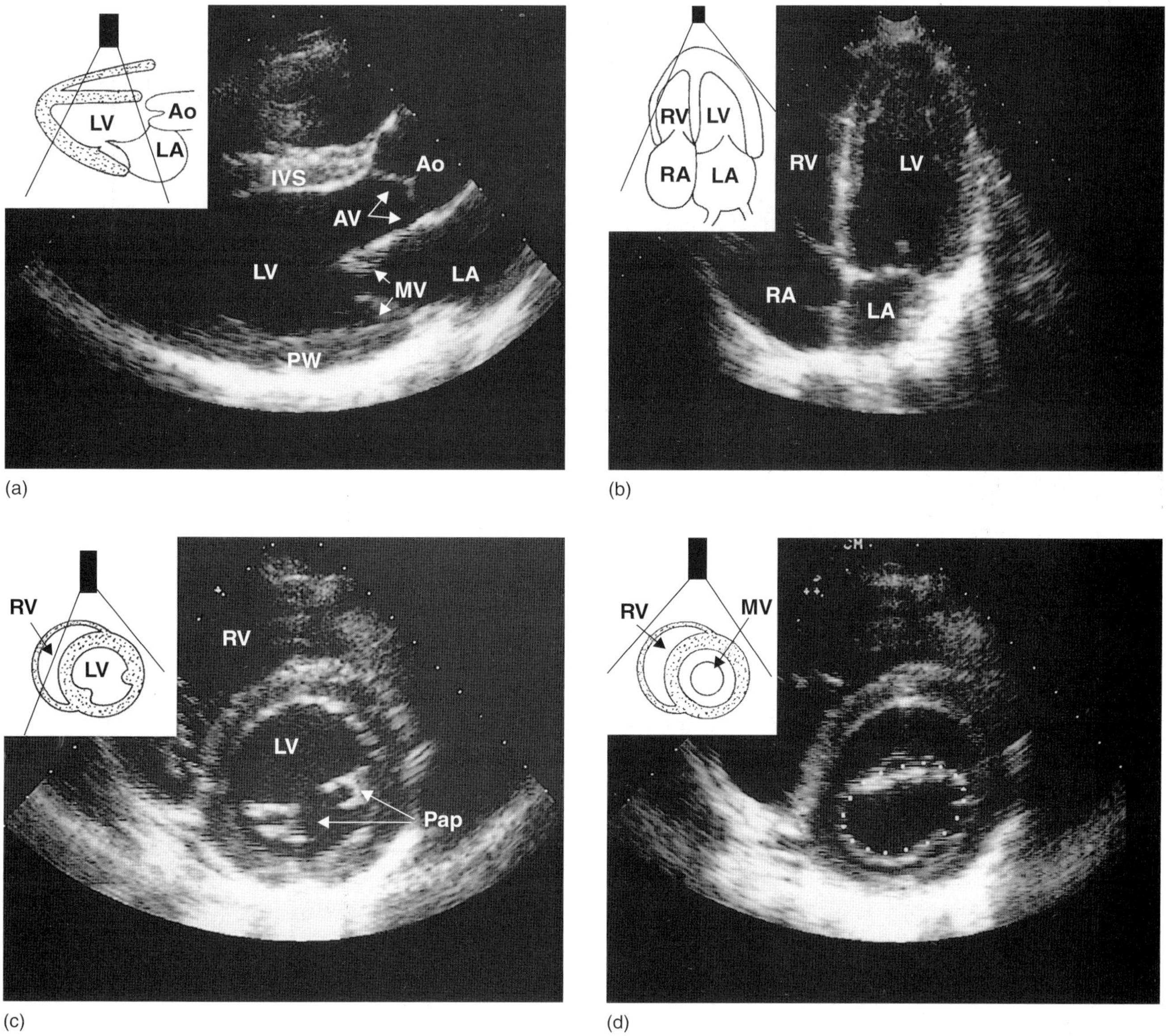

Fig. 3.5 Ecocardiograma bidimensional normal. (a) Incidência axial paraesternal no eixo longo. (b) Incidência apical das quatro câmaras. (c) Incidência axial paraesternal no eixo curto ao nível dos músculos papilares. (d) Incidência similar para (c) mas ao nível da válvula mitral. Os pontinhos indicam a área da valva aberta. Ao, aorta; AV, valva aórtica; IVS, septo interventricular; LA, átrio esquerdo; LV, ventrículo esquerdo; MV, valva mitral; Pap, músculos papilares; PW, parede posterior do LV; RA, átrio direito; RV, ventrículo direito. Cortesia de Andrew A. McLeod e Mark J. Monaghan.

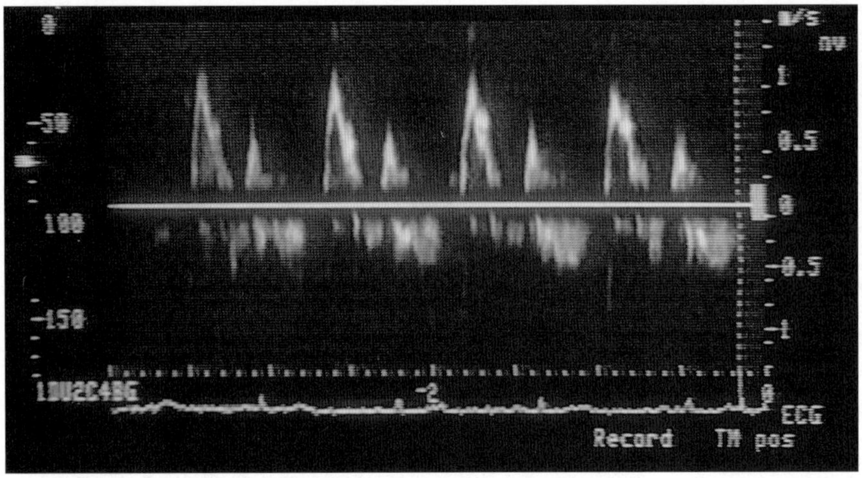

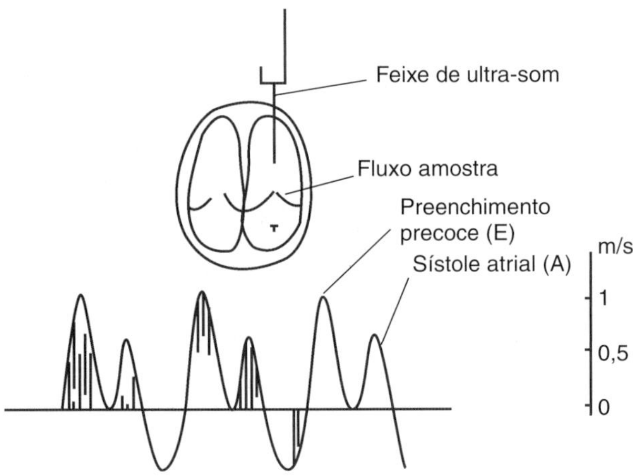

Fig. 3.6 Ultra-sonografia Doppler através de uma valva mitral normal na incidência das quatro câmaras. Note a rápida velocidade inicial do preenchimento atrial precoce (E) a 1 m/s, o rápido declínio e, então, um segundo pico menor, causado pela sístole atrial (A).

Com ondas Doppler coloridas e de pulso, a direção e velocidade do fluxo são codificadas com cores para permitir ao observador apreciar a direção e a magnitude do fluxo em locais anatômicos específicos (veja *Prancha em Cores 3*, pág. XIV). A onda Doppler colorida e de pulso é particularmente útil em doenças cardíacas congênitas, por exemplo, achar defeitos múltiplos do septo interventricular ou defeitos situados em posições pouco usuais.

Ecocardiografia transesofágica

Uma boa visualização do coração e da aorta pode ser obtida colocando-se uma sonda de ultra-som no esôfago, imediatamente atrás do átrio esquerdo (Fig. 3.7). Os pacientes são preparados para a endoscopia com sedação e anestesia laríngea local. A observação do coração por detrás do átrio esquerdo fornece excelentes imagens da valva mitral natural ou prótese mitral, do septo interatrial e, a partir da incidência gástrica, pode ser obtida uma estimativa precisa da velocidade sanguínea através da valva aórtica (e, conseqüentemente, do gradiente). Ecocardiografia transesofágica é muito útil no diagnóstico de dissecção da aorta, endocardite bacteriana e tumores intracardíacos.

Ecocardiografia de estresse

A ecocardiografia pode ser realizada após exercício em esteira ou bicicleta ergométrica ou, farmacologicamente, por taquicardia induzida por adenosina intravenosa, dobutamida ou dipiridamol. Este procedimento pode permitir a identificação de áreas disci-

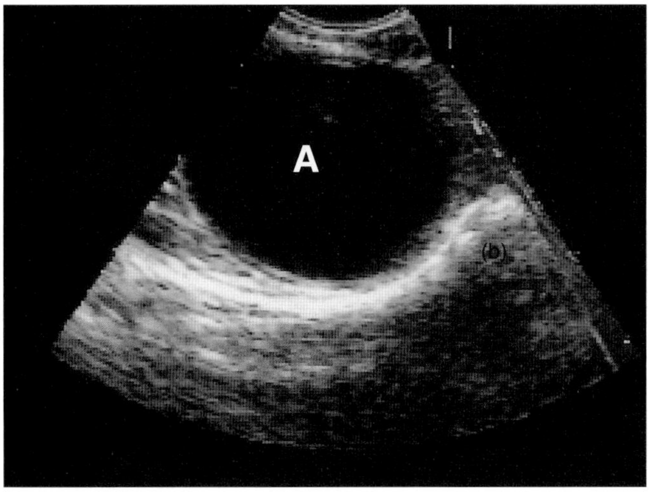

Fig. 3.7 Ecocardiografia transesofágica mostrando uma aorta torácica descendente normal (A).

néticas do músculo ventricular devidas a doença arterial coronária subjacente.

Estudos com radionuclídeos

Técnicas de medicina nuclear são mais simples de realizar que a angiocardiografia, são não-invasivas e podem ser prontamente repetidas. Elas fornecem informação sobre o fluxo sanguíneo miocárdico e função cardíaca, mas fornecem somente limitados detalhes anatômicos.

As duas investigações com radionuclídeos em cardiologia são a cintilografia miocárdica de perfusão e a angiocardiografia com radionuclídeos.

Cintilografia miocárdica de perfusão

Cintilografia miocárdica de perfusão utiliza, tradicionalmente, o radionuclídeo tálio-201 (^{201}Tl), mas agentes marcados com tecnécio-99m tais como sestamibi ou tetrosfosmin estão gradualmente substituindo o tálio. Estes agentes são captados em proporção ao fluxo sanguíneo, assim, regiões com perfusão miocárdica reduzida aparecem como áreas de captação reduzida.

Imagens da perfusão miocárdica são utilizadas no diagnóstico de doença cardíaca isquêmica e são particularmente úteis em pacientes com dor torácica, nos quais não está determinado se a dor é cardíaca ou não. Como muitos pacientes somente apresentam distúrbios da perfusão miocárdica em exercício, o paciente se exercita em uma bicicleta ou esteira ergométrica. Exatamente antes do exercício máximo, administra-se uma injeção intravenosa de radionuclídeo e a captação cardíaca do radionuclídeo é então transformada em imagem em várias projeções, utilizando-se uma gama-câmara. Caso os pacientes não estejam aptos ao exercício por qualquer motivo, é possível aumentar farmacologicamente a freqüência cardíaca através de adenosina intravenosa, dobutamida ou dipiridamol, injetando-se então o radionuclídeo no pico da freqüência cardíaca ou com freqüência cardíaca sintomática. As imagens são repetidas depois que o paciente repousou por 3-4 horas. As localizações e os tamanhos das áreas isquêmicas podem ser avaliados e pode-se fazer a distinção entre regiões isquêmicas e infartadas, comparando as imagens de pico de exercício e repouso (veja pág. 123 e *Prancha em Cores 4*, pág. XV). A investigação somente deve ser realizada sob supervisão médica com disponibilidade de equipamento para ressuscitação cardíaca.

Angiografia por radionuclídeos

Angiografia por radionuclídeos também é conhecida como *multiple gated equilibrium blood pool imaging*, algumas vezes, abreviadamente, escaneamento MUGA *(multiple gated)*. Utiliza tecnécio-99m (^{99m}Tc) que adere às células vermelhas do sangue para fornecer imagens do *pool* sanguíneo. Um método conveniente é marcar células vermelhas do sangue *in vivo* injetando-se pirofosfato de estanho bivalente intravenosamente, que age como um agente redutor. Quinze minutos mais tarde, injeta-se ^{99m}Tc-pertecnetato intravenosamente, que entra e adere às células vermelhas do sangue por várias horas.

Como contagens radioativas insuficientes são coletadas a cada ciclo cardíaco, imagens de ciclos cardíacos sucessivos são combinados com o uso de *gating* eletrônico. Partindo da onda R do ECG, cada ciclo cardíaco é dividido em um número igual de intervalos. Dados de cada intervalo em cada ciclo cardíaco sucessivo são somados para fornecer um ciclo representativo que, então, é apresentado como uma imagem em movimento num monitor de TV ou *cine loop*. Geralmente é necessário registrar dados de aproximadamente 400-500 ciclos cardíacos para obter uma imagem adequada.

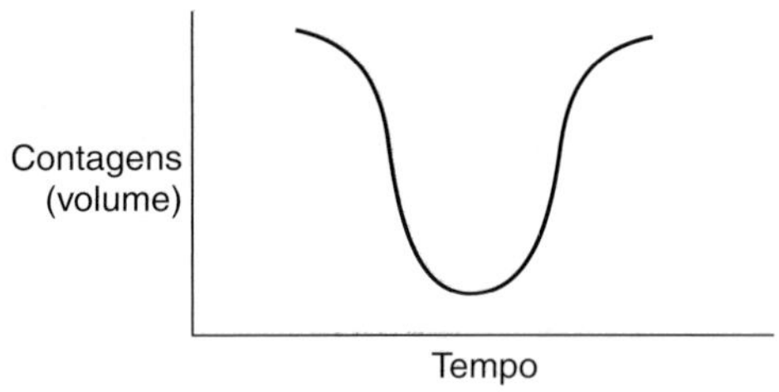

Fig. 3.8 Angiocardiografia com radionuclídeos. Gráfico de contagens (volume ventricular) *versus* tempo.

Angiogramas com radionuclídeos são utilizados para calcular a *fração de ejeção ventricular* em pacientes com doença valvar e distúrbios miocárdicos e para *análise do movimento da parede cardíaca* em pacientes com doença cardíaca isquêmica.

Como existe uma mistura uniforme do radionuclídeo com o sangue, a radioatividade é proporcional à quantidade de sangue nos ventrículos. Quadros individuais dos ciclos cardíacos somados podem ser dispostos em um monitor de televisão. Os limites de cada ventrículo em sístole e diástole são desenhados por uma caneta luminosa ou outro dispositivo eletrônico e o computador podem, então, construir curvas do volume ventricular *versus* tempo (Fig. 3.8).

Após correção da atividade de base, os valores das contagens máxima (final da diástole) e mínima (final da sístole) podem ser obtidos e, então, pode ser calculada a fração de ejeção:

$$\text{Fração de ejeção} = \frac{\text{volume diastólico final} - \text{volume sistólico final}}{\text{volume diastólico final}}$$

Normalmente, a fração de ejeção do ventrículo esquerdo deve ser maior que 50% e todas as partes dos limites cardíacos externos devem apresentar movimento igual. Segmentos da parede com movimento reduzido ou formação de aneurisma podem ser demonstrados.

Tomografia computadorizada

A tomografia computadorizada com equipamento convencional desempenha um pequeno ou nenhum papel na avaliação de distúrbios intracardíacos, principalmente por causa dos longos tempos de escaneamento necessários para obtenção de imagens cardíacas. Derrames pericárdicos (veja Fig. 3.16, pág. 113) e tumores cardíacos são reconhecíveis, mas geralmente eles são vistos tão bem ou melhor com ultra-sonografia.

O *screening* da população buscando por calcificação arterial em placas ateromatosas utilizando escaneadores rápidos de TC está sendo realizado em alguns centros no sentido de providenciar tratamento profilático a pacientes mais jovens, na esperança de prevenção de eventos cardíacos clinicamente significativos futuramente.

Imagens por ressonância magnética

O *gating* eletrônico das seqüências RM-padrão utilizando um eletrocardiograma fornece imagens separadas do coração em vários períodos de tempo no ciclo cardíaco. Com esta técnica particular, o sangue que flui rapidamente não produz sinal e, conseqüentemente, fornece um meio de contraste natural (Fig. 3.9). Uma técnica alternativa e mais recentemente introduzida é a assim chamada "imagem rápida", uma técnica na qual as imagens são obtidas em período de tempo mais curto que com as técnicas-padrão. As imagens são vistas como cine-imagens e são equivalentes a um cine-angiograma tomográfico, geralmente apresentado com o sangue com sinal branco e o músculo cardíaco como sinal mais escuro.

Ressonância magnética é capaz de fornecer uma imensa quantidade de informação, mas atualmente seu papel é relativamente limitado porque a técnica é cara e o equipamento especializado e especialistas para obtenção de imagens cardíacas de alta quantidade somente estão disponíveis em alguns poucos centros. As demais técnicas de diagnóstico não-invasivas, notadamente a ultra-sonografia e imagens por radionuclídeos, também fornecem muita informação. Contudo, a RM fornece informação única. É capaz de mostrar:

- Detalhes de doença cardíaca congênita complexa.
- Detalhes da espessura e doença miocárdica.
- Detalhes dos grandes vasos, por exemplo, aneurisma dissecante.
- Doença pericárdica.
- Tumores intracardíacos, que podem ser demonstrados com grande precisão, melhor que em muitos casos com ultra-som.

Cateterização cardíaca e angiografia

Sob fluoroscopia podem ser introduzidos cateteres nas diversas câmaras cardíacas e para dentro dos vasos que levam o sangue para dentro e para fora des-

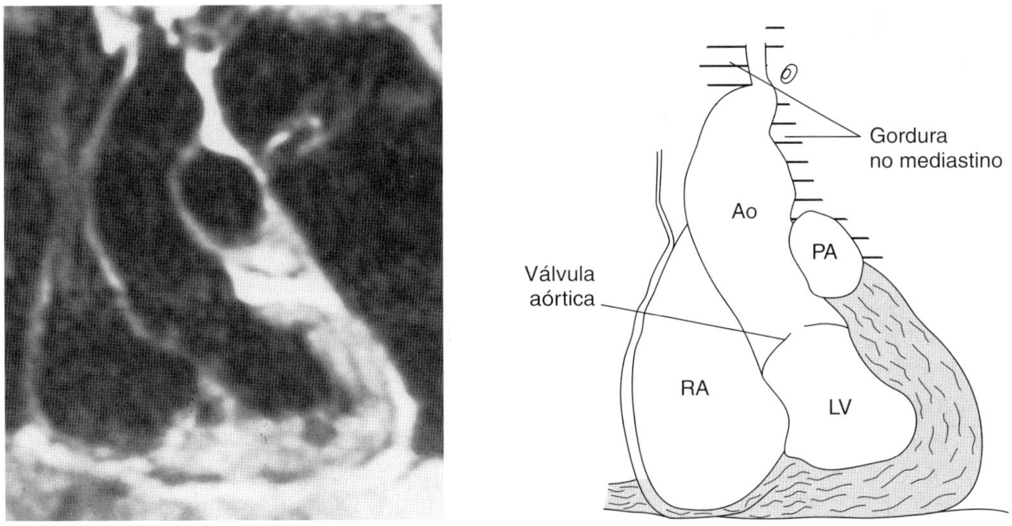

(a)

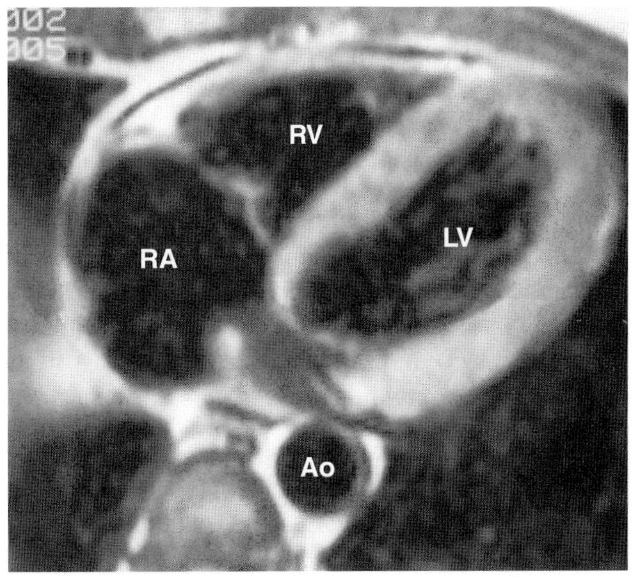

(b)

Fig. 3.9 Imagem de ressonância magnética do coração normal. Note que o sangue fluindo não apresenta sinal e aparece em preto. (a) Plano coronal mostrando privilegiadamente a aorta ascendente e o ventrículo esquerdo. (b) Plano axial (similar ao utilizado para a TC). Ao, aorta; LV, ventrículo esquerdo; PA, artéria pulmonar; RA, átrio direito; RV, ventrículo direito.

tas câmaras . Contraste injetado através de tais cateteres pode fornecer imagens do coração e grandes vasos. Cine-imagens permitem a avaliação da contração ventricular. Angiografia cardíaca é um tópico especializado que não será discutido posteriormente.

Angiografia coronária, que fornece informação detalhada sobre estenose arterial coronária, oclusões e vasos anômalos ou colaterais, é amplamente praticada em pacientes considerados para cirurgia cardíaca, particularmente para revascularização arterial coronária e também para tratamento através de angioplastia ou implante de *stent*. Cateteres são introduzidos na artéria femoral através da técnica de Seldinger (veja pág. 431), sendo passados seletivamente através dos orifícios de cada artéria coronária. Cateteres separados geralmente são necessários para os lados direito e esquerdo; 4-7 ml de meio de contraste são injetados e observados fluoroscopicamente com vídeo, sendo feitas, simultaneamente, gravações em filme.

DOENÇA CARDÍACA

Evidências de doença cardíaca são dadas por:

- Tamanho e forma do coração.
- Vasos pulmonares que fornecem informação sobre fluxo sanguíneo.
- Pulmões que podem mostrar edema pulmonar.

CORAÇÃO

Tamanho cardíaco

O tamanho global do coração é mais facilmente avaliado em radiografias torácicas. A proporção cardiotorácica é um método de medida amplamente utilizado, porém grosseiro; em pessoas normais, o diâmetro transverso do coração geralmente é menor do que a metade do diâmetro torácico interno (Fig. 3.10). Saber se o coração está aumentado em tama-

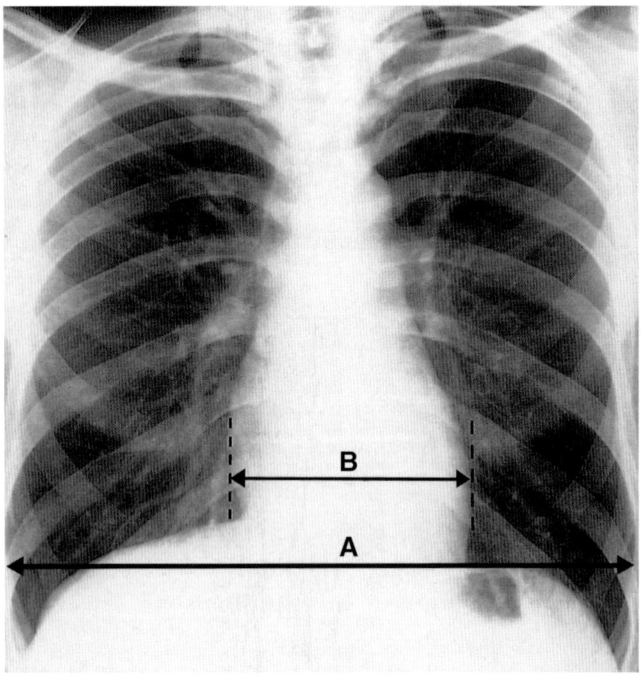

Fig. 3.10 Medidas do tamanho cardíaco. O diâmetro transverso do coração é a distância entre duas tangentes verticais ao limite cardíaco externo. Quando se calcula a proporção cardiotorácica (CTR), o diâmetro transverso do coração (B) é dividido pelo diâmetro interno máximo do tórax (A).

Tabela 3.1 Causas comuns de aumento do tamanho das câmaras cardíacas

Aumento atrial esquerdo
- Estenose mitral
- Incompetência mitral
- Tumor atrial esquerdo, por exemplo, mixoma

Aumento atrial direito
- Insuficiência ventricular direita
- Estenose tricúspide
- Incompetência tricúspide

Aumento ventricular esquerdo
- Incompetência aórtica e mitral
- Estenose aórtica e hipertensão sistêmica somente *após* ter ocorrido descompensação ventricular esquerda
- Doença cardíaca isquêmica e cardiomiopatias de vários tipos, uma vez que tenha ocorrido lesão muscular substancial
- Persistência do ducto arterial e defeitos do septo interventricular em casos com grandes *shunts* da esquerda para direita

Aumento ventricular direito
- Defeito do septo interatrial
- Regurgitação tricúspide
- Estenose pulmonar e hipertensão pulmonar somente *após* ter ocorrido descompensação ventricular direita

nho comparando radiografias anteriores é mais útil que a proporção cardiotorácica isoladamente.

Contudo, deve-se ter em mente que o diâmetro cardíaco transverso varia com a fase da respiração e, em alguma extensão, com o ciclo cardíaco. Tais alterações no diâmetro transverso de menos de 1,5 cm devem ser interpretadas com cuidado. Um aumento global no tamanho cardíaco pode ser devido à dilatação de uma ou mais câmaras cardíacas e/ou a derrame pericárdico.

Hipertrofia e dilatação das câmaras

As causas de aumento da câmara são apresentadas na Tabela 3.1.

Ecocardiografia

Ecocardiografia é o método mais amplamente utilizado para diagnosticar dilatação e hipertrofia das câmaras cardíacas individuais.

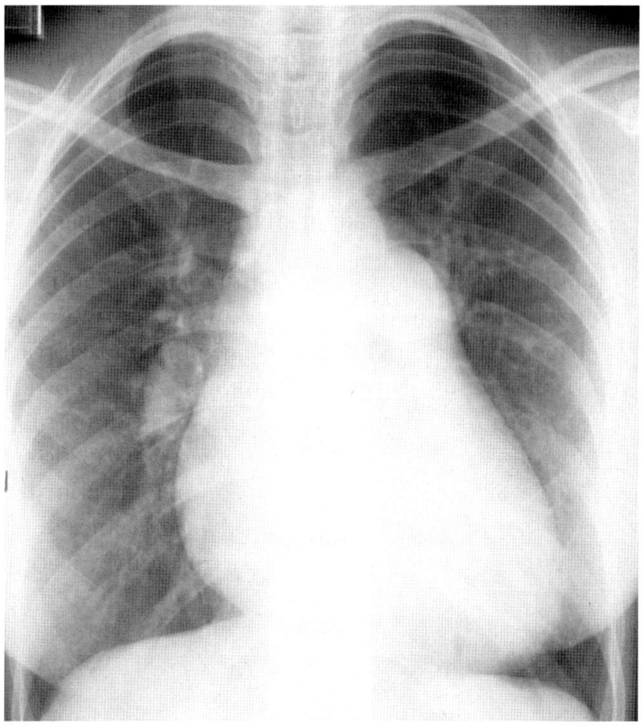

Fig. 3.12 Aumento do tamanho ventricular direito em um adulto portador de hipertensão pulmonar primária. O coração está aumentado com o ápice do coração elevado um pouco para fora do diafragma. Note também as características da hipertensão arterial pulmonar – alargamento da artéria pulmonar principal e das artérias hilares, com vasos normais dentro dos pulmões.

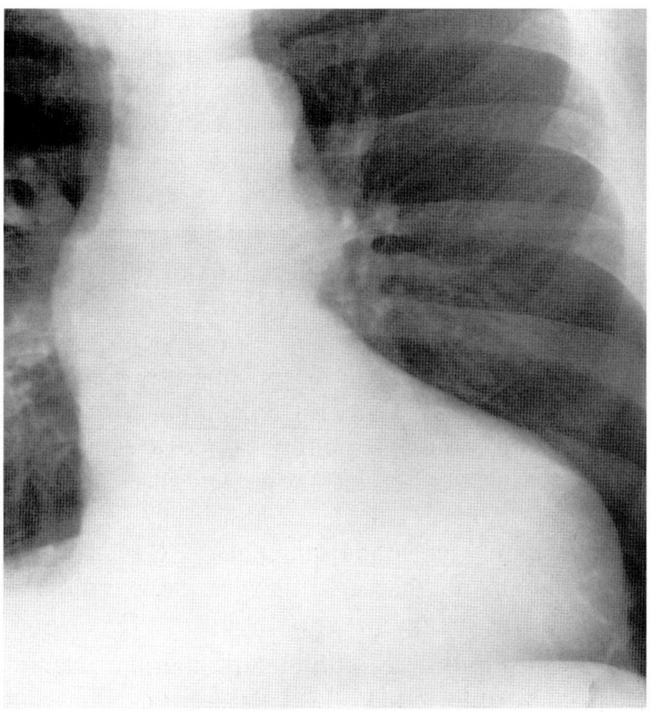

Fig. 3.11 Aumento do tamanho ventricular esquerdo em um paciente com incompetência valvar aórtica. O ápice cardíaco é deslocado para baixo e para a esquerda. Note também que a aorta ascendente causa uma protuberância da borda mediastinal direita – uma característica que quase sempre é observada na presença de doença valvar aórtica significativa.

As dimensões de cada câmara podem ser facilmente avaliadas. Por exemplo, o diâmetro interno do ventrículo esquerdo não deve exceder 5,7 cm, e o do átrio esquerdo na incidência paraesternal deve ser inferior a 4,0 cm. Ecocardiografia também fornece estimativas exatas da espessura das paredes; por exemplo, a parede do ventrículo esquerdo e do septo interventricular deve variar entre 0,6 e 1,1 cm.

Radiografias

Diagnosticar aumento do tamanho ventricular em radiografias é um problema. Também é difícil distinguir entre hipertrofia e dilatação ventricular olhando-se os contornos externos do coração.

Em condições com “sobrecarga de pressão” como hipertensão sistêmica e estenose aórtica ou pulmonar, a parede hipertrofiada adentra a cavidade ventricular e existe pouca alteração no contorno externo do coração até que o ventrículo fique insufici-

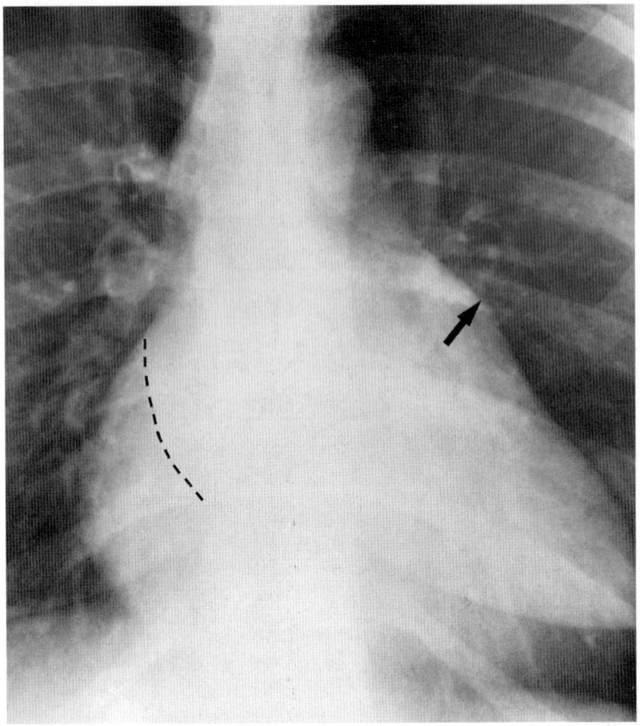

Fig. 3.13 Aumento do tamanho atrial esquerdo em um paciente com doença da valva mitral, mostrando o "sinal do duplo contorno" (a borda atrial esquerda foi redesenhada aqui) e dilatação do apêndice atrial esquerdo (LAA) (seta). O aumento de LAA não deve ser confundido com a dilatação da artéria pulmonar principal. A artéria pulmonar principal é o segmento imediatamente abaixo da junção aórtica. LAA está separado da junção aórtica pela artéria pulmonar principal (compare com a Fig. 3.19).

ente. Condições de "sobrecarga de pressão", como incompetência valvar, *shunts* da esquerda para direita e lesão do músculo cardíaco resultam em dilatação relevante dos ventrículos, reconhecida somente como um aumento global no diâmetro cardíaco transverso. Outro problema é que o aumento de um ventrículo afeta a forma do outro e, conseqüentemente, somente ocasionalmente é possível reconhecer as características clássicas de aumento do ventrículo direito ou esquerdo (Figs. 3.11 e 3.12).

Avaliar o tamanho atrial em radiografias particularmente no aumento do átrio esquerdo do tórax é mais fácil: a borda direita de um átrio esquerdo aumentado em tamanho é visível como um duplo contorno adjacente à borda cardíaca direita, geralmente dentro da sombra cardíaca principal (Fig. 3.13). A borda esquerda raramente é visível apesar do apêndice atrial esquerdo, quando dilatado, ser visível como uma protuberância abaixo da artéria pulmonar principal na incidência PA. A margem posterior do átrio esquerdo é mais bem avaliada na incidência lateral. Alargamento atrial direito causa um aumento da curvatura da borda cardíaca direita e, freqüentemente, é acompanhada por alargamento da veia cava superior.

Movimento, deformidade e calcificação valvar

Informação sobre movimento e deformidade valvar é mais bem obtida a partir de uma ecocardiografia. A valva mitral é particularmente bem demonstrada. Normalmente, os folhetos de todas as valvas são finos e dão origem a ecos claramente definidos. O folheto anterior da valva mitral move-se rapidamente em direção ao transdutor ao abrir-se no início da diástole. Depois, move-se para trás, para uma posição semifechada antes de ser novamente tracionado pela contração atrial. Com o início da sístole fecha-se rapidamente. Os movimentos do folheto posterior refletem aqueles do folheto anterior, mas a amplitude é menor.

O movimento dos folhetos da valva aórtica são menos complexos. Eles abrem-se abruptamente, permanecem em abertura máxima durante o restante da sístole e então, fecham-se bruscamente. As valvas pulmonar e tricúspide são mais difíceis de representar – seus movimentos lembram os movimentos da valva aórtica e mitral, respectivamente.

A ecocardiografia é especialmente valiosa para avaliar doença da valva mitral (Fig. 3.14) e da valva aórtica. Estenose valvar causa espessamento dos folhetos valvares, restrição de movimentos e estreitamento do orifício. Calcificação, muitas vezes presente, é vista como uma multiplicidade de ecos claros originando-se nos folhetos (Fig. 3.14a). Gradientes valvares podem ser calculados utilizando estimativas Doppler para velocidade sanguínea e técnicas Doppler também podem ser utilizadas para graduar a gravidade de qualquer regurgitação.

A única informação de uma radiografia relacionada com a morfologia das valvas é a calcificação. Calcificação é mais bem observada em fluoroscopia que em radiografias. Aparece nas valvas mitral e/ou aórtica em doenças cardíacas reumáticas e na valva aórtica isolada em adultos com estenose aórtica congênita. Calcificação valvar é mais facilmente identifi-

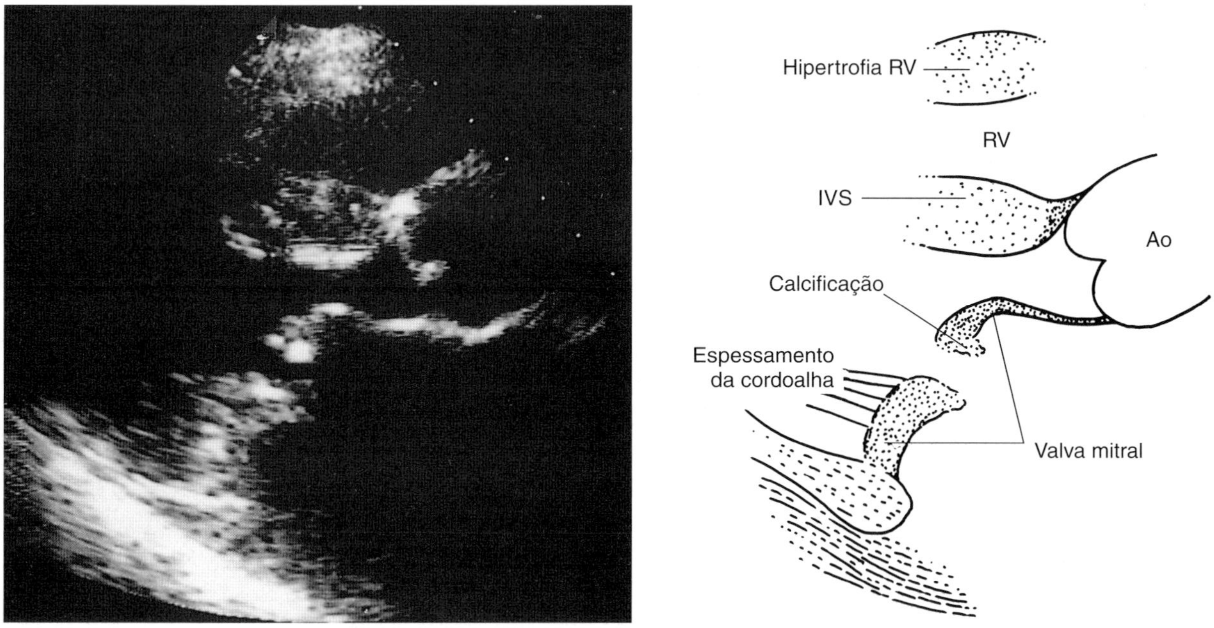

(a)

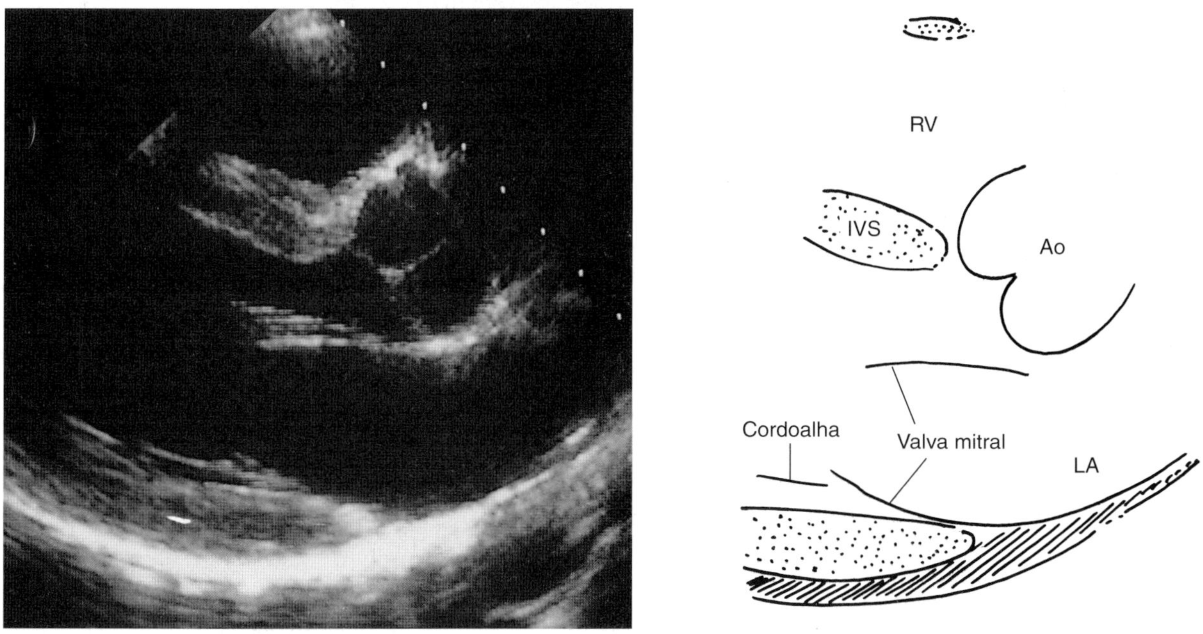

(b)

Fig. 3.14 Estenose mitral. Ecocardiograma bidimensional – incidência do eixo axial longo paraesternal. (a) A valva mitral está acentuadamente espessada e apresenta calcificação. A imagem foi feita durante a diástole, quando a valva deve abrir, mas neste caso o orifício está estenosado e a abertura encontra-se prejudicada. (b) Imagem normal para comparação. Ao, aorta; IVS, septo interventricular; LA, átrio esquerdo; RV, ventrículo direito. Cortesia de Andrew A. McLeod e Mark J. Monaghan.

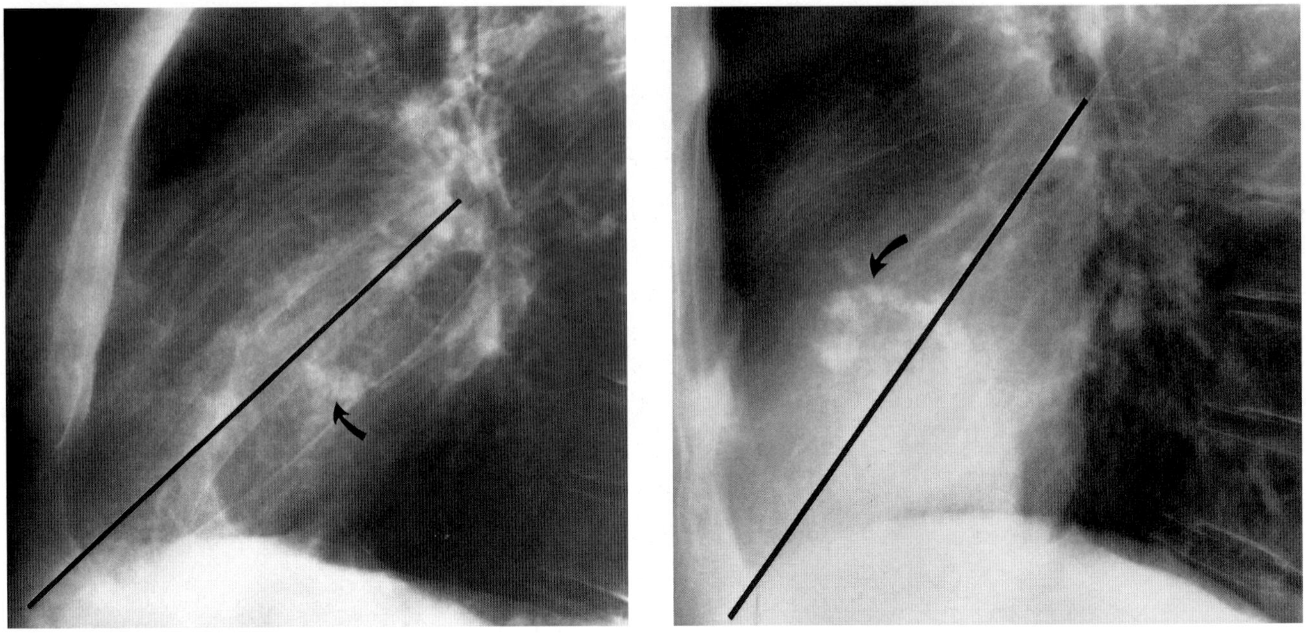

(a) (b)

Fig. 3.15 Calcificação valvar. Foi desenhada uma linha da junção esternodiafragmática para o brônquio principal esquerdo. (a) Calcificação da valva mitral. A calcificação situa-se abaixo desta linha. (b) Calcificação da valva aórtica. A calcificação situa-se acima desta linha.

cada na incidência lateral. Pode ser traçada uma linha a aproximadamente 45° a partir da horizontal, da junção do diafragma e esterno obliquamente para cima e para trás, em direção ao brônquio principal esquerdo (Fig. 3.15). Calcificação na valva mitral situa-se atrás e abaixo desta linha, enquanto calcificação aórtica situa-se em frente e acima dela. Caso a linha passe através da calcificação, ignora-se a porção menor, porém, caso bisseccione a calcificação, deve-se considerar seriamente a possibilidade de que ambas as valvas estejam calcificadas. Calcificação do anel valvar mitral ocasionalmente é vista em pessoas mais idosas, sendo freqüentemente associada à leve regurgitação mitral.

Contratilidade ventricular

Ecocardiografia de tempo real, angiocardiografia com radionuclídeos e cine-RM são bons métodos não-invasivos para avaliação da motilidade da parede ventricular. Dois padrões principais de *redução* da contratilidade (hipocinesia) podem ser observados:

- Redução uniforme generalizada da contratilidade, que normalmente deve-se a distúrbio valvar ou cardiomiopatia congestiva. Nestas condições, os ventrículos estão usualmente dilatados. Ocasionalmente, doença arterial coronária de múltiplos vasos pode causar um padrão semelhante.
- Redução focal da contratilidade, que pode ou não ser acompanhada de dilatação, é observada na doença cardíaca isquêmica.

Aumento na contratilidade do ventrículo esquerdo indica hipertrofia, que pode ser primária (cardiomiopatia hipertrófica) ou secundária a outras condições como estenose aórtica ou hipertensão sistêmica.

Doença pericardíaca

Ecocardiografia serve especialmente para detectar líquido pericardíaco (Fig. 3.16a). O líquido no espaço pericárdico é reconhecido como um espaço livre de ecos entre as paredes das câmaras cardíacas e o pericárdio. Mesmo quantidades menores que 20-50 ml de líquido pericárdico podem ser diagnosticadas por meio de ultra-som. A natureza do líquido geralmente não pode ser definida e a aspiração através de agulha pode ser necessária; tal aspiração é mais bem realizada sob controle do ultra-som.

O derrame pericárdico pode ser reconhecido com TC (Fig. 3.16b) e RM, embora sejam raramente realizados primariamente para este propósito. A TC e a

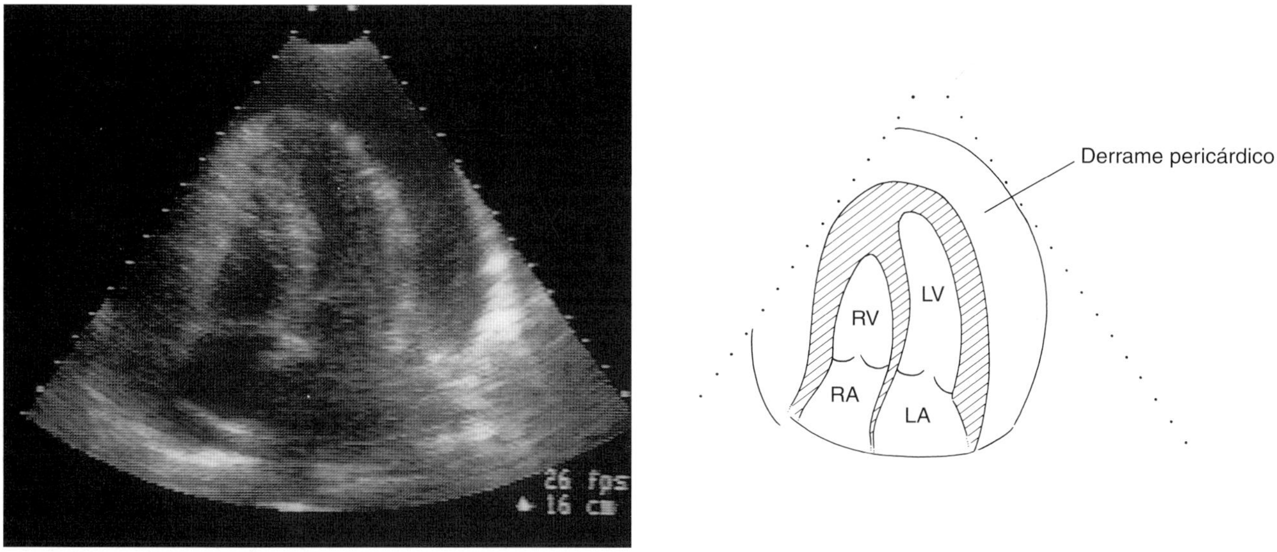

(a)

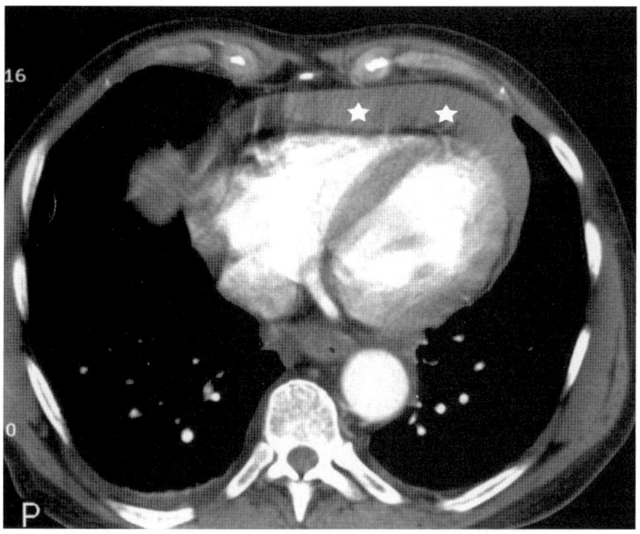

(b)

Fig. 3.16 (a) Grande derrame pericárdico em uma incidência ecocardiográfica apical das quatro câmaras. (b) TC mostrando densidade de líquido (asteriscos) no pericárdio.

RM são particularmente úteis para estimar o espessamento pericárdico, enquanto a ecocardiografia é pouco eficiente para esta quantificação.

Não é incomum ser capaz de diagnosticar o derrame pericárdico a partir de uma radiografia do tórax. Entretanto, o paciente pode ter derrame pericárdico suficiente para causar um tamponamento com risco de vida, mas pode apresentar somente um aumento leve da área cardíaca com um contorno, por outro lado, normal. Um aumento ou redução acentuado do diâmetro cardíaco transverso em uma semana ou duas, particularmente se não ocorre edema pulmonar, é o diagnóstico desta condição. Derrame pericárdico também deve ser considerado quando o coração está muito aumentado em tamanho e quando não há características que sugiram aumento específico de câmara (Fig. 3.17).

A *calcificação pericárdica* é encontrada em mais de 50% dos pacientes com pericardite constritiva (Fig. 3.18). A pericardite constritiva cálcica é comumente de etiologia pós-infecciosa, sendo a tuberculose e infecções por coxsáckie as causas mais comuns.

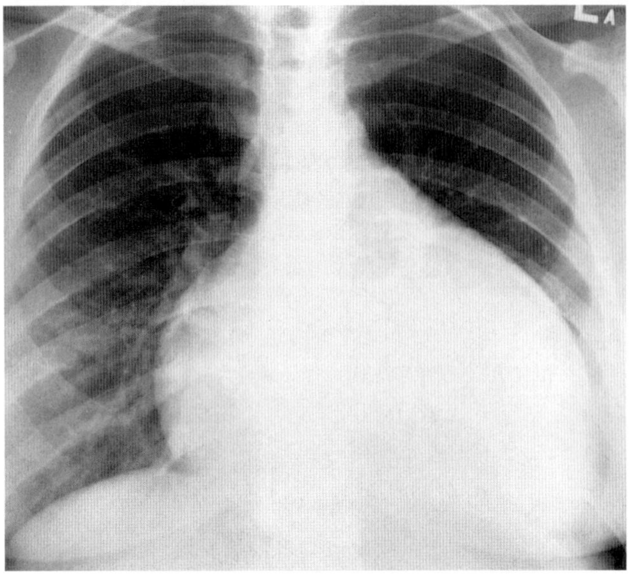

(a)

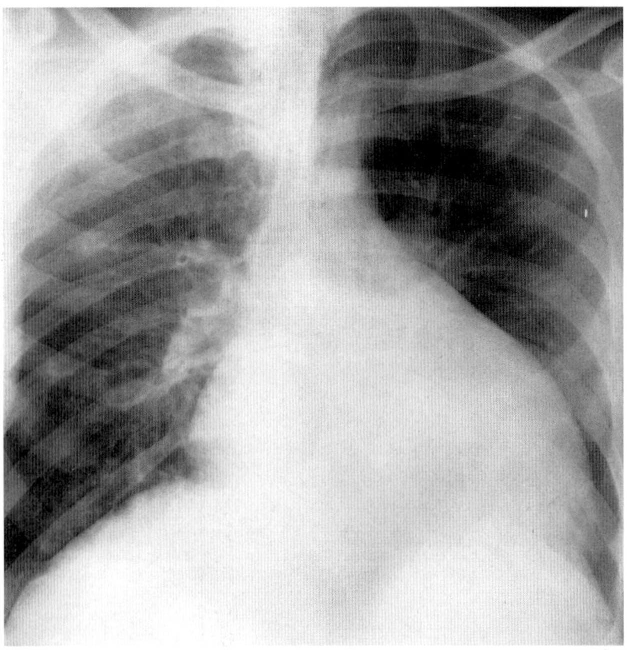

(b)

Fig. 3.17 (a) Derrame pericárdico. O coração encontra-se muito aumentado. (Três semanas antes, o coração encontrava-se normal em forma e tamanho.) O limite externo está bem definido e a forma globular também. Os pulmões estão normais. Neste caso, a causa foi uma pericardite viral. Este aspecto do coração, apesar de sugestivo, não é específico de um derrame pericárdico. (Compare com b.) (b) Cardiomiopatia congestiva causando dilatação cardíaca generalizada. Este aspecto pode ser facilmente confundido, radiologicamente, com um derrame pericárdico.

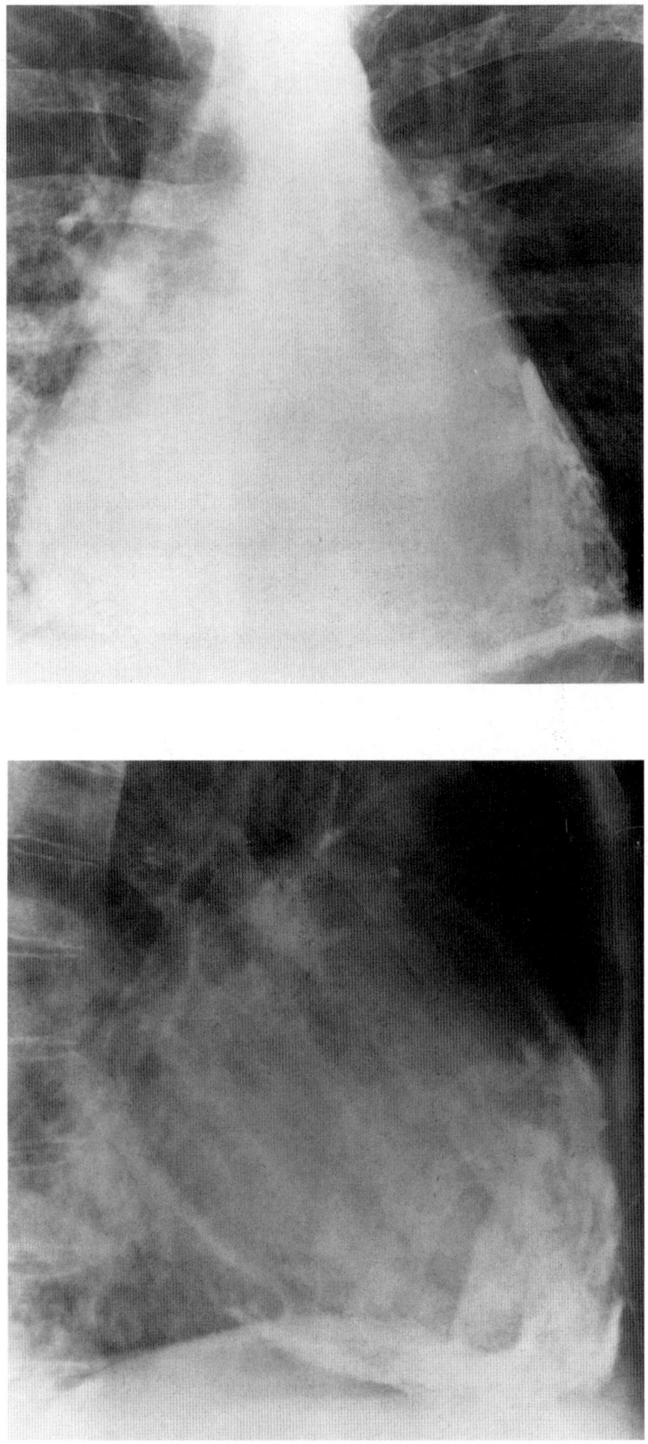

Fig. 3.18 Calcificação pericárdica em um paciente com pericardite constritiva grave. A distribuição da calcificação é típica. Ela segue o contorno do coração e é máxima anterior e inferiormente. Como sempre, é mais difícil de observar a calcificação na radiografia em PA. (Este paciente também apresentava pneumonia no lobo inferior direito.)

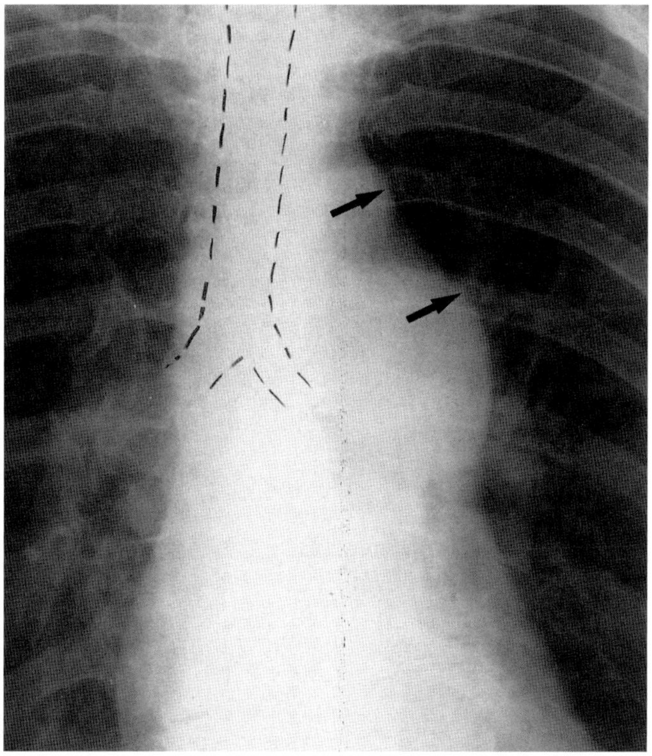

Fig. 3.19 Alargamento da artéria pulmonar principal em um paciente com estenose da valva pulmonar. A protuberância da artéria pulmonar principal (seta inferior) é claramente maior que o normal e, num primeiro olhar, o observador pode fazer um diagnóstico errôneo de aumento do tamanho da aorta. Porém, a junção aórtica é a primeira "dilatação" da borda mediastinal esquerda (seta superior). Projeta-se 2,5-3 cm lateral à traquéia. A artéria pulmonar forma o segmento imediatamente abaixo da junção aórtica.

Em muitos casos nenhum agente infeccioso pode ser identificado. As calcificações ocorrem em manchas no pericárdio, embora o pericárdio esteja espessado e rígido sobre todo o coração. Pode ser difícil ou impossível ver as calcificações na incidência frontal. Na incidência lateral, geralmente é máxima nas bordas anterior e inferior do pericárdio. A calcificação pericárdica é um importante sinal porque estabelece com segurança o diagnóstico de pericardite constritiva.

VASOS PULMONARES

A radiografia do tórax é um método simples para avaliar a vascularização pulmonar. Mesmo quando não é possível medir o diâmetro verdadeiro da artéria pulmonar principal na radiografia, existem graus de protuberância que permitem dizer se ela está verdadeiramente alargada (Fig. 3.19). Inversamente, a artéria pulmonar pode ser reconhecidamente pequena. A avaliação dos vasos hilares pode ser mais objetiva desde que o diâmetro da artéria do lobo inferior direito possa ser medido: em seu ponto médio, o diâmetro normalmente é de 9 a 16 mm. O tamanho dos vasos dentro dos pulmões reflete o fluxo sanguíneo pulmonar. Não existem medidas da normalidade amplamente aceitas, assim, o diagnóstico baseia-se na experiência com radiografias normais.

Observando-se o tamanho dos diversos vasos, pode ser possível diagnosticar um dos seguintes padrões hemodinâmicos.

Aumento do fluxo sanguíneo pulmonar (Fig. 3.20)

Defeito do septo interatrial, defeito do septo interventricular e persistência do ducto arterial são anomalias comuns nas quais existe *shunting* do sangue do circuito sistêmico para o circuito pulmonar (os assim chamados *shunts* da esquerda para a direita), aumentando assim o fluxo sanguíneo pulmonar. A gravidade do *shunt* varia grandemente. Em pacientes com *shunt* significativo da esquerda para a direita (2:1 ou mais), todos os vasos da artéria pulmonar principal até a periferia pulmonar estão aumentados em tamanho. Este aspecto radiográfico é algumas vezes denominado *plethora pulmonar.* Existe uma correlação razoavelmente boa entre o tamanho dos vasos na radiografia de tórax com o grau do *shunting*.

Redução do fluxo sanguíneo pulmonar

Para ser reconhecida radiologicamente, a redução no fluxo sanguíneo pulmonar deve ser substancial. Os vasos pulmonares são todos pequenos, um aspecto conhecido como *oligoemia pulmonar.* A causa mais comum é a tetralogia de Fallot (veja Fig. 3.36, pág. 129), onde existe obstrução ao fluxo ventricular e um defeito do septo interventricular que permite o *shunt* sanguíneo da direita para a esquerda.

Estenose da valva pulmonar somente causa oligoemia em casos extremamente graves em bebês e crianças muito jovens.

Hipertensão arterial pulmonar (Figs. 3.12 e 3.21)

Na artéria pulmonar a pressão depende da ejeção cardíaca e da resistência vascular pulmonar. As

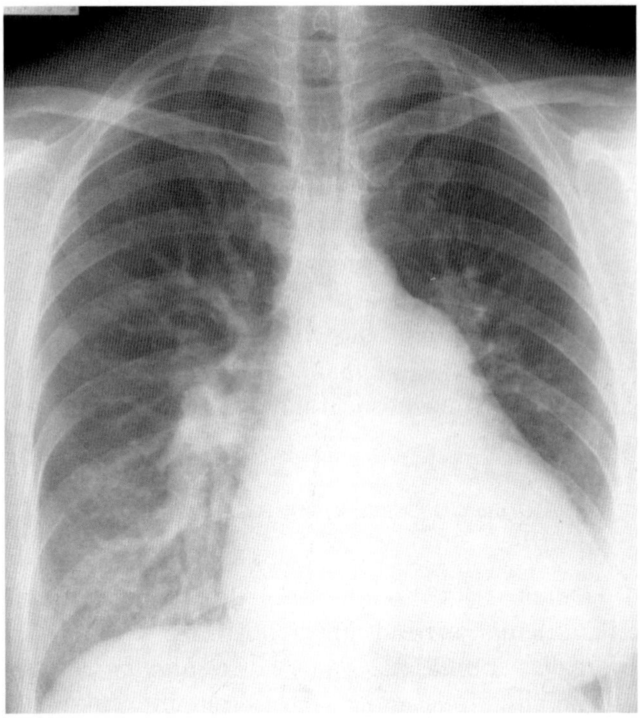

Fig. 3.20 Aumento do fluxo sanguíneo pulmonar em um defeito do septo interatrial. Note o coração aumentado em tamanho e o alargamento dos vasos pulmonares da artéria pulmonar principal para a periferia dos pulmões.

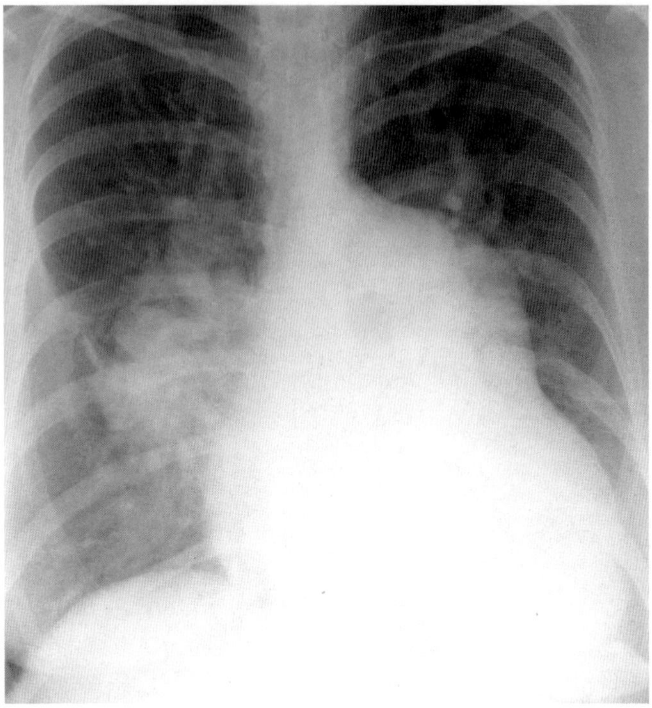

Fig. 3.21 Hipertensão arterial pulmonar devida, neste caso, a um defeito do septo interatrial com síndrome de Eisenmenger. A artéria pulmonar principal e as artérias hilares são calibrosas, com uma alteração abrupta no calibre dos vasos ao nível das artérias segmentares. Note que o coração também está aumentado em tamanho.

condições que causam importante hipertensão arterial pulmonar aumentam a resistência ao fluxo sanguíneo através dos pulmões. Existem muitas destas condições, incluindo:

- Diversas doenças pulmonares *(cor pulmonale)*.
- Êmbolos pulmonares.
- Estreitamento arterial pulmonar em resposta à doença da valva mitral ou *shunts* da esquerda para a direita.
- Hipertensão pulmonar idiopática.

Hipertensão arterial pulmonar tem que ser grave para que possa ser diagnosticada em radiografias planas e, na maioria dos casos, é difícil de quantificar. As características da radiografia plana são alargamento da artéria pulmonar e artérias hilares, sendo que os vasos intrapulmonares permanecem normais ou pequenos. Quando a hipertensão pulmonar é parte da síndrome de Eisenmenger (grande aumento da resistência arterial pulmonar em associação com defeito do septo interatrial, defeito do septo interventricular ou ducto arterial patente, com direção contrária do *shunt*, que torna-se da direita para esquerda), os vasos dentro dos pulmões também podem ser calibrosos, mas há ainda aumento desproporcional dos vasos centrais (Fig. 3.21).

A causa da hipertensão arterial pulmonar pode ser visível na radiografia do tórax; no *cor pulmonale* a doença pulmonar é freqüentemente detectável radiologicamente, e na doença da valva mitral outros aspectos descritos na página 120 podem ser vistos.

Certas causas de hipertensão pulmonar podem ser vistas na ecocardiografia, por exemplo, no defeito do septo interatrial, no defeito do septo interventricular e no ducto arterial patente. Além do mais, pela medida da velocidade da regurgitação tricúspide que pode estar presente e o conhecimento da pressão venosa jugular, é possível calcular a pressão arterial pulmonar.

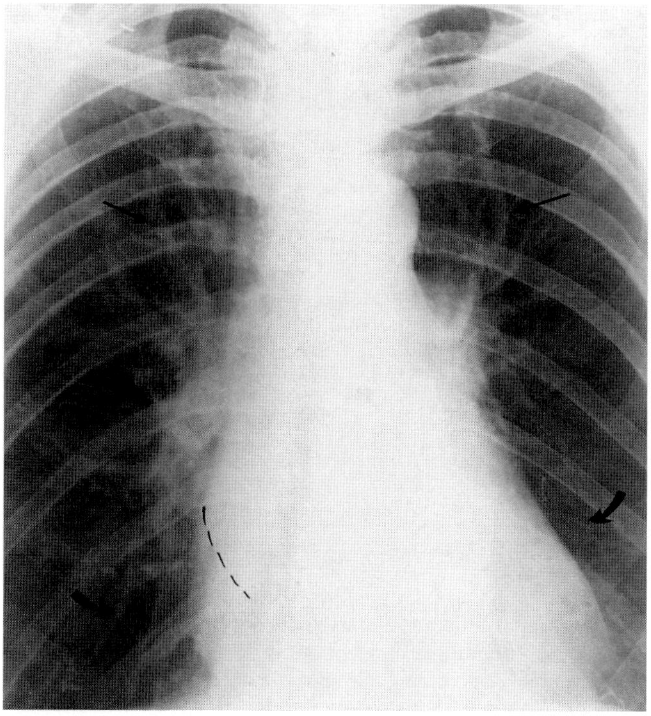

Fig. 3.22 Hipertensão venosa pulmonar em um paciente com doença da valva mitral. Os vasos da região superior (setas retas) são maiores que os vasos equivalentes nas regiões inferiores (setas curvas). Isto é o reverso da situação normal. (A borda atrial esquerda foi redesenhada.)

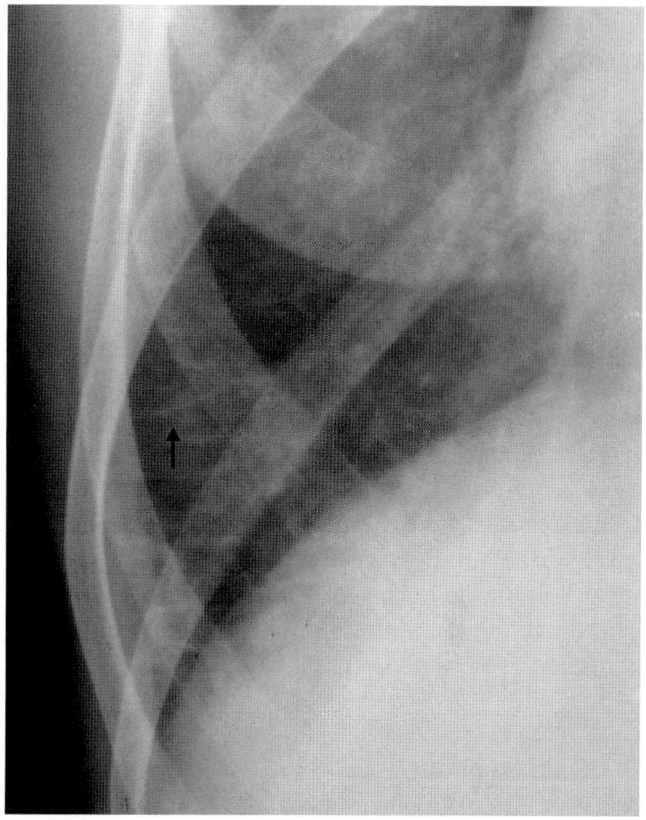

Fig. 3.23 Ângulo costofrênico direito mostrando linhas septais conhecidas como linhas Kerley B em um paciente com estenose mitral. Note que estes septos edematosos são linhas horizontais não-ramificadas que atingem a pleura. Uma destas linhas está indicada pela seta.

Hipertensão venosa pulmonar (Fig. 3.22)

Doença da valva mitral e insuficiência ventricular esquerda são as causas comuns de hipertensão venosa pulmonar. No indivíduo normal em posição ereta, os vasos da região inferior são maiores que aqueles das regiões superiores. Com o aumento da pressão venosa pulmonar, os vasos da região superior aumentam em tamanho; em casos mais graves, tornam-se maiores que aqueles em regiões inferiores. Eventualmente, pode instalar-se edema pulmonar, obscurecendo os vasos sangüíneos.

EDEMA PULMONAR

As causas cardíacas comuns que levam a edema pulmonar são insuficiência ventricular esquerda e estenose mitral. Edema pulmonar cardiogênico ocorre quando a pressão venosa pulmonar aumenta acima de 24-25 mmHg (a pressão osmótica do plasma). Inicialmente, o edema está confinado aos tecidos intersticiais dos pulmões, mas se ele se torna mais grave o fluido também irá se coletar no alvéolo. Tanto o edema pulmonar intersticial como alveolar são reconhecidos na radiografias do tórax.

Edema intersticial (Fig. 3.23)

Existem muitos septos pulmonares que são invisíveis nas radiografias torácicas normais porque consistem de pouco mais do que uma bainha de tecido conjuntivo contendo vasos sangüíneos e linfáticos muito pequenos. Quando espessados por edema, os septos localizados perifericamente podem ser observados como sombras lineares. Estas linhas, conhecidas como linhas Kerley B, nomeadas segundo o radiologista que as descreveu, são linhas horizontais nunca maiores do que 2 cm, observadas em regiões inferiores.

Elas atingem as bordas dos pulmões e, conseqüentemente, são prontamente distinguidas de vasos sangüíneos, que nunca se estendem até os centímetros mais externos do pulmão. Outro sinal de edema intersticial é o fato de que os limites externos dos vasos sanguíneos podem tornar-se indistintos devido ao edema coletado ao redor dos mesmos. Esta perda da definição é um sinal difícil de avaliar e pode, eventualmente, ser reconhecido em radiografias de acompanhamento, depois que o edema tenha-se resolvido. Podem aparecer fissuras espessadas uma vez que o edema pode coletar-se contra elas.

Edema alveolar (Fig. 3.24)

Edema alveolar é uma forma mais grave de edema, no qual o líquido se coleta nos alvéolos. É quase sempre bilateral, envolvendo todos os lobos. A opacidade pulmonar geralmente é máxima próxima aos hilos, desvanecendo-se perifericamente e levando a uma região relativamente clara que pode conter linhas septais ao redor das bordas dos lobos. Este padrão de edema algumas vezes é denominado padrão em "borboleta" ou "asa de morcego".

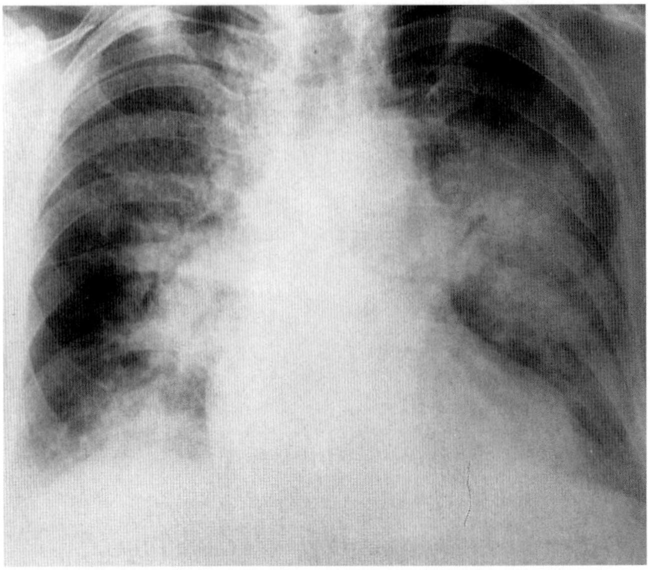

Fig. 3.24 Edema alveolar em um paciente com insuficiência ventricular esquerda após infarto miocárdico. O líquido edematoso encontra-se concentrado na porção mais central dos pulmões, deixando uma zona relativamente clara em sua periferia. Note que todos os lobos estão igualmente envolvidos.

AORTA

Com aumento da idade, a aorta se alonga. Este alongamento envolve, necessariamente, desdobramento, uma vez que a aorta encontra-se fixada à valva aórtica e ao diafragma. Este desdobramento se dá no desvio da aorta ascendente para a direita, e da aorta descendente para a esquerda. O desdobramento da aorta pode ser facilmente confundido com dilatação aórtica.

Dilatação verdadeira da aorta ascendente pode ser devida à formação de aneurisma ou secundária à regurgitação aórtica (Fig. 3.11, pág. 109), estenose aórtica ou hipertensão sistêmica.

As duas causas comuns de *aneurisma* da aorta descendente são ateroma e dissecção aórtica. Uma causa rara é o traumatismo prévio, geralmente após um traumatismo de desaceleração grave. O diagnóstico de aneurisma de aorta pode ser evidente em uma radiografia, mas requer uma dilatação substancial antes que uma protuberância possa ser reconhecida na borda direita do mediastino. Aneurismas ateromatosos invariavelmente mostram calcificação em suas paredes, geralmente reconhecíveis em radiografia. Tomografia computadorizada com realce por meio de contraste intravenoso é muito útil quando se avaliam aneurismas de aorta. É importante conhecer a extensão de dissecções aórticas (Fig. 3.25), uma vez que aquelas envolvendo a aorta ascendente são tratadas cirurgicamente, enquanto aquelas confinadas à aorta descendente geralmente são tratadas conservadoramente com drogas hipotensoras. Ecocardiografia-padrão mostra dissecção da raiz da aorta, mas a ecocardiografia transesofágica mostra dissecções distais à raiz da aorta, assim como na aorta descendente. Dissecções da aorta também podem ser demonstradas com TC e RM, sendo que estas técnicas não-invasivas substituíram a aortografia, que passou a ser realizada somente em casos selecionados.

Duas *anomalias congênitas* da aorta podem ser visíveis em radiografias do tórax: coarctação (veja pág. 127) e arco aórtico para a direita, uma condição que algumas vezes é observada em associação com malformações intracardíacas, notadamente na tetralogia de Fallot, atresia pulmonar e tronco arterial. Também pode apresentar-se isoladamente como uma anormalidade clinicamente insignificante. No arco aórtico rodado para a direita, a sombra de tecido mole do arco é observada à direita, ao invés de à esquerda da traquéia inferior.

DISTÚRBIOS CARDÍACOS ESPECÍFICOS

Insuficiência cardíaca

Sinais de insuficiência cardíaca podem ser observados em radiografias do tórax (Fig. 3.26). (Estes podem coexistir com os distúrbios específicos descritos

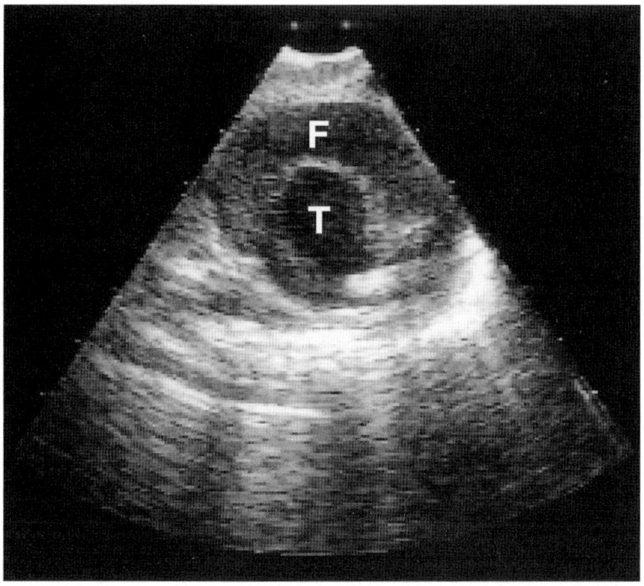

(a)

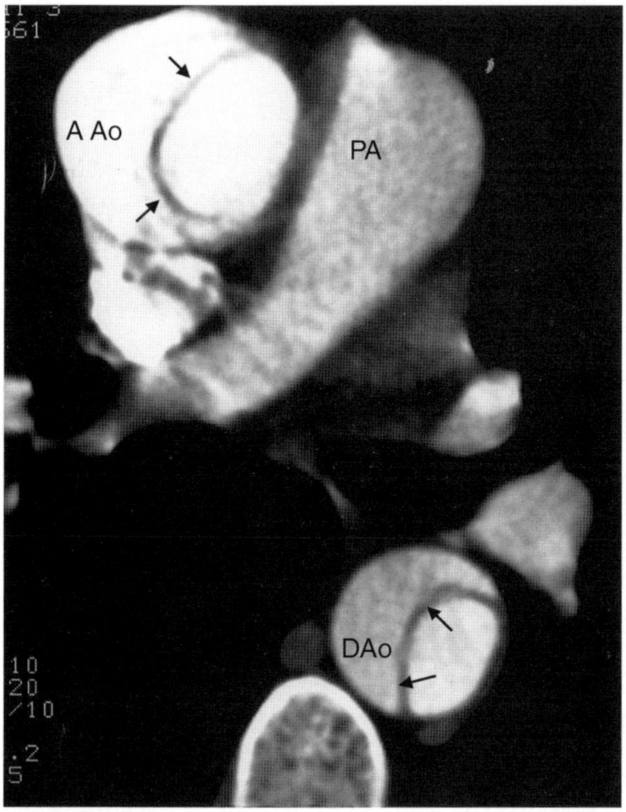

(b)

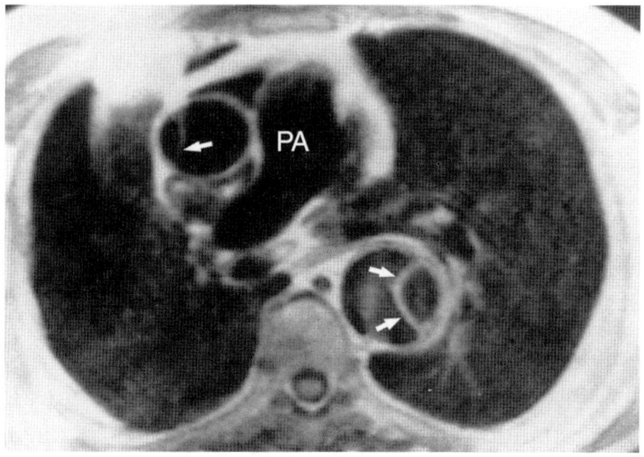

(c)

Fig. 3.25 Dissecção aórtica. (a) Ecocardiograma transesofágico mostrando o lúmen verdadeiro (T) e falso (F) na aorta descendente. (b) TC mostrando a íntima deslocada (setas) separando o lúmen verdadeiro do falso na aorta ascendente e descendente. (c) RM mostrando a íntima deslocada na aorta ascendente e descendente (setas). AAo, aorta ascendente; DAo, aorta descendente; PA, artéria pulmonar.

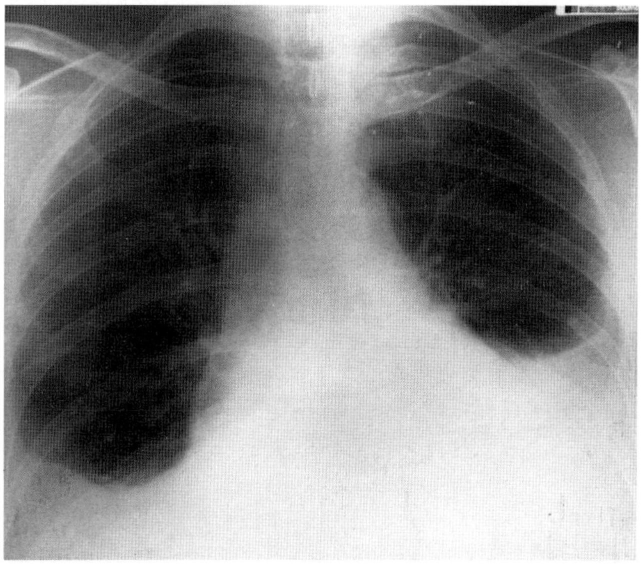

Fig. 3.26 Insuficiência cardíaca congestiva. Existem grandes derrames pleurais bilaterais. O coração encontra-se aumentado apesar de ser difícil de mensurá-lo precisamente, uma vez que o líquido pleural obscurece suas bordas.

no restante do capítulo.) Um ou mais dos seguintes sinais podem ser observados:

- Aumento cardíaco, com ou sem aumento específico de câmaras.
- Evidência de aumento da pressão venosa pulmonar, mais especificamente aumento dos vasos nas regiões pulmonares superiores.
- Evidência de edema pulmonar.
- Derrames pleurais, que geralmente são bilaterais, freqüentemente maiores à direita que à esquerda e, quando unilaterais, geralmente estão localizados no lado direito. (Na insuficiência ventricular esquerda, pequenos derrames são vistos nos ângulos costofrênicos, correndo para cima junto à parede torácica lateral. Este líquido pode, de fato, ser um edema nos pulmões, mais do que derrames pleurais verdadeiros.)

Doença cardíaca valvar

Estenose e incompetência valvar muitas vezes coexistem. No entanto, é conveniente descrever cada uma separadamente.

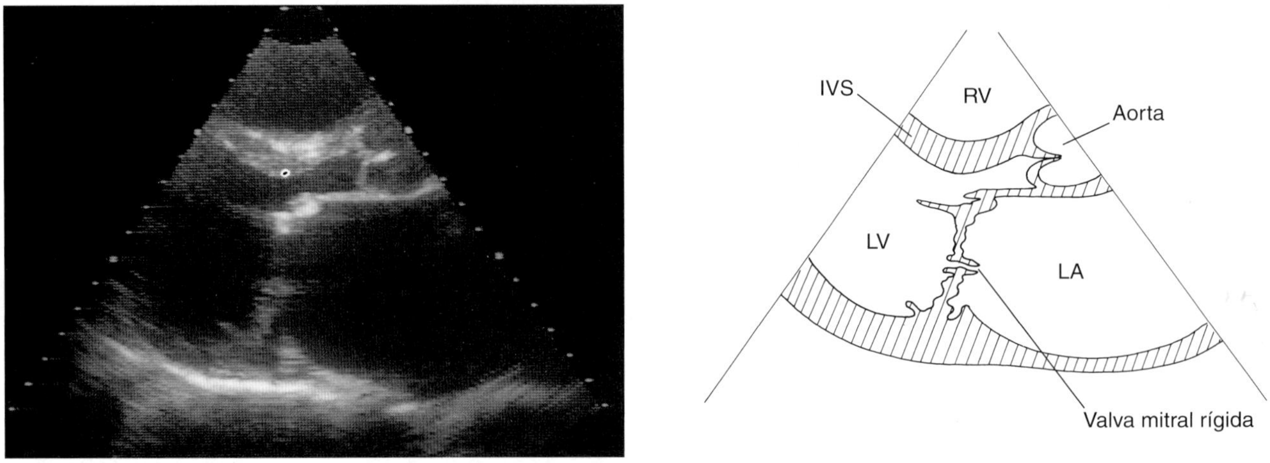

(a)

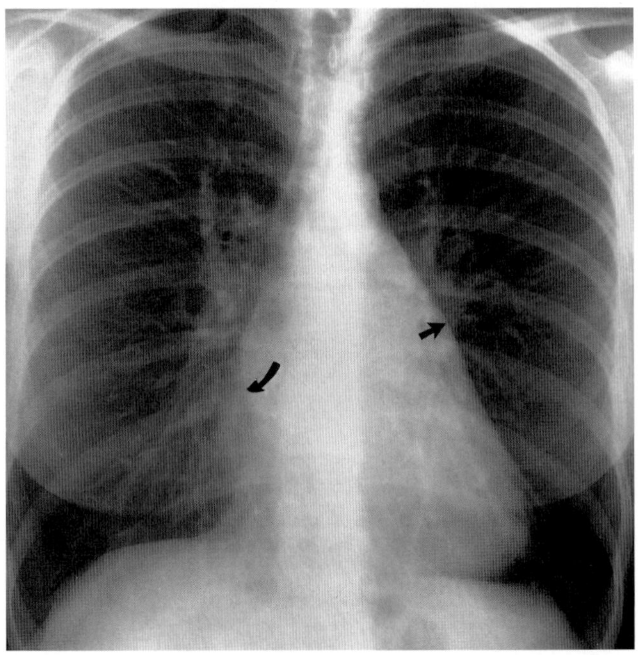

(b)

Fig. 3.27 Estenose mitral. (a) Ecocardiograma na incidência do eixo axial longo paraesternal. Note a valva mitral espessada, que abriu mal durante a diástole. (b) Radiografia mostrando aumento do átrio esquerdo na forma de um duplo contorno junto à borda cardíaca direita (seta curvada). O apêndice atrial esquerdo também está aumentado (seta reta). Note como os vasos da região superior são maiores do que aqueles nas regiões inferiores. O tamanho geral do coração não está aumentado. IVS, septo interventricular; LA, átrio esquerdo; LV, ventrículo esquerdo; RV, ventrículo direito.

Estenose mitral. Na *ecocardiografia*, as características importantes da estenose mitral são alargamento do átrio esquerdo, espessamento dos folhetos valvares e restrição do movimento valvar (Fig. 3.27a). A cavidade atrial esquerda é rotineiramente examinada visando trombos. Calcificações valvares apresentam-se como áreas intensamente ecorrefletivas. A possibilidade de mensurar o orifício da valva mitral durante diástole é a maior vantagem da ecocardiografia bidimensional; uma área valvar menor do que 1 cm^2 é classificada como "estenose grave". Hipertrofia e dilatação ventricular direita podem estar presentes em pacientes cuja estenose mitral tenha resultado em hipertensão arterial pulmonar. Com técnicas Doppler é possível medir o fluxo sanguíneo através da valva e, assim, predizer o gradiente através da valva mitral. Um mixoma atrial esquerdo, que pode imitar clinicamente a estenose mitral, pode ser prontamente excluído através da ecocardiografia.

A *radiografia torácica* (Fig. 3.27b) revela alargamento atrial, possível calcificação da valva mitral e evidência de aumento da pressão venosa pulmonar e edema pulmonar. Até o desenvolvimento de hipertensão pulmonar, o diâmetro cardíaco transverso muitas vezes é normal.

Regurgitação mitral. Na *ecocardiografia*, o tamanho do átrio e ventrículo esquerdos é prontamente medido e técnicas Doppler podem ser utilizadas para graduar a gravidade da regurgitação. O aspecto de uma valva regurgitante depende da sua causa. Em casos de regurgitação valvar reumática, existe espessamento das cúspides valvares, enquanto condições como regurgitação secundária à dilatação ventricular esquerda ou rotura da papila, as cúspides valvares não mostram espessamento. A movimentação anormal observada no prolapso mitral, uma condição na qual existe degeneração mixomatosa da valva mitral, é prontamente detectada com a ecocardiografia bidimensional e qualquer regurgitação associada pode ser classificada com técnicas Doppler.

Como na estenose mitral, alargamento atrial esquerdo e evidência de aumento da pressão venosa pulmonar são sinais importantes de regurgitação mitral na *radiografia torácica*. Uma importante diferença da estenose mitral é a presença de alargamento ventricular esquerdo.

Estenose aórtica. Um sinal *ecocardiográfico* importante da estenose aórtica é o espessamento dos folhetos da valva aórtica com estreitamento do orifício. O orifício pode ser mensurado; uma área valvar inferior a 1 cm^2 indica "estenose grave". Novamente, a ultrasonografia com Doppler pode ser utilizada para quantificar o gradiente.

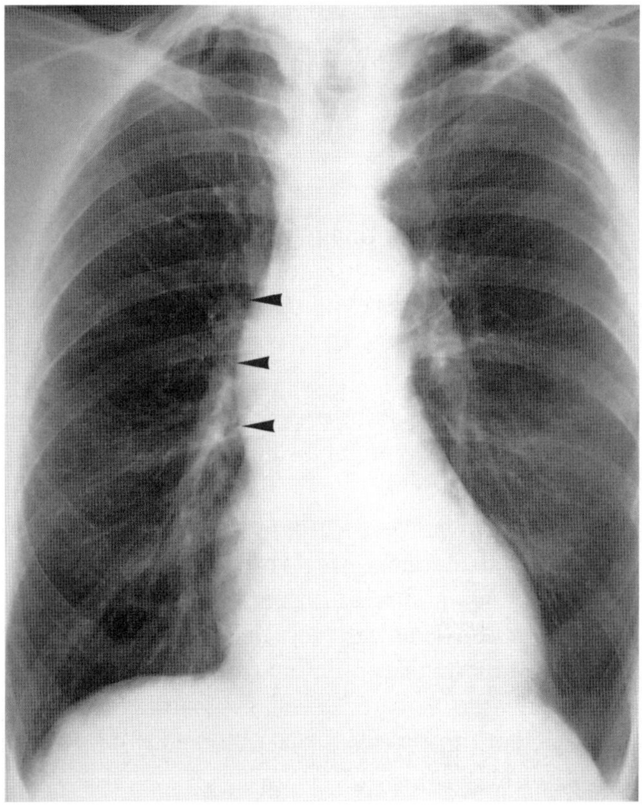

Fig. 3.28 Estenose aórtica mostrando dilatação pós-estenótica da aorta (setas). A despeito da presença de um gradiente severo, existe pouco ou nenhum aumento cardíaco. A incidência lateral (veja Fig. 3.15b) mostrou calcificação maciça da valva aórtica – uma característica não-visível na incidência frontal neste caso.

As principais características da estenose aórtica na *radiografia torácica* são calcificação aórtica e dilatação pós-estenótica da aorta ascendente (Fig. 3.28). É raro um adulto apresentar um gradiente grave através da valva aórtica, a não ser que exista calcificação valvar aórtica. Aumento de tamanho reconhecível do ventrículo esquerdo e aumento da pressão venosa pulmonar são sinais tardios que indicam insuficiência ventricular esquerda.

Regurgitação aórtica. A *ecocardiografia* pode demonstrar o jato regurgitante (veja *Prancha em Cores 3a*, pág. XIV) e é possível classificar a gravidade da regurgitação utilizando técnicas Doppler (veja *Prancha em Cores 3b*, pág. XIV). Batimento diastólico da valva mitral, secundário ao jato regurgitante, pode ser observado e é um sinal indireto da condição. Outro uso importante da ecocardiografia em regurgitação aórtica é demonstrar o volume e a contração do ventrículo esquerdo.

Na *radiografia* a aorta ascendente está dilatada e a regurgitação aórtica, quando grave, leva ao alargamento do ventrículo esquerdo, que pode ser reconhecido precocemente na evolução da doença (Fig. 3.11, pág. 109).

Estenose pulmonar. Esta condição é discutida entre doenças cardíacas congênitas na pág. 127.

Estenose e regurgitação tricúspide. Ambas as condições dão origem ao alargamento do átrio direito e veia cava superior. Quase nunca são observadas como anormalidades separadas e as características de doença valvar mitral ou hipertensão pulmonar muitas vezes dominam este quadro. As características ecocardiográficas são similares, em princípio, àquelas observadas na doença valvar mitral.

Endocardite bacteriana subaguda

As únicas técnicas de imagem capazes de diagnosticar a própria infecção, opostamente à regurgitação valvar acompanhante, são a ecocardiografia e a RM. Estas podem demonstrar as vegetações infecciosas das superfícies endocardíacas, particularmente das valvas, assim como qualquer formação de abscesso adjacente (Fig. 3.29). Vegetações em próteses valvares são extremamente difíceis de identificar.

Mixoma do átrio esquerdo e outras massas intracardíacas

Tumores intracardíacos são raros: mixoma atrial esquerdo é o mais freqüentemente encontrado. Trata-se de um tumor benigno que geralmente origina-se no septo interatrial ou na parede do átrio esquerdo. Com aumento de seu tamanho, torna-se pedunculado, flutuando na cavidade atrial esquerda. Conseqüentemente, o mixoma pode interferir com a função da valva mitral e imitar clinicamente estenose mitral ou regurgitação em radiografias torácicas. A ecocardiografia demonstrou ser uma excelente ferramenta para seu diagnóstico. Uma massa de ecos é observada na cavidade do átrio esquerdo exatamente atrás da valva mitral (Fig. 3.30). A massa geralmente prolapsa para dentro do orifício valvar durante a diástole. O único diagnóstico diferencial é o trombo atrial esquerdo em pacientes com estenose mitral reumática. A RM também demonstrou ser um excelente método para demonstração de mixoma atrial esquerdo e outros tumores intracardíacos.

Doença cardíaca isquêmica

A maioria dos pacientes com angina apresenta uma radiografia de tórax e um ecocardiograma normal. Pacientes com infarto miocárdico prévio ou novo podem apresentar um ecocardiograma normal,

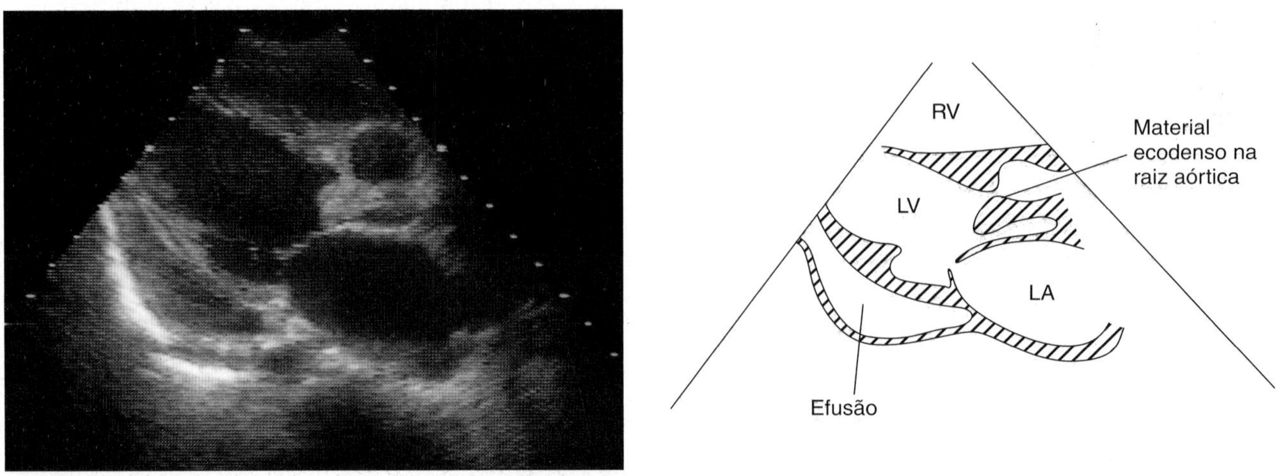

Fig. 3.29 Abscesso da raiz aórtica e derrame pericárdico. Ecocardiografia do eixo axial longo paraesternal. Note o material ecodenso na raiz aórtica. LA, átrio esquerdo; LV, ventrículo esquerdo; RV, ventrículo direito.

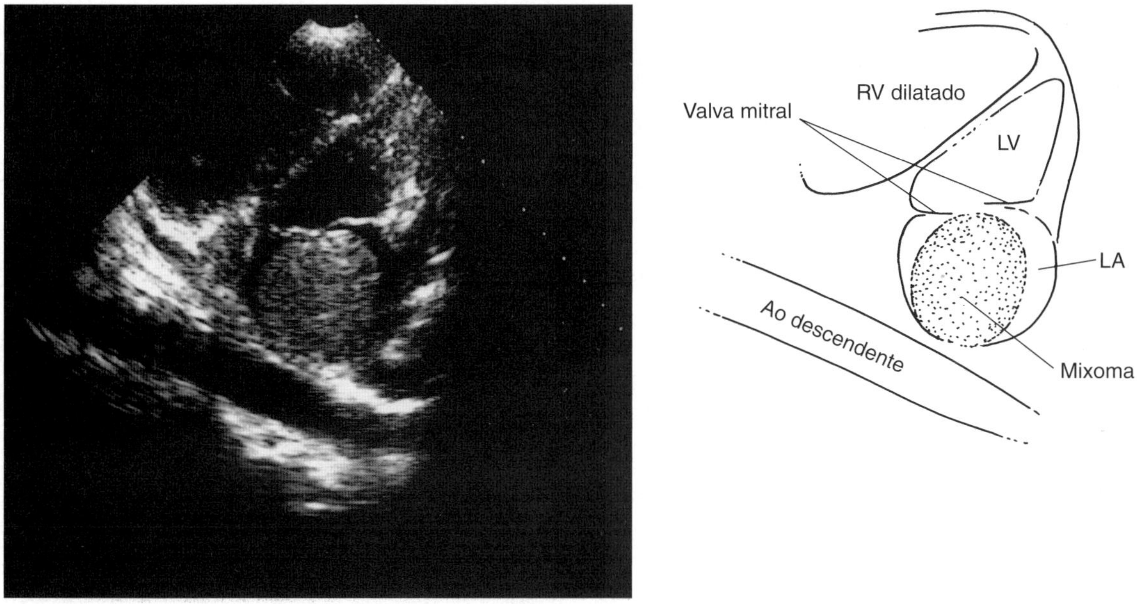

Fig. 3.30 Mixoma atrial esquerdo demonstrado por ecocardiografia bidimensional – incidência apical das quatro câmaras, modificada. Ao, aorta; La, átrio esquerdo; LV, ventrículo esquerdo. Cortesia de Andrew A. McLeod e Mark J. Monaghan.

mas geralmente mostram evidência de redução do movimento da parede na região do infarto ou dilatação de todo o ventrículo esquerdo. Algumas vezes existe regurgitação mitral ocasionada por infarto do músculo papilar ou dilatação do anel mitral. Os sinais de infarto miocárdico que podem estar presentes na *radiografia do tórax* são:

- Sinais de aumento da pressão venosa pulmonar e edema pulmonar. A radiografia torácica é um método sensível para detectar estes fenômenos; na verdade ela é, muitas vezes, mais confiável que o exame físico.
- Aumento da área cardíaca e formação de aneurisma. Somente quando existe dano muscular substancial ocorre aumento cardíaco. Geralmente não existem características específicas do contorno cardíaco, mas um aneurisma pode ser ocasionalmente reconhecido em uma radiografia (Fig. 3.31a). Infartos miocárdicos ocasionalmente calcificam, geralmente em associação com formação de aneurisma.
- Calcificação ateromatosa pode ser observada nas artérias coronárias mas, assim como em qualquer lugar do corpo, calcificação arterial, mesmo indicando a presença de ateroma, é um indicador pobre de sua gravidade.

Ecocardiografia permite a observação do volume do ventrículo esquerdo e o movimentos dos diversos segmentos de sua parede. Podem ser demonstradas áreas com redução do movimento provocada por infarto. Uma das principais utilidades da ecocardiografia é demonstrar aneurismas que aparecem como áreas protuberantes finas do miocárdio (Fig. 3.31b). Mais comumente envolvem a parede anterior e o septo superior do ventrículo esquerdo. Coágulo sanguíneo contido dentro de um aneurisma pode ser reconhecido como numerosos ecos constantes na cavidade do aneurisma.

Cintilografia de perfusão miocárdica permite a determinação de áreas de isquemia miocárdica e, a partir de sua localização, algumas vezes é possível predizer qual das artérias coronárias está comprometida. Escaneamento de perfusão permite não somente estabelecer o diagnóstico de isquemia, mas também é capaz de auxiliar a distinguir músculo isquêmico de cicatrizes devidas a infartos. Áreas isquêmicas observadas no escaneamento de exercício como regiões de captação reduzida mostram atividade normal no escaneamento em repouso (veja *Prancha em Cores 4*, pág. XV). Áreas infartadas nas quais existe pouco ou nenhum miocárdio viável remanescente mostrarão um defeito persistente no escaneamento em repouso. Esta capacidade de distinguir isquemia e infarto pode ser útil quando do planejamento de uma angioplastia ou cirurgia cardíaca.

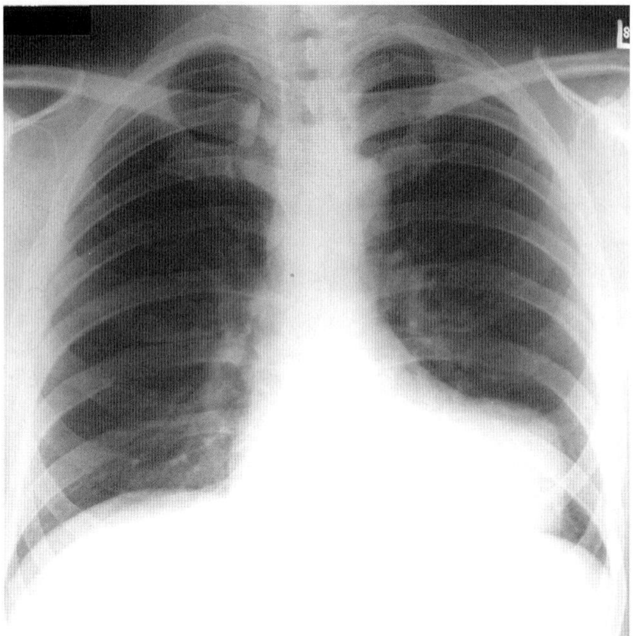

(a)

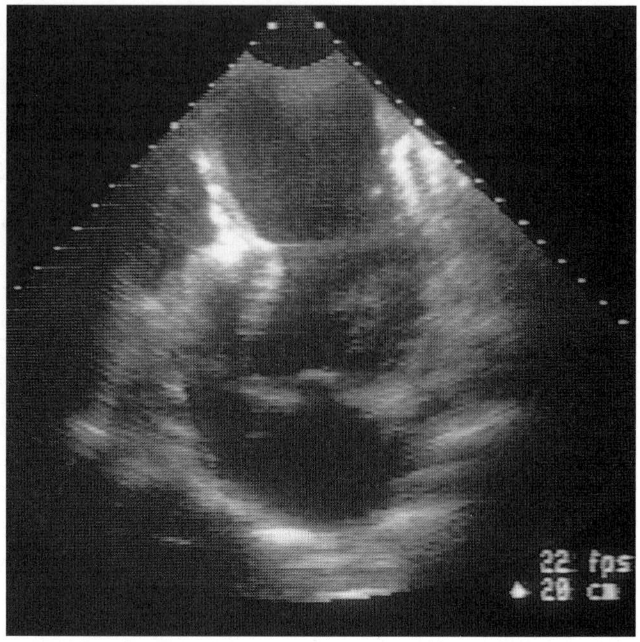

(b)

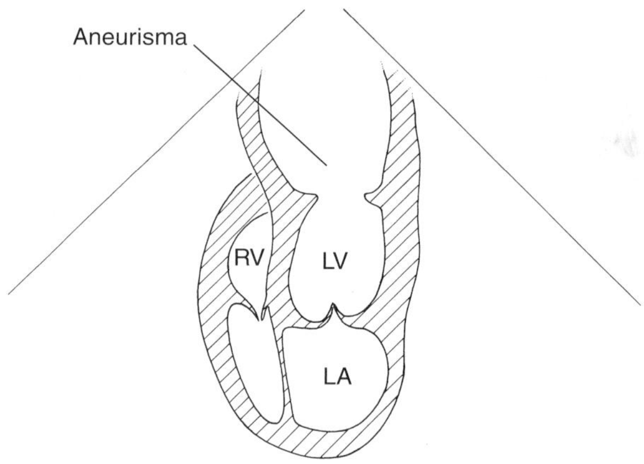

Fig. 3.31 Aneurisma do ventrículo esquerdo. (a) O diâmetro transverso do coração encontra-se moderadamente aumentado. Existe uma protuberância da metade inferior da borda cardíaca esquerda, estendendo-se para baixo do ápice. Esta protuberância deve-se ao próprio aneurisma. (b) Ecocardiografia na incidência do eixo axial longo paraesternal de um aneurisma do ventrículo esquerdo em um outro paciente.

Ecocardiografia de estresse é outra técnica que pode ser usada para procurar e diferenciar músculo miocárdico infartado viável, porém "letárgico". A função ventricular esquerda em repouso é comparada a quaisquer alterações induzidas quando a freqüência cardíaca é aumentada, por exemplo, por meio de exercício ou agentes intravenosos como adenosina, dobutamina ou dipiridamol. Esta informação pode ser útil na decisão sobre revascularização regional, seja por cirurgia de *bypass* ou angioplastia.

Ressonância magnética tem sido utilizada para mostrar áreas miocárdicas mais finas após infarto e também para mostrar sinal alterado em infarto subagudo, mas ainda existe pouca utilidade clínica para RM em doença cardíaca isquêmica.

O estado das artérias coronárias pode ser determinado através de angiografia coronária. Cada artéria é examinada separadamente por meio de múltiplas incidências para determinar a extensão de oclusões e estenoses arteriais (Fig. 3.32). A partir dessa

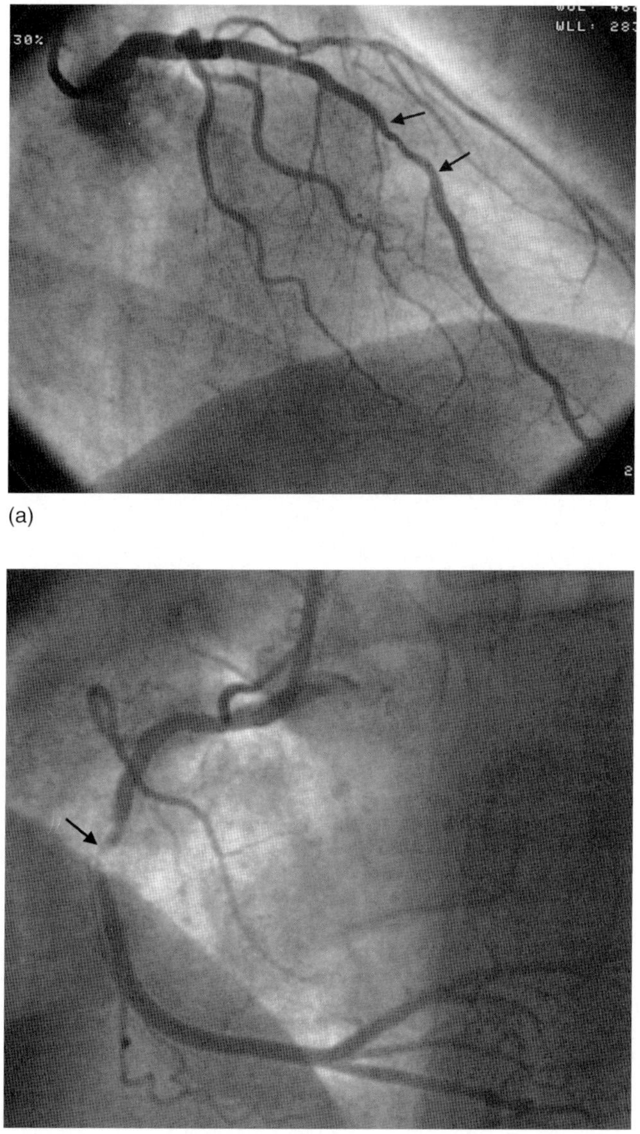

(a)

(b)

Fig. 3.32 Doença arterial coronariana. (a) Injeção arterial coronária esquerda mostrando uma estenose moderada entre as setas da artéria descendente anterior média. (b) Injeção na artéria coronária direita mostrando estenose acentuada (seta) da artéria coronária direita média.

informação, pode-se decidir o tratamento adequado; este pode ser cirurgia de *bypass* ou dilatação da artéria por meio de balão.

A arteriografia coronária geralmente é combinada com um angiograma ventricular esquerdo enquanto se grava um cine-filme do contraste injetado de forma rápida diretamente dentro do ventrículo esquerdo. A angiografia ventricular esquerda mostra a contratilidade do ventrículo esquerdo e fornece uma indicação da função ventricular, assim como mostra anormalidades do movimento da parede e eventual aneurisma ventricular esquerdo. Incompetência mitral concomitante, que pode ocorrer após infarto miocárdico, será representada, sendo a informação importante caso se planeje uma cirurgia.

Doença cardíaca hipertensiva e outros problemas miocárdicos

Como discutido previamente, hipertrofia ventricular sem dilatação ventricular não leva a anormalidades nas radiografias torácicas. Conseqüentemente, na hipertensão sistêmica e diversas formas de cardiomiopatia, a radiografia de tórax somente passa a ser anormal depois que uma dilatação ventricular tenha ocorrido. Se houver um aumento na pressão diastólica final do ventrículo esquerdo, poderão ser observados alargamento atrial esquerdo e sinais de elevação da pressão venosa pulmonar. A forma do coração é a mesma, independentemente da causa do distúrbio miocárdico. A aorta, no entanto, somente é grande na hipertensão sistêmica.

Ecocardiografia em hipertensão sistêmica mostra aumento simétrico na espessura da parede ventricular esquerda com uma valva aórtica normal. Depois de ocorrida a descompensação, a cavidade poderá se alargar. O padrão da hipertrofia pode ser difícil de diferenciar daquele da cardiomiopatia hipertrófica idiopática (também conhecida como cardiomiopatia obstrutiva hipertrófica – HOCM). Na HOCM a hipertrofia é muito maior na região ventricular que na parede livre do ventrículo esquerdo e esta hipertrofia septal assimétrica é diagnóstica desta condição (Fig. 3.33).

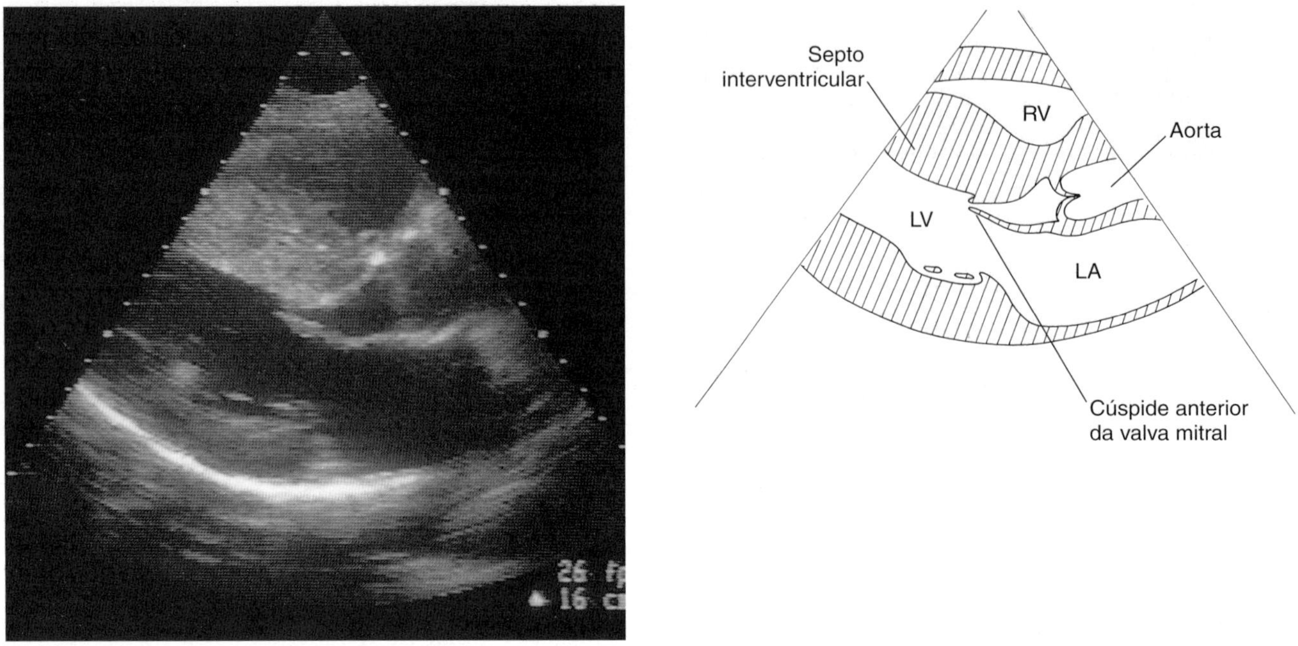

Fig. 3.33 Cardiomiopatia hipertrófica, ecocardiografia com incidência do eixo longo paraesternal. Note o septo muito espessado (quase 3 cm) e as paredes ventriculares espessadas. A cúspide anterior da valva mitral faz contato com o septo durante a diástole – uma característica diagnóstica desta condição. LA, átrio esquerdo; LV, ventrículo esquerdo; RV, ventrículo direito.

Tabela 3.2 Doenças cardíacas congênitas mais comuns: diagnóstico baseado no padrão dos vasos sanguíneos

Plethora (estase)	***Vascularização normal***	***Oligoemia (deficiência)***
Não-cianóticas		
ASD, VSD, PDA } *shunt* < 2:1	ASD, VSD, PDA } *shunt* < 2:1	Estenose pulmonar grave
	Estenose pulmonar	
	Coarctação da aorta	
Cianóticas		
Transposição dos grandes vasos	Tetralogia de Fallot	Tetralogia de Fallot
Drenagem venosa pulmonar total anômala	Atresia pulmonar	Atresia pulmonar Atresia tricúspide
Tronco arterial		
Eisenmenger, ASD, VSD, PDA		

ASD, defeito do septo interatrial; VSD, defeito do septo interventricular; PDA, persistência do ducto arterial.

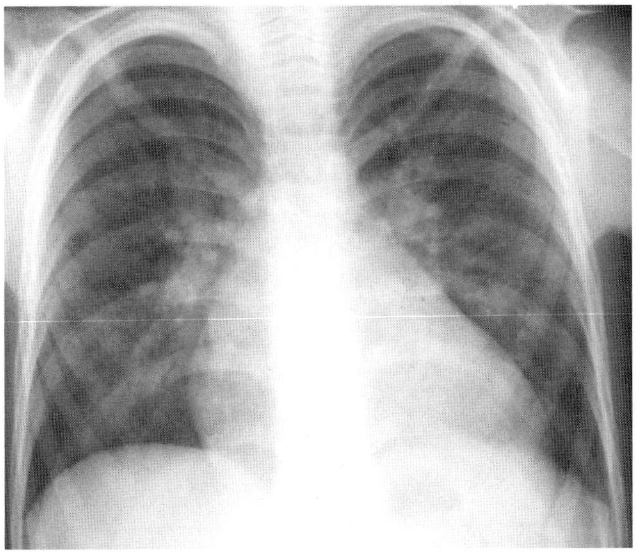

Fig. 3.34 Defeito do septo interventricular em uma criança. O coração está aumentado e existe um aumento evidente dos vasos pulmonares. O *shunt* da esquerda para direita, neste caso, foi de 3:1.

Doença cardíaca congênita

Existe um grande número de malformações congênitas do coração e grandes vasos. Freqüentemente elas são múltiplas. Algumas condições podem ser detectadas no período pré-natal.

A ecocardiografia, a RM ou a angiocardiografia geralmente são necessárias para sua elucidação, tópicos que não fazem parte do escopo deste livro. Aqui somente serão discutidos achados da radiografia em alguns poucos distúrbios selecionados. Um dos papéis principais da radiografia de tórax é a avaliação da vascularização pulmonar (Tabela 3.2).

Defeito do septo interatrial (ASD), defeito do septo interventricular (VSD) e persistência do ducto arterial (PDA). Todas estas condições dão origem ao aumento do tamanho cardíaco e aumento da artéria pulmonar principal, aumento das artérias hilares e plethora pulmonar (Fig. 3.34). Estes sinais geralmente somente são visíveis quando o *shunt* através do defeito é de 2:1 ou mais. A radiografia é um método simples para estimar o grau do *shunt* em um paciente do qual se sabe ser portador de um *shunt* da esquerda para a direita. Porém, seu valor é limitado para fazer uma distinção diagnóstica entre as três principais causas de *shunt* da esquerda para a direita (ASD, VSD, PDA). A importância da identificação da presença de plethora é que ela indica que o paciente apresenta um *shunt* da esquerda para a direita.

A ecocardiografia mostra o tamanho das diversas câmaras cardíacas e um defeito do septo interatrial ou interventricular pode ser visualizado diretamente. Mesmo se o defeito não puder ser observado, pode ser possível fazer o diagnóstico correto sabendo-se quais as câmaras estão alargadas; por exemplo, ausência de alargamento do ventrículo esquerdo na presença de aumento substancial do fluxo pulmonar sugere um defeito do septo interatrial. Doppler colorido ou em onda de pulso é particularmente útil na demonstração de defeitos septais (veja *Prancha em Cores 5*, pág. XV).

Estenose da valva pulmonar. Estenose da valva pulmonar pode dar origem a um aspecto específico da radiografia torácica, ou seja, ao aumento do tamanho da artéria pulmonar principal e aumento do tamanho da artéria pulmonar esquerda, permanecendo o restante da vasculatura pulmonar normal. A dilatação destes vasos deve-se ao fenômeno de dilatação pós-estenótica. Comumente, o coração não está aumentado.

Coarctação da aorta (Fig. 3.35). Um arco aórtico anormal é o achado mais comum na coarctação da aorta. O local da estenose, que geralmente ocorre exatamente distal à artéria subclávia esquerda, pode ser observado em uma radiografia como um recorte e, algumas vezes, existe uma protuberância acima da coarctação causada por dilatação da artéria subclávia esquerda, assim como uma protuberância abaixo, provocada por dilatação pós-estenótica da aorta. O coração freqüentemente encontra-se aumentado em tamanho, assim como a aorta ascendente, devido à hipertensão de longa duração.

Entalhes nas costelas são um sinal freqüente em crianças mais velhas e em adultos. Devem-se ao alargamento das artérias intercostais, que podem atuar como vasos colaterais, produzindo um ou mais recortes corticais pequenos nas margens inferiores das metades posteriores das costelas, da terceira ou quarta costela para baixo. A coarctação em si pode ser demonstrada pela angiografia ou RM.

Tetralogia de Fallot. A tetralogia de Fallot consiste essencialmente de um defeito do septo interventricular e obstrução do fluxo ventricular direito, geralmente uma estenose subvalvar ou valvar. Hipertrofia ventricular direita e a aorta cavalgando o defeito de septo ventricular são outras características que compõem a tetralogia.

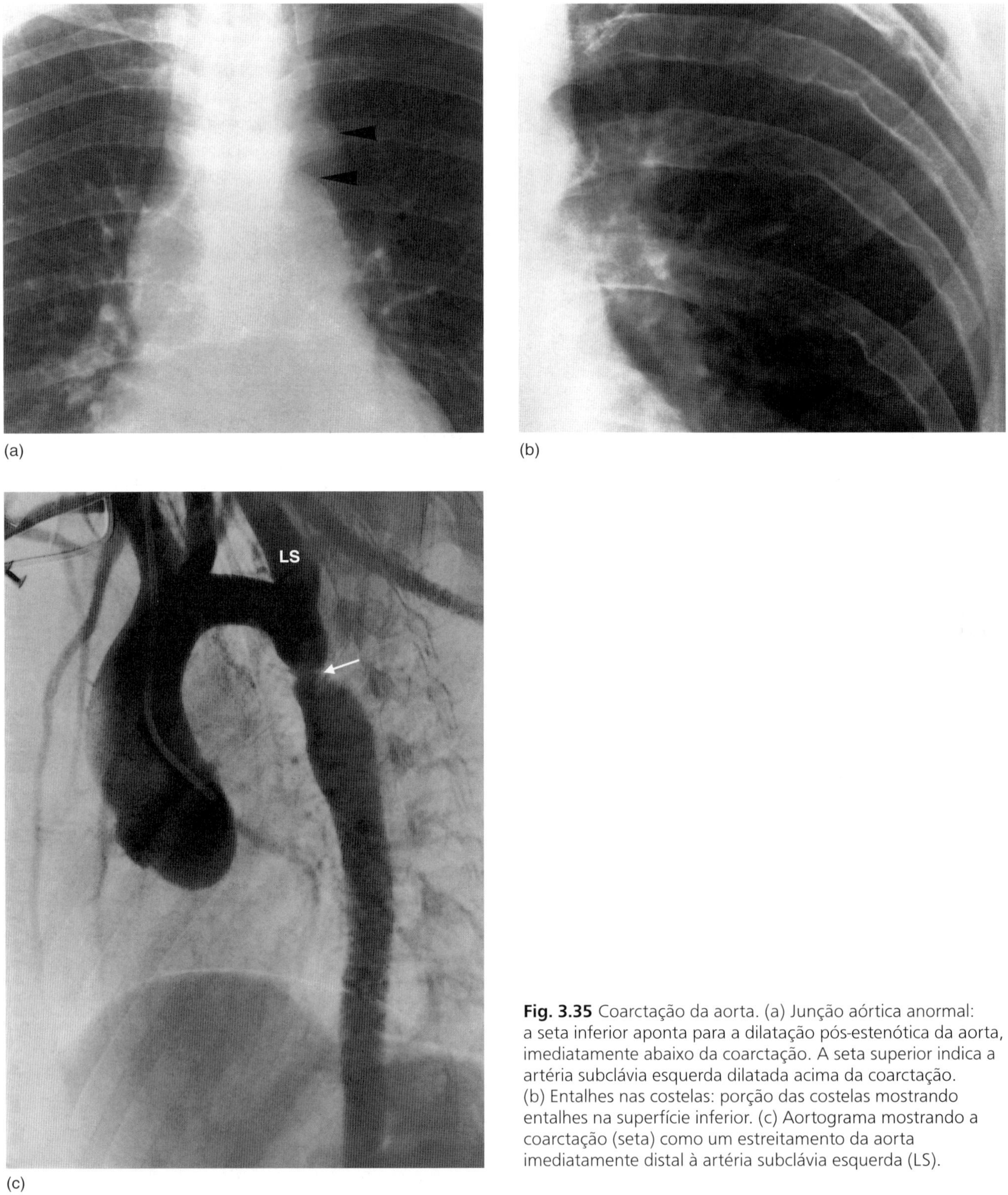

Fig. 3.35 Coarctação da aorta. (a) Junção aórtica anormal: a seta inferior aponta para a dilatação pós-estenótica da aorta, imediatamente abaixo da coarctação. A seta superior indica a artéria subclávia esquerda dilatada acima da coarctação. (b) Entalhes nas costelas: porção das costelas mostrando entalhes na superfície inferior. (c) Aortograma mostrando a coarctação (seta) como um estreitamento da aorta imediatamente distal à artéria subclávia esquerda (LS).

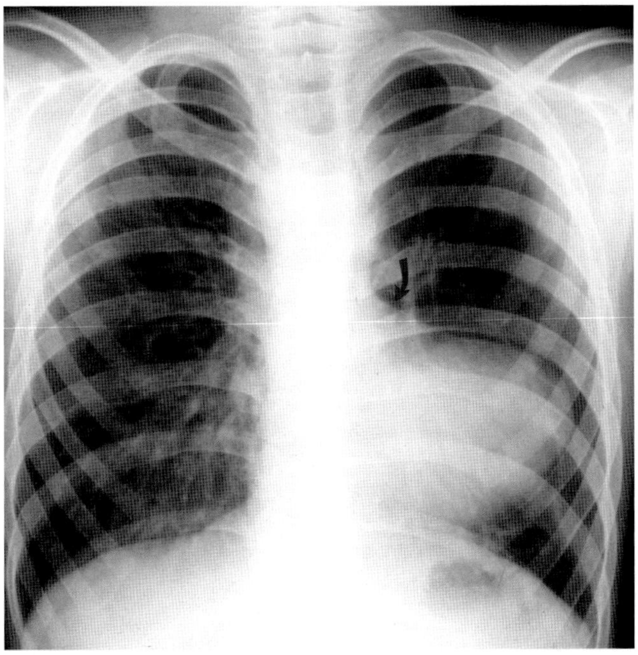

Fig. 3.36 Tetralogia de Fallot. O coração não está aumentado em todo seu tamanho, mas mostra limites externos muito anormais. O ápice está estirado para cima e existe, na depressão, na região da artéria pulmonar principal (seta). Esta combinação é conhecida como *couer en sabot* (coração em forma de bota). A aorta está posicionada à direita como ocorre em 25% dos casos. Os vasos hilares são muito pequenos e os vasos nos pulmões também o são.

Aproximadamente metade dos casos apresentam uma radiografia torácica normal. Os sinais radiológicos anormais, quando presentes, são um ápice cardíaco voltado para cima e uma depressão na região da artéria pulmonar principal (Fig. 3.36), uma forma algumas vezes referida como "coração em forma de bota". Uma característica diagnóstica importante é a oligoemia dos pulmões. A aorta está desviada para a direita em 25% dos pacientes.

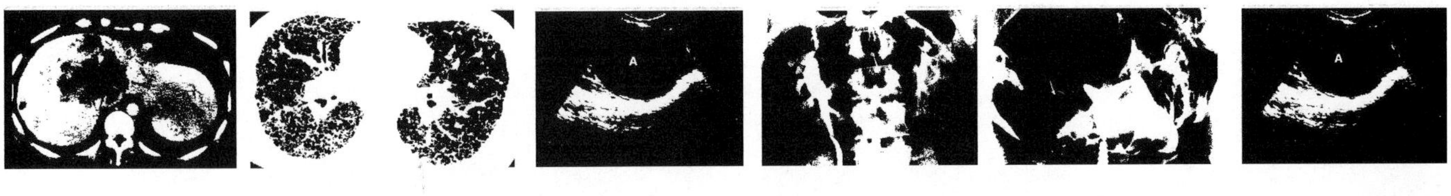

Abdome 4

As radiografias simples do abdome são realizadas na incidência AP supina (Fig. 4.1) e incidência AP em pé. Uma alternativa para a incidência AP em pé, em pacientes incapazes de permanecer sentados ou em pé, é a incidência em decúbito lateral (ou seja, uma radiografia AP estando o paciente deitado de lado). Esta incidência, assim como a incidência em pé, utiliza um feixe de raios X horizontal. O principal propósito de uma radiografia com feixe horizontal é detectar níveis hidroaéreos e ar livre intraperitoneal.

Quantidades relativamente grandes de gás normalmente estão presentes no estômago e colo de um paciente normal. O estômago pode ser prontamente identificado por sua localização acima do colo transverso, pelas sombras em forma de faixa das pregas gástricas na incidência supina e pelo nível hidroaéreo próximo ao hemidiafragma esquerdo na incidência em pé. O duodeno muitas vezes contém ar e apresenta nível líquido. Pode existir uma certa quantidade de gás no intestino delgado normal, mas raramente é o suficiente para delinear toda uma alça intestinal. Pequenos níveis líquidos no intestino delgado e grosso são normais. Níveis líquidos tornam-se anormais quando são observados em alças intestinais dilatadas ou quando são muito numerosos.

COMO OLHAR UMA RADIOGRAFIA SIMPLES DO ABDOME

- Procurar por qualquer dilatação de alça intestinal e tentar decidir quais as porções intestinais afetadas.
- Procurar por qualquer quantidade de gás fora do lúmen intestinal.
- Procurar por ascite e qualquer massa de tecido mole no abdome e pelve.
- Se existirem quaisquer calcificações, tentar localizar exatamente onde estão situadas.
- Avaliar o tamanho do fígado e baço.

DILATAÇÃO INTESTINAL

O colo pode ser reconhecido por apresentar haustra, que normalmente forma faixas incompletas sob as sombras gasosas colônicas. Elas sempre estão presentes no colo ascendente e transverso, mas podem estar ausentes distalmente à flexura esplênica. Quando o jejuno está dilatado, as válvulas conniventes podem ser identificadas. Elas estão sempre mais próximas uma à outra que as haustras colônicas e cruzam toda a largura do intestino, muitas vezes dando origem a um aspecto conhecido como "pilha de moedas" (Fig. 4.2). Podem ser encontrados problemas na distinção entre íleo inferior e colo sigmóide, uma vez que ambos são lisos em suas delimitações. O raio de curvatura das alças algumas vezes é útil para tal: quanto mais acentuada a curva, maior a probabilidade de tratar-se de uma dilatação de alça do intestino delgado. A presença de fezes sólidas é uma indicação útil e confiável da posição do colo.

O intestino delgado geralmente situa-se no centro do abdome dentro da "moldura" do intestino grosso, mas o sigmóide e colo transverso são freqüentemente muito redundantes e também podem situar-se no centro do abdome, particularmente quando dilatados.

O número de alças dilatadas é uma característica valiosa na distinção entre dilatação do intestino delgado e grosso, porque mesmo com um colo muito redundante, as numerosas alças em camadas tão freqüentemente observadas na dilatação do intestino delgado não estão presentes.

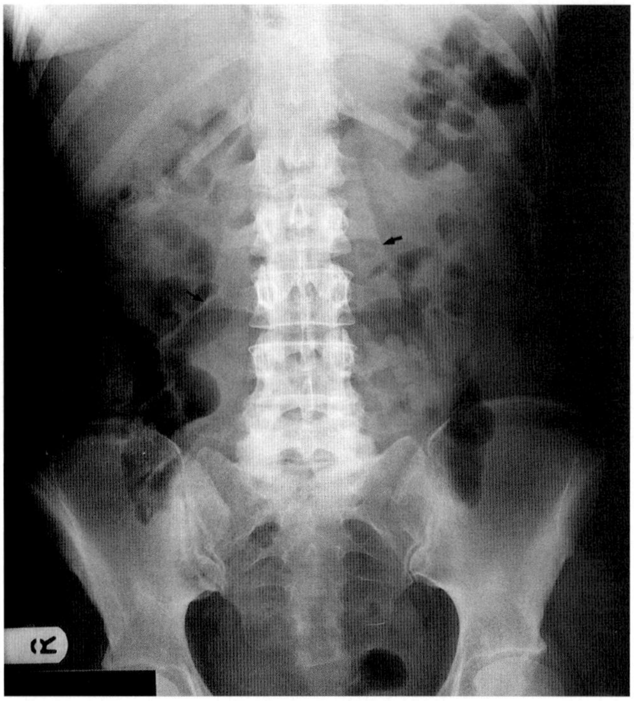

(a)

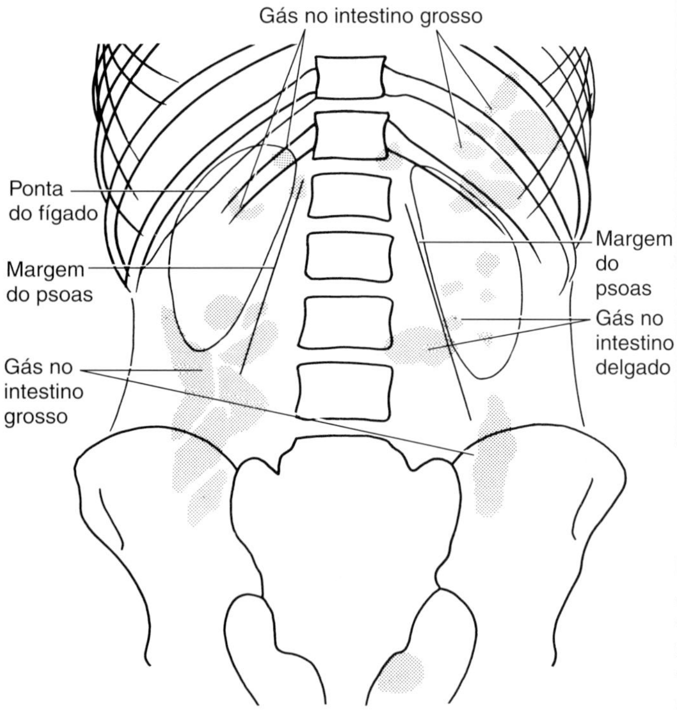

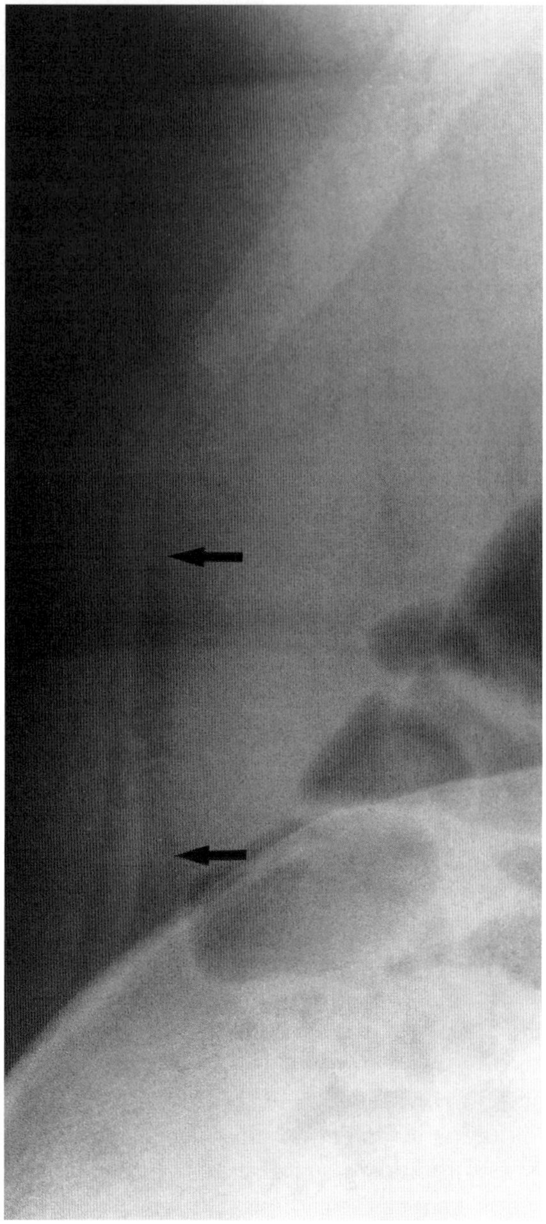

(b)

Fig. 4.1 Radiografia do abdome normal. (a) Abdome normal. As setas apontam para as bordas laterais dos músculos psoas. Os limites renais externos estão obscurecidos pelo cólon superposto; (b) faixa de gordura extraperitoneal normal. Parte do flanco direito mostra a camada de gordura extraperitoneal (setas) que indicam a posição do peritônio.

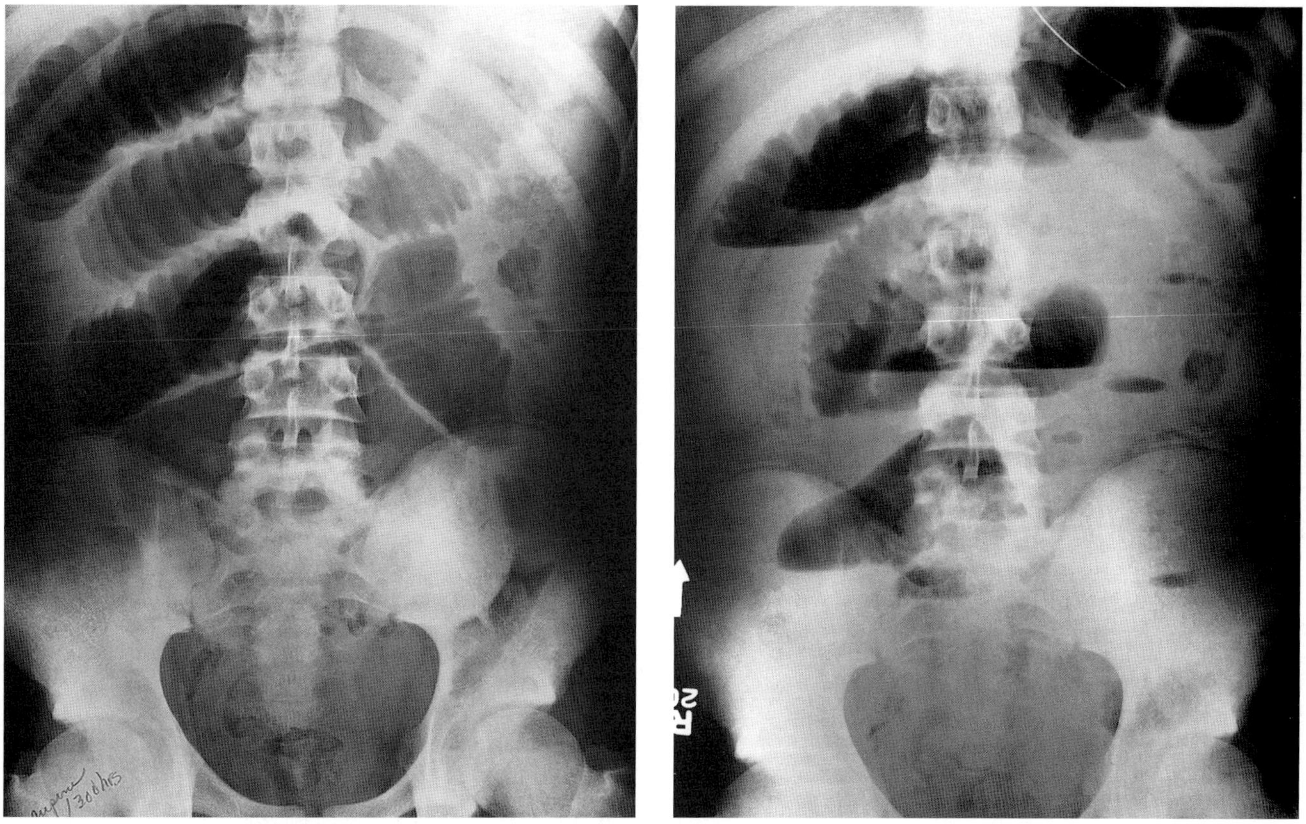

(a) (b)

Fig. 4.2 Obstrução do intestino delgado ocasionada por aderências. (a) Supina. (b) Ereta. As alças jejunais estão acentuadamente dilatadas e mostram níveis hidroaéreos na radiografia ereta. O jejuno é reconhecido pela presença de válvulas coniventes. O aspecto em "pilha de moedas" está bem demonstrado na radiografia supina. Note o intestino grosso contendo menos gás que o normal.

Dilatação do intestino ocorre na obstrução mecânica, íleo paralítico, isquemia aguda e doença intestinal inflamatória. O diagnóstico radiológico deste fenômeno depende muito da distribuição das alças dilatadas. Os seguintes padrões podem ser reconhecidos:

- *Obstrução mecânica do intestino delgado* (Fig. 4.2) causa dilatação do intestino delgado com calibre normal a reduzido do intestino grosso.
- *Obstrução do intestino grosso* (Fig. 4.3) causa dilatação do colo abaixo do ponto de obstrução, podendo ser acompanhada de dilatação do intestino delgado caso a válvula ileocecal torne-se incompetente.
- No *íleo paralítico generalizado* (Fig. 4.4), o intestino grosso e delgado estão dilatados. Muitas vezes a dilatação estende-se para baixo até o colo sigmóide e gás pode estar presente no reto. Pode ser difícil diferenciar tais casos da obstrução baixa do intestino grosso.
- *Peritonite local* muitas vezes resulta em dilatação das alças adjacentes ao processo inflamatório, dando origem às assim chamadas "alças sentinelas" que podem ser vistas, por exemplo, na apendicite e pancreatite.
- Pacientes com *gastroenterite* podem apresentar diversos padrões: alguns pacientes possuem raios X normal e alguns apresentam excesso de níveis líquidos sem dilatação, enquanto alguns aparentam simular um íleo paralítico e outros uma obstrução do intestino delgado.
- *Infarto do intestino delgado* pode imitar obstrução do intestino delgado e obstrução do intestino grosso, dependendo da distribuição da isquemia.
- *Obstrução em alça fechada.* O diagnóstico depende da alça em questão conter ar. Caso contenha, como por exemplo no volvo cecal ou sigmóide, a alça dilatada apresenta-se repleta de gás em uma forma característica (Fig. 4.5). Caso a alça obstru-

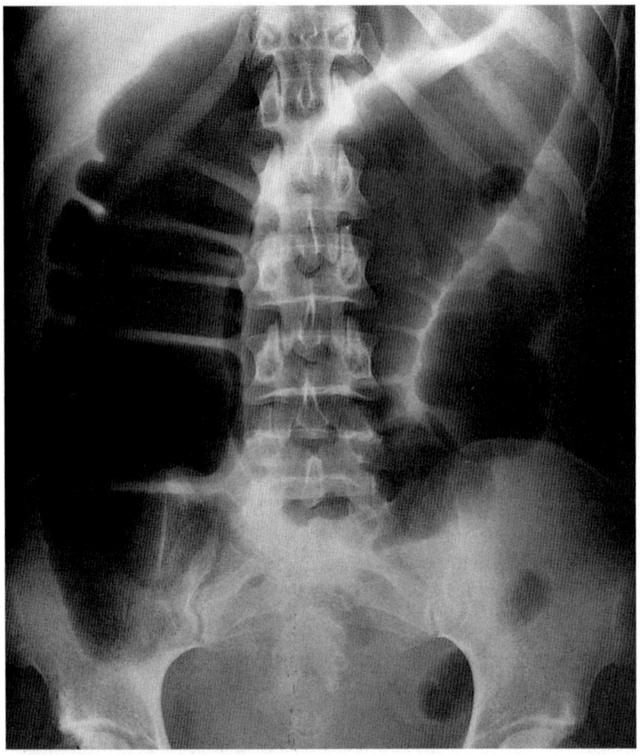

Fig. 4.3 Obstrução do intestino grosso provocada por carcinoma na flexura esplênica. Existe dilatação acentuada do intestino grosso do ceco até a flexura esplênica.

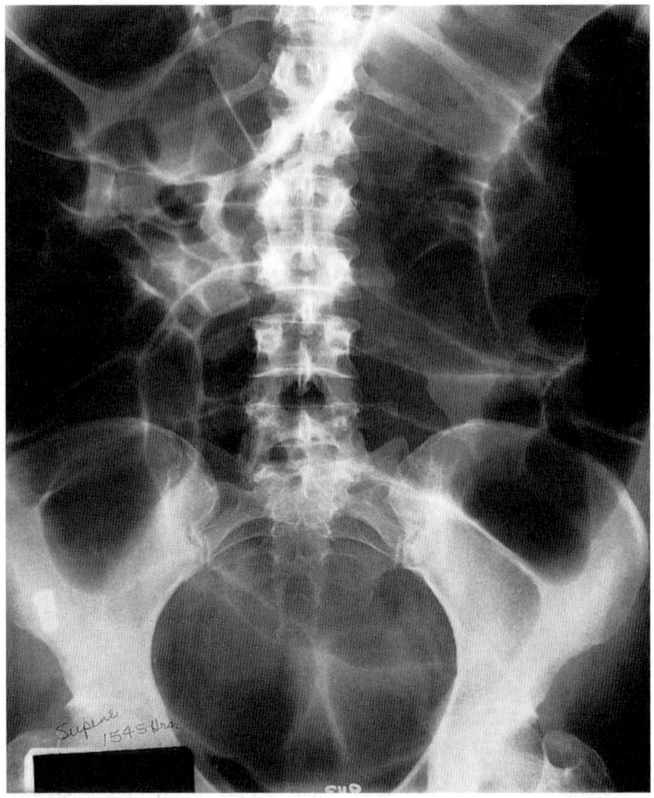

Fig. 4.4 Íleo paralítico. Existe dilatação considerável de todo o intestino grosso, estendendo-se para baixo e para dentro da pelve. Também observa-se dilatação do intestino delgado.

ída esteja repleta de líquido – situação comum em hérnias obstruídas – pode não ser visível.

- *Dilatação tóxica do colo* pode ocorrer em pacientes com colite ulcerativa ou, mais raramente, com doença de Crohn. O intestino grosso torna-se distendido (Fig. 4.6). Geralmente a dilatação é máxima no colo transverso; na verdade, o colo descendente pode estar mais estreitado que o normal. As haustras são perdidas ou grosseiramente anormais e as ilhotas de mucosa edemaciadas entre as úlceras podem ser reconhecidas como sombras polipóides. Caso o colo transverso apresente mais do que 6 cm de diâmetro em um paciente com colite, deve-se suspeitar fortemente de dilatação tóxica.

Gás na cavidade peritoneal

Gás na cavidade peritoneal (Fig. 4.7) quase sempre deve-se à perfuração do trato gastrintestinal ou segue-se à intervenção cirúrgica no abdome. A causa mais comum de um pneumoperitônio espontâneo é uma úlcera péptica perfurada, sendo que dois terços destes casos são reconhecidos radiologicamente. As quantidades maiores de gás livre são observadas após perfuração colônica e as menores quantidades com vazamentos provenientes do intestino delgado. Um pneumoperitônio é muito raro na apendicite aguda, mesmo que o apêndice tenha sofrido perfuração.

Ar sob o hemidiafragma direito geralmente é fácil de reconhecer em uma radiografia abdominal em pé ou nas radiografias de tórax como uma coleção curvilínea de gás entre a linha do diafragma e a opacidade do fígado. Gás livre sob o hemidiafragma esquerdo é mais difícil de identificar devido à sobreposição de sombras gasosas do estômago e flexura esplênica do cólon. O gás contido nestes órgãos pode imitar gás intraperitoneal livre mesmo que este não esteja presente.

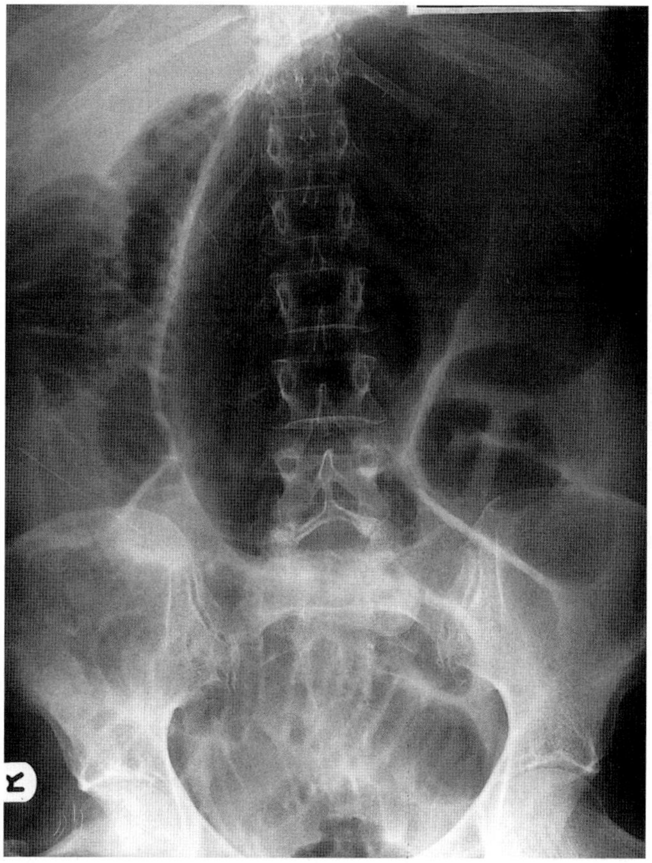

Fig. 4.5 Volvo do ceco. O ceco torcido e obstruído e o colo ascendente agora situam-se do lado esquerdo do abdome e aparecem como uma grande sombra gasosa. Também existe uma grande dilatação do intestino delgado, da obstrução até o volvo.

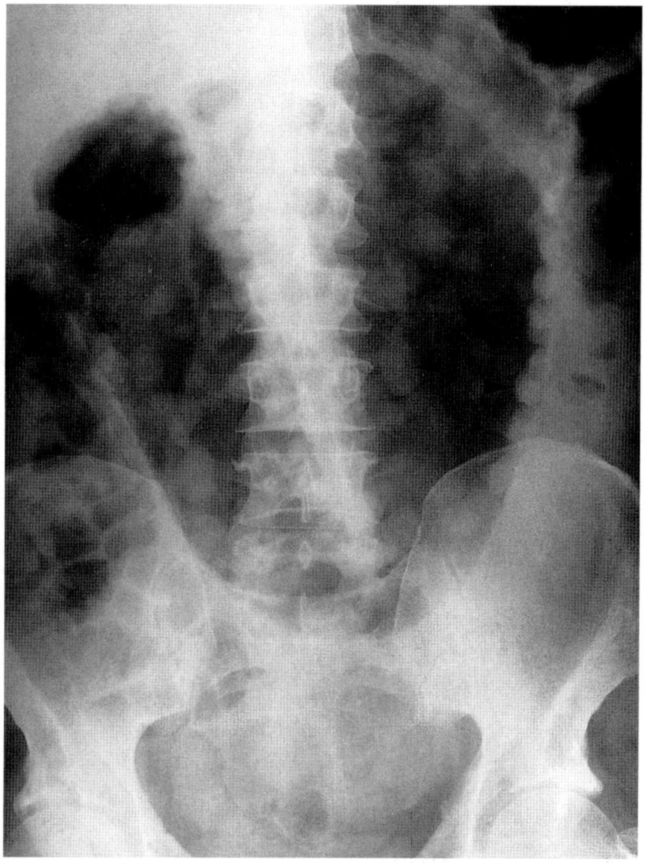

Fig. 4.6 Dilatação tóxica do intestino grosso por colite ulcerativa. A dilatação é máxima no colo transverso. Note a perda de haustra e ilhotas da mucosa hipertrofiada. Dois destes pseudopólipos estão marcados por setas.

Gás sob o diafragma é mais fácil de diagnosticar em uma radiografia torácica em pé que numa radiografia do abdome superior. Caso exista uma dúvida sobre a presença de um pneumoperitônio, uma radiografia abdominal em decúbito lateral mostrará ar coletado junto ao flanco. É importante ter em mente que, quando um paciente está deitado em posição plana, o gás livre coleta-se centralmente junto à parede abdominal, sendo muito difícil de identificar em radiografias supinas convencionais.

Ar livre intraperitoneal é um achado normal após laparoscopia ou laparotomia. Em adultos, todo o ar geralmente é reabsorvido em sete dias. Em crianças, o ar é reabsorvido muito mais rapidamente, geralmente num período de 24 horas. Um aumento da quantidade de ar em radiografias sucessivas indica continuidade do vazamento de ar.

Gás em um abscesso

Gás em um abscesso abdominal (Fig. 4.8) ou pélvico produz um padrão muito variável em radiografias. Pode formar pequenas bolhas ou coleções maiores de ar, sendo que ambas podem ser confundidas com gás contido dentro do intestino. Níveis líquidos em abscessos podem ser observados em uma radiografia com raios horizontais. Como abscessos são lesões em forma de massa, deslocam estruturas adjacentes; por exemplo, o diafragma encontra-se elevado em um abscesso subfrênico e o intestino está deslocado por abscesso pericólico e pancreatite.

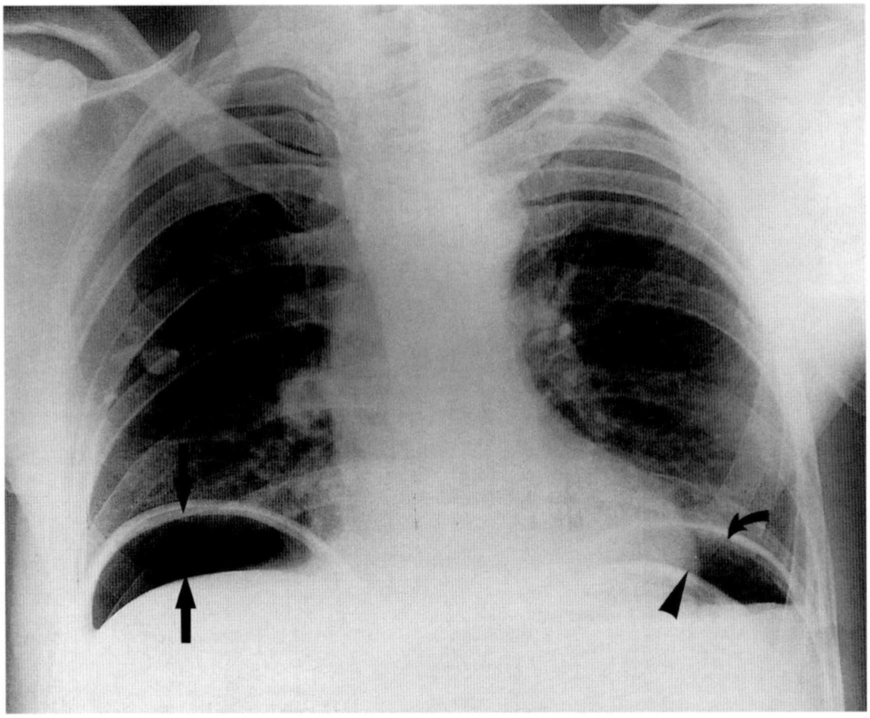

Fig. 4.7 Gás livre na cavidade peritoneal. Nesta radiografia de tórax pode ser observado ar sob as cúpulas de ambos os hemidiafragmas. A seta curva aponta para o hemidiafragma esquerdo e a cabeça de seta para a parede do estômago. As duas setas verticais à direita apontam para o diafragma e borda superior do fígado.

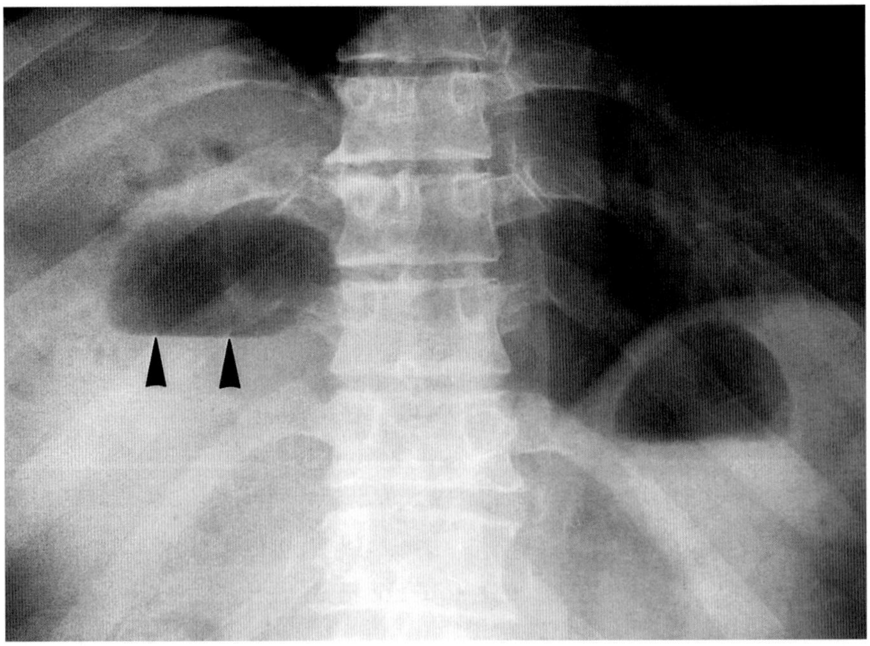

Fig. 4.8 Gás em um abscesso subfrênico direito. Existem diversas coleções gasosas dentro do abscesso. A maior delas contém um nível líquido (setas). O nível hidroaéreo sob o hemidiafragma esquerdo é normal. Trata-se do estômago.

Derrame pleural ou colabamento/consolidação pulmonar são muito comuns em associação com abscesso subfrênico. Ultra-sonografia, exames com radionuclídeos e TC são extensamente utilizados para avaliação de abscessos abdominais (veja pág. 289).

Gás na parede intestinal

Numerosas bolhas de gás esféricas ou ovais são observadas na parede do intestino grosso de adultos na condição benigna conhecida como *pneumatosis coli*. Faixas lineares de gás intramural possuem um significado mais sinistro, já que geralmente indicam infarto da parede intestinal. Gás na parede intestinal no período neonatal, independente de sua forma, é diagnóstico de *enterocolite necrosante* (Fig. 4.9), uma doença bastante comum em bebês prematuros com problemas respiratórios.

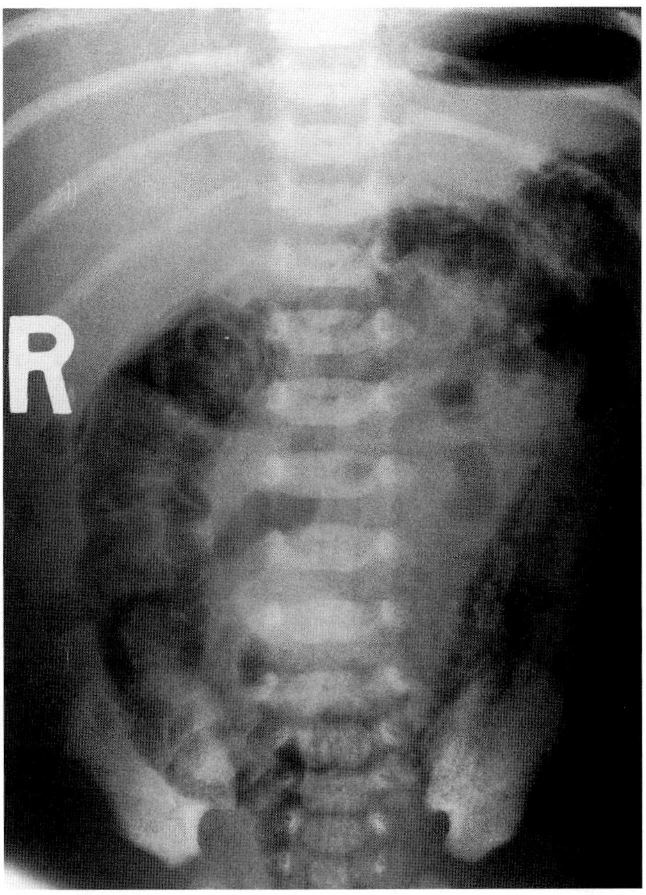

Fig. 4.9 Enterocolite necrosante em um recém-nato. Existe gás intramural em todo o cólon.

Gás no sistema biliar

Gás no sistema biliar é observado em radiografias após esfincterotomia ou anastomose do ducto biliar comum com o intestino (Fig. 4.10). Também é observado com fístula devida à erosão por um cálculo biliar para o duodeno e colo ou após penetração de uma úlcera duodenal para dentro do ducto biliar comum.

Muito ocasionalmente, o gás pode ser visto na parede ou lúmen da vesícula biliar na vigência de colecistite aguda por microrganismos produtores de gás.

ASCITE

Pequenas quantidades de ascite não são detectadas em radiografias. Quantidades maiores separam as alças intestinais umas das outras e deslocam o colo ascendente e descendente das faixas adiposas que indicam a posição do peritônio junto às paredes abdominais laterais (veja Fig. 4.1, pág. 132). As alças do intestino delgado flutuam para o centro do abdome (Fig. 4.11).

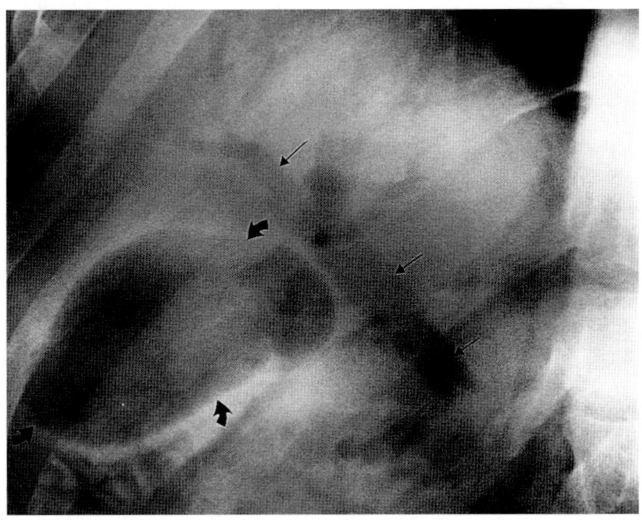

Fig. 4.10 Gás na árvore biliar. A vesícula biliar (setas curvas) e o sistema ductal (setas retas) foram delineadas com ar. O paciente apresenta uma anastomose do ducto biliar comum com o intestino.

Na prática, radiografias possuem um valor muito limitado no diagnóstico de ascite, uma vez que os sinais são tão difíceis de serem confiavelmente interpretados, exceto quando grandes quantidades de ascite estão presentes. Ascite é prontamente reconhecida pela ultra-sonografia ou TC (veja pág. 287).

CALCIFICAÇÕES ABDOMINAIS

Sempre deve ser feita uma tentativa de determinar a natureza de qualquer calcificação abdominal. A primeira tentativa, essencial, é localizar a calcificação utilizando uma incidência lateral ou oblíqua, se necessário. Uma vez conhecido o órgão de origem, o

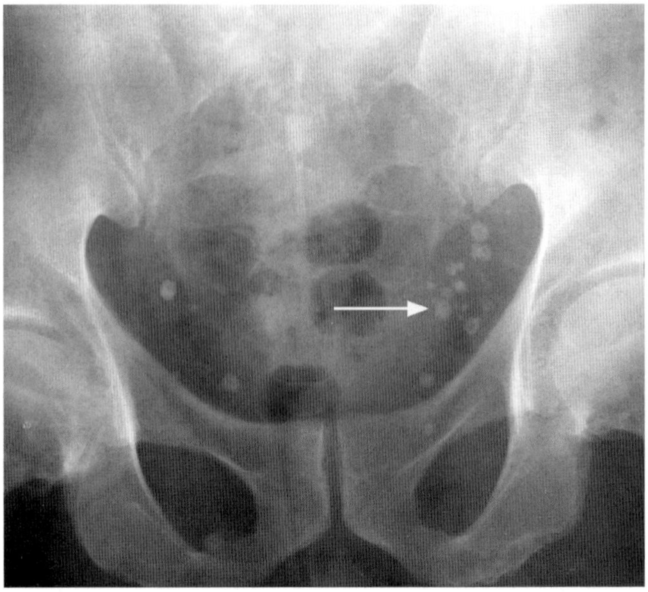

Fig. 4.12 Flebólitos calcificados na pelve. A seta aponta para um dos flebólitos.

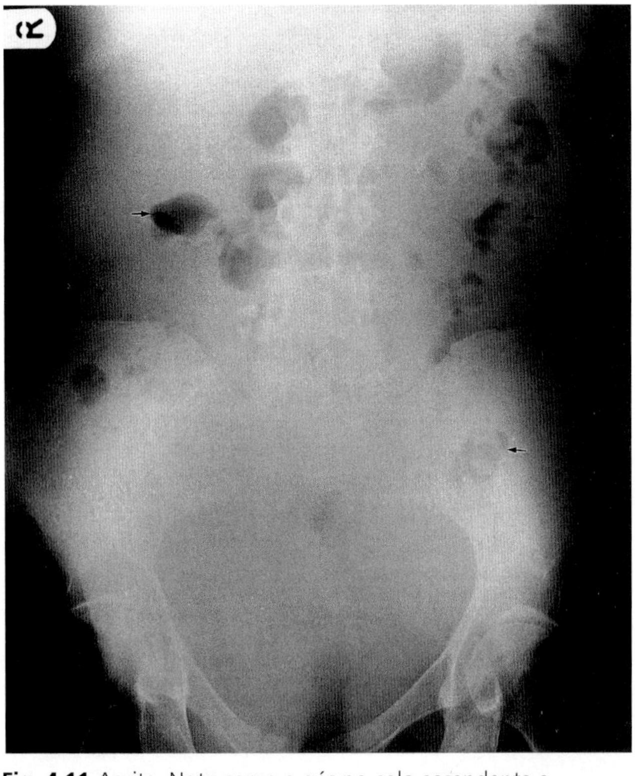

Fig. 4.11 Ascite. Note como o gás no colo ascendente e descendente (setas) está deslocado pelo líquido para longe das paredes laterais do abdome.

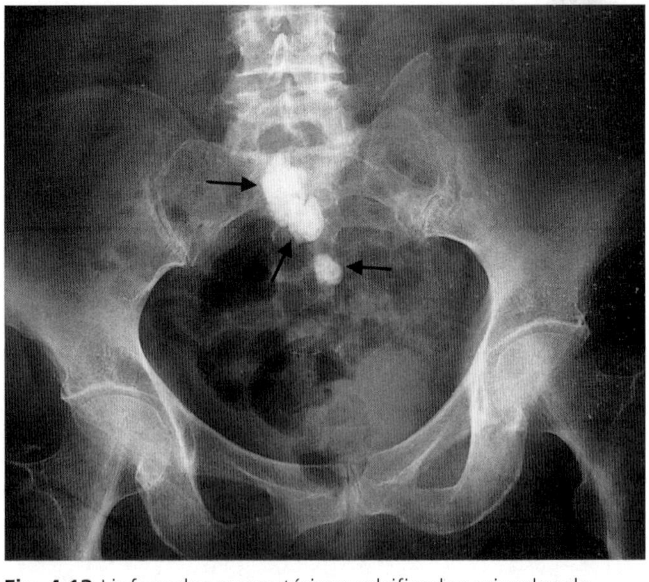

Fig. 4.13 Linfonodos mesentéricos calcificados oriundos de tuberculose antiga (setas).

padrão ou forma da calcificação geralmente limitarão o diagnóstico a uma ou duas escolhas.

As calcificações mais comuns possuem pouco ou nenhum significado para o paciente; a maioria são flebólitos, linfonodos calcificados, cartilagens costais e calcificação arterial.

Calcificações abdominais provavelmente devem-se a uma das seguintes causas:

- *Flebólitos de veias pélvicas* (Fig. 4.12) são muito comuns; podem levar à confusão diagnóstica, sendo tomados erroneamente por cálculos urinários e fecalitos.
- *Linfonodos mesentéricos calcificados* (Fig. 4.13), causados por tuberculose antiga, são importantes somente porque podem ser difíceis de diferenciar de outras calcificações. Seu padrão muitas vezes é específico: são irregulares em suas delimitações e

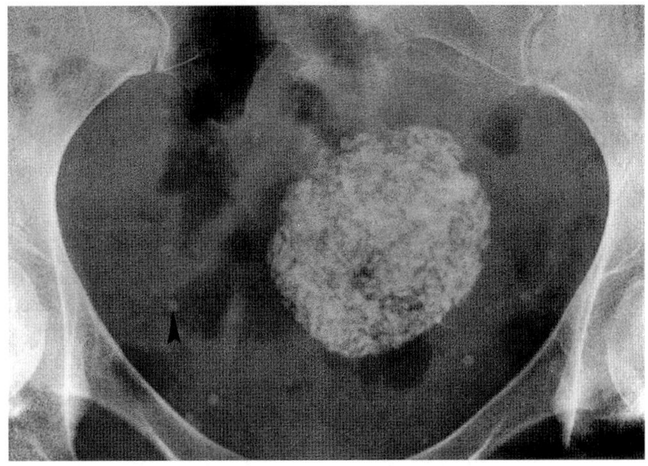

Fig. 4.15 Calcificação em um grande fibroma uterino.

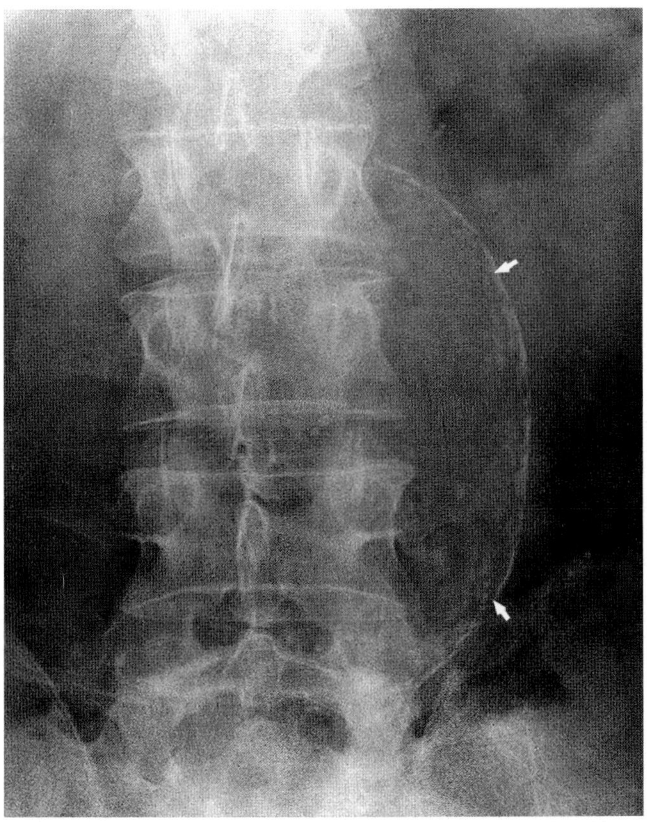

Fig. 4.14 Aneurisma aórtico abdominal calcificado (setas). O aneurisma mede 8 cm em diâmetro na incidência lateral.

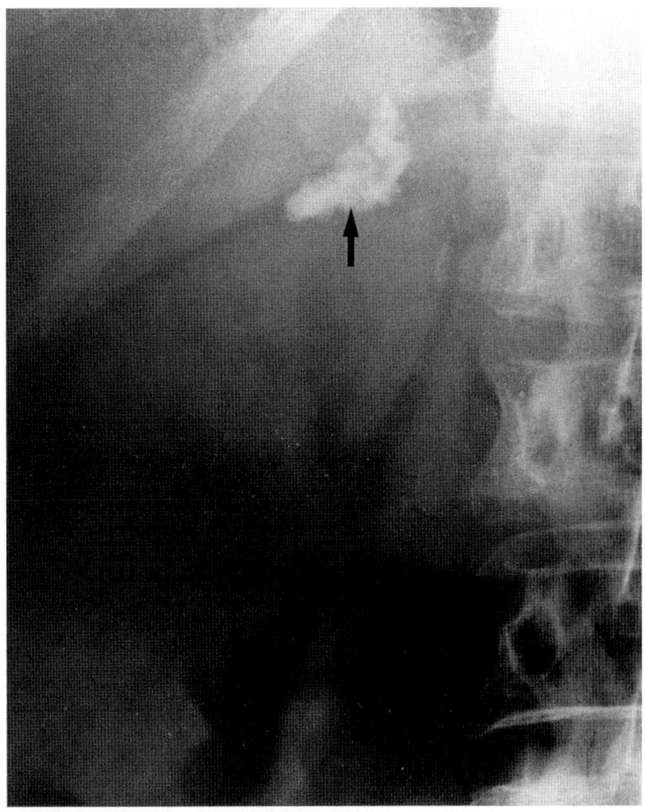

Fig. 4.16 Calcificação adrenal (seta).

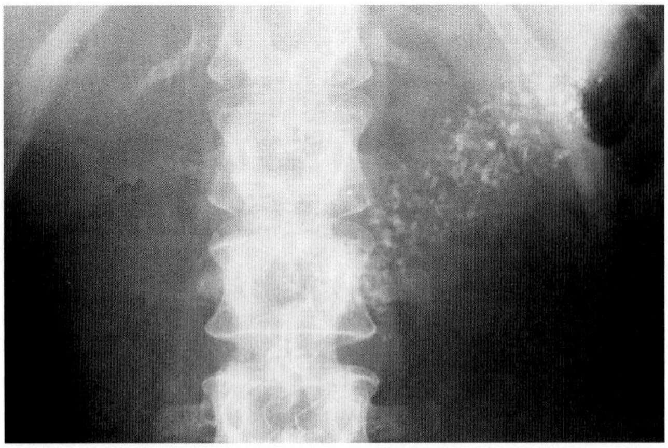

Fig. 4.17 Calcificação pancreática.

podem ser muito densos e, por situarem-se no mesentério, muitas vezes são móveis. Geralmente é possível verificar que são compostos de um conglomerado de calcificações menores arredondadas.

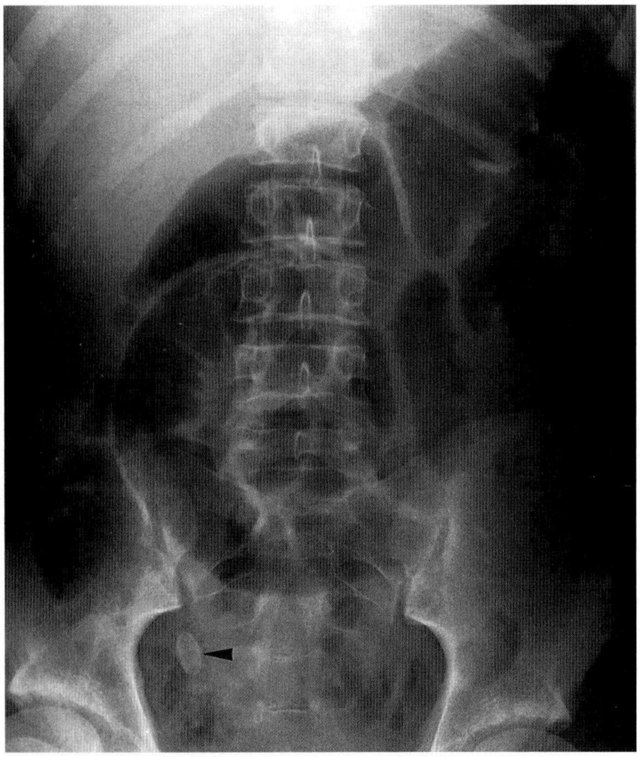

Fig. 4.18 Apendicolito. A sombra oval calcificada (seta) é um fecalito dentro do apêndice. O paciente apresentava uma apendicite perfurada. Note as alças dilatadas do intestino delgado no centro do abdome causadas por peritonite – as assim chamadas "alças sentinelas".

- *Calcificação vascular* ocorre associada ao ateroma, mas não existe uma correlação útil com a gravidade hemodinâmica da doença vascular. Calcificação freqüentemente encontra-se presente nas paredes de *aneurismas aórticos abdominais* (Fig. 4.14). Geralmente é mais fácil avaliar o tamanho de tal aneurisma numa projeção lateral.
- *Fibromas uterinos* (Fig. 4.15) podem conter numerosas calcificações bem definidas, em conformidade com a delimitação esférica de fibromas. Novamente, a calcificação propriamente dita não é significativa para o paciente.
- *Calcificação de tecido mole* nas nádegas pode ser observada após injeção de determinados medicamentos. Estas sombras algumas vezes podem ser confundidas com calcificações intra-abdominais.
- *Massas ovarianas malignas* ocasionalmente contêm cálcio visível. A única lesão ovariana benigna calcificada visível é o *cisto dermóide*, que pode conter diversos componentes calcificados, sendo dentes os mais comuns (veja Fig. 8.8, pág. 268).
- *Calcificação adrenal* (Fig. 4.16) ocorre após hemorragia adrenal, após tuberculose e, ocasionalmente, após tumores adrenais. No entanto, a maioria dos pacientes com calcificação adrenal são pessoas sadias assintomáticas, nas quais a causa da calcificação não é clara. Somente uma minoria dos pacientes com doença de Addison apresenta calcificação adrenal.
- *Calcificação hepática* ocorre em hepatomas e, raramente, em outros tumores hepáticos. Cistos hidatiformes, abscessos e tuberculose também podem calcificar com o passar do tempo.
- *Cálculos biliares* são discutidos na página 204.
- *Calcificação esplênica* raramente tem importância clínica. É observada em cistos, infartos, hematomas antigos e após tuberculose.
- *Calcificação pancreática* ocorre na pancreatite crônica. As calcificações são, principalmente, pequenos cálculos dentro do pâncreas. A posição das calcificações geralmente possibilita a realização do diagnóstico sem dificuldades (Fig. 4.17).
- *Fecalitos.* Fecalitos calcificados podem ser observados nos divertículos do colo ou no apêndice (Fig. 4.18). Fecalitos apendicais são uma observação radiológica importante uma vez que a presença de um apendicolito é uma forte indicação de que o paciente apresenta apendicite aguda, mui-

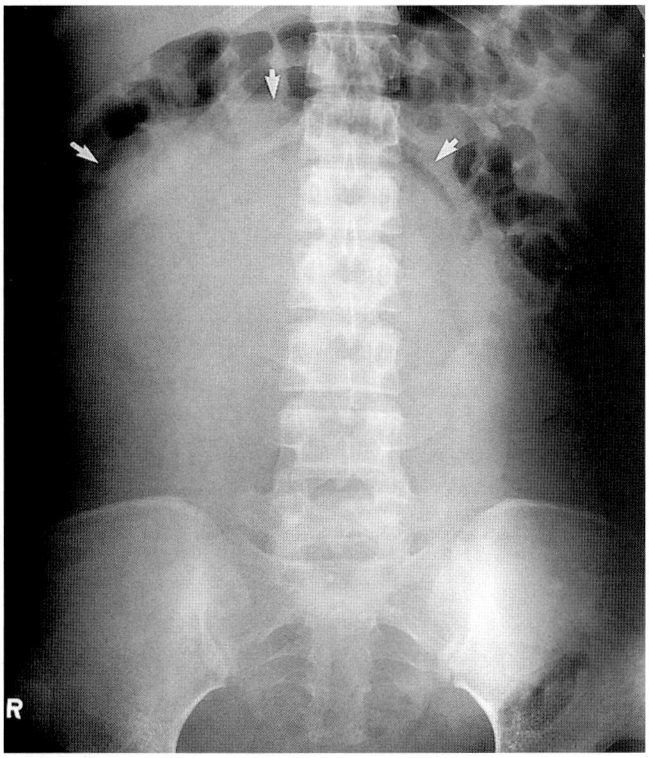

Fig. 4.19 Massa originada fora da pelve (setas) deslocando o intestino para os lados do abdome. A massa era um grande adenocarcinoma cístico do ovário.

tas vezes com gangrena e perfuração. Contudo, somente uma pequena proporção de pacientes com apendicite apresenta um apendicolito radiologicamente visível.

- *Cálculos renais e outras calcificações do trato urinário* são discutidas na página 230.

RADIOGRAFIAS DO FÍGADO E BAÇO

Aumento substancial do fígado precisa ocorrer antes que este aumento de tamanho possa ser reconhecido em uma radiologia plana do abdome. Quando o fígado aumenta de tamanho, estende-se bem abaixo da margem costal, deslocando a flexura hepática, colo transverso e rim direito para baixo, deslocando o estômago para a esquerda. O diafragma também pode estar elevado.

Ocasionalmente, aparece uma extensão do lobo direito em forma de língua, para dentro da fossa ilíaca direita. Esta é uma variação do normal conhecida como *lobo de Reidl* e não deve ser confundida com aumento generalizado do fígado.

Quando o baço aumenta de tamanho, a ponta torna-se visível no quadrante superior esquerdo, abaixo das costelas inferiores. Eventualmente, pode ocupar o lado esquerdo do abdome e até mesmo cruzar a linha média para dentro do quadrante inferior direito. A flexura esplênica do colo e o rim esquerdo estão deslocados para baixo e medialmente, e o estômago está deslocado para a direita.

MASSAS ABDOMINAIS E PÉLVICAS

Tentar diagnosticar a natureza de uma massa abdominal com base numa radiografia é notoriamente difícil, sendo a ultra-sonografia, a TC ou RM as modalidades de imagem apropriadas. O local da massa, deslocamento de estruturas adjacentes e a presença de calcificação são importantes sinais diagnósticos, mas radiografias não são capazes de distinguir entre massas sólidas e císticas.

Uma bexiga aumentada pode ser vista como uma massa originária da pelve, deslocando alças intestinais. Em mulheres, aumento do tamanho uterino e ovariano também é semelhante a massas originárias da pelve. Massas ovarianas podem tornar-se muito grandes, preenchendo praticamente o abdome e deslocando o intestino para os lados do abdome (Fig. 4.19).

Tumores retroperitoneais e linfonodos, quando grandes, tornam-se visíveis em radiografias. Massas renais, especialmente cistos e hidronefrose, podem tornar-se grandes e aparecer como massas situadas nos flancos. Com massas retroperitoneais a delineação do músculo psoas pode tornar-se invisível.

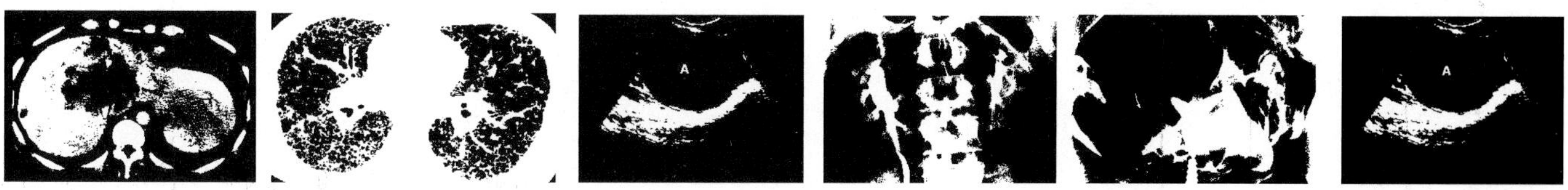

Trato Gastrintestinal 5

O capítulo anterior mostrou que radiografias podem ser muito informativas em pacientes com um abdome agudo, mas para a maioria dos demais distúrbios gastrintestinais se faz necessária alguma forma de endoscopia ou exame por imagem.

Endoscopia muitas vezes é a primeira investigação, pois mostra diretamente lesões da mucosa e também permite a obtenção de material para biópsia. Imagens são fundamentais para demonstrar processos que não podem ser diagnosticados ou avaliados endoscopicamente, por exemplo, para visualizar o intestino além de uma estenose que não possa ser ultrapassada por um endoscópio. As indicações para exames com bário são mais numerosas em centros onde serviços de endoscopia não estão disponíveis ou restritos.

TÉCNICAS DE IMAGENOLOGIA – PRINCÍPIOS GERAIS

Exames contrastados

Sulfato de bário é o melhor meio de contraste para o trato gastrintestinal. Produz excelente opacificação, bom revestimento da mucosa e é completamente inerte. Sua principal desvantagem é que, havendo reabsorção de água no colo, o bário pode solidificar e impactar proximalmente a uma estenose colônica ou retal. Os demais meios de contraste disponíveis são meios solúveis em água, entre os quais a gastrografina é o mais amplamente utilizado. Apresenta diversas desvantagens: é hipertônica e logo se torna diluída; é irritante caso adentre inadvertidamente os pulmões e é menos radiopaca que o bário. As principais utilizações da gastrografina são na suspeita de perfurações ou vazamentos anastomóticos (pois o bário que sai do lúmen intestinal pode dar origem a uma reação inflamatória), em circunstâncias específicas em pacientes pediátricos e para a opacificação do intestino antecedendo uma TC abdominal. (O bário utilizado nas concentrações usuais para enemas ou refeições de bário não pode ser utilizado para opacificar o intestino para uma TC, pois é muito denso e leva a artefatos nas imagens por TC.)

A maioria dos exames utilizando bário e gastrografina é realizada sob controle fluoroscópico, de modo que a passagem do contraste pode ser observada num monitor de televisão. Observando o monitor de televisão o radiologista é capaz de posicionar o paciente de tal modo que a anormalidade é claramente demonstrada. São feitas radiografias para demonstrar detalhes finos e para servir como registro permanente. Um dos valores da fluoroscopia é assegurar que uma anormalidade apresenta um aspecto constante. Ondas peristálticas são transitórias e, desta forma, podem ser facilmente distinguidas de uma estenose verdadeira, que é constante.

Exame com duplo contraste do estômago e colo (e em casos selecionados do intestino delgado) atualmente é a técnica-padrão para exames com bário. Nos exames de duplo contraste a mucosa é revestida com bário e o lúmen é distendido pela introdução de ar ou outro gás, muitas vezes em combinação com uma injeção de um relaxante de musculatura lisa de ação curta.

Determinados termos básicos, que necessitam ser compreendidos, geralmente são aplicáveis a exames de contraste do trato gastrintestinal.

O *padrão mucoso* refere-se ao aspecto da superfície interna do intestino. A mucosa normal do estômago e do intestino delgado é pregueada, sendo este pregueamento exagerado pelas contrações peristálti-

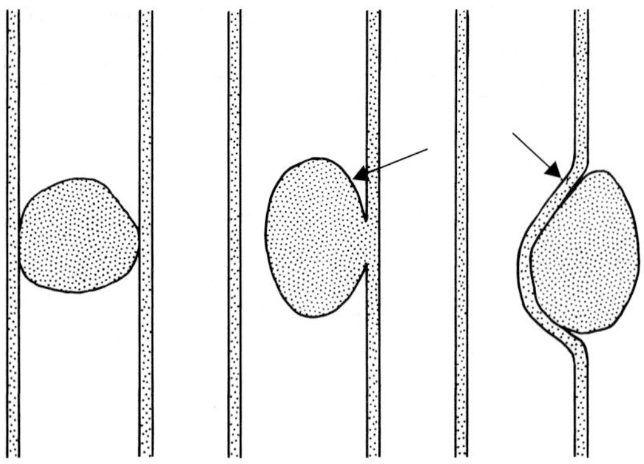

(a) (b) (c)

Fig. 5.1 Defeitos de preenchimento no intestino. (a) Intraluminal. (b) Intramural. Note o ângulo agudo (seta) com a parede. (c) Extramural. Existe um ângulo pouco definido (seta) com a parede intestinal.

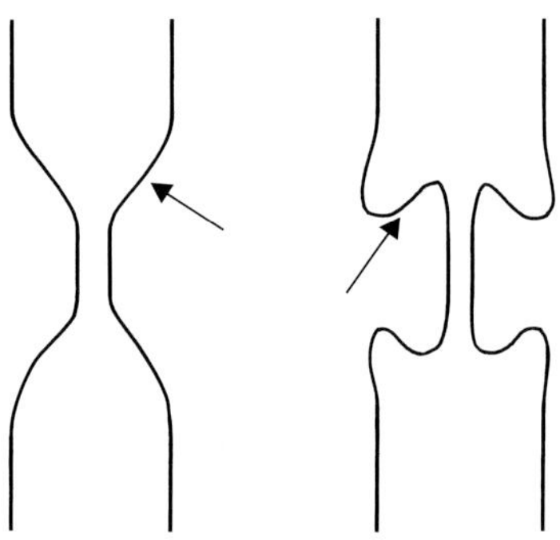

(a) (b)

Fig. 5.2 Estenose. (a) Terminações afiladas (seta). (b) Pontas salientes ou ombreamento (seta).

cas. Quando distendidas, as pregas mucosas são menos proeminentes, podendo estar completamente lisas. Num colo distendido, a mucosa normal é lisa. Anormalidades do padrão mucoso podem ser grosseiramente classificadas como anormalmente lisas ou anormalmente irregulares.

Defeito de preenchimento é um termo utilizado para descrever qualquer processo que ocupe espaço dentro do intestino, impedindo o preenchimento normal do lúmen. O resultado é uma área de radiotransparência total ou relativa dentro da coluna de bário. Existem três tipos de defeitos intraluminais de preenchimento, cada um com sinais radiológicos distintos:

1 Um defeito de preenchimento intraluminal encontra-se inteiramente dentro do lúmen do intestino (por exemplo, alimento) e possui bário em todo seu redor (Fig. 5.1a).

2 Um defeito de preenchimento intramural origina-se da parede intestinal (por exemplo, um carcinoma ou leiomioma). Provoca uma indentação unilateral somente, formando um ângulo agudo com a parede intestinal, e não está completamente circundado por bário (Fig. 5.1b)

3 Um defeito de preenchimento extramural origina-se fora do intestino comprimindo-o, causando, por exemplo, hipertrofia do pâncreas ou linfonodos. Também causa um estreitamento de um lado somente, formando um ângulo plano com a parede intestinal. A mucosa está preservada, mas distendida sobre o defeito de preenchimento (Fig. 5.1c).

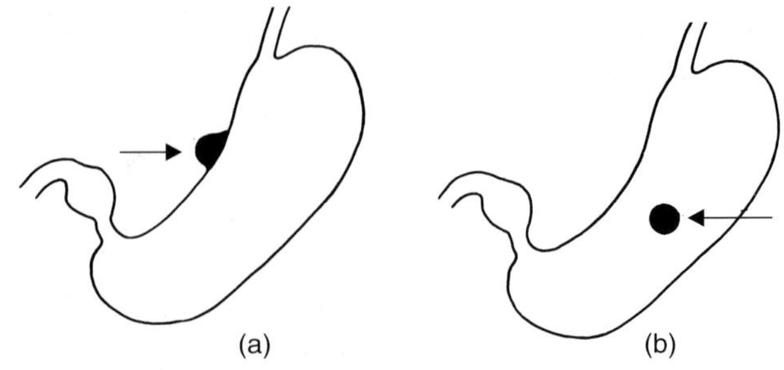

(a) (b)

Fig. 5.3 Ulceração. (a) Em perfil, a úlcera é vista como uma projeção para fora (seta); (b) no topo, a úlcera parece arredondada (seta).

Uma estenose é um estreitamento circunferencial ou anular. Uma estenose deve ser diferenciada de um estreitamento transitório que ocorre durante a peristalse normal. Uma estenose pode apresentar terminações que se afilam (Fig. 5.2a) ou terminar abruptamente apresentando bordas salientes com um aspecto conhecido como "ombreamento" (Fig. 5.2b). "Ombreamento" é um importante sinal radiológico de malignidade.

Ulceração. Uma úlcera é uma quebra da superfície mucosa que se torna visível quando a cratera contém bário. Vista em perfil, aparece como uma projeção para fora a partir do lúmen repleto de bário (Fig. 5.3a). Observada de topo, a úlcera aparece como uma coleção arredondada de bário (Fig. 5.3b).

Exames de TC, RM e ultra-sonografia

Diferente dos exames convencionais com bário e procedimentos endoscópicos, a TC pode mostrar a largura completa da parede intestinal. Conseqüentemente, é útil para o diagnóstico e estadiamento de tumores e para avaliação de complicações de doença gastrintestinal e cirurgias (Fig. 5.4). Pode ser utilizada em pacientes idosos ou enfraquecidos para con-

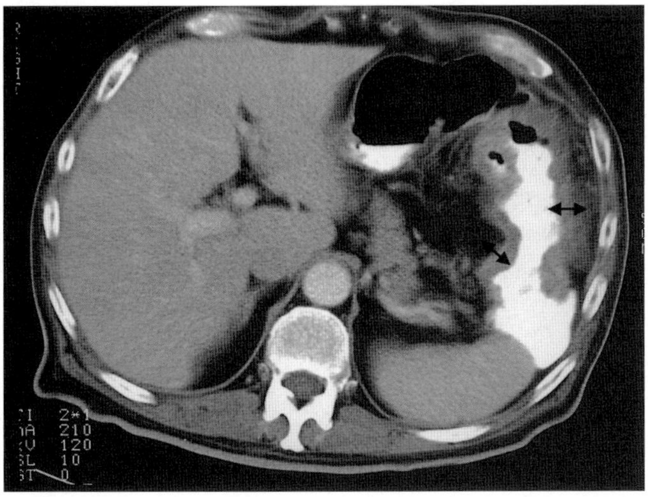

Fig. 5.4 Tomografia computadorizada mostrando um carcinoma da flexura esplênica do cólon. A parede intestinal está espessada (setas) e o tumor adentra o lúmen repleto de contraste.

firmar ou excluir um diagnóstico de câncer de colo, uma vez que um exame de TC exige muito menos do paciente que um enema radiopaco ou colonoscopia. TC também é utilizada em centros selecionados para confirmar ou excluir o diagnóstico de apendicite e é útil em pacientes com obstrução intestinal e suspeita de lesão da parede intestinal após um traumatismo. O advento da TC com multidetectores permitiu o desenvolvimento da endoscopia virtual (veja pág. 170).

A ressonância magnética possui um papel limitado na doença gastrintestinal porque a peristalse degrada a imagem e, porque até o momento, não existem meios para opacificação do intestino, apesar de estarem sendo desenvolvidos agentes de contraste para este propósito. Atualmente, seu principal uso é para a avaliação da disseminação local de carcinoma retal antes da ressecção cirúrgica e para avaliar fístula perianal e formação de abscesso.

Ultra-sonografia pode avaliar a parede intestinal e detectar fluido intra-abdominal, mas fornece informação limitada sobre a mucosa. Ultra-sonografia é utilizada para o diagnóstico de estenose pilórica infantil, intussuscepção e em casos de suspeita de apendicite, quando o diagnóstico não é clinicamente óbvio. O uso do endoscópico ultra-sonográfico está confinado a centros especializados; existe uma variedade de utilizações, notavelmente avaliando a profundidade da invasão tumoral na parede intestinal e diagnóstico de pequenos tumores pancreáticos.

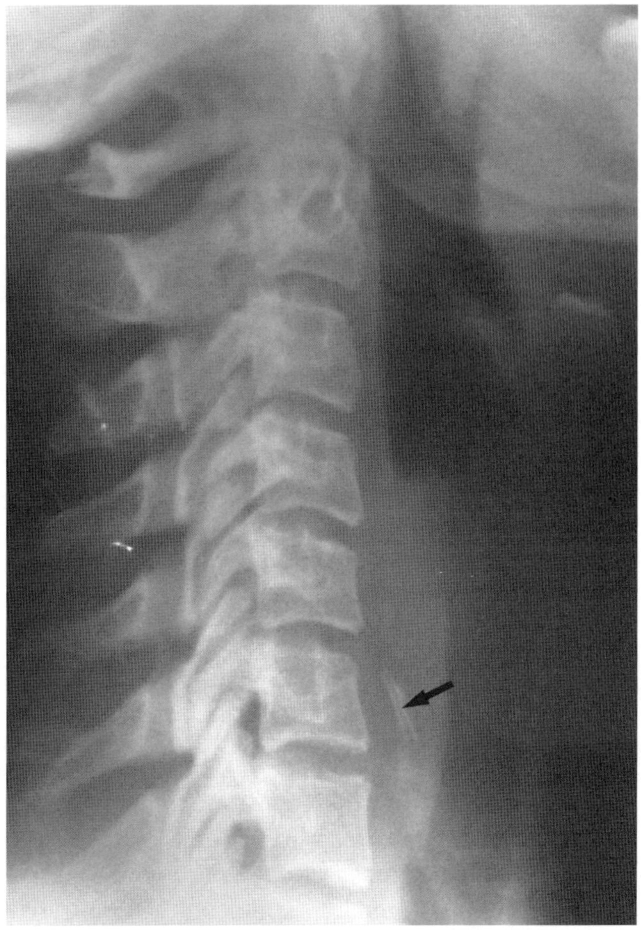

Fig. 5.5 Corpo estranho no esôfago. Incidência lateral do pescoço mostrando um osso de galinha (seta) alojado na terminação superior do esôfago.

ESÔFAGO

Radiografias

Radiografias normalmente não mostram o esôfago, a não ser que ele esteja muito dilatado (por exemplo, na acalasia), mas são úteis para demonstrar um corpo estranho radiopaco como um osso alojado no esôfago (Fig. 5.5).

A esofagografia com bário é o exame contrastado-padrão empregado para visualizar o esôfago. O uso de TC e ultra-sonografia, como discutido na página 146, limita-se à avaliação do carcinoma esofágico.

Exame contrastado do esôfago

O paciente deglute uma quantidade de bário e sua passagem através do esôfago é observada num monitor de televisão. São realizadas radiografias com o esôfago repleto de bário para mostrar seus contornos e para observar o padrão mucoso após a passagem do bário.

Quando cheio de bário, o esôfago deve apresentar contornos lisos. Quando vazio e contraído, o bário normalmente situa-se entre as pregas da mucosa que aparece como três ou quatro linhas paralelas e lisas (Fig. 5.6).

O arco aórtico fornece uma impressão claramente visível no lado esquerdo do esôfago, que é mais pronunciada em pessoas mais idosas, nas quais a aorta torna-se tortuosa e alongada. Abaixo da impressão aórtica observa-se, freqüentemente, uma impressão menor, feita pelo brônquio principal esquerdo. A porção inferior do esôfago é empurrada levemente para frente, próxima à porção posterior do átrio e ventrículo esquerdo.

Ondas peristálticas podem ser observadas durante a fluoroscopia. Elas movem-se ao longo do esôfago para impelir o bário rapidamente para dentro do estômago. É importante não confundir uma onda de contração com uma estenose verdadeira: uma estenose é constante enquanto uma onda de contração é transitória. Algumas vezes as ondas de contração não ocorrem de modo ordenado, mas são pronunciadas e prolongadas, dando origem a um aspecto ondulado do esôfago (Fig. 5.7). As assim chamadas contrações terciárias geralmente ocorrem em pessoas mais idosas e, na maioria das vezes, não dão origem a sintomas. Ocasionalmente, contrações terciárias causam disfagia.

Em centros nos quais a endoscopia especializada está prontamente disponível, as indicações para a esofagografia com bário são as seguintes:

- Distúrbios da deglutição, inclusive confirmação ou exclusão de uma bolsa faríngea.
- Determinação do comprimento de estenoses esofágicas.
- Avaliação de possível refluxo gastroesofágico leve.

Estenoses

Estenoses são uma causa importante de disfagia. Existem quatro causas principais: carcinomatosa, péptica, acalasia e corrosiva. Visando distinguir entre estas possibilidades, é útil responder às seguintes questões:

- Onde encontra-se a estenose?
- Qual a sua forma?
- Qual seu comprimento?
- Existe uma massa de tecido mole?

Carcinomas raramente originam-se de somente uma parede, mas geralmente envolvem toda a circunferência para formar uma estenose, que pode ser prontamente demonstrada pela esofagografia com bário. Podem ocorrer em qualquer porção do esôfago, mostrando um lúmen irregular com bordas ombreadas, apresentando normalmente diversos centímetros em comprimento (Fig. 5.8). Uma massa de tecido mole pode estar visível.

Tomografia computadorizada pode ser realizada, particularmente quando se considera uma cirurgia para um carcinoma de esôfago (Fig. 5.9); ela mostrará não somente espessamento da parede esofágica devido ao tumor, mas também pode demonstrar invasão do mediastino ou estruturas adjacentes e evidência de disseminação metastática para os linfonodos, fígado ou pulmões. Ultra-sonografia endoscópica é utilizada em alguns centros especializados para avaliar a profundidade da invasão tumoral da parede do esôfago e para guiar biópsia endoscópica. Também pode ser utilizada para avaliar o envolvimento dos linfonodos paraesofágicos.

Estenoses pépticas podem ser demonstradas pela esofagografia com bário. São encontradas na porção inferior do esôfago e quase invariavelmente associadas a uma hérnia de hiato e refluxo gastroesofágico e, conseqüentemente, a estenose pode estar situada um tanto acima do diafragma. Estenoses pépticas são caracteristicamente curtas e apresentam limites lisos com terminações lentamente estreitadas (Fig. 5.10). Uma úlcera pode ser observada muito próxima à estenose.

Acalasia é uma anormalidade neuromuscular que resulta em insuficiência do relaxamento junto ao esfíncter da cárdia, que se apresenta à esofagografia como uma estenose lisa, sempre na terminação inferior do esôfago (Fig. 5.11). Existe dilatação esofágica associada, que muitas vezes mostra ausência de peristaltismo. O esôfago dilatado geralmente contém resíduos alimentares e pode estar visível na radiografia do tórax. Os pulmões podem mostrar consolidação ou bronquiectasias devido à aspiração de conteúdo gástrico. A bolha gasosa do estômago geralmente está ausente porque o esôfago funciona como um selo d'água, mas este sinal não é diagnóstico de acalasia, sen-

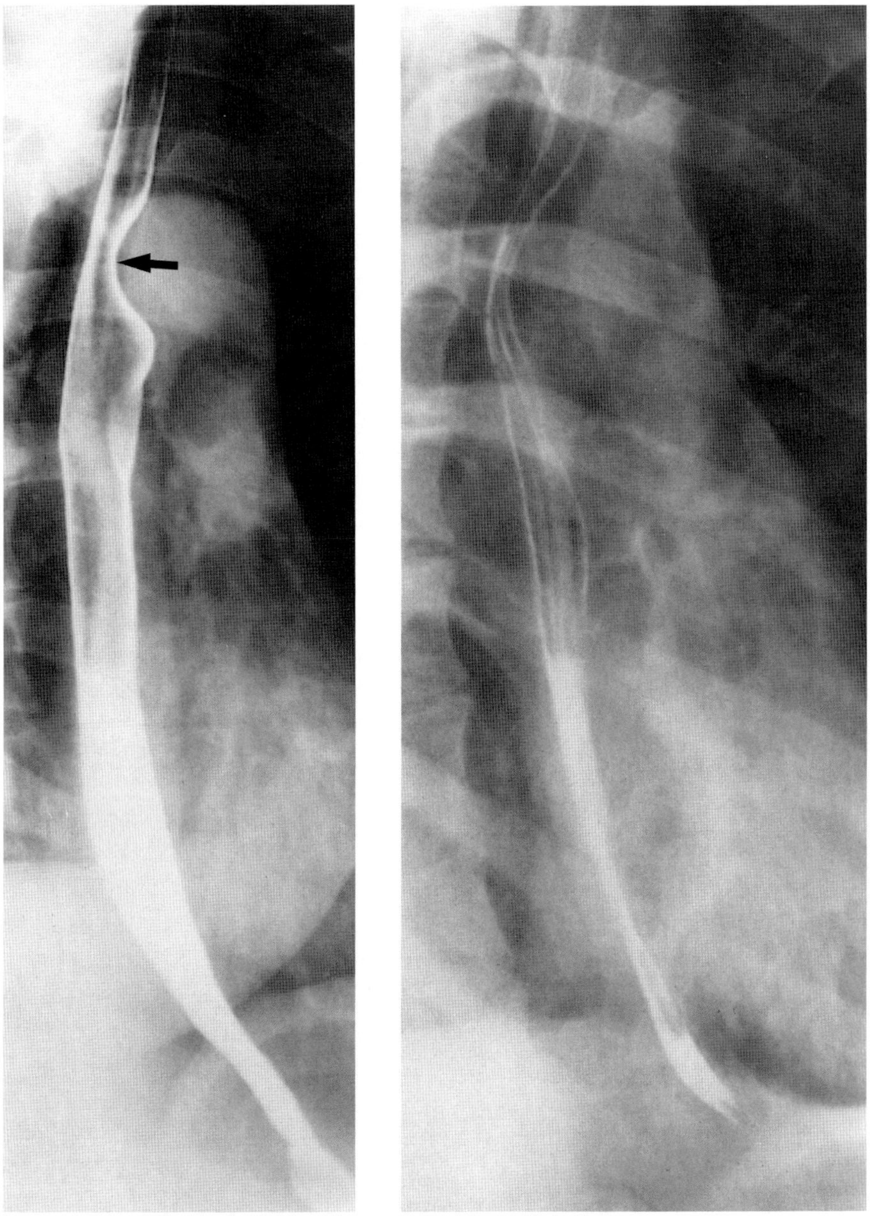

(a) (b)

Fig. 5.6 Esôfago normal. (a) Cheio de bário para mostrar os limites lisos e indentação produzida pelo arco aórtico (seta). (b) Radiografia feita após passagem da principal quantidade de bário, para mostrar as pregas paralelas da mucosa.

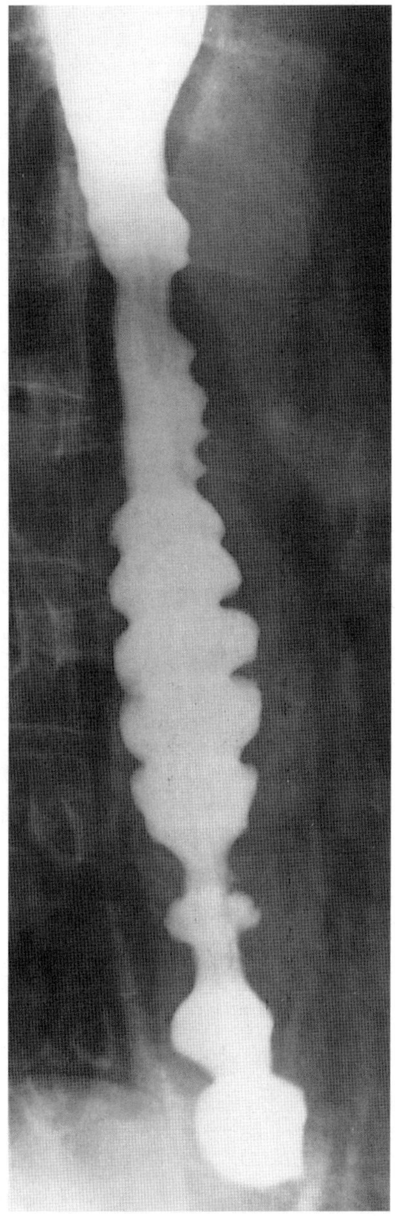

Fig. 5.7 Contrações terciárias (esôfago em saca-rolha) dando ao esôfago um aspecto ondulado.

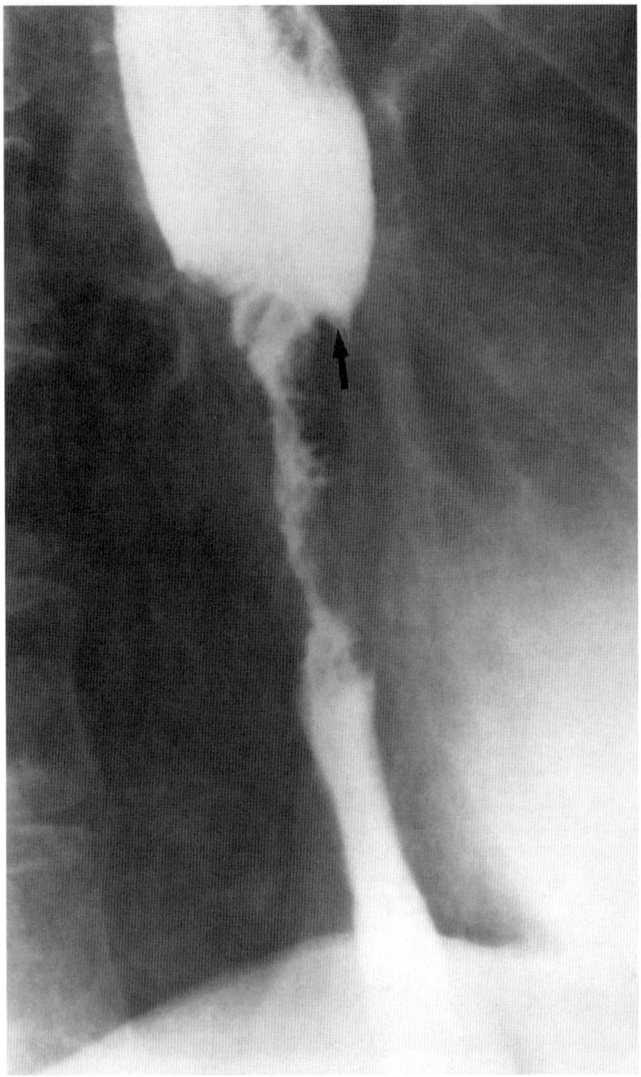

Fig. 5.8 Carcinoma. Existe uma estenose irregular com sombreamento (seta) da terminação superior.

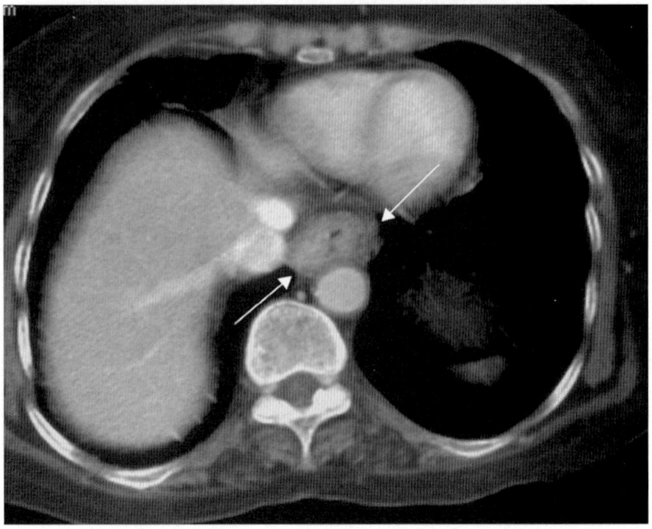

Fig. 5.9 Carcinoma do esôfago. O carcinoma é representado como uma massa (setas) na terminação inferior do esôfago.

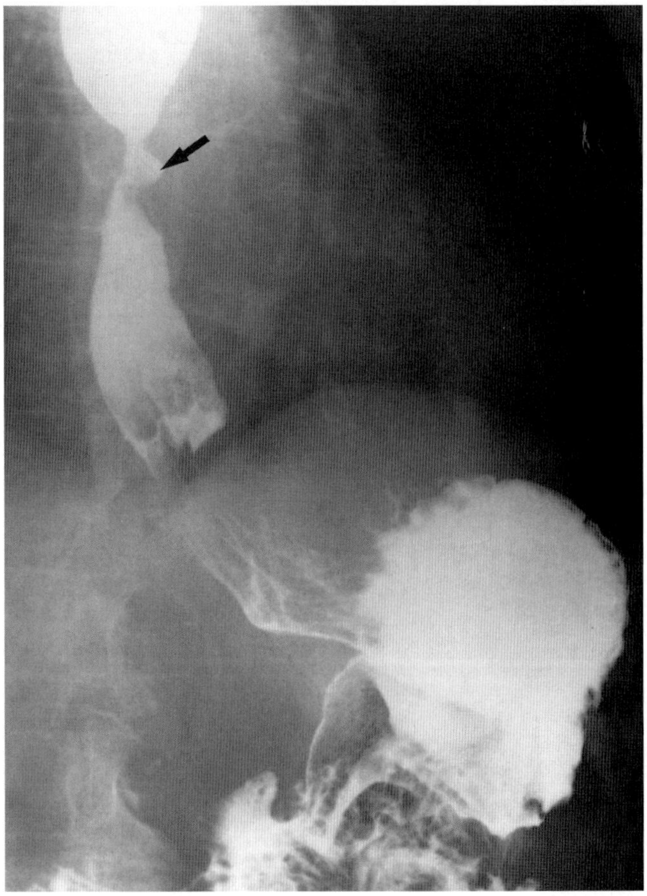

Fig. 5.10 Estenose péptica causada por refluxo gastroesofágico em um paciente com uma hérnia de hiato. Existe uma curta estenose de limites lisos da junção gastroesofágica com uma cratera ulcerosa dentro da estenose (seta).

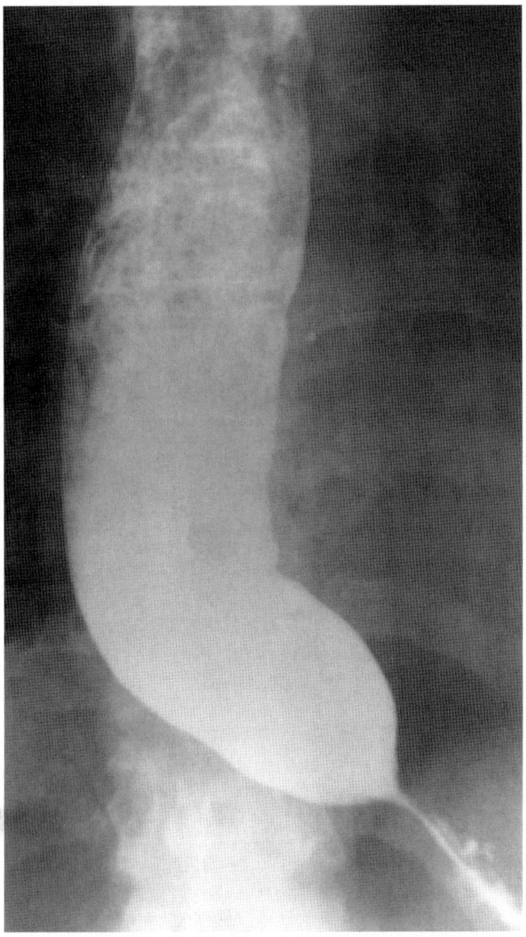

Fig. 5.11 Acalasia. O esôfago extremamente dilatado contendo resíduos alimentares apresenta uma estenose lisa em sua terminação inferior.

do observado em outras causas de obstrução esofágica podendo, ocasionalmente, ser observado em pessoas sadias.

Estenoses corrosivas são o resultado de deglutição de substâncias corrosivas como ácidos ou álcalis. São longas estenoses que iniciam ao nível do arco aórtico. Assim como nas demais estenoses benignas, são geralmente lisas, com terminações lentamente estenosantes na esofagografia com bário, mas podem ser irregulares (Fig. 5.12).

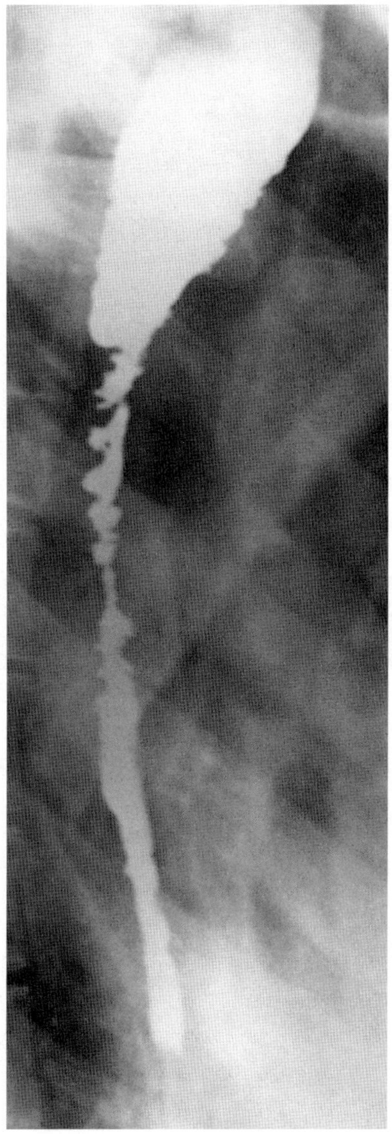

Fig. 5.12 Estenose corrosiva.

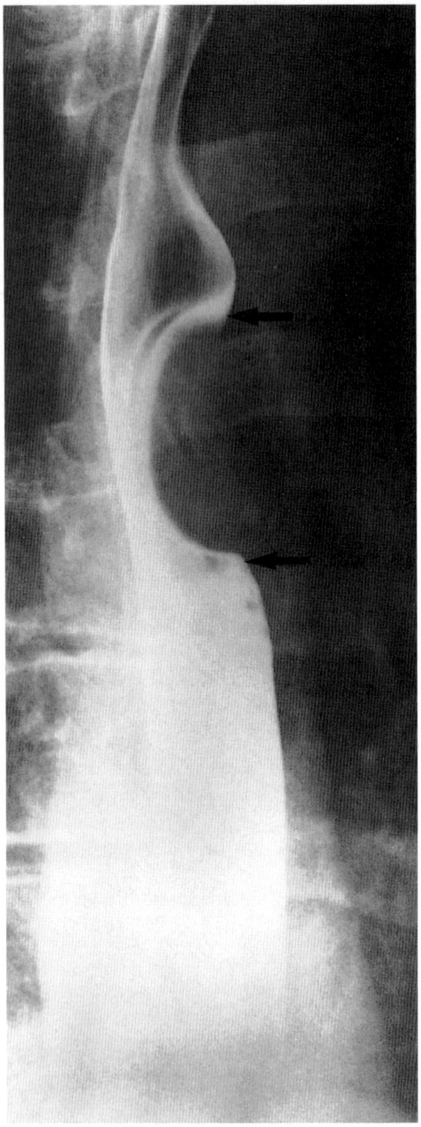

Fig. 5.13 Leiomioma. Existe um defeito no preenchimento intramural do esôfago abaixo do arco aórtico (setas). O ângulo agudo que este defeito faz com a parede do esôfago indica que o defeito de preenchimento deve-se a uma massa que se origina na parede esofágica.

Defeitos de preenchimento na esofagografia com bário

Defeitos de preenchimento podem ser causados por um tumor originando-se na parede do esôfago, por uma lesão originária de fora do esôfago e por objetos no lúmen esofágico.

Um defeito intramural de preenchimento pode ser um *leiomioma* (Fig. 5.13). Um leiomioma causa uma indentação lisa e arredondada para dentro do lúmen esofágico. Uma massa de tecido mole pode ser observada no mediastino indicando extensão extraluminal.

Um carcinoma pode causar um defeito irregular de preenchimento mas, como mencionado acima, carcinomas geralmente apresentam-se como estenoses.

Lesões extramurais comprimindo o esôfago incluem carcinomas dos brônquios (Fig. 5.14), aumento dos linfonodos mediastinais e um aneurisma da aorta. Em todas estas condições a radiografia ou TC do tórax usualmente mostrará a patologia de base.

Uma artéria subclávia direita anômala que, ao invés de advir da artéria inominada, origina-se como o último ramo principal do arco aórtico, dá origem a uma estenose caracteristicamente curta e lisa ao cruzar atrás do esôfago (Fig. 5.15).

Defeitos intraluminais de preenchimento. Um pedaço de alimento pode impactar no esôfago e causar uma obstrução completa (Fig. 5.16). Isto geralmente é associado a uma estenose.

Dilatação do esôfago

Existem dois tipos principais de dilatação esofágica: obstrutiva e não-obstrutiva.

- Dilatação devida à obstrução está associada à estenose visível. O paciente com um carcinoma geralmente apresenta disfagia antes que o esôfago se torne muito dilatado. Por outro lado, um esôfago acentuadamente dilatado indica uma condição de longa duração, geralmente acalasia ou, ocasionalmente, uma estenose benigna.
- Dilatação sem obstrução ocorre na esclerodermia. A doença envolve o músculo esofágico, resultando na dilatação do esôfago que lembra um tubo inerte sem movimento peristáltico, de modo que o bário não flui do esôfago para dentro do estômago, a não ser que o paciente permaneça em pé.

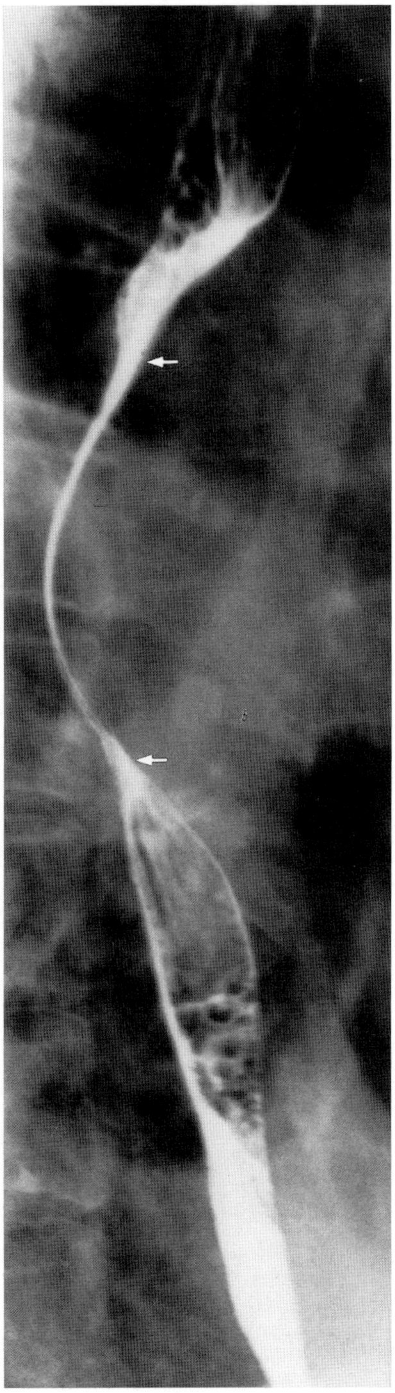

(a)

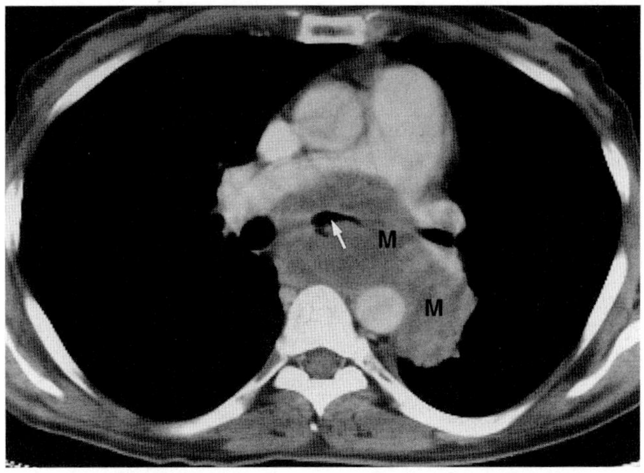

(a)

Fig. 5.14 Compressão extraluminal do esôfago por carcinoma brônquico. (a) Deglutição de bário mostra compressão extraluminal (setas) formando um ângulo de deglutição com a parede do esôfago. (b) TC do mesmo paciente mostrando uma massa muito grande (M) circundando e indentando o esôfago (seta).

Varizes

O primeiro teste diagnóstico para confirmar ou excluir varizes esofágicas é a endoscopia. Varizes apresentam-se como defeitos de preenchimento tortuosos, semelhantes a vermes na esofagografia com bário, sendo que estes defeitos distorcem o padrão mucoso (Fig. 5.17).

Membrana esofágica

Uma membrana é uma projeção fina, semelhante a uma prateleira, originando-se da parede anterior da porção cervical do esôfago. Para representá-la é necessário que esta porção do esôfago esteja cheia de bário (Fig. 5.18). Uma membrana pode ser um achado isolado, mas a combinação de uma membrana, disfagia e anemia ferropriva é conhecida como síndrome de Plummer-Vinson.

Divertículo esofágico

Divertículos são evaginações saculares, que muitas vezes são observadas como achados ocasionais, na porção intratorácica do esôfago. Um tipo de divertículo, a bolsa faríngea ou divertículo de Zenker (Fig. 5.19), é importante porque pode dar origem a

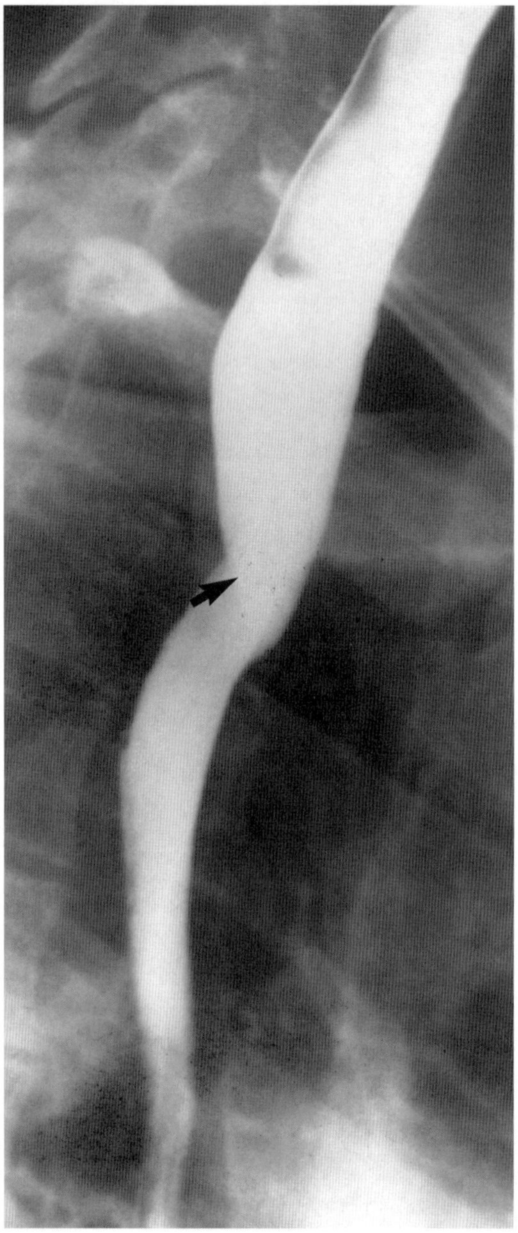

Fig. 5.15 Artéria subclávia direita anômala. Existe uma indentação causada pela artéria anômala quando esta passa atrás do esôfago (seta).

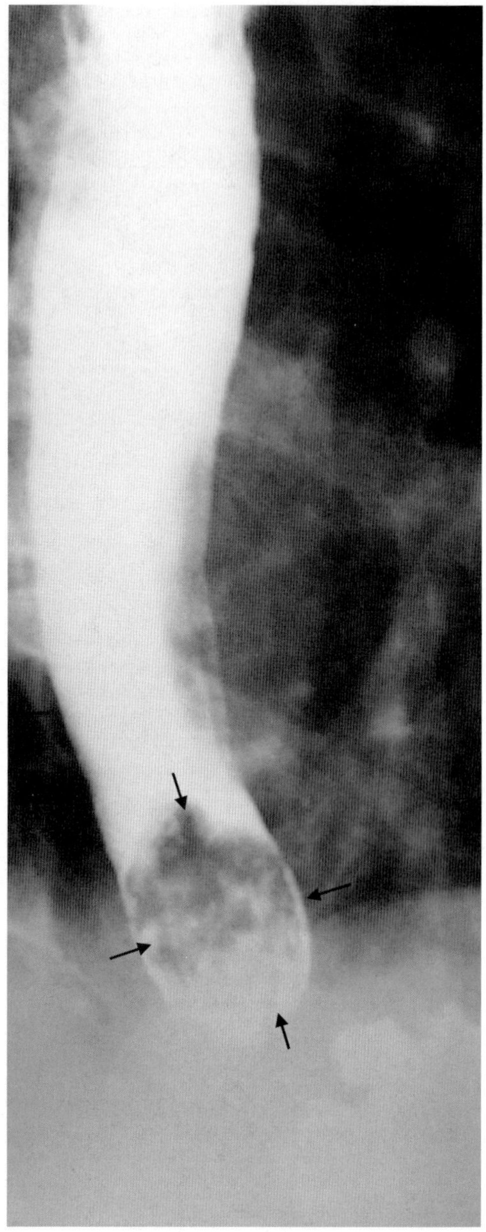

Fig. 5.16 Alimento impactado. Um pedaço de carne encontra-se alojado na terminação inferior do esôfago e aparece como um defeito de preenchimento (setas) circundado pelo bário.

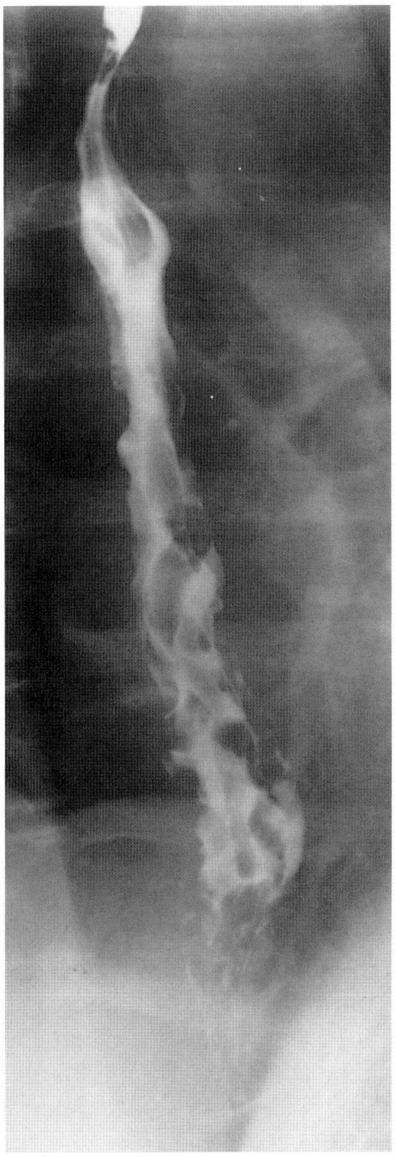

Fig. 5.17 Varizes esofágicas. Defeitos tortuosos de preenchimento, semelhantes a vermes, podem ser observados na metade inferior do esôfago.

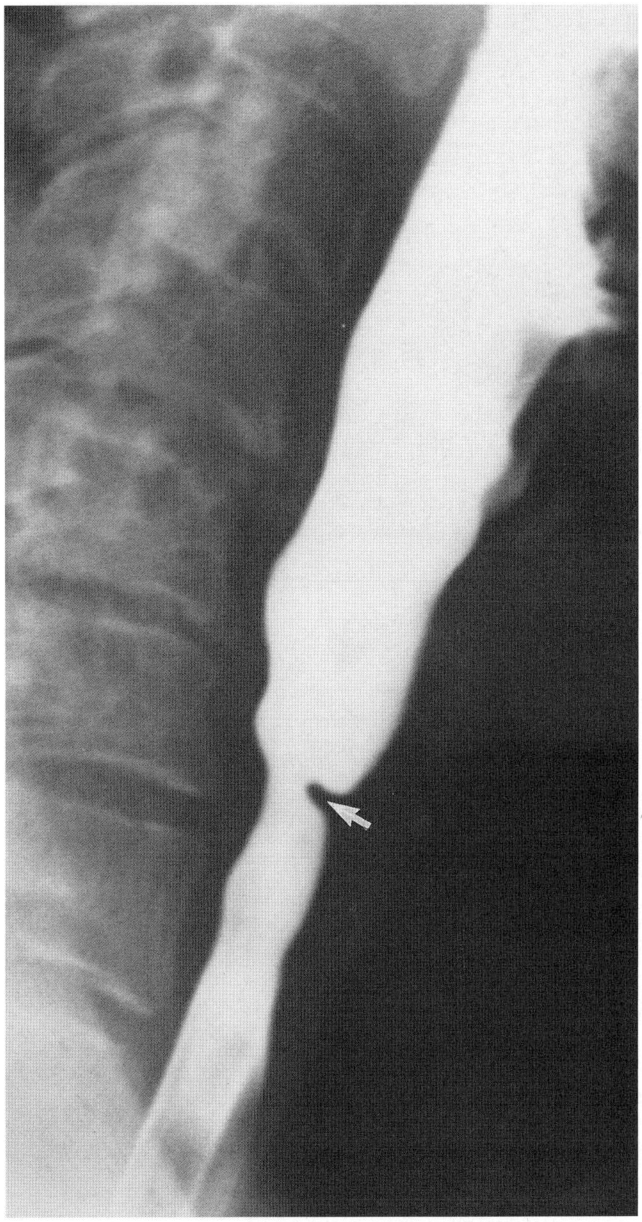

Fig. 5.18 Membrana esofágica. Existe uma indentação semelhante à prateleira (seta) da parede anterior do esôfago superior.

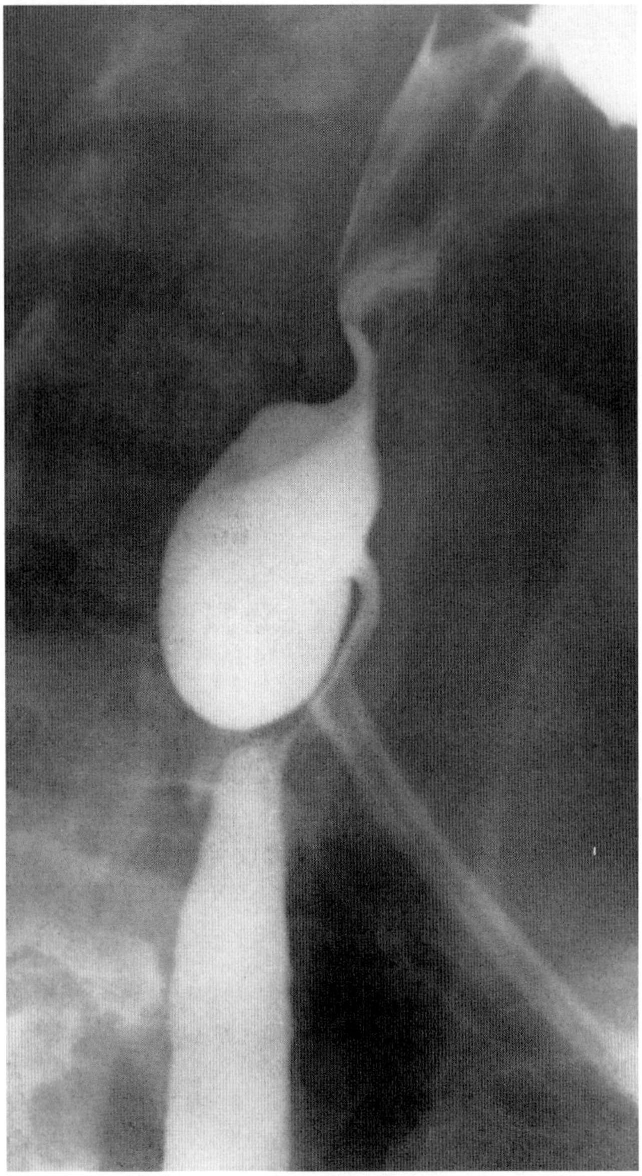

Fig. 5.19 Saco faríngeo (divertículo de Zenker). O saco está situado atrás do esôfago, que se encontra deslocado para frente.

sintomas causados por retenção de alimentos e pressão sobre o esôfago. Uma bolsa faríngea origina-se devido a uma fraqueza congênita no músculo constritor inferior da faringe e situa-se atrás do esôfago, próximo à linha média. Pode alcançar um tamanho muito grande e causar deslocamento e compressão do esôfago.

Atresia esofágica

Na atresia esofágica, o esôfago termina como uma bolsa cega no mediastino superior. Existem diversos tipos diferentes (Fig. 5.20), mas o mais freqüente é a parte superior do esôfago terminando em um saco cego com uma fístula entre o segmento inferior do esôfago e a árvore traqueobrônquica. Uma radiografia do abdome mostrará ar no intestino caso uma fístula esteja presente entre a árvore traqueobrônquica e o esôfago, distalmente ao segmento com atresia.

O diagnóstico de atresia esofágica é feito introduzindo-se um tubo macio no esôfago e verificando que o tubo pára ou se enrola na bolsa em fundo cego. O uso de agentes contrastantes é potencialmente perigoso porque o contraste pode causar problemas respiratórios caso vaze para a traquéia.

Candidíase

O acometimento do esôfago por *Candida* (monília) ocorre em pacientes gravemente enfermos ou imunocomprometidos. Provoca ulcerações mucosas que são vistas na esofagografia com bário como finas irregularidades projetando-se do lúmen do esôfago (Fig. 5.21).

ESTÔMAGO E DUODENO

A gastroscopia é amplamente utilizada como investigação inicial em pacientes com dispepsia ou suspeita de carcinoma. Ela permite observação direta e biópsia da mucosa de estômago e intestino. Apesar de não discutirmos detalhadamente a gastroscopia, as principais indicações para seu uso são:

- Comprovação de lesões de mucosa como gastrite.
- Investigação de dispepsia persistente.
- Avaliação da cura de uma úlcera.
- Exame de pacientes após cirurgia gástrica.
- Diagnóstico da causa de hemorragia aguda do trato gastrintestinal superior.

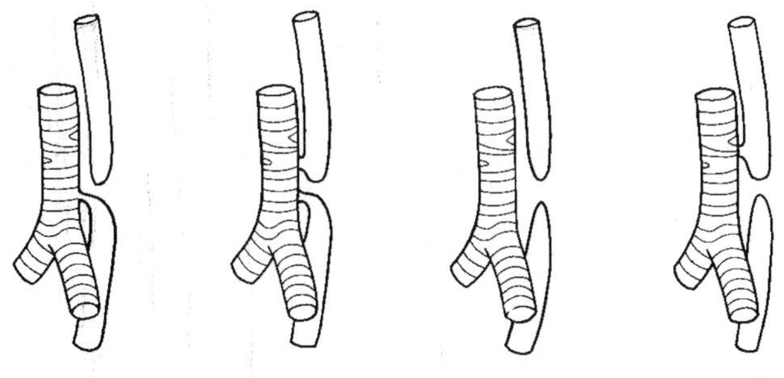

Fig. 5.20 Atresia esofágica. Diagrama dos diversos tipos. Os dois primeiros tipos também apresentam uma fístula esofagotraqueal distal ao segmento atrésico e apresentarão ar no estômago.

- Detecção de infecção por *Helicobacter pylori*.
- Diagnóstico histológico de uma anormalidade apresentada na esofagografia com bário.

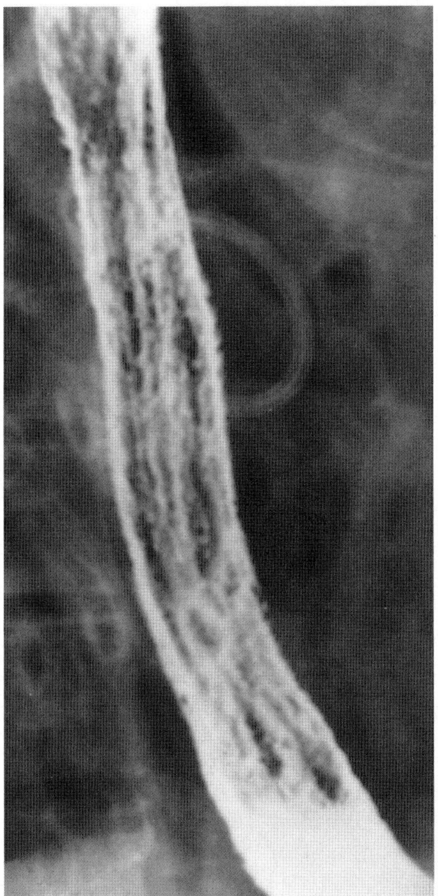

Fig. 5.21 Candidíase. Ulceração da mucosa causou um aspecto esfarrapado do esôfago neste paciente com linfoma, submetido à quimioterapia.

Em centros onde a endoscopia especializada está prontamente disponível, as indicações para a esofagografia com bário são as seguintes:

- Insucesso com gastroscopia.
- Avaliação de estenoses duodenais que não podem ser caracterizadas ou navegadas endoscopicamente.
- Avaliação de desobstrução funcional/esvaziamento gástrico após gastroenterostomia.
- Para confirmar ou eliminar vazamento anastomótico após cirurgia gástrica (um agente contrastante hidrossolúvel é utilizado ao invés do bário).

Um trânsito intestinal com bário é o estudo contrastado padrão para examinar o estômago e duodeno. TC-padrão não é recomendada como teste diagnóstico inicial, pois é insensível para detectar doença do estômago e duodeno e pode levar à interpretação falso-positiva, especialmente se o estômago não está completamente distendido. TC especial utilizando distensão com ar ou água e paralisia farmacológica da contração muscular podem ajudar o estadiamento local de neoplasias malignas primárias.

Trânsito intestinal com bário

Resíduos alimentares no estômago podem confundir bastante, dando a impressão de doença, da mesma forma que podem dificultar ou tornar impossível o reconhecimento de doença importante. Por esta razão é muito importante que o paciente jejue por um período de pelo menos 6 horas antes do exame. O paciente ingere cerca de 200 ml de bário. Cada radiologista possui sua própria rotina, mas a meta é realizar radiografias em várias posições com o paciente ereto e deitado de modo plano, para que cada parte do estômago e duodeno se apresente distendida pelo bário e ar, mostrando o padrão mucoso (Fig. 5.22). Para fornecer um melhor detalhe mucoso, o estômago é distendido com um agente produtor de gás e muitas vezes é administrada uma injeção intravenosa de um agente relaxante da musculatura lisa de curta duração de ação (Fig. 5.23).

Cada porção do estômago e duodeno deve ser checada para assegurar que nenhum estreitamento anormal esteja presente. Uma contração transitória não deve ser confundida com uma estenose patológica

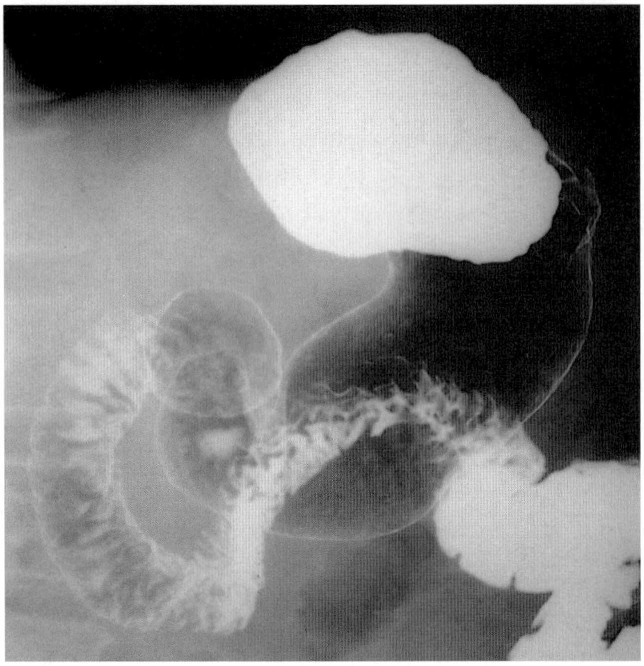

Fig. 5.22 Estômago e duodeno normal: duplo contraste com deglutição de bário. Nesta incidência supina o bário coleta-se no fundo estomacal. O corpo e antro do estômago juntamente com bulbo duodenal e alça estão revestidos com bário e distendidos com gás. Note que a quarta parte do duodeno e a flexura duodenojejunal estão superimpostas ao corpo do estômago.

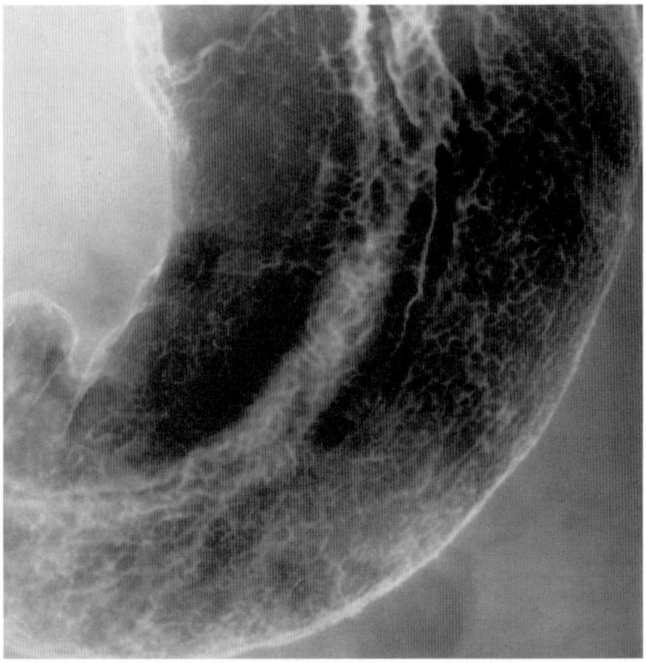

Fig. 5.23 Estômago normal. Com a técnica de duplo contraste, a mucosa é revestida com bário e o estômago distendido com gás para mostrar os detalhes finos da mucosa, neste caso do corpo do estômago.

constante. O limite da curvatura menor do estômago é liso sem defeitos de preenchimento ou projeções visíveis, mas a curvatura maior é quase toda irregular devido às pregas mucosas proeminentes. No estômago a mucosa é puxada para cima, formando diversas pregas lisas, e o bário coleta-se entre as pregas.

O bulbo duodenal deve apresentar um formato aproximadamente triangular. Origina-se exatamente acima do curto canal pilórico e pode ser difícil de reconhecer caso deformado por ulceração crônica.

O duodeno forma uma alça ao redor da cabeça do pâncreas para então alcançar a flexura duodenojejunal. Divertículos originando-se na parte inicial do duodeno são um achado comum (Fig. 5.24) e geralmente não têm significado.

Defeitos de preenchimento do estômago

Defeitos de preenchimento podem originar-se da parede do estômago ou serem devidos a massas que pressionam fora do estômago. Poucas são inteiramente intraluminais. Deve ser lembrado que o carcinoma é, de longe, a causa mais comum de um defeito de preenchimento em um adulto.

Carcinoma geralmente produz um defeito de preenchimento irregular com alteração do padrão mucoso normal (Fig. 5.25). O tumor muitas vezes é maior do que o tamanho que pode ser observado com o exame contrastado. Ombreamento pode ser observado na junção do tumor com a parede gástrica. Um carcinoma no fundo gástrico pode obstruir o esôfago enquanto um situado no antro pode causar obstrução da saída do estômago (veja Fig. 5.31, pág. 160). Quando a totalidade ou a maior parte do estômago

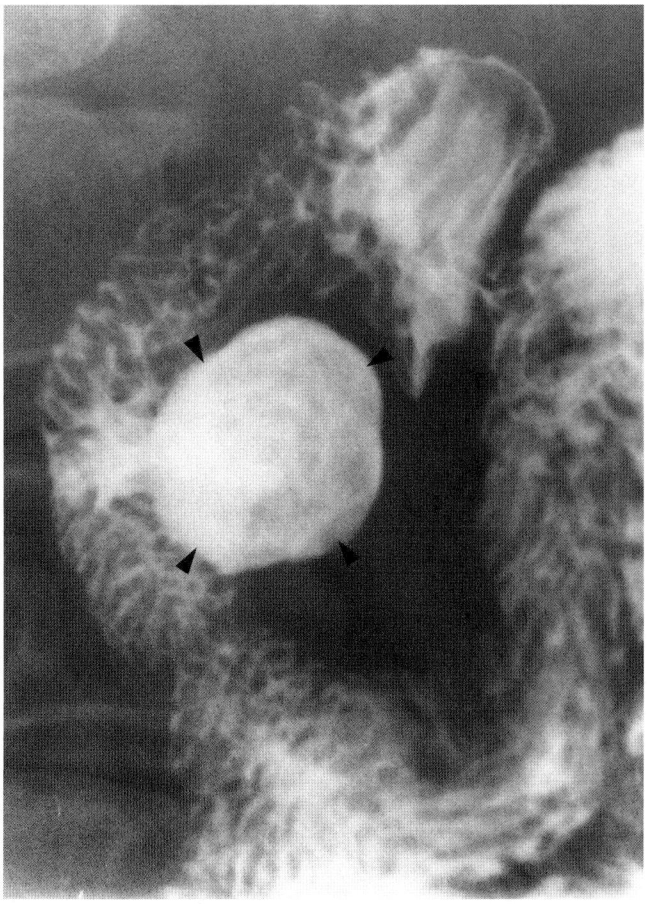

Fig. 5.24 Divertículo duodenal originando-se da segunda porção do duodeno (setas).

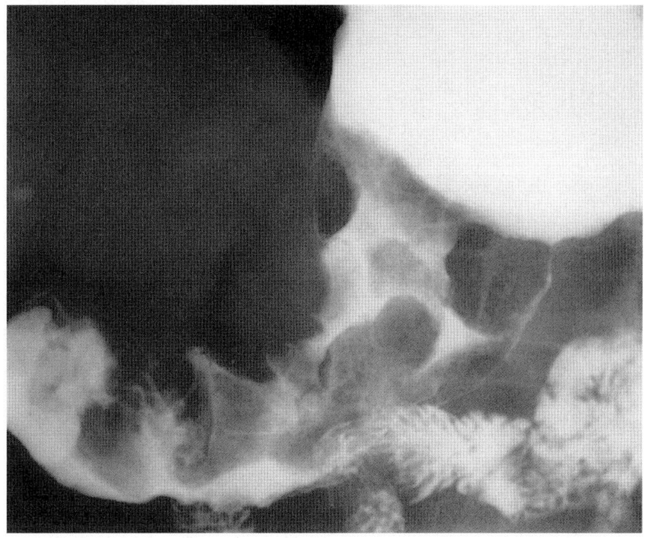

Fig. 5.25 Carcinoma. Existe um número grande de defeitos de preenchimento no antro e corpo do estômago.

está envolvida, o estômago pode parecer estenosado e comporta-se como um tubo rígido espessado, sem peristaltismo e com obliteração das pregas mucosas. Rápido esvaziamento gástrico ocorre porque a cárdia e o piloro são mantidos abertos pela parede estomacal rígida.

Devido ao prognóstico muito melhor, foi dada ênfase ao diagnóstico precoce do câncer gástrico, confinado à mucosa. Pode aparecer como uma obliteração relativamente plana das pregas mucosas ou como uma úlcera plana indistinguível de uma úlcera benigna. Este estágio do câncer é difícil de detectar por meio de imagem e requer um trânsito gastrintestinal com duplo contraste de bário de alta qualidade.

Ocasionalmente, infiltração difusa do estômago com linfoma maligno pode produzir espessamento generalizado das pregas mucosas.

TC é útil na avaliação pré-operatória de pacientes contemplados pela cirurgia, podendo mostrar a extensão do tumor primário (Fig. 5.26) e metástases em linfonodos e no fígado.

Leiomioma. Um defeito de preenchimento liso e arredondado, originando-se da parede gástrica, pode ser causado por um tumor benigno como um leiomioma (Fig. 5.27). Um leiomioma é um tumor submucoso que, mesmo quando se projeta dentro do lúmen gástrico, pode apresentar uma extensão extraluminal facilmente reconhecível à TC. Uma das características de um leiomioma é que pode apresentar uma úlcera em sua superfície.

Pólipos podem ser únicos e múltiplos. Podem ser sésseis ou pedunculados. Mesmo com radiografias de altíssima qualidade muitas vezes é impossível distinguir pólipos benignos de malignos. Por esta razão, gastroscopia com biópsia ou ressecção cirúrgica são invariavelmente realizadas em todos os pólipos suspeitos.

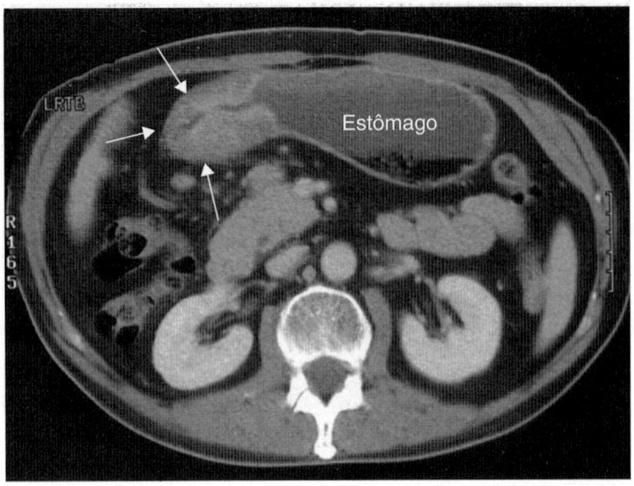

Fig. 5.26 Carcinoma. TC, utilizando água deglutida e distensão gasosa do estômago como agentes de contraste, mostrando um tumor estenosante (setas) no antro do estômago.

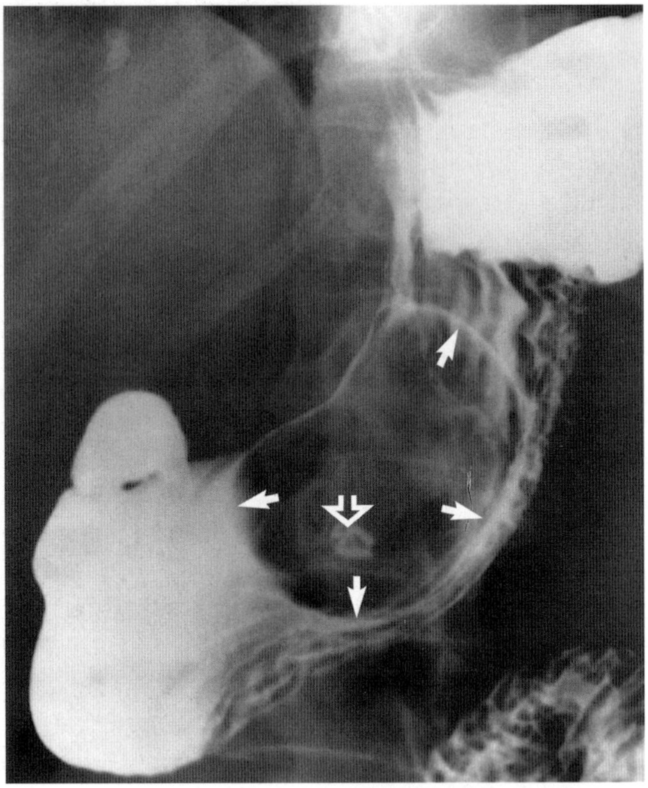

Fig. 5.27 Leiomioma. Existe um grande defeito de preenchimento no estômago, com bordas lisas (setas externas). Uma cratera ulcerosa (seta central) está presente dentro do defeito de preenchimento – um aspecto característico de um leiomioma.

Defeitos intraluminais são completamente circundados por bário e muitas vezes móveis dentro do estômago. Exemplos são alimentos ou sangue após uma hematêmese. Algumas vezes, material fibroso ingerido, tal como cabelo, pode entrelaçar-se formando uma bola ou bezoar (Fig. 5.28).

Úlceras gástricas

Num exame de trânsito gastrintestinal com bário uma úlcera pode ser vista no topo como uma coleção de bário ocupando a cratera da úlcera, ou em perfil como uma projeção a partir do lúmen do estômago, dependendo da incidência obtida (Fig. 5.29).

Úlceras gástricas podem ser benignas ou malignas. Apesar de ser possível diagnosticar um carcinoma ulcerante com segurança, devido à massa de tecido mole associada (Fig. 5.30), é impossível assegurar que uma úlcera gástrica é benigna. Conseqüentemente, uma vez diagnosticada uma úlcera gástrica, sua natureza é determinada pela gastroscopia.

Obstrução da saída do estômago

Na maioria dos pacientes, o bário normalmente deixa o estômago poucos minutos depois que o relaxante muscular atua, mas em outros isto somente ocorre depois que o paciente deita-se em decúbito lateral direito por algum tempo. Retardamento prolongado em um paciente com um estômago dilatado contendo resíduos alimentares precisa ser investigado.

Em adultos, as causas de obstrução da saída do estômago são:

- *Ulceração duodenal crônica.* O diagnóstico depende da documentação de um bulbo duodenal estenosado, muito deformado. Pode ser possível ou não identificar uma cratera ulcerosa verdadeira.
- *Carcinoma do antro* pode causar estenose. O diagnóstico é feito através do reconhecimento de um defeito de preenchimento irregular no antro gástrico (Fig. 5.31).
- *Carcinoma duodenal, ampular* ou *pancreático.*
- *Pancreatite aguda* ou *crônica*, incluindo a formação de pseudocisto.
- *Pouca permeabilidade funcional de uma gastroenterostomia.*

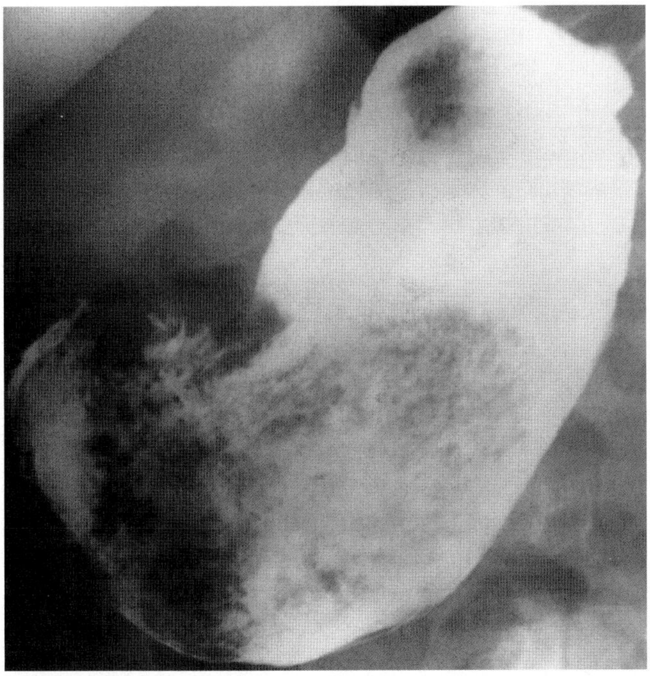

Fig. 5.28 Bezoar. Massas de cabelo no estômago causaram um preenchimento irregular do estômago com bário.

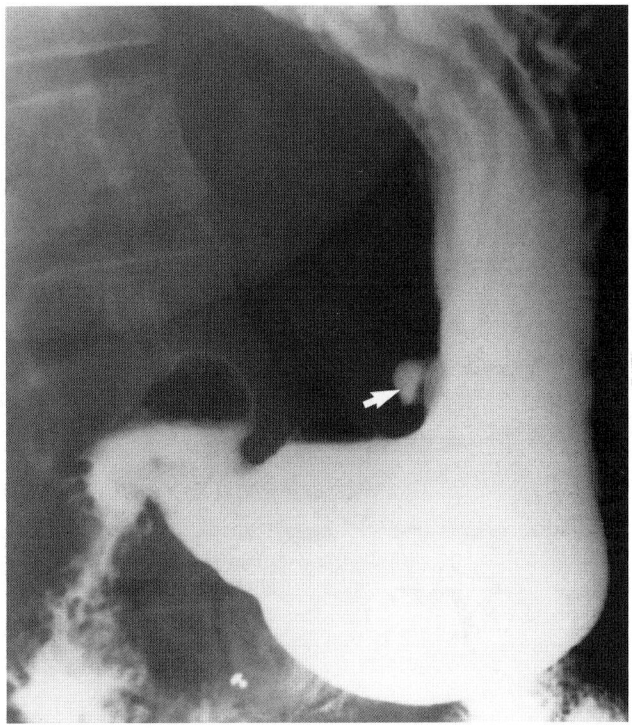

(a)

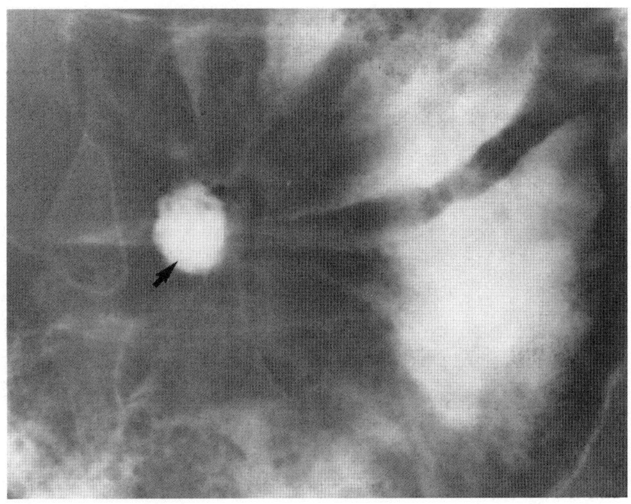

(b)

Fig. 5.29 Úlcera benigna. (a) Em perfil, a úlcera (seta) projeta-se da curvatura menor do estômago. (b) No topo, a úlcera (seta) é vista como uma coleção arredondada de bário.

Em crianças, estenose pilórica é, de longe, a causa mais comum de uma obstrução da saída gástrica. Freqüentemente o diagnóstico é feito clinicamente e pode ser confirmado com ultra-sonografia, que substituiu o trânsito gastrintestinal com bário. Ultra-sonografia mostra um canal pilórico espessado e alongado (Fig. 5.32).

Gastrite

Erosões devido à gastrite podem ser demonstradas com radiografias contrastadas com bário quando são graves, sendo representadas por pequenas coleções rasas de bário circundadas por um halo radiotransparente devido ao edema, mas na prática a gastrite é diagnosticada endoscopicamente, predominantemente porque o edema da mucosa muitas vezes não é grande o suficiente para ser detectado numa radiografia contrastada com bário.

Hérnia de hiato

Uma hérnia de hiato é uma herniação do estômago para dentro do mediastino através do hiato esofágico no diafragma. É um achado comum. Existem dois tipos principais de hérnia: por deslizamento e paraesofágica (Fig. 5.33).

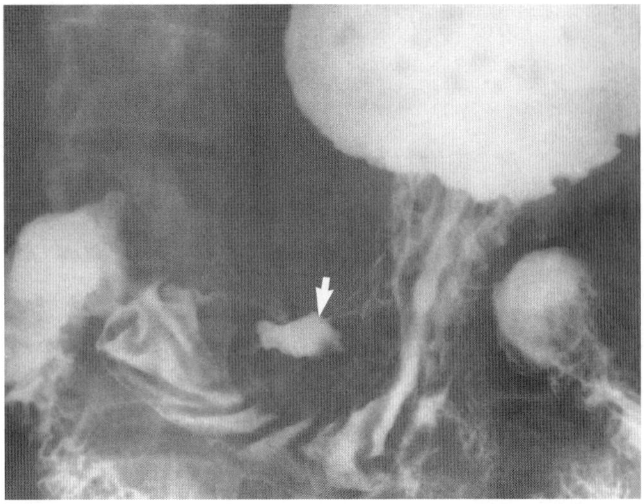

Fig. 5.30 Úlcera maligna. A úlcera (seta) não se projeta do lúmen do estômago. Note como as pregas da mucosa não tocam a cratera ulcerosa.

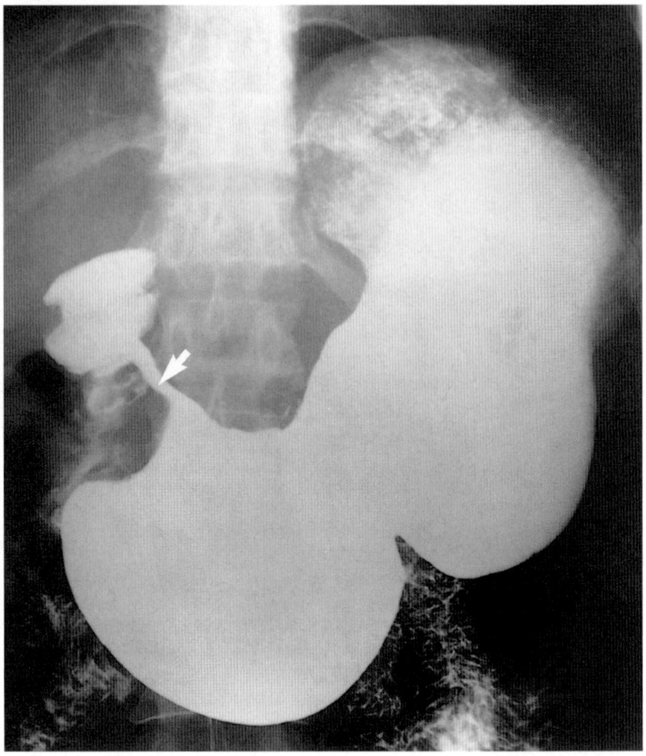

Fig. 5.31 Obstrução da saída do estômago. Um carcinoma está causando estenose do antro (seta). O aspecto manchado do fundo do estômago dilatado deve-se a resíduos alimentares.

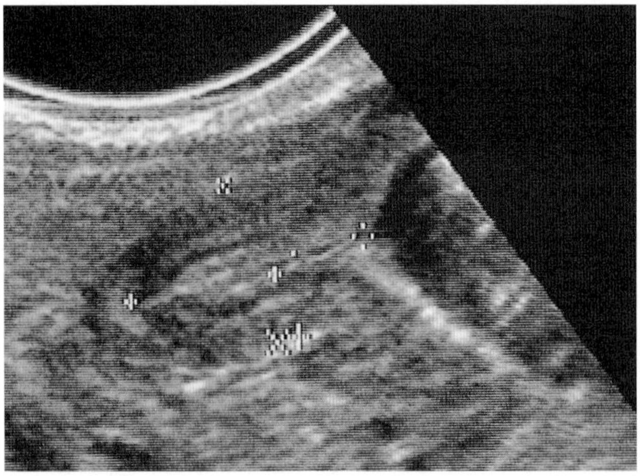

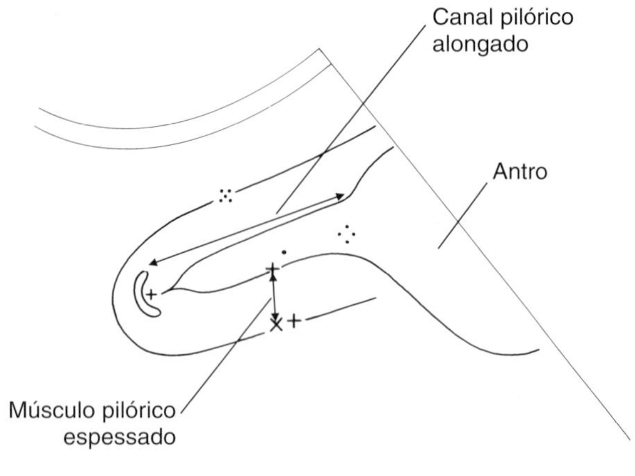

Fig. 5.32 Estenose pilórica. Ultra-sonografia de um recém-nato mostrando um canal pilórico alongado e espessado.

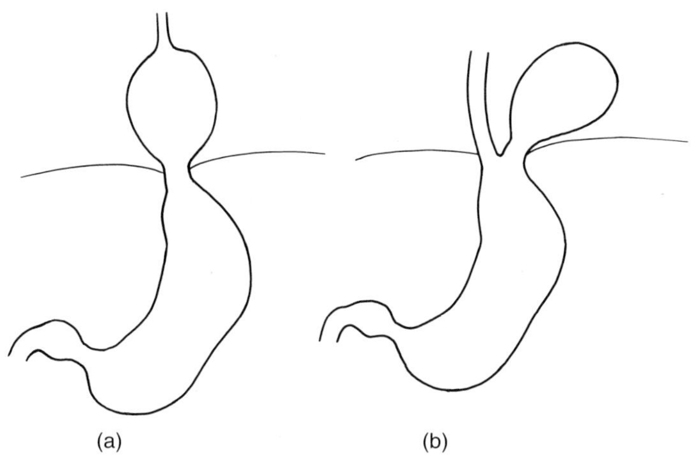

Fig. 5.33 Hérnia de hiato. (a) Por deslizamento: uma parte do estômago e a junção gastroesofágica estão situadas acima do diafragma. (b) Paraesofágica: a junção gastroesofágica encontra-se abaixo do diafragma.

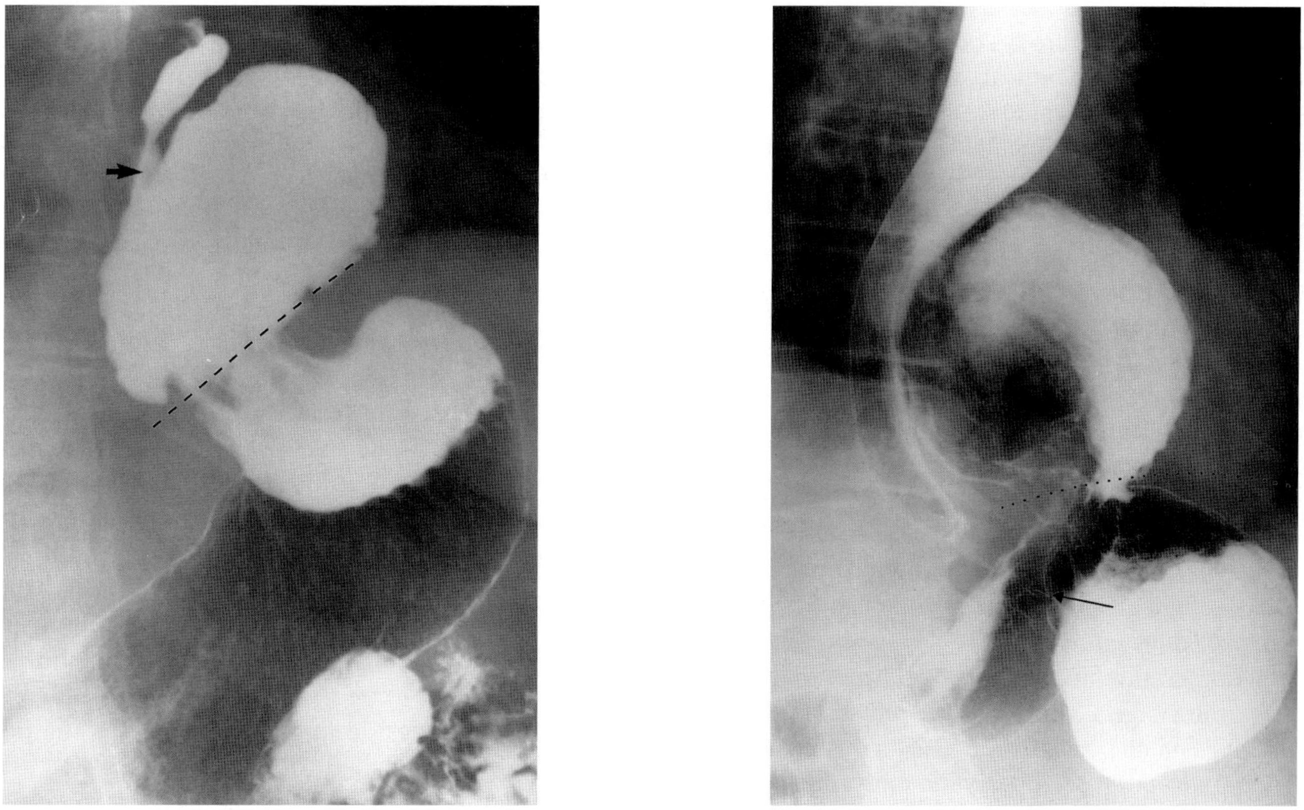

Fig. 5.34 Hérnia de hiato. (a) Por deslizamento: o fundo gástrico e a junção gastroesofágica (seta) sofreram herniamento através do hiato esofágico e situam-se acima do diafragma (linha pontilhada). (b) Paraesofágica: a junção gastroesofágica (seta) encontra-se abaixo do diafragma (linha pontilhada) e o fundo gástrico sofreu herniação para dentro do tórax.

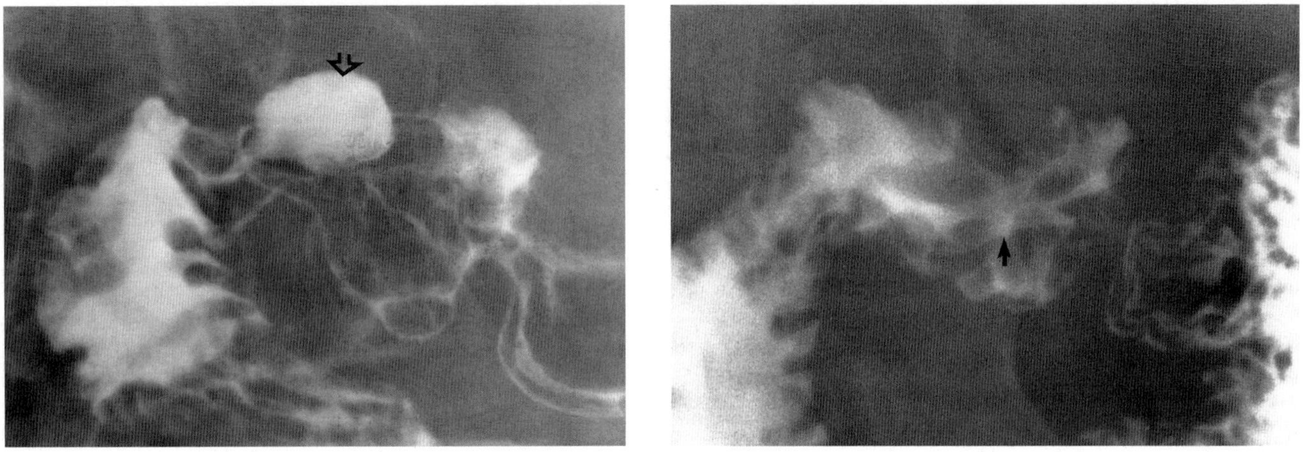

(a) (b)

Fig. 5.35 Úlcera duodenal, vista como uma grande coleção de bário no bulbo duodenal (seta).

O tipo mais comum é a hérnia de hiato por deslizamento, na qual a junção gastroesofágica e uma porção do estômago estão situadas acima do diafragma (Fig. 5.34a). O esfíncter da cárdia geralmente é incompetente, de modo que o refluxo do estômago para o esôfago ocorre facilmente, podendo causar esofagite, ulceração ou estenose péptica. Uma pequena hérnia por deslizamento pode ser demonstrada na maioria das pessoas durante um exame de trânsito gastrintestinal com bário, desde que tenham sido realizadas manobras suficientes para aumentar a pressão intra-abdominal. Conseqüentemente, é difícil de avaliar o significado de uma pequena hérnia com pouco ou nenhum refluxo.

Numa hérnia paraesofágica (Fig. 5.34b), o fundo gástrico hernia-se através do diafragma, mas a junção gastroesofágica muitas vezes permanece competente abaixo do diafragma.

Uma grande hérnia, particularmente uma do tipo paraesofágica, pode não ser reduzida quando o paciente está na posição ereta. Nesta instância, a hérnia de hiato pode ser observada em radiografias do tórax.

Úlcera duodenal

A grande maioria das úlceras duodenais forma-se no bulbo duodenal, mas algumas são encontradas logo após o bulbo e são conhecidas como úlceras pós-bulbares. A cratera ulcerosa (Fig. 5.35a) pode apresentar uma área circundante lucente devido ao edema e pregas mucosas muitas vezes são vistas irradiando-se em direção à úlcera (Fig. 5.35b). Na ulceração crônica, o bulbo torna-se deformado devido às cicatrizes. Num bulbo grosseiramente cicatrizado muitas vezes é impossível ter a certeza da presença de uma úlcera.

INTESTINO DELGADO

O exame contrastado-padrão para o intestino delgado é o trânsito intestinal com bário (Fig. 5.36). O paciente ingere aproximadamente 200-300 ml de bário e sua passagem através do intestino delgado é observada obtendo-se radiografias a intervalos regulares até que o bário atinja o colo. Isto pode ser um procedimento que consome tempo e geralmente requer 2-3 horas, mas o tempo de trânsito é muito variável.

Um método alternativo de exame do intestino delgado é o assim chamado enema do intestino delgado (enteroclise), que distende o intestino e fornece excelentes detalhes da mucosa (Fig. 5.37). Sua desvantagem é a necessidade de intubação com um tubo nasoduodenal, que é passado para a flexura duodenojejunal. O bário é injetado através do tubo, seguindo-se água ou metilcelulose para propelir o bário até o intestino delgado.

TC e ultra-sonografia apresentam um papel nas doenças do intestino delgado, pois podem mostrar espessamento da mucosa intestinal, um importante sinal de doença intestinal inflamatória e linfoma. TC também pode demonstrar irregularidade mucosa e, em alguns casos, pequenas neoplasias intestinais.

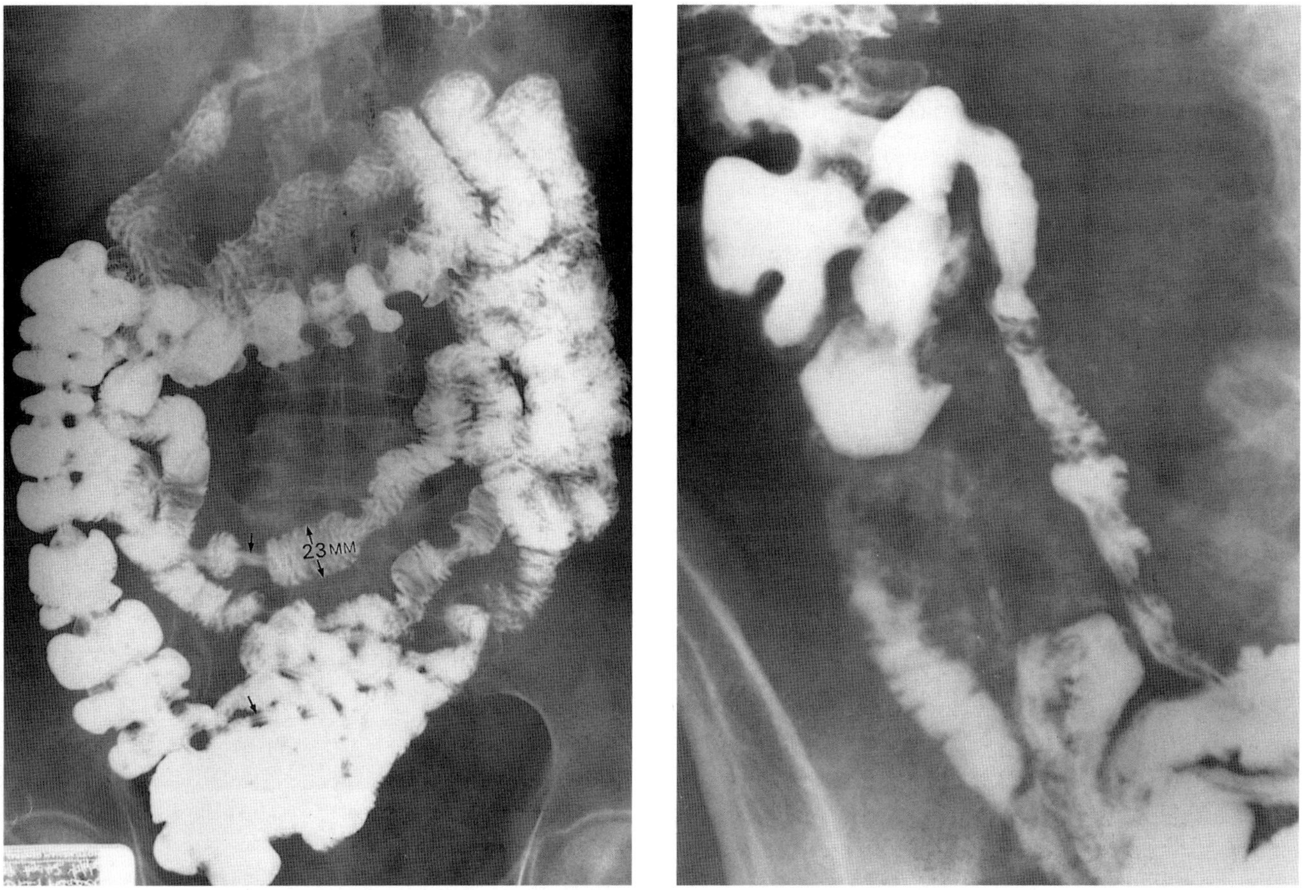

(a) (b)

Fig. 5.36 (a) Trânsito intestinal normal de bário. O intestino delgado, cólon ascendente e transverso estão repletos de bário. O jejuno, no lado esquerdo do abdome, apresenta um padrão de dobras de mucosa muito mais acentuado que o íleo, que se encontra alojado na pelve. Quando uma onda peristáltica contrai o intestino, as pregas mucosas situam-se longitudinalmente (setas). Note como se mede o diâmetro intestinal. Na pelve, as alças se sobrepõem e impedem a visualização de detalhes do intestino. (b) Íleo terminal normal.

Trânsito intestinal com bário normal

O intestino delgado normal (Fig. 5.36) ocupa o abdome central e inferior, geralmente circundado pelo colo. A porção terminal do íleo adentra o aspecto medial do ceco através da válvula ileocecal. Como o íleo pode ser o primeiro local de doença, esta região muitas vezes é submetida à fluoroscopia e observada num monitor de televisão, de modo que a peristalse possa ser observada e para que possam ser realizadas radiografias com o íleo terminal não obscurecido por outras alças do intestino delgado.

O bário forma uma coluna contínua, definindo o diâmetro do intestino delgado que normalmente não é maior do que 25 mm. Pregas transversas da membrana mucosa projetam-se para dentro do lúmen intestinal e o bário fica dentro destas pregas que aparecem como defeitos de preenchimento luminosos com uma largura de 2-3 mm. O aspecto das pregas mucosas depende do diâmetro do intestino. Quando distendidas, as pregas são observadas como linhas que atravessam a coluna de bário, conhecidas como válvulas coniventes. Quando o intestino delgado está contraído, as pregas situam-se longitudinalmente e quando relaxado as pregas assumem um aspecto descrito como aspecto em penugem. As pregas mucosas são maiores e mais numerosas no jejuno e tendem a desaparecer na porção inferior do íleo.

As indicações para um exame com bário do intestino delgado são:

- Doença intestinal inflamatória (doença de Crohn).
- Suspeita de estenose.
- Má absorção.
- Fístula enterocutânea.
- Após ressecção do intestino delgado, para avaliar o comprimento do intestino delgado, numa síndrome de intestino curto.
- Obstrução do intestino delgado.
- Má rotação.

Existem numerosos sinais *anormais* pelos quais deve-se procurar em exames do intestino delgado com bário.

Dilatação

Dilatação geralmente indica má absorção, íleo paralítico ou obstrução do intestino delgado (Fig. 5.38). Um diâmetro superior a 30 mm é definitivamente anormal, mas deve-se cuidar para que não sejam medidas duas alças sobrepostas. Quando o intestino se dilata, o padrão mucoso normal torna-se bastante retraído e as válvulas coniventes tornam-se claramente visíveis.

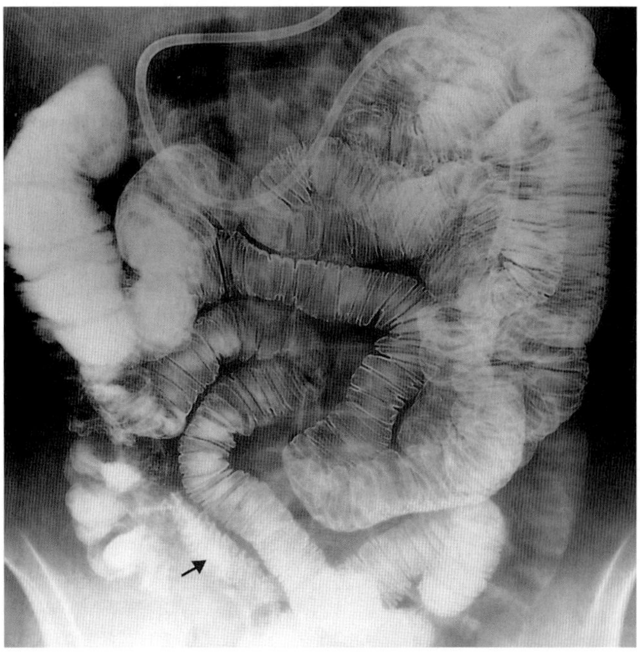

Fig. 5.37 Enema de um intestino delgado normal. Esta técnica fornece bons detalhes da mucosa. A seta aponta para o íleo terminal. Note que um tubo foi inserido através do estômago para dentro do jejuno.

Anormalidade mucosa

As pregas mucosas tornam-se espessadas em muitas condições, por exemplo, estados de má absorção, edema ou hemorragia na parede intestinal e quando existe inflamação e infiltração (Fig. 5.39). Como o espessamento de pregas mucosas ocorre em diversas doenças, não é possível fazer um diagnóstico particular a não ser que outra característica mais específica esteja presente.

Estenose

As únicas estenoses normais são aquelas causadas por ondas peristálticas. São lisas, concêntricas e transitórias com pregas mucosas normais atravessando-as e intestino normal proximalmente. As causas comuns de estenoses são doença de Crohn (Fig. 5.40), tuberculose e linfoma. Estenoses não contêm pregas mucosas normais e geralmente resultam em dilatação do intestino proximal.

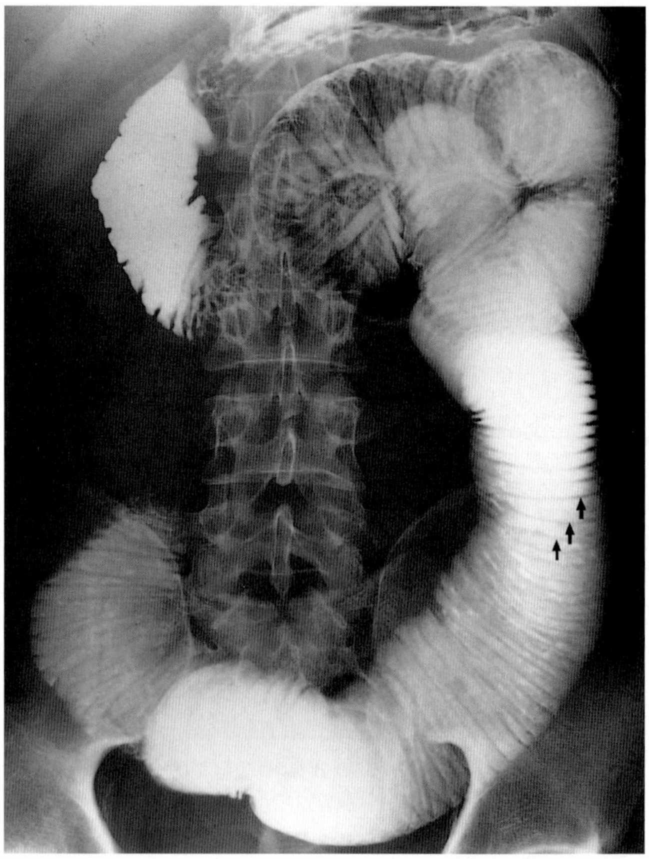

Fig. 5.38 Dilatação por obstrução do intestino delgado. O diâmetro intestinal está muito aumentado. O padrão em penugem da mucosa é perdido e as pregas aparecem como finas linhas atravessando o intestino, conhecidas como válvulas coniventes (setas).

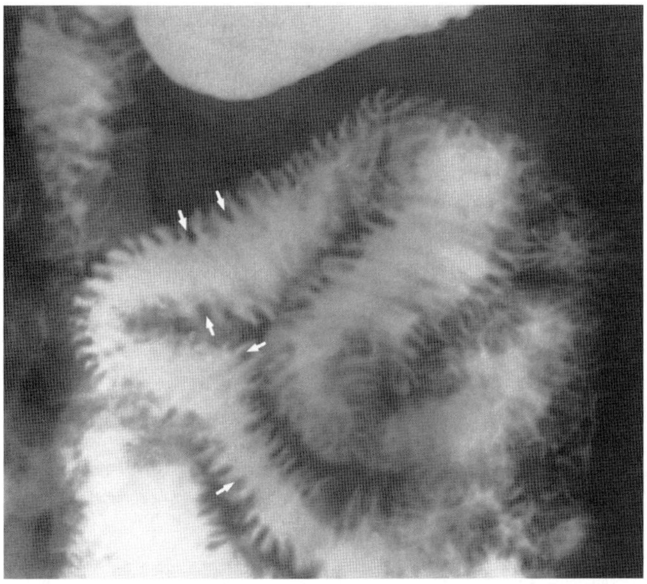

Fig. 5.39 Anormalidade da mucosa com infiltração do intestino, neste caso causada por edema. As pregas mucosas tornam-se espessadas. Algumas das pregas espessadas estão apontadas por meio de setas.

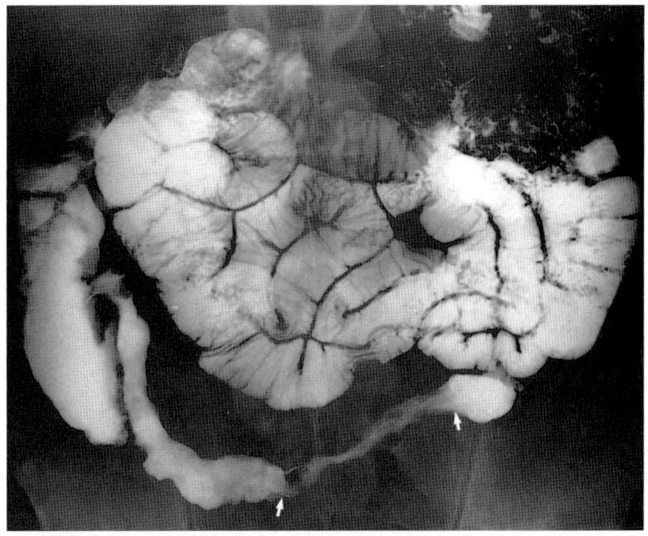

Fig. 5.40 Estenose. Existe uma longa estenose irregular (setas) no íleo terminal devida à doença de Crohn. Existe um padrão anormal da mucosa no restante do íleo terminal. Note o ceco contraído – outra característica desta doença.

Ulceração

Os contornos do intestino delgado devem ser lisos, exceto a indentação causada pelas pregas mucosas normais. Úlceras aparecem como espículas projetando-se para fora, que podem ser rasas ou profundas (Fig. 5.41). Ulceração é observada na doença de Crohn, tuberculose e linfoma. Quando existe uma combinação de ulceração fina e edema de mucosa, pode ser observado um padrão "em pedras de calçamento" *(cobblestone).*

Má rotação

Durante a vida intra-uterina o intestino passa por várias rotações. A falha na rotação normal pode resultar num intestino delgado situado do lado direito do abdome e o colo pode estar do lado esquerdo (Fig. 5.42). No entanto, em crianças é importante reconhecer até mesmo os menores graus de má rotação, uma vez que esta condição predispõe a volvo intestinal, que muitas vezes é uma emergência cirúrgica (Fig. 5.43).

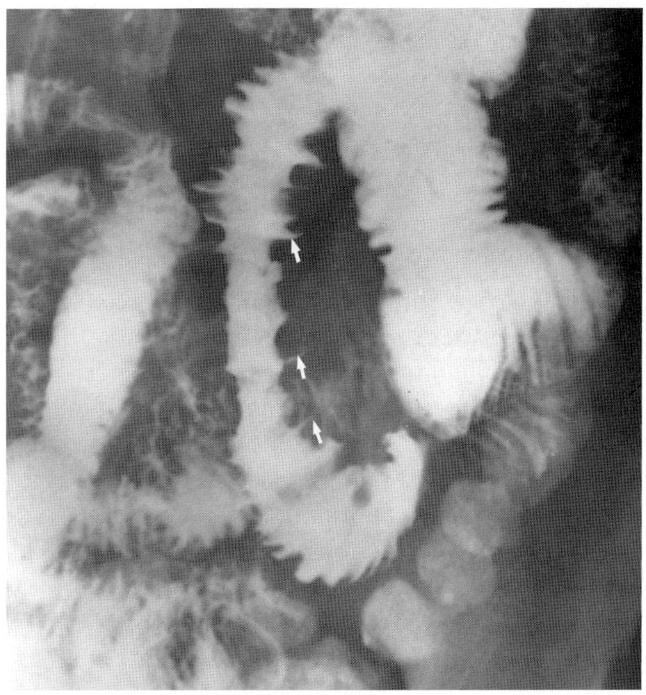

Fig. 5.41 Ulceração. Alças intestinais anormais na doença de Crohn mostrando as úlceras como projeções externas (setas).

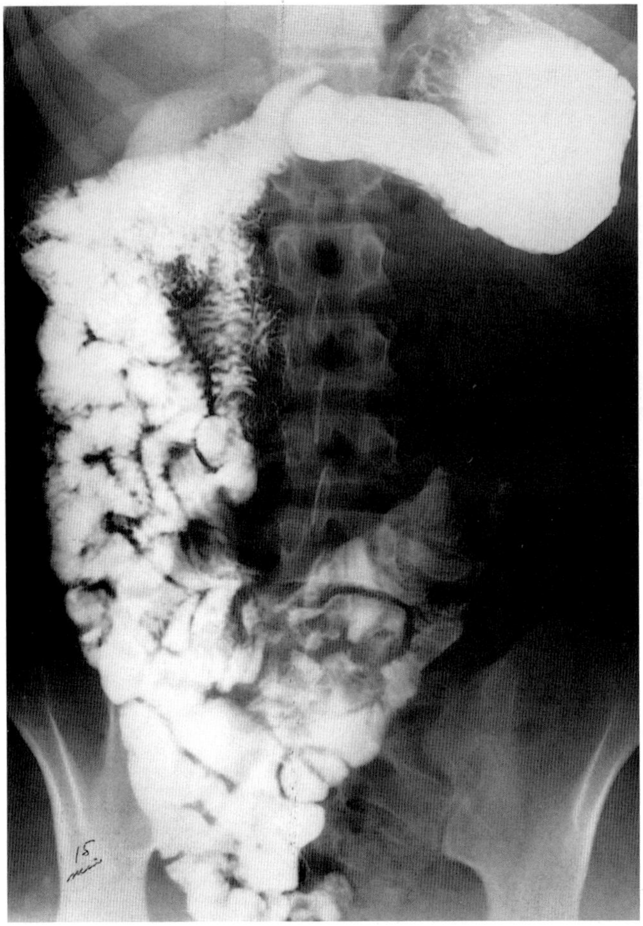

Fig. 5.42 Má rotação. O intestino delgado está situado no lado direito do abdome. Radiografias posteriores mostraram o cólon do lado esquerdo.

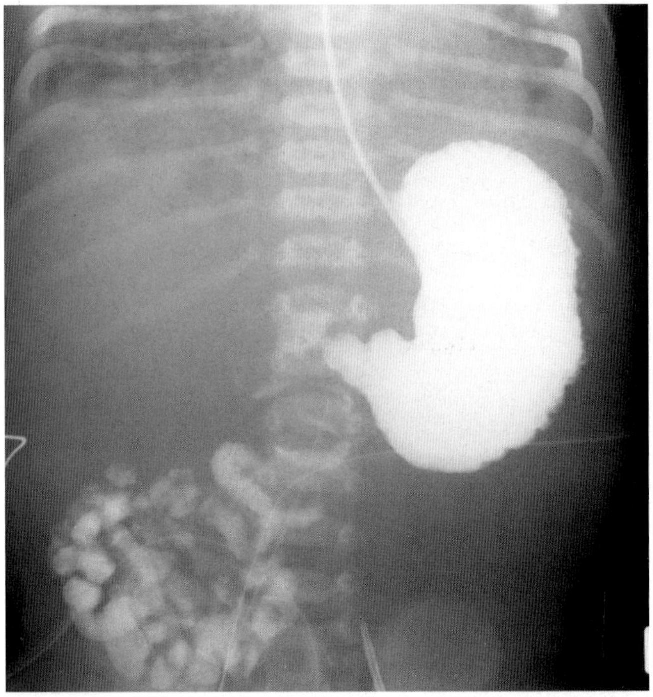

Fig. 5.43 Má rotação parcial do duodeno e intestino delgado em um recém-nato, neste caso associado com volvo do intestino delgado – uma emergência cirúrgica.

Doença de Crohn

Doença de Crohn é uma doença de etiologia desconhecida, caracterizada por áreas localizadas de inflamação granulomatosa crônica não-específica, que quase sempre afeta o íleo terminal. Adicionalmente, pode causar doença em diferentes partes do intestino grosso e delgado, muitas vezes deixando porções intestinais intercaladas normais, sendo as porções afetadas conhecidas como lesões em salto. Os principais sinais do trânsito intestinal com bário são estenoses e anormalidade mucosa (Fig. 5.44).

As estenoses são extremamente variáveis em comprimento. Algumas vezes uma alça intestinal encontra-se tão estenosada, seja por espasmo em uma alça intestinal extensamente ulcerada, seja por edema e fibrose na parede intestinal, que seu aspecto é definido como "o sinal do barbante". O intestino proximal à estenose muitas vezes está dilatado. Quando existe doença evidente no íleo terminal, o ceco pode estar contraído.

As úlceras observadas podem, algumas vezes, ser muito profundas. Ulceração fina combinada com edema de mucosa dá origem ao assim chamado aspecto "em pedras de calçamento" *(cobblestone)*.

Devido ao espessamento da parede intestinal, as pregas mucosas tornam-se igualmente espessadas,

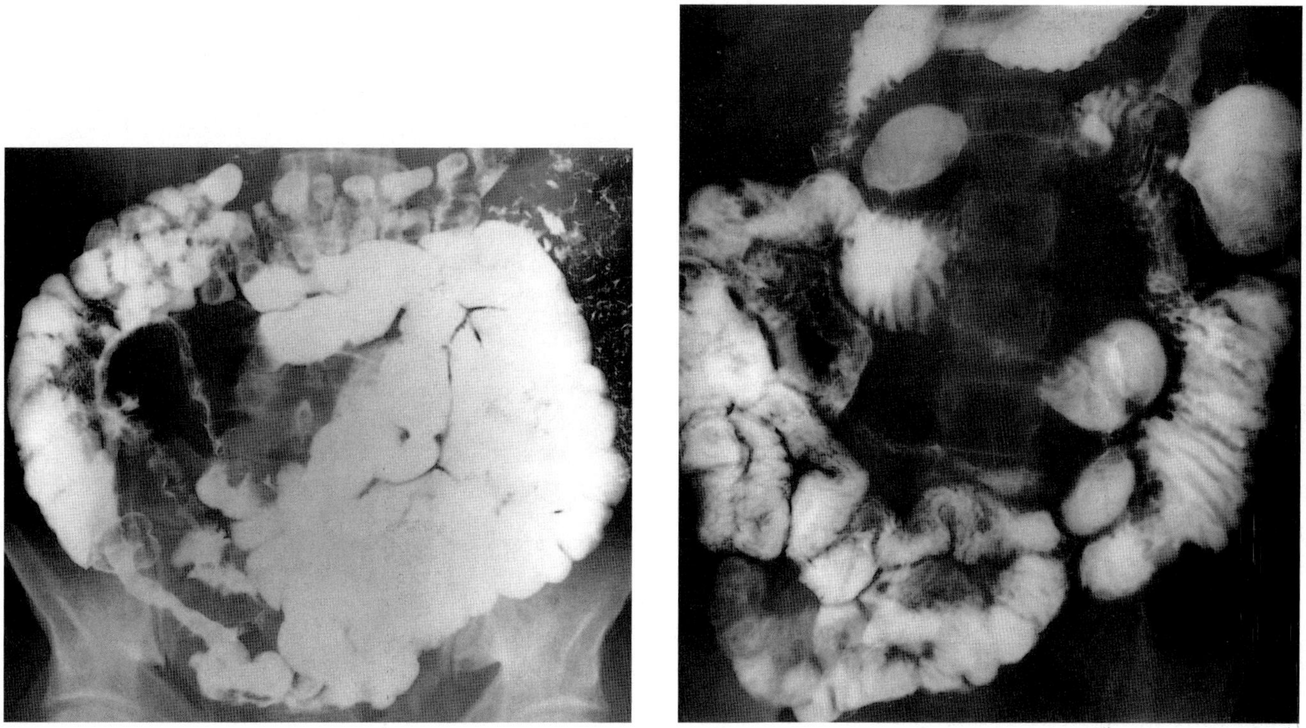

(a) (b)

Fig. 5.44 Doença de Crohn. (a) Muitas características estão registradas nesta radiografia. Existem longas estenoses afetando diferentes alças do íleo. As delimitações das estenoses são irregulares devido à ulceração. Note como as alças afetadas situam-se separadamente, deslocadas pelas demais alças devido à presença de massas inflamatórias. (b) Neste paciente existem diversas estenoses com dilatação do intestino proximalmente às estenoses.

distorcidas, podendo até mesmo desaparecer. Quando este espessamento da parede intestinal é grave, as alças intestinais ficam separadas; a presença de uma massa inflamatória também causará um maior deslocamento das alças.

Pode ocorrer a formação de fístulas para outras alças de intestino delgado, colo, bexiga ou vagina. Quando a fístula situa-se entre duas alças adjacentes de intestino delgado, pode ser difícil detectá-la num trânsito intestinal com bário.

Doença de Crohn pode provocar má absorção de modo que as alterações radiológicas desta condição também podem estar presentes. Ultra-sonografia pode ser útil na identificação de alças espessadas do intestino assim como coleções de abscessos no abdome inferior, que mais freqüentemente estão associadas a doença de Crohn ileocecal ou retal.

Tuberculose

Tuberculose é indistinguível de doença de Crohn ao exame contrastado com bário. Afeta comumente a região ileocecal e também causa contração do ceco.

Linfoma

A infiltração da parede intestinal com linfoma dá um aspecto que muitas vezes é extremamente difícil de distinguir da doença de Crohn. Características adicionais que podem ajudar a diferenciar estas duas condições são pequenos defeitos de preenchimento mucoso devidos a nódulos tumorais (Fig. 5.45) e deslocamento das alças causado por linfonodos aumentados em tamanho. Aumento do tamanho de fígado e baço também pode estar presente.

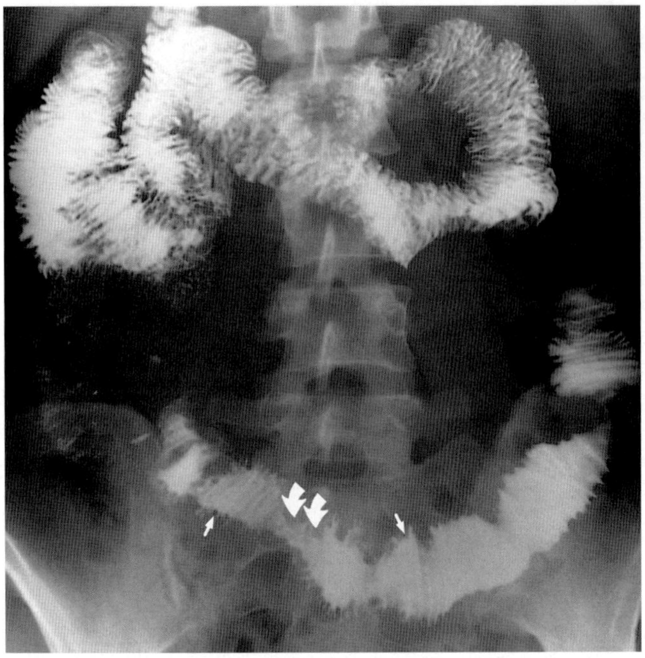

Fig. 5.45 Linfoma. Infiltração linfomatosa ocorreu nas alças intestinais inferiores, causando espessamento das pregas mucosas (setas menores) e discretos defeitos de preenchimento devidos aos nódulos tumorais (setas curvas).

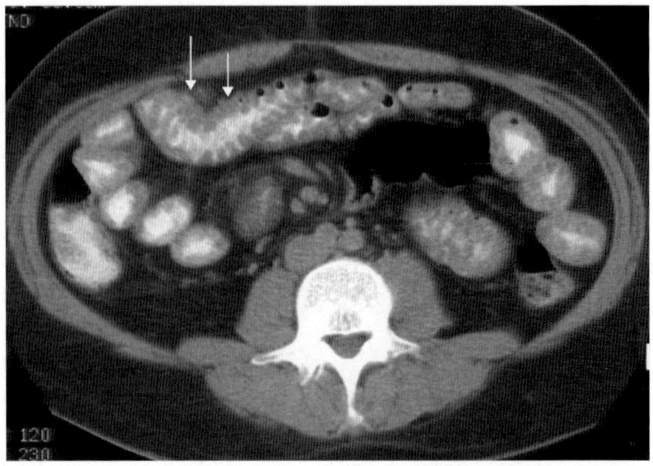

Fig. 5.46 Linfoma. TC com o intestino opacificado pelo agente de contraste. A parede de todas as alças intestinais está consideravelmente espessada. As setas apontam para uma porção do intestino que está particularmente envolvida pelo linfoma.

TC e ultra-sonografia podem demonstrar espessamento da parede intestinal devido à infiltração linfomatosa (Fig. 5.46), diferenciando assim a doença de Crohn e linfoma. TC também pode demonstrar qualquer ulceração mucosa profunda e intramural, mostrando linfadenopatia mesentérica e depósitos linfomatosos no fígado e baço.

Má absorção

Diversos distúrbios resultam em absorção defeituosa de alimentos, minerais ou vitaminas. O teste definitivo para má absorção é a biópsia jejunal.

Os sinais que podem ocorrer com qualquer destas causas de má absorção são (Fig. 5.47):

- Dilatação do intestino delgado, sendo o jejuno mais afetado que o íleo.
- Espessamento das pregas mucosas.
- O bário pode ser diluído pelo excesso de líquido no intestino delgado, parecendo menos denso.

O uso de trânsito intestinal com bário na má absorção é principalmente confinado à demonstração de uma anormalidade estrutural causando a má absorção, notadamente:

- Doença de Crohn (veja pág. 166).
- Linfoma (veja pág. 167).
- Anormalidades anatômicas, por exemplo:
  - redução do comprimento de intestino delgado disponível para absorção, como ressecção cirúrgica ou uma fístula reduzindo o comprimento do intestino delgado;
  - estagnação do conteúdo intestinal, permitindo o hipercrescimento bacteriano, que utilizam nutrientes a partir do lúmen intestinal, causado por:
    (a) divertículos múltiplos do intestino delgado (Fig. 5.48);
    (b) uma alça dilatada eliminada do fluxo principal do intestino, na qual existe retardo no preenchimento e esvaziamento (alça cega);
    (c) uma alça dilatada proximal à estenose (alça de estagnação).

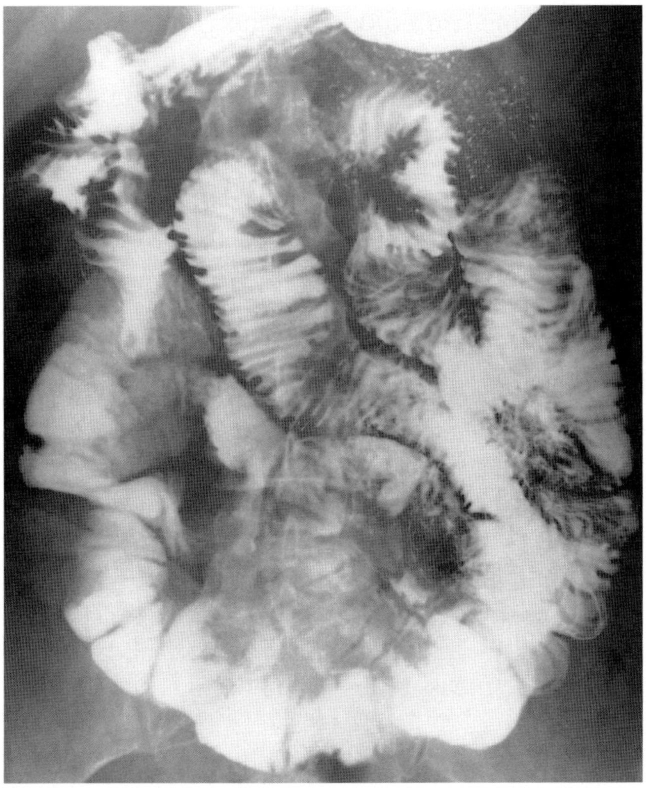

Fig. 5.47 Má absorção. O intestino está dilatado e as pregas mucosas espessadas. Nas alças inferiores o bário fica menos denso pois se torna mais diluído. Não se detecta uma causa específica para a má absorção que, neste caso, era ocasionada por uma enteropatia do glúten.

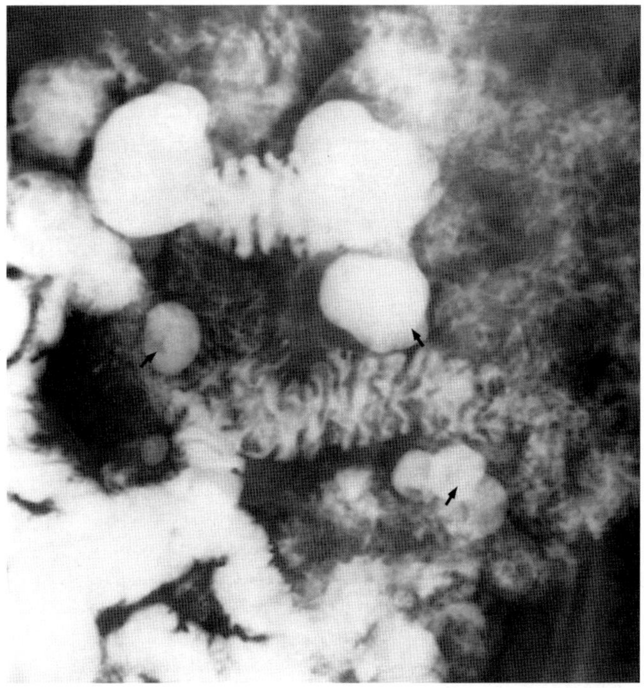

Fig. 5.48 Diverticulose. Um número de divertículos de diversos tamanhos origina-se da parede do intestino delgado. Algumas delas estão assinaladas por setas.

Deficiência de dissacaridase

Pacientes que sofrem de intolerância ao leite devida a uma deficiência da enzima lactase na mucosa do intestino delgado apresentam um aspecto anormal no trânsito intestinal com bário, caso a lactose seja adicionada ao bário. O intestino delgado torna-se dilatado, o bário diluído, alcançando rapidamente o colo.

Obstrução aguda do intestino delgado

Um exame com bário não é realizado na maioria dos casos de obstrução, uma vez que o diagnóstico geralmente é feito com base no exame clínico, com ajuda de radiografias abdominais (pág. 131).

Se a causa da obstrução do intestino delgado é clinicamente evidente, por exemplo, num paciente com hérnia estrangulada, exames por imagem raramente são necessários. Porém, se a causa da obstrução não está evidente, um estudo radiológico contrastado pode ser útil. Contraste hidrossolúvel é utilizado preferencialmente. Caso o contraste seja visto no intestino grosso em 24 horas, o tratamento conservador deverá ter sucesso. Caso exista obstrução mecânica no intestino delgado proximal, o contraste permanecerá no estômago dilatado e intestino proximal por 24 horas. Infelizmente, na obstrução distal do intestino delgado, o contraste torna-se muito diluído para determinar a natureza da obstrução, mas a ausência do contraste no intestino grosso não indica que a obstrução se encontra no intestino delgado.

TC pode ser uma técnica útil em casos selecionados para demonstrar o local da obstrução, demonstrando a localização da transição do intestino delgado dilatado para colabado e também para confirmar ou excluir uma massa no local da obstrução.

Infestação por vermes

Ascaris são vermes grandes o suficiente para serem vistos como defeitos de preenchimento no lúmen do intestino (podem crescer até atingirem 35 cm de comprimento) (Fig. 5.49). Os vermes propriamente ditos podem ingerir o bário, que pode ser visto em seus tratos digestivos, como se fosse um trânsito intestinal próprio.

INTESTINO GROSSO

Colonoscopia atualmente é o padrão de excelência para exames da mucosa colônica. A técnica permite inspeção direta da superfície mucosa do intestino e pode ser utilizada para diagnóstico, biópsia terapêutica ou ressecção de lesões mucosas.

A colonoscopia pode falhar por diversas razões:

- Avaliação colônica incompleta.
- Estenose incontornável.
- Intolerância do paciente.
- Aumento do risco de perfuração, como na colite aguda extensa ou grave.

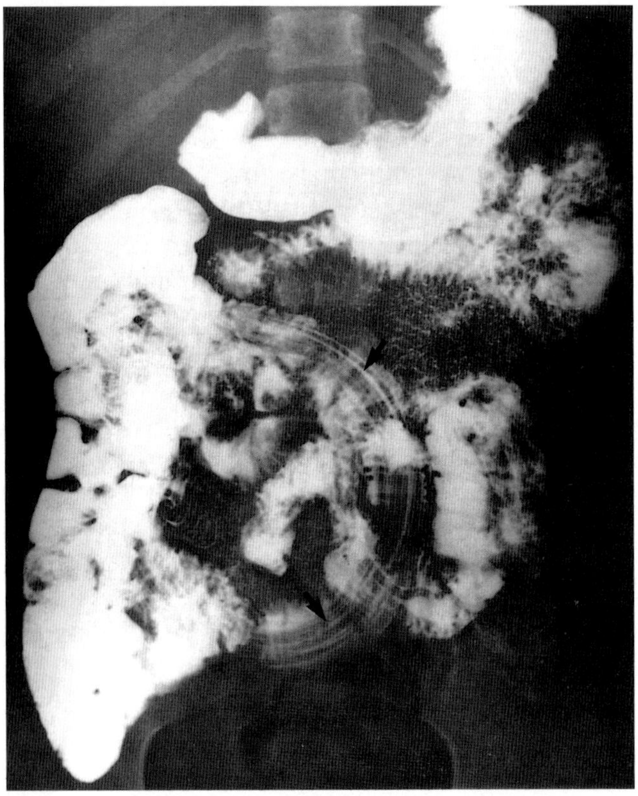

Fig. 5.49 Infestação por vermes. Diversos defeitos de preenchimento tubulares e longos (setas) ocasionados por vermes (*Ascaris*) no intestino delgado.

O exame-padrão do intestino grosso é o enema contrastado com bário. O bário entra no intestino grosso sob ação da gravidade, através de um tubo inserido no reto. São feitas radiografias em diversas projeções, de modo que todas as alças do colo são separadas. Com a "técnica do duplo contraste", somente parte do colo é recheada com bário e então é insuflado ar para empurrar o bário pelo colo, com o resultado de que o colo é distendido com ar e a mucosa revestida pelo bário.

Preparação inicial do intestino por meio de purgativos ou lavagens é muito importante para limpar o colo de material fecal que, de outra forma, pode mascarar as lesões pequenas e causar confusão por simular pólipos.

Sigmoidoscopia é realizada em quase todo paciente com solicitação de enema com bário, uma vez que lesões no reto, especialmente anormalidades mucosas, podem passar despercebidas nos enemas contrastados.

TC pneumocolo é um método relativamente novo para identificação de tumores do colo por meio de TC. A técnica é utilizada em pacientes nos quais a colonoscopia ou o enema opaco com bário falharam e naqueles que não estão fisicamente aptos para serem submetidos ao enema com bário e, ainda, em alguns centros como procedimento de imagem primário para detectar câncer de colo. Ao paciente é administrado um purgante para limpar o colo antes do exame por TC e um relaxante da musculatura lisa também pode ser administrado em forma injetável. Geralmente não se administra contraste para opacificação do lúmen do colo. Contraste endovenoso é administrado para realçar qualquer tumor que possa estar presente. Em alguns centros, é utilizada uma versão modificada da TC pneumocolo para pacientes particularmente imóveis e fragilizados. O colo é preenchido com contraste por meio de administração oral algum tempo antes da realização do exame e então é realizada uma TC do abdome.

Com TC com multidetectores e *software* apropriado, as imagens da TC pneumocolo podem ser observadas como cortes em qualquer plano desejado. Elas também podem ser reconstruídas em um *display* tridimensional e vistas como uma *colonoscopia virtual* (veja Fig. 5.76, pág. 186). Colonoscopia virtual requer uma quantidade substancial de tempo e treinamento para interpretação.

Enema contrastado com bário normal

A anatomia radiológica do colo normal é apresentada na Fig. 5.50. Vale a pena enfatizar certas características.

O comprimento do colo é muito variável e algumas vezes existem alças redundantes, particularmente no sigmóide e colo transverso. O calibre diminui a partir do ceco em direção ao colo sigmóide.

O ceco geralmente está situado na fossa ilíaca direita, mas pode ser observado sob o lobo direito do fígado ou até mesmo no centro do abdome, caso possua um mesentério longo. Os lábios da válvula ileocecal podem projetar-se para dentro do ceco e levar a um defeito de preenchimento que não deve ser erroneamente interpretado como um tumor. Preenchimento do íleo terminal e apêndice pode ocorrer, mas seu não preenchimento é irrelevante.

Haustras geralmente podem ser reconhecidas na totalidade do colo, apesar de poderem estar ausentes nas regiões descendentes e sigmóideas. Os contornos do colo distendido, exceto pelas haustras, são lisos.

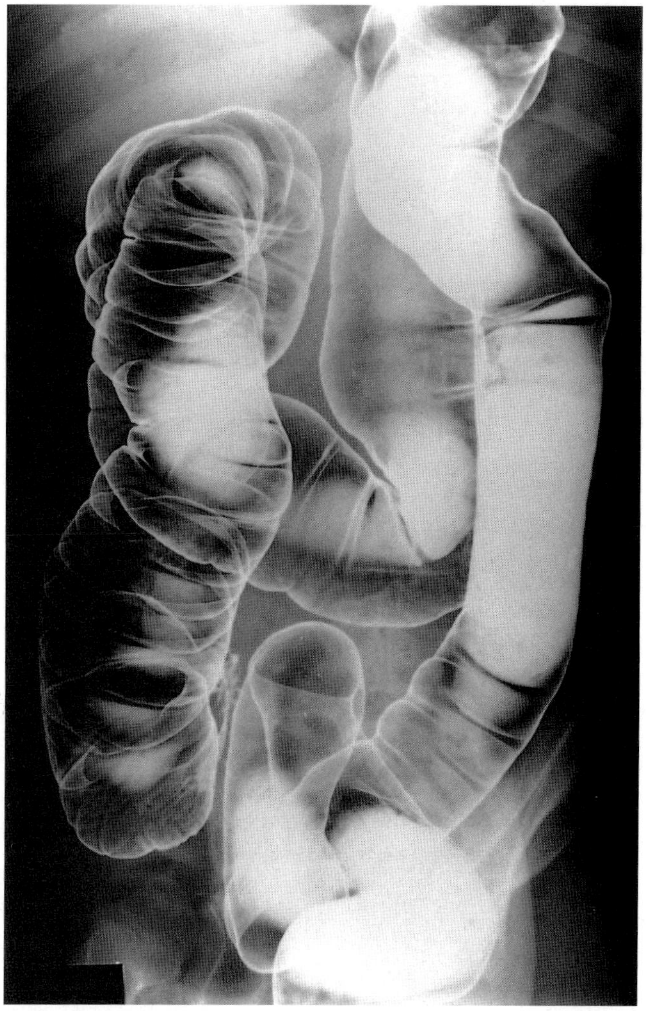

Fig. 5.50 Duplo contraste num enema opaco normal com bário.

Enema contrastado com bário anormal

Estreitamento do lúmen

Estreitamento do colo pode ser devido a espasmos, formação de estenose ou compressão por uma massa extrínseca.

Espasmo freqüentemente é observado em pacientes normais e, desde que seja um achado isolado, pode ser ignorado. Espasmo também é observado em conjunto com doença diverticular e diversos distúrbios inflamatórios.

Estenoses. As principais causas de estenoses são:

- Carcinoma.
- Doença diverticular.
- Doença de Crohn.
- Colite isquêmica.

Causas mais raras incluem tuberculose, linfogranuloma venéreo, amebíase e fibrose por irradiação.

Quando se procura diagnosticar a causa de uma estenose de colo, os seguintes pontos devem ser mantidos em mente:

- *Estenoses neoplásicas* apresentam terminações ombreadas, lúmen irregular e raramente são maiores que 6 cm em comprimento (Fig. 5.51), enquanto estenoses benignas classicamente apresentam terminações afiladas, limites relativamente lisos e podem apresentar qualquer comprimento.
- *Ulceração* pode ser vista em estenoses devidas à doença de Crohn e saculação do colo é uma característica de estenoses isquêmicas.
- *Estenose devida à doença diverticular* geralmente é acompanhada de outros sinais de doença diverticular. Muitas vezes é impossível distinguir uma estenose causada por um carcinoma em uma área de doença diverticular de uma estenose devida à doença diverticular.
- O *local* da estenose pode ajudar a limitar o diagnóstico diferencial. Estenoses devidas à doença diverticular quase sempre são confinadas ao colo sigmóide. Estenoses isquêmicas geralmente si-

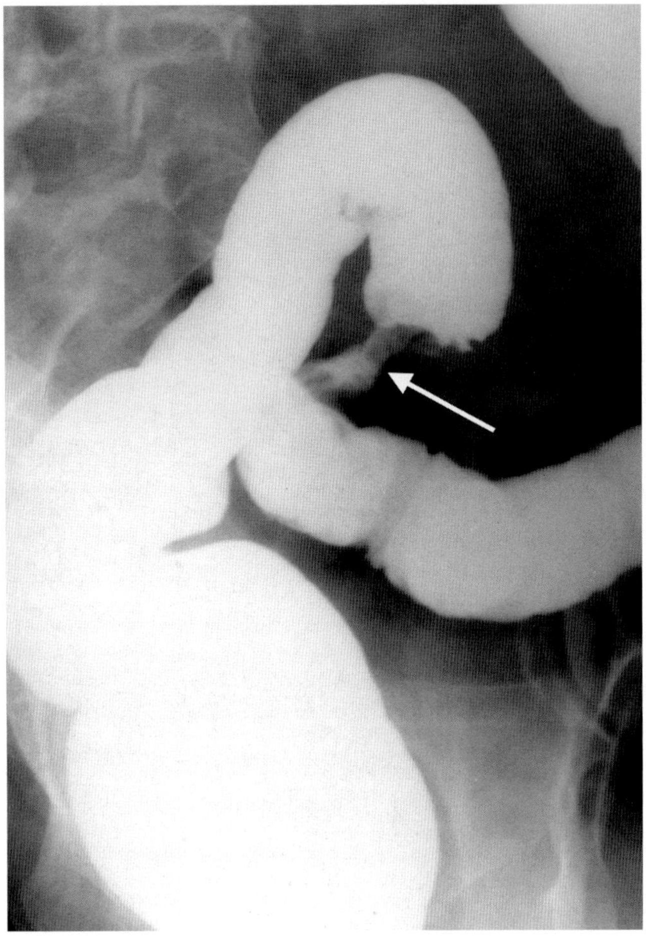

Fig. 5.51 Estenose. Uma curta estenose circunferencial é observada no cólon sigmóide (seta), provocada por um carcinoma.

tuam-se entre a flexura esplênica do colo sigmóide. Doença de Crohn e tuberculose apresentam uma predileção pelo ceco.

- *Compressão extrínseca* por uma massa originando-se fora da parede intestinal causa uma estenose lisa do colo, freqüentemente de um só lado e muitas vezes desloca o colo, por exemplo, massas ovarianas e uterinas (Fig. 5.52). Compressão extrínseca causando uma indentação lisa do ceco pode ser vista como uma mucocele do apêndice, abscesso apendicular (Fig. 5.53) ou massa inflamatória na doença de Crohn. TC ou ultra-sonografia são métodos úteis para confirmação de compressão extrínseca ou para avaliação da causa.

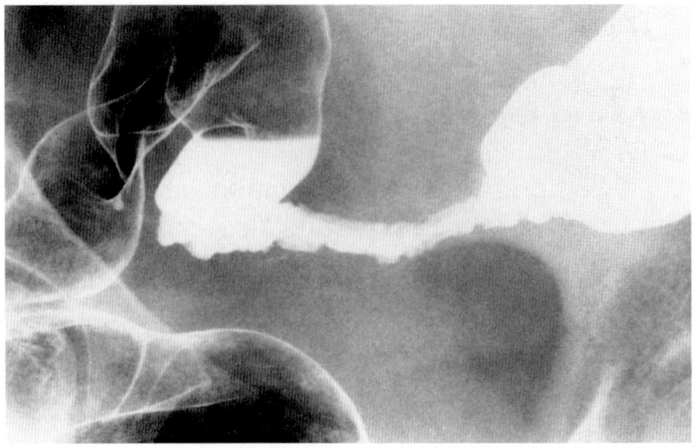

Fig. 5.52 Compressão extrínseca. Observa-se uma porção estenosada do cólon sigmóide, causada pela compressão de um carcinoma ovariano adjacente.

Dilatação

Dilatação do colo é difícil de avaliar. O enema contrastado com bário, particularmente o exame de duplo contraste, envolve distensão do colo, de modo que o diâmetro é particularmente dependente da quantidade de bário e ar introduzido.

As causas da dilatação do colo são:

- *Obstrução*. Neste caso, a consideração importante não é a dilatação em si, mas a natureza da lesão obstrutiva. Na obstrução completa, o enema com bário pode mostrar somente uma das terminações da estenose, de modo que alguns dos sinais valiosos acima descritos são perdidos.
- *Íleo paralítico*. Este diagnóstico geralmente é feito por motivos clínicos e com a ajuda de radiografias do abdome (pág. 133). Um enema com bário pode ser realizado naqueles poucos casos nos quais é difícil distinguir íleo paralítico, que neste contexto algumas vezes é denominado pseudo-obstrução, da obstrução mecânica do colo distal. O estudo com bário mostrará um colo dilatado, mas no demais será normal.

- *Volvo.*
- *Colite ulcerativa* com dilatação tóxica (veja Fig. 4.6, pág. 135).
- *Doença de Hirschsprung* e *megacólon.*

Defeitos de preenchimento

Defeitos de preenchimento do colo, assim como em qualquer local do trato gastrintestinal, podem ser intraluminais, originarem-se da parede ou serem devidos à pressão exercida por uma massa extrínseca.

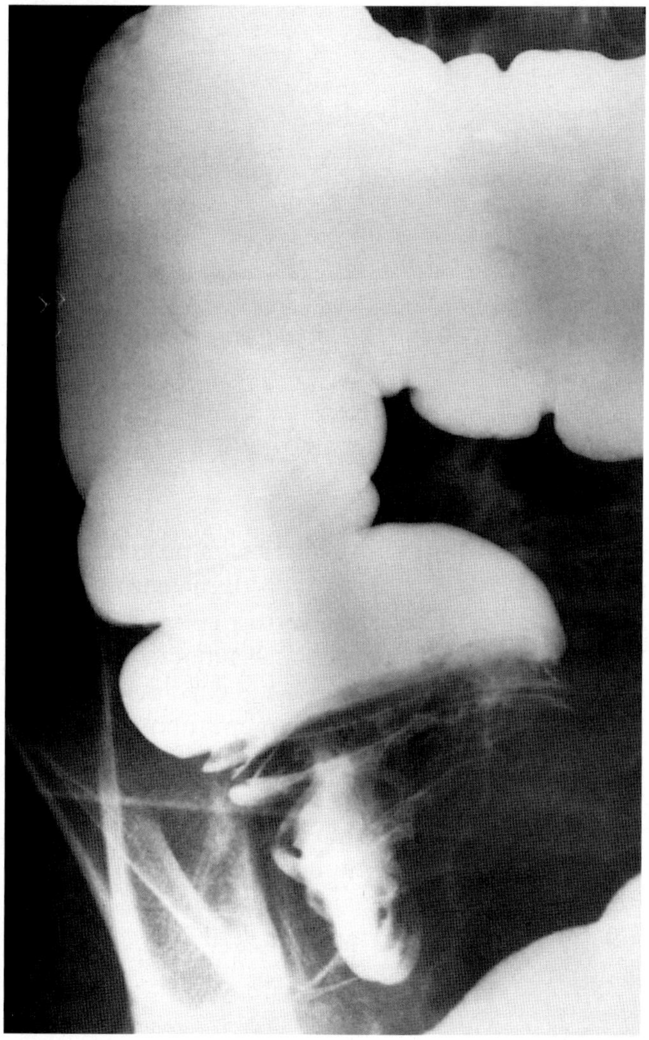

Fig. 5.53 Compressão extrínseca. Um abscesso do apêndice está comprimindo e estenosando o ceco.

Num colo limpo, um defeito de preenchimento localizado provavelmente é um pólipo ou uma neoplasia. Fezes podem causar um defeito de preenchimento que pode ser muito difícil de distinguir de um pólipo ou tumor (Fig. 5.54), mas fezes não possuem uma fixação à parede intestinal, são completamente envolvidos pelo bário ou ar e movem-se livremente, variando com a posição do paciente. Todos os enemas opacos com bário devem ser feitos com um colo limpo, visando evitar diagnósticos errôneos de pólipos que, na realidade, são fezes.

Hemorragia intramural, edema ou ar na parede do colo *(pneumatosis coli)* são causas de múltiplos defeitos de preenchimento originando-se da parede intestinal.

Um tipo único de defeito de preenchimento é visto na intussuscepção (pág. 182).

Divertículo e hipertrofia muscular

São observados na doença diverticular (Fig. 5.55) e são discutidos na página 177.

Ulceração

Úlceras da mucosa colônica podem ser reconhecidas como pequenas projeções do lúmen para dentro da parede intestinal, fazendo com que os limites normalmente lisos do colo apresentem um aspecto pouco nítido ou desgrenhado (Fig. 5.56). As duas principais causas de ulceração são colite ulcerativa e doença de Crohn. Causas raras incluem tuberculose e disenteria amebiana e bacilar.

DOENÇAS COLÔNICAS ESPECÍFICAS

Colite ulcerativa e doença de Crohn do colo

Apesar de alterações clássicas serem descritas para a colite ulcerativa e doença de Crohn, algumas vezes é difícil distinguir entre as duas condições (que, por serem difíceis de distinguir uma da outra, muitas vezes são consideradas como doença inflamatória intestinal). Imagenologia pode ser importante não somente para diagnóstico, mas também para avaliar a extensão e gravidade da doença e para detectar complicações.

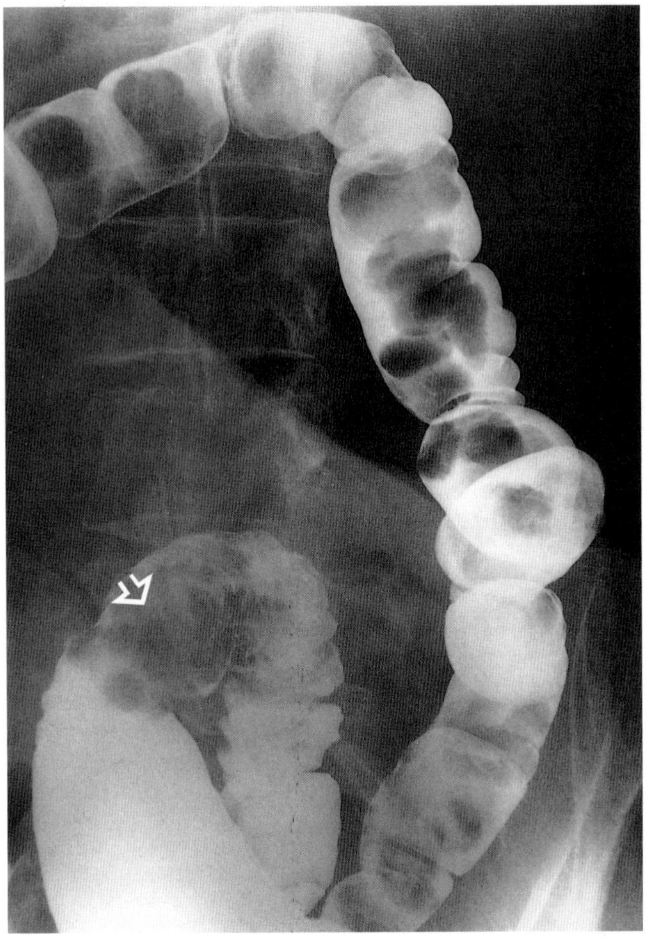

Fig. 5.54 Defeitos de preenchimento. Fezes causaram defeitos lisos de preenchimento pelo bário. No entanto, no cólon sigmóide existe um grande defeito de preenchimento com bordas maldefinidas (seta). Trata-se de um carcinoma. Um cólon limpo é essencial para um enema opaco com bário de resultado satisfatório.

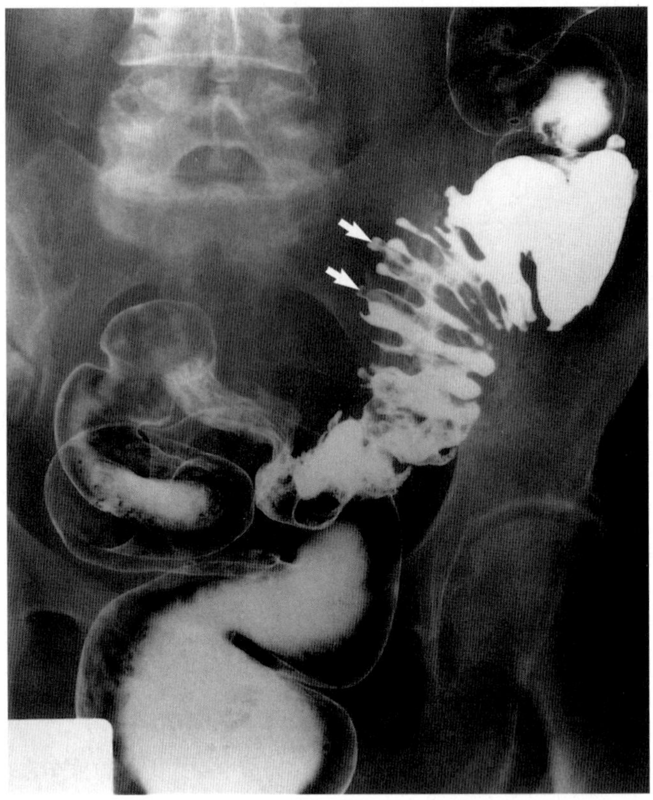

Fig. 5.55 Hipertrofia muscular e divertículos. Hipertrofia muscular confere um aspecto serrilhado ao cólon sigmóide. Dois pequenos divertículos estão assinalados por setas.

Colite ulcerativa

Colite ulcerativa é uma doença de etiologia desconhecida, caracterizada por inflamação e ulceração do colo. A doença sempre envolve o reto. Quando mais extensa, estende-se em continuidade ao redor do colo, algumas vezes afetando totalmente o mesmo.

O sinal radiológico principal é ulceração disseminada (Fig. 5.56). As úlceras geralmente são rasas, mas em casos graves podem ser bem profundas. Nos casos mais leves, ocorre perda da haustra colônica normal nas porções afetadas do colo. Edema dos tecidos perirretais provoca alargamento do espaço entre o sacro e reto. Estenose e encurtamento do colo, dando origem a um aspecto em tubo rígido (Fig. 5.57) e pseudopólipos são observados na doença avançada. Pseudopólipos são pequenos defeitos de preenchimento projetando-se para dentro do lúmen intestinal, formados por mucosa edemaciada entre áreas de ulceração. O edema destas ilhas de mucosa inflamada torna difícil avaliar a verdadeira profundidade da ulceração.

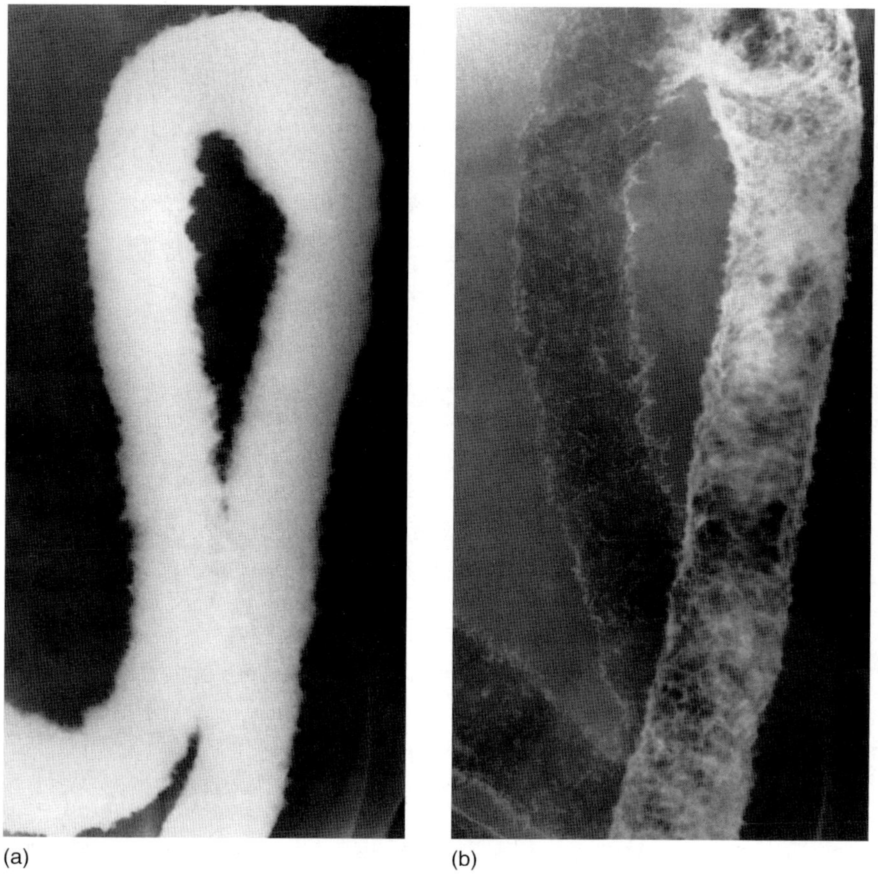

Fig. 5.56 Ulceração. (a) Contraste único. (b) Duplo contraste. Neste caso de colite ulcerativa a ulceração transforma os limites normalmente lisos do cólon em limites irregulares.

Estenoses são raras e, quando presentes, devem-se a carcinomas: a incidência de carcinoma colônico na colite ulcerativa de longa duração é significativamente aumentada.

Quando todo o colo é envolvido, o íleo terminal pode tornar-se dilatado. Como nesta situação a válvula ileocecal é incompetente, o íleo terminal anormal geralmente é demonstrado num enema contrastado com bário.

Dilatação tóxica (megacolo tóxico) é uma complicação grave. O diagnóstico é feito com bases clínicas e radiografia do abdome. Um enema contrastado com bário nunca deveria ser realizado na presença de dilatação tóxica devido ao risco de perfuração do colo.

Doença de Crohn do colo

Doença de Crohn é uma condição granulomatosa de etiologia desconhecida que pode afetar qualquer parte do trato gastrintestinal, mas mais freqüentemente envolve o íleo inferior e colo. O colo pode ser a única porção do trato alimentar envolvida, mas geralmente a doença afeta o intestino delgado caso o colo esteja envolvido.

Num estágio precoce, os achados de um enema opaco com bário são: perda da haustração, estenose do lúmen intestinal e ulceração plana. Esta ulceração combinada com edema de mucosa pode dar origem ao aspecto "em paralelepípedo" da mucosa (Fig. 5.58). Mais tarde, as úlceras tornam-se mais profundas e podem invadir a submucosa (Fig. 5.59). As úlceras podem ser muito profundas, penetrando na camada muscular, onde são descritas como úlceras em "espinho de rosa" ou fissuras profundas. A profunda ulceração na doença de Crohn pode levar

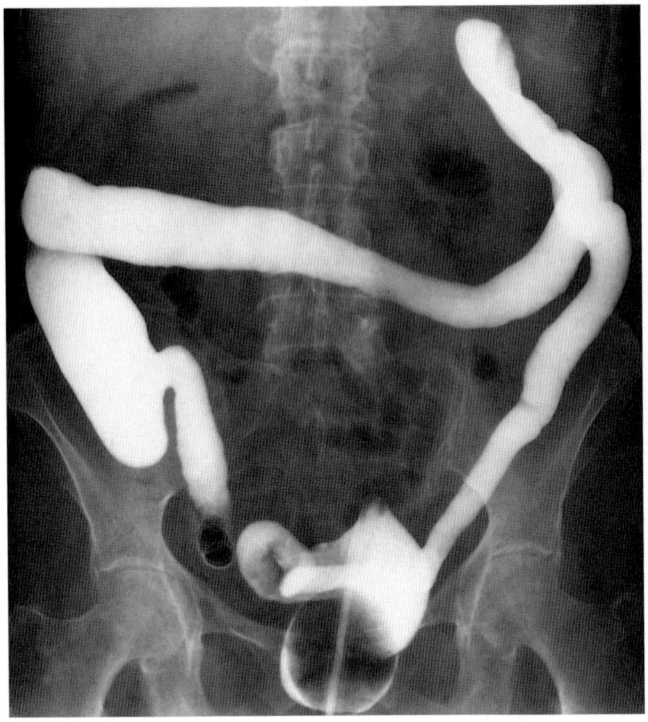

Fig. 5.57 Colite ulcerativa. Com doença de longa duração as haustras são perdidas e o cólon torna-se estenosado e encurtado, lembrando um tubo rígido. Ocorreu refluxo para o íleo através de uma válvula ileocecal incompetente.

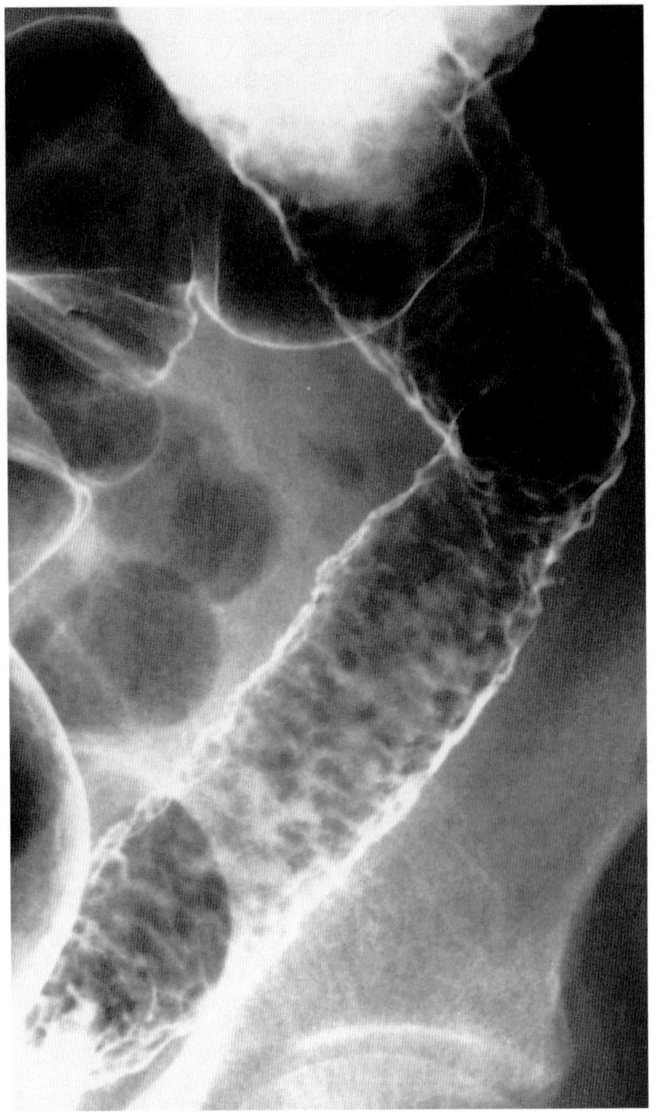

Fig. 5.58 Doença de Crohn. O padrão da mucosa apresenta um aspecto "em pedras de calçamento" devido a ulcerações cruzadas e finas.

à formação de abscesso intra e extramurais. Fístulas são complicações importantes.

Estenoses são um achado comum na doença de Crohn (Fig. 5.60). As estenoses são lisas e apresentam terminações afiladas. Quando o ceco está envolvido, encontra-se, geralmente, acentuadamente contraído. Úlceras podem ou não estar presentes na área estenosada. A doença nem sempre é circunferencial; uma das características que a distingue da colite ulcerativa é o fato de que pode envolver somente uma porção da circunferência intestinal.

Outra característica importante é a presença das assim chamadas "lesões em salto" (Fig. 5.60), ou seja, áreas de doença com intestino normal intercalado. As lesões em salto são diagnósticas de doença de Crohn.

No entanto, todo o colo pode estar envolvido ou a doença estar limitada a somente um segmento.

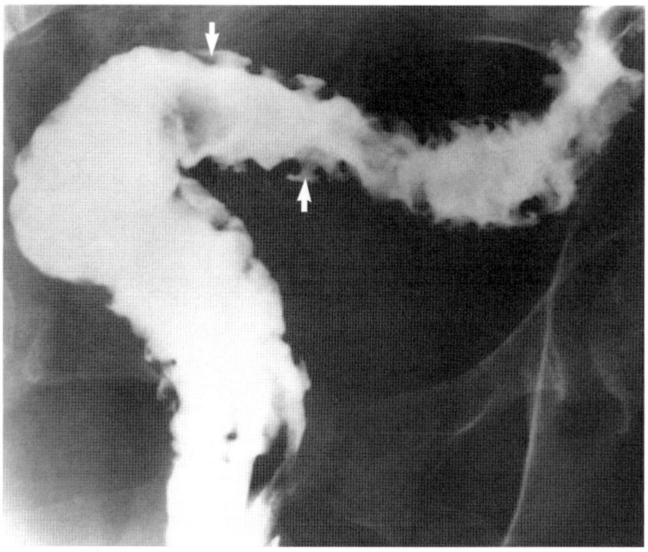

Fig. 5.59 Doença de Crohn. Estão presentes úlceras muito profundas. Dois exemplos de úlcera imprimindo a submucosa estão assinalados com setas.

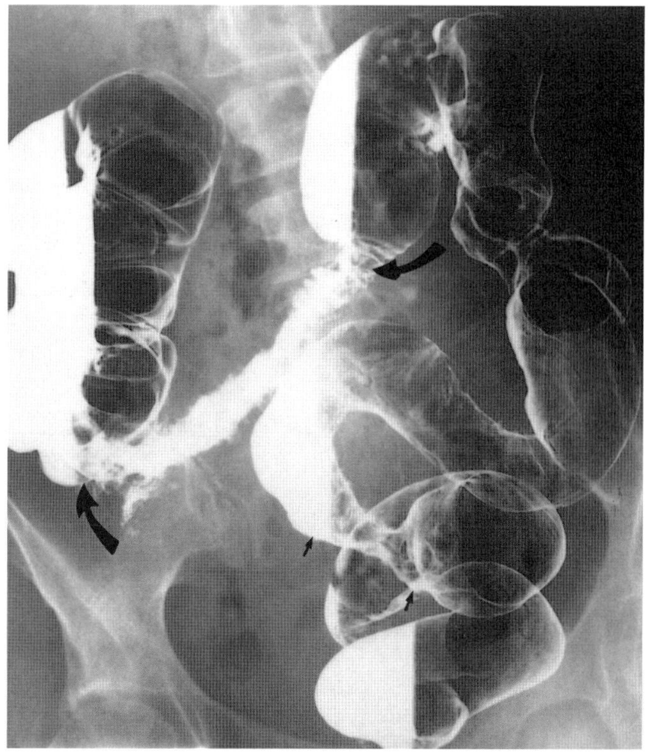

Fig. 5.60 Doença de Crohn – estenoses. Uma estenose longa está presente no cólon transverso (entre as setas curvas) e outra mais curta no cólon sigmóide (entre as setas menores). Neste caso os limites das estenoses são irregulares devido à ulceração. Estes dois segmentos anormais com intestino normal interveniente são um exemplo de lesões em salto e uma importante característica da doença de Crohn.

Existe uma predileção pelo ceco e íleo terminal. O reto muitas vezes é poupado – outra característica importante para diferenciação da colite ulcerativa. Fístulas também podem ocorrer entre o colo e intestino delgado, bexiga ou vagina (Fig. 5.61).

Diferenças entre colite ulcerativa e doença de Crohn

As únicas características específicas são a presença de lesões em salto e um reto normal desde que isto seja confirmado sigmoidoscopicamente. Caso ambas sejam observadas, o diagnóstico de doença de Crohn pode ser feito com segurança. Outras diferenças encontram-se listadas na Tabela 5.1.

Doença diverticular

Divertículos são evaginações da mucosa semelhantes a sacos, que atravessam a camada muscular da parede intestinal. São associados à hipertrofia da camada muscular e, provavelmente, são devidos à herniação da mucosa através de áreas de fragilidade, em locais onde os vasos sanguíneos penetram o músculo. Divertículos são muito comuns, particularmente em pessoas idosas. São observados em qualquer local do colo, mas são mais comuns no colo sigmóide.

Antigamente, o termo "diverticulite" era aplicado porque se acreditava que a infecção causava os sintomas e o termo diverticulose quando os divertículos eram considerados assintomáticos. Como não é possível qualquer distinção radiológica entre estas duas entidades, o termo "doença diverticular" atualmente é utilizado para definir as duas situações.

Uma vez preenchidos com bário, os divertículos são vistos como evaginações esféricas com um pescoço estreito (Fig. 5.62). O colo também pode apresentar um aspecto serrilhado tipo "dente de serrote" por hipertrofia dos revestimentos musculares (veja Fig. 5.55, pág. 174). Algumas vezes, os sinais de hipertrofia muscular são vistos isoladamente.

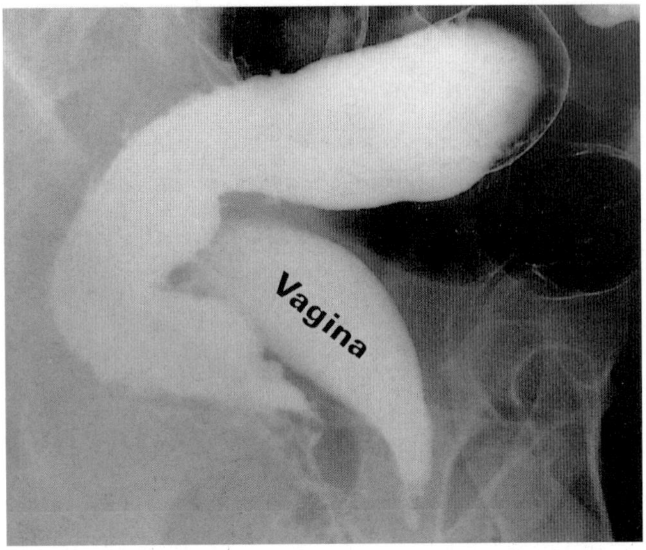

Fig. 5.61 Doença de Crohn – fístula retovaginal. Durante o enema contrastado com bário houve o preenchimento da vagina com bário. Note a ulceração do reto.

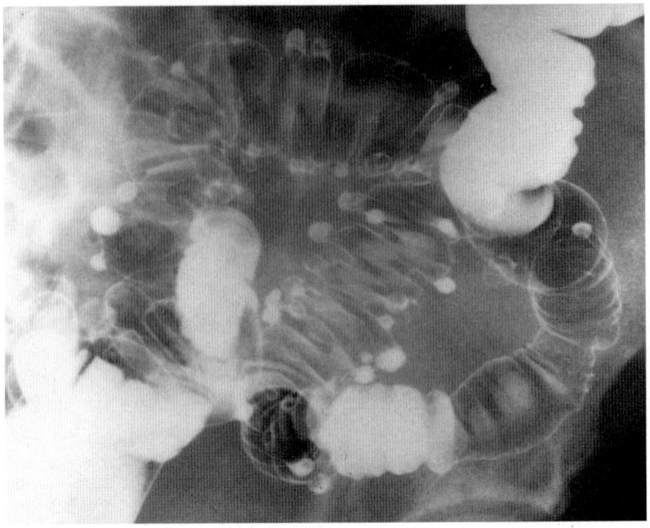

Fig. 5.62 Doença diverticular. São observados numerosos divertículos como evaginações do cólon sigmóide.

Alguns divertículos podem não ser preenchidos; isto é particularmente verdadeiro quando a inflamação oclui os pescoços desses divertículos.

Um divertículo pode perfurar, resultando em um abscesso pericólico ou fístula para bexiga, intestino delgado ou vagina. Isto é reconhecido quando visualiza bário fora do colo, seja na região pericólica (Fig. 5.63) seja dentro da estrutura para a qual ocorreu a fistulização. Um abscesso é mais prontamente diagnosticado com TC. Ocasionalmente, divertículos perfuram diretamente para dentro da cavidade peritoneal, dando origem à peritonite, devendo-se procurar por ar intraperitoneal livre numa radiografia do abdome. Pode ocorrer uma estenose com ou sem formação de abscesso local (Fig. 5.64). Geralmente, isto é claro dentro de uma área de doença diverticular reconhecível. No entanto, muitas vezes é impossível diferenciar tal estenose de um carcinoma que ocorra coincidentemente em um paciente com doença diverticular.

Tabela 5.1 Diferenças entre doença de Crohn e colite ulcerativa

Doença de Crohn	***Colite ulcerativa***
1 Reto envolvido na metade dos casos	**1** Reto envolvido em todos os casos
2 Colo pode estar segmentarmente envolvido	**2** Colo sempre afetado de modo contínuo
3 Úlceras profundas	**3** Úlceras planas
4 Alguns casos mostram perda assimétrica de haustra	**4** Perda simétrica de haustra é a regra
5 Fístulas são uma característica	**5** Fístulas raramente ocorrem
6 Lesões anais ou perineais freqüentes	**6** Lesões anais e perianais incomuns
7 Envolvimento do intestino delgado é comum – particularmente do íleo terminal com estenose na região da válvula ileocecal	**7** Intestino delgado normal – pode ser observada dilatação do íleo terminal

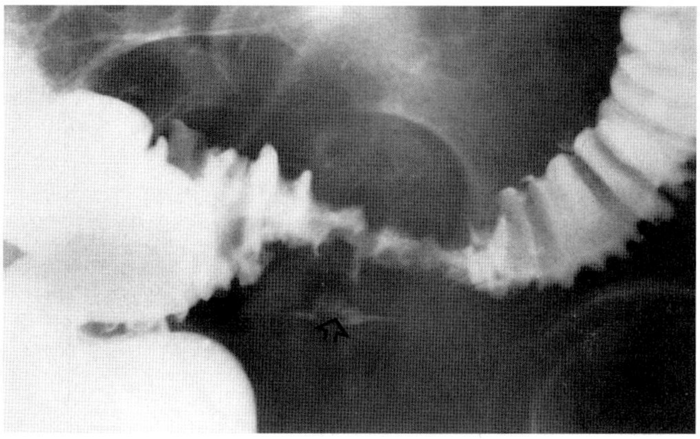

Fig. 5.63 Doença diverticular. Bário é observado fora do lúmen intestinal em um abscesso pericólico (seta). Hipertrofia muscular dá ao intestino um aspecto serrilhado.

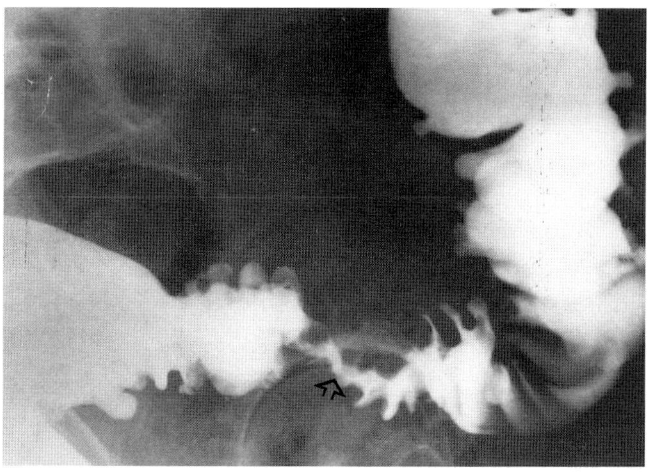

Fig. 5.64 Doença diverticular. Uma estenose está presente. Apesar de existir uma doença diverticular reconhecível em ambas as terminações da estenose, é impossível excluir definitivamente um carcinoma.

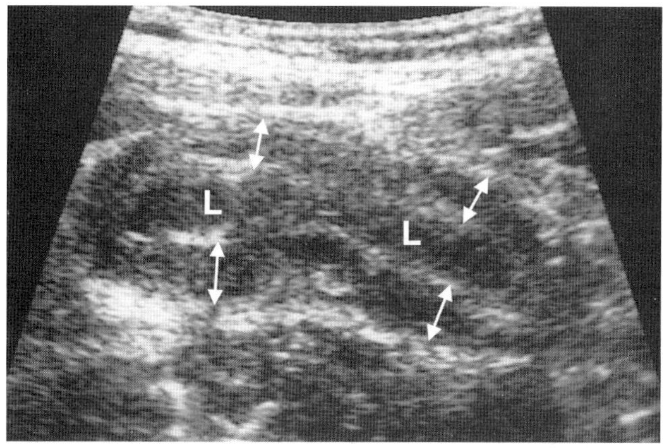

(a)

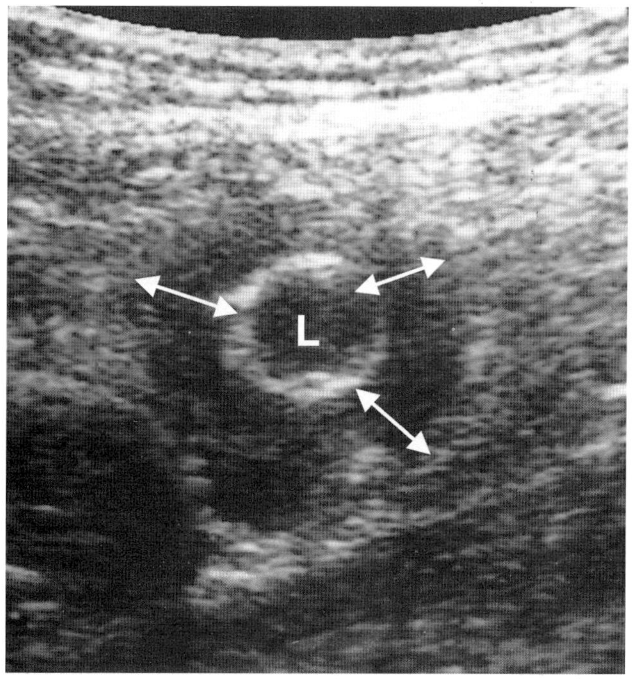

(b)

Fig. 5.65 Apendicite. Ultra-sonografia. (a) Corte longitudinal. (b) Corte transverso da fossa ilíaca direita mostrando espessamento acentuado da parede apendicular (setas) e distensão de seu lúmen (L).

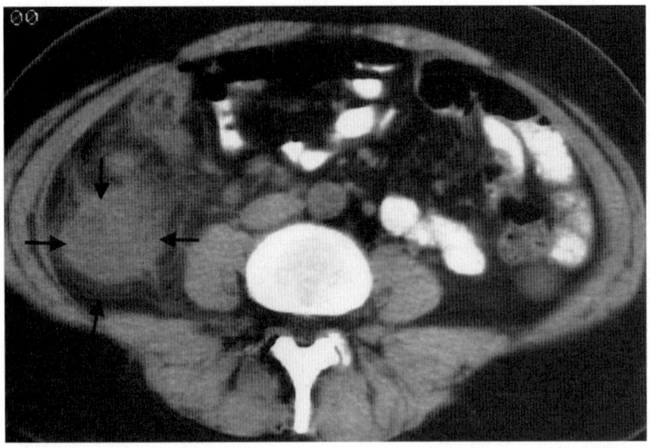

(a)

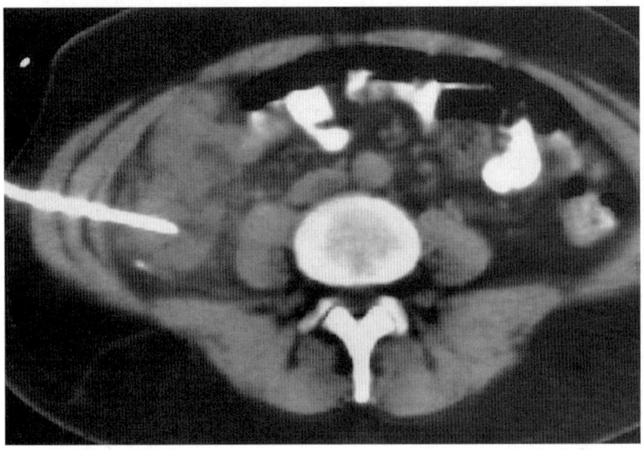

(b)

Fig. 5.66 Abscesso apendicular. (a) Tomografia computadorizada mostrando uma massa (setas) na fossa ilíaca direita. (b) O abscesso foi drenado, guiado por TC.

Apendicite

Na maioria dos casos, o diagnóstico de apendicite é clinicamente evidente e exames por imagem são desnecessários. Em casos de dúvida, o diagnóstico pode ser feito por ultra-sonografia, que mostra

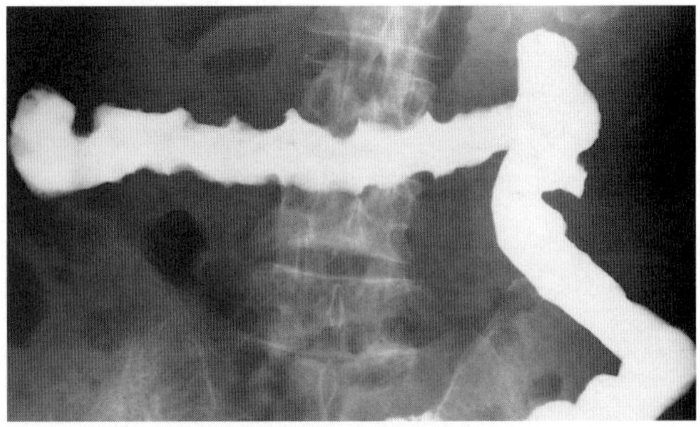

(a)

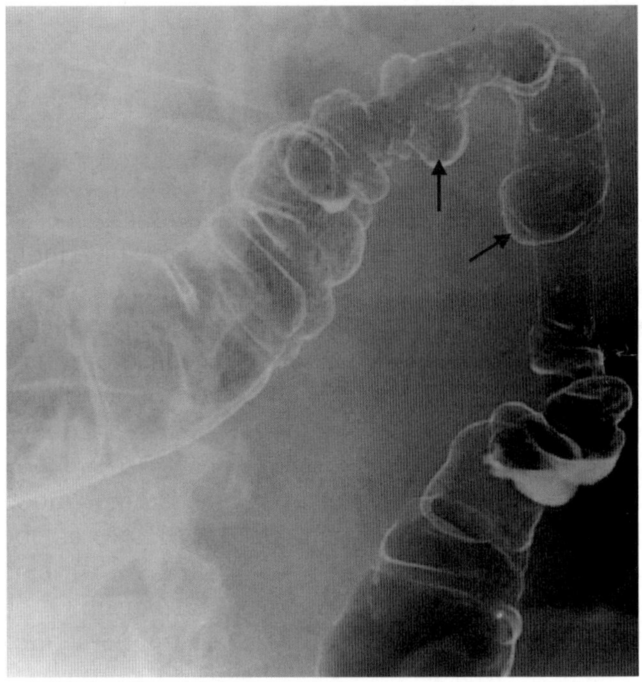

(b)

Fig. 5.67 Colite isquêmica. (a) Hemorragia da mucosa e edema causaram indentações lembrando impressões digitais do polegar no cólon transverso. (b) Uma longa estenose lisa envolvendo a flexura esplênica com saculações originária do cólon (setas) em outro paciente.

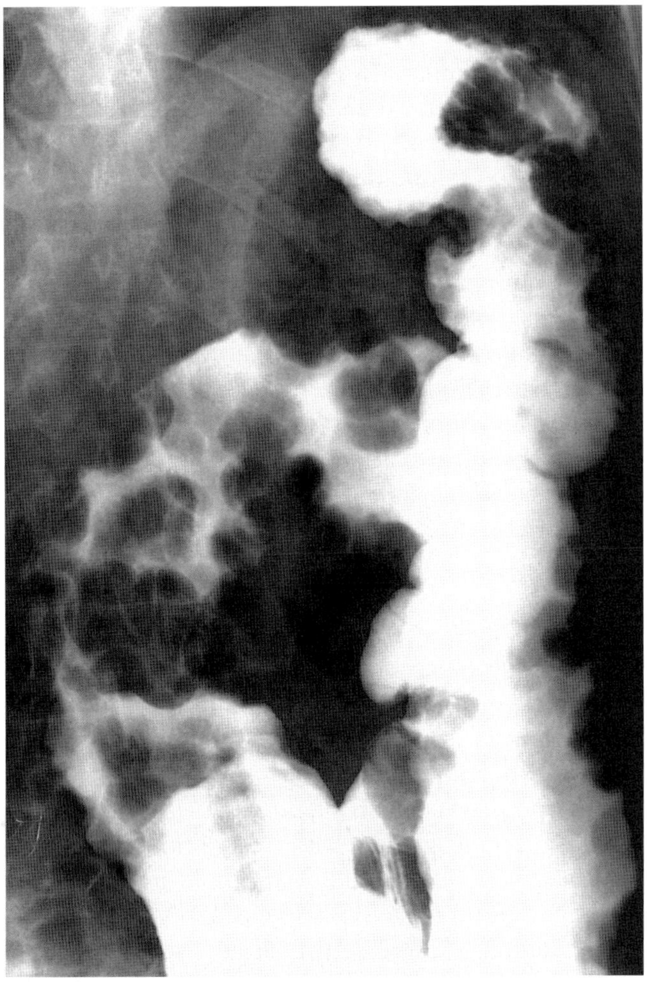

Fig. 5.68 *Pneumatosis coli*. Parte do cólon mostra numerosas translucências da parede do cólon devidas a muitos cistos recheados de gás.

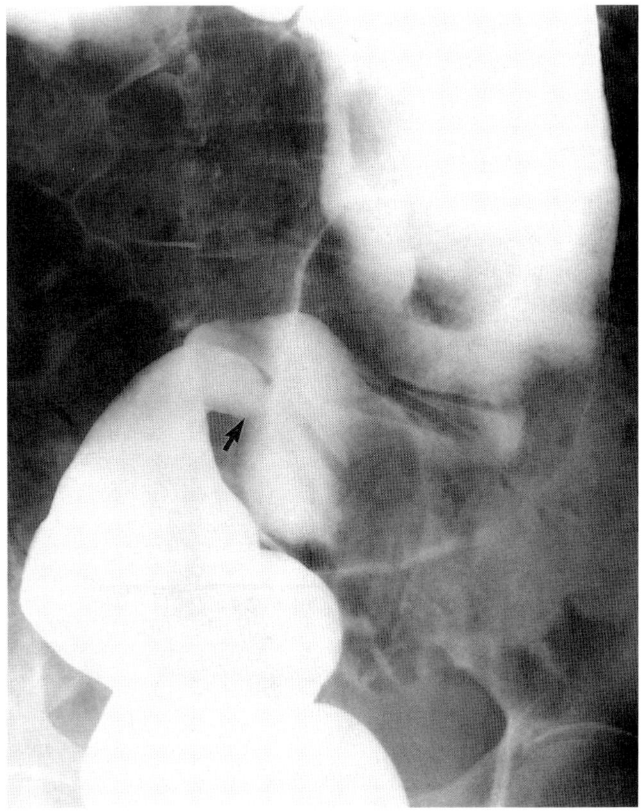

Fig. 5.69 Volvo. Uma estenose lisa é observada no cólon sigmóide, onde o cólon foi torcido (seta). Note o cólon dilatado próximo a isto.

um apêndice distendido, não-compressível e com paredes edematosas e espessadas (Fig. 5.65). Um apendicolito pode ser visível dentro do apêndice como uma área hiperecogênica portando uma sombra acústica. Alterações similares podem ser demonstradas com TC. Um abscesso apendicular pode ser diagnosticado com TC (Fig. 5.66) ou ultra-sonografia como uma massa na fossa ilíaca direita.

Colite isquêmica

Infarto agudo do intestino grosso é muito raro. Isquemia normalmente é um processo mais crônico dando origem, inicialmente, a edema e hemorragia de mucosa que pode se resolver. Em estágios mais tardios, pode-se formar uma estenose. Os achados num enema opaco dependem do estágio no qual o exame é realizado.

Hemorragia e edema da mucosa podem ser reconhecidos pela observação de múltiplas indentações lisas dentro do lúmen intestinal, lembrando impressões digitais (Fig. 5.67a). Caso ocorra a formação de estenose, esta será lisa e apresentará terminações afi-

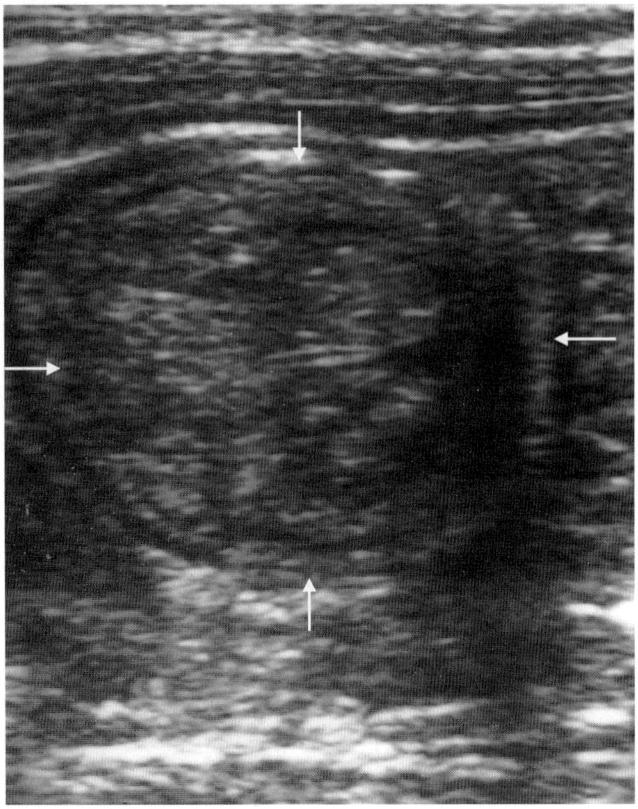

Fig. 5.70 Intussuscepção. Ultra-sonografia do abdome superior mostrando a intussuscepção como uma massa (setas).

ladas. O local geralmente está situado entre a flexura esplênica e o colo sigmóide, porque essas são as regiões do colo com suprimento sanguíneo mais vulnerável (Fig. 5.67b). Saculações podem ser originárias de um lado da área estenosada.

Pneumatosis coli

Nesta situação pouco usual, espaços repletos de gás estão presentes na parede intestinal. Estes espaços semelhantes a cistos não se comunicam com o lúmen. Podem ser identificados na radiografia plana do abdome, mas o diagnóstico é muito mais fácil com um enema opaco, onde os cistos causam defeitos de preenchimento lisos e radiotransparentes projetando-se da parede intestinal (Fig. 5.68). O aspecto pode ser confundido com hemorragia e edema intramural ou com colite, caso a presença de ar dentro dos cistos não seja observada.

Volvo

No volvo, uma alça intestinal gira sobre seu mesentério. Isto ocorre mais freqüentemente no colo sigmóide, particularmente quando ele é redundante, sendo menos freqüentemente observado no ceco. A alça torcida torna-se gradualmente distendida e o intestino proximal ao volvo está obstruído pela torção e, conseqüentemente, também pode estar dilatado.

O diagnóstico geralmente é feito com base em radiografias do abdome (veja pág. 133), mas um enema com bário pode ser útil em casos de dúvida, de modo que, não confirmado o volvo, pode-se tentar a redução não-cirúrgica do mesmo. Apresenta-se uma estenose lisa, afilada (Fig. 5.69) devida à torção do colo, com dilatação acentuada do intestino proximal à torção.

Intussuscepção

Uma intussuscepção é a invaginação de um segmento do intestino dentro de outro segmento intestinal. Crianças apresentam uma maior tendência à intussuscepção que adultos.

O tipo mais comum é a *intussuscepção ileocólica*, ou seja, íleo invaginado para dentro do colo. Outros tipos são a *colocólica*, na qual o colo invagina para dentro de outra parte do colo e a *íleo-ileal*, na qual o íleo invagina-se para dentro de um segmento mais distal do íleo.

O diagnóstico de intussuscepção é feito pela ultra-sonografia, observando-se uma massa abdominal, freqüentemente com um centro hiperecogênico ao ultra-som (Fig. 5.70). O diagnóstico pode ser confirmado por um enema com ar ou dióxido de carbono servindo como agente contrastante. Quando o gás é insuflado *via retal* sob controle fluoroscópico ou ultra-sonográfico, o fluxo de gás será obstruído pela terminação da intussuscepção e pode ser feita uma tentativa de redução pneumática visando evitar uma laparotomia (Fig. 5.71). Caso tal redução seja realizada com segurança, a criança não apresentará qualquer sinal de peritonite. Quanto mais longo for o período sintomático, maior o risco de perfuração gangrenosa do intestino.

Em adultos o tratamento cirúrgico é a regra, uma vez que uma intussuscepção normalmente é causada por um tumor.

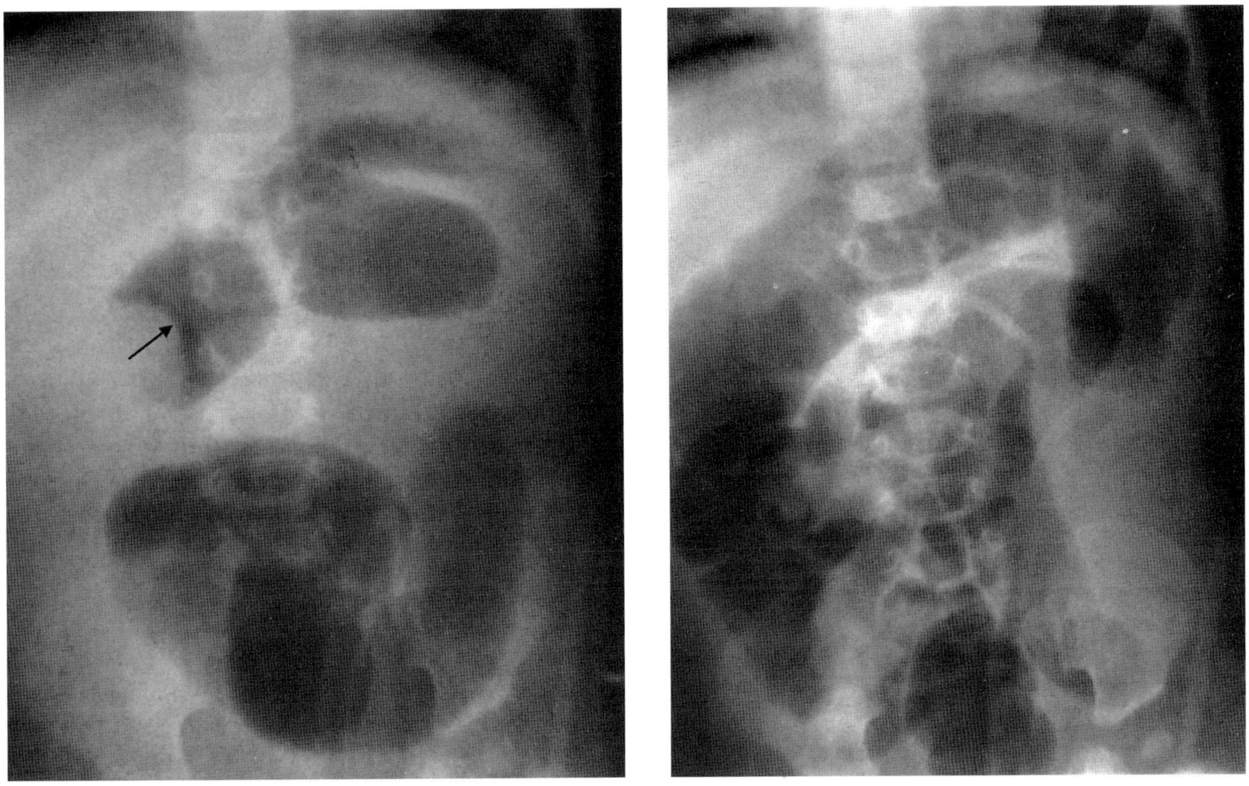

(a) (b)

Fig. 5.71 Intussuscepção. (a) Radiografia realizada durante redução da intussuscepção com ar insuflado pelo reto mostrando um defeito de preenchimento no cólon transverso (seta) devido ao íleo invaginado para dentro do cólon. (b) Radiografia realizada posteriormente mostrando que a intussuscepção foi reduzida com ar preenchendo o ceco e adentrando o intestino delgado.

Tumores

Pólipos

A palavra "pólipo" significa uma pequena massa de tecido que se origina da parede abdominal e projeta-se para dentro do lúmen. São mais bem investigados por meio de endoscopia e podem ser encontrados no enema com bário.

Pólipos podem ser sésseis ou pedunculados, únicos ou múltiplos. Os pólipos mais comuns são:

- *Pólipos adenomatosos* (Fig. 5.72). Estes são neoplasias benignas, mas apresentam uma predisposição para alterações malignas. Conseqüentemente, são removidos endoscopicamente quando descobertos, independente do fato de que um pólipo individual tenha sido ou não responsável por sintomas. Pólipos podem ser descobertos devido a um teste positivo para sangue oculto nas fezes ou estão presentes com sangramento franco. Podem ser isolados ou múltiplos e são encontrados mais freqüentemente na região retossigmóide. Na *polipose familiar* são numerosos e um ou mais passarão a sofrer alterações malignas no decorrer do tempo (Fig. 5.73).
- *Adenomas vilosos* são tumores sésseis benignos com um aspecto semelhante a esponjas, devido ao bário que se acumula entre seus vilos. Geralmente são grandes quando descobertos e freqüentemente são confundidos com fezes. Os locais mais comuns são o reto e ceco. Existe uma alta incidência de alterações malignas.
- *Adenocarcinomas polipóides.*
- *Pólipos juvenis.* Praticamente todos os pólipos isolados em crianças são benignos. Eles são provavelmente desenvolvidos em sua origem.

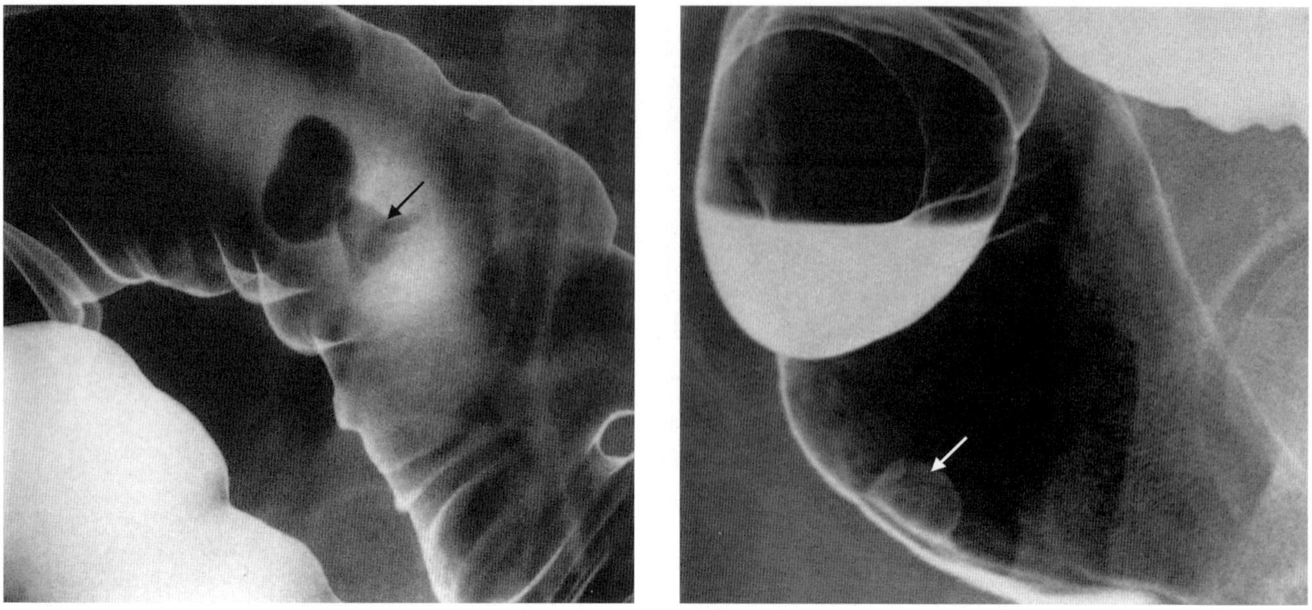

Fig. 5.72 Pólipos. (a) Pólipo pedunculado (seta) delimitado pelo bário no cólon sigmóide. (b) Pólipo séssil (seta) no ceco.

- *Pólipos inflamatórios (pseudopólipos)* são observados na colite ulcerativa.
- *Pólipos hiperplásicos ou metaplásicos.*

Com bases radiológicas muitas vezes é impossível excluir malignidade franca de um pólipo em indivíduo adulto. Contudo, somente uma minoria de pólipos com tamanho inferior a 1 cm e muitos poucos com tamanho acima de 2 cm são cânceres. As características que sugerem malignidade são: um diâmetro de mais do que 2 cm; um pedúnculo curto e grosso ou uma superfície irregular.

Carcinoma

Carcinomas podem ser originários de qualquer local do colo, sendo mais comuns na região retossigmóide e no ceco. Aspecto e comportamento de um carcinoma nestes dois locais geralmente são bem distintos. Pacientes com carcinoma retossigmóide freqüentemente apresentam uma estenose anelar e apresentam alteração do hábito intestinal e obstrução, enquanto naqueles com carcinoma cecal o tumor pode atingir um grande tamanho sem obstruir o intestino, de modo que anemia e perda de peso são as características mais comuns.

Um enema com bário mostra o carcinoma anelar como uma estenose irregular com terminações ombreadas (veja Fig. 5.51, pág. 172). Tais estenoses raramente apresentam comprimento maior do que 6 cm. O carcinoma polipóide (Fig. 5.74) causa um defeito de preenchimento irregular que se projeta para dentro do lúmen intestinal.

Múltiplos tumores primários devem ser excluídos, já que um paciente com um carcinoma de colo apresenta um risco acima do normal para o desenvolvimento de um segundo câncer de colo. Este pode estar presente no momento do diagnóstico ou pode estar presente depois da remoção do tumor inicial.

TC (Fig. 5.75, veja também Fig. 5.4, pág. 145), particularmente TC pneumocolo (Fig. 5.76), como descrito na página 171, é um exame alternativo ao enema com bário em pacientes selecionados para o

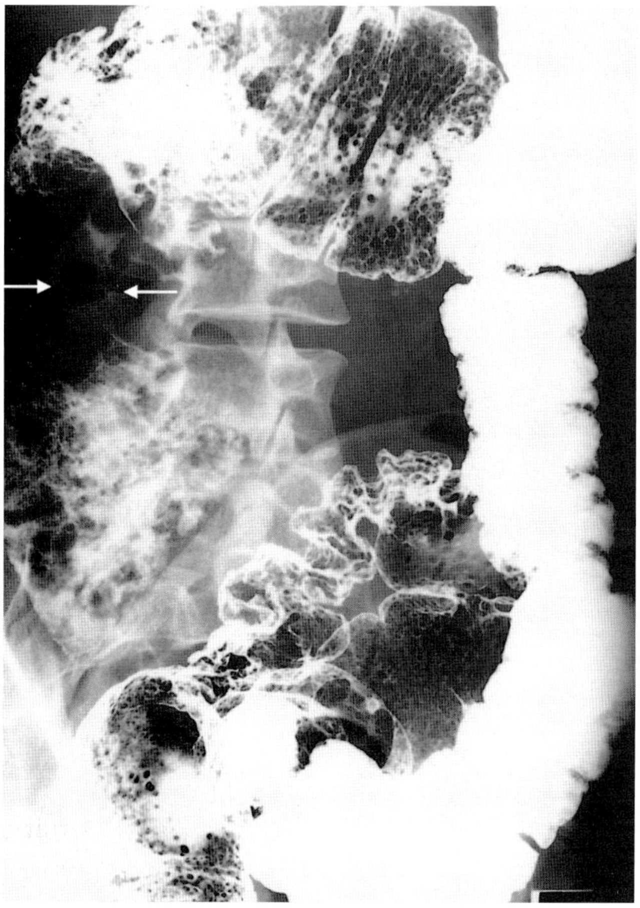

Fig. 5.73 Polipose familiar. Numerosos pequenos pólipos estão presentes em todo o cólon. Um carcinoma anelar desenvolveu-se no cólon ascendente (setas).

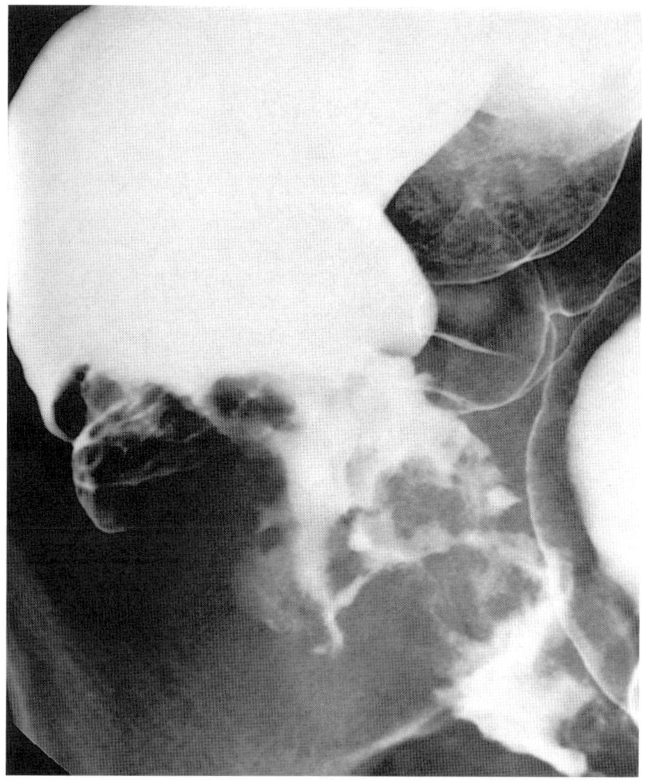

Fig. 5.74 Carcinoma polipóide. Um grande defeito irregular de preenchimento está presente no ceco.

diagnóstico de carcinoma colônico. Um carcinoma pode ser reconhecido como um espessamento da parede intestinal e uma estenose irregular do lúmen do colo. O tumor passa por estadiamento no mesmo procedimento, incluindo-se todo abdome e tórax, uma vez que os locais mais comuns de doença metastática são fígado e pulmões.

TC/RM do carcinoma retal

O papel principal da TC na avaliação de carcinoma retal é a demonstração de metástases para o fígado e pulmões e para identificar doença nos nódulos paraórticos. Na maioria dos casos, a extensão local do carcinoma retal propriamente dita não pode

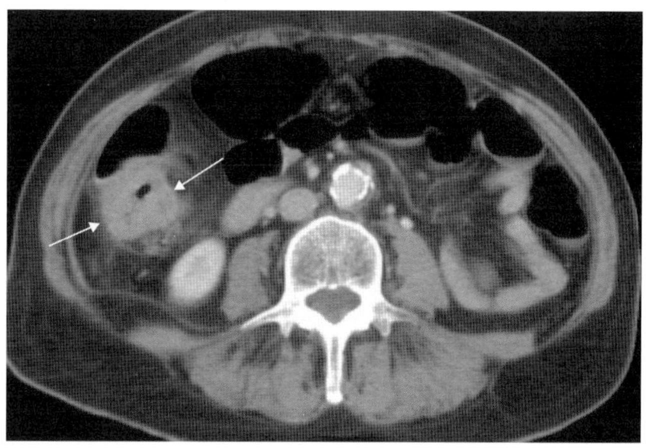

Fig. 5.75 Carcinoma do cólon. TC-padrão mostrando um tumor (setas) no colón ascendente.

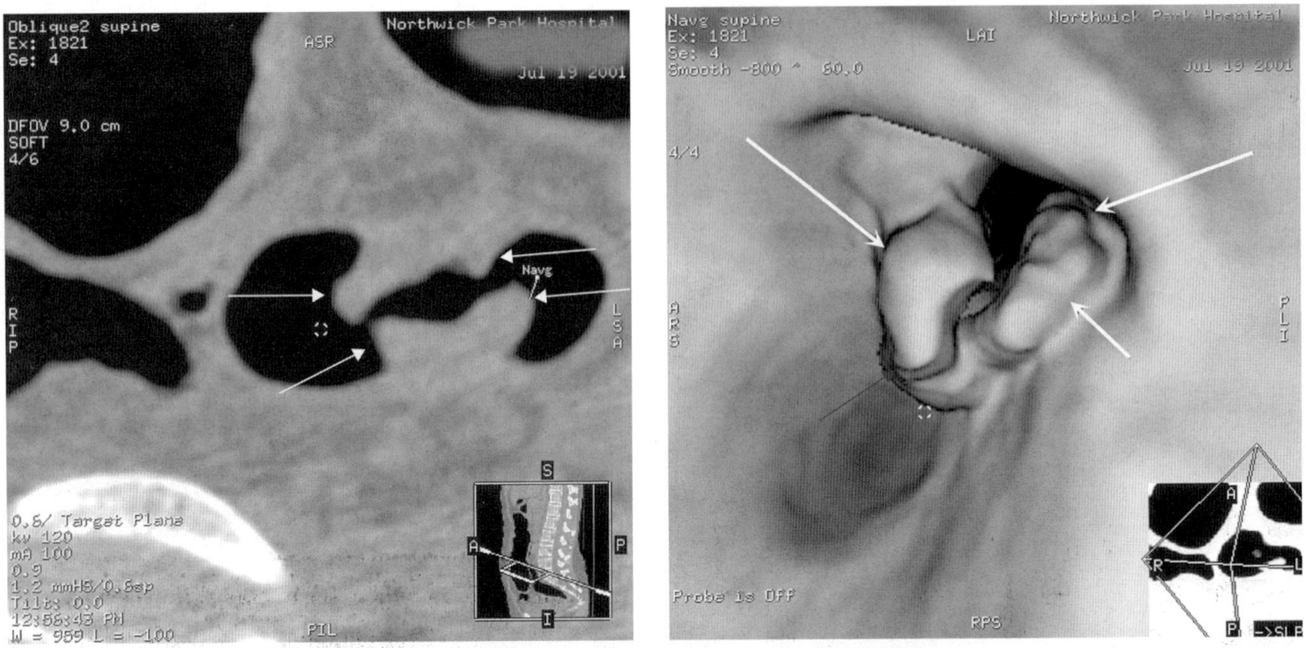

(a) (b)

Fig. 5.76 Carcinoma de cólon apresentado por TC pneumocolo. (a) Corte axial oblíquo mostrando uma estenose com bordas ombreadas clássicas (setas). (b) Colonoscopia virtual demonstrando o tumor de formato irregular (setas).

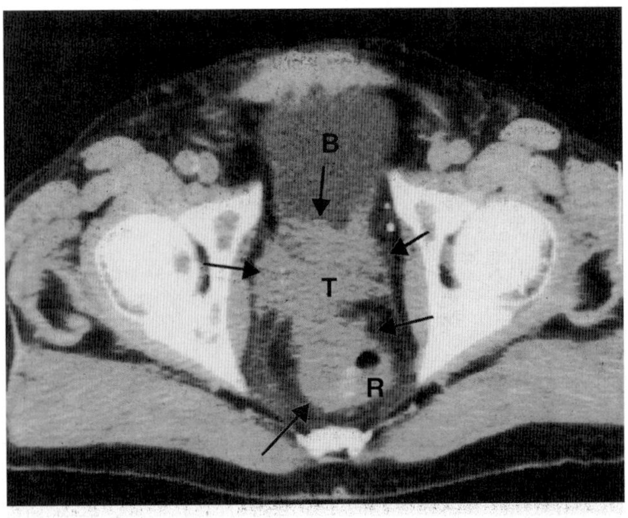

(a)

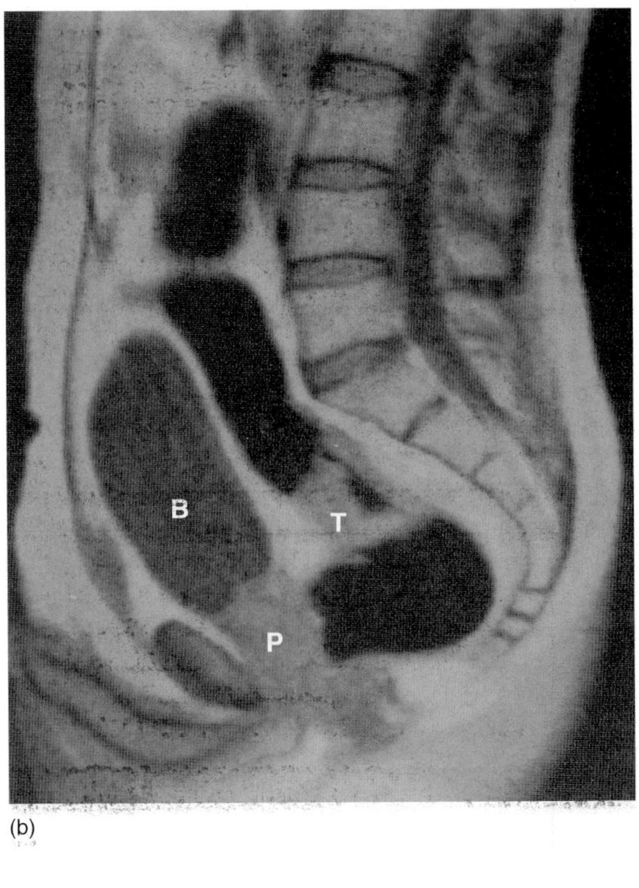

(b)

Fig. 5.77 Carcinoma do reto. (a) TC mostrando o tumor (T) invadindo o tecido adiposo peripélvico e a bexiga (B). A extensão do tumor está indicada por setas. R, reto. (b) RM sagital evidenciando um tumor (T) confinado ao reto (R). B, bexiga; P, próstata.

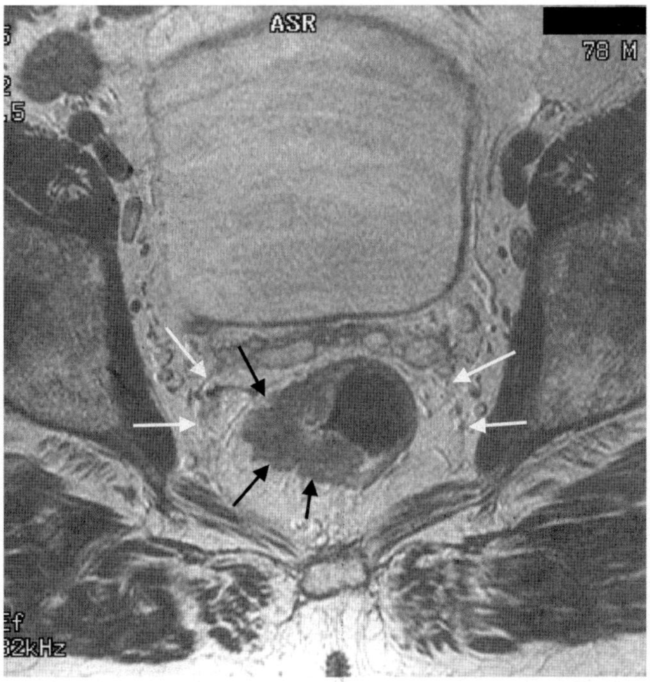

Fig. 5.78 RM de um carcinoma retal. O tumor (setas pretas) pode ser observado invadindo o tecido adiposo perirretal, não cruzando a fáscia mesorretal (as setas brancas apontam para a posição da fáscia mesorretal).

ser exatamente delineada na TC, exceto em doença local avançada (Fig. 5.77), quando podem ser observadas infiltração das paredes laterais da pelve, do sacro ou de outros órgãos pélvicos.

A RM torna-se um importante método para determinação pré-operatória correta da extensão local dos tumores retais. As seqüências ponderadas em T2 do tumor podem delinear precocemente a invasão através da parede do reto para a gordura ao redor (Fig. 5.78), podendo também dizer se o paciente deve fazer radioterapia ou quimiorradioterapia no pré-operatório.

Doença de Hirschsprung (aganglionose congênita)

Doença de Hirschsprung deve-se à ausência de células ganglionares em um certo nível do colo, geralmente na região sigmóide ou retossigmóide. Com o tempo, o colo proximal ao segmento aganglionar torna-se grosseiramente distendido, mas naqueles pacientes que se apresentam logo após o nascimento, a dilatação pode não ser evidente.

O segmento aganglionar, geralmente o reto, é normal ou pequeno ao enema com bário e o diagnóstico depende do reconhecimento da transição do colo normal ou de calibre reduzido para o colo dilatado (Fig. 5.79). Para prevenir o perigo da intoxicação hídrica a partir do colo dilatado, o colo não é submetido à lavagem antes do enema contrastado com bário. O bário introduzido geralmente é limitado à quantidade requerida para demonstrar a zona de transição entre o intestino aganglionar e a zona intestinal dilatada.

Megacolo idiopático (megacolo funcional)

A causa do megacolo idiopático acredita-se ser a obstipação crônica. Ao enema com bário o reto e o colo estão dilatados e contêm uma grande quantidade de fezes. O reto de grande tamanho serve como uma característica diferencial da doença de Hirschsprung.

Fístula anal e abscesso perianal

A maioria das fístulas são pequenos pertuitos simples que podem ser avaliados por meio de exame clínico, não requerendo investigação imagenológica. A RM é o melhor método de demonstração do trajeto de uma fístula anal e, em casos complexos ou recorrentes, é utilizada para ajudar cirurgiões a planejar sua abordagem cirúrgica (Fig. 5.80).

Radiologia no sangramento agudo do intestino delgado e grosso

O exame com padrão de excelência para hemorragia gastrintestinal (GI) aguda é a endoscopia. A fonte do sangramento no trato GI superior (ou seja, esôfago, estômago ou duodeno) geralmente pode ser diagnosticada através de endoscopia. Na hemorragia GI mais baixa (incluindo intestino delgado e grosso), a fonte do sangramento em mais de 95% dos casos são o colo e o reto. Na maioria dos casos, o sangramento agudo resolve-se espontaneamente, podendo então o intestino ser preparado com purgativos para colonoscopia diagnóstica. No entanto, caso exista a hemorragia GI incontrolável, a arteriografia mesentérica é indicada para identificar a fonte do sangramento, demonstrando-se meio de contraste no lúmen intestinal. A identificação do local do sangramento é extremamente útil para o planejamento cirúrgico. Algumas vezes a arteriografia permite um diagnóstico, por exemplo, angiodisplasia ou tumor

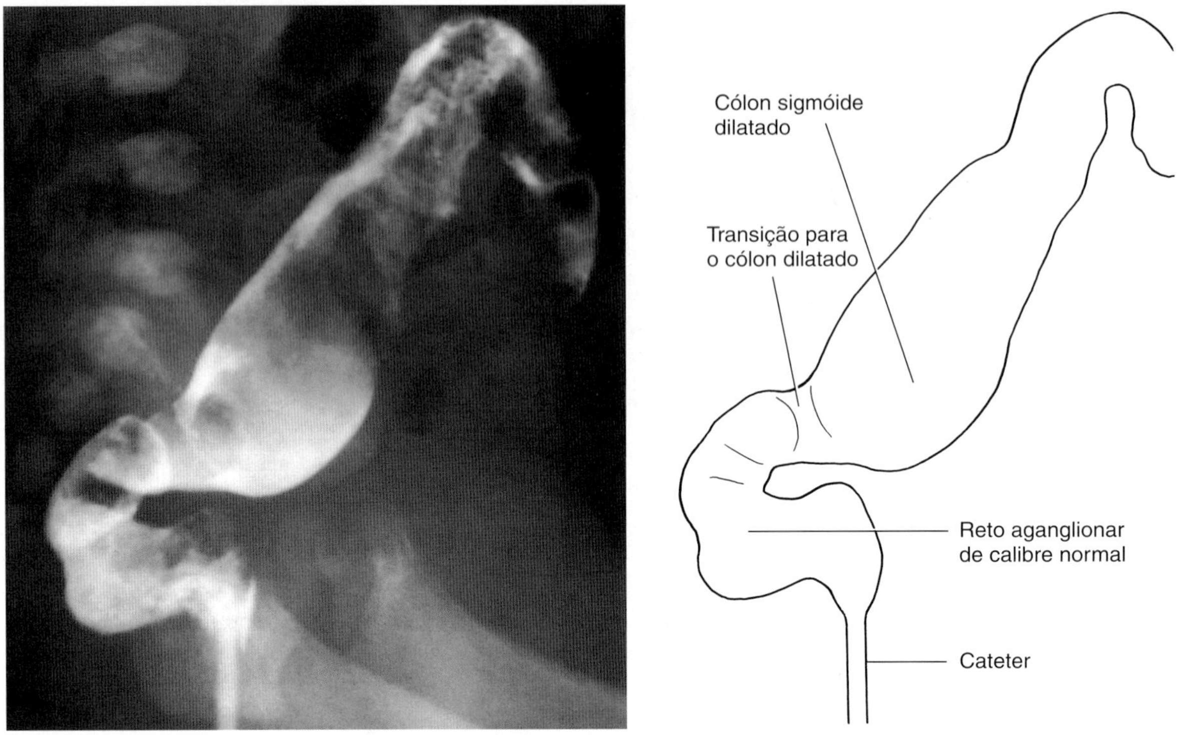

Fig. 5.79 Doença de Hirschsprung. Note a transição entre o reto agangliônico de calibre normal e o cólon sigmóide dilatado.

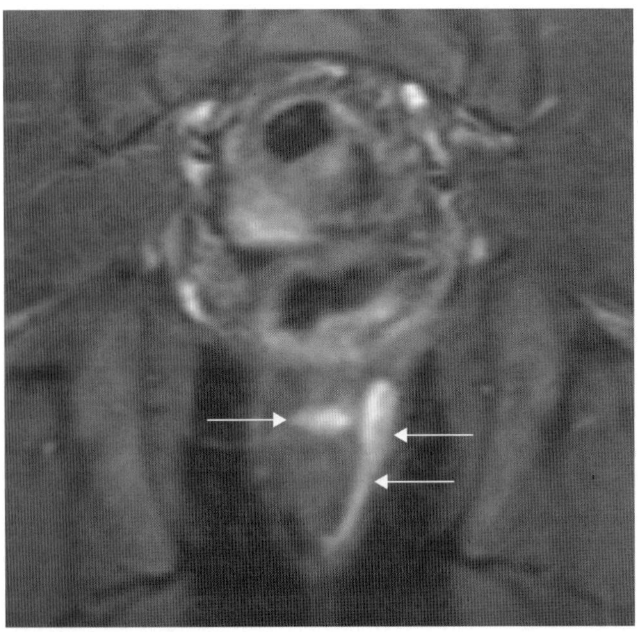

Fig. 5.80 RM de fístula anal. Esta seqüência mostra uma grande fístula (setas) com trajeto vertical ao longo do canal anal e cruzando horizontalmente para o lado oposto da linha média, atrás do canal anal.

de intestino delgado. Quando apropriado, pode ser possível proceder a uma embolização terapêutica do vaso sangrante.

Caso o paciente encontre-se sangrando ativamente a uma taxa superior a 0,5 ml/min, técnicas de medicina nuclear podem ser utilizadas para localizar o sangramento. As células vermelhas do sangue do paciente são marcadas com ^{99m}Tc e o paciente é submetido a imagens na gama-câmara, de modo que todo o sangue coletado no intestino seja visualizado (Fig. 5.81). Imagens por radionuclídeos são muito sensíveis na identificação de sangramento ativo, mes-

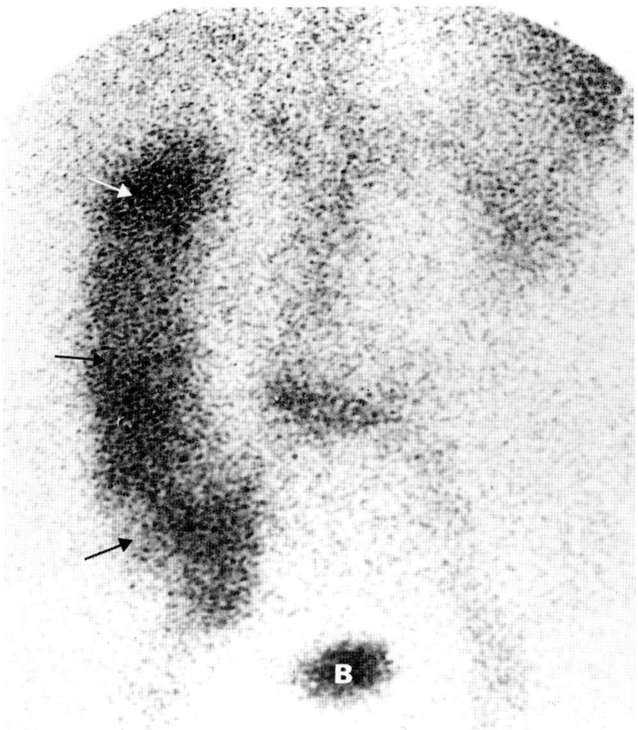

Fig. 5.81 Hemorragia gastrintestinal. Os glóbulos vermelhos do sangue foram marcados com ^{99m}Tc. O sangue coletou-se no cólon ascendente (setas) a partir de um local com sangramento ativo no ceco. B, bexiga.

mo que a localização exata do sangramento possa ser difícil.

Estudos contrastados com bário nunca são utilizados na investigação de hemorragia GI aguda, porque a presença do bário pode impedir outras investigações.

Sangramento colônico em adultos mais comumente deve-se à doença diverticular, angiodisplasia, doença maligna ou inflamatória do colo (doença de Crohn e colite ulcerativa). Doença diverticular do colo é mais comum no colo sigmóide. Angiodisplasia é uma lesão vascular submucosa, geralmente encontrada no ceco, sendo a causa mais comum de sangramento em pacientes mais idosos. Geralmente a colonoscopia é realizada, muitas vezes não-compensatória, devido à impossibilidade de alcançar o lado direito do colo. Mesmo quando o ceco é alcançado, a angiodisplasia pode não estar visível ao colonoscópio.

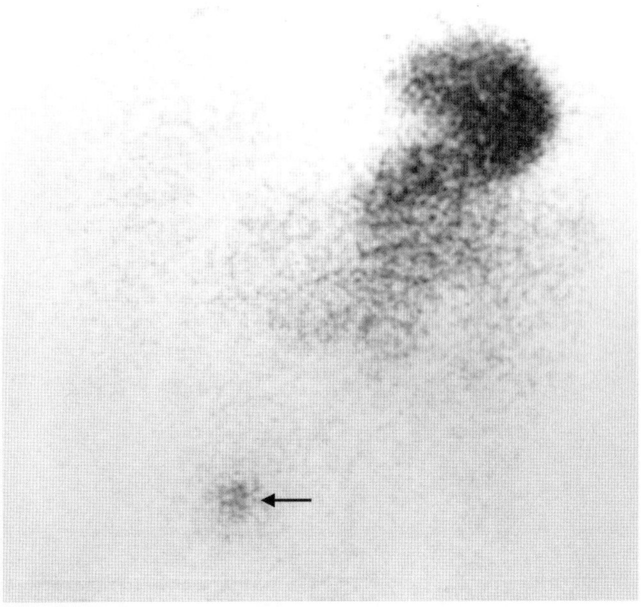

Fig. 5.82 Divertículo de Meckel. Escaneamento com ^{99m}Tc-pertecnetato mostrando uma área isolada de captação em mucosa gástrica ectópica em um divertículo de Meckel (seta). Captação normal do radionuclídeo é observada no estômago.

As causas de sangramento do intestino delgado são todas raras, mas incluem tumores benignos e malignos, malformações vasculares, divertículos jejunais, divertículo de Meckel e doença inflamatória intestinal. Divertículo de Meckel, caso contenha mucosa gástrica ectópica, pode ser responsável por sangramento inexplicável, particularmente em crianças. Um divertículo de Meckel é difícil de demonstrar num trânsito intestinal com bário, mas pode ser visualizado com técnicas de radionuclídeos. Administra-se uma injeção intravenosa de tecnécio-99m (^{99m}Tc-pertecnetato), que localiza a mucosa gástrica. Alta captação é vista no estômago e em qualquer mucosa gástrica dentro de um divertículo de Meckel (Fig. 5.82).

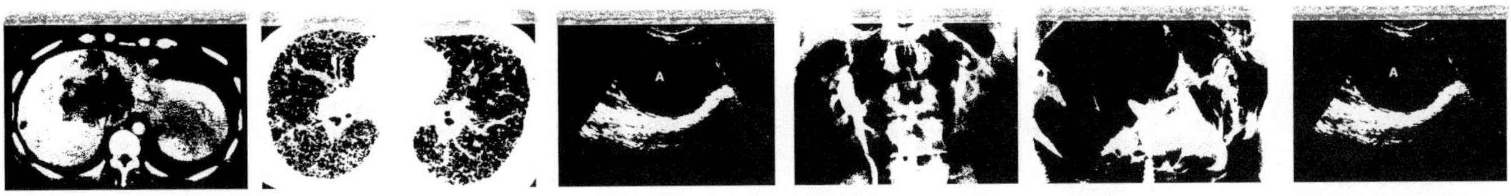

Sistema Hepatobiliar, Baço e Pâncreas

6

Muitos métodos diferentes de imagem do sistema hepatobiliar e pâncreas estão disponíveis, especialmente ultra-sonografia, tomografia computadorizada (TC), exames com radionuclídeos e ressonância magnética (RM). Estudos invasivos como colangiografia percutânea ou cirúrgica e colangiopancreatografia endoscópica retrógrada (ERCP) podem ser indicadas. Cada exame possui suas próprias vantagens e desvantagens. Ultra-sonografia, por exemplo, é particularmente útil para o diagnóstico de doença da vesícula biliar, para o reconhecimento de dilatações dos ductos biliares, diagnóstico de cistos e abscessos e para definir coleções de líquido periepático, enquanto TC e RM são particularmente sensíveis na detecção de lesões de massa como metástases e abscessos. Freqüentemente os diversos métodos são complementares. Como os papéis desempenhados pelos procedimentos individuais não são claramente definidos, a utilização prática dos mesmos pode variar de um centro para o outro.

Visando simplificar a apresentação, discutiremos separadamente o parênquima hepático do trato biliar, apesar de que na prática clínica ambos devem ser considerados em conjunto.

Técnicas intervencionistas designadas para tratar ou remover cálculos biliares e para drenar o sistema biliar são descritas na pág. 445.

Fígado

TÉCNICAS DE IMAGEM

Ultra-sonografia do fígado

O *parênquima hepático normal* (Fig. 6.1) é uniformemente ecorrefletivo, composto por ecos de amplitude média e baixa, intercalados por amplos ecos da tríade portal e de áreas ecogenicamente livres correspondendo às grandes veias hepáticas.

O fígado normal apresenta variação considerável em tamanho e forma. O lobo hepático direito é muito maior do que o esquerdo, que pode ser diminuto. O ligamento falciforme, que contém o ligamento redondo, situa-se entre os segmentos medial e lateral do lobo esquerdo. O ligamento redondo freqüentemente é circundado por gordura; o padrão de ecos resultantes não deve ser confundido com uma massa (Fig. 6.2).

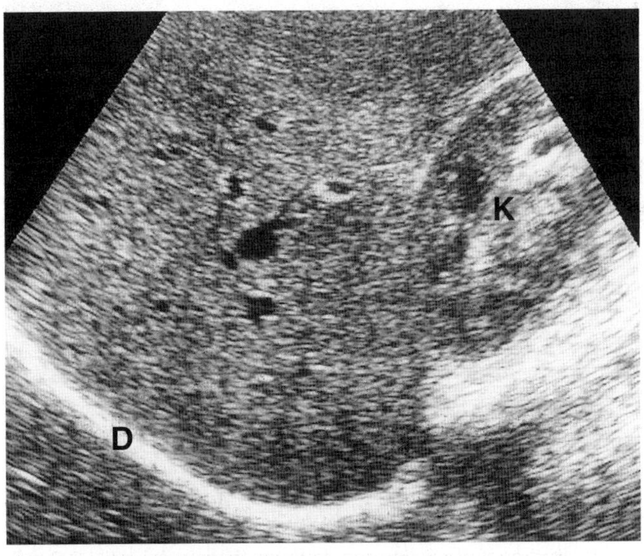

Fig. 6.1 Ultra-sonografia hepática normal. Corte longitudinal mostrando padrão uniforme de eco intercalado com ecos claros da tríade portal e áreas livres de ecos das veias hepática e portal. D, diafragma; K, rim direito.

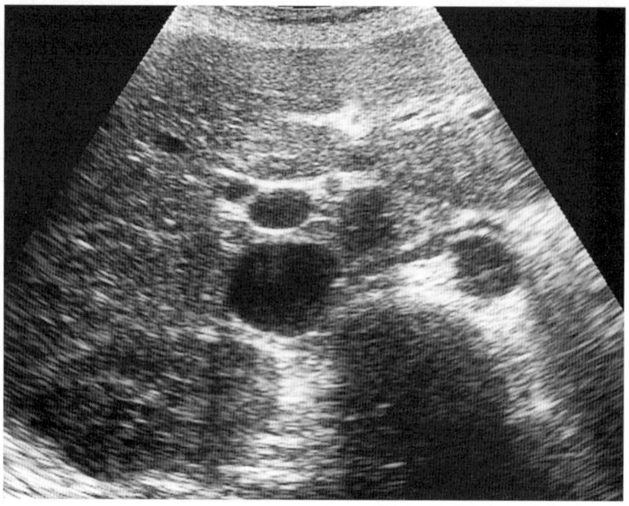

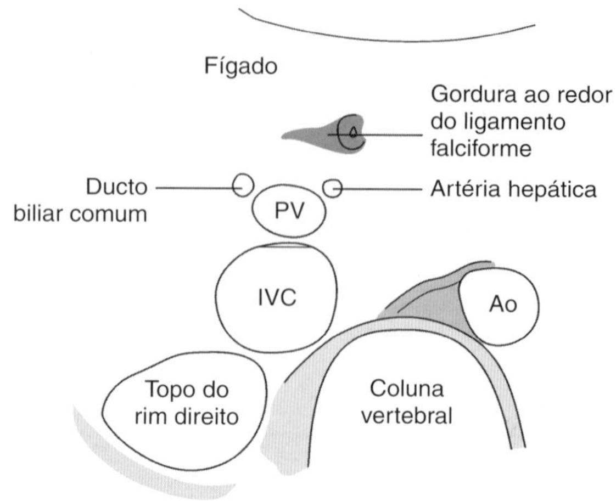

Fig. 6.2 Ultra-sonografia hepática normal. Corte transverso através da *porta hepatis*. Ao, aorta; IVC, veia cava inferior; PV, veia porta.

Dentro do fígado, a veia porta divide-se em ramos direito e esquerdo. Ao lado das veias portais trafegam as artérias hepáticas e ductos biliares, sendo ambos geralmente muito pequenos para serem visualizados dentro do fígado. Ao redor destas tríades portais existe uma bainha ecorrefletora de tecido fibroso e adiposo. As veias hepáticas trafegam separadamente, aumentando em diâmetro enquanto drenam em direção à veia cava inferior, ao nível do diafragma (Fig. 6.3).

Massas focais são reconhecidas ultra-sonograficamente como alterações do padrão ecogênico normal. Podem ser divididas em cistos, massas sólidas ou combinações complexas de ambos. Cistos livres de ecos e que apresentem paredes finas ou invisíveis podem ser encarados como não-neoplásicos (Fig. 6.4). Massas sólidas ou complexas (Figs. 6.5 e 6.6) dentro do fígado podem ser de natureza benigna ou maligna. Teoricamente, a maioria das massas sólidas benignas é encapsulada e apresenta uma margem relativamente bem delimitada com o parênquima hepático adjacente, enquanto lesões malignas apresentarão bordas mais irregulares. Contudo, na prática muitas vezes é difícil distinguir entre lesões benignas e malignas, a não ser que a massa seja claramente um cisto simples.

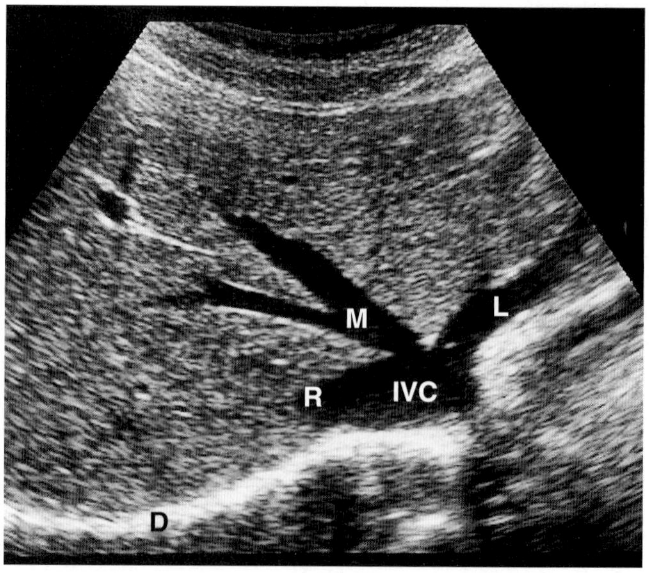

Fig. 6.3 Ultra-sonografia hepática normal. Corte transverso através da porção superior do fígado mostrando as veias hepáticas direita (R), média (M) e esquerda (L), drenando para dentro da veia cava inferior (IVC) enquanto esta penetra no diafragma (D).

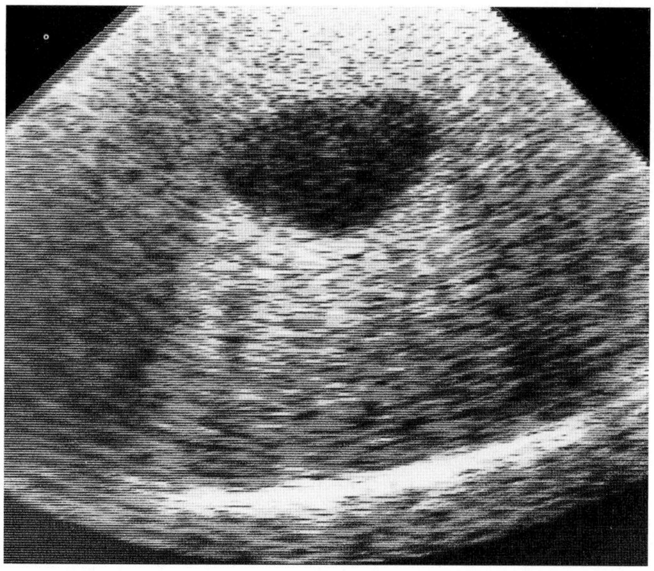

Fig. 6.4 Ultra-sonografia de cisto benigno. Note as paredes imperceptíveis e a ausência de ecos dentro do cisto.

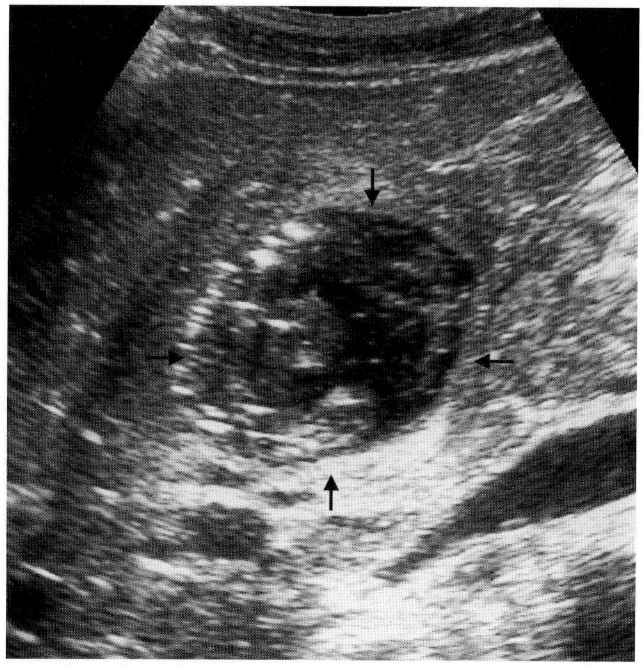

Fig. 6.6 Ultra-sonografia de uma massa complexa. Corte longitudinal de um abscesso mostrando massa esférica (setas) com áreas de ecogenicidade maiores e menores do que o fígado normal.

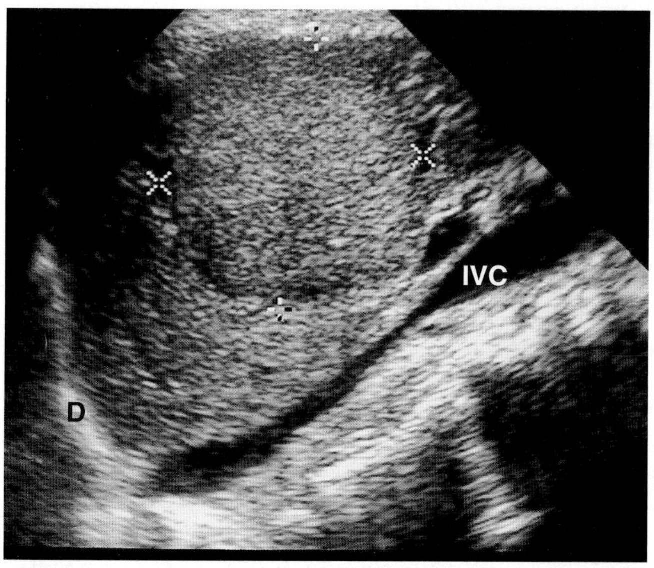

Fig. 6.5 Ultra-sonografia de massa sólida. Corte longitudinal. Os cursores indicam uma massa ecogênica, que demonstrou ser uma metástase. D, diafragma; IVC, veia cava inferior.

Quando múltiplas massas sólidas ou complexas são observadas no fígado, o diagnóstico provável é de doença metastática, principalmente em pacientes com um tumor primário conhecido. Os principais diagnósticos diferenciais de múltiplas massas são abscessos múltiplos, nódulos de regeneração em caso de cirrose hepática e hemangiomas múltiplos.

Doenças parenquimatosas difusas, como inflamação crônica difusa e infiltração neoplásica difusa podem causar um aumento generalizado dos ecos do parênquima hepático, sendo difíceis de diferenciar uma da outra.

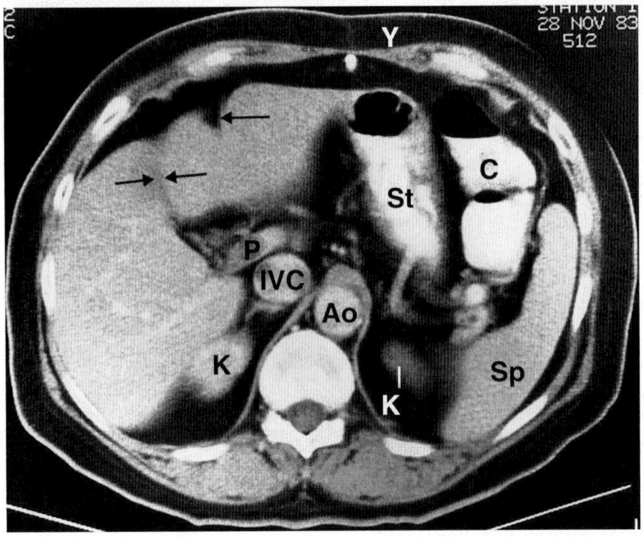

Fig. 6.7 TC hepática normal através da *porta hepatis* (imagem realçada). Ao, aorta; C, cólon; IVC, veia cava inferior; K, rim; P, veia porta; Sp, baço; ST, estômago; seta única, fissura para o ligamento falciforme; seta dupla, fissura para a vesícula biliar que divide o fígado em lobo direito e esquerdo.

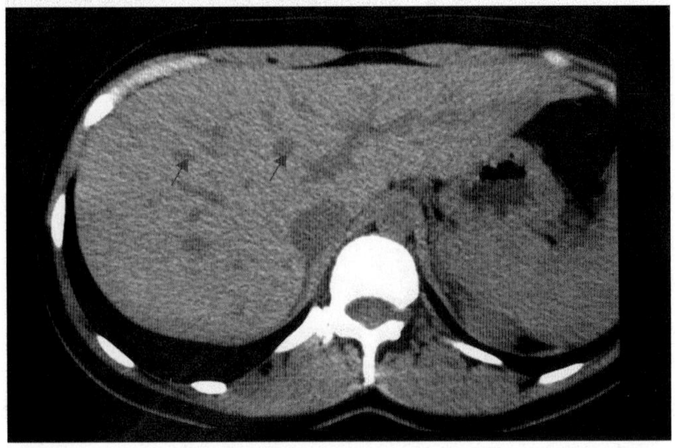

Fig. 6.8 TC hepática normal mostrando veias não-opacificadas (setas) que não devem ser confundidas com metástases.

TC do fígado (Fig. 6.7)

Meio de contraste intravenoso geralmente é administrado visando aumentar a densidade do parênquima hepático normal e para enfatizar a diferença de densidade entre o parênquima normal e lesões que contrastam pouco, tal como tumores, abscessos e hematomas. É possível visualizar as diferentes fases da opacificação hepática procedendo a escaneamentos em diversos momentos após a injeção do contraste. O fígado possui um duplo suprimento sanguíneo a partir da artéria hepática e veia porta. A maior parte das metástases é mais bem demonstrada como áreas de baixa atenuação durante a fase portal em um escaneamento realizado 60-70 segundos após a injeção do contraste. Escaneamento durante a fase arterial, cerca de 30 segundos após a injeção do contraste, mostrará lesões como hemangiomas e algumas neoplasias, particularmente hepatomas e metástases altamente vasculares, com áreas de maior realce que o parênquima circundante.

A anatomia lobar do fígado é definida pela fissura para a vesícula biliar, que divide os lobos direito e esquerdo. A fissura para o ligamento falciforme também é claramente demonstrada, dividindo o lobo esquerdo em segmentos medial e lateral. Como auxílio para o planejamento cirúrgico, especialmente resecção de metástases, o fígado é dividido em oito segmentos determinados pelas veias hepáticas e portais.

O parênquima hepático normal possui uma densidade relativamente alta antes do realce com contraste; maior do que a do músculo e maior ou igual à densidade do baço. Nas imagens obtidas sem meio de contraste intravenoso, as veias hepáticas e portais são vistas como estruturas ramificadas, de baixa densidade, que trafegam através do fígado. Como a TC é uma técnica seccional, alguns desses ramos podem ser observados como áreas arredondadas ou ovais de baixa densidade, que não devem ser confundidas com metástases (Fig. 6.8). Após realce com meio de contraste, as veias opacificam-se assumindo uma densidade similar ou superior à densidade do parênquima circundante. Como os ductos biliares intra-hepáticos normais não são visíveis e os vasos hepáticos opacificam com meio de contraste, o parênquima hepático normal após administração de contraste mostra uma densidade uniforme ou então, mostra as veias claramente opacificadas contra um fundo de densidade uniforme. A região da *porta hepatis* é reconhecível como pontos de entrada e saída dos principais vasos e ductos biliares. O sistema biliar distal aos ductos hepáticos direito e esquerdo pode ser identificado, mas os ductos biliares intra-hepáticos menores não são visíveis num paciente normal.

Angiografia por TC pode ser realizada utilizando TC com multidetectores.

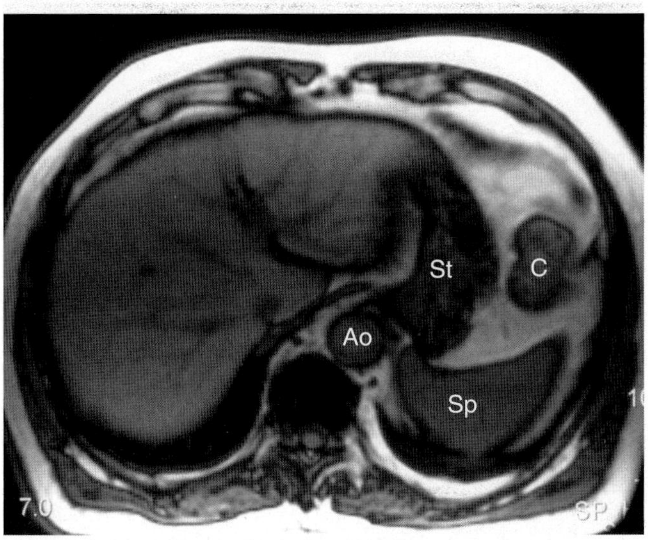

Fig. 6.9 RM hepática normal. O parênquima hepático mostra sinal intermediário. Os vasos sanguíneos no fígado (predominantemente as veias porta e hepática) não apresentam sinal. A gordura apresenta um sinal alto. Ao, aorta; C, flexura esplênica do cólon; Sp, baço; St, estômago.

RM do fígado (Fig. 6.9)

Ressonância magnética é utilizada como uma técnica de solução de problemas para fornecer informação adicional à ultra-sonografia e TC. No entanto, é uma excelente técnica para demonstração de tumores primários e secundários, sendo muitas vezes utilizada quando se cogita uma cirurgia hepática. Cortes axiais fornecem imagens semelhantes às imagens por TC, mas as imagens podem ser obtidas em planos coronal e sagital. Contraste intravenoso é utilizado para melhorar a visualização e ajudar a caracterizar as lesões. Estão sendo desenvolvidos novos agentes hepáticos específicos: alguns são captados pelos hepatócitos e alguns pelas células reticuloendoteliais, tumores malignos não têm, normalmente, hepatócitos ou células reticuloendoteliais, assim existe um maior contraste entre tumor e fígado normal. Utilizando seqüências especiais, geralmente com contraste intravenoso, também se pode obter informação da circulação hepática arterial e venosa, particularmente bem demonstrada em cortes coronais (veja Fig. 17.4c, pág. 433).

MASSAS HEPÁTICAS

A ultra-sonografia, a TC e a RM são bons métodos para decidir a presença ou não de uma massa. Pode ser possível predizer a natureza da massa, como por exemplo cistos e hemangiomas. Algumas vezes o diagnóstico pode ser sugerido, como no caso de metástases múltiplas, mas freqüentemente o diagnóstico definitivo depende de uma biópsia.

Neoplasias hepáticas malignas

Metástases, notavelmente devidas a um carcinoma do estômago, cólon, pâncreas, pulmão e mama, são muito mais comuns que tumores primários (hepatoma e linfoma maligno, sendo que ambos podem ser multifocais).

Metástases muitas vezes são múltiplas, situam-se perifericamente e apresentam tamanho variável. Ao ultra-som podem apresentar aumento da ecogenicidade (Fig. 6.10a) ou, mais freqüentemente, ecogenicidade reduzida em comparação com o parênquima circundante (Fig. 6.10b). Com o passar do tempo, apresentam um padrão de ecos complexo e, quando passam por uma necrose central, podem até mesmo lembrar cistos. Uma metástase pode apresentar um centro ecogênico, dando um aspecto descrito como lesão-alvo (Fig. 6.10c). Algumas metástases apresentam um padrão de ecos virtualmente idêntico àquele do parênquima circundante, o que significa que elas não podem ser identificadas por meio de uma ultra-sonografia. À TC, metástases são observadas como áreas arredondadas, de densidade geralmente mais baixa que o parênquima circundante realçado com contraste (Fig. 6.11a). A maioria é bem demarcada contra o parênquima adjacente. Algumas vezes observa-se intenso realce com contraste dentro do tumor ou imediatamente ao redor deste – uma característica útil que não é encontrada nos cistos. Algumas metástases, notavelmente carcinóides, são hipervasculares e aparecem como áreas altamente densas (Fig. 6.11b). A RM é um excelente método para demonstração de metástases (Fig. 6.12), que apresentam um sinal menos intenso que o fígado normal em imagens ponderadas em T1, e um alto sinal em imagens ponderadas em T2. Diversos agentes de contraste intravenoso podem ser utilizados para auxiliar em sua visualização.

Carcinomas hepáticos primários, que incluem o carcinoma hepatocelular e colangiocarcinoma, muitas vezes são grandes e geralmente solitários, mas podem ser multifocais. Suas características na TC, ultra-sonográficas e de ressonância magnética são similares às das neoplasias metastáticas (Fig. 6.13).

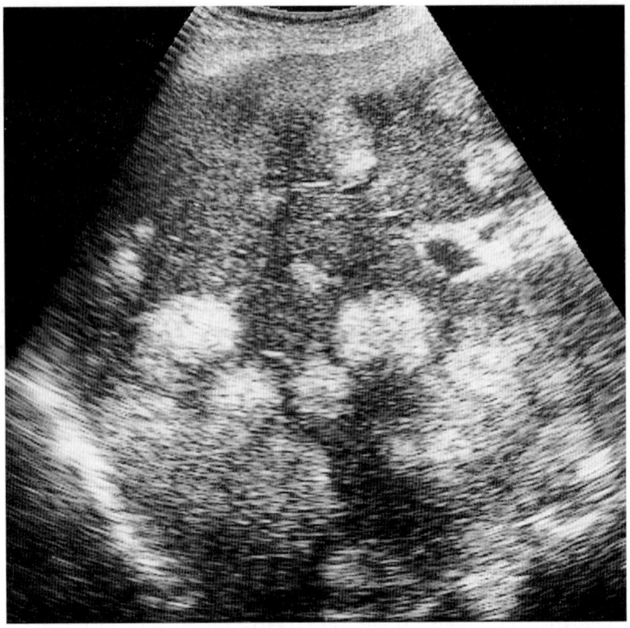

(a)

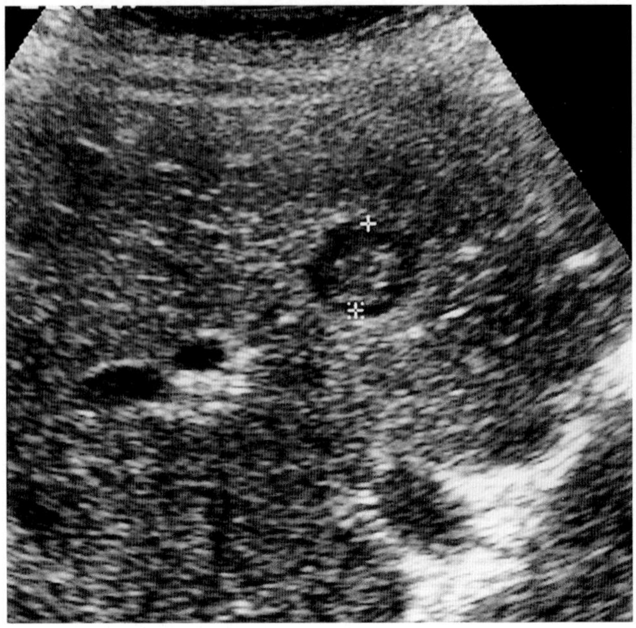

(c)

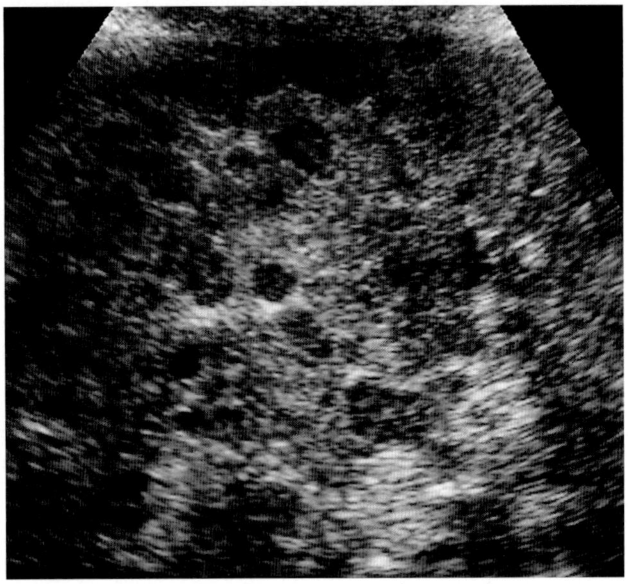

(b)

Fig. 6.10. Ultra-sonografia de metástases hepáticas. (a) Múltiplas metástases hiperecóicas disseminadas pelo fígado. (b) Metástases múltiplas aparecendo como lesões redondas hipoecóicas bem definidas, disseminadas pelo fígado. (c) Os cursores indicam uma metástase mostrando ecogenicidade reduzida, mas com um centro ecogênico conhecido como lesão em alvo.

Massas hepáticas benignas

Massas hepáticas benignas são freqüentemente encontradas na população geral. Geralmente são cistos, alguns são hemangiomas. Hiperplasia nodular focal e adenomas são raros, sendo semelhantes a massas malignas.

Cistos hepáticos

Cistos hepáticos podem ser isolados ou múltiplos e geralmente são de origem congênita; alguns são devidos à infecção. Cistos hepáticos múltiplos ocorrem em doença policística adulta, que não afeta somente os rins, mas também pode envolver o fígado e outros órgãos. Estes cistos variam em tamanho e encontram-se espalhados em todo o fígado.

Ao ultra-som, os cistos hepáticos mostram as características típicas de cistos encontrados em outros locais do organismo, ou seja, apresentam margens nítidas, sem ecos dentro da lesão e ecos intensos ori-

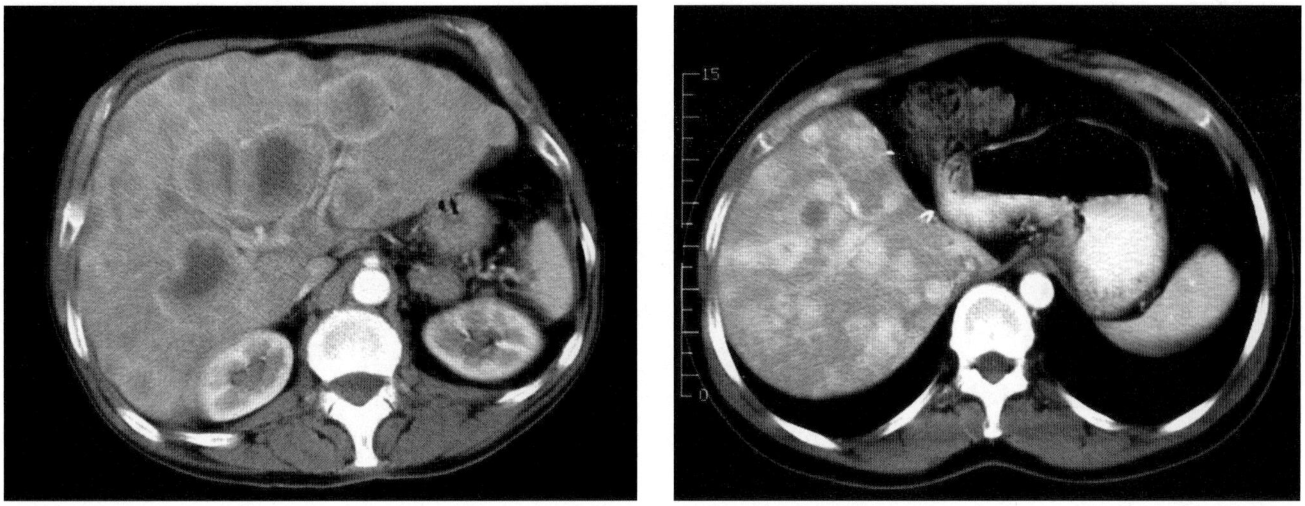

(a) (b)

Fig. 6.11 TC de metástases. (a) Existe um grande número de lesões de baixa densidade em ambos os lobos do fígado, que apresentam realce ao redor de suas margens. O paciente era portador de carcinoma brônquico. (b) Metástases vasculares provocadas por tumor carcinóide visualizadas como áreas de alta densidade. O paciente apresentava uma hepatectomia esquerda.

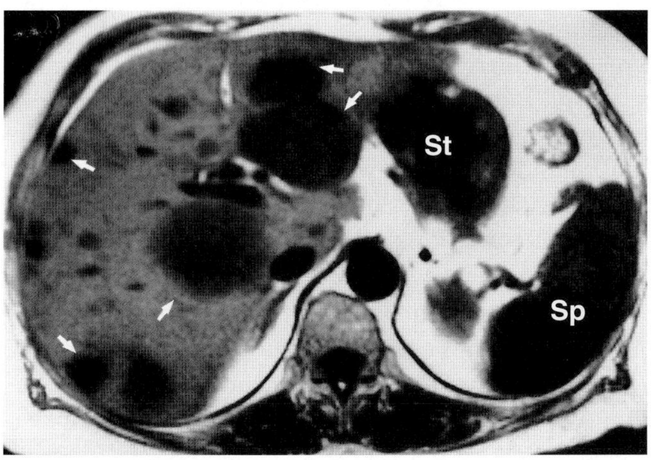

Fig. 6.12 Metástases. RM mostrando múltiplas áreas hepáticas arredondadas de baixo sinal (setas) nesta imagem ponderada em T1. Compare com a imagem normal apresentada na Figura 6.9. Sp, baço; St, estômago.

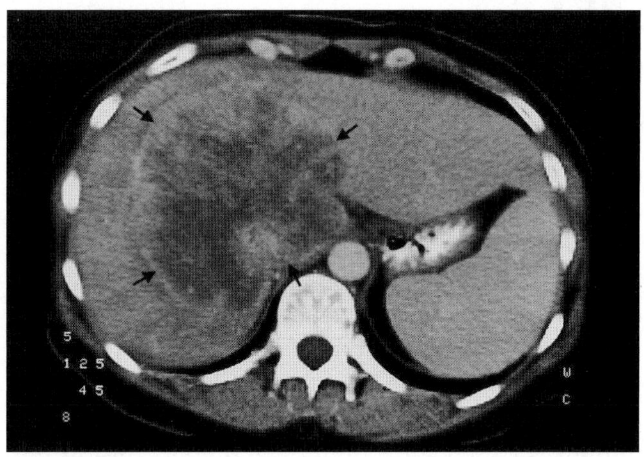

Fig. 6.13 Hepatoma. A TC mostra uma grande massa de densidade variável (setas).

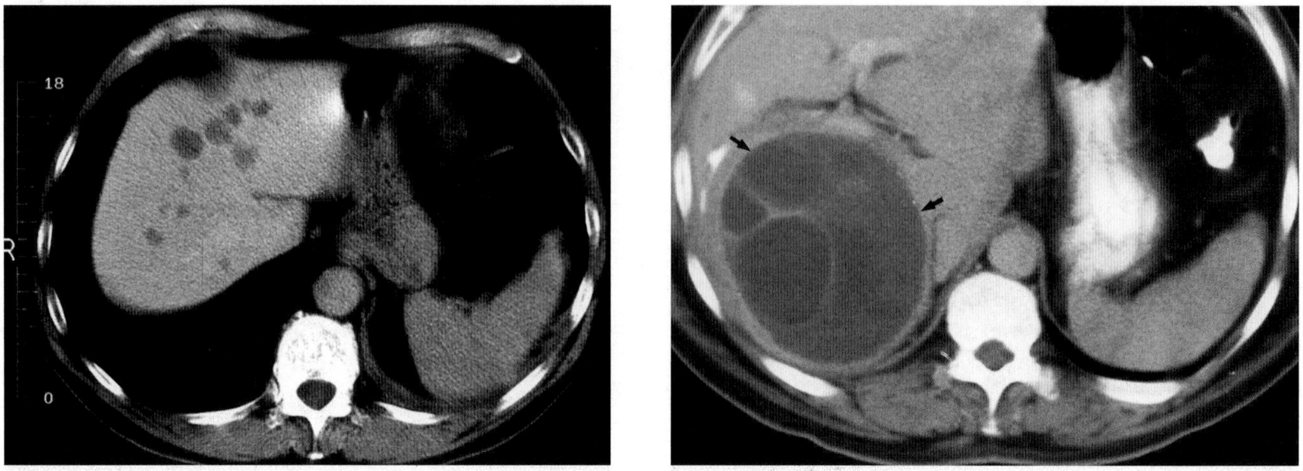

(a) (b)

Fig. 6.14 Cistos hepáticos. (a) Cistos hepáticos simples. TC mostra várias lesões bem definidas com a densidade de água. (b) TC mostrando um cisto hidático multilocular no lobo hepático direito (setas).

ginados das paredes anterior e posterior, com realce acústico profundamente aos cistos maiores (veja Fig. 6.4, pág. 193).

À TC, os cistos mostram margens muito bem definidas e possuem valores de atenuação similares aos da água (Fig. 6.14a). Muitas vezes não é possível caracterizar lesões pequenas e com lesões menores que 1 cm em diâmetro praticamente nunca é possível distinguir um cisto de uma neoplasia.

Na RM, as características são similares àquelas encontradas na TC. Cistos apresentam a intensidade de sinal esperada para a água, ou seja, um sinal baixo na imagem ponderada em T1 e um sinal alto na imagem ponderada em T2.

Cistos devidos à equinococose (doença hidática) podem ser únicos ou múltiplos; alguns apresentam paredes calcificadas. Cistos multiloculados podem ser observados na ultra-sonografia e na TC (Fig. 6.14 b). A não ser que estas características estejam presentes, os cistos devidos à doença hidática podem não ser distinguíveis de cistos simples, seja na ultrasonografia seja na TC.

Ocasionalmente, metástases podem apresentar um aspecto cístico.

Hemangiomas hepáticos (Figs. 6.15 e 6.16)

Um ou mais hemangiomas do fígado são achados incidentais comuns e raramente requerem ressecção cirúrgica. Ocasionalmente podem causar hemorragia significativa, especialmente após um traumatismo e, conseqüentemente, biópsia percutânea deve ser evitada se possível. Hemangiomas do fígado lembram neoplasias e outras massas ao ultra-som. À TC, existe uma característica que permite uma diferenciação a ser feita. Inicialmente um hemangioma apresenta-se como uma lesão arredondada, de baixa densidade, mas quando se repetem cortes após administração de contraste a intervalos de alguns minutos, a densidade aumenta, tornando-se similar àquela do fígado circundante.

Ressonância magnética mostra intensidade uniforme muito alta em imagens ponderadas em T2 (Fig. 6.16), uma característica dividida com cistos benignos, porém muito pouco usual em lesões neoplásicas malignas.

Adenoma e hiperplasia nodular focal

Ambas as condições aparecem como massas realçadas na TC (Fig. 6.17).

ABSCESSO HEPÁTICO (Fig. 6.18)

Abscessos apresentam similaridades com os cistos, mas usualmente podem ser deles distinguidos. Abscessos hepáticos tendem a apresentar centros líquidos, com paredes mais espessas, mais irregulares e mais definidas que aquelas dos cistos simples. Apesar de os valores de atenuação no centro do abscesso

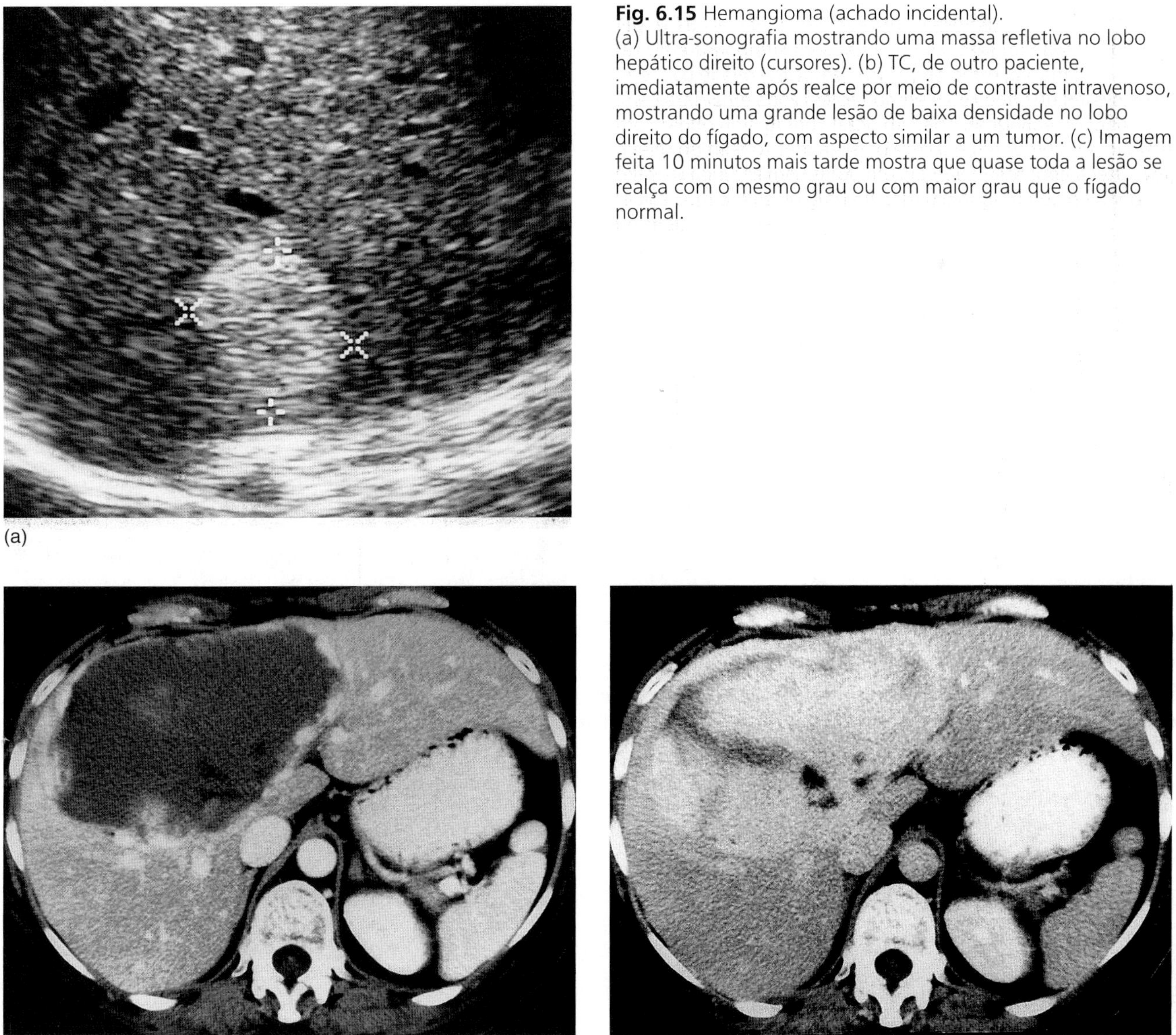

(a) (b) (c)

Fig. 6.15 Hemangioma (achado incidental).
(a) Ultra-sonografia mostrando uma massa refletiva no lobo hepático direito (cursores). (b) TC, de outro paciente, imediatamente após realce por meio de contraste intravenoso, mostrando uma grande lesão de baixa densidade no lobo direito do fígado, com aspecto similar a um tumor. (c) Imagem feita 10 minutos mais tarde mostra que quase toda a lesão se realça com o mesmo grau ou com maior grau que o fígado normal.

poderem ser os mesmos que os da água, geralmente são maiores.

Ao ultra-som pode ser observada uma camada de tecido necrótico dentro do abscesso. (Deve-se notar que mesmo cistos simples podem demonstrar alguns ecos finos dentro deles, os quais, acredita-se, sejam devidos a cristais de colesterol remanescentes de antigas hemorragias dentro dos cistos.) Ocasionalmente, abscessos crônicos calcificam.

Abscessos geralmente não são distinguidos de tumores necróticos ao ultra-som, TC ou RM, mas a situação clínica deverá auxiliar na distinção. Aspiração e drenagem invariavelmente são realizadas em qualquer caso de suspeita de abscesso, sendo convenientemente realizadas guiadas por ultra-som.

CIRROSE HEPÁTICA E HIPERTENSÃO PORTAL

Na hipertensão portal a pressão no sistema portal venoso está elevada devido à obstrução do fluxo sanguíneo nos sistemas venosos portal e hepático. Cirrose hepática é, de longe, a causa mais freqüente. Outras causas incluem oclusão das veias hepáticas (síndrome de Budd-Chiari) e trombose da veia porta, particularmente após infecção da veia umbilical no período neonatal.

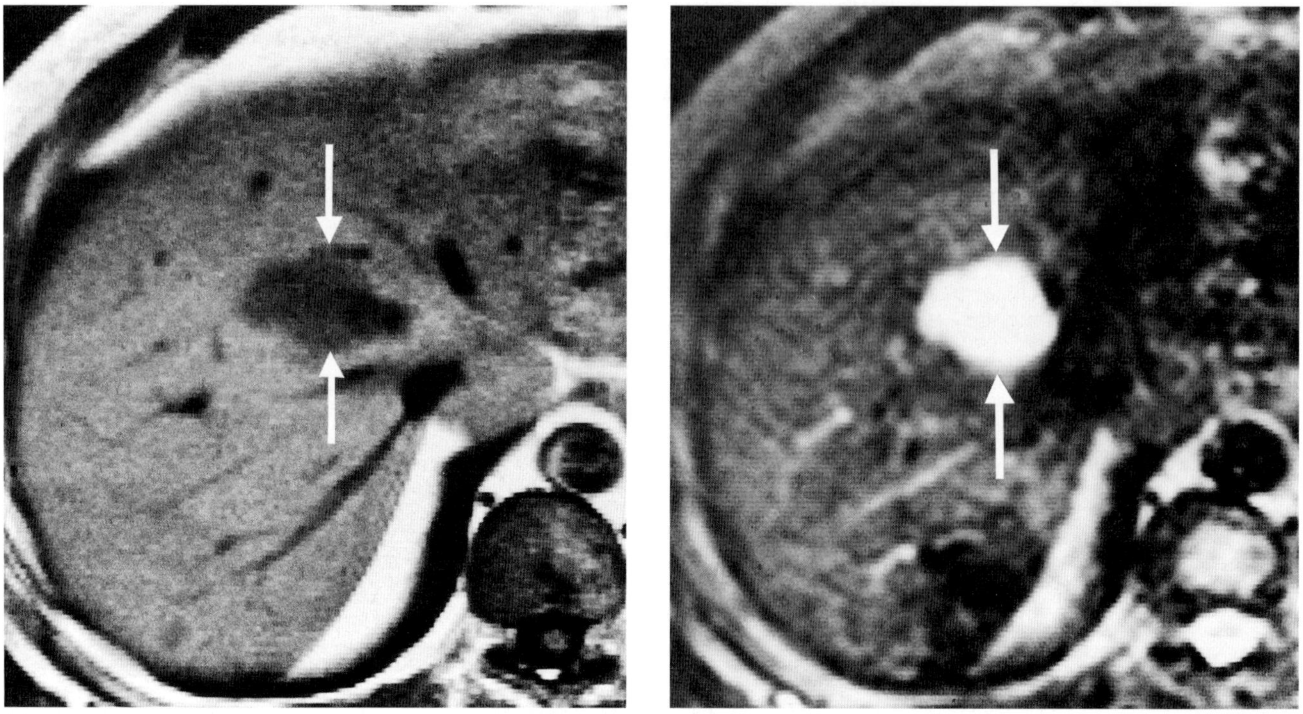

(a) (b)

Fig. 6.16 RM de um hemangioma. (a) Área de baixa densidade (setas) em uma imagem ponderada em T1. (b) Área de alta densidade (setas) em uma imagem ponderada em T2. Este hemangioma foi um achado incidental.

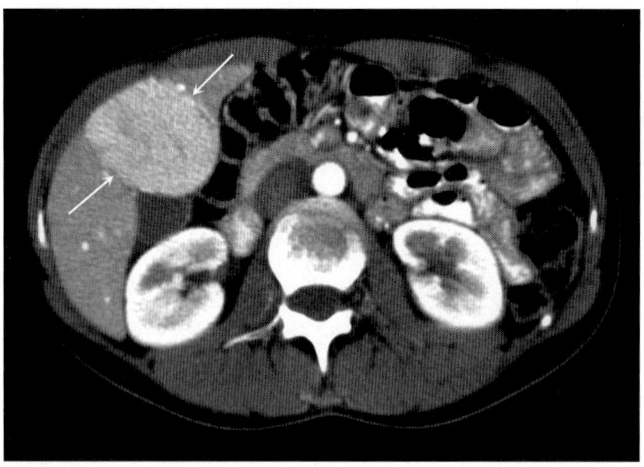

Fig. 6.17 Hiperplasia nodular focal apresentando-se como uma área densa bem definida no lobo hepático direito (setas).

Como a pressão venosa portal está aumentada, o sangue flui através de canais anastomóticos, conhecidos como anastomoses portossistêmicas, para entrar na veia cava, contornando o fígado. Estes canais colaterais podem ser encontrados em diversos locais, sendo as varizes da terminação inferior do esôfago as mais importantes (veja Fig. 5.17, pág. 154). Os canais colaterais podem ser identificados com ultra-sonografia com Doppler colorido.

Os sinais de cirrose hepática na TC e no ultra-som são redução no tamanho do lobo direito do fígado e irregularidade da superfície hepática, junto com esplenomegalia. Ascite também pode estar presente. Ao ultra-som, a textura hepática pode estar difusamente anormal; à TC o parênquima parece normal até que a doença se encontre avançada.

A permeabilidade das veias esplênica, porta e hepática pode ser avaliada com ultra-sonografia por Doppler, TC e RM.

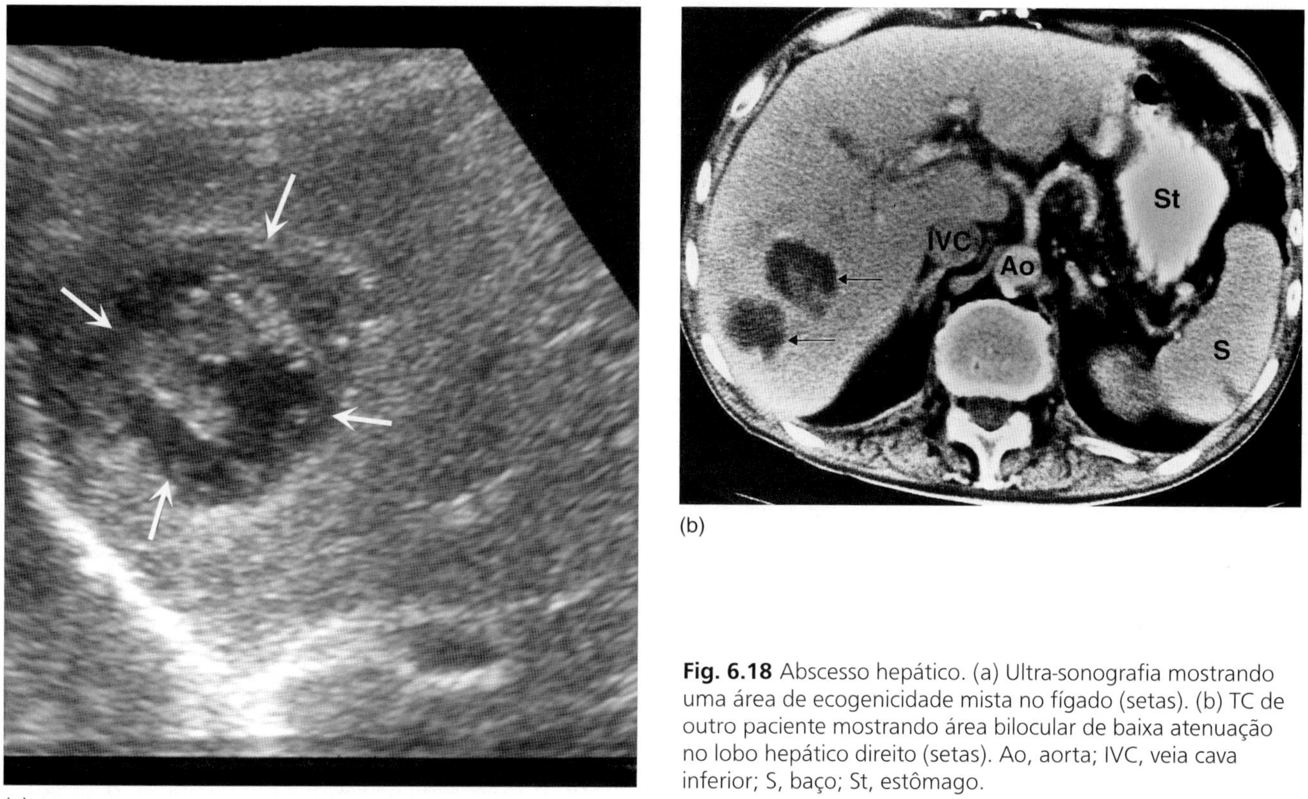

(a)

(b)

Fig. 6.18 Abscesso hepático. (a) Ultra-sonografia mostrando uma área de ecogenicidade mista no fígado (setas). (b) TC de outro paciente mostrando área bilocular de baixa atenuação no lobo hepático direito (setas). Ao, aorta; IVC, veia cava inferior; S, baço; St, estômago.

Como última tentativa de tratamento de varizes sangrantes realiza-se um procedimento percutâneo conhecido como TIPS (*shunt* portossistêmico transjugular intra-hepático). Neste procedimento cria-se uma conexão entre o sistema venoso portal e sistêmico, colocando-se um *stent* conectando uma grande veia hepática e a veia porta dentro do fígado (veja pág. 443).

TRAUMA HEPÁTICO

Trauma hepático é a lesão abdominal que mais comumente leva ao óbito. Lacerações parenquimatosas são as lesões mais freqüentes e muitas vezes são acompanhadas de hematomas subcapsulares e intra-hepáticos (Fig. 6.19). Lacerações e hematomas são reconhecidos como áreas de baixa densidade em relação ao parênquima realçado por contraste. Vazamento do contraste indica sangramento ativo. Apesar da ultra-sonografia e RM serem capazes de demonstrar lesões hepáticas, a TC é a melhor técnica porque pode mostrar anormalidades não demonstradas pelo ultra-som e porque fornecerá uma visão geral de outros órgãos lesados (por exemplo, rins e baço), podendo identificar pequenas quantidades de líquido na cavidade peritoneal. É importante escanear a pelve, onde podem ser demonstradas grandes quantidades de sangue, enquanto que no abdome superior são observadas somente pequenas quantidades.

DEGENERAÇÃO GORDUROSA DO FÍGADO

Degeneração gordurosa do fígado, mesmo que não normal, é um achado relativamente freqüente, particularmente em indivíduos que abusam do álcool e pessoas malnutridas ou debilitadas por alguma razão. Degeneração gordurosa pode envolver todo o fígado ou envolver somente subseções individuais.

Degeneração gordurosa leva à redução da atenuação do parênquima afetado, causando baixa densidade nas imagens por TC (Fig. 6.20). Os vasos, então, são vistos como estruturas relativamente bem ate-

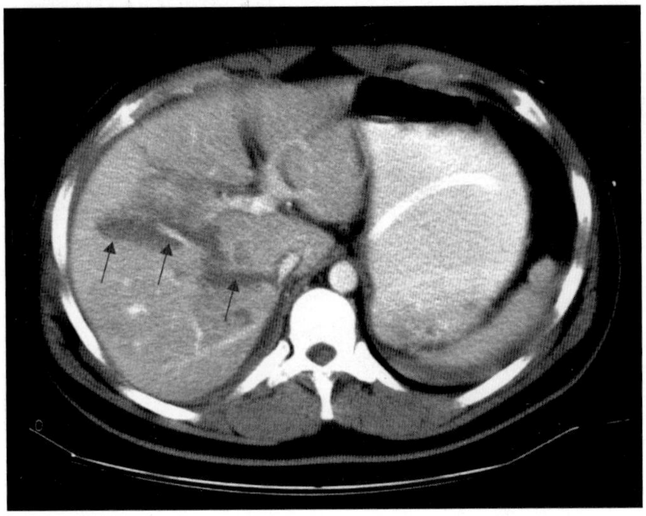

Fig. 6.19 Traumatismo hepático. TC mostrando laceração do lobo hepático direito (setas). Uma sonda nasogástrica está presente no estômago.

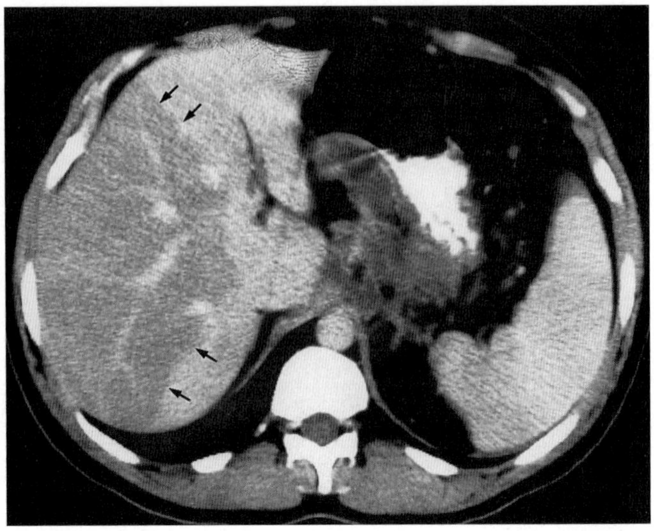

Fig. 6.20 Degeneração gordurosa do fígado mostrada pela TC como uma grande área focal de atenuação reduzida no lobo hepático direito (setas).

nuadas contra um fundo parenquimatoso de baixa densidade, mesmo com imagens feitas sem meio de contraste intravenoso. Ao ultra-som, o parênquima hepático mostra aumento da ecogenicidade, o assim chamado "fígado branco", no qual a ecogenicidade do fígado é similar ao do complexo central de ecos do rim. Ressonância magnética pode ser muito útil em casos problemáticos porque a gordura fornece um padrão de sinais característico.

SISTEMA BILIAR

A vesícula biliar e o sistema de ductos biliares podem ser demonstrados por meio de uma variedade de técnicas de imagem. Ultra-sonografia é o melhor método de investigação para todos os propósitos, por ser o mais simples e melhor teste para demonstrar cálculos biliares e doenças da vesícula biliar, também sendo excelente para confirmar ou excluir uma dilatação do ducto biliar. Imagens com radionuclídeos utilizando agentes hepatobiliares desempenham papel importante na exclusão de obstrução do ducto cístico.

Cálculos biliares, espessamento da parede da vesícula biliar e dilatação do ducto biliar comum são reconhecíveis na TC, porém, uma vez que o ultra-som fornece melhor informação, é utilizado como método primário para exame destes problemas.

TÉCNICAS DE IMAGEM

Ultra-sonografia da vesícula biliar e ductos biliares

Como a vesícula biliar é uma estrutura recheada de líquido, ela é particularmente adequada para exames ultra-sonográficos. Como é importante que a vesícula biliar esteja repleta de bile, solicita-se ao paciente que mantenha jejum para evitar contração da vesícula biliar, não sendo necessário qualquer outro tipo de preparo. A parede da vesícula biliar normal é tão fina que algumas vezes é praticamente imperceptível (Fig. 6.21). *Espessamento da parede da vesícula biliar* sugere colecistite crônica ou aguda. *Cálculos biliares* maiores do que 1 a 2 mm geralmente podem ser identificados ao exame ultra-sonográfico. Geralmente é impossível diagnosticar obstrução do ducto cístico com ultra-som; o ducto cístico é muito pequeno para ser identificado e os cálculos que nele impactam muitas vezes são pequenos demais para serem observados.

A ultra-sonografia também é o melhor exame para representação dos *ductos biliares*. O ducto hepático comum ou ducto biliar comum pode ser visualizado em quase todos os pacientes; é visto como uma pequena estrutura tubular situada anteriormente à veia porta, na porta hepática e não deve medir mais do que 7 mm em diâmetro (Fig. 6.22). A terminação inferior do ducto biliar comum muitas vezes encontra-se obscurecida pelo gás contido no duodeno, que se situa imediatamente à sua frente.

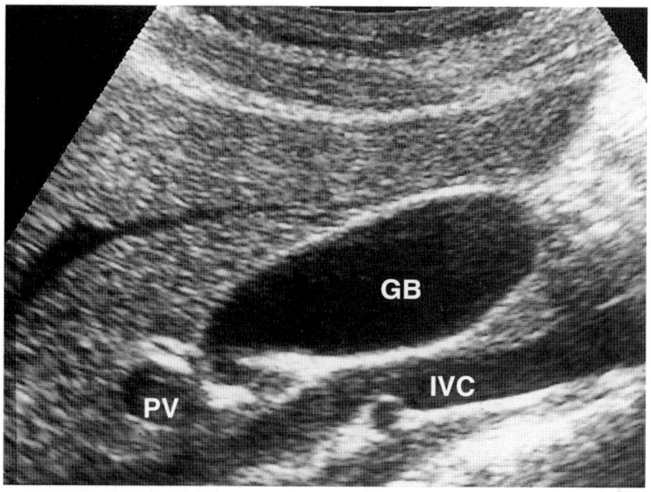

Fig. 6.21 Ultra-sonografia de uma vesícula biliar normal. Note a parede fina e a ausência de ecos dentro da vesícula biliar. GB, vesícula biliar; IVC, veia cava inferior; PV, veia porta.

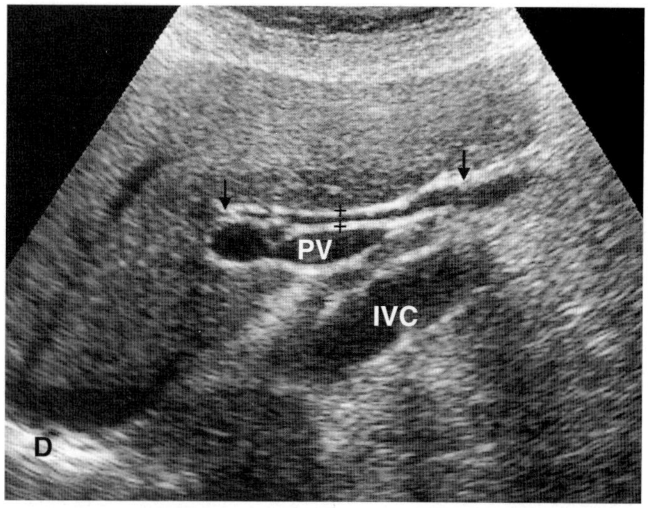

Fig. 6.22 Ducto biliar comum normal. Corte longitudinal mostrando o ducto biliar comum, situado entre as setas, anteriormente à veia porta. O ducto biliar comum mede 4 mm em diâmetro (cruzes). D, diafragma; PV, veia porta; IVC, veia cava inferior.

A árvore biliar intra-hepática normal é de calibre tão pequeno que somente pequenas porções com poucos milímetros de extensão podem ser vistas ao ultra-som.

Escaneamento hepatobiliar com radionuclídeos

Ácido iminodiacético (IDA) marcado com ^{99m}Tc é excretado pelo fígado após injeção intravenosa e pode ser utilizado para representar o sistema de ductos biliares. É principalmente utilizado em pacientes com suspeita de colecistite aguda. Excreção hepática ocorre a despeito de elevados níveis sorológicos de bilirrubinas e, conseqüentemente, estes agentes podem ser utilizados quando o paciente está ictérico, mesmo com níveis sorológicos de bilirrubina acima de 250 μmol/l (15 mg%). A única premissa é que o paciente deve jejuar por 4 horas antes da injeção do radionuclídeo. Normalmente a vesícula biliar, ducto biliar comum, duodeno e intestino delgado são vistos na primeira hora, confirmando a permeabilidade do ducto cístico e do ducto biliar comum (Fig. 6.23a). Caso o ducto biliar comum e o duodeno ou intestino delgado sejam vistos durante a primeira hora, mas a vesícula biliar não seja visualizada, considera-se o ducto cístico como obstruído (Fig. 6.23b).

Colangiopancreatografia endoscópica retrógrada (ERCP)

ERCP consiste da injeção de material de contraste diretamente dentro do ducto biliar comum, através de um cateter inserido dentro da papila de Vater por meio de um endoscópio posicionado no duodeno (Fig. 6.24).

As indicações são:

- Determinar a causa da icterícia (Fig. 6.24b e c) e realização de tratamento endoscópico (veja pág. 444).
- No caso de cálculos dentro do ducto biliar comum, pode ser empregada esfincterotomia e extração por *basket* endoscópico ou por balão. Com obstrução devida a tumor, podem ser obtidas biópsias ou esfregaços e a obstrução pode ser aliviada por *stents* passados através do endoscópio pela obstrução.
- Para demonstrar o ducto biliar comum em pacientes nos quais a história clínica ou investigações bioquímicas sugerem cálculos no ducto biliar comum ou nos quais a ultra-sonografia mostre ductos dilatados, particularmente naqueles pacientes submetidos à colecistectomia laparoscópica.

Pancreatite é uma complicação ocasional da ERCP.

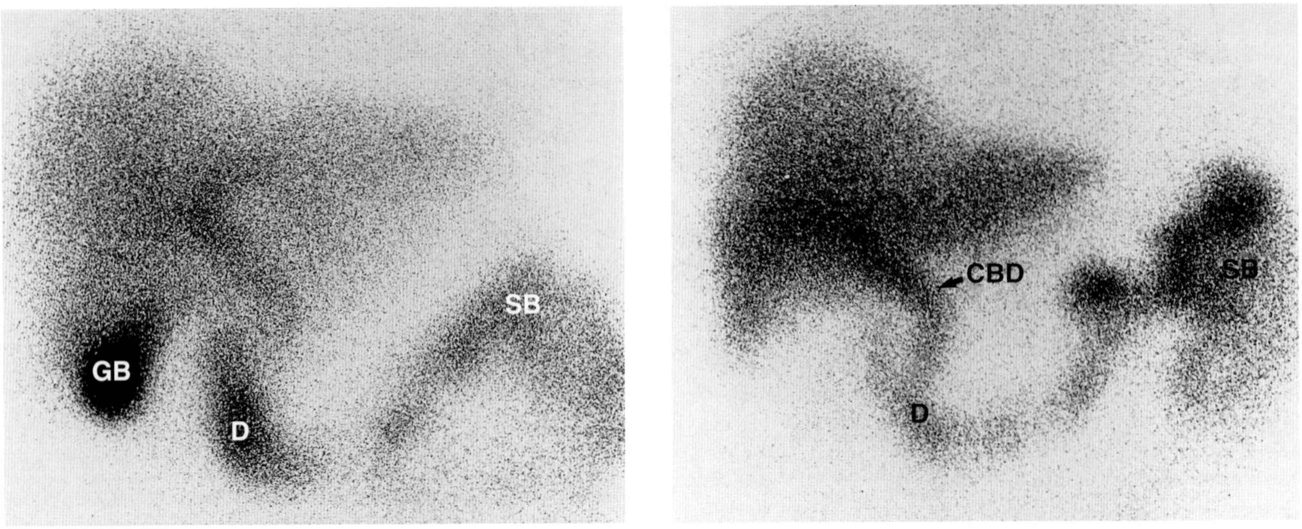

(a) (b)

Fig. 6.23 Imagem hepatobiliar. (a) Escaneamento IDA normal. Existe evidente preenchimento da vesícula biliar. Também existe atividade no duodeno e intestino delgado. (b) Obstrução do ducto cístico. O escaneamento IDA neste paciente com dor aguda no quadrante superior direito mostra o ducto cístico sem mostrar preenchimento da vesícula biliar. CBD, ducto biliar comum; D, duodeno; GB, vesícula biliar; SB, intestino delgado.

Colangiografia transepática percutânea (PCT)

PCT pode demonstrar o sistema de ductos biliares visando indicar o local e a causa da obstrução, mas somente é realizada caso a ERCP não tenha tido sucesso. Este procedimento é realizado sob anestesia local e, por ser mais fácil e seguro de realizar quando os ductos biliares intra-hepáticos estão dilatados, o paciente geralmente encontra-se ictérico no momento do exame. O exame consiste da passagem de uma agulha fina (geralmente gauge 22 ou 23) através da parede abdominal para dentro do fígado, injetando-se contraste diretamente em um ducto biliar intra-hepático. Hemorragia é um problema ocasional, assim como septicemia e peritonite biliar.

PCT também é utilizada para introduzir *stents* através da obstrução caso isto seja impossível de obter endoscopicamente com ERCP.

Colangiopancreatografia por ressonância magnética (MRCP)

A RM utiliza seqüências líquido-sensitivas para visualizar os ductos biliares e pancreáticos. O exame é não-invasivo e não requer agentes de contraste. MRCP substituiu ERCP em muitas instâncias para a investigação de distúrbios biliares e pancreáticos (Fig. 6.25), apesar da ERCP ser necessária para qualquer biópsia endoscópica ou tratamento.

CÁLCULOS BILIARES E COLECISTITE

Cálculos biliares são um achado freqüente em adultos, particularmente em pacientes do sexo feminino. Juntamente com colecistite crônica acompanhante, são a principal causa de dor recorrente no abdome superior. A presença de cálculos na vesícula biliar não quer dizer que, necessariamente, a dor do paciente seja devida aos cálculos biliares. Na abordagem clínica apropriada, contudo, a identificação de cálculos biliares pode ser suficiente para muitos cirurgiões atuarem.

Cerca de 20% dos cálculos biliares contêm cálcio suficiente para serem visualizados numa radiografia (Fig. 6.26). Variam muito em tamanho e forma e, tipicamente, apresentam uma borda externa mais escura com um centro mais claro. Lama biliar calcificada dentro da vesícula biliar é conhecida como bile em leite de cálcio.

Ao ultra-som, cálculos biliares são visualizados como focos fortemente ecogênicos dentro da vesícula biliar. Sombras acústicas geralmente são vistas atrás dos cálculos, porque a maior parte do feixe é refletida pelos cálculos e somente um pouco passa através do paciente (Fig. 6.27). A presença de uma sombra acústica é uma característica importante para o diagnóstico de cálculos na vesícula biliar ou nos ductos biliares comuns. Sombras acústicas não são observadas com pólipos. A grande maioria dos póli-

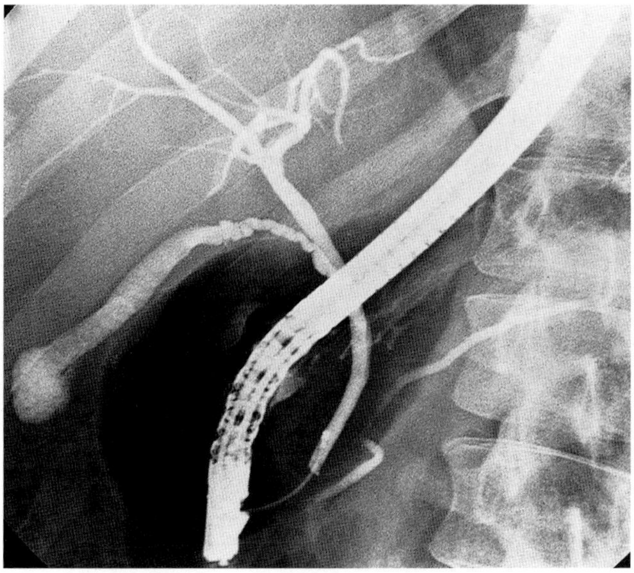

(a)

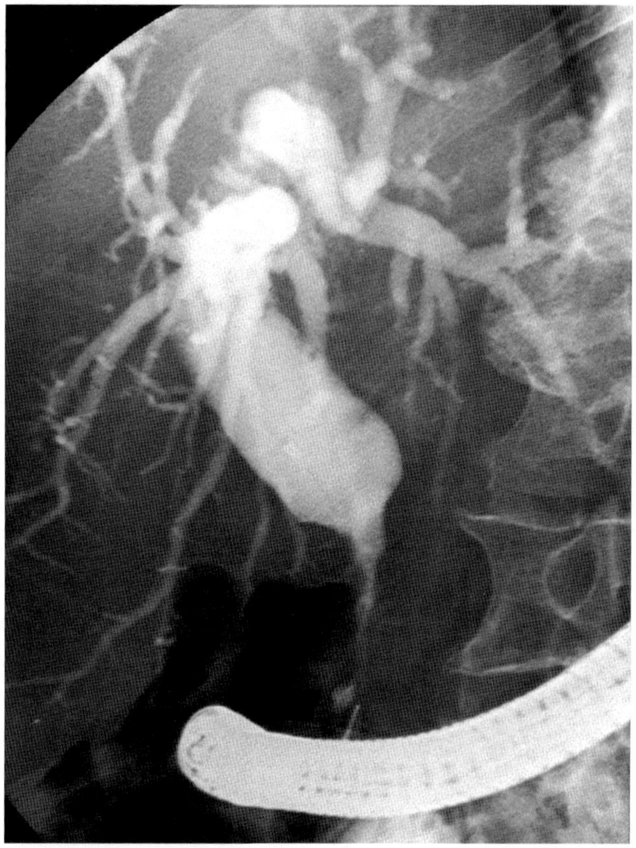

(c)

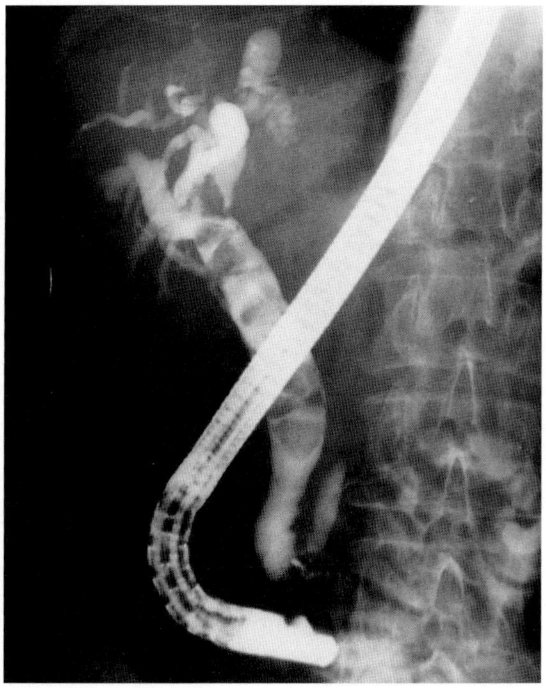

(b)

Fig. 6.24 Colangiopancreatografia endoscópica retrógrada (ERCP). (a) Um sistema biliar normal foi demonstrado através da injeção de contraste através de um cateter introduzido pelo endoscópio para dentro do ducto biliar comum. O ducto pancreático também foi preenchido. (b) Sistema ductal dilatado com numerosos cálculos grandes no ducto hepático e biliar comum. (c) Estenose no ducto biliar comum causada por um colangiocarcinoma provocando dilatação acentuada do sistema biliar acima dela.

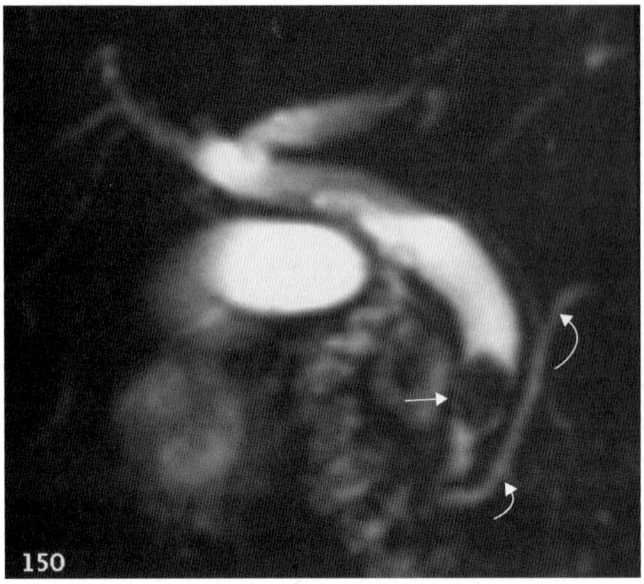

Fig. 6.25 Colangiopancreatografia por ressonância magnética. Existe um cálculo no ducto biliar comum (seta) com dilatação dos ductos acima. Um ducto pancreático normal também foi demonstrado (setas curvadas).

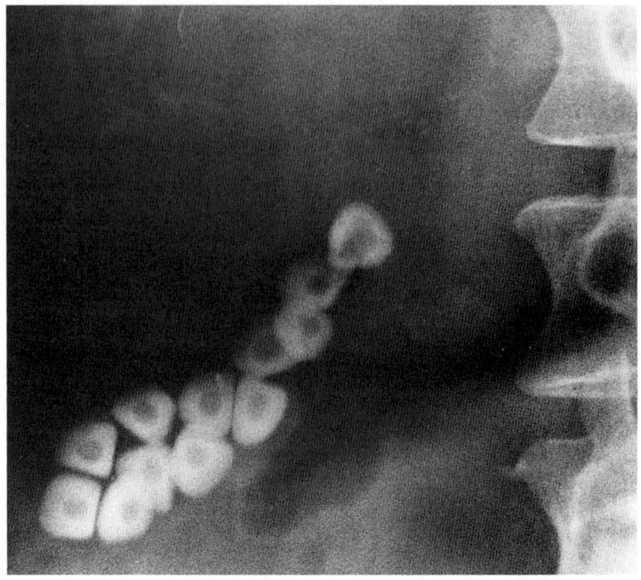

Fig. 6.26 Cálculos biliares radiopacos. Radiografia mostrando cálculos multifacetados com centros translúcidos.

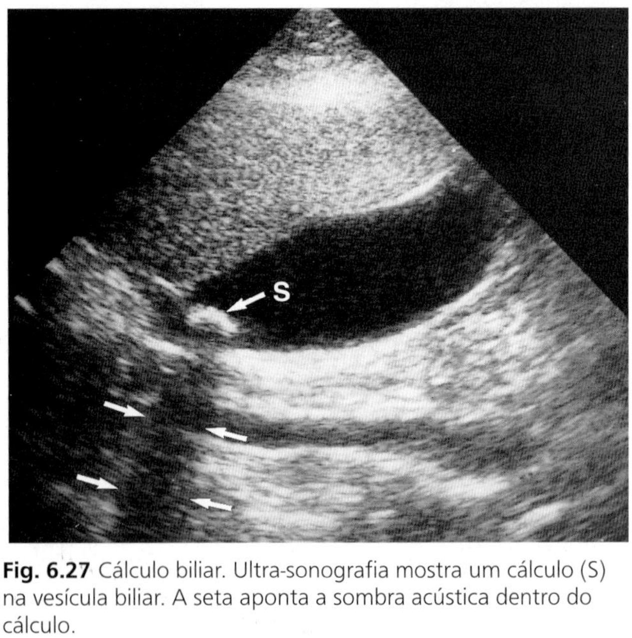

Fig. 6.27 Cálculo biliar. Ultra-sonografia mostra um cálculo (S) na vesícula biliar. A seta aponta a sombra acústica dentro do cálculo.

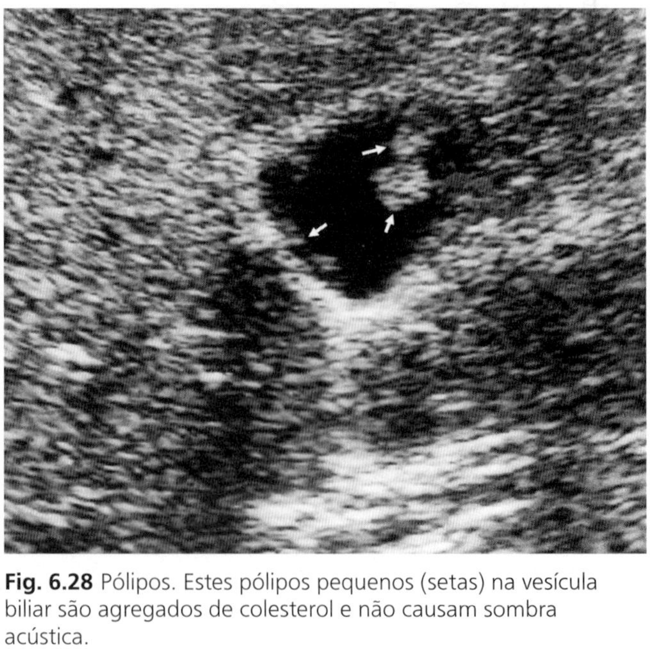

Fig. 6.28 Pólipos. Estes pólipos pequenos (setas) na vesícula biliar são agregados de colesterol e não causam sombra acústica.

pos é pequena (Fig. 6.28), medindo somente alguns milímetros e eles não se tratam de neoplasias e sim de agregados de colesterol.

Apesar do ultra-som ser muito preciso no diagnóstico de cálculos biliares, é menos confiável para a detecção de cálculos alojados no ducto biliar comum.

Colecistite aguda

Na colecistite aguda a ultra-sonografia geralmente detectará cálculos biliares, debris inflamatórios e espessamento de parede da vesícula biliar (Fig. 6.29), mas a não ser que exista edema visível adjacente à parede da vesícula biliar, o ultra-som não é capaz de distinguir colecistite aguda de crônica. Na colecistite aguda a dor muitas vezes está localizada na vesícula biliar.

Escaneamento hepatobiliar com radionuclídeos realmente responde à pergunta: "O ducto cístico está permeável?" Nenhum exame disponível é muito bom para diagnosticar a inflamação da vesícula biliar propriamente dita, mas como o ducto cístico sempre está obstruído na colecistite aguda, um escaneamento hepatobiliar normal exclui o diagnóstico.

Em contrapartida, o diagnóstico de obstrução do ducto cístico na avaliação clínica correta indica fortemente uma colecistite aguda (veja Fig. 6.23b).

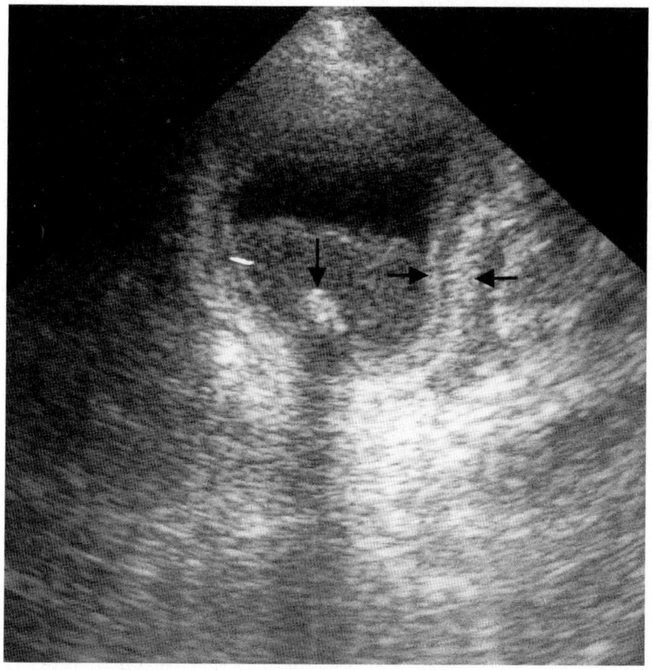

Fig. 6.29 Colecistite aguda. Ultra-sonografia mostrando parede da vesícula biliar espessada e edematosa, indicada pelas setas. A vesícula biliar contém um cálculo biliar (seta vertical) e debris inflamatórios.

Icterícia

Exame clínico e exames bioquímicos muitas vezes permitem o diagnóstico da causa da icterícia. Porém, exames de imagenologia podem ser necessários quando existem dúvidas quanto à natureza da icterícia. A base desta distinção é que ductos biliares dilatados são uma característica da icterícia devida à obstrução biliar. Mais freqüentemente, imagens são utilizadas para determinar o local e, se possível, a causa da obstrução naqueles pacientes com grande obstrução ductal conhecida, cujas causas mais comuns são:

- Cálculo impactado no ducto biliar comum.
- Carcinoma da cabeça do pâncreas.
- Carcinoma da ampola de Vater.

Dilatação do sistema biliar intra e extra-hepático pode ser identificada ao ultra-som e TC (Fig. 6.30). Ultra-som é o exame mais sensível e freqüentemente é o primeiro a ser realizado.

Ductos intra-hepáticos dilatados são observados ao ultra-som como estruturas serpiginosas, paralelas às veias portais, um achado conhecido como "o sinal do duplo cano". O ducto biliar comum situa-se imediatamente em frente à veia porta e está dilatado quando apresenta um diâmetro superior a 7 mm.

Caso exista uma obstrução de ducto grande, a árvore biliar estará dilatada abaixo do nível da obstrução e algumas vezes a causa específica da obstrução biliar pode ser vista, como por exemplo, um cálculo impactado dentro do ducto biliar comum (Fig. 6.31) ou uma massa na cabeça do pâncreas. Mais freqüentemente, a causa não pode ser visualizada, principalmente porque o gás contido no duodeno obscurece a terminação inferior do ducto biliar comum. Tomografia computadorizada pode fornecer informação útil sobre a causa da obstrução.

Dois pontos devem ser apreciados: dilatação substancial dos ductos hepático comum e ducto biliar pode estar presente com uma dilatação somente mínima dos ductos intra-hepáticos e, em segundo lugar, a árvore biliar intra-hepática pode não se dilatar totalmente nas primeiras 48 horas após a obstrução. Uma ERCP é a investigação inicial para diferenciar a icterícia devida à obstrução de grande ducto das outras causas de icterícia e para estabelecer o local e determinar a causa de qualquer obstrução que possa estar presente (Fig. 6.24) e, se possível, tratar a condição.

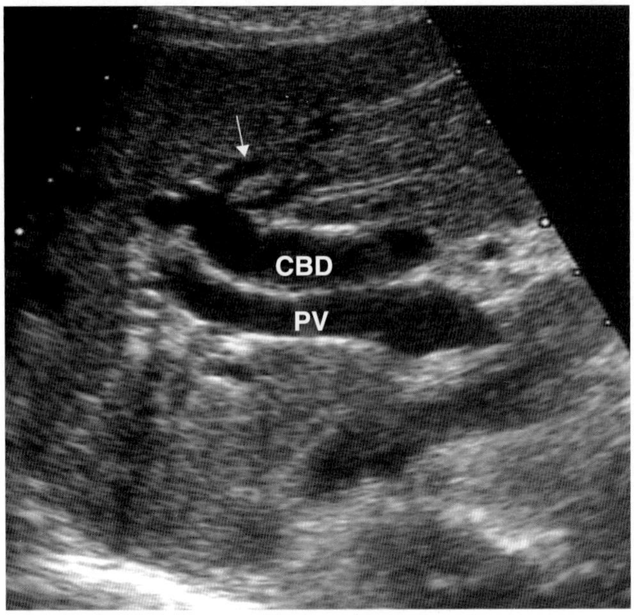

(a)

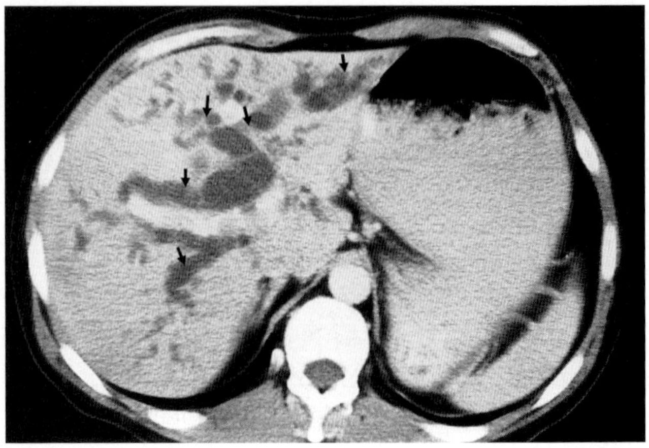

(b)

Fig. 6.30 Ductos biliares dilatados. (a) Ultra-sonografia, corte longitudinal mostrando um ducto biliar comum dilatado (CBD) medindo 11 mm em diâmetro, situado anteriormente à veia porta (PV). Normalmente o ducto é muito menor que a veia acompanhante. Um ducto intra-hepático dilatado está marcado por seta. (b) TC mostrando ductos intra-hepáticos dilatados (setas).

Caso a ERCP não obtenha sucesso ou seja contra-indicada, pode-se obter informação similar a partir de PCT ou MRCP (Fig. 6.32).

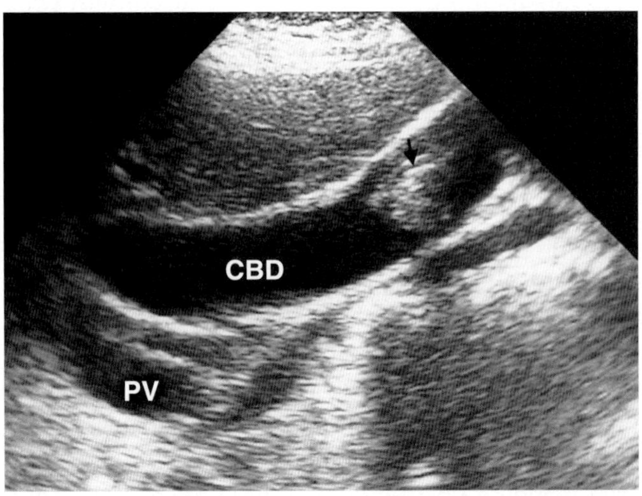

Fig. 6.31 Cálculos no ducto biliar comum (CBD). O ducto biliar comum está dilatado medindo 2 cm no diâmetro e um grande cálculo (seta) é visto em sua porção inferior. PV, corte através da veia porta.

BAÇO

Representar o baço por meio de métodos de imagem é, em muitos aspectos, similar a representar o fígado por imagem. Ao ultra-som, o baço apresenta um aspecto homogêneo com a mesma densidade de ecos que o fígado. Tomografia computadorizada e RM são métodos excelentes para examinar o baço; imagens de TC normais são apresentadas no apêndice deste livro.

As massas esplênicas comumente encontradas são cistos, incluindo cistos hidáticos (Fig. 6.33), abscessos e tumores; linfoma (Fig. 6.34) é muito mais comum que metástases, que raramente são observadas no baço.

Muitas condições causam o aumento de tamanho do baço, não causando alteração na textura esplênica ao ultra-som ou qualquer alteração na densidade em uma tomografia computadorizada. Estas condições incluem linfoma, hipertensão portal, infecção crônica e diversos distúrbios sanguíneos, por exemplo, anemias hemolíticas e leucemia. Como o

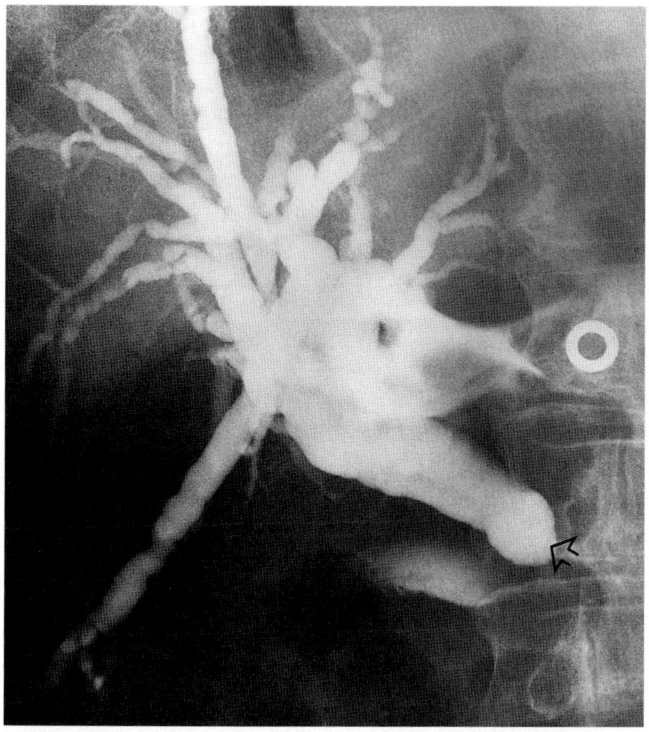

Fig. 6.32 Colangiografia percutânea. Carcinoma do pâncreas. Existe obstrução completa do ducto biliar comum (seta). Note os ductos intra-hepáticos dilatados.

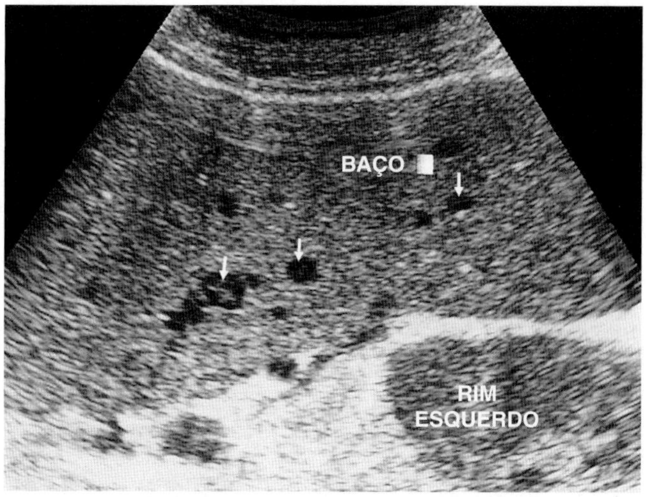

Fig. 6.34 Linfoma. Ultra-sonografia mostrando um baço aumentado em tamanho com diversas áreas hipoecóicas dentro dele. Algumas delas estão assinaladas com setas.

aspecto do baço aumentado em tamanho nestas condições é similar, as imagens nada mais fazem do que confirmar a presença de esplenomegalia.

O baço é o órgão mais comumente afetado nos traumatismos abdominais, que podem resultar em lacerações, contusões ou hematomas. A rotura pode ocorrer transcorrido algum tempo após o traumatismo. *Lesão esplênica* pode ser detectada por ultra-sonografia, mas a TC é um método investigativo superior, não somente porque demonstra melhor a lesão do baço, mas porque sangue intraperitoneal pode ser demonstrado assim como permite a visualização de lesões de outros órgãos abdominais, particularmente do fígado adjacente e do rim esquerdo (Fig. 6.35).

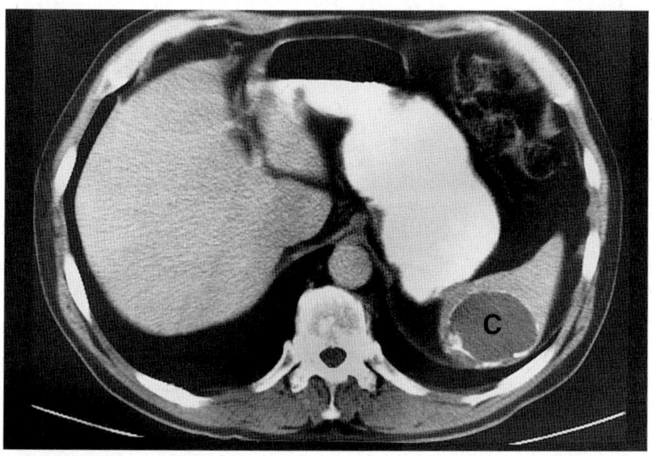

Fig. 6.33 Cisto hidático. Tomografia computadorizada mostrando um cisto (C) no baço, com calcificação em suas paredes.

Alterações da rotura esplênica podem ser observadas na radiografia. Enquanto se forma um hematoma, pode ser observada uma massa no abdome superior, deslocando estruturas adjacentes, podendo instalar-se um íleo paralítico e existir fraturas das costelas inferiores. No entanto, estes sinais freqüentemente não são observados mesmo com lesão esplênica significativa, por isto a necessidade de exames por imagem posteriores.

PÂNCREAS

TC e ultra-sonografia atualmente tornaram-se os principais métodos de imagem do pâncreas. A maior vantagem da TC sobre a ultra-sonografia é que ela é capaz de representar o pâncreas sem levar em consideração a quantidade de intestino adjacente a ele, enquanto que o feixe de ultra-som é absorvido pelo gás contido no trato gastrintestinal. Arteriografia, ERCP (Fig. 6.36) e RM são utilizados em casos selecionados.

O pâncreas normal é um órgão retroperitoneal alongado, cercado por uma quantidade variável de gordura (Fig. 6.37). Sua cabeça aloja-se na alça duo-

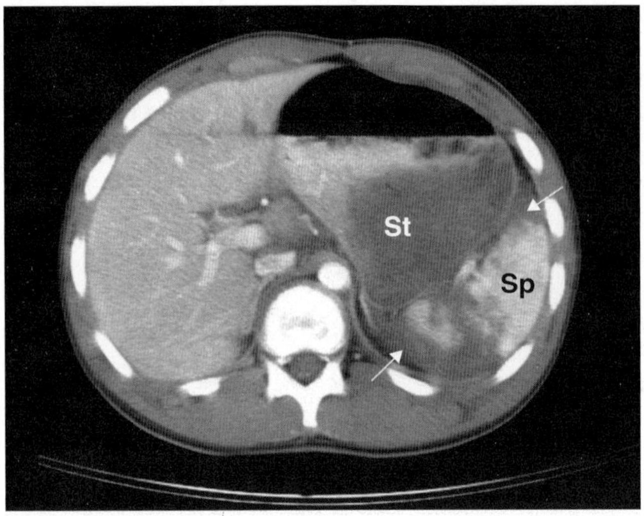

Fig. 6.35 Rotura do baço. O baço está roto, com sangue de baixa densidade (setas) adjacente aos fragmentos. Sp, baço; St, estômago.

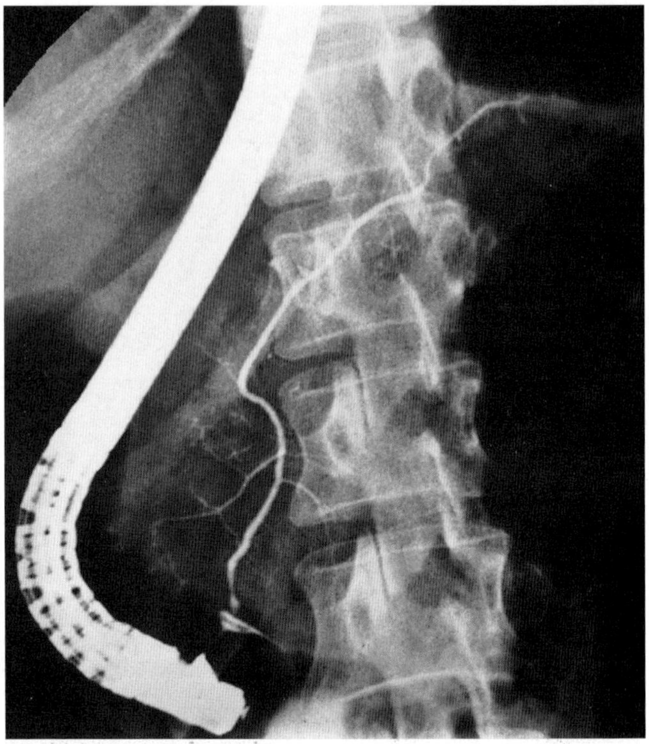

Fig. 6.36 Pancreatografia endoscópica retrógrada. O ducto pancreático foi cateterizado pelo endoscópio no duodeno. Foi injetado contraste para demonstrar um sistema ductal normal.

denal (para o escaneamento por TC o duodeno é opacificado por um agente de contraste oral) e o processo uncinado dobra-se atrás da artéria e veia mesentérica superior; estes vasos formam uma marcação útil para ajudar a identificar a cabeça do pâncreas. O corpo do pâncreas situa-se em frente a artéria e veia mesentérica superior e passa atrás do estômago, enquanto sua cauda está situada próxima ao hilo do baço. A veia esplênica, que pode ser uma estrutura surpreendentemente grande, é outra marcação extremamente útil. Situada atrás do pâncreas, junta-se à veia mesentérica superior situada posterior ao pescoço do pâncreas para formar a veia porta.

Na maioria das pessoas o pâncreas transita obliquamente através do retroperitônio, estando mais elevado junto à terminação esplênica. Devido a esta orientação oblíqua, a TC mostra diferentes porções do pâncreas nos diversos cortes. O pâncreas normal apresenta uma estrutura gordurosa, correspondendo aos lóbulos pancreáticos intercalados com gordura. Ao ultra-som, o pâncreas fornece ecos razoavelmente uniformes de nível médio a elevado comparados com o fígado adjacente (Fig. 6.38). O ducto pancreático pode ser observado por segmentos curtos como um eco linear no centro do pâncreas, sendo seu lúmen não superior a 2 mm em diâmetro. O ducto pancreático normal não é visível à TC.

Forma e tamanho do pâncreas são tão variáveis que medidas normais não demonstraram ser úteis. Atrofia é uma característica comum com a idade.

MASSAS PANCREÁTICAS

As causas usuais de massas no ou imediatamente adjacentes ao pâncreas são: carcinoma do pâncreas, neoplasia dos linfonodos adjacentes, pancreatite focal, abscesso pancreático e formação de pseudocisto. Ocasionalmente podem ser observados cistos congênitos.

A maioria das neoplasias do pâncreas são *adenocarcinomas*, dois terços dos quais ocorrem na cabeça do pâncreas. Tumores originários da cabeça podem obstruir o ducto biliar comum dando origem à icterícia e, conseqüentemente, muitas vezes são diagnosticados quando relativamente pequenos. Tumores originários no corpo e cauda do pâncreas precisam ser grandes para dar origem a sinais ou sintomas, sendo a dor o sintoma principal. Sendo o pâncreas tão variável, medidas provaram não ser úteis no diagnóstico de massas. O sinal importante de carcinoma do pâncreas na TC e ultra-sonografia é, portanto, uma massa focal dentro do pâncreas ou deformando os limites externos da glândula. Numa TC contrastada o tumor

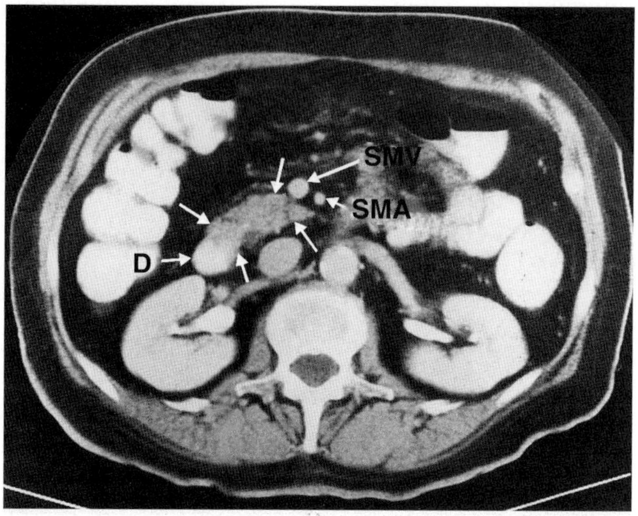

(a)

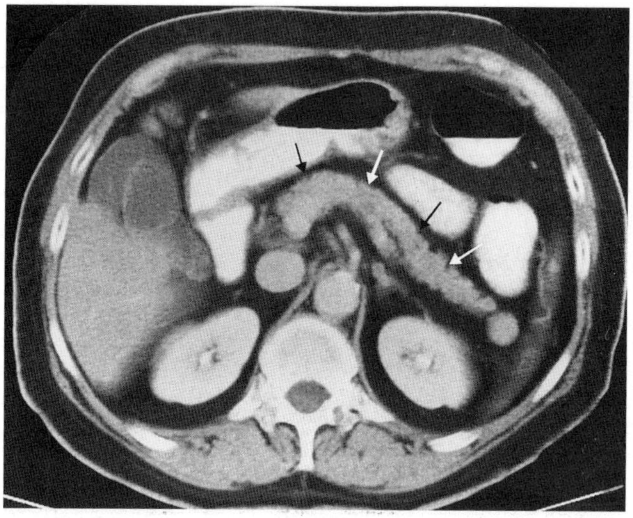

(b)

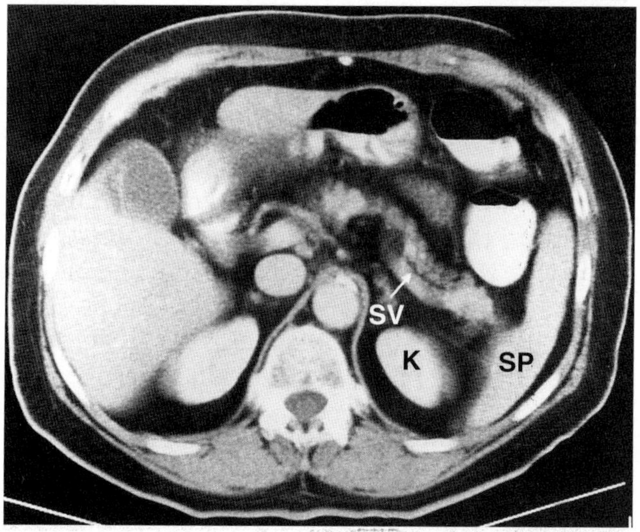

(c)

Fig. 6.37 TC de um pâncreas normal. Note que foram necessários diversos cortes para representar o pâncreas. (a) A cabeça (setas) alojada entre a segunda parte do duodeno opacificado (D) e os vasos mesentéricos superiores (SMA e SMV). (b) TC realizada 3 cm acima, mostrando o corpo e parte da cauda (setas). Note a textura em pluma do pâncreas. (c) TC realizada 1 cm acima, mostrando a cauda do pâncreas alojada contra o baço. Neste paciente a veia esplênica é particularmente bem identificada e tem quase o mesmo diâmetro do pâncreas. K, rim; SP, baço; SV, veia esplênica.

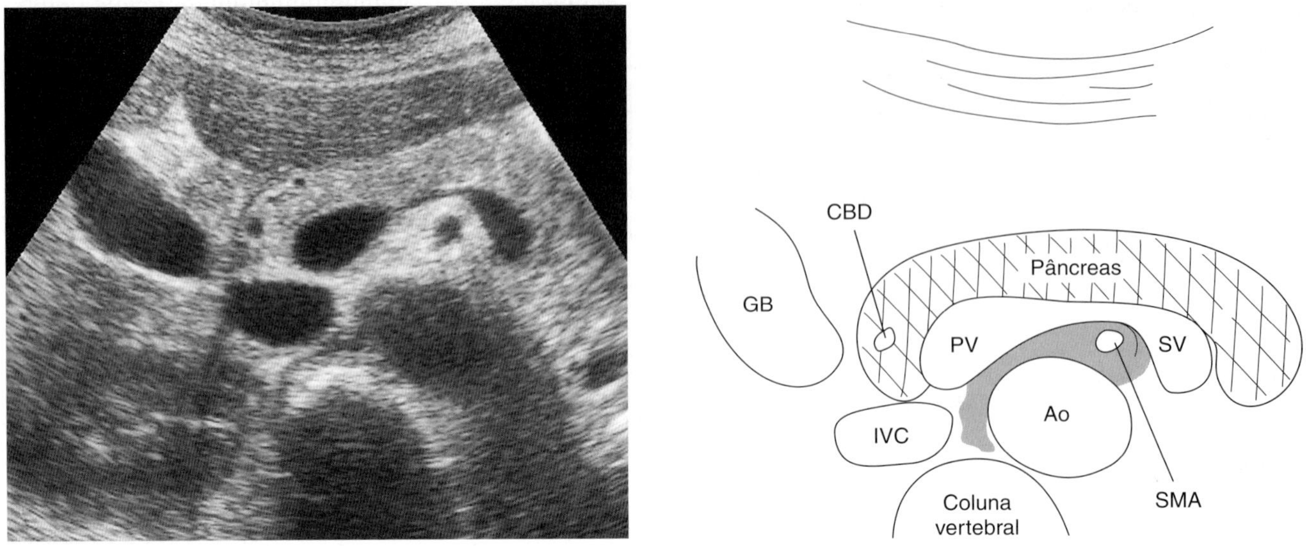

Fig. 6.38 Ultra-sonografia de um pâncreas normal (corte transversal). Ao, aorta; CBD, ducto biliar comum; IVC, veia cava inferior; PV, veia porta; SMA, artéria mesentérica superior; SV, veia esplênica.

apresenta menor densidade em comparação com o tecido pancreático normal (Fig. 6.39).

Dilatação obstrutiva do ducto pancreático pode ser vista na TC, mas é mais prontamente aparente na ultra-sonografia ou MRCP. Com obstrução do ducto biliar comum freqüentemente é possível reconhecer dilatação do ducto abaixo do nível do tumor.

Estadiamento visa identificar tumores potencialmente passíveis de ressecção. A maioria não é ressecável: a presença de metástases hepáticas, adenopatia, invasão retroperitoneal, encarceramento tumoral de artérias e veias são contra-indicações da cirurgia.

A presença de *tumores de secreção endócrina*, dos quais o insulinoma é o mais importante, é sugerida por exames bioquímicos. Estes tumores são difíceis de detectar uma vez que geralmente são pequenos e não deformam o contorno pancreático. Podem ser visualizados ao ultra-som, TC ou RM como pequenas massas arredondadas dentro do pâncreas.

Algumas vezes angiografia seletiva é necessária, quando se encontram fora do restante do pâncreas em virtude de sua hipervascularização (Fig. 6.40). Escaneamentos de medicina nuclear especiais com somatostatina (Octreoscan) também podem demonstrar o tumor e metástases.

PANCREATITE AGUDA

Pancreatite aguda causa dor abdominal, febre, vômito e leucocitose, juntamente com elevação da amilase sérica. Os achados da TC e ultra-sonografia variam com a quantidade de necrose, hemorragia e supuração (Fig. 6.41). O pâncreas geralmente encontra-se aumentado em tamanho, muitas vezes difusamente, e pode apresentar irregularidades em seus contornos, causadas por extensão do processo inflamatório à gordura retroperitoneal circundante: características que podem ser bem visualizadas na TC. Podem existir áreas de baixa densidade na TC e áreas pobres em ecos na ultra-sonografia, representando edema e necrose focal dentro ou adjacente ao pâncreas.

O diagnóstico de pancreatite geralmente é feito com bases clínicas e bioquímicas; o propósito da representação por imagem com TC realçada por contraste é avaliar a gravidade da doença e demonstrar complicações:

- O pâncreas pode ser necrótico e não-viável caso não se realce após contraste intravenoso.
- Um abscesso aparece como uma coleção líquida localizada que pode conter gás.
- Complicações vasculares são sérias e estas incluem trombose venosa esplênica, erosão arterial e formação de um pseudo-aneurisma.
- *Pseudocistos* são uma complicação de pancreatite aguda na qual a necrose tissular leva a um vazamento das secreções pancreáticas, que então ficam contidas de uma maneira semelhante a um cisto dentro e adjacente ao pâncreas. Podem ser bem demonstrados na TC e ultra-sonografia como cistos de paredes finas ou grossas, contendo líquido

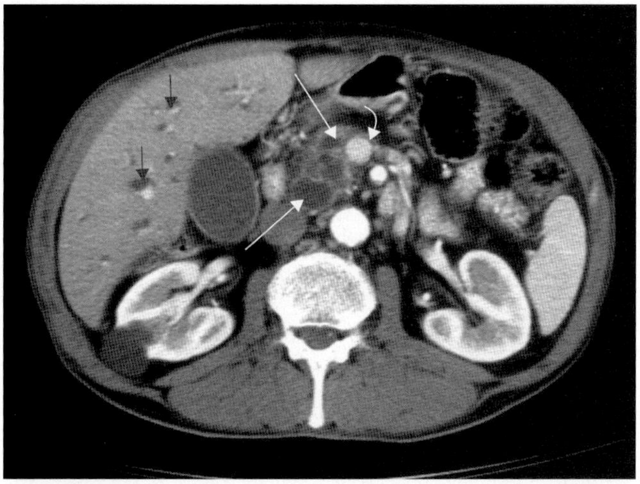

(a)

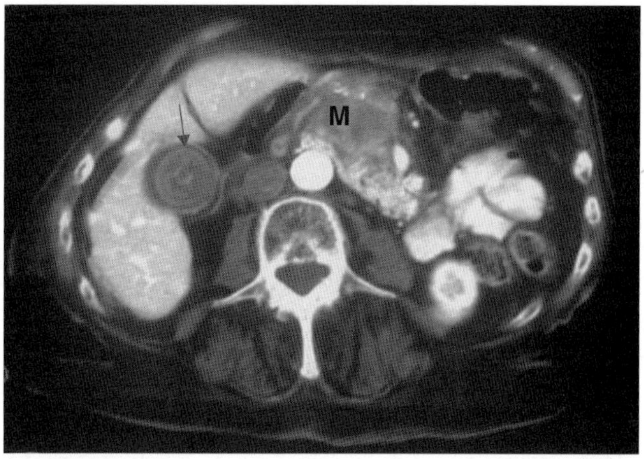

(c)

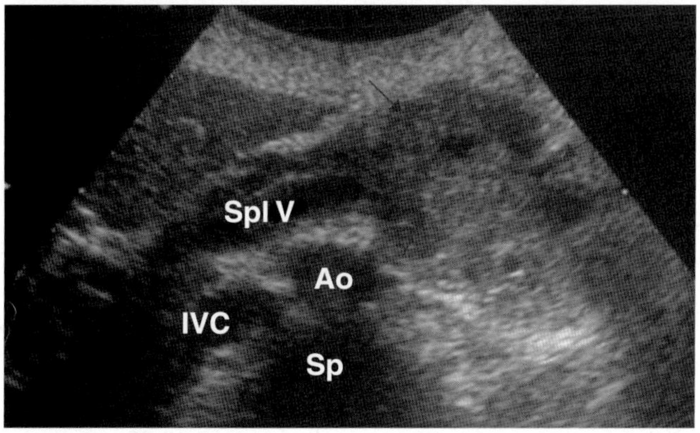

(b)

Fig. 6.39 Carcinoma do pâncreas. (a) TC mostrando uma massa focal na cabeça do pâncreas (setas brancas) envolvendo a veia mesentérica superior (seta branca curva), tornando o tumor inoperável. Note os ductos biliares intra-hepáticos dilatados (setas pretas) e um cisto renal simples à direita. (b) Ultra-sonografia. Corte transverso mostrando uma grande massa no corpo do pâncreas (setas). (c) TC do mesmo paciente mostrando uma grande massa (M). Um grande cálculo biliar lamelar também está presente (seta). IVC, veia cava inferior; Ao, aorta; SP, coluna vertebral; Spl V, veia esplênica.

(Fig. 6.42). Podem variar em tamanho, de muito pequenos para vários centímetros em diâmetro. Muitos pseudocistos resolvem algumas semanas após uma crise de pancreatite aguda. Outros persistem e podem requerer tratamento cirúrgico ou drenagem percutânea. TC e ultra-sonografia são métodos excelentes para o acompanhamento de tais cistos e para determinar o melhor método de tratamento.

PANCREATITE CRÔNICA

Pancreatite crônica resulta em fibrose, calcificações e estenoses e dilatações ductais. Pseudocistos são observados na pancreatite crônica exatamente quan-

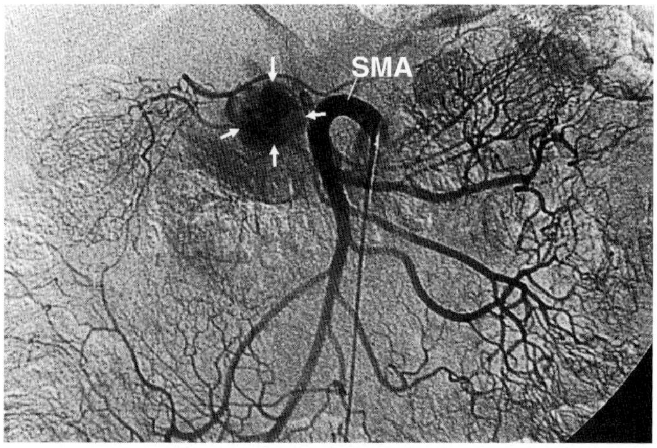

Fig. 6.40 Insulinoma. Angiografia mesentérica superior seletiva mostrando o tumor como um *blush* vascular (setas). SMA, artéria mesentérica superior.

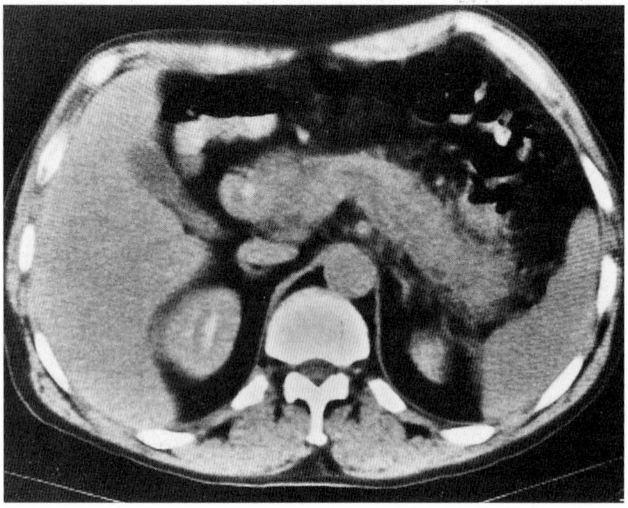

(a)

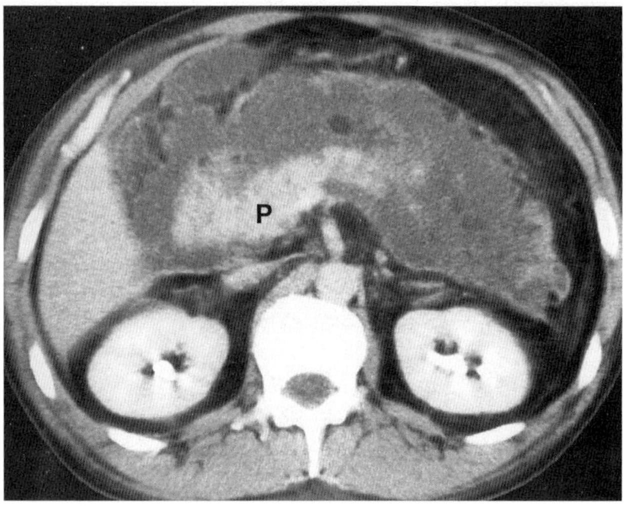

(b)

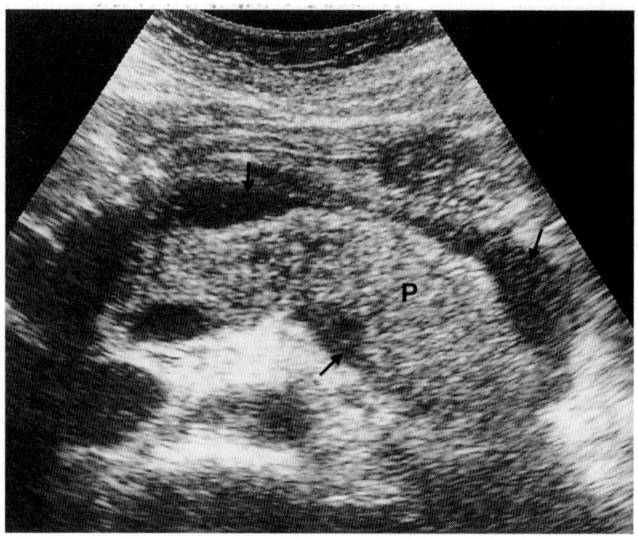

(c)

Fig. 6.41 Pancreatite aguda. (a) TC mostrando aumento de tamanho difuso do pâncreas com bordas maldefinidas. (b) TC mostrando inflamação considerável ao redor do pâncreas (P). (c) Ultra-sonografia. Corte transversal mostrando um pâncreas edemaciado (P) com alguma quantidade de líquido ao redor do pâncreas (setas).

do se encontra na forma aguda. Na pancreatite crônica a calcificação deve-se principalmente a pequenos cálculos dentro do pâncreas; freqüentemente são reconhecíveis nas radiografias (veja Fig. 4.17, pág. 140) e no ultra-som, mas particularmente evidentes na TC (Fig. 6.43a). A glândula pode aumentar de modo geral ou focal. Aumento de tamanho focal é raro e muitas vezes indistinguível do carcinoma. Em contrapartida, o pâncreas pode atrofiar focal ou globalmente. Atrofia é um sinal não-específico; freqüentemente é observado em pessoas mais idosas normais e também ocorre distalmente a um carcinoma. O ducto pancreático pode estar aumentado e irregular, uma característica visível à TC e que chama a atenção na ultra-sonografia.

Colangiopancreatografia endoscópica retrógrada (ERCP) ocasionalmente é utilizada para procurar e documentar pancreatite crônica e excluir carcinoma. A dilatação irregular generalizada do sistema ductal observada na pancreatite crônica é muito bem demonstrada. Colangiopancreatografia por ressonância magnética (MRCP) pode ser utilizada como um método alternativo não-invasivo (Fig. 6.43b).

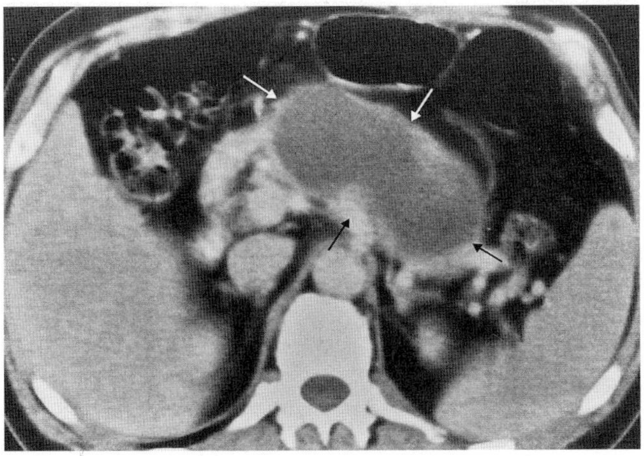

(a)

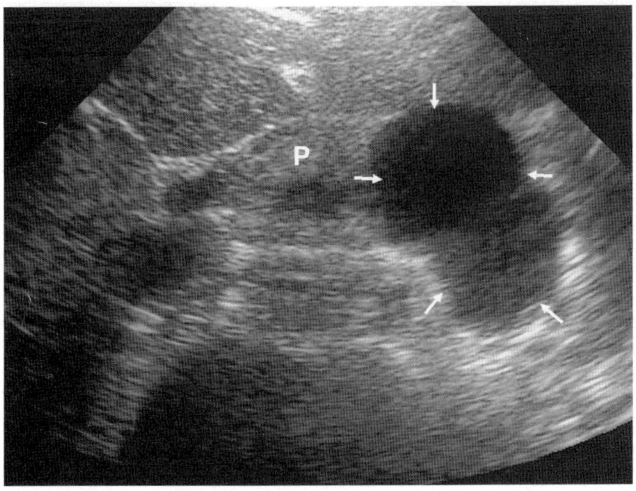

(b)

Fig. 6.42 Pseudocisto pancreático. (a) TC mostrando grande cisto que se origina dentro do pâncreas (setas). (b) Ultra-sonografia (corte transversal). As setas indicam um pseudocisto que se origina do corpo do pâncreas. P, pâncreas. O mesmo paciente da Figura 6.41c, 6 semanas mais tarde.

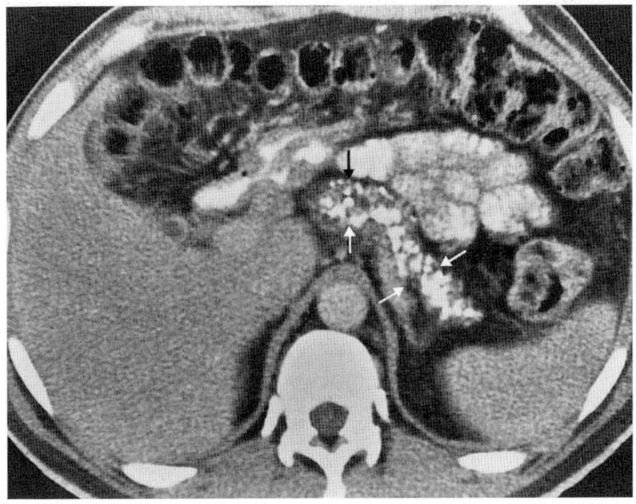

(a)

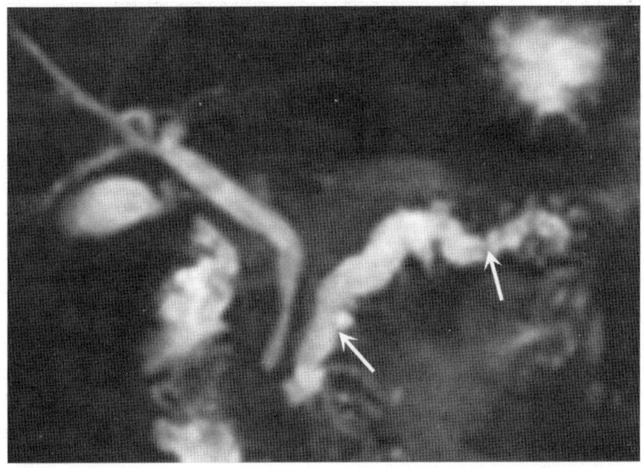

(b)

Fig. 6.43 Pancreatite crônica. (a) TC mostrando numerosas pequenas áreas de calcificação dentro do pâncreas (setas). (b) Colangiopancreatografia por ressonância magnética (MRCP) mostrando um sistema de ductos biliares normal, porém com dilatação irregular do ducto pancreático (setas).

TRAUMATISMO PANCREÁTICO

Traumatismo pancreático é pouco comum, porém sério. Lesões de outras estruturas são freqüentes, de modo que a TC é o melhor método de investigação. Adicionalmente a lacerações e hematomas, a liberação de enzimas pancreáticas para os tecidos circundantes leva à pancreatite traumática e necrose tissular. As características aqui são similares às de outras formas de pancreatite aguda (veja acima), incluindo o desenvolvimento subseqüente de pseudocistos.

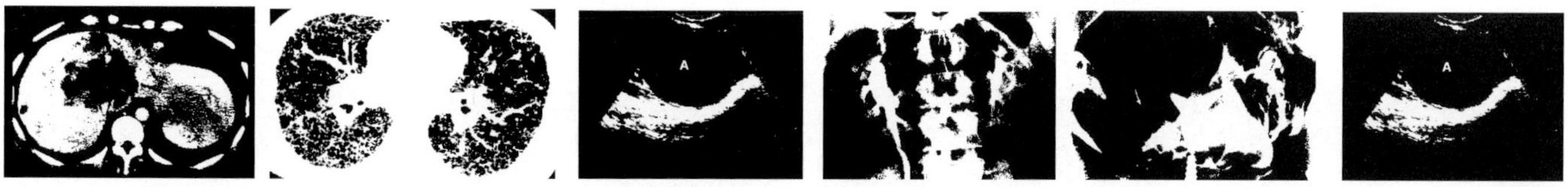

Trato Urinário 7

Os quatro exames básicos do trato urinário são ultra-sonografia, urografia intravenosa (UIV), tomografia computadorizada (TC) e exames com radionuclídeos. Imagens por ressonância magnética (RM), arteriografia e estudos que requerem cateterização ou puncionamento direto dos sistemas coletores são limitados a pacientes altamente selecionados.

O ultra-som, a TC e a RM são essencialmente utilizados para informação anatômica; a informação funcional por eles fornecida é limitada. O inverso é verdadeiro para exames com radionuclídeos, nos quais a informação funcional é de grande importância. A urografia intravenosa fornece informação funcional e anatômica.

TÉCNICAS DE IMAGEM

Ultra-Sonografia

Ultra-sonografia é a investigação de primeira escolha na maioria dos pacientes, fornecendo informação anatômica sem requerer radiação ionizante ou uso de contraste intravenoso. As principais utilizações do ultra-som são para:

- Investigar pacientes com sintomas que parecem ser originados do trato urinário.
- Demonstrar o tamanho dos rins e excluir hidronefrose em pacientes com insuficiência renal.
- Diagnosticar hidronefrose, tumores renais, abscessos e cistos, incluindo a doença policística.
- Avaliar e seguir o tamanho renal e cicatrização em crianças com infecções do trato urinário.
- Avaliar a bexiga e a próstata.

Ultra-sonografia renal normal (Fig. 7.1)

Ao ultra-som, os rins devem apresentar limites lisos.O parênquima circunda uma região central ecodensa, conhecida como o complexo central de ecos (também denominada seio renal), que consiste do sistema pelvicalicial, juntamente com a gordura circundante e os vasos sanguíneos renais. Na maioria das vezes, o sistema pelvicalicial não é visibilizado separadamente. O córtex renal gera ecos homogêneos que possuem a mesma ou menos refletividade que aqueles do fígado e baço adjacentes e as pirâmides renais são visibilizadas como áreas triangulares hipoecóicas adjacentes ao seio renal. Durante os dois primeiros meses de vida, os ecos corticais são relativamente mais proeminentes e as pirâmides renais são desproporcionalmente grandes e chamam a atenção por sua hipoecogenicidade.

O comprimento normal do rim adulto, medido pelo ultra-som, é de 9 a 12 cm. O comprimento renal varia com a idade, sendo máximo em adultos jovens. Pode existir uma diferença entre os dois rins, normalmente inferior a 1,5 cm. Um rim com um sistema coletor bífido geralmente é 1-2 cm maior que um rim com um sistema pelvicalicial único. Alterações menores no tamanho ocorrem em muitas condições (veja Tabelas 7.1 e 7.2).

Ureteres normais geralmente não são visibilizados devido ao gás intestinal que se sobrepõe. A bexiga urinária deve ser examinada em seu estado distendido: as paredes devem estar claramente definidas e pouco perceptíveis (Fig. 7.2). A bexiga também deve ser avaliada após micção, para medir o volume de urina residual pós-miccional.

UROGRAFIA INTRAVENOSA

A urografia intravenosa como técnica de imagem-padrão atualmente foi largamente substituída pela ultra-sonografia. As principais indicações para urografia intravenosa são:

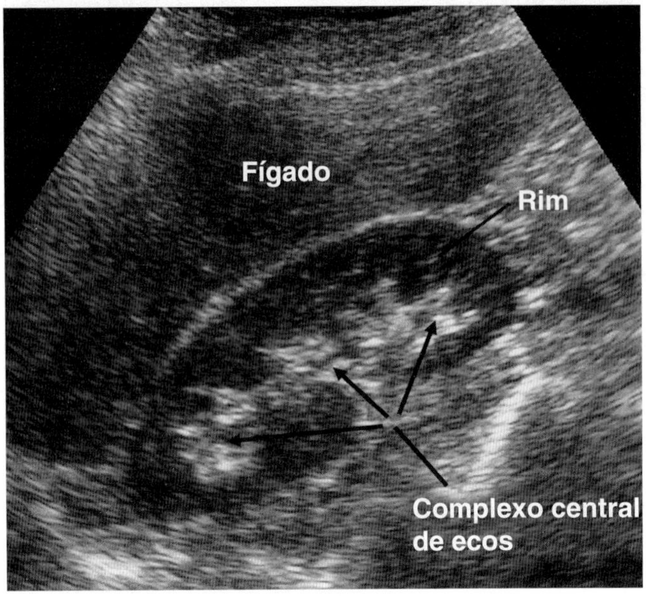

Fig. 7.1 Ultra-sonografia normal do rim direito.

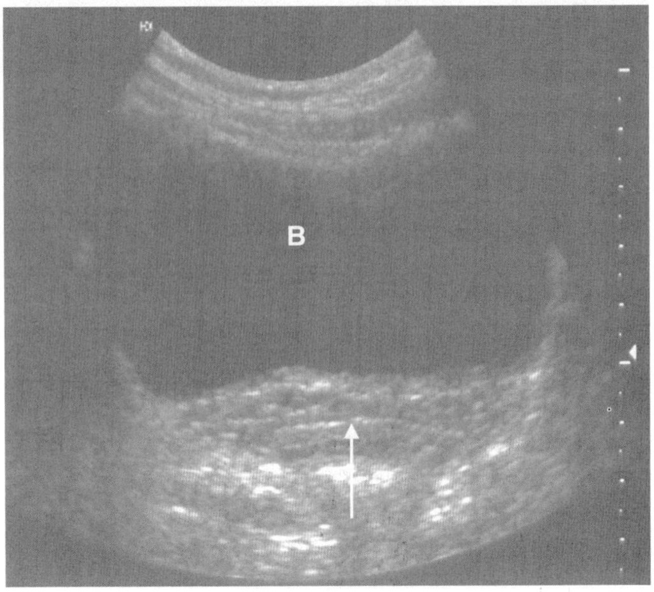

Fig. 7.2 Ultra-sonografia normal da bexiga repleta (B). Note a parede vesical fina e lisa. A vagina situa-se posteriormente (seta).

- Necessidade de demonstração detalhada do sistema pelvicalicial e ureteres.
- Avaliação de suspeita de cólica ureteral aguda.
- Investigação de cálculo renal.
- Investigação de hematúria.

Meio de contraste e sua excreção

Meio de contraste urográfico são soluções altamente concentradas de iodetos organicamente ligados. Um grande volume, por exemplo, 50-100 ml, é injetado intravenosamente e levado pelo sangue para os rins, onde passa para dentro dos glomérulos. O meio de contraste dentro dos glomérulos é concentrado nos túbulos renais e, então, passa para os sistemas pelvicaliciais.

Reações adversas aos meios de contraste intravenosos são discutidas na pág. 6.

Solicita-se aos pacientes que bebam 500 ml de líquido nas 4 horas que antecedem uma urografia intravenosa, mas pede-se que mantenham jejum e não se alimentem. É particularmente importante não restringir líquidos para pacientes com distúrbios da função renal antes de lhes administrar meios de contraste, uma vez que isto pode levar à nefrotoxicidade induzida por estes agentes.

Radiografia

1 *Identifique todas as calcificações.* Decida se elas encontram-se nos rins, relacionando-as com os limites renais durante inspiração e expiração ou em incidências oblíquas (Fig. 7.3) ou em tomografias, caso necessárias. Calcificações observadas na linha dos ureteres ou bexiga devem ser revistas com exames pós-contraste, com incidências oblíquas, se necessárias, para determinar se as calcificações estão situadas no trato renal. As principais causas de calcificação no trato urinário são:

- Cálculos urinários.
- Nefrocalcinose difusa.
- Nefrocalcinose localizada, por exemplo, tuberculose ou tumores.
- Calcificação prostática.

Note que a calcificação pode ser obscurecida pelo meio de contraste. Cálculos não são encontrados quando não se realiza uma radiografia (Fig. 7.4).

2 *Olhe as demais estruturas na radiografia.* Inclua os ossos, exatamente como faria em qualquer radiografia abdominal.

Radiografias obtidas após injeção do meio de contraste

Rins

1 *Observe se os rins encontram-se em suas posições normais* (Fig. 7.5).

O rim esquerdo geralmente situa-se mais elevado que o direito.

Tabela 7.1 Rins pequenos

Diagnósticos		***Representação por imagem***
Unilateral, mas pode ser bilateral	Pielonefrite crônica	Cicatrizes focais e cálices dilatados
	Tuberculose	Veja pág. 246
	Atrofia obstrutiva	Dilatação de todos os cálices com perda uniforme de parênquima renal
	Estenose ou oclusão da artéria renal	Contorno pode ser liso ou retraído, mas os cálices parecem normais
	Hipoplasia	Muito rara; rins podem ser lisos ou irregulares quanto a seu contorno, com poucos cálices. Os cálices podem estar baqueteados.
	Nefrite por irradiação	
Sempre bilateral	Diversos tipos de glomerulonefrite crônica Nefropatia hipertensiva Diabetes melito Doenças colagenosas vasculares	Geralmente sem características distinguíveis. Em todas estas condições os rins podem ser pequenos com contornos lisos e sistemas pelvicaliciais normais
	Nefropatia analgésica	Cálices muitas vezes anormais (pág. 247)

Tabela 7.2 Rins aumentados em tamanho*

Diagnóstico		***Representação por imagem***
Sempre unilateral	Hipertrofia compensatória	Rim oposto pequeno ou ausente
Pode ser uni ou bilateral	Sistema coletor bífido	Anormalidades do sistema coletor de diagnóstico óbvio
	Massa renal	
	Hidronefrose	
	Infiltração linfomatosa	Pode mostrar massas evidentes; no entanto, os rins podem estar aumentados, sem outras alterações importantes
	Trombose de veia renal	
Sempre bilateral	Doença policística	Urografia intravenosa característica (Fig. 7.46, pág. 254)
	Glomerulonefrite aguda	Aumento de tamanho não específico
	Amiloidose	Aumento de tamanho não específico (raro)

*Graus menores de hipertrofia ocorrem em diversas condições. Somente aquelas condições que dão origem a hipertrofias facilmente reconhecíveis estão aqui listadas.

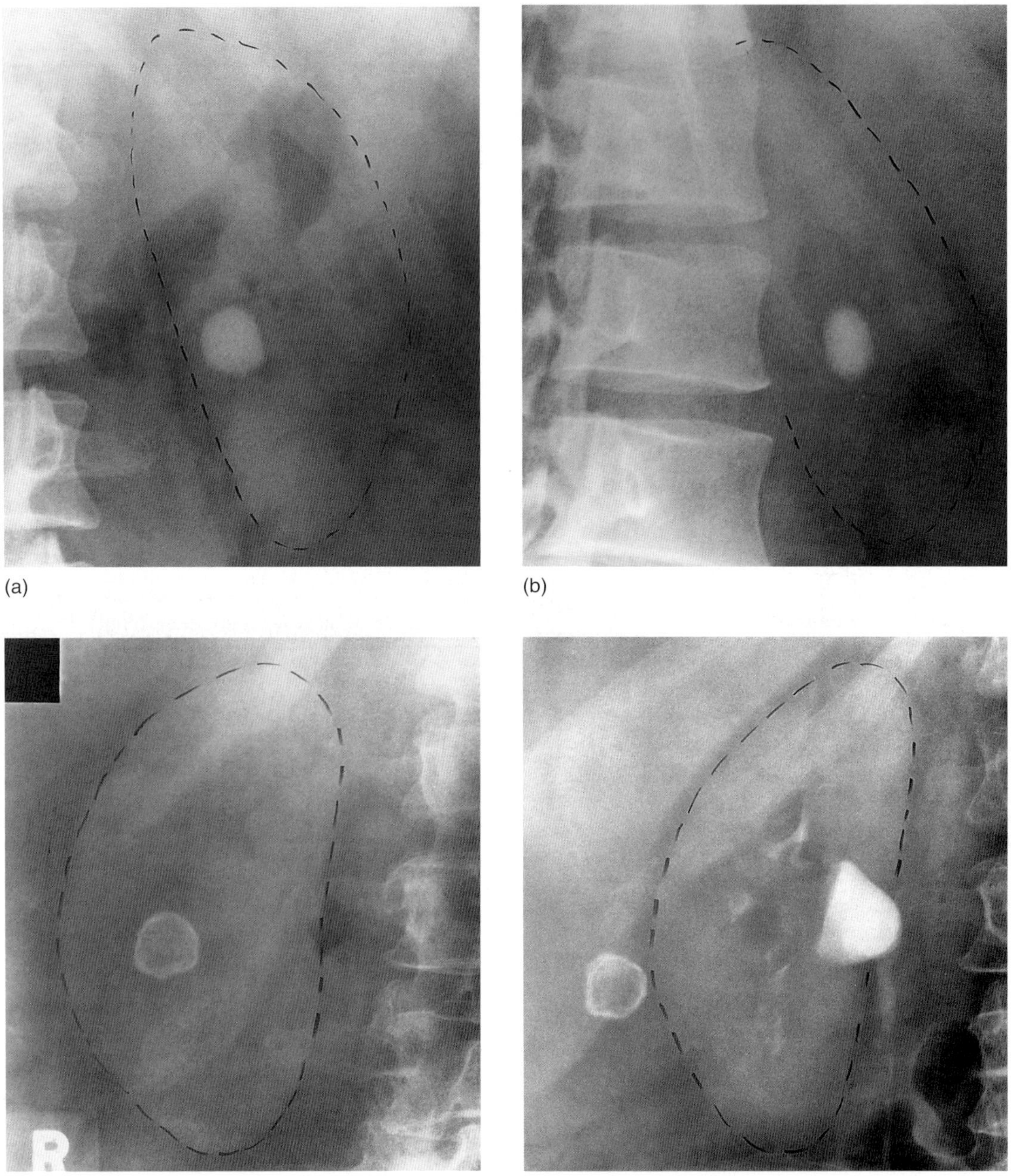

Fig. 7.3 Incidência oblíqua para determinar se as calcificações são intra ou extra-renais. (a) Observa-se uma calcificação arredondada, situada sobre o rim esquerdo na radiografia em AP. (b) Na radiografia oblíqua, a calcificação está na mesma posição dentro da sombra renal e, conseqüentemente, é um cálculo renal. (c) Observa-se uma calcificação arredondada sobre a sombra renal direita. (d) Uma incidência oblíqua após administração de contraste mostra que a calcificação situa-se fora do rim. Mais tarde foi confirmado que se tratava de um cálculo biliar.

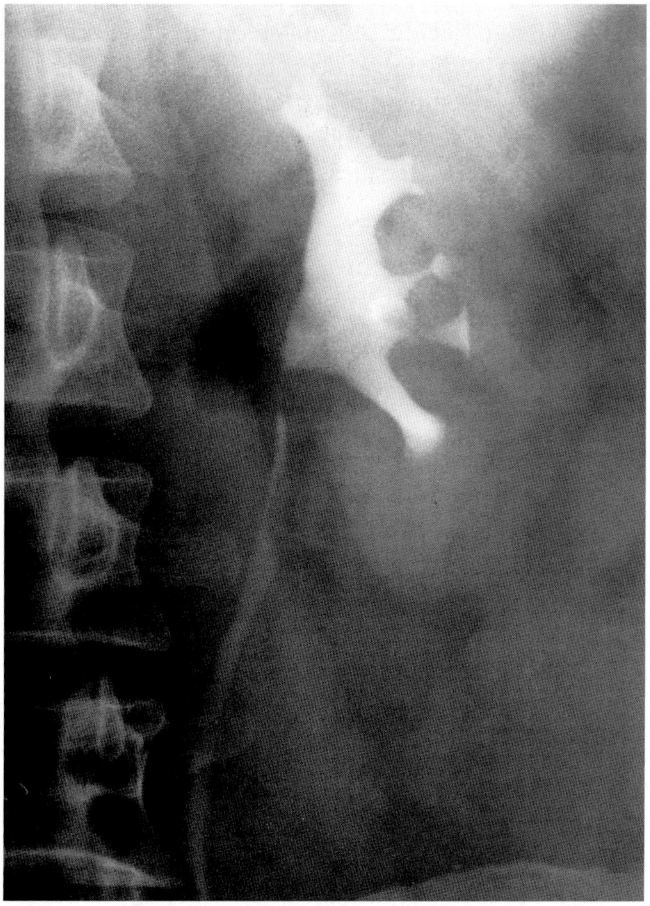

Fig. 7.4 Grande cálculo calcificado na pelve renal, obscurecido por meio de contraste. Este é o mesmo paciente ilustrado na Figura 7.3a e b. Como o meio de contraste e o cálculo possuem a mesma densidade radiográfica, o cálculo fica oculto pelo meio de contraste.

2 *Identifique a totalidade de ambos os contornos renais.* Caso existam indentações ou protuberâncias, estas devem ser estudadas.

- *Indentações locais* (Fig. 7.6). O parênquima renal deve ser uniforme e simétrico, medindo entre 2-2,5 cm. Indentações menores entre cálices normais devem-se a lobulações fetais persistentes. Todas as demais indentações são cicatrizes.
- *Protuberâncias locais dos contornos renais.* Uma protuberância do contorno renal pode ser devida a uma massa ou cisto, que muitas vezes

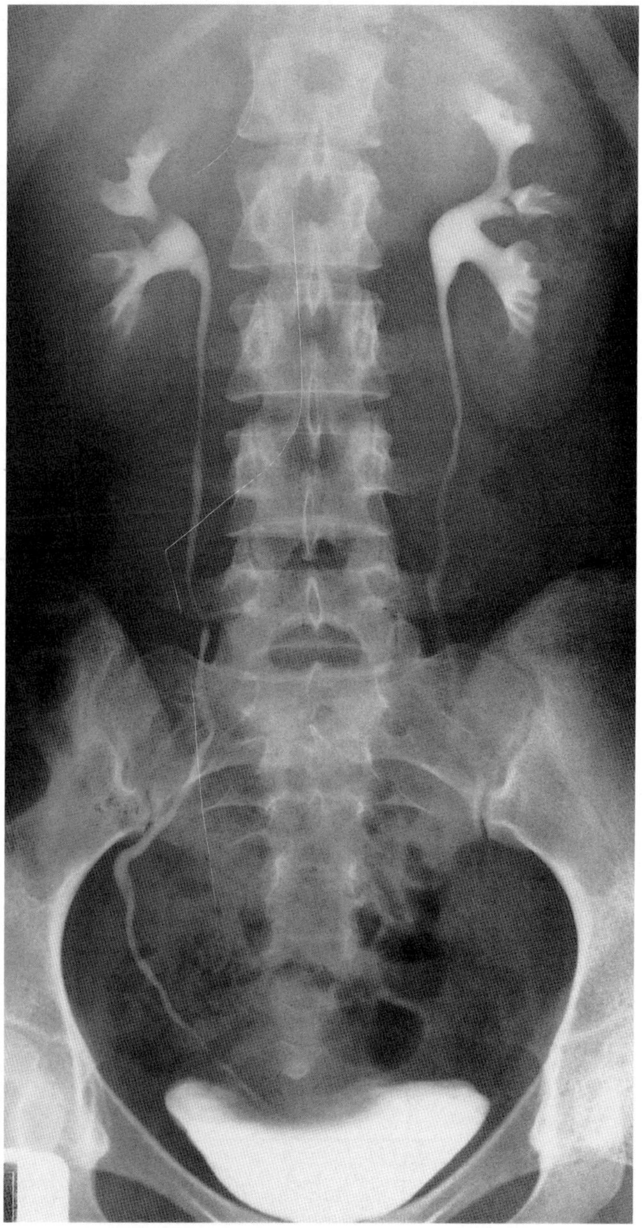

Fig. 7.5 Urografia intravenosa normal. Radiografia com 15 minutos. Note que a bexiga está bem opacificada. São visibilizados todo o ureter direito e parte do ureter esquerdo. Freqüentemente, somente uma porção do ureter é visibilizada porque o peristaltismo esvazia certos cortes. Os limites da bexiga são razoavelmente lisos. O teto da bexiga mostra uma indentação rasa por causa do útero.

desloca e deforma os cálices adjacentes. Uma variante normal importante que causa uma protuberância do contorno é a assim chamada "corcova esplênica" (Fig. 7.7).

3 *Meça o comprimento renal.* O comprimento normal de um rim adulto na urografia intravenosa situa-se entre 10 e 16 cm. Estas imagens são maiores que aquelas do tamanho renal medidas por ultra-som, principalmente devido à magnificação radiográfica da imagem.

Cálices

Os cálices devem estar uniformemente distribuídos e razoavelmente simétricos. A forma de um cálice normal é em xícara e quando dilatado, é descrito como baqueteado (Fig. 7.8). A forma normal deve-se a indentação da papila para dentro do cálice. Dilatação calicial tem duas causas básicas: destruição ou obstrução da papila.

Quando defrontado com cálices dilatados, o primeiro passo é decidir se trata-se ou não de uma obstrução, ou seja, dilatação do sistema coletor abaixo de um ponto específico de obstrução (Fig. 7.8 c). Caso não exista evidência de obstrução, as condições causando atrofia ou destruição papilar devem ser consideradas:

- Nefropatia por refluxo.
- Necrose papilar.
- Tuberculose.

Pelve renal e ureteres

A pelve renal e a junção pelviureteral normal possuem formato de funil. Normalmente somente uma parte dos ureteres é visibilizada em qualquer radiografia devido à obliteração do lúmen pelo peristaltismo. Dilatação da pelve renal e do ureter pode ser secundária à obstrução, mas existem outras causas (por exemplo, variação congênita, secundária ao

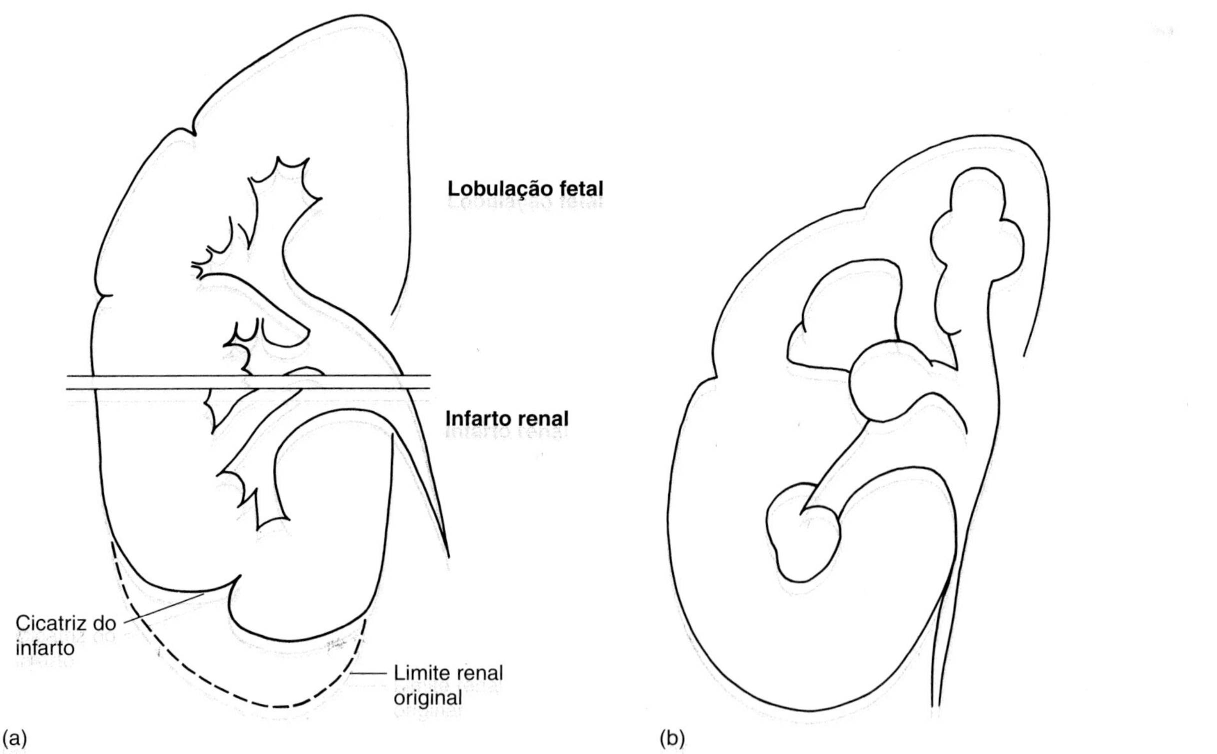

Fig. 7.6 (a) Distinção entre lobulação fetal e infarto renal. Com lobulação fetal, as indentações dos limites renais são rasas e correspondem aos lóbulos do rim, ou seja, as indentações situam-se entre os cálices. Com infarto renal, a indentação máxima é oposta a um cálice e geralmente existe uma perda extensa de parênquima renal. (b) Cicatrizes na pielonefrite crônica (desenho da Fig. 7.8b). As reduções da largura do parênquima renal são opostas aos cálices e estes cálices estão dilatados. O tamanho geral do rim está diminuído, como é usual. Cicatrizes na tuberculose possuem o mesmo aspecto, mas geralmente estão associadas a outros sinais de tuberculose.

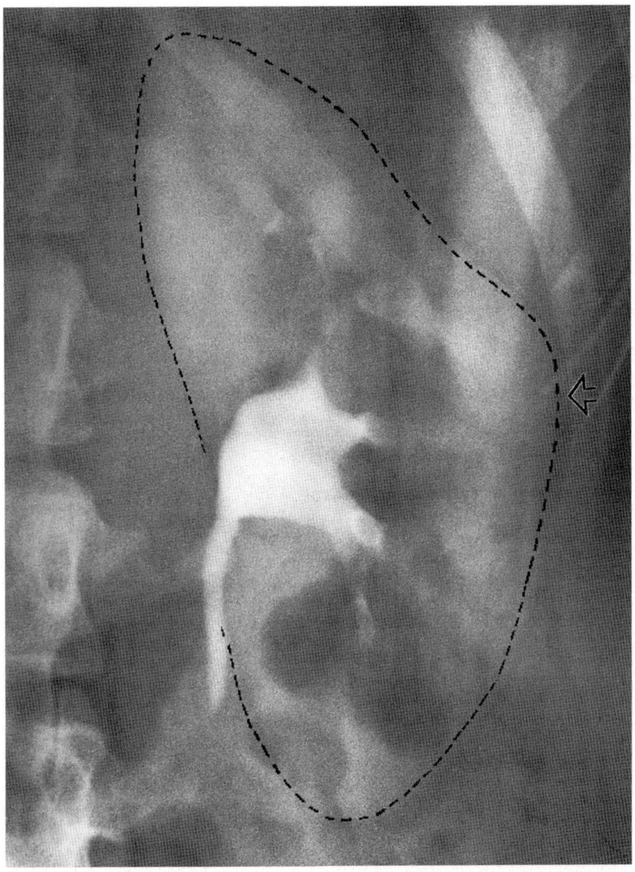

(a)

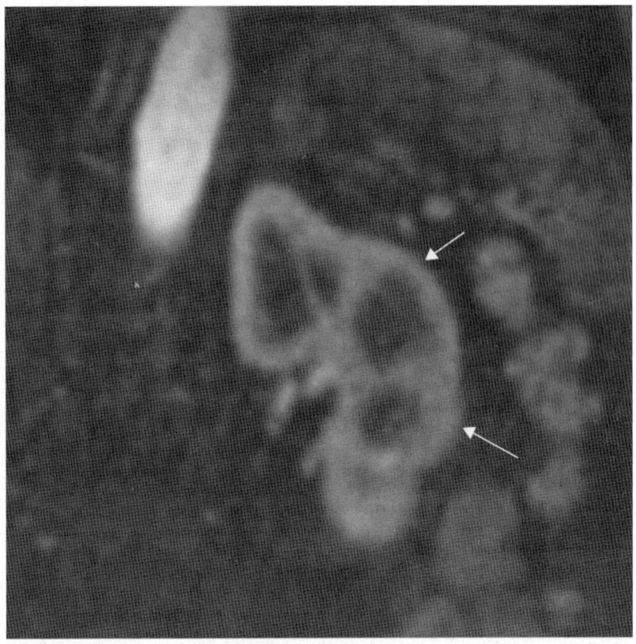

(b)

Fig. 7.7 "Corcova esplênica". (a) Existe uma protuberância na incidência lateral do rim esquerdo (seta), mas não há deslocamento dos cálices. Esta "corcova esplênica" é uma variante normal. (b) RM coronal (com gadolínio) da corcova esplênica esquerda (setas), na qual está demonstrada a anatomia corticomedular normal.

refluxo vesicoureteral). Defeitos de preenchimento dentro da pelve e ureteres devem ser identificados. As três causas comuns são tumores, cálculos e coágulo sanguíneo. A variação congênita mais comum é uma pelve renal bífida, dividindo o rim em metades superior e inferior (Fig. 7.9). Os dois ureteres podem juntar-se em qualquer nível entre o hilo renal e a bexiga ou podem apresentar uma inserção separada para dentro da bexiga.

Bexiga

A bexiga é uma estrutura centralmente localizada que deve apresentar um contorno liso. Muitas vezes apresenta indentações lisas normais de estruturas superiores, devidas ao útero ou cólon sigmóide, e de baixo por músculos do assoalho pélvico. Após micção, a bexiga deve estar vazia, exceto por uma pequena quantidade de contraste localizado dentro das dobras mucosas.

TC

O papel da TC na representação por imagem do trato urinário está em expansão. Como o ultra-som, a TC caracteriza massas. Adicionalmente, mostra particularmente bem o espaço retroperitoneal (veja Capítulo 10), sendo muito sensível para detectar cálculos renais. As principais indicações para TC são:

- Para caracterizar massas renais e estagiar tumores renais.
- Para delinear anormalidade vascular renal.
- Para delinear ou excluir trauma renal.
- Para demonstrar cálculos radiolucentes.
- Para avaliar cólicas renais agudas (em alguns centros).

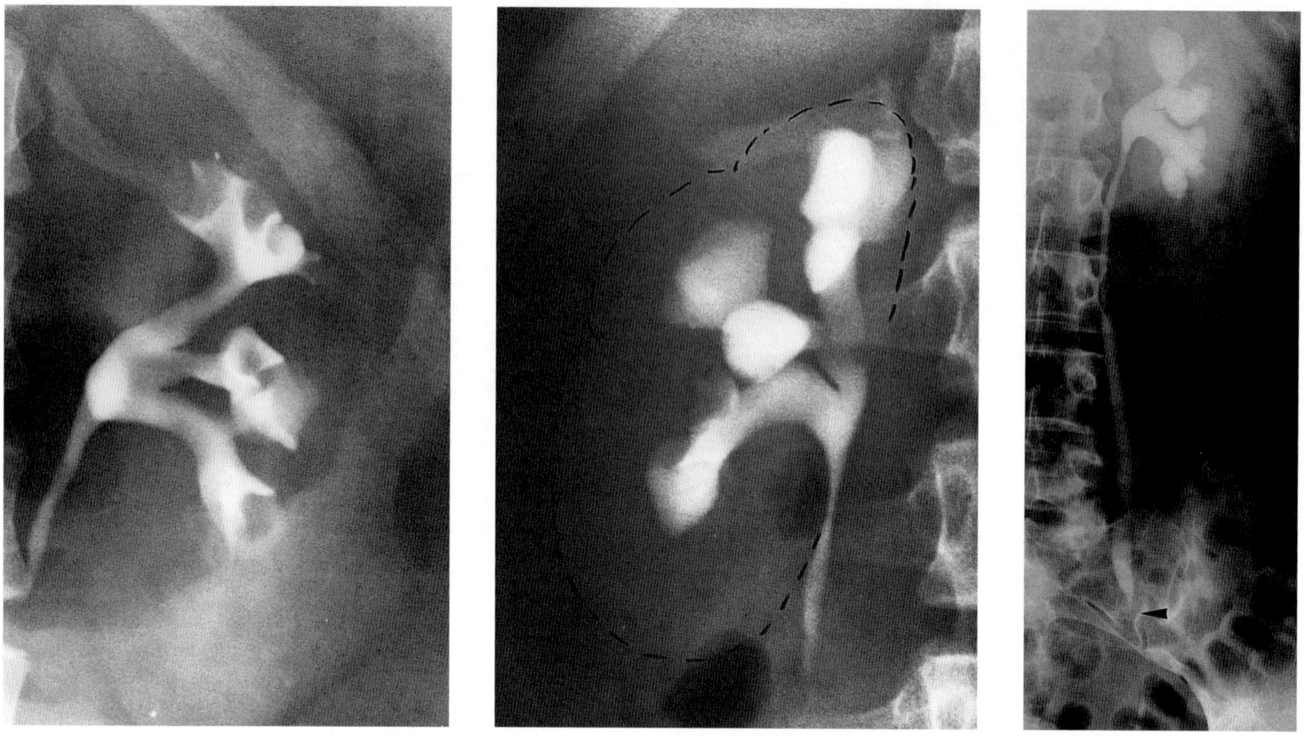

(a) (b) (c)

Fig. 7.8 Os cálices. (a) Cálices normais. Cada cálice apresenta "formato de xícara". (b) Muitos dos cálices estão baqueteados. Existe cicatrização do parênquima da metade superior do rim, indicando que o diagnóstico é uma pielonefrite crônica. (c) Todos os cálices estão dilatados, sendo que a dilatação do sistema coletor se estende para baixo até o ponto de obstrução (seta), neste caso ocasionada por um linfonodo retroperitoneal malignizado.

A técnica varia dependendo da indicação. Na maioria dos casos a TC é inicialmente realizada sem qualquer meio de contraste intravenoso (TC não-contrastada), para identificar calcificação (Fig. 7.10 a). Então, são obtidas imagens após administração de meio de contraste intravenoso, geralmente durante a fase de realce cortical renal precoce, que ocorre 40 segundos após injeção do meio de contraste (a fase corticomedular) (Fig. 7.10b). Em alguns casos, um escaneamento posterior é obtido alguns minutos mais tarde para demonstrar a fase do nefrograma homogêneo e os sistemas coletores (Fig. 7.10c). Com os novos sistemas de TC com multidetectores, as imagens podem ser reformatadas no plano coronal ou sagital para planejamento cirúrgico (Fig. 7.11).

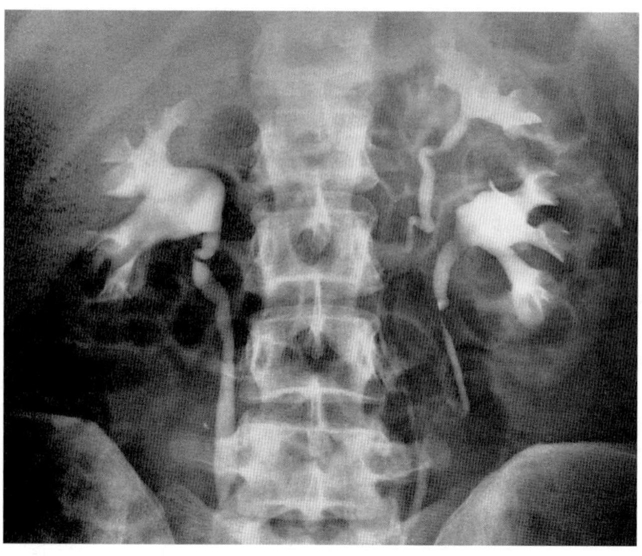

Fig. 7.9 Sistema coletor bífido. Existe um sistema coletor bífido à esquerda, com os dois ureteres juntando-se ao nível do processo transverso de L5. Note o quanto o rim esquerdo é maior que o direito.

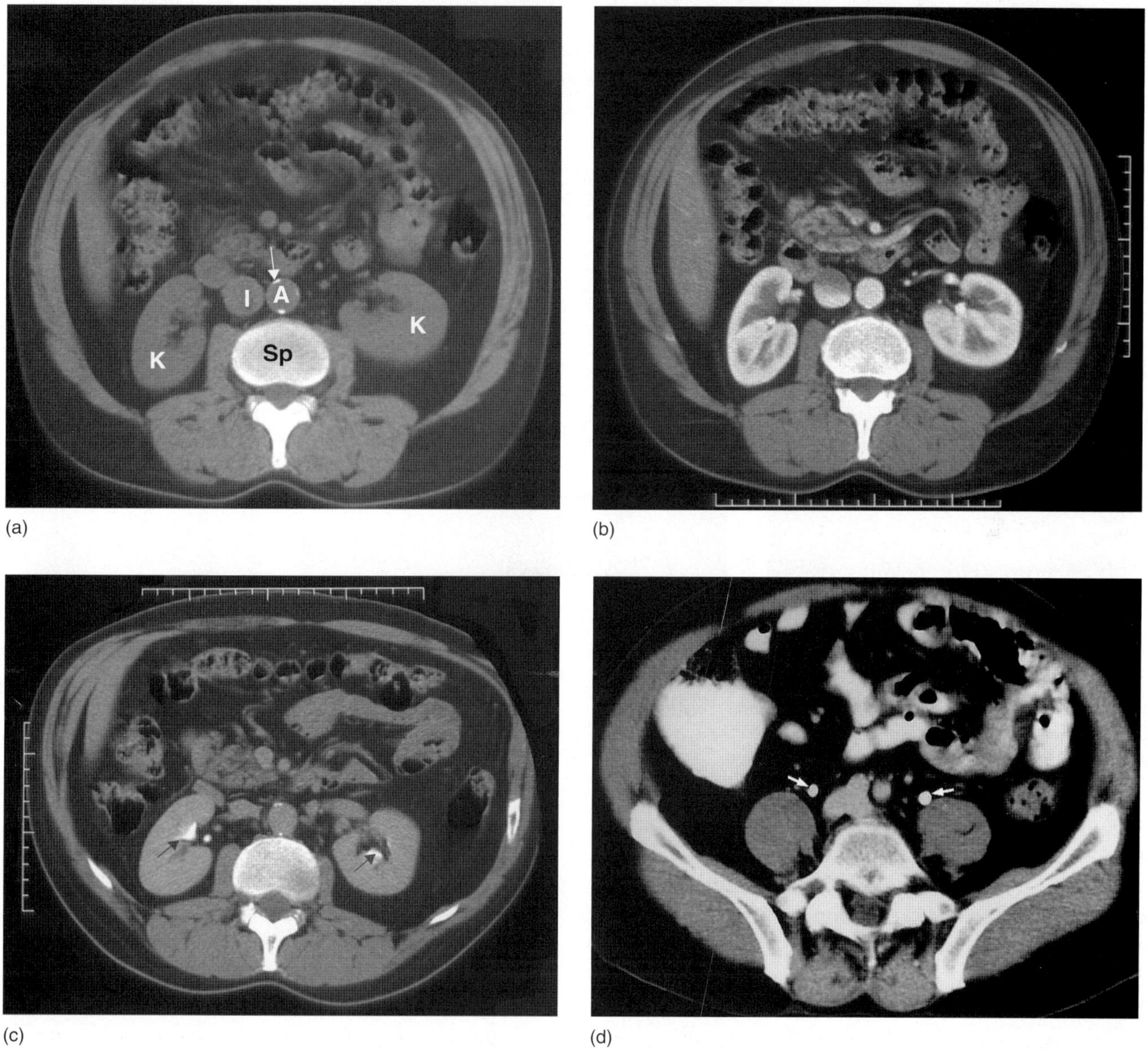

Fig. 7.10 TC normal de rins e bexiga. (a), (b) e (c) mostrando o mesmo nível através do hilo renal. (a) Antes da administração do contraste intravenoso. Note a calcificação da parede da aorta (seta). A, aorta; I, veia cava inferior; K, rim; Sp, coluna vertebral. (b) Quarenta segundos após infusão do contraste intravenoso, demonstrando a fase corticomedular, com realce acentuado do córtex renal. (c) Dez minutos após infusão do contraste, demonstrando opacificação homogênea do parênquima e opacificação densa do sistema pelvicalicial (setas). (d) Corte através da pelve mostrando os ureteres (setas) após administração de contraste. *(Continua.)*

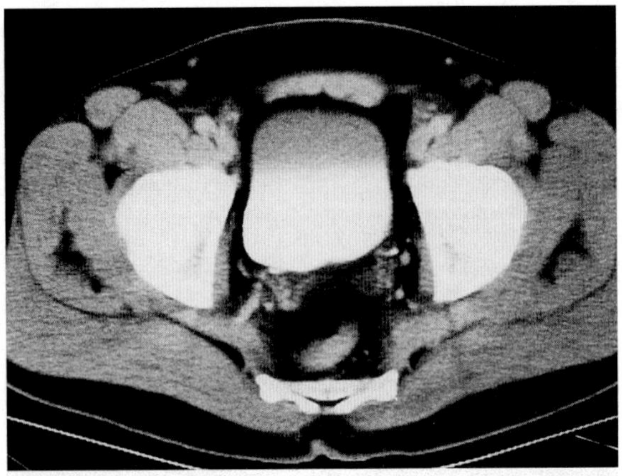

(e)

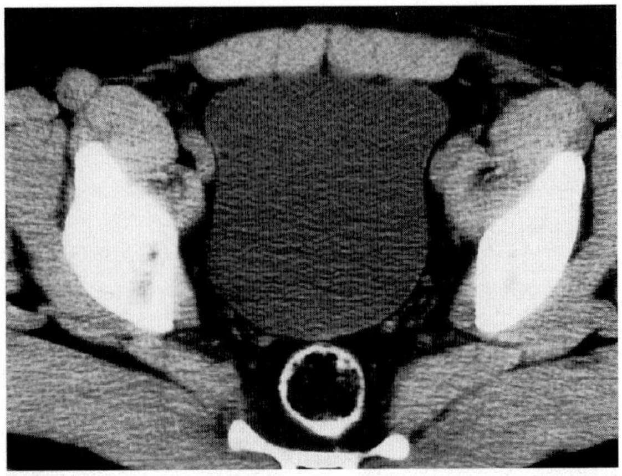

(f)

Fig. 7.10 *Continuação.* (e) Corte através da bexiga opacificada em um paciente do sexo masculino, mostrando que a parede vesical é muito fina para ser visibilizada. Note a camada de meio de contraste. (f) Corte através da bexiga sem opacificação com contraste. A parede vesical pode ser identificada como uma linha fina.

TC normal (Fig. 7.10)

O parênquima renal deve apresentar limites lisos. A gordura do seio renal é visibilizada como um tecido de atenuação muito baixa na porção central do rim. Não deve existir qualquer calcificação no trato renal. Após injeção do meio de contraste intravenoso, o córtex renal torna-se opacificado antes da medula, na fase corticomedular (Fig. 7.10b). Neste estágio, não existe meio de contraste no sistema coletor que, conseqüentemente, possui uma atenuação mais baixa. Imagens posteriores demonstram opacificação uniforme do parênquima renal (Fig. 7.10c) e meio de contaste é observado na pelve renal e ureteres. O sistema pelvicalicial deve mostrar cálices em forma de xícara com espessura uniforme do parênquima renal do cálice até a borda renal, e a gordura que circunda o sistema pelvicalicial deve ser claramente visibilizada. Os ureteres são observados em cortes transversais como pintas situadas sobre o músculo psoas (Fig. 7.10d). Eles não serão necessariamente observados em todos os níveis porque o peristaltismo oblitera o lúmen intermitentemente. A bexiga apresenta limites lisos e é visibilizada contra a gordura pélvica; sua parede é fina e de diâmetro razoavelmente uniforme. Opacificação por meio de contraste da urina dentro da bexiga é variável, dependendo da quantidade de meio de contraste que alcançou a bexiga. O meio de contraste é mais pesado que a urina e, conseqüentemente, a porção dependente geralmente é mais densamente opacificada (Fig. 7.10e).

RM

A RM fornece informação anatômica similar à da TC, com a vantagem de poder obter imagens diretamente nos planos coronal, sagital e oblíquo. Geralmente é utilizada somente em circunstâncias selecionadas, por exemplo, para demonstrar estenose arterial renal, ou a extensão de tumores renais que atingem a veia cava inferior, ou para esclarecer problemas não-solucionados pela ultra-sonografia ou TC. Calcificações não são visíveis à RM, o que é uma das maiores desvantagens da técnica para representação por imagem do trato renal.

RM normal (Fig. 7.12)

Assim como TC e ultra-sonografia, os contornos renais devem ser lisos. Diferenciação corticomedular é mais bem observada em imagens ponderadas em T1 e imediatamente após realce com contraste intravenoso de gadolínio. Os sistemas coletores renais e a bexiga são mais bem observados em imagens ponderadas em T2, nas quais o fluido apresenta um sinal alto (Fig. 7.12b, d). Variações normais são bem demonstradas na RM: lobulação fetal é visibilizada como um contorno renal ondulante em imagens coronais, porém, com espessura cortical uniforme (Fig. 7.7b); uma coluna de Bertin pode ser distinguida de uma massa, uma vez que possui as mesmas características de sinal que o resto do rim em todas as seqüências. A vasculatura renal é mais bem demonstrada após administração intravenosa de gadolínio.

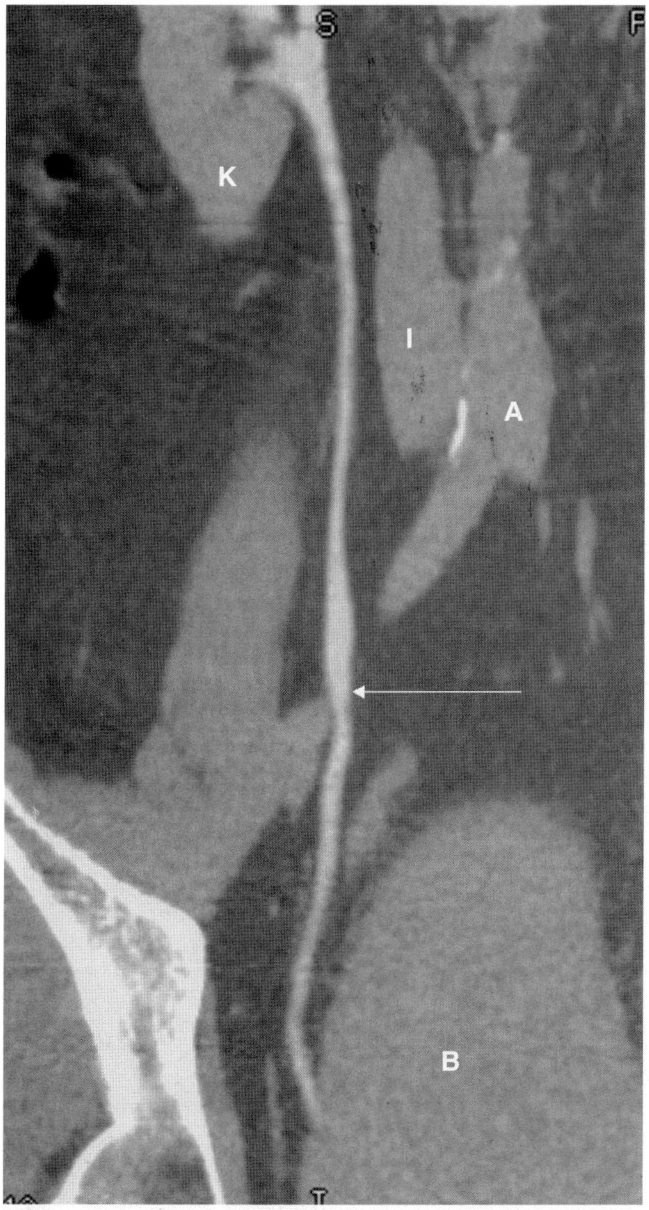

Fig. 7.11 TC reformatada. Este é o mesmo paciente da Figura 7.10a-c. O ureter (seta) foi reformatado no plano coronal. A, aorta; I, veia cava inferior; K, rim; B, bexiga.

Exames com radionuclídeos

Existem duas técnicas principais de exames com radionuclídeos para o estudo dos rins:

1 O renograma com medidas da função renal.
2 Escaneamento da morfologia renal (escaneamento DMSA). O advento da TC e da ultrasonografia reduziu a necessidade destes escaneamentos. Atualmente eles são mais utilizados para avaliação de cicatrizes renais (veja Fig. 7.39, pág. 248).

Renograma (Fig. 7.13)

Caso substâncias que passam para a urina sejam marcadas com um radionuclídeo e injetadas intravenosamente, sua passagem através dos rins pode ser observada com uma gama-câmara.

Os dois agentes de escolha são o ^{99m}Tc DTPA (dietileno triamina ácido pentacético) e o ^{99m}Tc MAG-3 (mercaptoacetil triglicina). O DTPA é filtrado pelos glomérulos e não absorvido ou secretado pelos túbulos, enquanto MAG-3 é filtrado pelos glomérulos e secretado pelos túbulos.

A gama-câmara é posicionada posteriormente sobre os rins e administra-se uma injeção rápida do radiofármaco. Imagens precoces mostram os principais vasos sanguíneos e ambos os rins. Subseqüentemente, observa-se atividade no parênquima renal e, aos 5 minutos, os sistemas coletores devem ser visíveis. Imagens seriadas por 20 minutos mostram excreção e *clearance* progressivo da atividade por ambos os rins. Avaliação quantitativa por meio de um computador possibilita a produção de uma curva de renograma e o cálculo da função relativa de cada rim.

As principais indicações de um renograma são:

- Medida da função renal relativa em cada rim – isto pode ajudar o cirurgião a decidir entre nefrectomia e cirurgia mais conservadora.
- Investigação de obstrução do trato urinário, particularmente da junção pelviureteral.
- Investigação de transplantes renais.

Técnicas especiais

Pielografia retrógrada e anterógrada

As técnicas de pielografia retrógrada e anterógrada (o termo pielografia significa demonstração do sistema pielocalicial e ureteres) envolve injeção di-

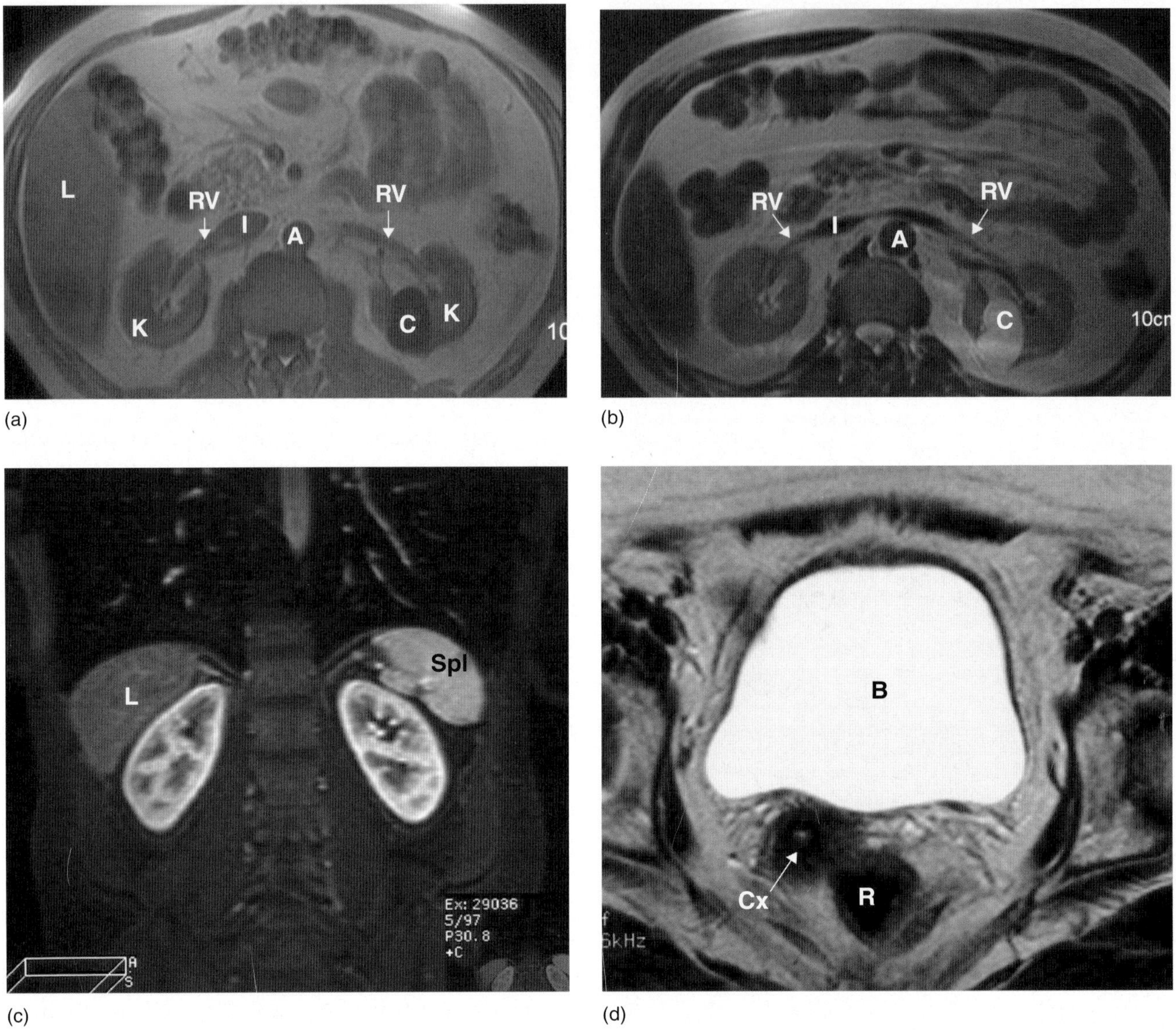

Fig. 7.12 RM dos rins. (a) Imagens ponderadas em T1 e (b) T2 em um plano axial, ao nível dos hilos renais. Note o cisto simples do rim esquerdo, que retorna a um sinal baixo na imagem ponderada em T1 e a um sinal alto na imagem ponderada em T2. (c) Imagem coronal dos rins em um paciente diferente após a injeção intravenosa de gadolínio, (d) bexiga (B) normal na imagem ponderada em T2. A parede vesical é fina e lisa. A, aorta; C, cisto; Cx, cérvice; I, veia cava inferior; K, rim; L, fígado; R, reto; RV, veia renal; Spl, baço.

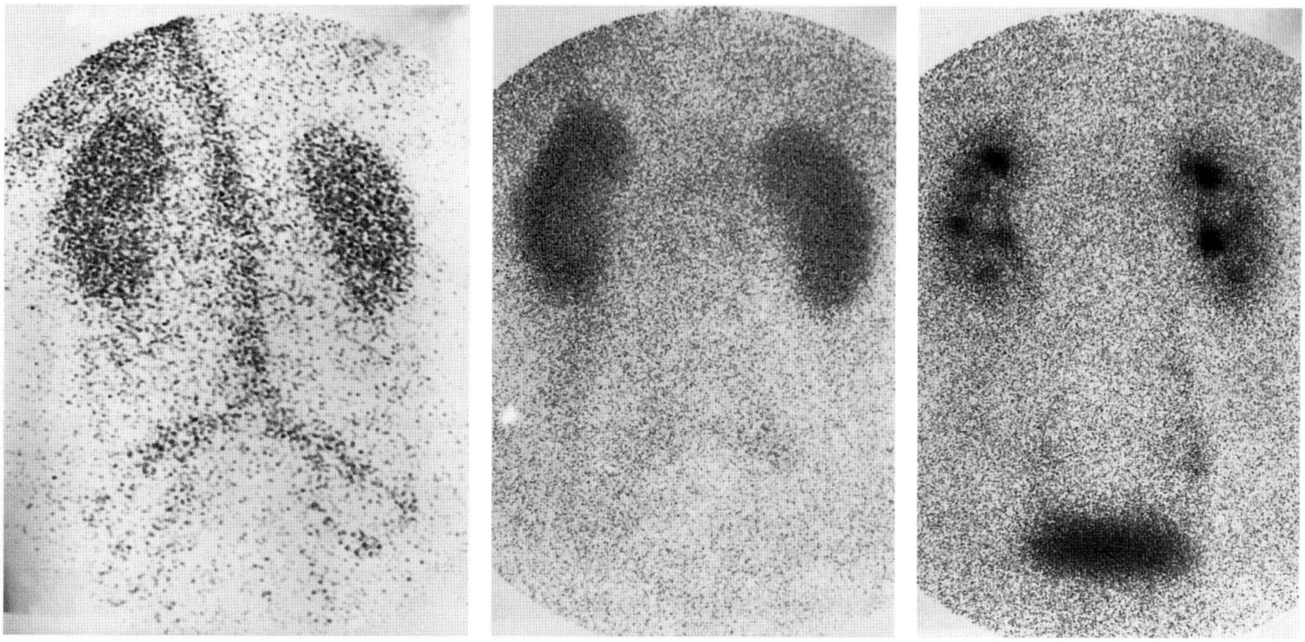

(a) (b) (c)

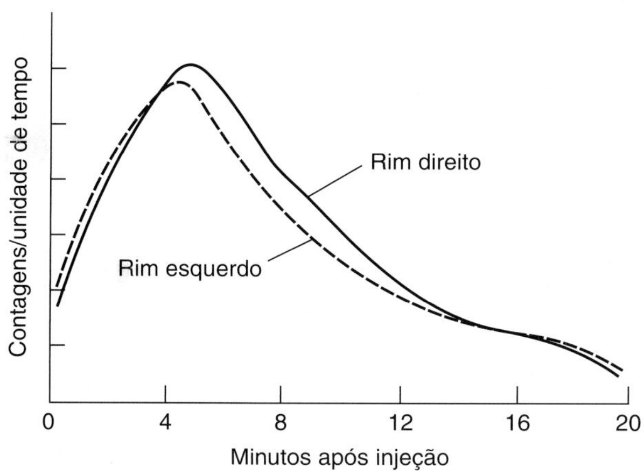

(d)

Fig. 7.13 Renograma com ^{99m}Tc DTPA, imagens seriadas. (a) Fase vascular. (b) Fase de filtração. (c) Fase de excreção. (d) A curva do renograma.

reta de material de contraste no sistema pielocalicial ou ureteres por meio de cateteres posicionados por via cistoscópica (pielografia retrógrada) ou percutaneamente dentro do rim, via pelve (pielografia anterógrada).

As indicações são limitadas àquelas situações nas quais a informação não pode ser obtida por meio de medidas menos invasivas, por exemplo, urografia intravenosa, TC ou RM para confirmar um possível carcinoma de célula transicional na pelve renal ou ureter.

Uretrocistograma miccional (cistografia miccional) e urodinâmica por vídeo (veja Fig. 7.56, pág. 260).

No uretrocistograma miccional, a bexiga é preenchida com meio de contraste através de um cateter e são feitas radiografias durante seu esvaziamento. A totalidade do processo é observada fluoroscopicamente para identificar refluxo vesicoureteral. A bexiga e a uretra podem ser avaliadas durante esvaziamento para demonstrar estenoses ou válvulas uretrais.

Exame de videourodinâmica combina uretrocistografia miccional com medidas da pressão vesical, que requerem linhas de pressão vesical e retal. É útil na investigação de incontinência para distinguir entre instabilidade do detrusor e fraqueza do esfíncter (incontinência por estresse). O teste também é útil em pacientes com sintomas de obstrução, especialmente homens mais idosos, para diferenciar entre obstrução verdadeira e instabilidade vesical, e em pacientes com bexiga neurogênica.

Uretrografia (veja Fig. 7.55, pág. 259)

A uretra é visibilizada durante uretrocistografia miccional. Para a completa visibilização da uretra masculina, no entanto, é necessária uma uretrografia ascendente com meio de contraste injetado através do meato uretral externo. As indicações usuais para o exame são identificação de estenoses uretrais e para demonstrar extravasamento da uretra ou do colo cervical após um traumatismo.

Arteriografia renal

Arteriografia renal é realizada através de um cateter introduzido na artéria femoral pela técnica de Seldinger (veja pág. 431). São feitas injeções seletivas em uma ou ambas artérias renais (Fig. 7.14). É utilizada principalmente para confirmar achados de TC ou RM referentes à anatomia vascular antes de uma cirurgia renal e para confirmar estenose de artéria renal antes de uma angioplastia percutânea com balão.

DISTÚRBIOS DO TRATO URINÁRIO

CÁLCULO URINÁRIO

Cálculos urinários podem ser assintomáticos; a representação por imagem de cálculo causando obstrução urinária é descrita posteriormente (pág. 233).

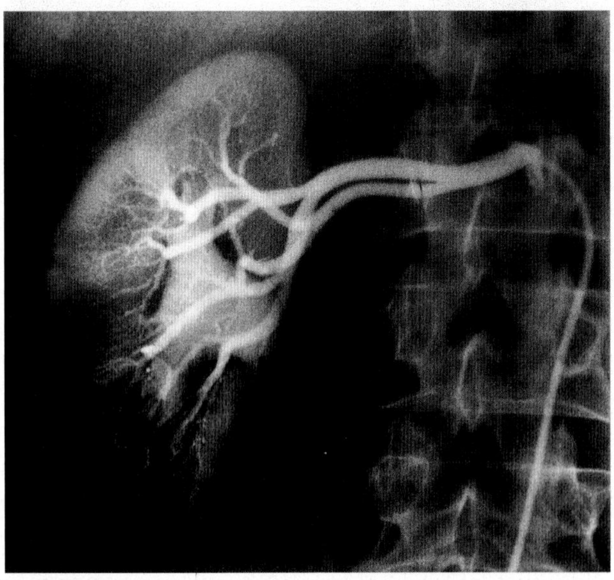

Fig. 7.14 Arteriograma seletivo normal renal direito. Note que não somente as artérias são bem demonstradas, mas que existe também um excelente nefrograma. A pelve renal e o ureter estão opacificados devido à injeção prévia de contraste.

A maioria dos cálculos urinários é calcificada e apresenta densidades variáveis nos exames radiológicos. Muitos são uniformemente calcificados, mas alguns, particularmente cálculos vesicais, podem ser laminados. Somente cálculos consistindo de ácido úrico puro e de xantina são radiotransparentes na radiografia, mas podem ser identificados na TC ou ultra-sonografia (Fig. 7.15).

Pequenos cálculos renais muitas vezes são redondos ou ovais; os maiores freqüentemente assumem a forma do sistema pelvicalicial e são conhecidos como cálculos coraliformes (Fig. 7.16).

Exames radiológicos do trato urinário são mais sensíveis que o ultra-som na detecção de cálculos renais e ureterais radiopacos, além de serem o método mais fácil para identificação de cálculos. É essencial examinar o exame preliminar de uma urografia intravenosa cuidadosamente porque até mesmo grandes cálculos podem estar completamente escondidos dentro do sistema coletor opacificado, uma vez tendo sido administrado o meio de contraste (veja Fig. 7.4, pág. 221). Cálculos ureterais podem estar particularmente obscurecidos quando estão sobrepostos a processos vertebrais transversos ou ao sacro.

A maioria dos cálculos de mais de 5 mm é facilmente observada ao ultra-som, mas cálculos menores podem passar despercebidos, particularmente caso estejam localizados dentro dos seios renais, onde podem ser obscurecidos por ecos provenientes da gordura circundante. Cálculos, independentemente de sua composição, produzem ecos intensos e sombras acústicas (Fig. 7.17). Cálculos coraliformes, preenchendo o sistema calicial, formam sombras acústicas muito grandes, que podem até mesmo mascarar uma hidronefrose associada. Cálculos alojados nos ureteres não podem ser excluídos pela ultra-sonografia, apesar de ser possível demonstrar cálculos alojados na junção vesicoureteral (Fig. 7.18). Cálculos vesicais ou em divertículos vesicais são bem demonstrados pela ultra-sonografia.

A TC, quando realizada sem contraste intravenoso, é surpreendentemente sensível na detecção de cálculos. Em alguns hospitais é utilizada ao invés da urografia intravenosa para a detecção e localização anatômica precisa de cálculos antes do tratamento (Figs. 7.19 e 7.21).

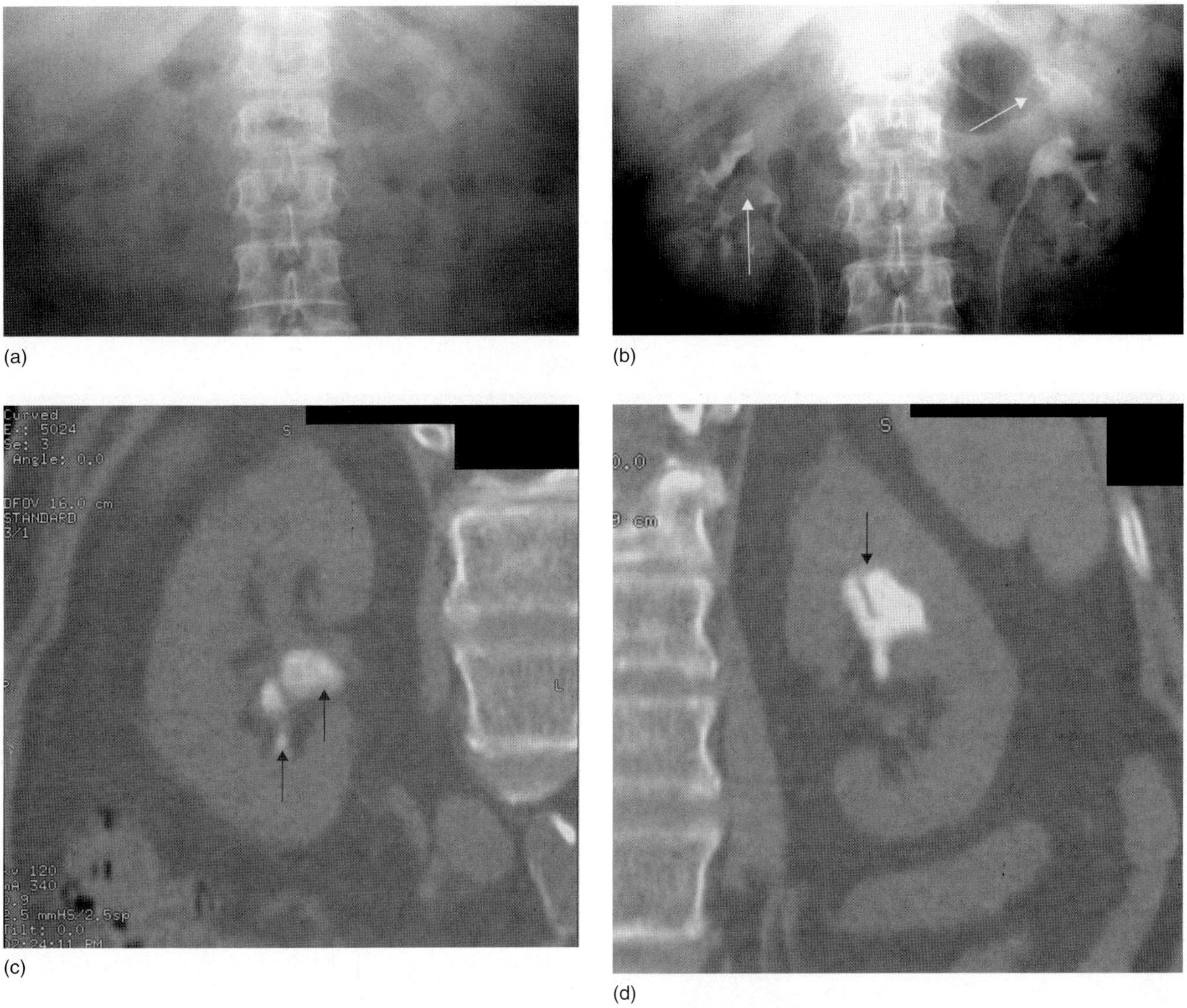

Fig. 7.15 (a) Radiografia de controle de urografia intravenosa. Cálculos renais não são visíveis do lado direito e somente pouco visíveis do lado esquerdo. (b) Urografia intravenosa após contraste intravenoso. São observados defeitos de preenchimento no cálice inferior direito e na pelve, assim como nos cálices do pólo superior esquerdo (setas). (c) e (d) TC dos rins no mesmo paciente sem meio de contraste, reformatada no plano coronal, demonstrando os cálculos renais em ambos os rins, direito (c) e esquerdo (d) (setas).

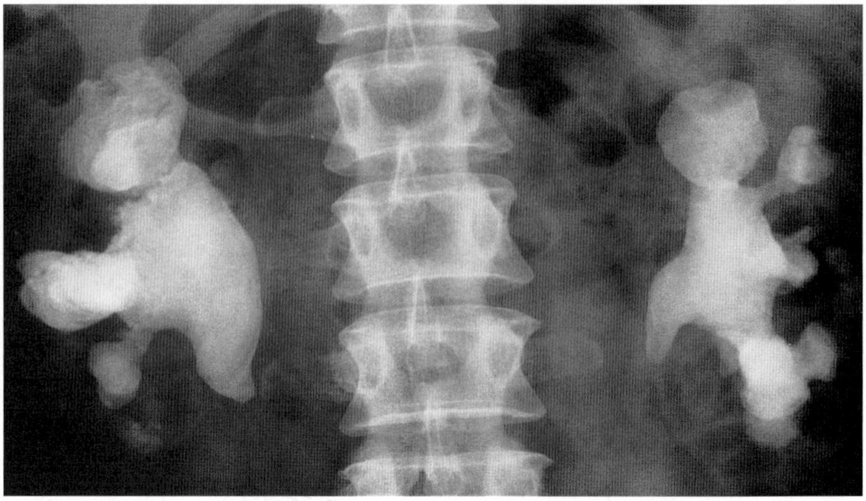

Fig. 7.16 Radiografia mostrando cálculo coraliforme em cada rim.

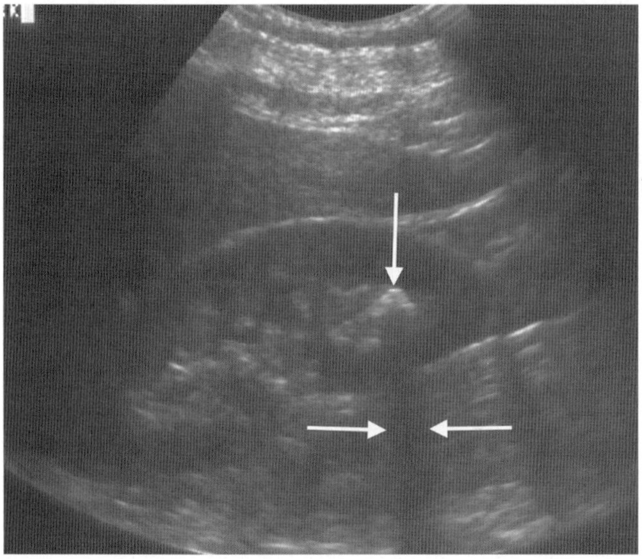

Fig. 7.17 Ultra-sonografia de cálculo no rim direito. O cálculo (seta vertical) aparece como um eco brilhante. Note a sombra acústica atrás do cálculo (setas horizontais).

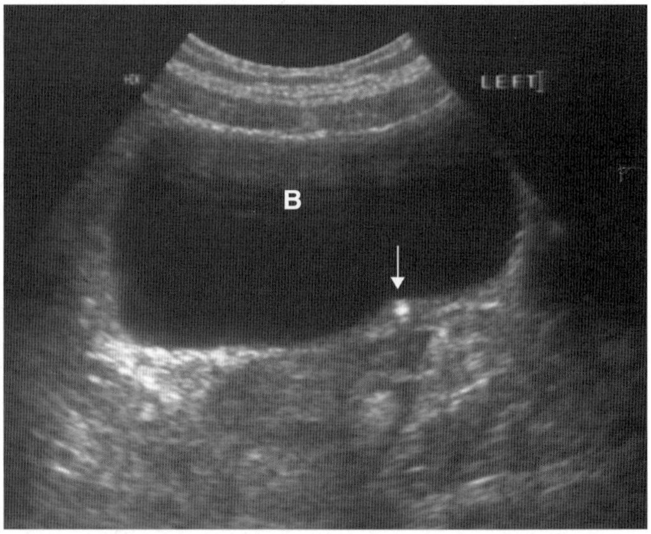

Fig. 7.18 Ultra-sonografia da bexiga (B), demonstrando um cálculo alojado na junção vesicoureteral (seta). Neste caso, não se observa sombra acústica.

Nefrocalcinose

Nefrocalcinose é o termo utilizado para descrever calcificação difusa ou focal no parênquima renal (Fig. 7.20).

Nefrocalcinose difusa pode:

- Estar associada à hipercalcemia e/ou à hipercalciúria, notavelmente no hiperparatireoidismo e na acidose tubular renal.
- *não* estar associada a distúrbios do metabolismo do cálcio, ou seja, necrose papilar disseminada e rim esponjoso medular, uma condição congênita com túbulos coletores dilatados nos quais podem formar-se pequenos cálculos.

OBSTRUÇÃO DO TRATO URINÁRIO

A principal característica de obstrução é a dilatação do sistema pelvicalicial e do ureter. Todos os cáli-

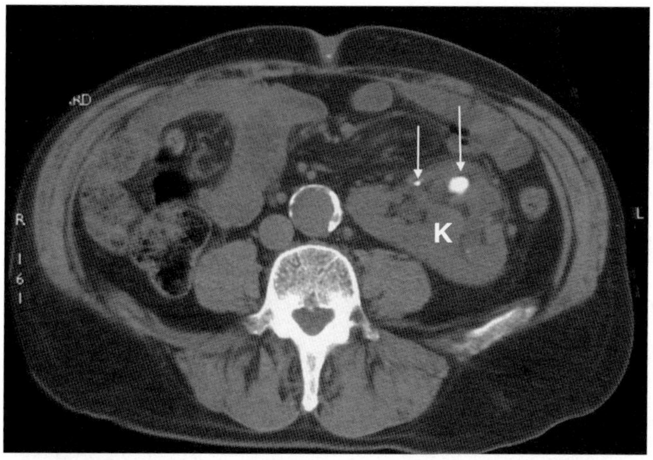

Fig. 7.19 TC não-contrastada em um paciente com ectopia cruzada fundida, uma variação renal anatômica (K). São demonstrados múltiplos cálculos (setas), permitindo planejamento detalhado de seu tratamento por litotripsia.

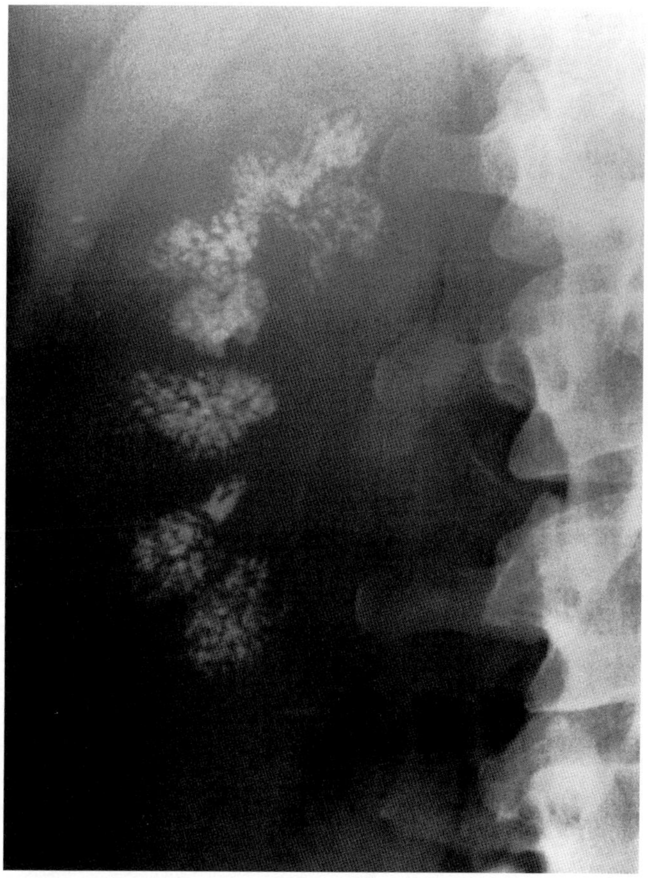

Fig. 7.20 Nefrocalcinose. Existem numerosas calcificações nas pirâmides de ambos os rins (o rim esquerdo não está ilustrado).

ces afetados estão dilatados em aproximadamente o mesmo grau, sendo o grau dependente de cronicidade, com dilatação mais acentuada observada mais freqüentemente na obstrução de longa duração. O sistema coletor obstruído está dilatado acima do nível da obstrução e a demonstração deste nível é o objetivo principal da representação por imagem (Fig. 7.8c, pág. 224). A ultra-sonografia e urografia intravenosa desempenham um papel importante quando da avaliação de obstrução do trato urinário e a TC atualmente é utilizada em alguns hospitais para a investigação da obstrução (Fig. 7.21). Estudos com radionuclídeos mostram alterações típicas, mas raramente são os procedimentos investigatórios iniciais.

Ultra-sonografia na obstrução do trato urinário

Dilatação do sistema pelvicalicial é demonstrada ultra-sonograficamente como uma coleção líquida multiloculada no complexo central de eco, causada pelo acúmulo de urina dentro da pelve e cálices dilatados (Fig. 7.22a). Enquanto a distensão se torna mais grave, os cálices dilatados podem lembrar cistos renais múltiplos, mas cálices dilatados, diferentes de cistos, mostram continuidade com a pelve renal (Fig. 7.22b). Com obstrução prolongada, pode-se observar adelgaçamento do córtex devido à atrofia.

Dilatação ureteral proximal freqüentemente pode ser identificada, mas intestino sobreposto freqüentemente obscurece dilatação do ureter médio e distal. Caso a obstrução esteja situada ao nível da junção vesicoureteral, o ureter distal geralmente pode ser visibilizado. Portanto, enquanto algumas causas de obstrução são identificáveis, por exemplo, carcinoma vesical ou cálculo na junção vesicoureteral, muitas vezes é impossível determinar a causa da obstrução do trato urinário num exame de ultra-sonografia. A ultra-sonografia pode demonstrar uma massa pélvica, causando compressão externa do sistema coletor.

Urografia intravenosa na obstrução do trato urinário

A urografia intravenosa é particularmente útil em pacientes com suspeita de obstrução aguda, que

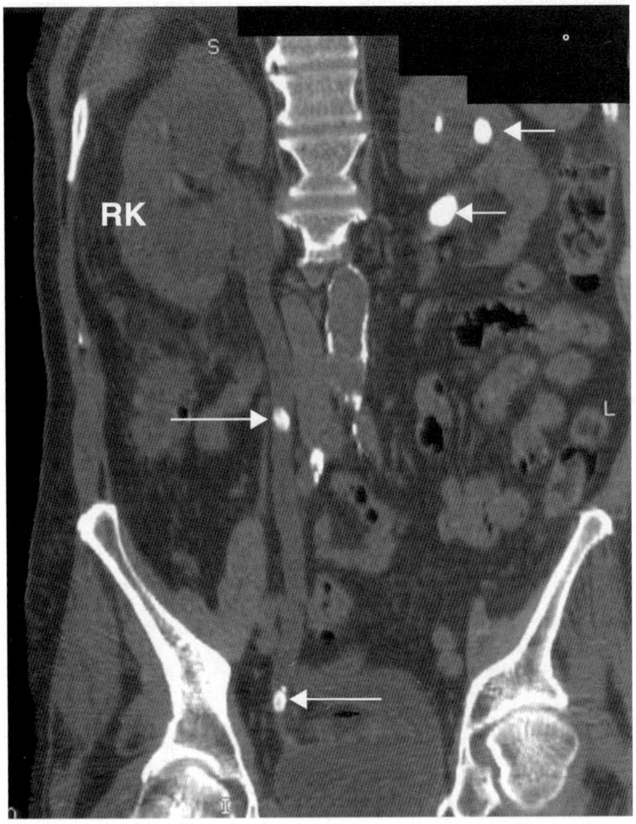

(a)

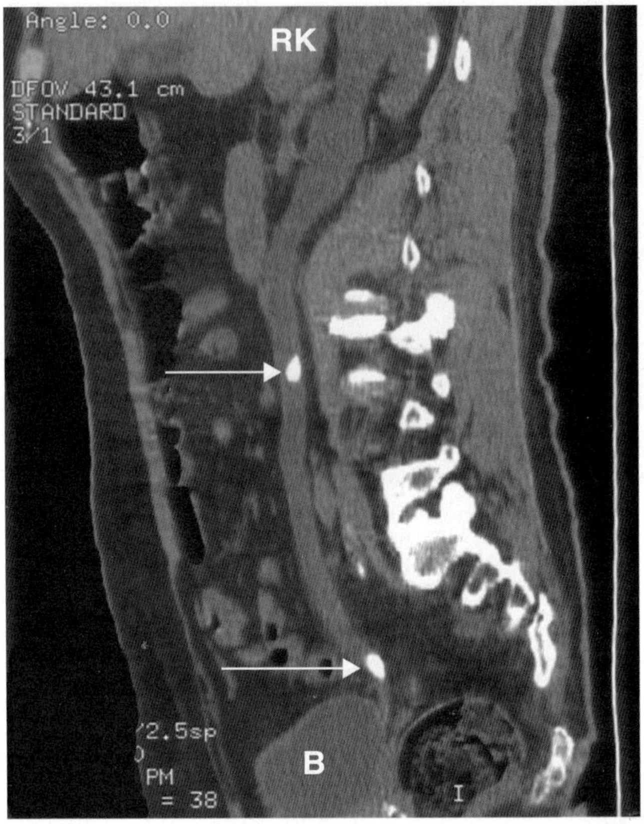

(b)

Fig. 7.21 TC não-contrastada reformatada em plano coronal (a) e plano sagital (b), demonstrando um rim direito hidronefrótico (RK) e dois cálculos no ureter direito dilatado (setas longas). O paciente também apresentava cálculos no sistema pelvicalicial esquerdo (setas curtas).

geralmente é causada por um cálculo. Radiografias podem ser úteis para demonstrar cálculos responsáveis pela obstrução. Contudo, se algumas partes do ureter estão sobrepostas a processos vertebrais transversos e à asa do sacro, os cálculos podem ser impossíveis de visibilizar na radiografia. Opacificação da urina em um sistema obstruído geralmente demora bastante. Conseqüentemente, radiografias retardadas são parte essencial de qualquer urografia intravenosa quando o nível de obstrução não é demonstrado em radiografias de rotina. Preenchimento do sistema pelvicalicial com meio de contraste é muito retardado, mas com o tempo o sistema coletor e o nível da obstrução geralmente podem ser demonstrados (Fig. 7.23). Mesmo quando o fluxo urinário está completamente interrompido, o sistema coletor se opacificará à urografia, mesmo que isto possa demorar várias horas. Na obstrução aguda – geralmente devida a um cálculo no ureter – o meio de contraste nos túbulos renais torna-se progressivamente concentrado, podendo produzir opacificação densa do parênquima renal. Uma vez estabelecido o local da obstrução, a radiografia deve ser examinada novamente para confirmar ou excluir um cálculo radiopaco responsável pela obstrução.

A obstrução pode ser intermitente e entre as crises a urografia intravenosa pode ser normal. Porém, caso a urografia seja realizada durante uma crise de cólica renal (a assim denominada "urografia de emergência"), o nível da obstrução é quase sempre demonstrado. Em contrapartida, uma urografia normal realizada durante um episódio de dor aguda efetivamente exclui a cólica ureteral como a causa da dor.

TC na obstrução do trato urinário

Em alguns hospitais a TC é utilizada para obstrução do trato urinário (Figs. 7.21 e 7.22c, d, e). Na obs-

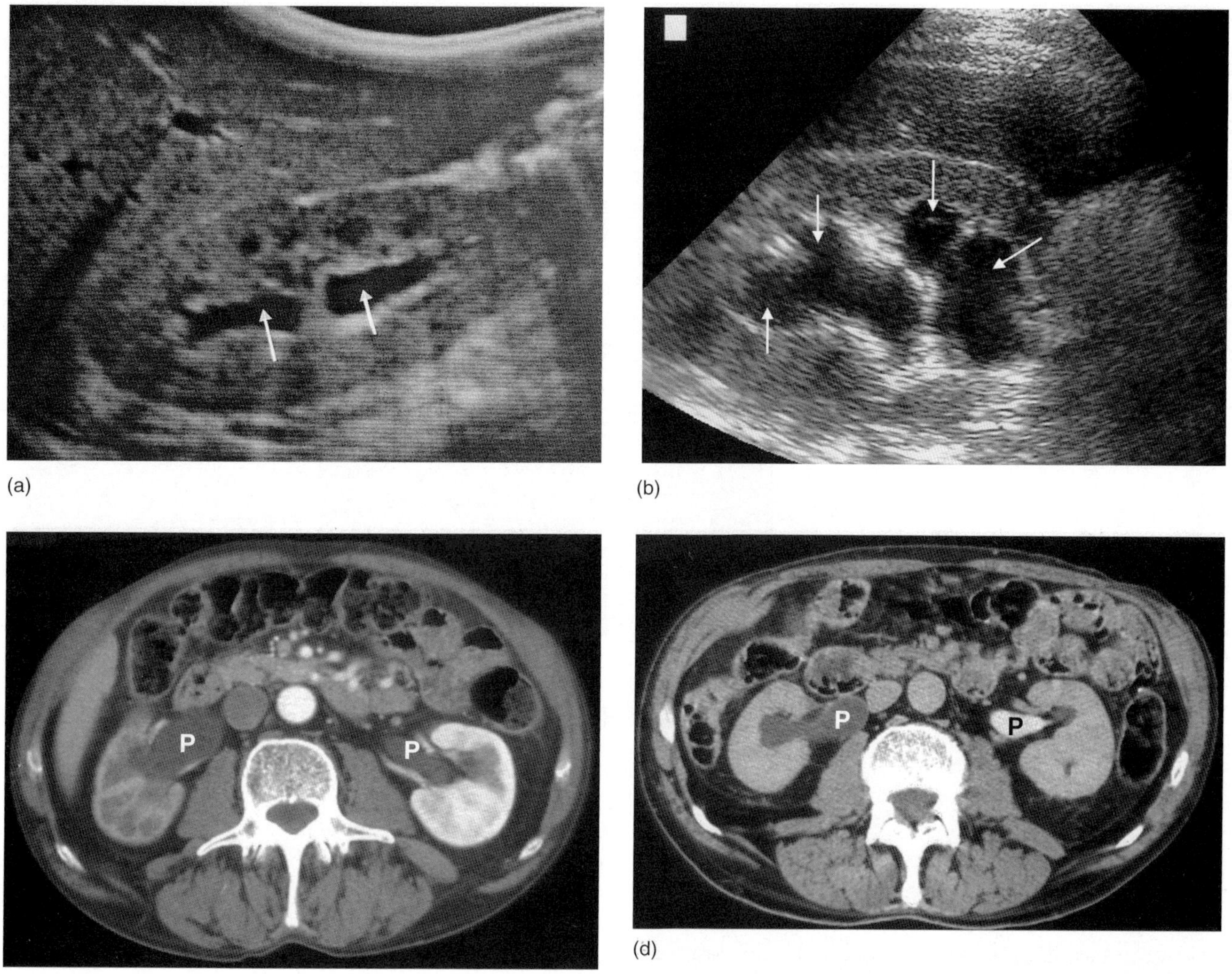

(a) (b) (c) (d)

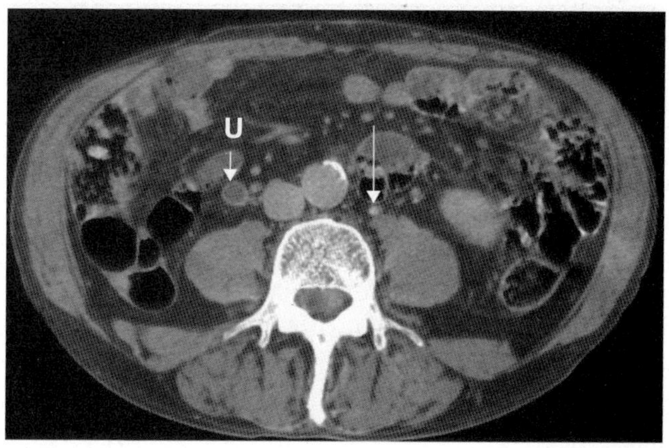

(e)

Fig. 7.22 Dilatação do sistema pelvicalicial. (a) Corte longitudinal do rim direito mostrando separação do complexo de ecos centrais por dilatação do sistema coletor (setas). (b) Dilatação acentuada dos cálices (setas). (c) TC na fase de impregnação corticomedular. Existe obstrução do rim direito com dilatação do sistema pelvicalicial (P, pelve renal), redução da impregnação e alguma perda da espessura cortical, sugerindo obstrução prolongada. (d) TC na fase tardia de IM – impregnação – o contraste intravenoso é visto na pelve renal esquerda, mas não na pelve renal direita obstruída. (e) TC mostrando o ureter direito dilatado (U). No mesmo paciente como em (a) e (d). Note o ureter esquerdo normal (seta longa).

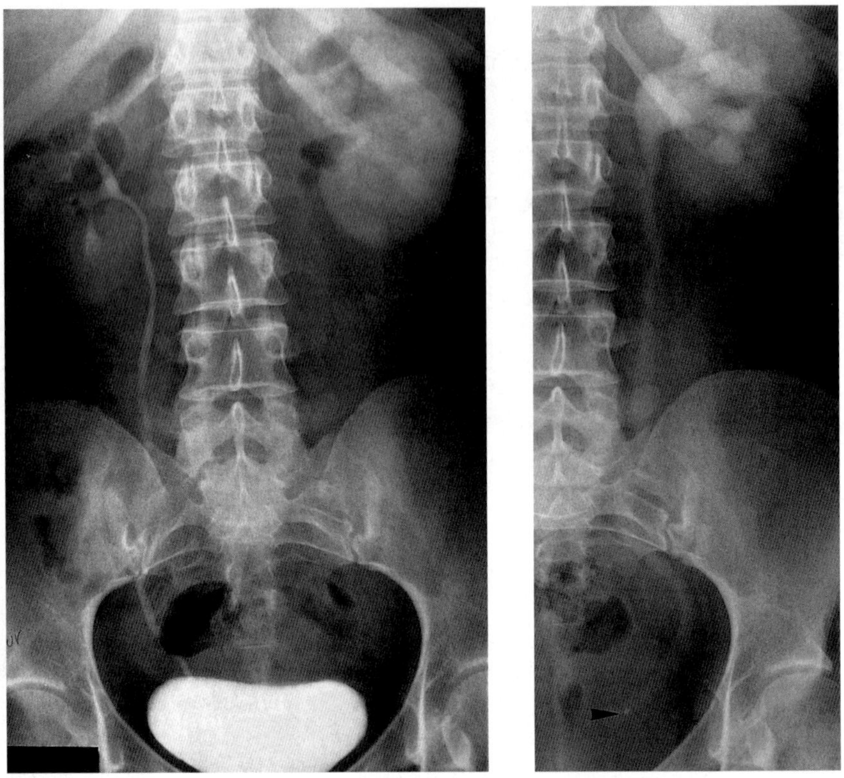

(a) (b)

Fig. 7.23 Obstrução ureteral aguda provocada por um cálculo na porção ureteral distal esquerda. (a) Radiografia feita 30 minutos após injeção do meio de contraste. Existe um retardo evidente no aspecto do pielograma à esquerda. O rim esquerdo mostra um nefrograma muito denso, uma característica de obstrução ureteral aguda. (b) Uma radiografia realizada 23 horas mais tarde mostra opacificação do sistema coletor obstruído acima do cálculo obstrutor (seta).

trução aguda, a TC não-contrastada demonstra sensivelmente os cálculos e o sistema coletor não-opacificado e dilatado freqüentemente pode ser seguido acima do ponto da obstrução (Fig. 7.21). TC não-contrastada freqüentemente é utilizada na cólica ureteral aguda como uma alternativa para a urografia intravenosa em pacientes com alergia ao meio de contraste intravenoso. TC também apresenta a vantagem de demonstrar possíveis causas alternativas de dor abdominal aguda, como a apendicite. Obstrução crônica por tumor, seja dentro do sistema renal coletor ou por um tumor externo causando obstrução, pode ser visibilizada diretamente na TC e o estadiamento do tumor pode ser realizado durante a mesma investigação.

Causas de obstrução dos ureteres e dos sistemas pelvicaliciais

Existem muitas causas de obstrução do trato urinário que podem ocorrer em qualquer nível do sistema pelvicalicial para baixo até a uretra (Tabela 7.3).

Tabela 7.3 Causas de obstrução do trato urinário

Intraluminais
Cálculos
Coágulo sanguíneo
Papila descamada
Dentro da parede do sistema coletor
Tumor originando-se da parede do sistema coletor ou bexiga
Estenose infecciosa (por exemplo, Tb ou esquistossomose)
Obstrução intrínseca da junção pelviureteral
Patologia extrínseca com compressão ou invasão do trato urinário
Tumores, como carcinoma da cérvice ou da junção retossigmóide
Fibrose retroperitoneal
Artéria renal aberrante ou ureter retrocaval

Causas dentro do lúmen do trato urinário

Cálculos são, de longe, a causa mais comum de obstrução do trato urinário. As técnicas de imagens são descritas acima. Uma papila descamada na necrose papilar é uma causa rara de obstrução ureteral.

O diagnóstico pode ser levado em consideração quando outra papila dentro do mesmo rim mostra sinais de necrose papilar (Fig. 7.40, pág. 249). Coágulo sanguíneo dentro do sistema coletor necessita ser diferenciado de outras causas tais como cálculos ou um tumor (Fig. 7.34, veja pág. 245).

Causas originárias da parede do sistema coletor

Um *carcinoma de célula transicional* (TCC – *transitional cell carcinoma*, pág. 241) no ureter ou bexiga, na região da junção vesicoureteral, pode causar obstrução (um TCC no sistema pelvicalicial raramente causa obstrução). Tumores ureterais podem ser visibilizados como um defeito de preenchimento à urografia intravenosa ou como um ponto de obstrução sem massa visível. TCCs ureterais são bem demonstrados por meio de pielografia, seja retrógrada ou anterógrada. TC, particularmente TC com multidetectores, também pode ser utilizada para demonstrar tumores pelvicaliciais e ureterais, particularmente nas imagens "urográficas" retardadas, quando o sistema pelvicalicial e ureter estão repletos de meio de contraste. Carcinoma da bexiga causando obstrução ureteral geralmente pode ser identificado na urografia intravenosa, TC ou ultra-sonografia, apesar da cistoscopia ser o melhor método para estabelecer o diagnóstico.

Estenoses infecciosas dos sistemas coletores geralmente são devidas à tuberculose ou esquistossomose. No caso da tuberculose, geralmente existem outras evidências de imagem que sugerem o diagnóstico (pág. 246).

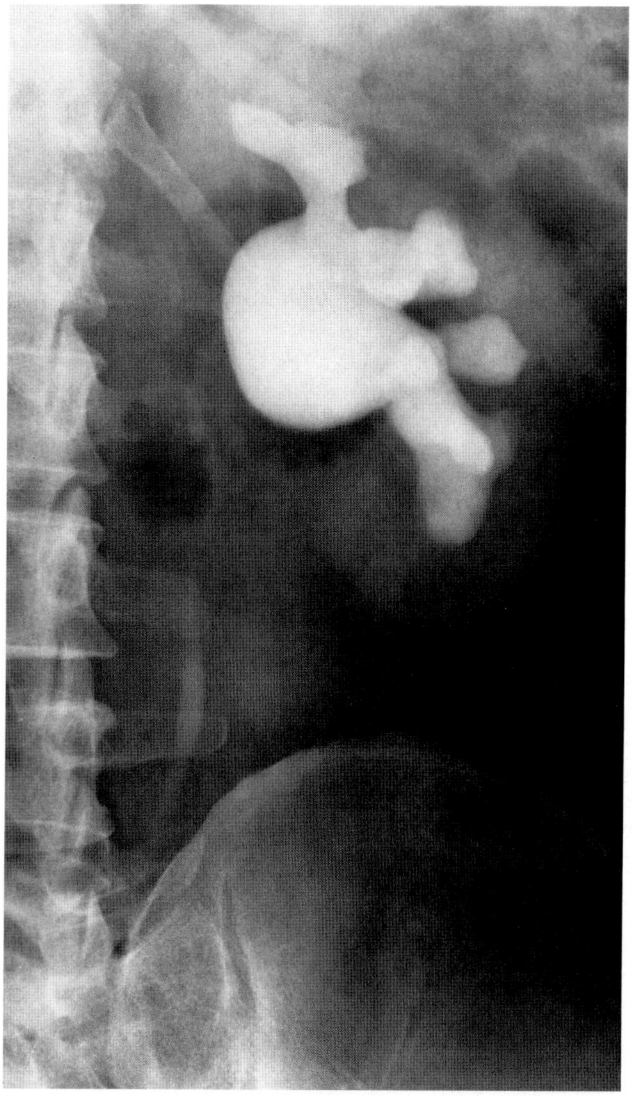

Fig. 7.24 Obstrução intrínseca da junção pelviureteral. O sistema pelvicalicial está consideravelmente dilatado, mas o ureter, da junção pelviureteral em diante, apresenta calibre normal.

Obstrução congênita intrínseca da junção pelviureteral

Neste distúrbio, a peristalse não é transmitida através da junção pelviureteral. A doença pode apresentar-se em qualquer idade, mas geralmente é descoberta em crianças e adultos jovens. O diagnóstico depende da identificação da dilatação da pelve renal e cálices, com uma alteração abrupta do calibre junto à junção pelviureteral (Fig. 7.24). Freqüentemente, o ureter não pode ser identificado em seu todo. Caso seja visibilizado, será estreito ou de tamanho normal.

Obstrução da junção pelviureteral pode ser difícil de distinguir na urografia intravenosa de uma pelve renal não obstruída e dilatada, normal sob outros aspectos – a assim chamada pelve extra-renal ou "sacular". Esta distinção pode ser feita através da administração intravenosa de um diurético. Na obstrução da junção pelviureteral a diurese induzida causa posterior dilatação do sistema pelvicalicial e o paciente desenvolve dor lombar enquanto na pelve extra-renal o sistema drena. Similarmente, um diurético pode ser administrado durante um renograma (Fig. 7.25). Caso exista obstrução, o radionuclídeo se acumula no rim e na pelve extra-renal, sendo que na existência de uma pelve extra-renal ocorre um rápido esvaziamento do radionuclídeo no rim suspeito.

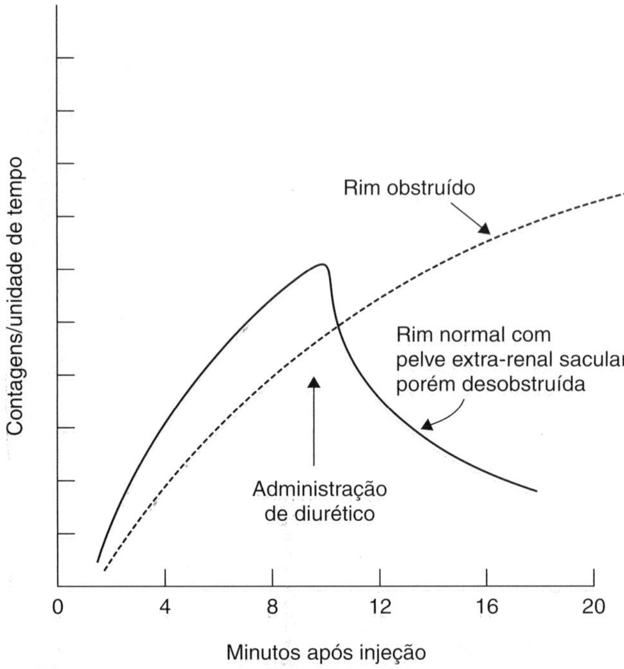

Fig. 7.25 Renograma diurético comparando obstrução da junção pelviureteral (linha pontilhada) com uma pelve extra-renal, porém normal em outros aspectos (linha contínua). Foi administrado furosemida após 10 minutos e, no caso da pelve extra-renal, ocorreu uma rápida eliminação da radioatividade do rim.

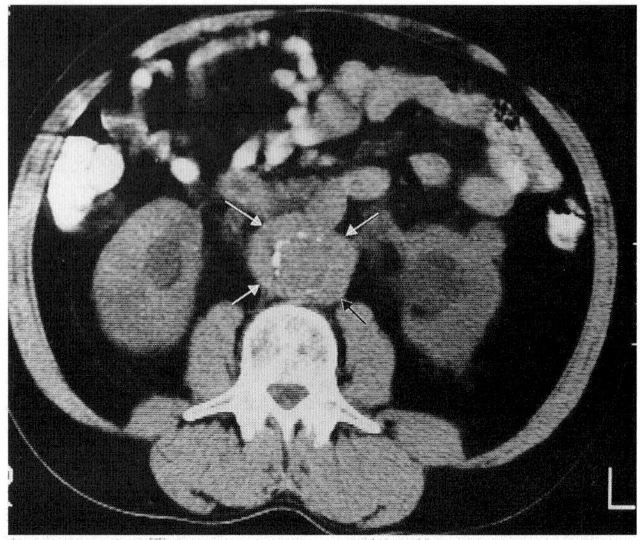

Fig. 7.26 Fibrose retroperitoneal. TC mostrando hidronefrose bilateral. A aorta está circundada por uma massa de tecido fibroso (setas). A posição da parede aórtica está demonstrada pela calcificação ateromatosa. A fibrose retroperitoneal estende-se abaixo do nível da bifurcação aórtica.

Causas extrínsecas de obstrução

Tumores. Carcinoma da cérvice e colo retossigmóide e hipertrofia maligna de linfonodos são causas freqüentes nesta categoria de obstrução ureteral. Os ureteres podem estar visivelmente desviados pelo tumor, mas freqüentemente o trajeto ureteral é normal. Como alguns destes tumores se originam na linha média ou são bilaterais, ambos os ureteres podem estar obstruídos. TC é o método diagnóstico ideal porque mostra a massa tumoral, assim como o nível da obstrução.

Fibrose retroperitoneal. Na maioria dos casos, não se encontra causa para esta condição fibrótica benigna, que envolve o ureter e causa obstrução. Quando inicialmente observada, pode estar obstruído um lado somente, mas eventualmente a condição torna-se bilateral. A obstrução geralmente se situa em nível L4/L5. TC tornou-se o método diagnóstico de escolha (Fig. 7.26).

MASSA PARENQUIMATOSA RENAL

Praticamente todas as massas solitárias que se originam no parênquima renal são *tumores malignos* ou *cistos simples*. Em adultos, o tumor maligno é praticamente sempre um carcinoma de células renais, enquanto que em crianças jovens a neoplasia mais comum é um tumor de Wilms.

Outras causas de massas renais incluem: abscesso renal, tumor benigno, notavelmente o angiomiolipoma, cisto hidático e metástases.

Ocasionalmente, invaginação de tecido cortical normal para dentro da parte central do rim (algumas vezes denominada "pseudotumor renal" ou coluna de Bertin) pode produzir os sinais de uma massa localizada à ultra-sonografia ou urografia intravenosa. Neste caso, a característica de distinção é uma opacificação uniforme da "massa" na urografia intravenosa. O DMSA, a TC ou a RM podem ser utilizadas para excluir um tumor verdadeiro.

Massas renais múltiplas podem indicar:

- Cistos múltiplos simples.
- Doença policística.
- Linfoma maligno.
- Metástases.
- Massas inflamatórias.

Ultra-sonografia (Fig. 7.27)

Massas renais geralmente são inicialmente detectadas ao exame de ultra-som, apesar de que, em alguns casos, suspeita-se de uma massa inicialmente à urografia intravenosa.

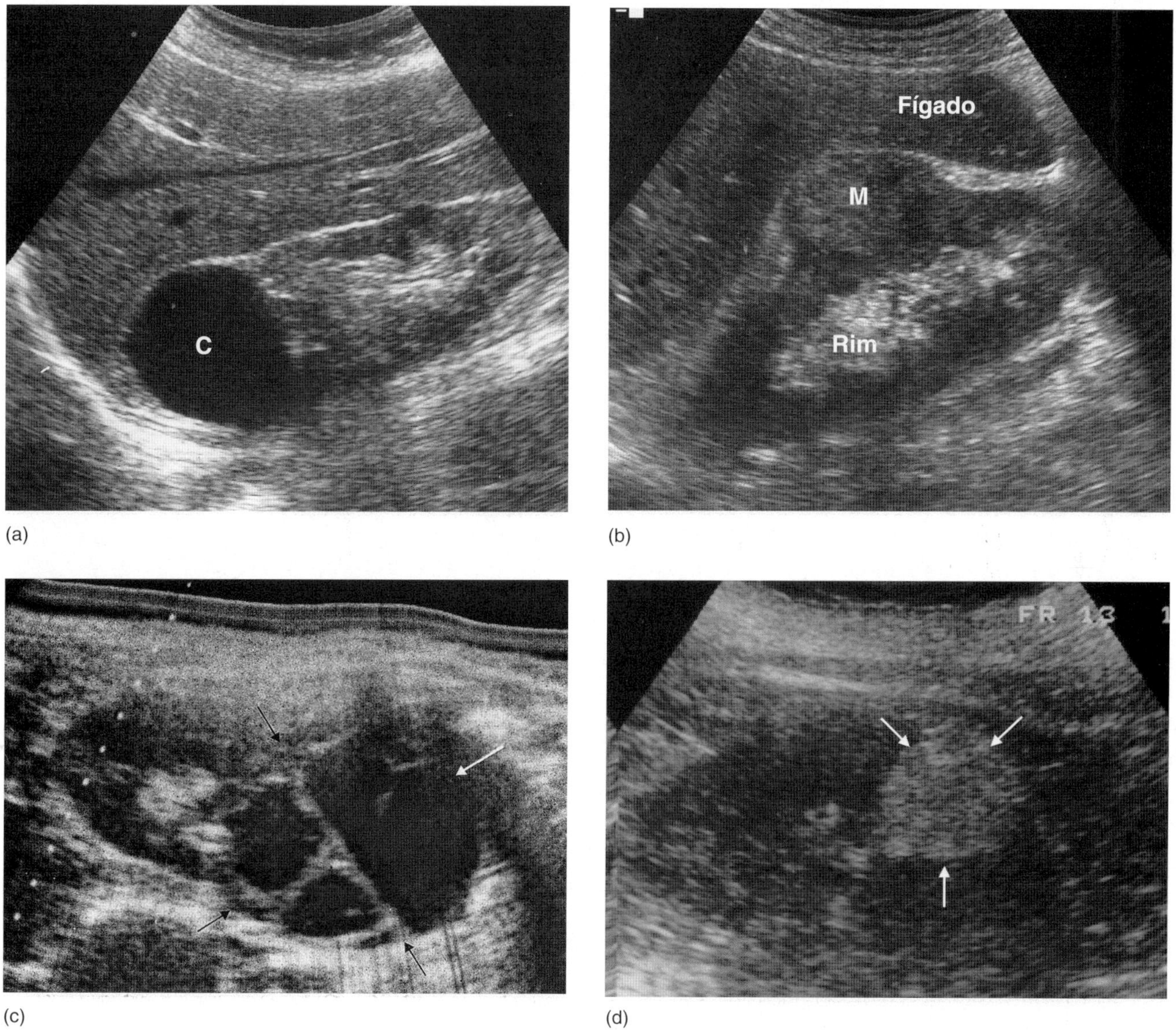

Fig. 7.27 Ultra-sonografia em massas renais. (a) Cisto (C) com paredes nítidas e sem ecos originários dentro do cisto. Note o realce acústico atrás do cisto. (b) Tumor mostrando ecos dentro de uma massa sólida (M). (c) Massa complexa ocasionada por carcinoma renal cístico. As setas apontam para a borda da massa. Note os grossos septos dentro da massa. (d) Angiomiolipoma. Este achado incidental mostra o aspecto típico de uma pequena massa ecogênica (seta). O mesmo paciente da Figura 7.30 (c).

A ultra-sonografia pode estabelecer se uma massa é um cisto simples e, conseqüentemente, pode ser ignorada, ou se a lesão é sólida, podendo ser um carcinoma renal. Uma massa com características mistas sólidas e císticas classifica-se na categoria indeterminada e pode ser um tumor renal, um abscesso renal ou, possivelmente, um cisto complexo benigno ou outra condição benigna.

Cistos simples são muito comuns na meia-idade e em indivíduos mais idosos. São repletos de líquido claro e assim não mostram ecos dentro do cisto. Mostram ecos evidentes a partir da parede anterior e posterior do cisto e uma coluna de ecos aumentados atrás do cisto, devido a um aumento da transmissão geral do som, conhecido como "realce acústico". A maioria dos cistos apresentam formato esférico. Podem ser solitários ou múltiplos, uniloculares ou apresentar septações. Alguns cistos contêm ecos de nível baixo em suas porções dependentes, presumivelmente decorrentes de hemorragias prévias. Quando o ultra-sonografista está seguro de que se trata de um cisto simples, não há necessidade de outras investigações. Lesões indeterminadas com componentes císticos e sólidos necessitam de posterior avaliação com TC.

Angiomiolipomas são achados incidentais freqüentes ao ultra-sonografia, aparecendo como pequenas massas ecogênicas. TC ou RM podem ser utilizadas para confirmar o diagnóstico (veja adiante).

Massas renais sólidas apresentam numerosos ecos internos, de intensidades variáveis. Como o som é atenuado durante sua passagem através de uma lesão sólida, a parede posterior não é tão bem delimitada como num cisto e muitas vezes existe pouco ou nenhum "realce acústico" profundamente à massa. Massas sólidas podem apresentar contornos irregulares e conter calcificações.

Quando um tumor é demonstrado, o ultra-sonografista também buscará identificar uma extensão para a veia renal e veia cava inferior, procurará por metástases retroperitoneais e hepáticas e examinará o rim do lado oposto.

Urografia intravenosa

Os sinais básicos de uma massa parenquimatosa renal em uma urografia intravenosa são (Fig. 7.28):

- Uma radiotransparência arredondada no nefrograma.

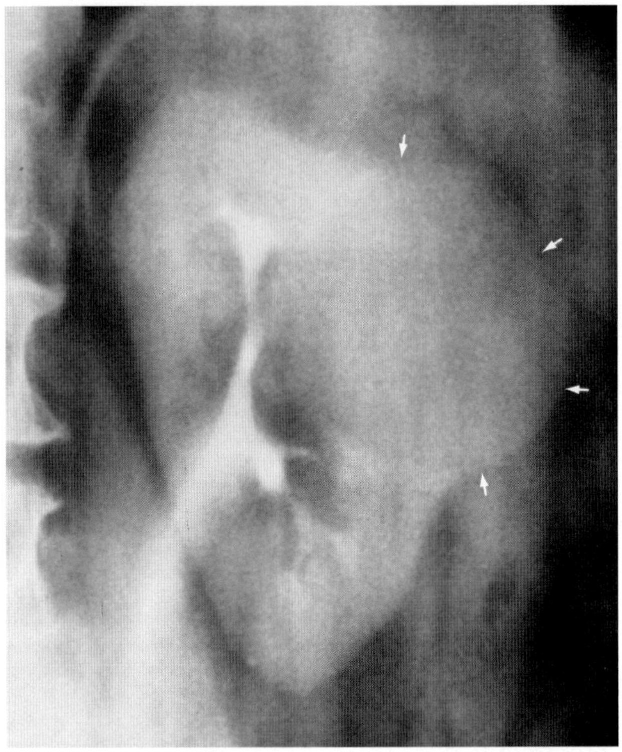

Fig. 7.28 Sinais de uma massa renal. Limites renais abaulados (setas) e existe um deslocamento correspondente dos cálices. Neste paciente, a massa foi diagnosticada como um cisto. Note a baixa densidade da massa em comparação com o parênquima renal opacificado e sua borda claramente delimitada.

- Abaulamento dos contornos renais. Algumas vezes o contorno é tão indistinto que o abaulamento não pode ser apreciado.
- Deslocamento e/ou distorção de cálices maiores e menores.
- Calcificação em uma pequena porção de carcinomas renais (Fig. 7.29). Calcificação na parede de um cisto benigno é incomum.

Uma vez detectada ou suspeita uma massa na urografia intravenosa, o próximo passo é diagnosticar sua natureza utilizando o ultra-som ou a TC. Deve-se notar que qualquer massa solitária em criança jovem ou qualquer massa contendo calcificação visível, particularmente quando a calcificação seja mais do que uma fina linha junto à periferia, provavelmente seja um tumor maligno.

TC e RM de massas renais

TC demonstrou ser muito útil para diferenciar cistos de tumores, no diagnóstico de angiomiolipomas e no estadiamento de carcinoma renal conhe-

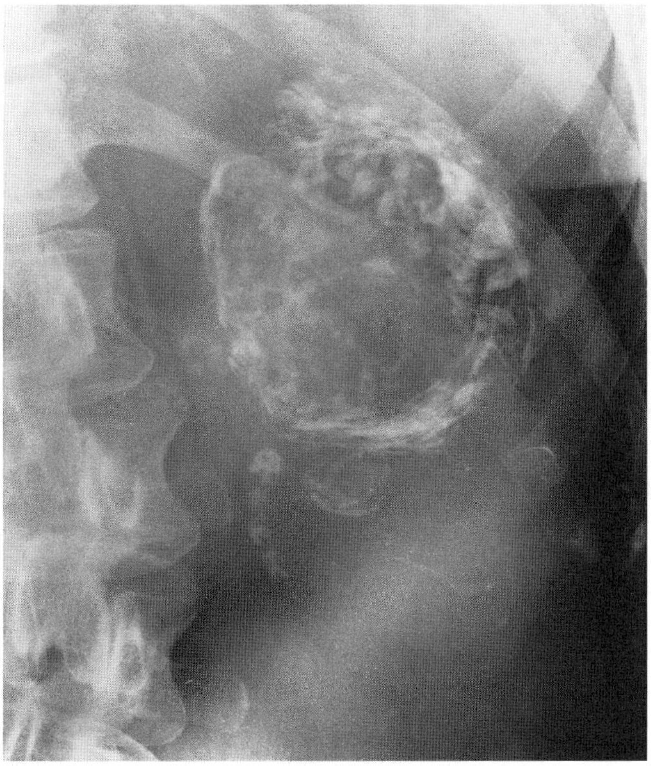

Fig. 7.29 Carcinoma de célula renal parcialmente calcificado.

cido (Fig. 7.30). Massas renais podem ser caracterizadas na RM, mas a esta geralmente é reservada para solucionar problemas específicos.

Na TC, um *cisto renal simples* típico é uma massa esférica com uma parede imperceptível. O interior é homogêneo com valores de atenuação semelhantes aos da água. As margens entre o cisto e o parênquima renal normal são bem delineadas. Quando todos estes critérios são cumpridos, o diagnóstico de um cisto simples é certo e não há necessidade de mais nada. Na RM, um cisto simples aparece como uma massa arredondada bem definida, com um alto sinal homogêneo nas imagens ponderadas em T2 e com baixo sinal nas imagens ponderadas em T1, sem realce após contraste com gadolínio (veja Fig. 7.12, pág. 228). *Angiomiolipomas* geralmente são achados incidentais. Trata-se de tumores benignos que raramente causam problemas, apesar de ocasionalmente provocarem hemorragia retroperitoneal significativa. À TC e à RM seu conteúdo de gordura permite um diagnóstico confiável (Fig. 7.30c).

Carcinomas de células renais são aproximadamente esféricos e muitas vezes lobulados. O valor de atenuação de tumores renais nas imagens sem realce por contraste intravenoso é freqüentemente muito próximo ao valor do parênquima renal, mas áreas necróticas focais podem resultar em áreas de baixa densidade e calcificação pontilhada pode estar presente no interior da massa assim como ao redor da periferia. Após administração de contraste intravenoso os carcinomas de células renais realçam, mas não no mesmo grau que o parênquima normal, sendo não-homogêneos em seu padrão de realce (Fig. 7.30b). O diagnóstico tomográfico de um carcinoma renal geralmente é suficientemente preciso, de modo que biópsia pré-operatória raramente é realizada.

Dificuldade diagnóstica aparece com massas císticas indeterminadas. O grau e o aspecto de qualquer componente sólido dentro do cisto influencia o risco da lesão ser maligna. Dependendo das circunstâncias clínicas e do aspecto das imagens, o clínico pode optar pelo acompanhamento da lesão por meio de imagenologia ou decidir a proceder à cirurgia, pressupondo que a lesão seja maligna. Em alguns centros, lesões renais indeterminadas são posteriormente avaliadas com biópsia percutânea guiada por TC, mas esta não é uma prática amplamente disseminada.

O estadiamento de carcinoma de células renais geralmente é feito com TC, o método de escolha atual (Fig. 7.31). TC mostra disseminação local direta, pode mostrar aumento de tamanho dos linfonodos drenantes no retroperitônio, diagnosticar metástases hepáticas e demonstrar crescimento tumoral ao longo da veia renal para dentro da veia cava inferior. A veia renal e a veia cava inferior são particularmente bem demonstradas em incidências sagital e coronal na RM (Fig. 7.32) e atualmente utilizando-se TC com multidetectores com reformatação coronal e sagital. Estes planos adicionais ajudam a demonstrar as relações anatômicas da massa com os vasos do hilo renal e podem auxiliar no planejamento de ressecções renais parciais.

TUMORES UROTELIAIS

Praticamente todos os tumores que se originam dentro dos sistemas coletores renais são *carcinomas de células transicionais.* Algumas vezes os tumores ocorrem em locais múltiplos e, conseqüentemente, os sistemas pelvicaliciais e ureteres devem ser cuidadosamente estudados. Apesar de os tumores vesicais poderem ser demonstrados, estes são mais bem avaliados através da cistoscopia.

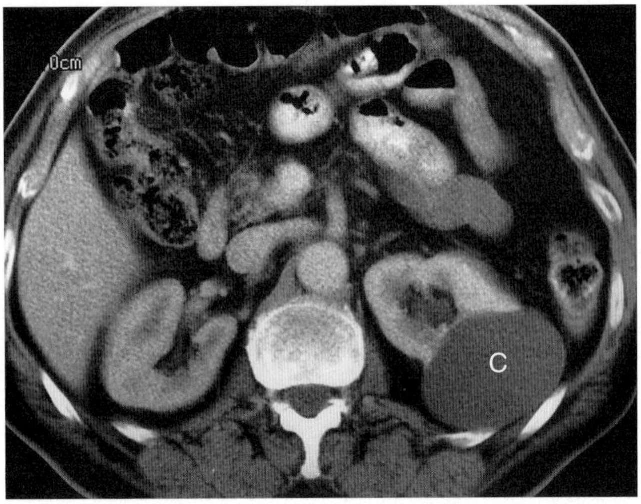

(a)

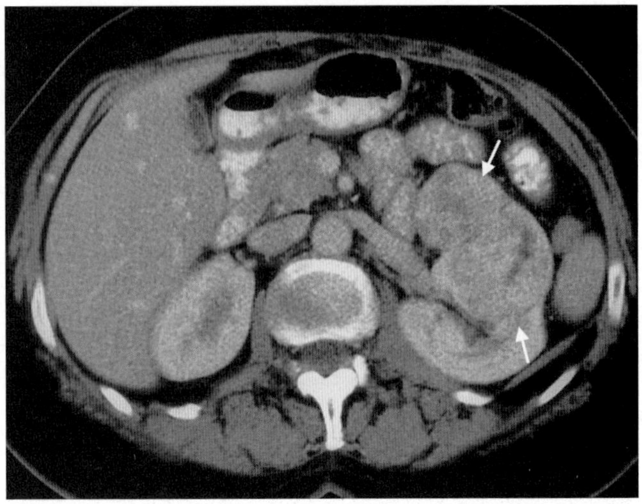

(b)

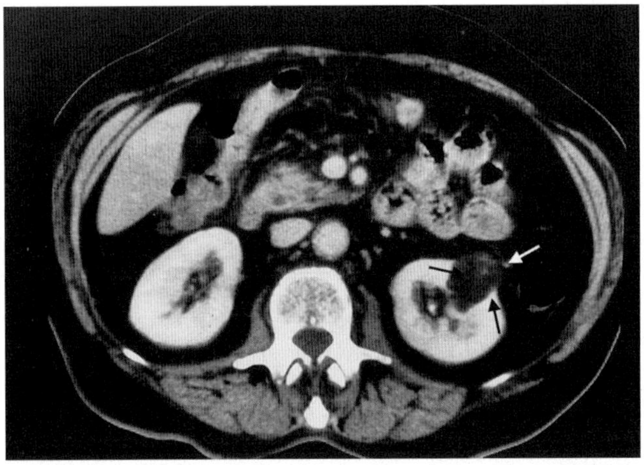

(c)

Fig. 7.30 Tomografia computadorizada de massas renais (realçada com contraste). (a) Cisto no rim esquerdo (C) mostrando borda bem definida, parede imperceptível e densidade uniforme da água. O cisto não apresentou realce. Tratava-se de um achado incidental. (b) Carcinoma de células renais. A massa (setas) não está claramente demarcada do rim adjacente e mostra realce substancial. (c) Angiomiolipoma (o mesmo paciente da Figura 7.27 (d)) com uma pequena massa (setas) de densidade adiposa.

A urografia intravenosa desempenha um papel importante na demonstração dos "tratos superiores" (sistema pelvicalicial e ureteres). Estas áreas muitas vezes são pobremente demonstradas em outras modalidades de imagem. Devem ser procurados *defeitos de preenchimento* dentro da pelve renal e ureteres. No sistema pelvicalicial os carcinomas de células transicionais são vistos como lobulados ou, muito ocasionalmente, como defeitos de preenchimento frondoso projetando-se para dentro do lúmen ou completamente circundados pelo contraste (Fig. 7.33a). É fácil confundir tais tumores com sombras gasosas sobrepostas em uma urografia intravenosa e uma tomografia pode ser necessária durante uma urografia intravenosa para resolver o problema. O diagnóstico diferencial de um defeito de preenchimento nos sistemas coletores na urografia intravenosa inclui cálculos e coágulo sanguíneo. A maioria dos cálculos urinários contém calcificação visível e praticamente todos os defeitos de preenchimento calcificados são cálculos. No entanto, cálculos radiotransparentes podem causar um problema diagnóstico e a TC desempenha um papel importante na confirmação ou na eliminação diagnóstica de cálculos "radiotransparentes" (Fig. 7.15, pág. 231). O diagnóstico de coágulos sanguíneos como a causa de defeitos de preenchimentos baseia-se no conhecimento de que o paciente é portador de hematúria grave e de se observar que o defeito de preenchimento apresenta contornos lisos (Fig. 7.34).

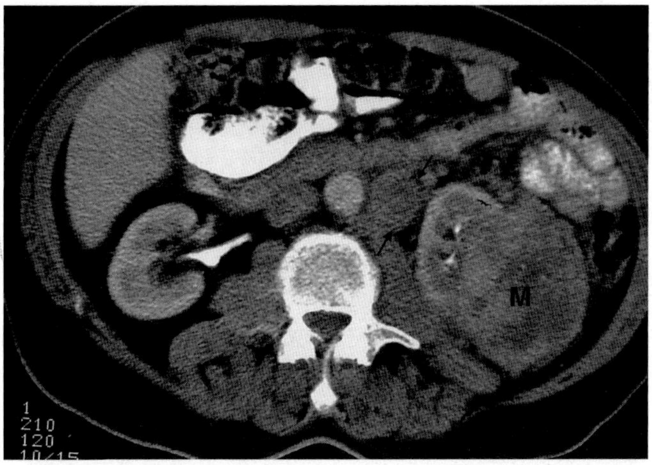

Fig. 7.31 Estadiamento de carcinoma renal. TC mostrando uma grande massa (M) no rim esquerdo de um carcinoma de células renais e um linfonodo muito aumentado em tamanho (setas) na área paraórtica esquerda. Este nódulo contém células tumorais metastáticas.

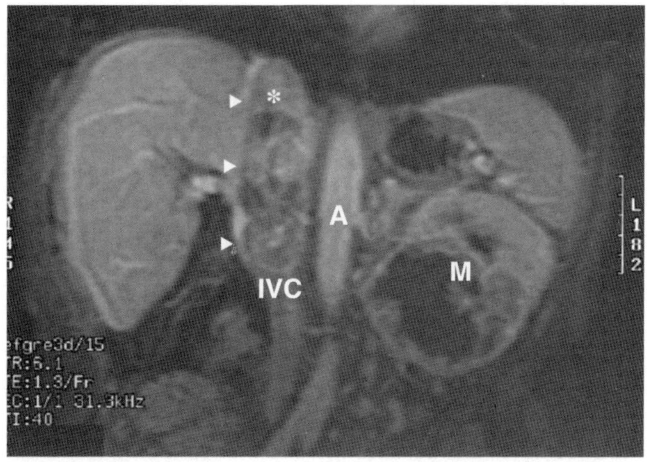

Fig. 7.32 RM coronal mostrando um imenso carcinoma renal esquerdo (M) com extensão do tumor para a veia cava inferior (IVC) via veia renal esquerda (não visibilizada nesta incidência). A extensão do tumor (pontas de flexa) vai até o topo de IVC (*). A, aorta.

Algumas vezes a distinção entre tumor e coágulo é difícil. Caso o coágulo seja uma possibilidade, a urografia intravenosa de acompanhamento para checar sua reabsorção pode ser útil.

Ao ultra-som, carcinomas de células transicionais podem ser difíceis de visibilizar porque se misturam com a gordura do seio renal, apesar de grandes tumores geralmente poderem ser demonstrados como uma massa central dentro do seio (Fig. 7.33b). Ultra-sonografia pode ser útil para diferenciar entre um cálculo radiotransparente e um tumor, porque o cálculo demonstra sombra acústica. O tumor em si pode ser visível à TC e, em alguns hospitais, a urografia por TC é realizada com reformatação tridimensional do sistema coletor, para demonstrar a localização e extensão do tumor antes da cirurgia. Estadiamento tumoral pode ser feito ao mesmo tempo.

Tumores uroteliais podem obstruir o ureter no qual estão crescendo, particularmente quando o tumor é muito grande. O local de obstrução pode ser demonstrado na urografia intravenosa ou TC, mesmo quando o tumor em si não é reconhecível. Pielografia anterógrada ou retrógrada também podem demonstrar o tumor.

INFECÇÕES AGUDAS DO TRATO URINÁRIO SUPERIOR

Pielonefrite aguda

Pielonefrite aguda geralmente é devida à infecção bacteriana a partir de microrganismos que adentram o sistema urinário via uretra. Anormalidades anatômicas como cálculos, sistemas duplos complicados por obstrução ou refluxo, lesões obstrutivas e condições como o diabetes predispõem à infecção. Em adultos, somente pacientes selecionados requerem investigação por imagem.

A maioria dos pacientes com infecção aguda do trato urinário não requerem investigações urgentes por meio de imagenologia. Em pacientes que se apresentam com sinais de infecção associados com dor, particularmente se os sintomas não cedem com antibióticos, a ultra-sonografia e radiografias podem diagnosticar cálculos, obstrução ou formação de abscesso. Na pielonefrite aguda, a ultra-sonografia é normal ou mostra edema difuso ou local do rim, com diminuição de ecos devido a edema cortical. Em alguns casos, caso a dor seja grave, uma urografia intravenosa pode ser feita para comprovar ou eliminar uma cólica ureteral aguda.

Após resolução do episódio agudo, representação por imagem do trato renal é realizada em mulheres com infecções recorrentes ou após uma infecção isolada de trato urinário em homens. Ultra-sonografia dos rins pode demonstrar obstrução ou cálculos como causa. A bexiga é representada enquanto cheia, para evidenciar ou não cálculo vesical e após micção, visando demonstrar urina residual que pode ser responsável por infecção recorrente. Uma urografia intravenosa pode ser realizada caso exista

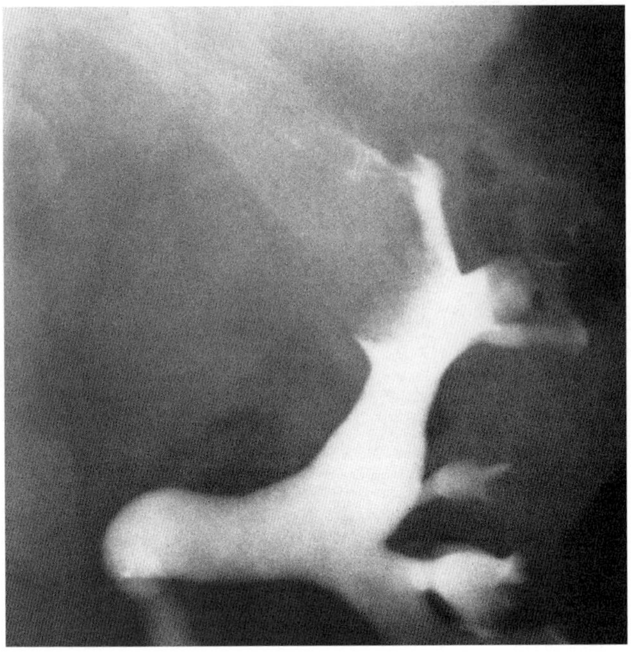

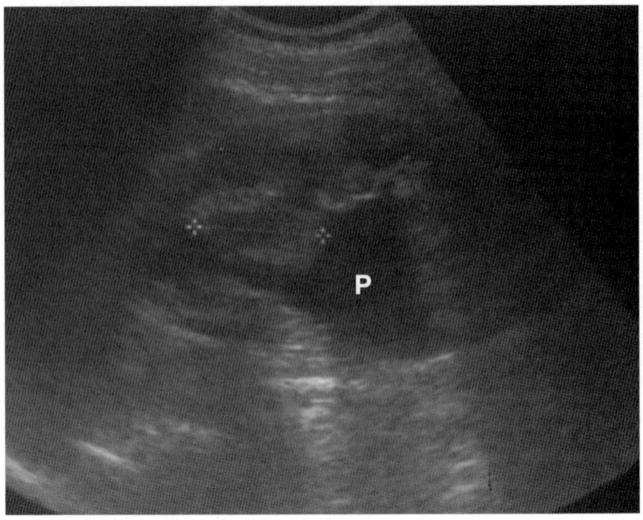

(b)

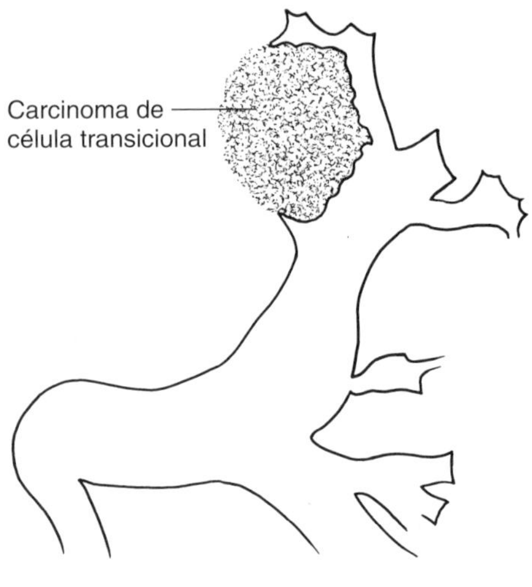

(a)

Fig. 7.33 (a) Defeito de preenchimento em um cálice superior causado por carcinoma de célula transicional.
(b) Ultra-sonografia, em outro paciente, demonstrando uma massa tumoral (entre os cursores), projetando-se para dentro da pelve renal (P).

suspeita de sistema duplo complicado por obstrução ou refluxo.

Investigação do trato renal é indicada em todas as crianças com uma infecção confirmada do trato urinário. A meta é identificar uma anormalidade, como o refluxo, que pode levar a um dano renal, caso não tratada. Ultra-som é utilizado para medir o tamanho dos rins, para identificar qualquer cálculo ou cicatriz e para demonstrar ou confirmar a ausência de hidronefrose ou hidroureter. A bexiga é avaliada visando urina residual pós-miccional. Muitos hospitais realizam um escaneamento com radionuclídeos DMSA dos rins para demonstrar cicatrizes. Cistografia miccional é realizada em pacientes infantis do sexo masculino e em alguns do sexo feminino, buscando por refluxo vesicoureteral e válvulas uretrais.

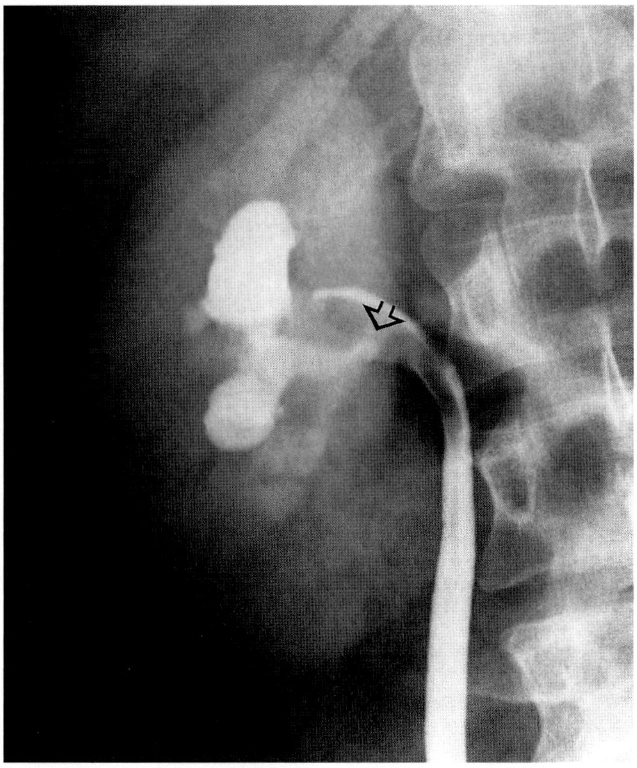

Fig. 7.34 Defeito de preenchimento devido a coágulo sanguíneo na pelve e ureter superior (seta).

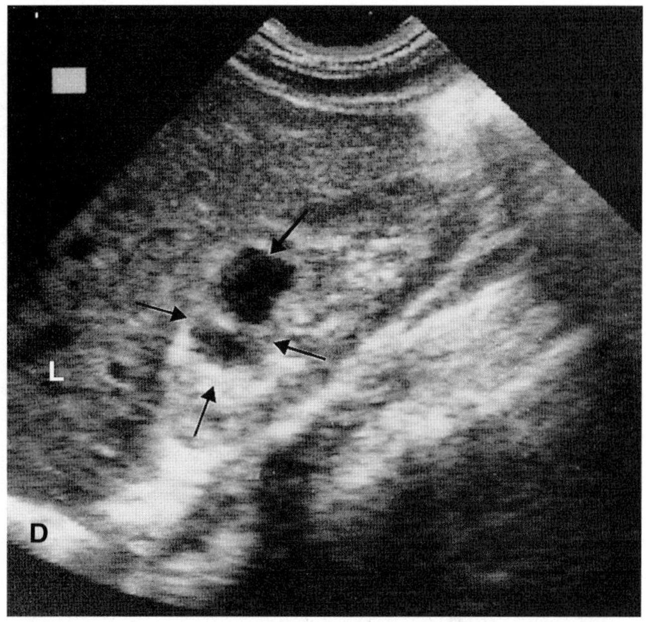

(a)

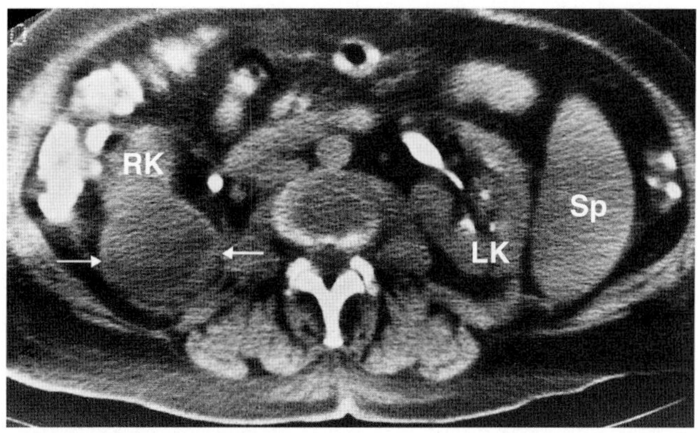

(b)

Fig. 7.35 Abscesso renal. (a) Ultra-sonografia mostrando uma massa complexa (setas) no rim direito. (b) TC em um outro paciente mostrando coleção líquida encapsulada no pólo inferior do rim direito (setas). D, diafragma; L, fígado; LK, rim esquerdo; RK, rim direito; Sp, baço.

Abscesso renal e perinefrético

Ultra-sonografia é a investigação por imagem inicial na suspeita de abscesso renal. TC pode ser utilizada para caracterização posterior do abscesso em casos selecionados.

Abscessos intra-renais (Fig. 7.35) podem apresentar paredes espessadas e componentes sólidos e císticos reconhecíveis ao ultra-som e TC, mas também podem parecer um cisto simples. Com TC é possível visibilizar o realce da parede do abscesso após injeção de contraste intravenoso.

Cistos simples podem tornar-se secundariamente infectados, sendo que neste caso as características do ultra-som e TC lembram aquelas de um cisto simples, mas a parede pode ser um pouco mais grossa e, freqüentemente, poderá existir uma camada de debris ecogênicos na porção pendente do cisto.

Abscesso perinefrético pode apresentar conformidade com a forma do rim subjacente. As características tomográficas e ultra-sonográficas são variáveis, geralmente mostrando elementos sólidos e císticos (Fig. 7.36). Ao ultra-som, as porções císticas freqüentemente contêm ecos internos devidos a debris. Como a maioria dos abscessos perinefréticos é secundária a um foco infeccioso renal, uma anormalidade renal muitas vezes é demonstrável.

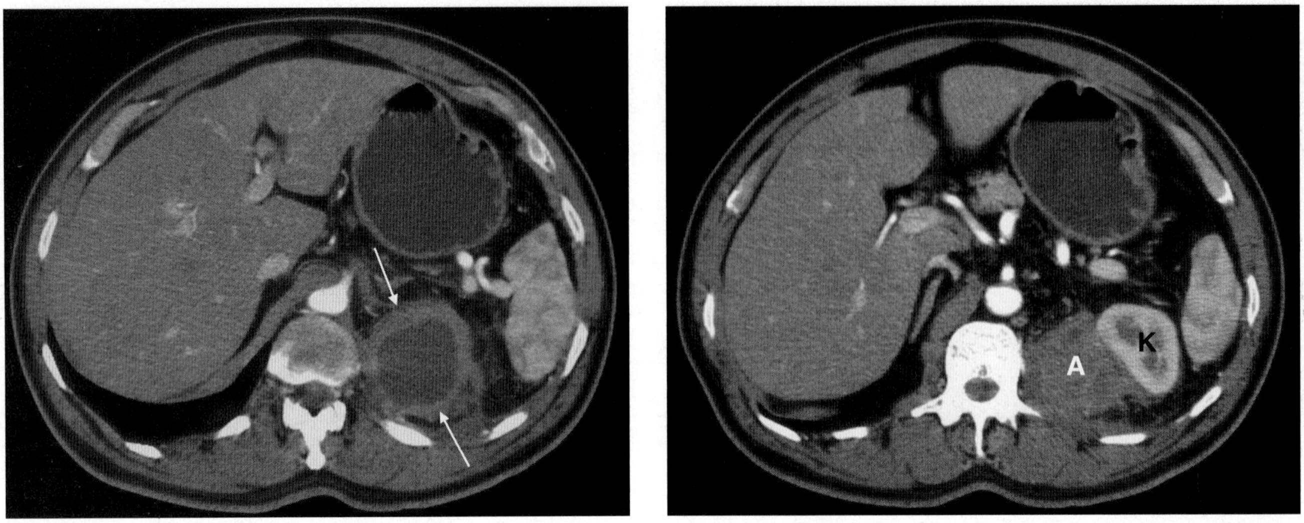

(a) (b)

Fig. 7.36 Abscesso perinefrético. (a) TC mostrando uma loculação arredondada de líquido (setas), com parede espessa realçada num nível exatamente superior ao pólo superior do rim esquerdo. (b) A coleção do abscesso (A) situa-se posteriormente ao rim (K) neste corte, com o rim realçado deslocado anteriormente pela coleção.

Pionefrose

Pionefrose somente ocorre em sistemas coletores obstruídos. Ultra-sonografia é a melhor modalidade de imagem para a pionefrose. Além de mostrar o sistema coletor dilatado, pode demonstrar múltiplos ecos dentro do sistema coletor devido a debris infectados.

TUBERCULOSE

Tuberculose urinária segue uma disseminação sanguínea do *Mycobacterium tuberculosis*, geralmente a partir de um foco de infecção pulmonar.

O bacilo da tuberculose infecta o córtex renal e pode causar minúsculos granulomas corticais que rompem através dos capilares para dentro dos túbulos renais e envolvem porções dos sistemas urinário e genital.

Nos estágios iniciais da doença, a ultra-sonografia e a urografia intravenosa podem ser normais. Existem diversos sinais que se desenvolvem nos estágios tardios e que são mais bem visibilizados na urografia intravenosa:

- Calcificação é comum (Fig. 7.37). Geralmente existe um ou mais focos de calcificação irregular, mas em casos avançados com pionefrose tuberculosa de longa duração, a maior parte do rim e sistema coletor hidronefrótico pode estar calcificada, levando a assim chamada "autonefrectomia". Calcificação implica em cura, mas não quer dizer que a doença está inativa.
- A primeira alteração nas radiografias pós-contraste é uma irregularidade de um cálice. Mais tarde, pode-se observar uma cavidade definida com contraste, adjacente aos cálices (Fig. 7.38).
- Estenoses de qualquer porção do sistema pelvicalicial ou ureter podem ocorrer, produzindo dilatação de um ou mais cálices. A multiplicidade de estenoses é uma característica diagnóstica importante.
- Caso a bexiga esteja envolvida, a parede é irregular devido ao edema inflamatório; doença avançada causa fibrose resultando em uma bexiga de paredes grossas e pequeno volume. Estenoses múltiplas podem ser observadas na uretra.

A ultra-sonografia pode demonstrar calcificações, dilatação e cavidades pelvicaliciais, mas os as-

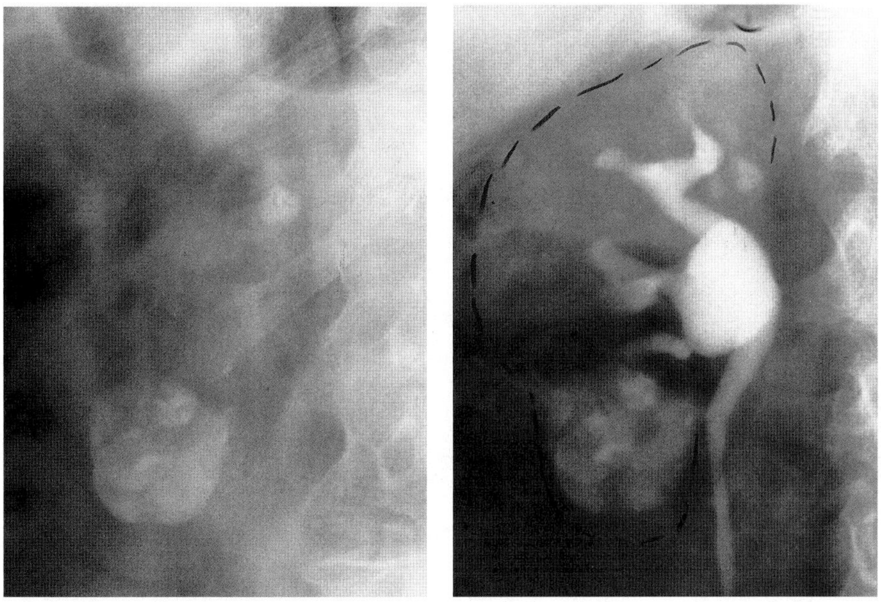

(a) (b)

Fig. 7.37 Calcificação de parênquima renal devida à tuberculose. (a) Radiografia simples. (b) Após contraste.

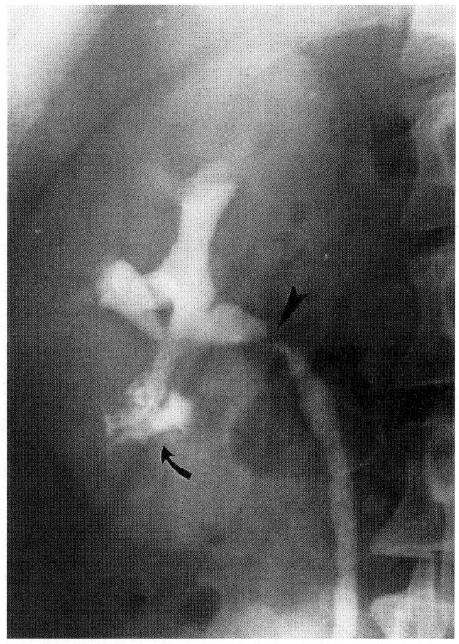

Fig. 7.38 Tuberculose mostrando irregularidade dos cálices (seta curva) e formação de estenose na pelve (cabeça de seta).

pectos são não-específicos. A TC é sensível para demonstrar calcificações precoces, pequenas cavidades e disseminação extra-renal, mas não é mais sensível que a urografia intravenosa em relação às alterações papilares precoces.

PIELONEFRITE CRÔNICA (NEFROPATIA DE REFLUXO)

Pielonefrite crônica ou nefropatia de refluxo referem-se aos aspectos tardios de cicatrizes focais ou difusas do rim, os quais, acredita-se, sejam devidos ao refluxo de urina infectada da bexiga para os rins, levando à destruição e cicatrização da substância renal. A maioria das lesões ocorre nos primeiros anos de vida. A gravidade do refluxo diminui com a idade da criança, podendo ter cessado na época do diagnóstico da nefropatia de refluxo. A condição muitas vezes é bilateral e assimétrica.

Os sinais da nefropatia de refluxo são (Fig. 7.39):

- *Redução local na espessura do parênquima renal (formação de cicatriz).* A distância entre cálices e contorno renal adjacente geralmente é substancialmente reduzida e pode ser de 1 a 2 mm. O cálice superior e inferior são os mais susceptíveis à lesão por refluxo. Urografia intravenosa, escaneamento por radionuclídeos DMSA e ultra-som são úteis para demonstração de cicatrizes corticais.
- *Dilatação calicial nas áreas cicatrizadas.* A dilatação é o resultado de atrofia das pirâmides.
- *Redução geral no tamanho renal* em parte por perda de substância renal e em parte porque as áreas cicatrizadas não crescem.
- *Dilatação do sistema coletor* afetado pelo refluxo pode ser observada.
- *Refluxo vesicoureteral* pode ser demonstrado na cistografia miccional (de esvaziamento).

NECROSE PAPILAR (FIG. 7.40)

Na necrose papilar, parte ou todas as papilas renais descamam e podem cair dentro do sistema pelvicalicial. Estas papilas necróticas podem permanecer dentro do sistema pelvicalicial, algumas vezes causando obstrução ou sendo eliminadas. Existe um grande número de condições com fortes associações à necrose papilar. As mais freqüentes são:

- Alta ingesta de analgésicos.
- Diabetes melito.
- Anemia falciforme.
- Infecção, mas geralmente somente com infecções muito graves ou infecção com obstrução.

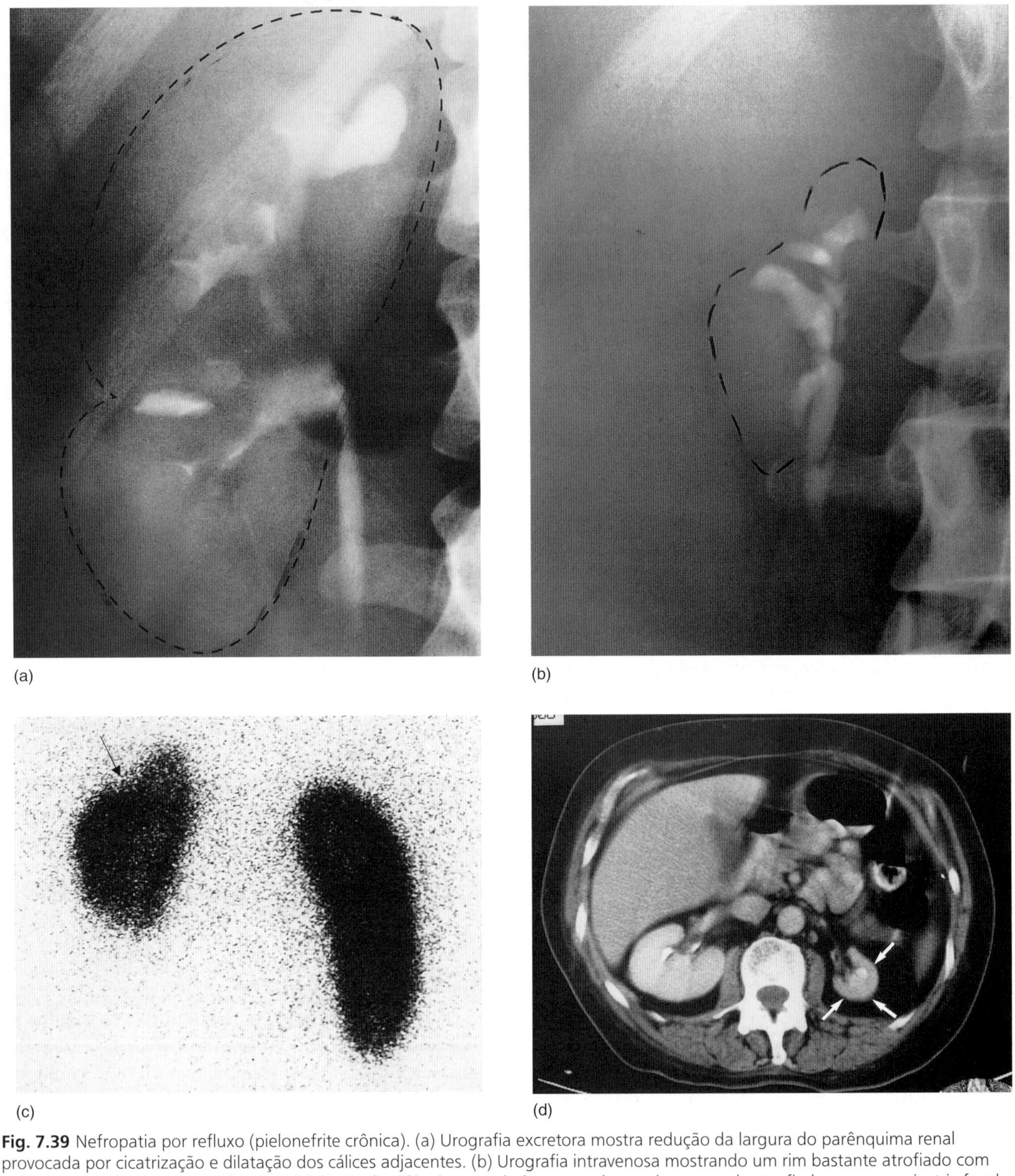

(a) (b) (c) (d)

Fig. 7.39 Nefropatia por refluxo (pielonefrite crônica). (a) Urografia excretora mostra redução da largura do parênquima renal provocada por cicatrização e dilatação dos cálices adjacentes. (b) Urografia intravenosa mostrando um rim bastante atrofiado com múltiplas cicatrizes e cálices dilatados. (c) DMSA (incidência posterior) mostrando um rim esquerdo atrofiado com uma cicatriz focal no pólo superior (seta). (d) TC (após realce com contraste i.v.), mostrando rim esquerdo pielonefrítico atrofiado (setas).

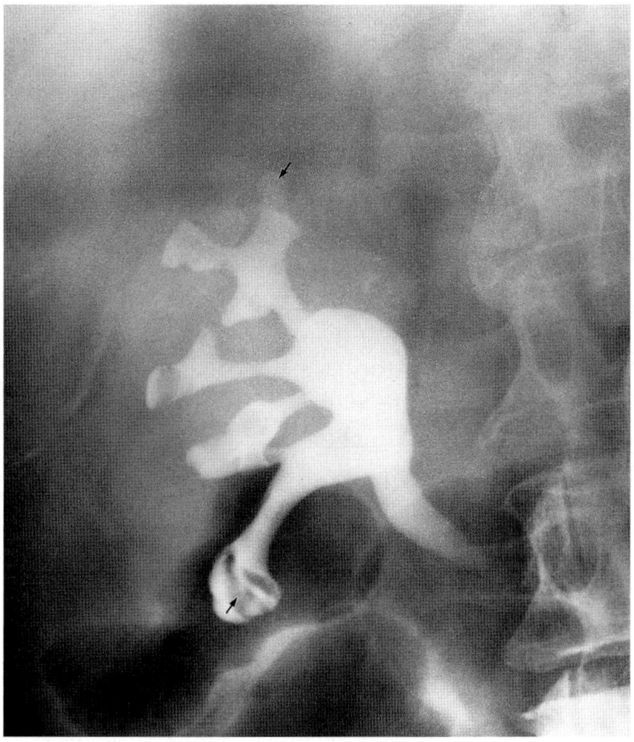

Fig. 7.40 Necrose papilar mostrando cálices dilatados por perda de papilas. Algumas das papilas descamaram e aparecem como defeitos de preenchimento dentro dos cálices (seta inferior). A seta superior aponta para a cavidade repleta de contraste dentro de uma papila.

A urografia intravenosa atualmente é o melhor método para a demonstração de necrose papilar. O padrão de destruição da papila toma muitas formas; a doença geralmente apresenta um padrão de distribuição e gravidade "em retalhos". Se a papila está somente parcialmente necrótica, o contraste pode ser observado disposto ao redor ou dentro dela. Se a papila está totalmente descamada, o cálice parece esférico, tendo perdido sua indentação papilar. Quando descamada, a papila pode ser observada como um defeito de preenchimento em um cálice esférico ou pode ter passado para baixo pelo ureter, muitas vezes causando obstruções.

A papila necrótica pode calcificar antes da descamação. Uma papila descamada, calcificada dentro do sistema coletor, pode assemelhar-se muito a um cálculo urinário.

TRAUMATISMO RENAL

O rim e o baço são os órgãos intra-abdominais mais freqüentemente lesados. Traumatismos fechados, particularmente acidentes rodoviários e esportes de contato, são os mecanismos de lesão em mais de três quartos dos casos, sendo os restantes causados por lesão penetrante. Dor lombar e hematúria são as principais características de apresentação.

As indicações para exames por imagem dependem das características clínicas e da abordagem cirúrgica. TC é a investigação preferencial por possuir a vantagem de que não mostra somente os rins, mas também pode demonstrar ou excluir lesão de outras estruturas abdominais. TC é capaz de:

- Demonstrar a presença ou ausência de perfusão do rim lesado.
- Assegurar que o lado oposto está normal.
- Mostrar a extensão da lesão do parênquima renal.
- Demonstrar lesões de outros órgãos, uma característica de grande importância na lesão penetrante, na qual outros órgãos estão freqüentemente lacerados.

Os aspectos dependem da extensão da lesão. Traumatismos menores (contusão e pequenos hematomas capsulares) produzem edema do parênquima que comprime os cálices. Se a substância renal está rota, os limites renais são irregulares e os cálices estão separados. Grandes coleções sanguíneas subcapsulares e extracapsulares podem estar presentes e pode ser observado extravasamento do contraste (Fig. 7.41). Hemorragia retroperitoneal pode deslocar o rim. Fragmentação do rim é um evento sério, algumas vezes requerendo nefrectomia ou reparação cirúrgica. Caso ocorra rotura ou trombose da artéria renal, pode não ser possível um nefrograma. Infarto renal é uma condição muito séria, exigindo restauração urgente do fluxo sanguíneo ou nefrectomia.

HIPERTENSÃO NA DOENÇA RENAL

A maioria dos pacientes apresenta hipertensão essencial ou primária. Contudo, doença renal pode ser responsável pela hipertensão em uma pequena porcentagem dos pacientes. Condições renais causando hipertensão incluem estenose da artéria renal, glomerulonefrite crônica, pielonefrite crônica, doença policística, poliarterite nodosa e nefropatia diabética. A característica comum é uma redução no suprimento sanguíneo de todo o rim ou parte dele.

Apesar da *estenose da artéria renal* poder causar hipertensão, também é um achado incidental pós-morte ou angiográfico em pacientes normotensos. A causa comum é um ateroma. Pode-se suspeitar de estenose da artéria renal ao ultra-som caso um rim seja menor do que o outro. Doppler da artéria renal pode diagnosticar esta condição, apesar de ser tecnicamente difícil. Renografia com radionuclídeos (Fig. 7.42) mostra um retardo no pico de atividade e uma redução relativa da função do lado afetado, caso exista estenose da artéria renal. Angiografia por TC e RM freqüentemente é utilizada para diagnosticar estenose de artéria renal de modo não-invasivo antes da realização de angiografia intra-arterial e angioplastia com balão.

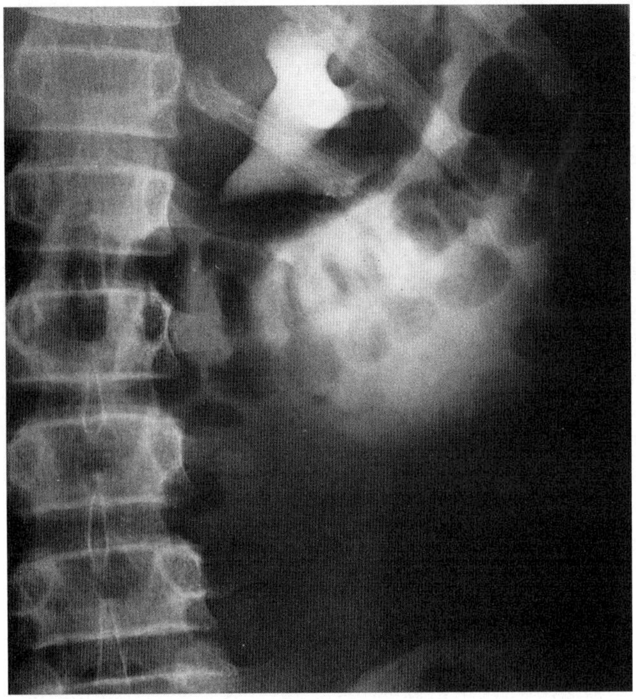

(a)

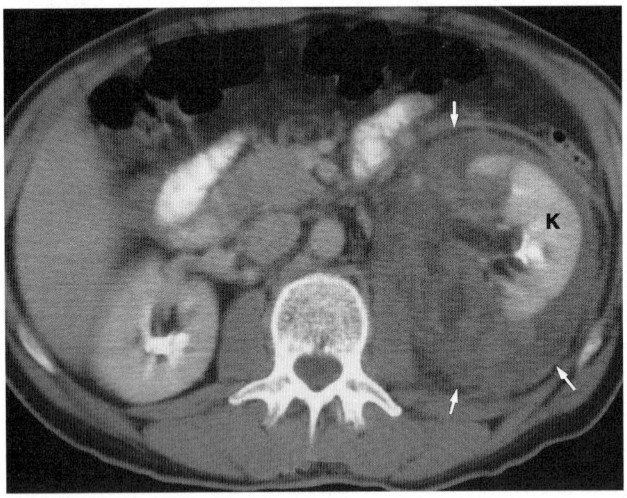

(b)

Fig. 7.41 Trauma renal. (a) O pólo inferior do rim está roto e pode ser observado contraste extravasado. (b) TC mostrando extenso hematoma (setas) ao redor de um rim esquerdo fragmentado (K).

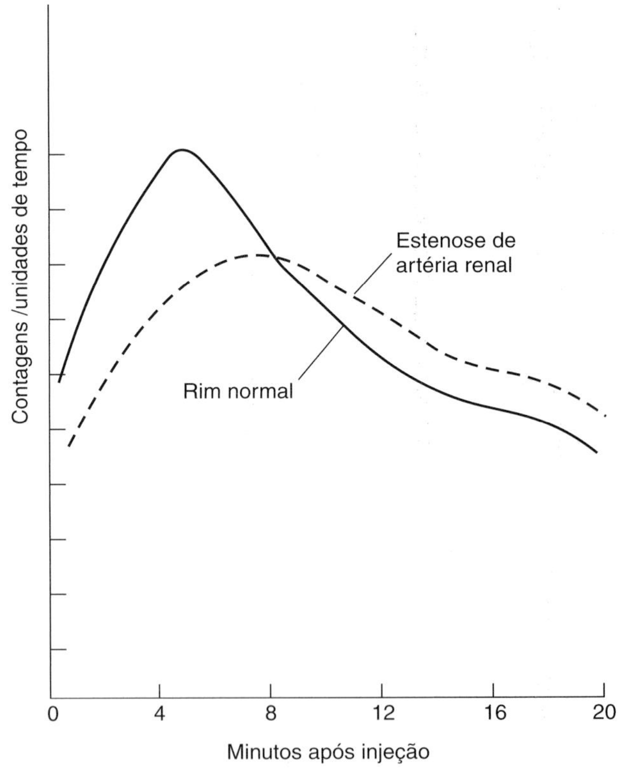

Fig. 7.42 Estenose de artéria renal. Curva de renograma. Acúmulo e excreção do radionuclídeo estão retardados e reduzidos, de modo que o pico da curva ocorre mais tardiamente e é menor que o normal.

Na glomerulonefrite, poliarterite nodosa e nefropatia diabética geralmente existe uma redução bilateral uniforme do tamanho renal sem outras características específicas. Hipertensão essencial pode causar alterações idênticas ao ultra-som e a decisão sobre os rins pequenos podem ser a causa ou o resultado de hipertensão não pode ser feita com base radiológica.

Atualmente, devido ao progresso da terapia medicamentosa, a pesquisa de uma causa renal é amplamente limitada a crianças com hipertensão grave e àqueles pacientes cuja hipertensão é inadequadamente controlada ou que apresentam evidência clínica de doença renal.

INSUFICIÊNCIA RENAL

Os principais papéis da imagenologia em pacientes com distúrbios da função renal são detectar obstrução do trato urinário e determinar o tamanho renal. Rins bilateralmente pequenos sugerem insuficiência renal crônica, muitas vezes irreversível.

Insuficiência renal devida à uropatia obstrutiva

O sinal principal de uropatia obstrutiva é dilatação do sistema pelvicalicial. Atualmente o ultra-som substituiu a urografia intravenosa como investigação inicial para confirmar ou excluir uma obstrução (veja Fig. 7.22, pág. 235). Radiografias devem ser realizadas para excluir cálculos urinários em qualquer paciente com insuficiência renal e hidronefrose demonstrada através de ultra-sonografia. A demonstração de um sistema pelvicalicial normal torna improvável uma causa obstrutiva para uma insuficiência renal.

Insuficiência renal provocada por doença renal intrínseca ("rim em estágio final")

Uma vez excluídas obstrução e condições pré-renais, assume-se que a doença renal intrínseca seja responsável pela insuficiência renal.

Nefropatia crônica de refluxo é o único diagnóstico específico que pode ser feito com alguma segurança através de imagenologia. A maioria dos rins em estágio final são pequenos em tamanho, com um parênquima fino, limites lisos e cálices normais. Existem muitas causas para estes aspectos, notavelmente glomerulonefrite crônica e diabetes (veja Tabela 7.1, pág. 219). Aumento da refletividade parenquimatosa pode ser demonstrada através de ultra-som (Fig. 7.43), mas os aspectos não são específicos.

Necrose tubular aguda

Na necrose tubular aguda, independente da causa, a ultra-sonografia pode mostrar rins normais ou aumentados em tamanho, com sistemas pelvicaliciais normais. O parênquima renal pode parecer difusamente ecogênico. Caso se realize urografia intravenosa, um nefrograma denso persiste por mais de 24 horas sem preenchimento calicial visível.

ANOMALIAS CONGÊNITAS DO TRATO URINÁRIO

Variações congênitas na anatomia do trato urinário são freqüentes. Aqui discutiremos somente as anomalias mais comuns (obstrução congênita da junção pelviureteral é discutida na pág. 237).

Sistemas coletores bífidos

Sistemas coletores bífidos (veja Fig. 7.9, pág. 224) são as variações congênitas mais freqüentes. Esta condição pode ser uni ou bilateral. Algumas vezes somente a pelve é bífida, sendo então uma anomalia sem importância. No extremo oposto, os dois ureteres podem estar separados em toda sua extensão e apresentam aberturas separadas para a bexiga.

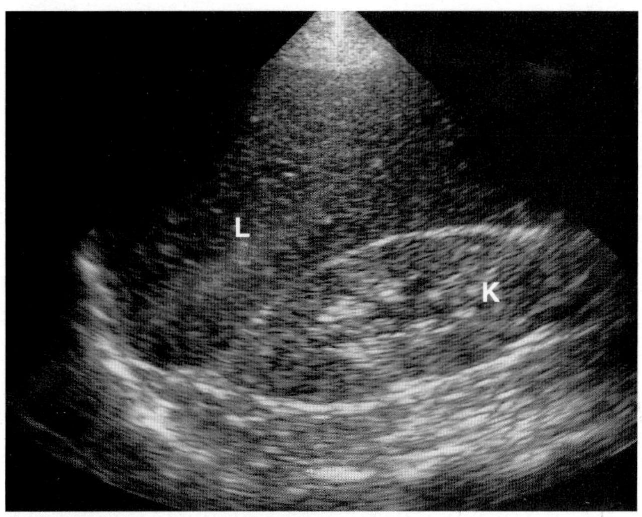

Fig. 7.43 Doença renal intrínseca. Ultra-sonografia do rim direito (corte longitudinal). O rim é pequeno e os ecos corticais estão aumentados e, conseqüentemente, o eco central é menos evidente. Normalmente o fígado é mais ecorrefletivo que o córtex renal. L, fígado; K, rim.

O ureter que drena a porção superior pode drenar para fora da bexiga, por exemplo, para a vagina ou uretra, produzindo incontinência caso a abertura situe-se além do esfíncter uretral. Tais ureteres, conhecidos como *ureteres ectópicos*, freqüentemente estão obstruídos (Fig. 7.44), levando à dilatação de toda a porção; o ureter inferior dilatado pode apresentar um prolapso para dentro da bexiga, formando uma *ureterocele*. A ureterocele causa um defeito de preenchimento liso na bexiga à urografia intravenosa, e ao ultra-som pode ser vista como uma estrutura cística dentro da bexiga, na posição da junção vesicoureteral.

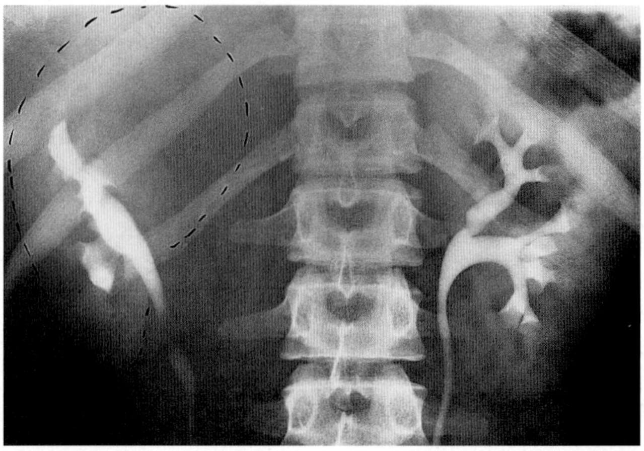

(a)

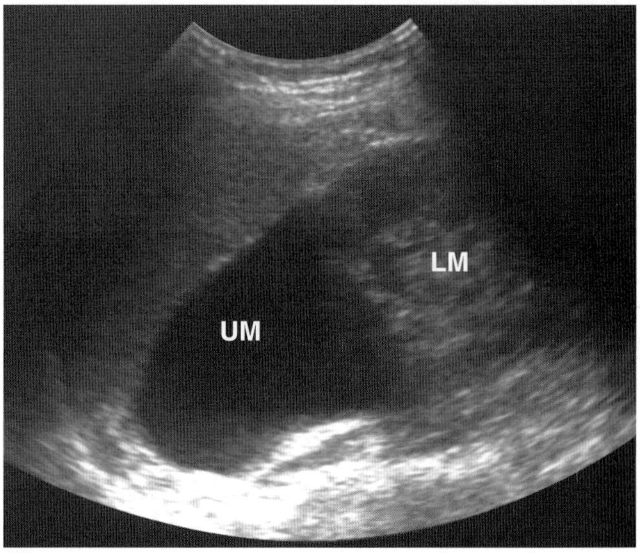

(b)

Fig. 7.44 (a) Ureterocele ectópica obstruída. Existe um sistema coletor bífido à direita. A metade superior está obstruída e dilatada, causando deformidade da metade inferior. A metade obstruída não opacifica. (b) Ultra-sonografia de um outro paciente mostrando a metade superior dilatada, sem parênquima renal remanescente (UM). A metade inferior parece normal (LM).

Rim ectópico

Durante o desenvolvimento fetal os rins ascendem dentro do abdome. Um rim ectópico resulta da não ocorrência desta ascensão. Geralmente está situado no abdome inferior e rodado de tal modo que a pelve renal aponta para frente. O ureter é curto e trafega diretamente para a bexiga. Em alguns casos, ambos os rins situam-se no mesmo lado da pelve e estão fundidos (Fig. 7.19). Pielonefrite crônica, hidronefrose e cálculos são comuns nos rins ectópicos, porém, rins ectópicos muitas vezes são achados incidentais sem conseqüências para o paciente, exceto quando causam confusão diagnóstica com outras causas de massas do abdome inferior; o diagnóstico pode ser feito por ultra-som na maioria dos casos.

Rins em ferradura

Os rins podem não se separar , dando origem ao rim em ferradura. Quase invariavelmente é o pólo inferior que permanece fundido (Fig. 7.45).

A anomalia pode ser um achado incidental e sem significância clínica, mas obstrução da junção pelviureteral para os sistemas coletores e formação de cálculos são comuns.

Doença cística renal hereditária

Existem muitas variedades de doença renal cística, variando de cistos simples, que podem ser únicos ou múltiplos, a displasias renais complexas. A displasia complexa mais freqüente encontrada na prática clínica é a doença renal policística autossômica dominante. Trata-se de um distúrbio familiar que, apesar de hereditário, geralmente se apresenta entre os 35 a 55 anos com hipertensão, insuficiência renal ou hematúria, ou após a descoberta de rins bilateralmente aumentados em tamanho. A razão para este tipo de apresentação é que os cistos inicialmente são pequenos e não causam problemas por muito tempo.

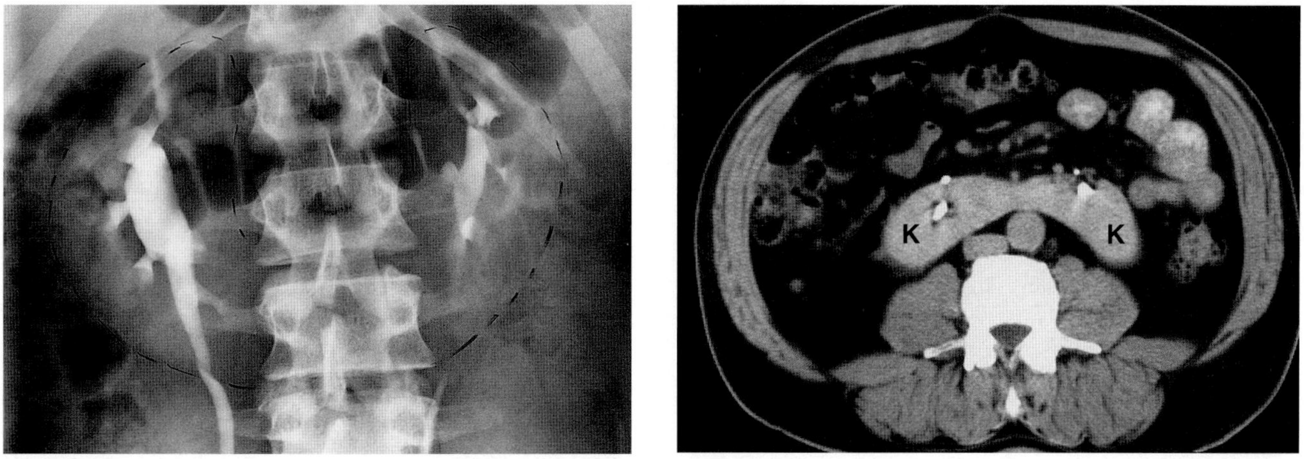

(a) (b)

Fig. 7.45 Rins em ferradura. (a) Os dois rins estão fundidos em seus pólos inferiores. A característica que chama a atenção é a alteração no eixo dos rins: os cálices inferiores estão mais próximos à coluna que os cálices superiores. Os rins estão torcidos de modo que suas pelves apontam para frente e os cálices inferiores apontam medialmente. Os aspectos mediais dos pólos inferiores não podem ser identificados. (b) TC de outro paciente, após realce com contraste i.v., mostrando fusão dos pólos renais inferiores. K, rim.

O diagnóstico é facilmente feito por ultra-sonografia, assim como através de TC (Fig. 7.46). O fígado e pâncreas também podem conter cistos e estes órgãos são rotineiramente examinados nestes pacientes. À urografia intravenosa, ambos os rins apresentam-se aumentados e os cálices distendidos e distorcidos (Fig. 7.46). Diagnóstico precoce de doença renal policística autossômica dominante atualmente é possível utilizando ultra-som, quando somente poucos cistos estão presentes. *Screening* por meio de ultra-sonografia geralmente é oferecido à prole daqueles que portam a doença por volta dos 18 anos de idade.

Agenesia renal

Na agenesia renal, o rim oposto, desde que normal, mostrará hipertrofia compensatória. Ausência completa de fluxo sanguíneo e função do lado afetado podem ser demonstradas em estudos com radionuclídeos e não se identifica tecido renal com ultra-sonografia ou exame tomográfico.

BEXIGA

A bexiga é bem demonstrada em todas as modalidades de imagem. Ao ultra-som, o método de imagem mais simples de rotina, o lúmen vesical deve ser livre de estruturas ecogênicas e sua parede deve apresentar uma espessura uniforme (Fig. 7.2). Quando a bexiga está distendida, a parede deve apresentar uma espessura inferior a 3 mm. O volume da bexiga pode ser calculado medindo-se as dimensões vesicais.

Tumores vesicais (Fig. 7.47)

A bexiga é o local mais freqüente de neoplasias do trato urinário. Quase todos os tumores são carcinomas de célula transicional, com diversos graus de malignidade. Variam em forma: alguns são lesões papilares delicadas, outros são massas sésseis irregulares e outros formam excrescências planas, semelhantes a placas, amplamente infiltrativas. Ao ultra-som, tumores vesicais são vistos como massas de tecido mole causando protrusão para dentro da bexiga repleta de líquido ou como espessamento localizado da parede vesical, mas a técnica é pobre para a detecção de disseminação extravesical. Urografia intravenosa é menos sensível que o ultra-som na detecção de pequenas massas vesicais, mas caso a massa seja grande o suficiente, pode-se observar um defeito de preenchimento vesical. Gás e fezes no colo sigmóide ou reto, projetados sobre os contornos vesicais à urografia intravenosa, podem parecer uma neoplasia vesical, mas incidências oblíquas ou ultra-som podem ser utilizados para confirmar uma massa vesical. Em raras ocasiões, existe calcificação visível na superfície do tumor.

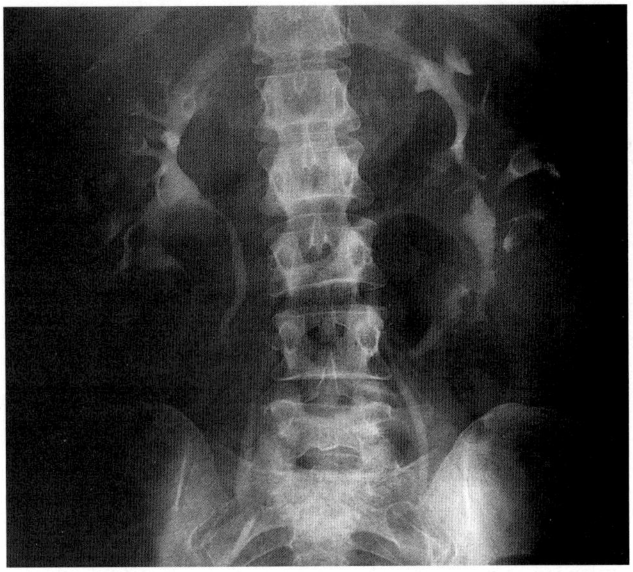

(a)

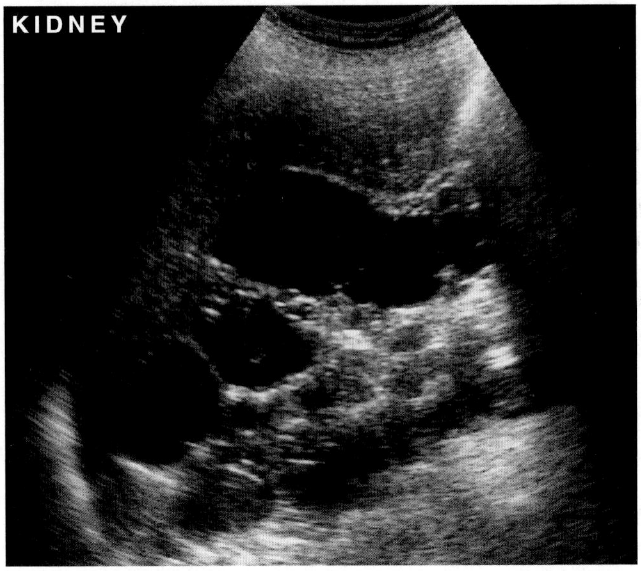

(b)

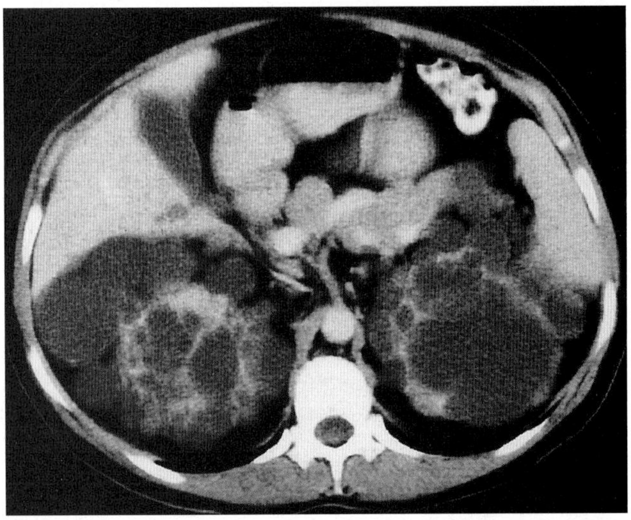

(c)

Fig. 7.46 Doença policística avançada em adultos. (a) Urografia intravenosa. Os rins estão muito aumentados em tamanho e os limites renais não são identificados. Os sistemas pelvicaliciais estão distendidos e deformados por inúmeros cistos. (b) Ultra-sonografia de um caso similar mostrando o rim que consiste, quase inteiramente, de grandes cistos. O outro rim tem o mesmo aspecto. (c) TC, feita após realce com contraste intravenoso, de um caso similar, mostrando que ambos os rins estão quase que completamente substituídos por cistos de tamanhos variáveis.

A natureza e extensão de um tumor vesical são melhor observadas à cistoscopia e lesões pequenas prontamente identificadas à cistoscopia podem ser invisíveis ao ultra-som ou urografia intravenosa. O principal valor da urografia intravenosa é demonstrar obstrução ureteral e para pesquisar qualquer outra lesão do trato superior (sistemas pelvicaliciais e ureteres), uma vez que carcinomas de células transicionais muitas vezes são multifocais.

Na TC ou RM um tumor vesical é visibilizado como uma massa de tecido mole projetando-se da parede vesical ou um espessamento focal da parede vesical (Fig. 7.47). Como o diagnóstico é mais bem estabelecido pela cistoscopia e biópsia, o papel da TC e RM é estagiar o tumor. Nenhuma técnica de imagem é muito confiável para avaliar a profundidade da invasão do músculo vesical, mas TC e RM são capazes de determinar a disseminacão através

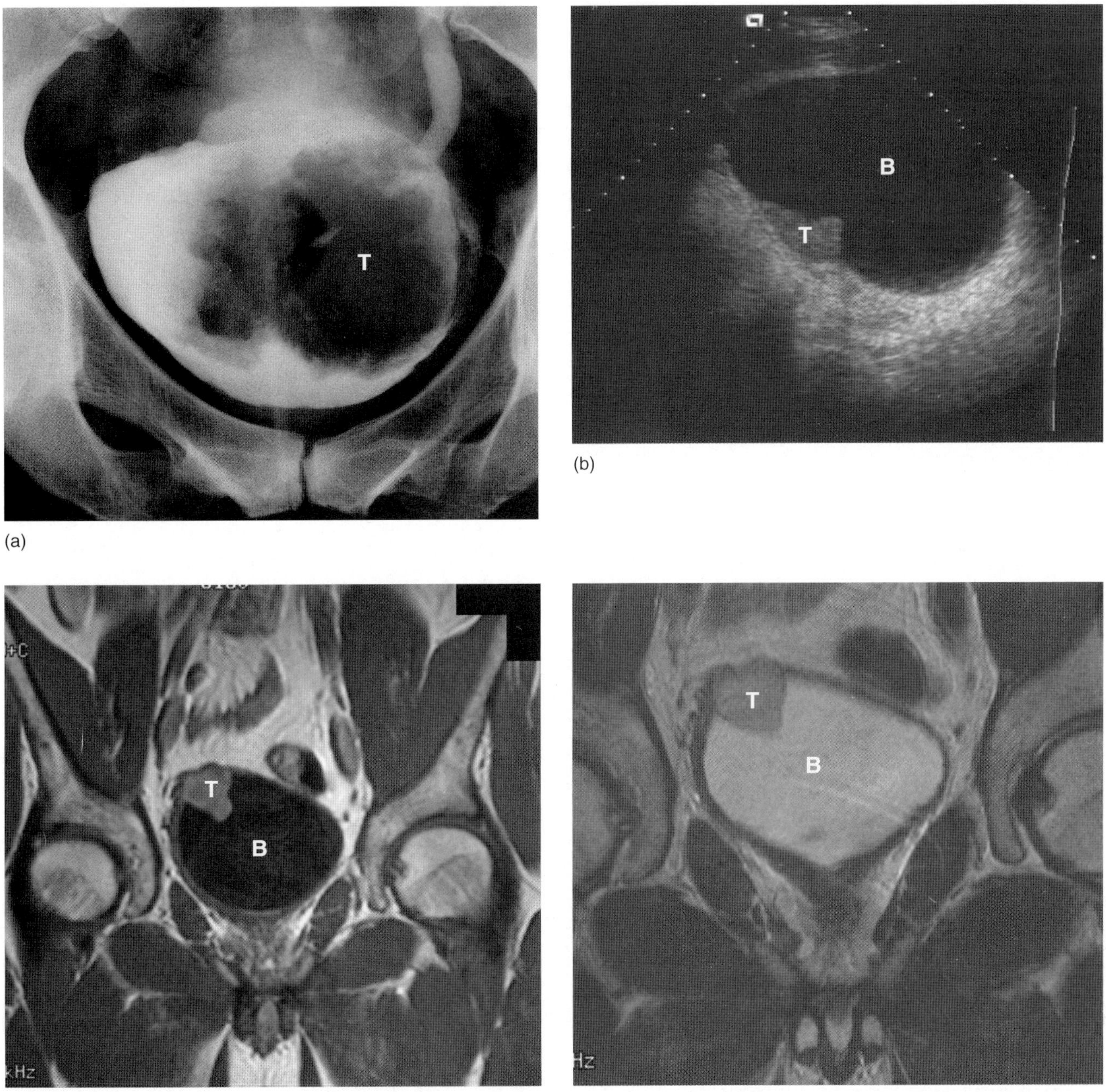

(a) (b) (c) (d)

Fig. 7.47 Neoplasia vesical. (a) Existe um grande defeito de preenchimento no lado esquerdo da bexiga devido a um carcinoma de células transicionais. Note a dilatação obstrutiva do ureter esquerdo. (b) Ultra-sonografia de um outro paciente mostrando um pequeno tumor dentro da bexiga. (c) Imagens coronais de RM ponderadas em T1 e (d) T2 de tumor vesical observado em ultra-sonografia (b). B, bexiga; T, tumor.

da parede vesical e avaliar o envolvimento de linfonodos.

Divertículos vesicais (Fig. 7.48)

Divertículos vesicais podem ser congênitos quanto à origem, mas geralmente são conseqüência de obstrução crônica do esvaziamento vesical. Devido à estase urinária, os divertículos predispõem à infecção e formação de cálculos e tumores que podem, ocasionalmente, originar-se dentro deles. A maioria dos divertículos se preenche à urografia e cistografia. São prontamente demonstrados à ultra-sonografia, TC e RM. Quando grandes, os divertículos podem deformar a bexiga adjacente ou ureter.

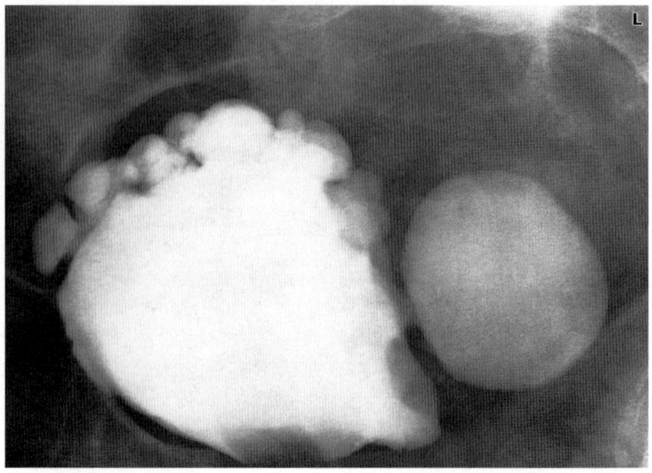

Fig. 7.48 Divertículos vesicais. Cistografia mostrando numerosas excrescências da bexiga com um divertículo muito grande projetando-se para a esquerda.

Calcificação vesical

A causa mais freqüente de calcificação vesical são cálculos. Tais cálculos freqüentemente são grandes e laminados. Calcificação na parede vesical é rara. Quando observada, deve-se geralmente à esquistossomose ou tumor vesical.

Bexiga neurogênica

Existem dois tipos básicos de bexiga neurogênica (tentativas de correlacionar estes tipos com lesões neurológicas específicas não têm sido satisfatórias):

- A grande bexiga atônica de paredes lisas, com poucas contrações ou ausência de contrações e um grande volume residual.
- O tipo hipertrófico, que pode ser relacionado como obstrução do esvaziamento vesical neurologicamente induzido. Nesta condição, a bexiga apresenta um pequeno volume, uma parede muito espessa, grosseiramente trabeculada, e saculação acentuada (Fig. 7.49). Os ureteres e sistemas pelvicaliciais podem estar dilatados.

Avaliação total da disfunção vesical neuropática requer uretrocistografia miccional combinada com medidas de pressão, a assim chamada urodinâmica.

Traumatismo da bexiga e uretra

Um traumatismo direto sobre a bexiga distendida pode resultar em rotura vesical intraperitoneal: contraste introduzido na bexiga pode vazar para a cavidade peritoneal.

Rotura vesical extraperitoneal pode ser parte de uma lesão extensa, tal como ocorre nas fraturas da pelve.

Um local comum de rotura é a base vesical, sendo que neste caso a bexiga mostra elevação e compressão devido à urina extravasada e hematoma.

Rotura da bexiga pode ser revelada ultra-sonograficamente pela presença de coleção líquida perivesical, mas o local real do vazamento pode não ser visibilizado.

Cistografia permanece sendo a melhor maneira de demonstrar o local real do vazamento a partir da bexiga (Fig. 7.50). Caso exista qualquer suspeita de lesão associada da uretra, uma uretrografia ascendente com um meio de contraste hidrossolúvel pode mostrar rotura de uretra com extravasamento do meio de contraste para os tecidos adjacentes. A uretrografia deve ser realizada antes da passagem de um cateter para dentro da bexiga, para realização de uma cistografia.

TC pode demonstrar hematomas frescos dentro da pelve (que são de alta densidade) ou coleções de urina (que são de baixa densidade). Também demonstra fraturas associadas, algumas das quais podem não estar aparentes nas radiografias planas.

PRÓSTATA E URETRA

Aumento de tamanho da próstata

Aumento de tamanho da próstata é muito comum em homens mais idosos. Geralmente deve-se à

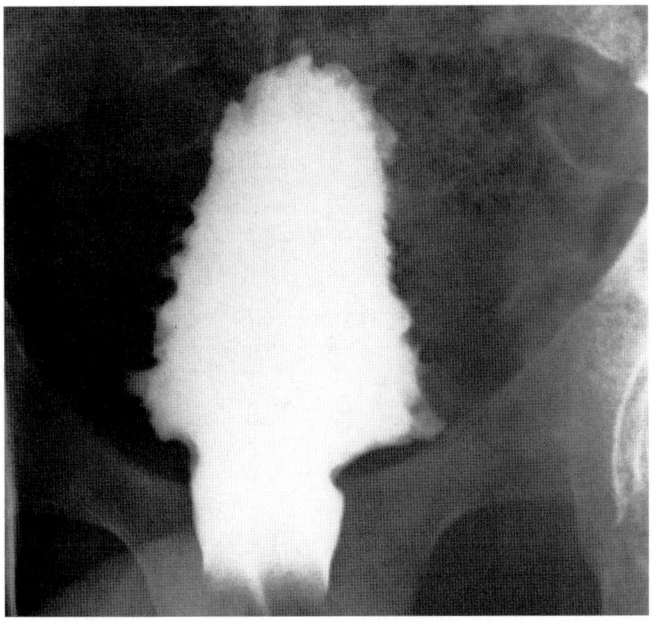

Fig. 7.49 Bexiga neurogênica. Os limites vesicais são muito irregulares devido à trabeculação da parede vesical. A bexiga apresenta um volume pequeno com uma forma alongada. Este aspecto tem sido descrito como "bexiga em árvore de Natal". Existe um cateter balonado dentro da uretra posterior dilatada.

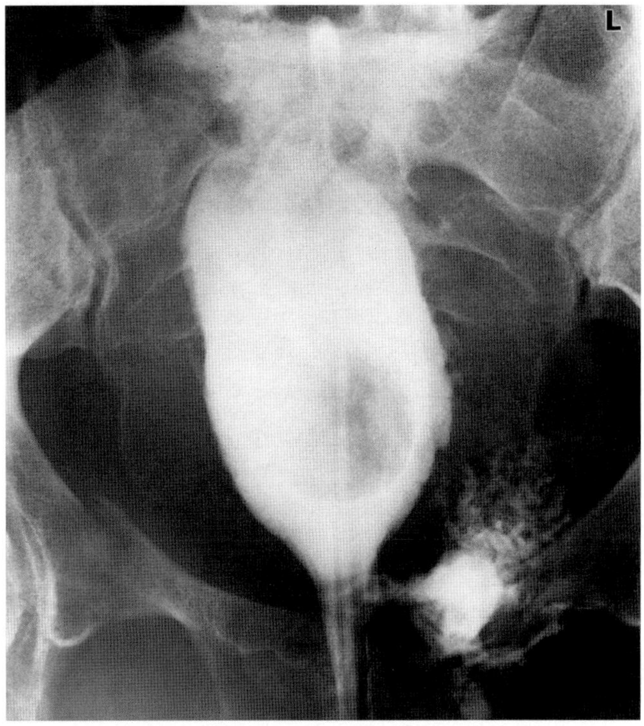

Fig. 7.50 Rotura da base vesical. Cistograma mostrando extravasamento do contraste para dentro do espaço extraperitoneal, à esquerda, e deformidade vesical causada por um hematoma circundante e urina. Existe uma fratura do osso púbico direito.

hipertrofia benigna, mas pode ser devida a carcinoma. O diagnóstico de aumento de tamanho é feito por meio de exame digital retal.

Ultra-sonografia prostática utiliza um transdutor desenhado para ser introduzido no reto. Ultra-sonografia transretal (TRUS) pode mostrar o tamanho global da próstata e diagnosticar massas relativamente pequenas dentro de sua substância (Fig. 7.51). Infelizmente, o ultra-som não é capaz de distinguir entre doença maligna e benigna quando confinada à próstata, exceto com base no fato de que massas na região periférica são mais propensas à malignidade e aquelas em região mais central geralmente são benignas.

Biópsia guiada por ultra-som transretal é utilizada extensivamente para o diagnóstico de carcinoma prostático. Profilaxia antibiótica é feita antes da introdução da agulha de biópsia, que é posicionada dentro de uma agulha-guia junto à sonda de ultra-sonografia transretal. Geralmente obtém-se seis a oito biópsias, uma de cada área da glândula, assim como de qualquer área suspeita.

TC não demonstra a estrutura interna da próstata tão bem quanto a ultra-sonografia transretal ou RM. Contudo, em casos de carcinoma prostático conhecido, é útil na determinação da extensão da disseminação local, assim como de metástases em linfonodos.

A RM é um novo método promissor para representação da próstata por imagem. Tumor na região periférica é visibilizado como um sinal de massa relativamente baixo dentro da zona periférica de sinal alto normal nas imagens ponderadas em T2. A RM é utilizada para demonstrar disseminação tumoral extracapsular, para mostrar invasão das vesículas seminais e para demonstrar possíveis metástases em linfonodos (Fig. 7.52).

Calcificação prostática

Calcificação prostática deve-se a numerosos cálculos prostáticos. É tão comum que pode ser encarada como um achado normal em homens mais idosos. Não mostra correlação com sintomas de hiper-

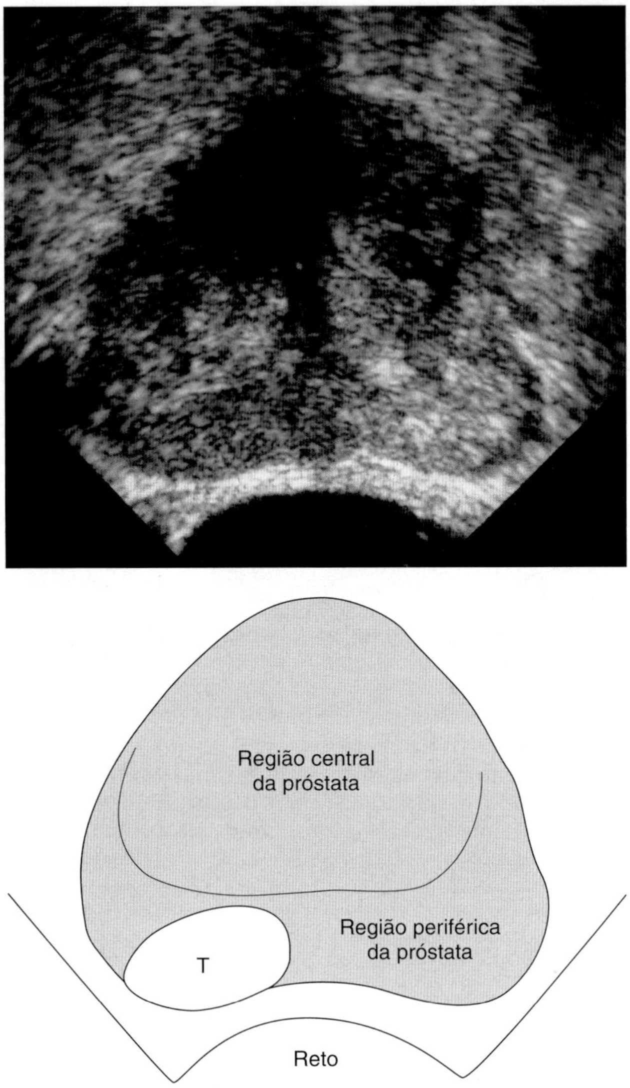

Fig. 7.51 Carcinoma de próstata apresentado pela ultra-sonografia transretal. T, tumor.

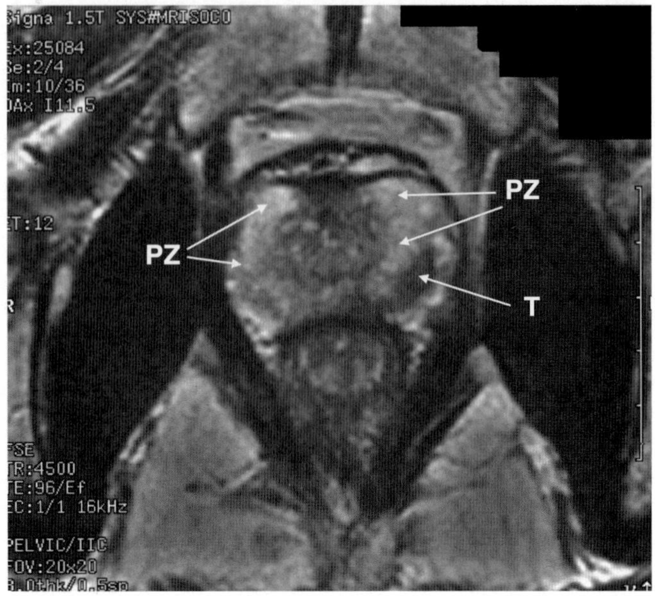

Fig. 7.52 RM da próstata. Existe um pequeno tumor (T) na região periférica esquerda. O tumor apresenta um sinal menos intenso que o sinal normal alto da região periférica (PZ).

trofia prostática nem qualquer relação com carcinoma prostático. Manchas de calcificação de tamanho variável, aproximadamente simétricas junto à linha média, são vistas exatamente abaixo da bexiga (Fig. 7.54).

Obstrução do fluxo vesical

A causa mais freqüente de obstrução do fluxo vesical é a hipertrofia prostática. Outras causas incluem tumores vesicais, estenoses uretrais e, em crianças do sexo masculino ou garotos, válvulas de uretra posterior. Como discutido acima, os pacientes com déficit neurológico podem apresentar obstrução neurogênica do esvaziamento vesical. Não levando em consideração a causa, o ultra-som pode demonstrar todos os sinais imagenológicos de obstrução do fluxo vesical, que são:

- Aumento da trabeculação e espessura da parede vesical, muitas vezes com formação de divertículos.
- Urina residual na bexiga após micção.
- Dilatação dos sistemas coletores.

Estenose uretral (Fig. 7.55)

A maioria das estenoses uretrais deve-se a traumatismo prévio ou infecção. Estenoses pós-traumáticas geralmente localizam-se na uretra peniana proximal – a porção mais vulnerável da uretra em relação a traumatismos externos. Tais estenoses geralmente apresentam contornos lisos e são relativamente curtas. Estenoses inflamatórias, que geralmente são de

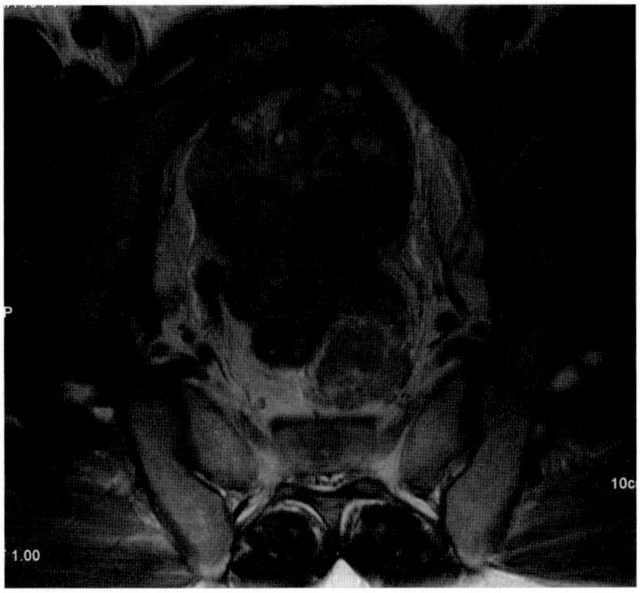

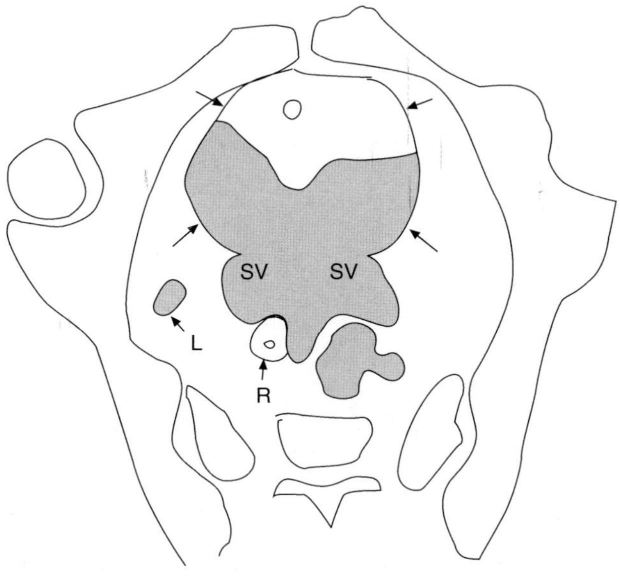

Fig. 7.53 RM da próstata. O tumor (áreas sombreadas no diagrama) envolve toda a região periférica, invade as vesículas seminais (SV) e estende-se para dentro do reto (R) e também se disseminou, envolvendo os linfonodos pélvicos (L).

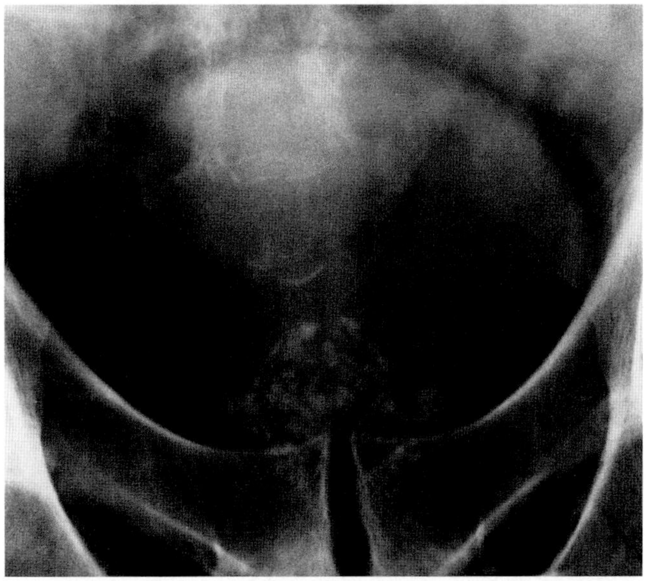

Fig. 7.54 Calcificação prostática. Numerosos cálculos situados exatamente acima da sínfise púbica estão presentes na próstata.

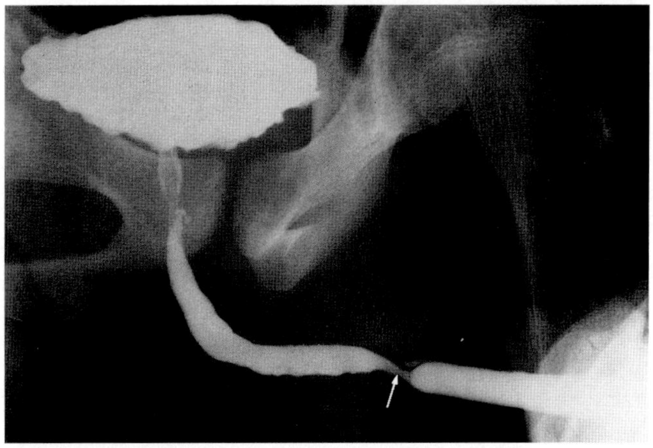

Fig. 7.55 Estenose uretral. Uma uretrografia ascendente mostrando uma estenose na uretra peniana (seta). O paciente apresentava gonorréia.

origem gonocócica, podem ser observadas em qualquer porção da uretra, mas geralmente são encontradas na uretra anterior. Estenoses de uretra são representadas pela uretrografia (veja pág. 230).

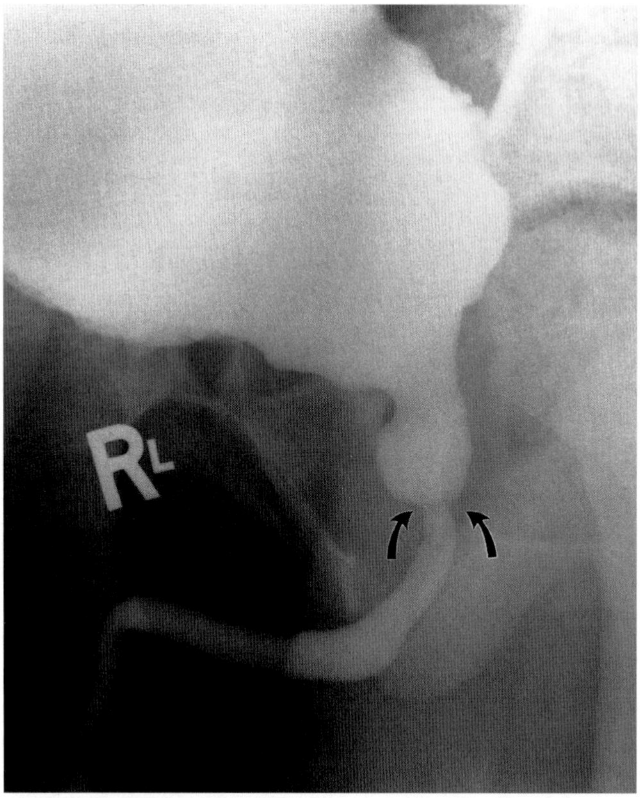

Fig. 7.56 Válvulas de uretra posterior em um menino de 6 anos de idade. Neste cistograma miccional (vazio) o local das válvulas está assinalado por setas. A presença das válvulas é marcada por dilatação da uretra posterior. Note os limites irregulares da parede vesical espessada devido à obstrução crônica.

Válvulas de uretra posterior (Fig. 7.56)

Válvulas congênitas de uretra posterior em meninos são a causa mais comum de obstrução do fluxo vesical em crianças do sexo masculino. Pode-se suspeitar do diagnóstico primeiramente numa ultra-sonografia antenatal, quando existe hidronefrose bilateral. Após o nascimento, a ultra-sonografia confirma hidronefrose bilateral e hidroureteres e uma bexiga de paredes espessadas. Válvulas de uretra posterior não podem ser demonstradas por meio de uretrografia retrógrada quando não existe obstrução do fluxo retrógrado. São mais facilmente demonstráveis à uretrocistografia miccional, na qual observa-se dilatação substancial da uretra posterior que termina abruptamente em uma borda convexa formada pelas válvulas.

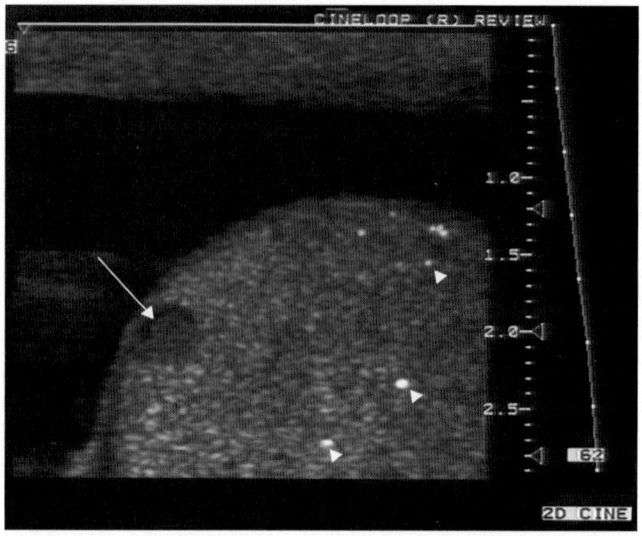

(a)

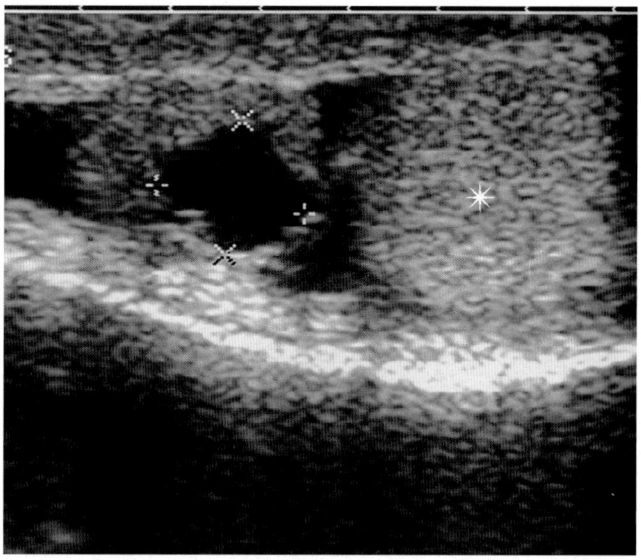

(b)

Fig. 7.57 (a) Ultra-sonografia do testículo demonstrando um pequeno seminoma (seta). São visualizados diversos pontos de microcalcificações fortemente ecogênicos (cabeças de setas), um aspecto associado com um risco aumentado de seminoma. (b) Cisto epididimal (indicado pelas cruzes) no pólo superior de um testículo normal sob outros aspectos (*).

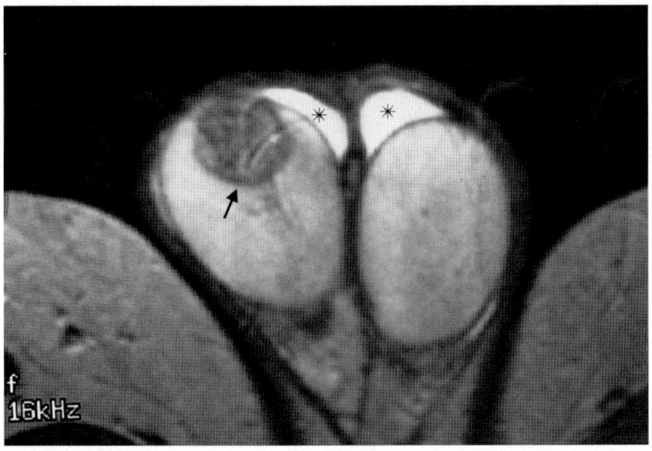

Fig. 7.59 RM de um seminoma (seta) no testículo direito. Os dois testículos estão bem demonstrados. O sinal forte adjacente a ambos os testículos é líquido normal entre as camadas da túnica vaginal (*).

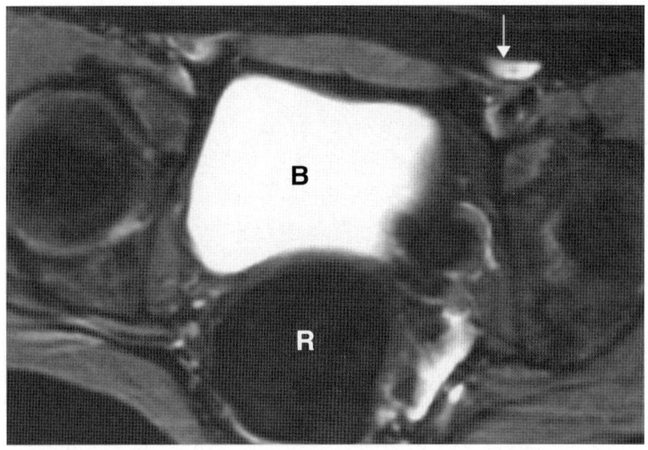

Fig. 7.59 RM de testículo ectópico esquerdo. O testículo encontra-se na região do canal inguinal e aparece com forte sinal na imagem ponderada em T2, com saturação de gordura. B, bexiga; R, reto.

ESCROTO E TESTÍCULOS

O conteúdo escrotal geralmente é representado por meio de ultra-som, mas eventualmente é utilizada RM.

As duas indicações principais para ultra-sonografia escrotal são edema ou dor escrotal.

Em pacientes com *edema escrotal*, é essencial diferenciar entre uma causa intratesticular, como uma suspeita de tumor testicular (Fig. 7.57a), e uma causa extratesticular, como varicocele, hidrocele ou infecção (como epididimite ou epididimorquite). Cistos epididimais benignos (Fig. 7.57b) são comuns e podem ser prontamente distinguidos de tumores testiculares ao exame ultra-sonográfico.

Ultra-sonografia com Doppler pode ser utilizada para pacientes com *dor testicular aguda e/ou edema*, para distinguir entre torção testicular, na qual a perfusão testicular é dramaticamente reduzida e epididimite/orquite aguda, nas quais a perfusão testicular é normal ou aumentada.

A RM pode produzir imagens altamente detalhadas do conteúdo escrotal (Fig. 7.58), sendo utilizada naqueles casos em que a ultra-sonografia não fornece informação suficiente.

Testículo ectópico no canal inguinal, o local mais comum, pode ser diagnosticado por meio de ultrasom. Naqueles poucos casos em que o testículo ectópico situa-se dentro do abdome, ou nos quais o ultra-som é inconclusivo, RM é a investigação de escolha (Fig. 7.59).

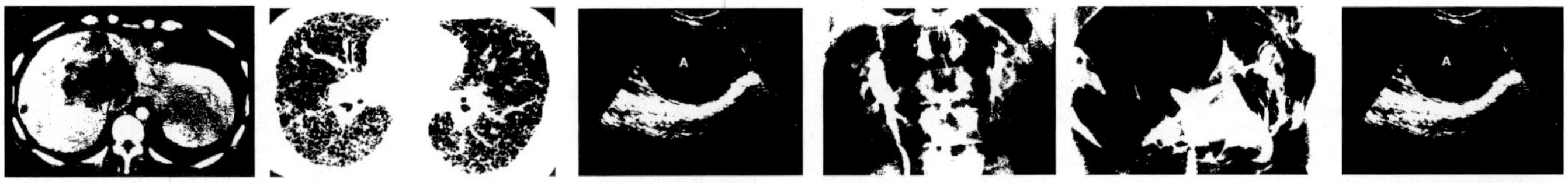

Trato Genital Feminino 8

Ultra-sonografia, tomografia computadorizada (TC) e ressonância magnética (RM) desempenham papéis importantes nas patologias ginecológicas. Devido à sua fácil e rápida disponibilidade, a ultra-sonografia geralmente é o exame mais importante. Radiologia convencional praticamente não participa – a principal exceção é representada pela histerossalpingografia.

ASPECTOS NORMAIS

Ultra-sonografia

Ultra-sonografia pélvica pode ser realizada de duas maneiras: escaneamento através da parede abdominal ou via transvaginal com um transdutor de ultra-som especial a ser inserido diretamente na vagina. Na via transvaginal os órgãos pélvicos estão mais próximos do transdutor, de modo que a qualidade da imagem é muito melhor. Além disso, não é preciso que a paciente esteja com a bexiga cheia.

Quando se realiza um exame por via abdominal, é essencial que a paciente esteja com a bexiga cheia, para que esta possa atuar como uma "janela" acústica através da qual as estruturas pélvicas são visibilizadas. Os cortes geralmente são feitos nos planos longitudinal e transversal.

No corte longitudinal ou transversal de linha média, a *vagina* pode ser reconhecida como uma estrutura tubular, com um eco linear central originando-se das superfícies vaginais opostas (veja Fig. 7.2, pág. 218). O *útero* situa-se imediatamente atrás da bexiga e o corpo do útero pode ser visto em continuidade com a cérvice e a vagina. O miométrio mostra ecos de nível baixo, enquanto a cavidade endometrial dá origem a uma faixa ecogênica linear (Figs. 8.1 e 8.2). Os aspectos precisos do útero dependem da idade e paridade da paciente, assim como da posição do útero. As *trompas de Falópio* normais são muito pequenas para serem visibilizadas ultra-sonograficamente.

Os *ovários* encontram-se suspensos por um ligamento largo e geralmente situam-se lateralmente ao útero, próximos às paredes pélvicas (Fig. 8.2). Durante a idade fértil os ovários medem 2,5-5 cm em seu maior diâmetro, atrofiando após a menopausa. As alterações endócrinas que ocorrem durante o ciclo menstrual exercem um grande efeito sobre o aspecto dos ovários. Durante a fase inicial, observam-se diver-

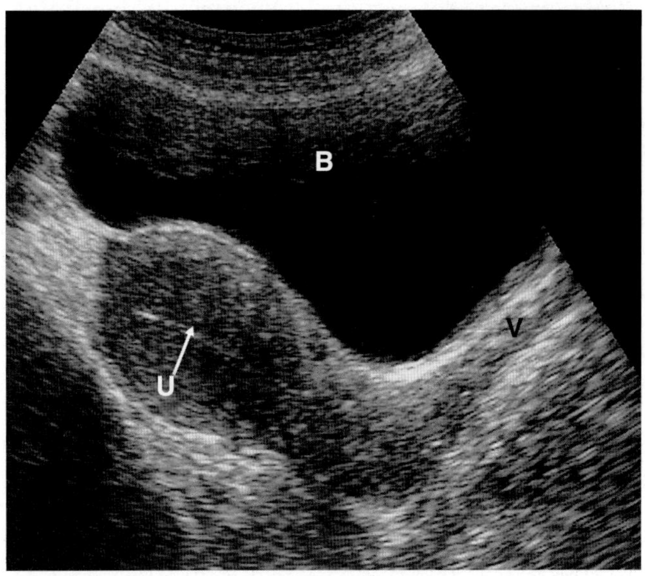

Fig. 8.1 Útero e vagina normais. Corte longitudinal. O eco central do útero (U) corresponde à cavidade endometrial; o útero em si possui uma textura homogênea. V, vagina; B, bexiga.

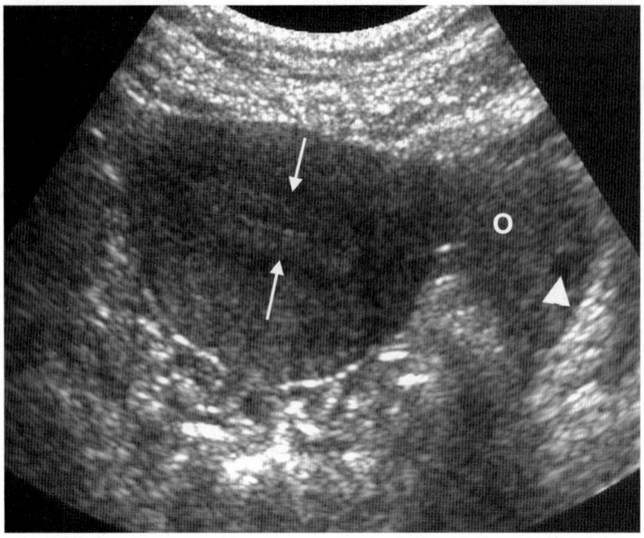

Fig. 8.2 Corte transverso de ultra-sonografia do útero e ovário esquerdo (O), demonstrando um folículo (cabeça de seta). Note o aspecto do útero transversalmente; o eco endometrial está indicado pelas setas.

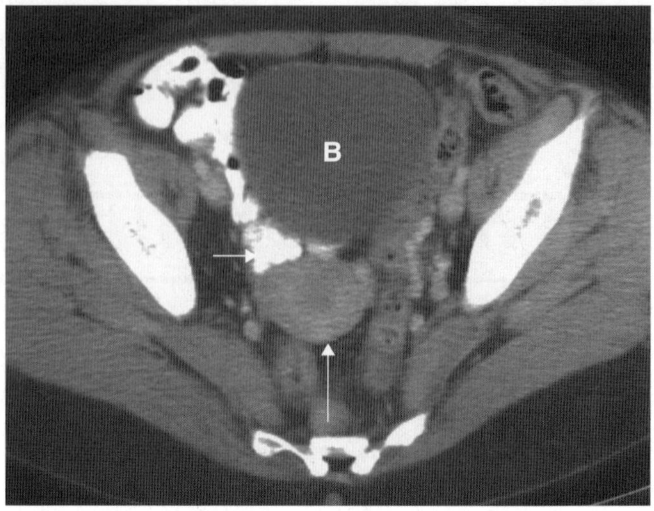

Fig. 8.3 Útero normal (seta longa) em uma paciente de 49 anos, à TC, após realce com contraste intravenoso. Note o meio de contraste oral dentro das alças do intestino delgado (seta curta). B, bexiga.

sas estruturas císticas, representando folículos em desenvolvimento. Por volta do oitavo dia do ciclo, um folículo torna-se predominante e pode atingir 2-2,5 cm em diâmetro antes da ovulação. Na ovulação, o folículo se rompe e imediatamente diminui de tamanho, dando origem ao corpo lúteo, que degenera caso não ocorra uma gravidez. Observando-se estas alterações é possível determinar se uma mulher infértil está ovulando.

TC

A qualidade da TC pélvica melhorou com sistemas de TC *multislice* ou espirais, mais rápidos, resultando em menos artefatos de movimento. A qualidade diagnóstica dos escaneamentos pélvicos também melhorou com o uso de meios de contraste orais e intravenosos. A vagina é mais bem visibilizada como uma estrutura linear entre a uretra e o reto. Imediatamente acima da vagina, a *cérvice* é observada como uma estrutura arredondada de tecido mole, medindo cerca de 3 cm de diâmetro. O corpo do *útero* (Fig. 8.3) funde-se com a cérvice, sendo que seu aspecto depende da posição do útero. As tubas uterinas e os ligamentos largos não são visíveis e os ovários geralmente não podem ser identificados. O paramétrio apresenta a mesma densidade da gordura e a interface com a musculatura pélvica é claramente visível.

Como a cavidade peritoneal se estende para dentro da pelve, o útero pode estar circundado por alças intestinais. Meio de contraste oral é administrado uma hora antes do exame pélvico, para auxiliar na diferenciação de alças intestinais e estruturas anexiais. Meio de contraste intravenoso é administrado para diferenciar entre vasos e linfonodos e para avaliar o padrão de realce de uma massa.

RM

A anatomia pélvica é muito bem demonstrada devido ao excelente contraste de tecidos moles oferecido pela RM. As imagens geralmente são obtidas nos planos axial e sagital, podendo ser suplementadas por imagens coronais, particularmente para o exame dos ovários. Imagens axiais fornecem um aspecto similar à TC. O plano sagital mostra a vagina e a cérvice em continuidade com o corpo do útero. A cérvice geralmente apresenta um sinal de intensidade baixa (veja Fig. 7.12, pág. 228). Nas imagens ponderadas em T2, o corpo do útero é facilmente reconhecido; o miométrio mostra sinal intermediário e o endométrio apresenta um sinal de alta intensidade (Fig. 8.4). Os ovários apresentam um sinal intermediário e freqüentemente contêm múltiplos folículos de sinal alto nas imagens ponderadas em T2 (Fig. 8.5). Os ligamentos largos também podem ser identificados.

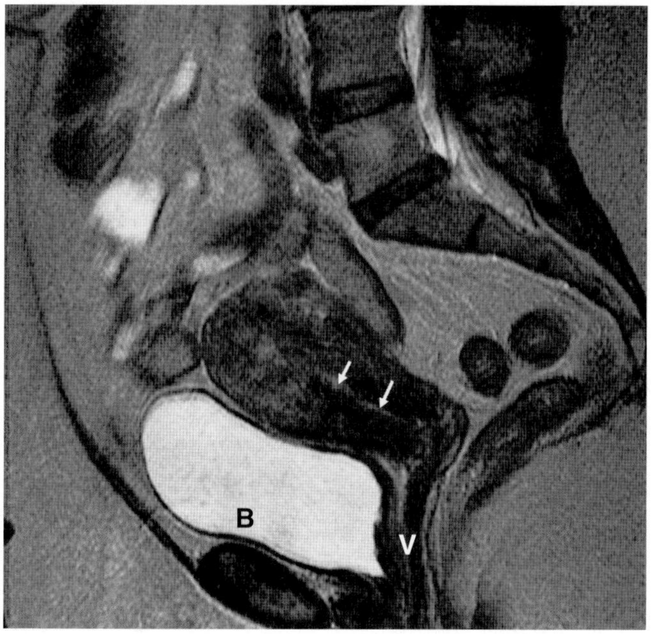

Fig. 8.4 Útero normal, imagem de RM sagital ponderada em T2. Existe um sinal alto a partir do endométrio (setas). B, bexiga; V, vagina.

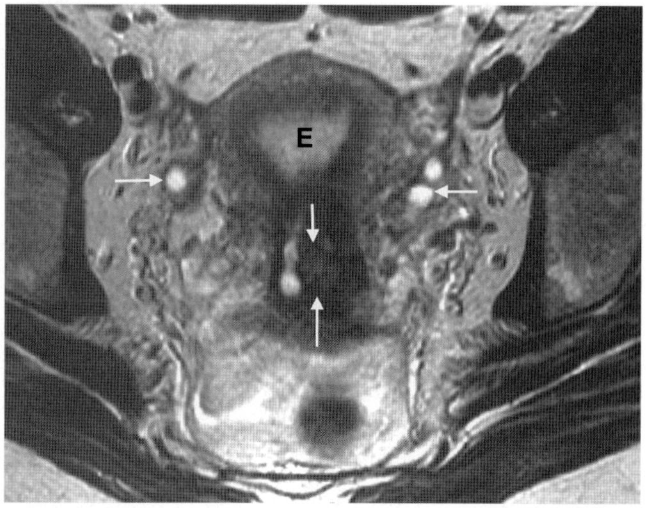

Fig. 8.5 Imagem de RM axial ponderada em T2 demonstrando ovários normais (setas horizontais). A paciente apresenta um carcinoma da cérvice (setas verticais), resultando em certa obstrução do canal endocervical, com retenção de secreções observadas dentro da cavidade endometrial (E).

MASSAS PÉLVICAS

A ultra-sonografia, a TC e a RM serão anormais em praticamente todas as pacientes nas quais uma massa possa ser apalpada durante o exame físico. Com o ultra-som, é possível dizer se a massa é cística ou sólida. Infelizmente, não existe uma associação clara de características císticas com doença benigna, ou de características sólidas com doença maligna. Uma limitação da imagem é que algumas vezes não é possível determinar de qual órgão a massa se origina; uma massa ovariana situada em contato com o útero pode parecer semelhante a uma massa originária dentro do útero e vice-versa.

Massas ovarianas

Cistos ovarianos

Algumas vezes um folículo ou corpo lúteo persiste como um cisto folicular ou cisto de corpo lúteo, sendo ambos facilmente reconhecíveis através de ultra-sonografia, TC ou RM (Fig. 8.6). Cistos foliculares geralmente são assintomáticos e regridem espontaneamente. Cistos de corpo lúteo são mais freqüentemente observados no primeiro trimestre da gestação; geralmente resolvem-se, mas podem romper ou torcer. Pode ocorrer hemorragia em ambos os tipos de cisto, fornecendo aspecto característico à RM.

Tumores ovarianos

Os tumores ovarianos mais comuns são o cistoadenoma e o cistoadenocarcioma. Tumores ovarianos podem ser císticos, sólidos ou uma mistura de ambos (Fig. 8.7). Os císticos podem ser multiloculares. Apesar de a ultra-sonografia, da TC e da RM serem confiáveis para demonstrar o tamanho, consistência e localização de uma massa ovariana, muitas vezes não é possível dizer se uma massa é benigna ou maligna a não ser que exista evidência de invasão local ou disseminação a distância. Uma natureza maligna é sugerida caso os septos sejam espessos ou quando se observam nódulos sólidos dentro ou adjacentes ao cisto.

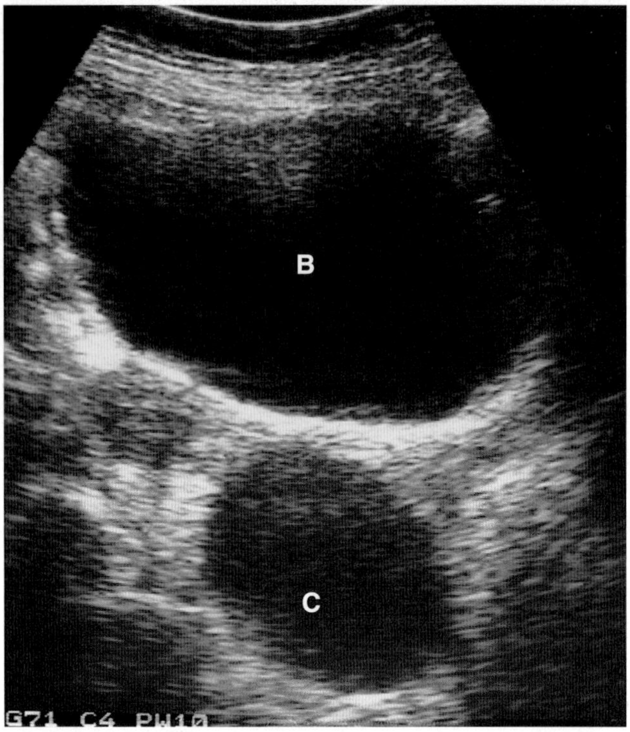

(a)

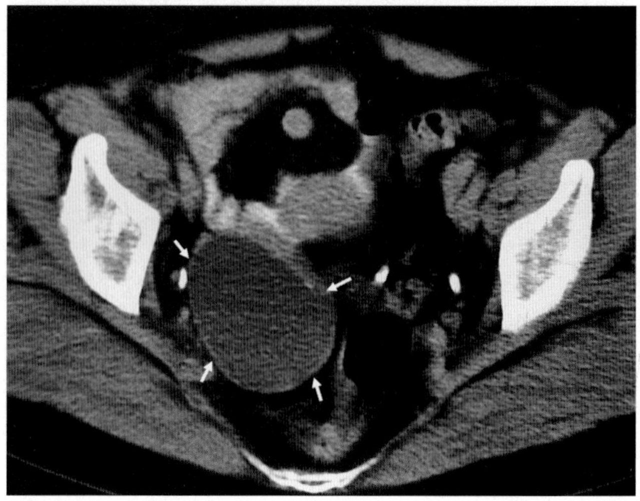

(b)

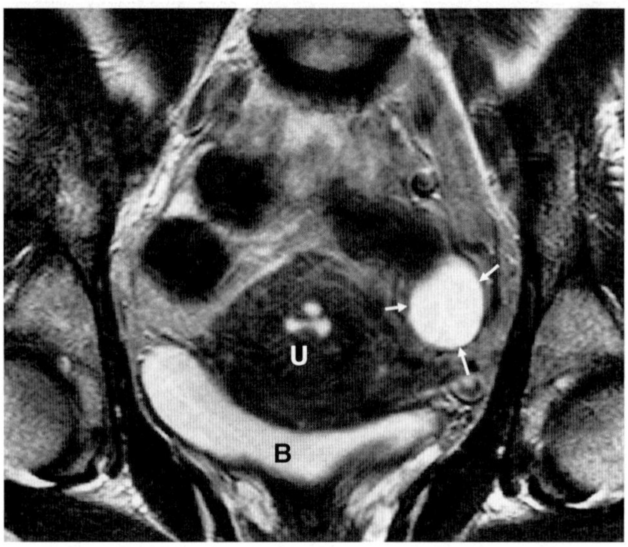

(c)

Fig. 8.6 Cisto ovariano. (a) Corte longitudinal de ultra-sonografia da linha média para a direita, mostrando um cisto de 5 cm (C) no ovário direito, sem ecos internos. B, bexiga. (b) TC da mesma paciente mostrando um cisto no ovário direito (setas); note a densidade uniforme de água no cisto. (c) RM imagem coronal ponderada em T2 mostrando um cisto de ovário à esquerda (setas) em uma paciente com aumento do tamanho uterino devido à adenomiose. B, bexiga; U, útero.

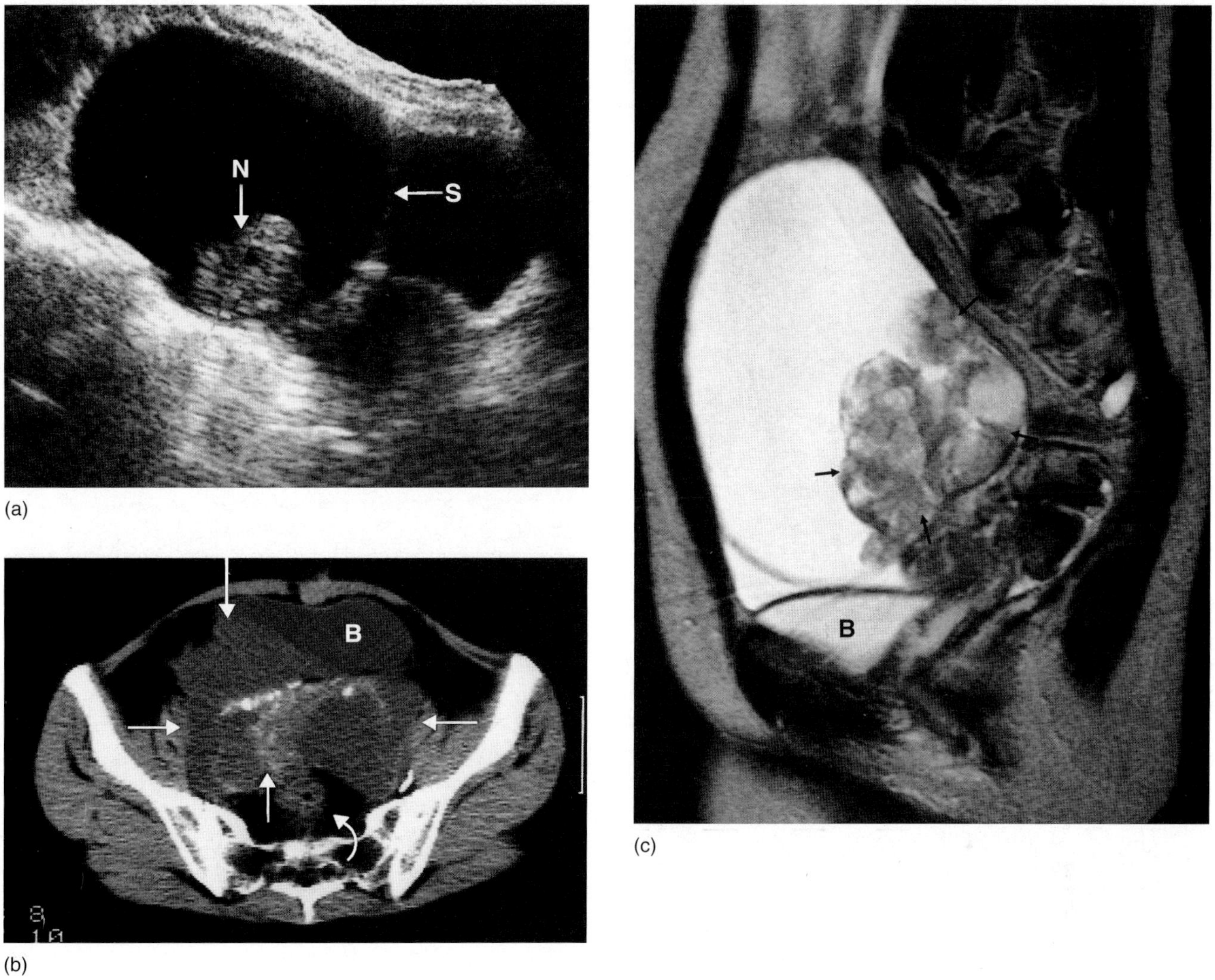

Fig. 8.7 Carcinoma ovariano. (a) Ultra-sonografia longitudinal mostrando um grande cisto multilocular contendo septos (S) e nódulos sólidos (N). A lesão era um cistoadenocarcinoma. (b) TC mostrando um grande carcinoma ovariano parcialmente cístico, parcialmente sólido (setas). O tumor, que contém áreas irregulares de calcificação, invadiu o lado direito da bexiga (B). O reto está indicado por uma seta curva. (c) RM mostrando um tumor parcialmente sólido (setas) e parcialmente cístico. O componente cístico apresenta um alto sinal nesta imagem ponderada em T2. B, bexiga.

Nas patologias malignas disseminadas podemos observar ascite, mas freqüentemente metástases peritoneais e do omento são difíceis de detectar devido ao seu pequeno tamanho. A ultra-sonografia, a TC e a RM podem mostrar hidronefrose causada por obstrução ureteral pelo tumor e também podem demonstrar aumento dos linfonodos e metástases hepáticas.

O tratamento de carcinoma ovariano geralmente consiste de histerectomia, ooforectomia e remoção cirúrgica de todo o tumor macroscópico, com estadiamento formal durante a cirurgia. O principal papel da representação por imagem é, conseqüentemente, o acompanhamento pós-operatório.

Um *cisto dermóide* algumas vezes pode ser diagnosticado com segurança devido ao seu conteúdo de

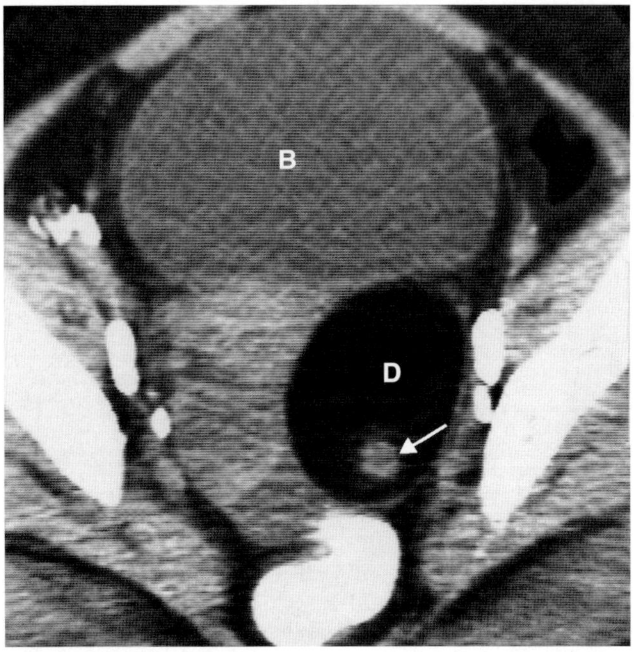

(a)

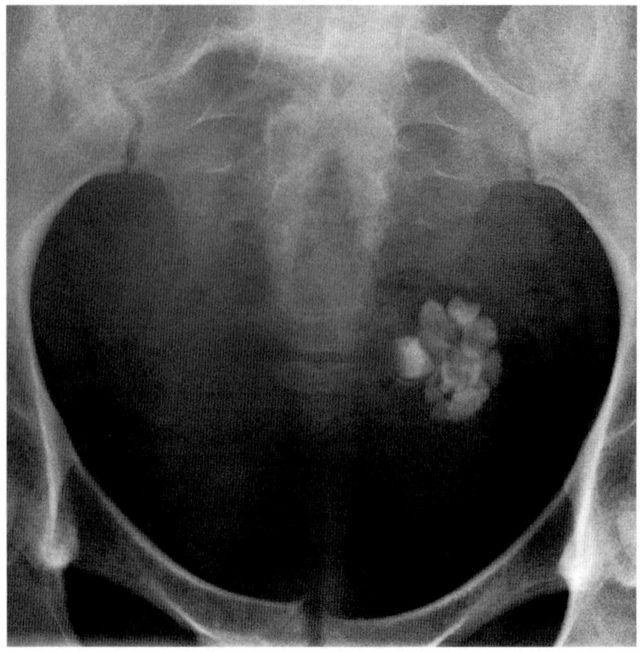

(b)

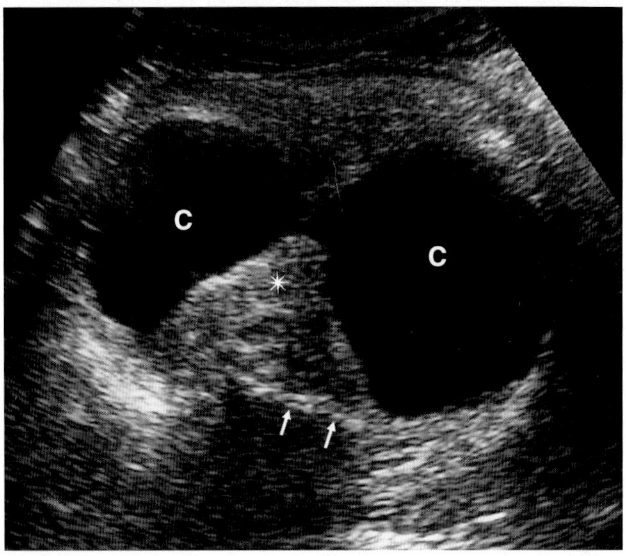

(c)

Fig. 8.8 Cisto dermóide. (a) TC mostrando a densidade adiposa em forma oval de um cisto dermóide (D), contendo material calcificado (seta). B, bexiga. (b) Radiografia de outro paciente mostrando dentes bem desenvolvidos dentro do cisto. (c) Ultra-sonografia corte transverso mostra um dermóide consistindo de componentes cístico (C) e sólido (*) com calcificação (setas) ocasionada por dentes nele contidos.

gordura, podendo conter vários componentes calcificados, dos quais os dentes são os mais comuns. Os achados podem ser reconhecidos à ultra-sonografia, TC ou RM e algumas vezes nas radiografias (Fig. 8.8). Por outro lado, somente tumores ovarianos muito grandes são reconhecíveis em radiografias abdominais como uma massa de tecido mole, ocasionalmente contendo cálcio e originando-se da pelve.

Tumores uterinos

Fibróide

Leiomiomas (fibromas) são comuns em mulheres acima de 30 anos de idade. Muitas vezes são assintomáticos, mas podem causar menorragia ou podem apresentar-se como uma massa palpável. Quando suficientemente grandes, um fibroma pode ser observado em uma radiografia como uma massa pélvica, podendo apresentar múltiplas calcificações irregulares, porém bem definidas (veja Fig. 4.12, pág. 138). Ultra-sonografia e TC mostram uma massa uterina esférica ou lobular. Ao ultra-som a massa pode ser hipoecóica ou ecogênica (Fig. 8.9a), enquanto à TC os fibromas geralmente apresentam a mesma densidade do miométrio adjacente. A RM pode identificar prontamente fibromas, uma vez que estes apresentam um sinal característico, diferente do útero normal (Fig. 8.9b).

Carcinoma da cérvice e do corpo uterino (Fig. 8.10)

O diagnóstico de carcinoma da cérvice normalmente é feito através de exame físico e biópsia ou citologia. Pode-se suspeitar de carcinoma endometrial ao ultra-som, quando existe ampliação da espessura endometrial, mas a confirmação diagnóstica baseia-se na citologia ou biópsia.

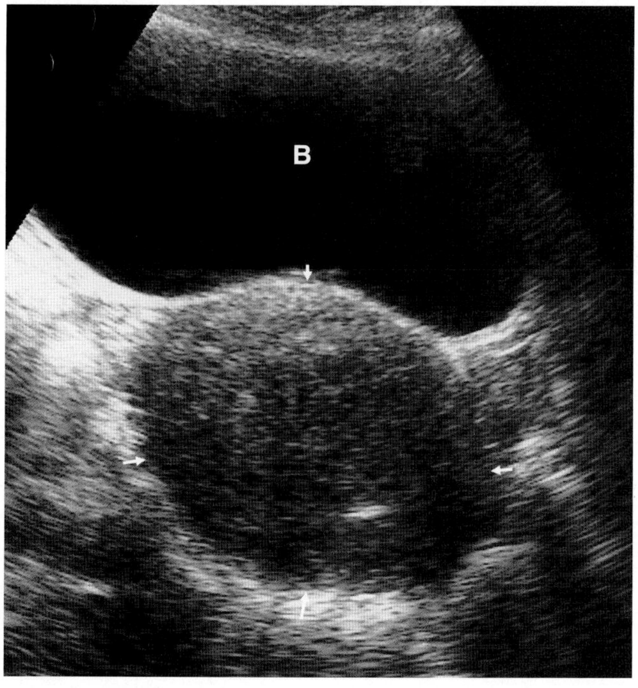

(a)

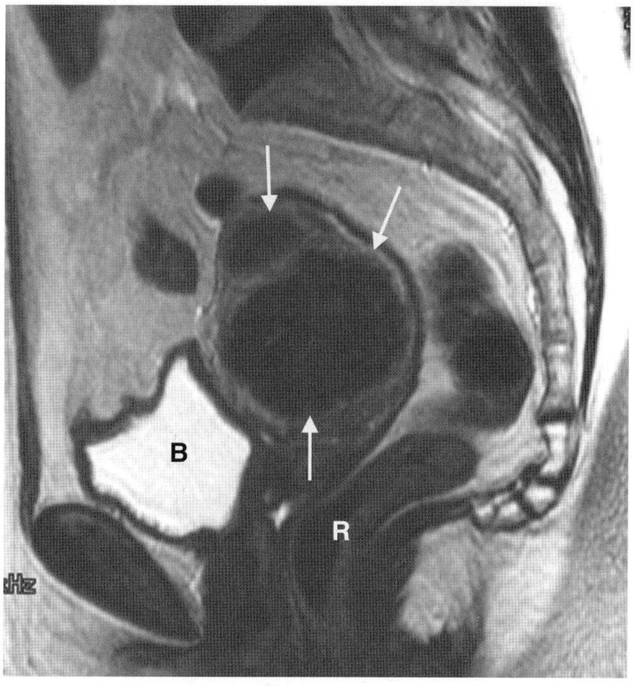

(b)

Fig. 8.9 (a) Ultra-sonografia corte tranverso mostrando um grande fibroma no útero. Sua extensão está indicada pelas setas. (b) RM imagem sagital ponderada em T2, demonstrando dois fibromas uterinos (setas) que possuem um sinal de baixa intensidade. B, bexiga; R, reto.

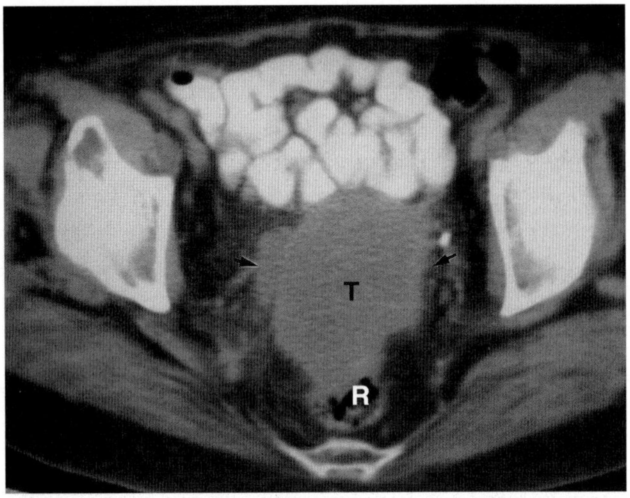

(a)

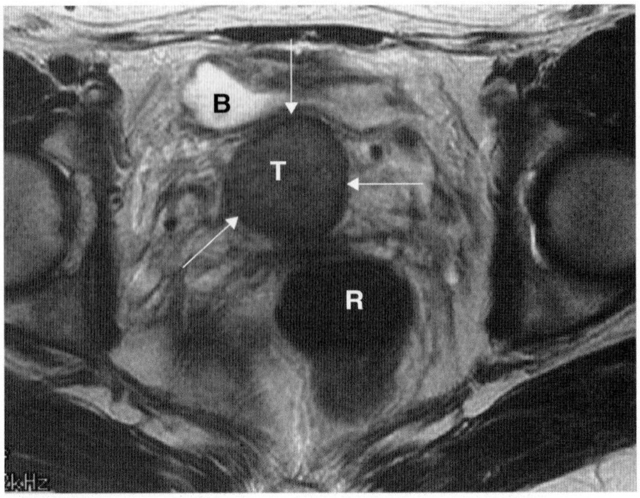

(c)

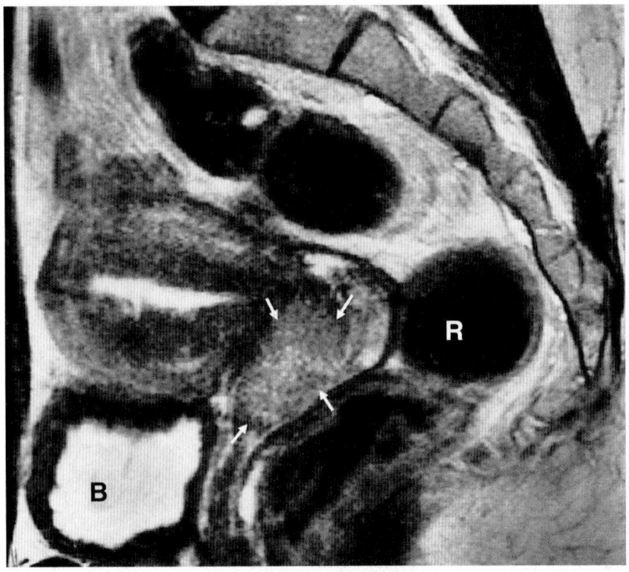

(b)

Fig. 8.10 Carcinoma cervical uterino. (a) TC mostrando um grande tumor cervical (T) invadindo o paramétrio (setas) e estendendo-se posteriormente para dentro do reto (R). (b) RM imagem sagital mostrando um tumor confinado à cérvice (setas). B, bexiga; R, reto. (c) RM imagem axial ponderada em T2 de outra paciente, mostrando um tumor cervical confinado à cérvice, com uma fina camada de tecido cervical normal, de baixo sinal, circundando o tumor (setas). B, bexiga; R (reto).

A RM pode ser útil na avaliação do carcinoma cervical no pré-operatório, porque o estágio determina se o paciente deve ser tratado com cirurgia, radioterapia ou com uma combinação destes tratamentos. Na essência, as observações a serem feitas são verificar se o tumor está confinado à cérvice ou se estende para o paramétrio, reto, bexiga ou paredes pélvicas laterais. TC é menos precisa na avaliação da extensão local do tumor. A TC e a RM também permitem detecção de linfonodos aumentados em tamanho e dilatação ureteral nos casos em que o tumor causou obstrução ureteral.

Carcinoma endometrial geralmente é tratado através de remoção cirúrgica do útero, ovários e linfonodos pélvicos. Assim, o uso de imagens para estadiar o tumor é limitado. A RM pode predizer a profundidade da invasão do tumor no miométrio (Fig. 8.11), sendo que a TC e a RM podem demonstrar o envolvimento de linfonodos.

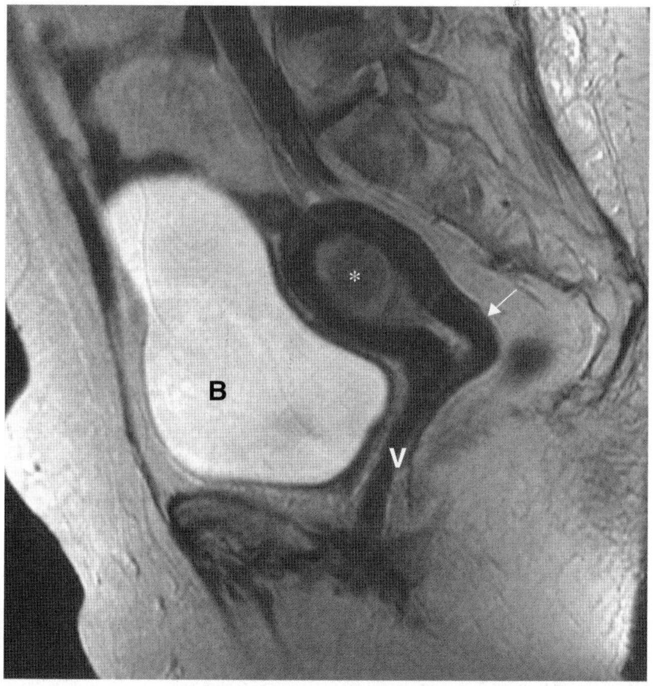

Fig. 8.11 Carcinoma endometrial na RM. Imagem sagital ponderada em T2. O tumor (*) distende a cavidade endometrial. A cérvice parece normal (seta). B, bexiga; V, vagina.

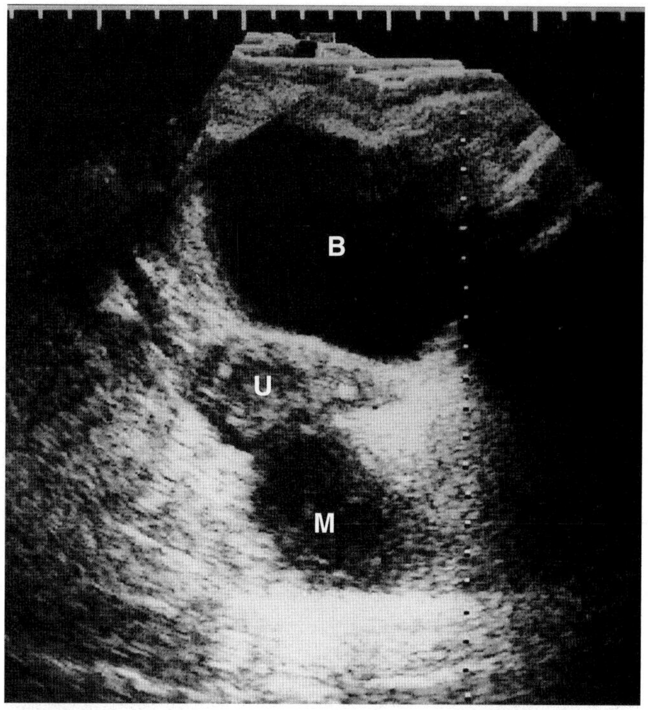

Fig. 8.12 Abscesso pélvico. Ultra-sonografia corte transverso mostrando uma massa hipoecóica (M) atrás do útero (U). B, bexiga.

Doença inflamatória pélvica

Doença inflamatória pélvica pode ser causada por infecção venérea, comumente gonorréia, que em estágios agudos dá origem a um abscesso tubovariano. Inflamação pélvica e formação de abscesso podem ocorrer após cirurgia pélvica, parto ou aborto e pode ser observada em associação a dispositivos contraceptivos intra-uterinos, apendicite ou doença diverticular. A técnica de imagem usual é a ultra-sonografia. Independente da causa da infecção, a ultrasonografia mostrará uma massa hipoecóica ou complexa na região anexial ou no saco de Douglas (fundo de saco) (Fig. 8.12). Bloqueio das tubas uterinas podem causar uma hidrossalpinge, que pode ser reconhecida como uma massa hipoecóica anexial, cujo formato muitas vezes é tubular.

O aspecto de doença inflamatória pélvica ao ultra-som pode ser indistinguível de endometriose e gestação ectópica, condições que ocorrem em mulheres na idade reprodutiva.

Endometriose

Na endometriose existe tecido endometrial fora do útero, mais comumente confinado à pelve. Ao ultra-som a endometriose geralmente é visibilizada como uma massa cística ou hipoecóica na região anexial e/ou no fundo de saco de Douglas, correspondendo aos cistos cor de chocolate encontrados em exames patológicos. Devido à hemorragia recorrente nestes endometriomas, muitas vezes estes apresentam um aspecto característico à RM (Fig. 8.13). Caso a endometriose tenha sangrado para a cavidade peritoneal, o que normalmente ocorre no período menstrual, o líquido pode ser detectado no fundo de saco de Douglas.

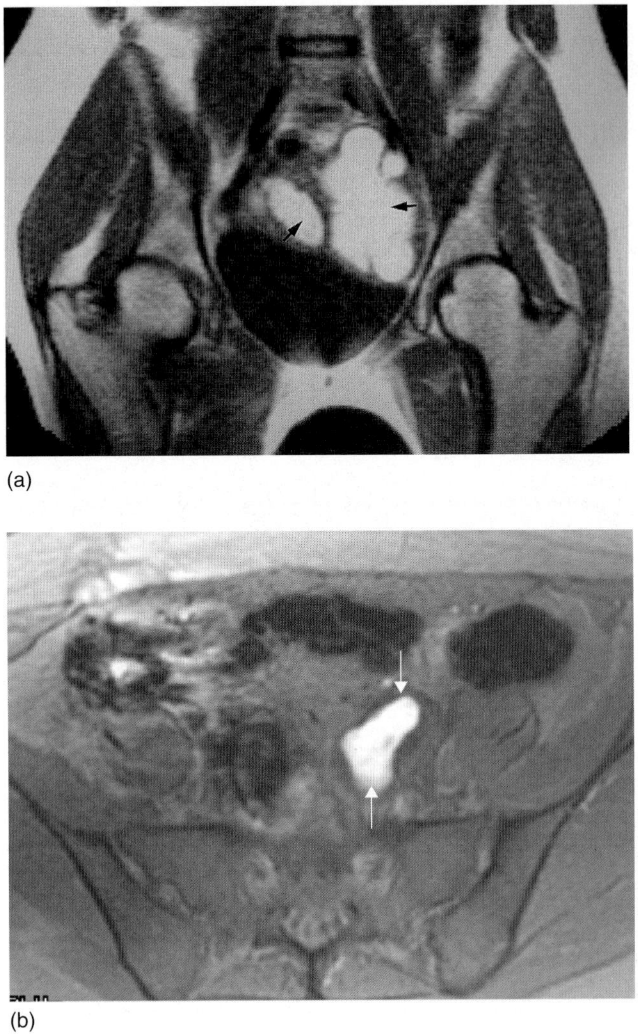

Fig. 8.13 Endometriose. (a) RM em imagem coronal mostrando cistos hemorrágicos na pelve (setas), que fornecem um sinal de alta intensidade nesta seqüência ponderada em T1. (b) Em outra paciente um endometrioma (seta) retém seu sinal de intensidade elevada em uma imagem axial ponderada em T1, na qual a gordura foi suprimida. Este é um achado característico em cistos hemorrágicos.

Detecção de dispositivos contraceptivos intra-uterinos

A perda de um dispositivo contraceptivo intra-uterino (DIU) é um problema comum e a ultra-sonografia deveria ser a investigação inicial. Dispositivos diferentes possuem aspectos característicos.

Eles são visibilizados como estruturas altamente refletivas e sua relação com a cavidade uterina pode ser determinada (Fig. 8.14). Caso o DIU não possa ser localizado na pelve, deve ser realizada uma radiografia do abdome, para verificar se o dispositivo migrou através do útero. Caso coexista uma gravidez, torna-se muito difícil localizar o DIU por meio de ultra-sonografia após o primeiro trimestre gestacional.

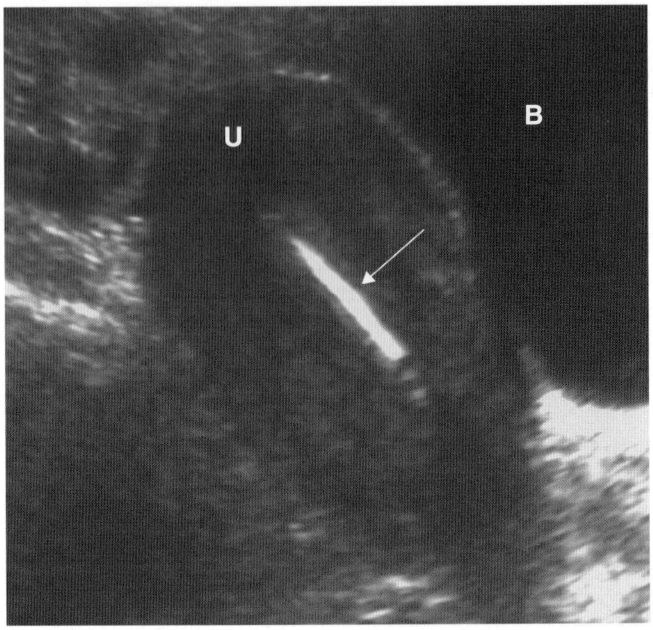

Fig. 8.14 Dispositivo contraceptivo intra-uterino (seta) visibizado como um eco linear refletivo dentro da cavidade uterina, demonstrado na ultra-sonografia com corte longitudinal. B, bexiga; U, útero.

HISTEROSSALPINGOGRAFIA

Histerossalpingografia é realizada em casos selecionados de infertilidade, visando avaliar a permeabilidade das tubas uterinas. Um cateter com um selo para prevenir vazamento é introduzido no útero. Então, injeta-se contraste suficiente sob controle fluoroscópico para preencher o útero e as tubas uterinas (Fig. 8.15). Caso estas estejam permeáveis, ocorrerá vazamento livre para o peritônio, reconhecido pela demonstração de contraste entre as alças intestinais. Variações congênitas na morfologia uterina, que po-

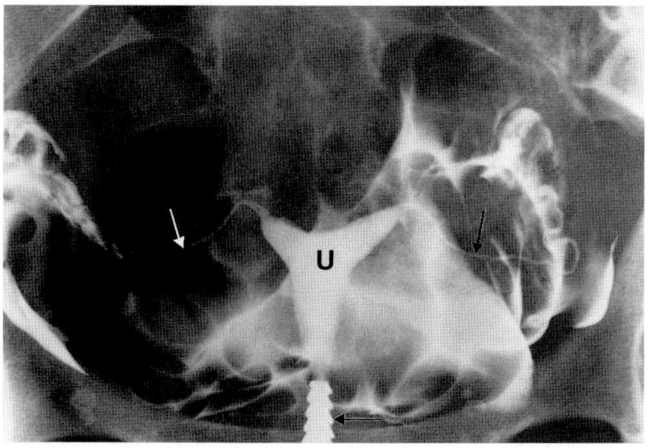

(a)

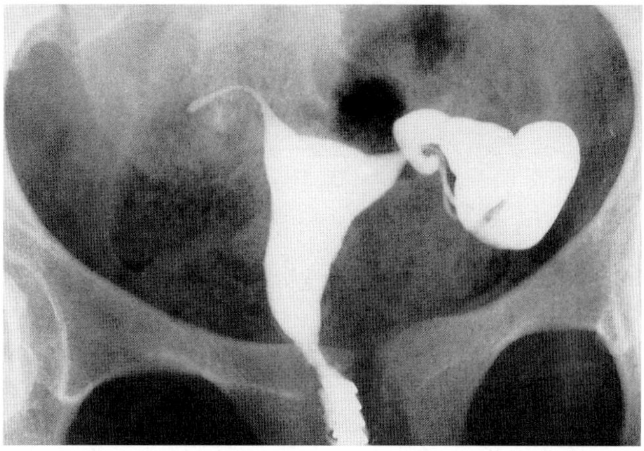

(b)

Fig. 8.15 Histerossalpingografia. (a) Normal. Foi injetado contraste para preencher o útero (U) e ambas as tubas uterinas (setas verticais). Ocorreu vazamento livre para o peritônio delineando as alças intestinais. Note a cânula no canal cervical (seta horizontal). (b) Hidrossalpinge. Ambas as tubas uterinas estão obstruídas e dilatadas, a esquerda mais acentuadamente. Não existe vazamento de contraste para o peritônio.

dem impedir a manutenção de uma gestação, também podem ser visibilizadas.

Histerossalpingografia por ultra-sonografia pode ser realizada para detectar permeabilidade tubária. Esta técnica, que evita o uso de radiação ionizante, envolve injeção de um agente de contraste de ultra-sonografia para dentro do útero, através de um cateter e o acompanhamento da passagem deste contraste através das tubas uterinas sob controle ultra-sonográfico.

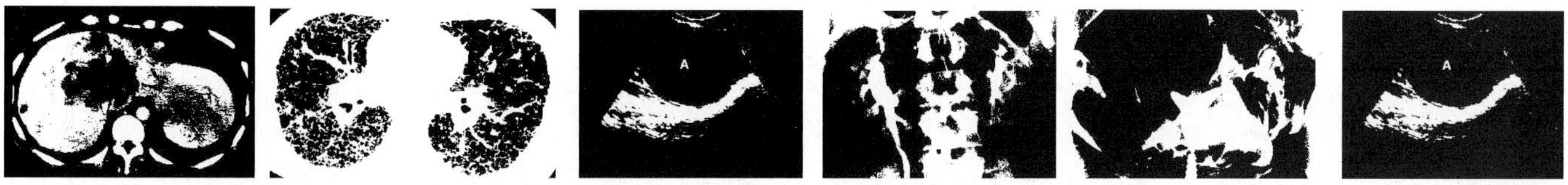

Obstetrícia 9

A ultra-sonografia de paciente grávida é fácil de realizar e demonstrou ser confiável no exame do feto e na detecção de complicações da gestação. Diferente do exame por raios X (veja pág. 14 referente a riscos da radiação), nenhum dano biológico tem sido atribuído a exames por ultra-sonografia, na forma como este método é utilizado na prática obstétrica. Ao ultra-som não foram atribuídas anormalidades fetais durante a gestação, em mais de três décadas de utilização desta técnica.

FETO EM DESENVOLVIMENTO

Ultra-sonografia no primeiro trimestre

Exames de ultra-sonografia durante o início da gestação podem ser realizados com um transdutor localizado sobre o abdome. A paciente deve estar com a bexiga cheia, o que elevará o intestino delgado para fora da pelve e atuará como uma janela para fornecer melhor visibilização do útero. Alternativamente, pode ser realizado o exame transvaginal, produzindo imagens de qualidade superior e que não requerem uma bexiga cheia.

O saco gestacional normal é visibilizado como uma pequena estrutura cística situada dentro do útero. Aparece primeiramente na quinta semana de amenorréia.* Por volta da sexta semana, ecos internos representando o feto em desenvolvimento podem ser observados dentro do saco gestacional e por volta da sétima semana, o movimento do coração fetal (Fig. 9.1) deve estar visível. Em estágios iniciais, o volume do saco gestacional pode ser utilizado para estimar o desenvolvimento gestacional. Mais tarde, quando os ecos fetais se tornam visíveis, a gestação pode ser datada através da medida do comprimento craniocaudal (Fig. 9.2), ou seja, o maior comprimento demonstrável do feto dentro do saco gestacional. Este comprimento é um método altamente confiável de datação da 7ª até a 12ª semana gestacional. Gestações múltiplas podem ser reconhecidas pela presença de dois ou mais sacos gestacionais.

Translucência nucal

Medidas do fluido na parte posterior do pescoço fetal devem ser realizadas entre a 10ª-14ª semana gestacional. É um método útil para a detecção de

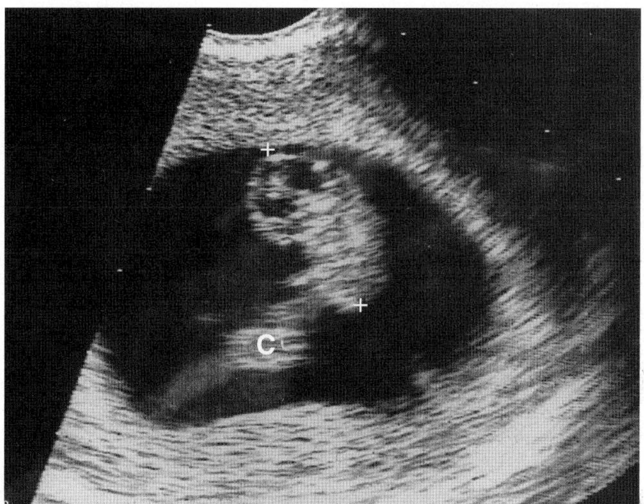

Fig. 9.1 Exame transvaginal mostrando um saco gestacional intra-uterino contendo um feto com 8 semanas de idade. As pequenas cruzes indicam o comprimento craniocaudal (15 mm). C, parte do cordão umbilical.

*Neste livro a idade gestacional sempre está expressa com semanas a partir do último período menstrual.

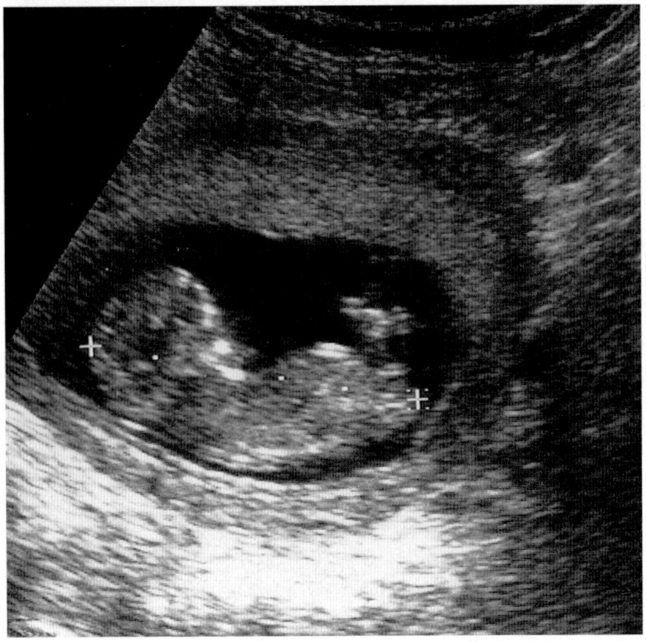

Fig. 9.2 Feto com 11 semanas de idade. O comprimento craniocaudal está indicado pelas cruzes. O feto é visibilizado em corte sagital e a cabeça está claramente visível à esquerda e o corpo à direita.

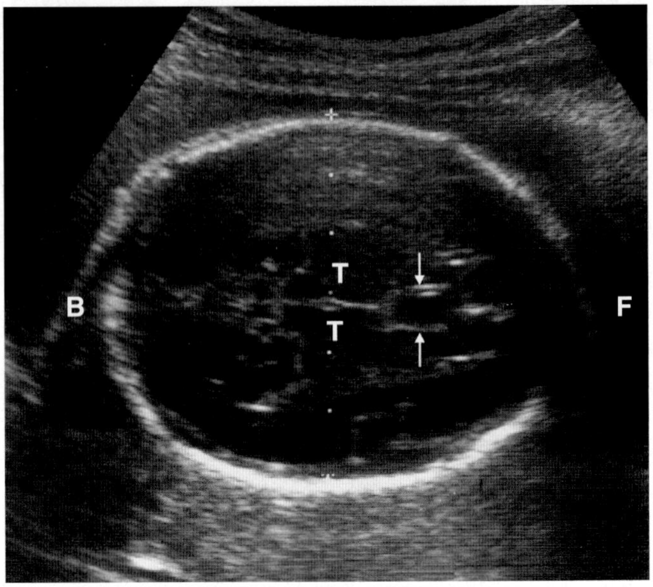

Fig. 9.3 Diâmetro biparietal em um feto de 18 semanas de idade. O eco da linha média está interrompido pelo *cavum* do septo pelúcido, semelhante a uma caixa (setas). As cruzes indicam os pontos de medida para o diâmetro biparietal. B, posterior; F, frontal; T, tálamo.

doença cromossômica, particularmente síndrome de Down e também para outras anomalias fetais.

A ultra-sonografia no segundo e terceiro trimestres

Após o primeiro trimestre, a maturidade fetal pode ser avaliada pela medida do diâmetro biparietal e comprimento femoral, sendo que ambos podem ser precisamente estabelecidos. A justaposição dos dois hemisférios cerebrais adjacentes à foice fornece um eco de linha média muito bem definido. Uma pequena estrutura "semelhante a uma caixa", o cavo do septo pelúcido, interrompe o eco de linha média em um terço da distância entre o sincipúcio e occipúcio (Fig. 9.3). Esta estrutura identifica a posição, ao nível do tálamo, onde o diâmetro biparietal deve ser medido. Comparando-se as medidas com uma tabela de crescimento-padrão, pode se obter uma estimativa da idade gestacional. A tabela de diâmetros biparietais (Fig. 9.4) mostra existir um maior desvio da média em idades gestacionais mais avançadas que em idades gestacionais precoces, o que quer dizer que a datação precisa com base no diâmetro biparietal deve ser realizada antes de 24-26 semanas de gestação. Após 24-26 semanas, a melhor medida do tamanho craniano é a circunferência craniana. Esta é medida no mesmo nível que o diâmetro biparietal, sendo a medida realizada ao redor da borda externa do osso craniano. Isto é mais preciso que as medidas do diâmetro biparietal, pois compensa as alterações do formato da cabeça. Os ventrículos podem ser medidos ao mesmo tempo em que o diâmetro biparietal, para excluir hidrocefalia (Fig. 9.5). Uma estimativa da maturidade fetal também pode ser obtida através da medida do comprimento femoral; o feixe de ultra-som é dirigido para baixo do eixo longo do fêmur, sendo este comprimento comparado com uma tabela de crescimento-padrão.

Com 18-20 semanas de gestação, o feto é bem formado e este é o momento apropriado para obter um diâmetro biparietal preciso, para estimar a maturidade fetal. Também entre 18-20 semanas é um momento apropriado para examinar o feto quanto a anormalidades fetais, possibilitando um aborto terapêutico, caso se observe uma anormalidade letal. Datação precisa é muito útil caso ocorram problemas no final da gestação, permitindo ao obstetra conhecer a idade fetal e indicar indução ou cesárea, se necessário.

A obtenção de diâmetros biparietais seriados ou medidas da circunferência craniana e sua compara-

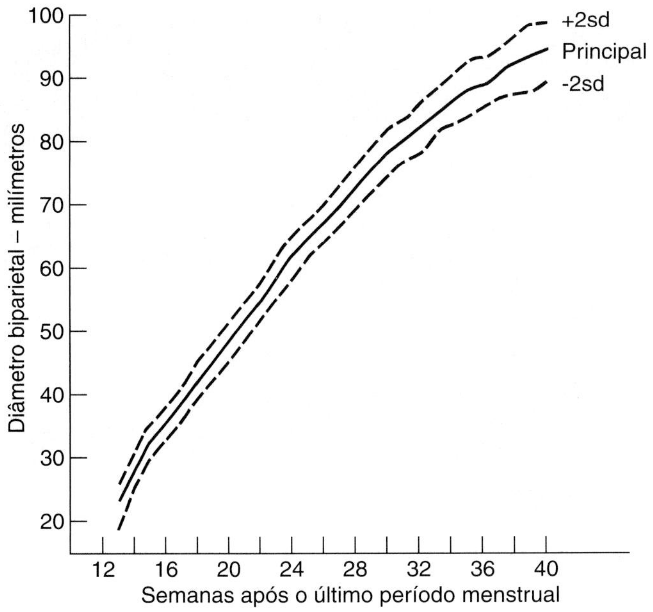

Fig. 9.4 Diagrama de crescimento do diâmetro biparietal em relação à idade gestacional, mostrando a média e dois desvios-padrão em relação à média.

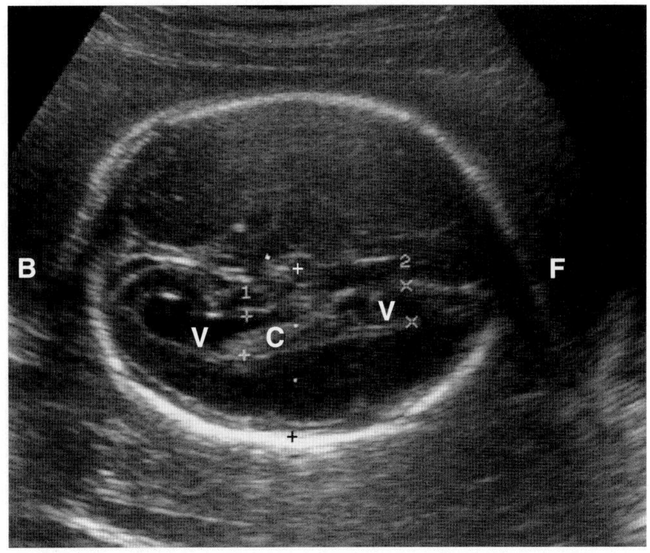

Fig. 9.5 Medidas ventriculares. Corte transversal através da cabeça fetal em um feto de 20 semanas de idade. Os conjuntos de cruzes marcadas com 1 e 2 medem a largura do ventrículo lateral (V). A largura deve ser inferior a um terço da distância entre a linha média e a superfície interna do crânio (cruzes). Os ventrículos laterais normalmente medem menos do que 10 mm de largura. B, posterior; C, plexo coróide; F, anterior.

ção com curvas de crescimento permite a observação do crescimento fetal. Contudo, retardo no crescimento pode manifestar-se primeiramente pela falta de crescimento do corpo fetal. Para detectar isso, a circunferência abdominal é medida ao nível da veia umbilical, onde ela passa através do fígado (veja Fig. 9.13, pág. 280).

Identificação do sexo fetal freqüentemente é possível. Apesar dos pais muitas vezes desejarem conhecer o sexo do feto, sua importância médica está confinada àquelas situações nas quais existe um risco de doença hereditária ligada ao sexo. Diferenciação sexual é mais confiável no terceiro semestre, quando o pênis e escroto podem ser definidos.

Placenta

A placenta é facilmente avaliada ultra-sonograficamente. Por volta da nona semana, ela é visibilizada como uma estrutura intra-uterina bem definida, alinhada com a parede interna de uma porção da cavidade uterina.

A superfície da placenta, a placa coriônica, pode ser reconhecida como uma linha fina de ecos claros (Fig. 9.6). Com a maturação da placenta, ela passa por alterações sucessivas na textura, mas estas alterações não apresentam importância clínica.

Hemorragia devida à placenta prévia, uma condição na qual a placenta adentra o segmento uterino inferior, é uma causa comum de sangramento no terceiro trimestre, ocorrendo em aproximadamente 0,5% das gestações. A ultra-sonografia permite delineação precisa da posição da placenta e sua relação com a porção fetal apresentada (Fig. 9.7). Apesar do orifício cervical interno nem sempre poder ser identificado como tal, a posição da cérvice geralmente pode ser inferida a partir da posição de outras estruturas.

Durante o segundo trimestre, de um terço à metade das placentas apresentam posição baixa, dando origem, assim, à questão sobre placenta prévia. Contudo, quando seguida até o termo da gestação, a grande maioria delas não chega a ser uma placenta prévia verdadeira.

Isto se deve à taxa de crescimento diferencial do útero durante a gestação; o segmento uterino inferi-

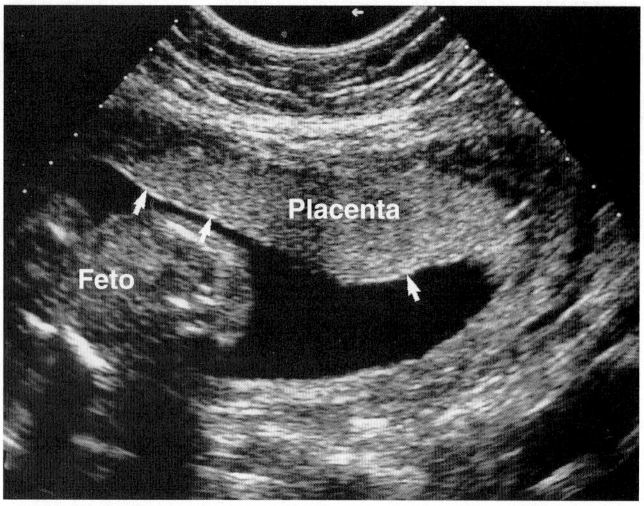

Fig. 9.6 Placenta visibilizada num corte longitudinal em uma gestação de 18 semanas. A placa coriônica é observada como uma linha fina de ecos claros (setas).

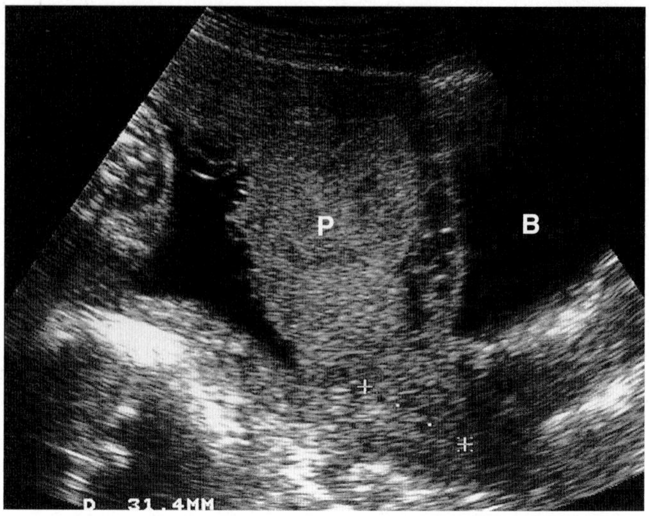

Fig. 9.7 Placenta prévia. Corte longitudinal. A placenta encontra-se no segmento uterino inferior e cobre a posição do orifício cervical interno. As cruzes delineiam a posição do canal cervical. B, bexiga; P, placenta.

or cresce mais do que o restante do útero e, conseqüentemente, com a progressão da gestação, tecido placentário é deslocado para o fundo e para longe do orifício cervical. Conseqüentemente, o diagnóstico de uma placenta prévia marginal antes da 36ª semana sempre deve ser confirmado com uma repetição do exame antes do parto.

O descolamento de placenta (hemorragia acidental) ocorre em aproximadamente 1-2% de todas as gestações. A maioria dos casos apresenta sangramento vaginal, mas alguns permanecem ocultos. A ultra-sonografia pode ajudar a fazer o diagnóstico, caso uma coleção de sangue seja observada separando as membranas amnióticas da superfície uterina. Contudo, freqüentemente não existe tal coleção, tendo o sangue drenado para dentro da cavidade amniótica ou para fora através da vagina. Hemorragia retromembranosa sob a membrana coriônica pode ser observada, particularmente em gestações recentes (Fig. 9.8). Esta hemorragia geralmente é reabsorvida em algumas semanas.

Útero "grande para a idade gestacional"

Um problema comum em obstetrícia é a paciente cujo útero é maior que o esperado. Muitas vezes a causa é uma estimativa errada da idade gestacional, geralmente devida a um erro de cálculo da data da concepção.

Com a utilização de métodos delineados no início deste capítulo, é possível determinar a idade fetal com grande precisão.

As causas mais comuns para um útero maior que o esperado para a verdadeira idade gestacional são:

- Multiparidade.
- Doença trofoblástica.
- Tumores ovarianos ou uterinos associados, que podem ser erroneamente tomados como aumento do tamanho uterino.
- Poliidrâmnio.

Multiparidade é prontamente diagnosticada através da ultra-sonografia (Fig. 9.9). Mais de um saco gestacional é observado precocemente. Mais tarde, duas ou mais cabeças e corpos fetais podem ser identificados e os diâmetros biparietais podem ser medidos. Ultra-sonografia é útil na detecção de anormalidades fetais, que são mais freqüentes em gestações múltiplas. Devido ao risco associado com gestações múltiplas, o crescimento fetal é subseqüentemente monitorizado por toda a gestação.

Doença trofoblástica é um espectro de patologia variando da relativamente benigna mola hidatiforme até o coriocarcinoma maligno. O útero aumentado em tamanho está repleto de múltiplas estruturas vesiculares (císticas) com um padrão de ecos de densidades variáveis (Fig. 9.10). Na maioria dos casos, não se identificam partes fetais, mas muito raramente

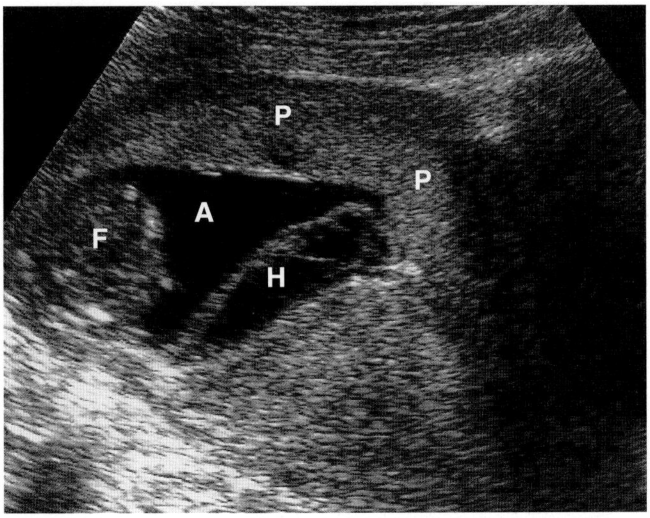

Fig. 9.8 Hemorragia retromembranosa. Corte longitudinal de uma gestação de 14 semanas. Existe separação das membranas devidas a uma hemorragia (H). A, líquido amniótico; F, feto; P, placenta.

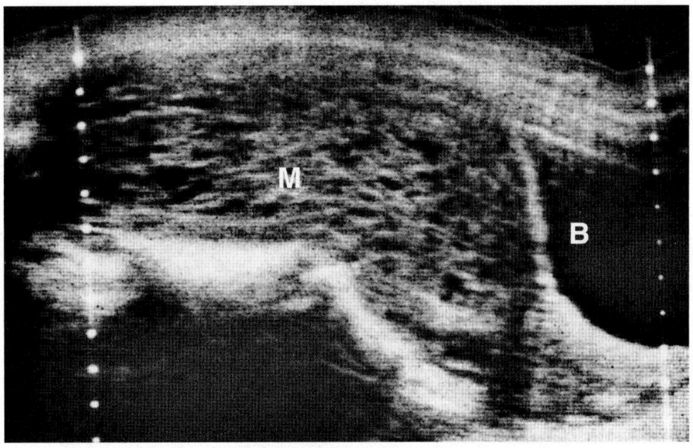

Fig. 9.10 Mola hidatiforme. Corte longitudinal mostrando múltiplas estruturas vesiculares irregulares dentro de um útero aumentado em tamanho. M, mola; B, bexiga.

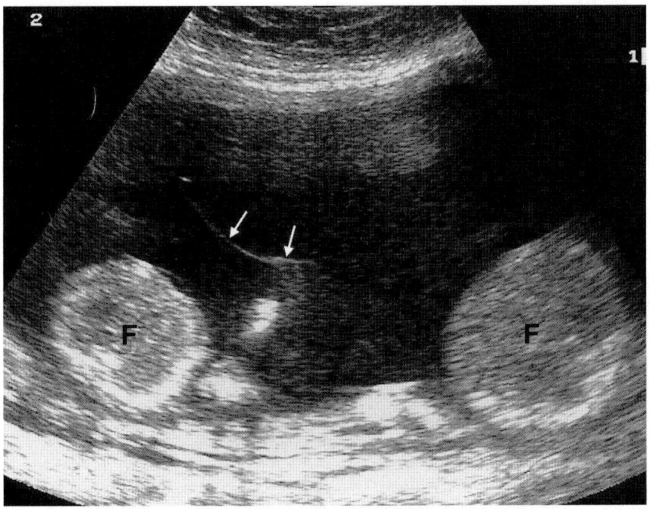

Fig. 9.9 Gestação gemelar. Dois fetos (F) são visibizados e, adicionalmente, existe um aumento no volume hídrico. Parte da membrana amniótica que separa os fetos pode ser identificada (setas).

uma doença trofoblástica pode coexistir com uma gestação viva. Apesar de ser ocasionalmente possível identificar a invasão do miométrio por uma doença trofoblástica maligna, formas benignas e malignas geralmente são indistinguíveis num exame de ultra-sonografia. Em cerca de um terço dos casos podem ser identificados cistos de ovário multiloculares, denominados cistos tecais luteínicos. Eles são causados pelos níveis elevados de FSH.

Tumores uterinos estão presentes em cerca de 1% das pacientes grávidas, sendo o leiomioma a variedade mais comum (fibroma), que pode aumentar de tamanho sob influências hormonais na gestação. Geralmente originam-se no corpo ou fundo uterino mas, quando localizados em região baixa do útero, podem impedir o trabalho de parto. Ocasionalmente os fibromas passam por degeneração cística durante a gestação (Fig. 9.11).

Tumores ovarianos podem ser clinicamente confundidos com aumento do volume uterino. Aqueles associados com gestação geralmente são cistos de corpo lúteo. Ao ultra-som, são visibilizados como cistos simples adjacentes ao útero grávido, porém, dele separados; geralmente involuem com o progredir da gestação.

Poliidrâmnios são definidos como duas vezes o volume de líquido amniótico esperado para o período gestacional. Apesar de existirem fórmulas matemáticas, na prática é feita uma estimativa visual (Fig. 9.12). Poliidrâmnios estão associados a anomalias maternas como o diabetes e a diversas condições fetais. As anormalidades fetais incluem defeitos do tubo neural, nos quais o hidrâmnio provavelmente é devido à produção excessiva de líquido cerebroespi-

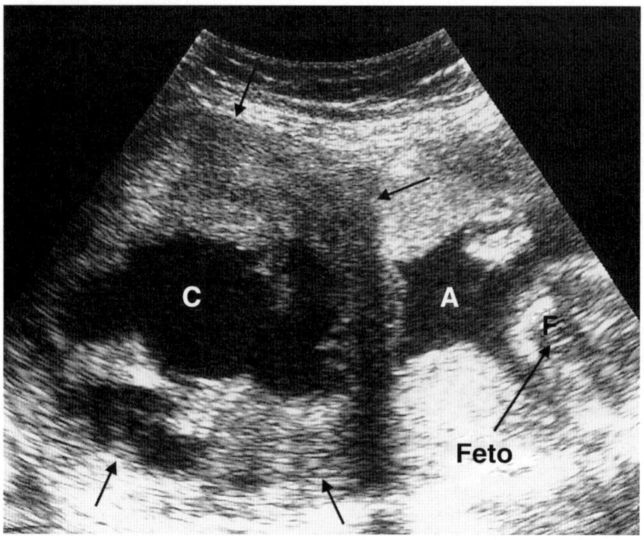

Fig. 9.11 Corte transversal de uma gestação de 16 semanas mostrando degeneração cística (C) dentro de um grande fibróide (setas). A, líquido amniótico.

nhal e obstrução do trato alimentar, por exemplo, atresia esofágica ou duodenal, nos quais o hidrâmnio deve-se a distúrbios da circulação do líquido amniótico ingerido. Poliidrâmnio também ocorre em gestações múltiplas normais.

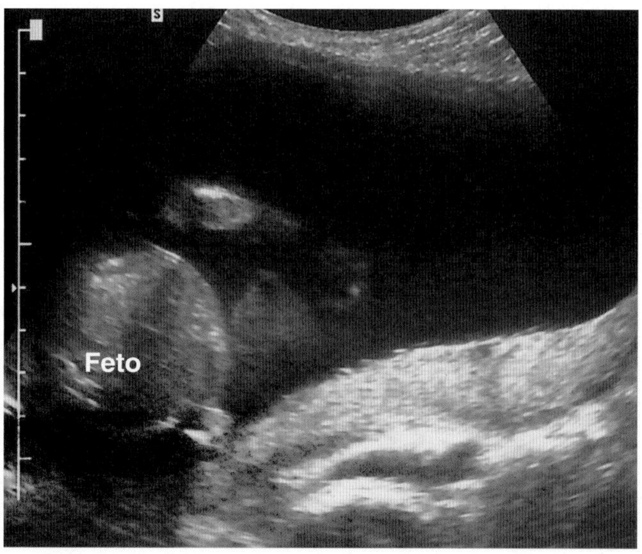

Fig. 9.12 Poliidrâmnios. Corte longitudinal mostrando um feto de 22 semanas e um grande espaço livre de ecos devido a uma quantidade excessiva de líquido amniótico.

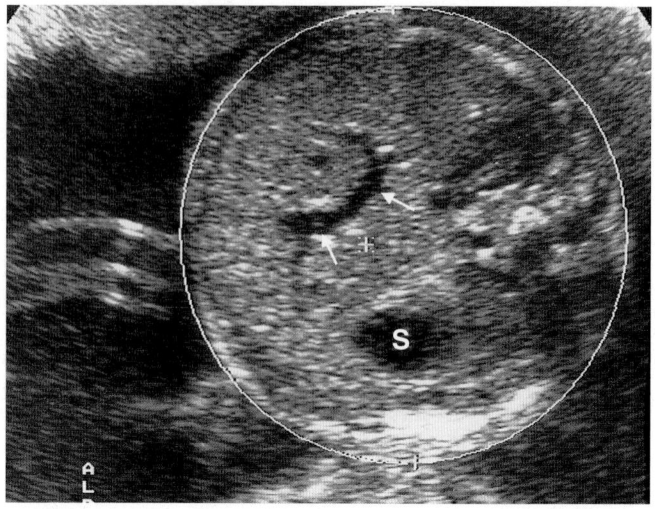

Fig. 9.13 Circunferência abdominal. Corte transverso através do tronco fetal ao nível da porção umbilical da veia porta (setas) e do estômago fetal (S). Quando dois compassos são posicionados lado a lado do abdome fetal, o aparelho de ultra-som produz um círculo ao redor dele, fornecendo a medida da circunferência abdominal.

Útero "pequeno para a idade gestacional": retardo no crescimento intra-uterino

Uma causa importante para um feto menor do que sua idade gestacional é o retardo no crescimento intra-uterino, que traz consigo um maior risco de óbito perinatal e que altera a abordagem obstétrica. No entanto, é importante não errar no diagnóstico de um feto menor do que sua idade gestacional devido a um erro no cálculo a partir da história menstrual: daí a necessidade de datação precisa no início de uma gestação.

Retardo no crescimento pode ser dividido em dois grupos. Retardo simétrico no crescimento afeta a cabeça e o corpo igualmente, estando associado a anormalidades congênitas e infecções intra-uterinas. Retardo assimétrico no crescimento afeta o corpo fetal (Fig. 9.13) antes de afetar o crescimento do cérebro fetal. Conseqüentemente, medidas da cabeça fetal podem não detectar qualquer anormalidade logo no início. Retardo assimétrico do crescimento ocorre no terceiro trimestre e está associado à insuficiência placentária, seja por doença placentária primária, seja por causas maternas como uma hipertensão ou diabetes. Existem padrões disponíveis para a circunferência craniana e abdominal, permitindo uma avaliação do crescimento fetal.

MONITORIZAÇÃO FETAL

Naqueles fetos com retardo de crescimento intra-uterino ou com risco de qualquer causa, o ultra-som pode ser utilizado para avaliar o bem-estar fetal e pode influenciar a decisão de antecipar o nascimento do bebê.

Ultra-sonografia com Doppler da artéria umbilical possibilita o estudo do fluxo sanguíneo na circulação placentária. Na gestação normal, a resistência placentária é baixa e uma grande proporção da ejeção cardíaca fetal flui através da placenta. Conseqüentemente, existe um alto fluxo diastólico demonstrado pela forma da onda de velocidade do fluxo na artéria umbilical. Em condições tais como retardo do crescimento intra-uterino e hipertensão materna, a resistência placentária aumenta de modo a reduzir o fluxo diastólico na artéria umbilical ou, em casos extremos, este fluxo diastólico pode estar ausente (Fig. 9.14).

ANORMALIDADES FETAIS

É importante reconhecer anormalidades fetais o mais precocemente possível durante a gestação, para instituir medidas apropriadas. As anormalidades mais comumente detectadas pela ultra-sonografia são defeitos do tubo neural, particularmente espinha

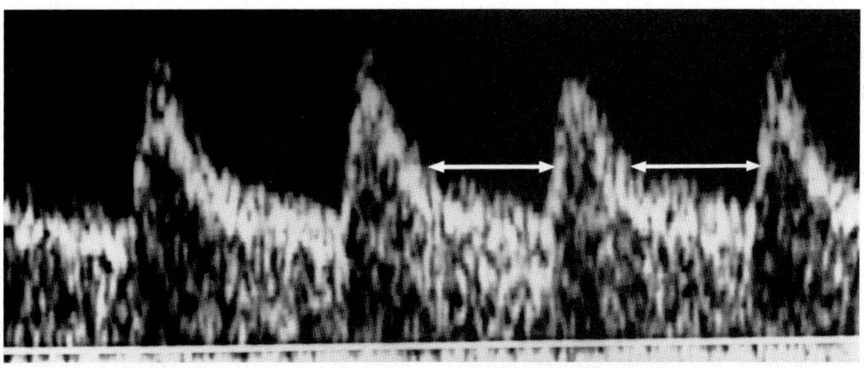

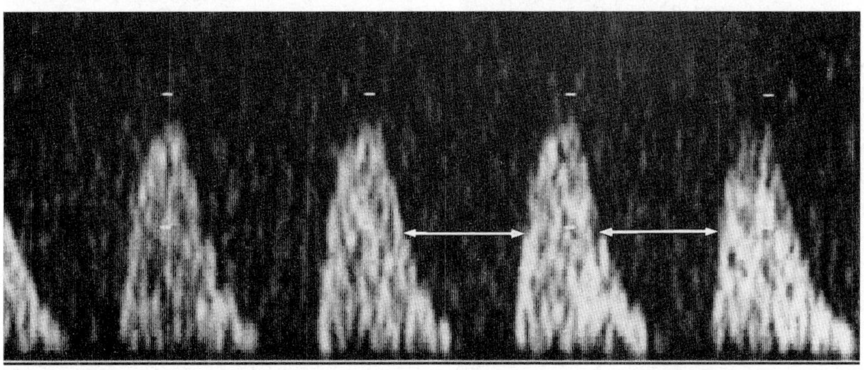

Fig. 9.14 Forma da onda Doppler de velocidade da artéria umbilical. Os picos representam o fluxo sistólico. As setas indicam o período de fluxo diastólico. (a) Normal – note o fluxo durante diástole. (b) Anormal – podemos notar uma ausência de fluxo durante a diástole neste feto de risco devido à hipertensão materna.

bífida e anencefalia. Ambas podem ser identificadas por volta de 18 semanas, um momento em que o aborto terapêutico ainda é uma opção.

Estas condições estão associadas a níveis sorológicos e amnióticos aumentados de alfafetoproteína.

Muitas das anomalias que resultam em deformidade estrutural do feto podem ser detectadas *in utero* durante o segundo trimestre. Uma indicação de anormalidade fetal é o poliidrâmnio, uma vez que poliidrâmnio deve-se à anomalia fetal em 20% dos casos.

Cabeça

As duas anomalias cranianas comuns que podem ser identificadas são a hidrocefalia e a anencefalia.

Os ventrículos laterais são facilmente visibilizados a partir da 16ª semana. As paredes dos ventrículos são visibilizados como linhas brancas. Dilatação anormal dos ventrículos laterais precede o aumento excessivo do crânio na maioria dos casos. Hidrocefalia é diagnosticada ultra-sonograficamente quando a distância entre as paredes laterais dos ventrículos laterais é maior do que 50% do diâmetro biparietal. Hidrocefalia freqüentemente acompanha a espinha bífida.

O plexo coróide ecogênico ocupa as partes posteriores dos ventrículos laterais. Cistos dentro dos plexos coróides são um achado bastante comum, mas estes cistos geralmente não possuem importância.

Anencefalia pode ser diagnosticada após a 12ª semana devido à ausência de uma abóbada craniana visível. No entanto, podem ser observados ecos a partir da base do crânio e da face. O corpo fetal geralmente está bem formado e move-se ativamente.

Coluna vertebral

Espinha bífida deve-se ao fechamento incompleto do tubo neural. É reconhecida ao ultra-som como a ausência ou alargamento dos pares de ecos paralelos que representam a coluna fetal normal (Fig. 9.15). Casos graves são associados com meningocele ou meningomielocele, reconhecível como uma estrutura sacular originária na região posterior, ao nível do canal ampliado. A movimentação das pernas pode estar ausente, mas mesmo que as pernas se movimentem, pode existir um comprometimento neurológico significativo.

Tumores associados com a coluna também podem ser diagnosticados *in utero*. O mais comum destes é o teratoma sacral (Fig. 9.16). Este pode ser sólido, cístico ou complexo e pode conter calcificações.

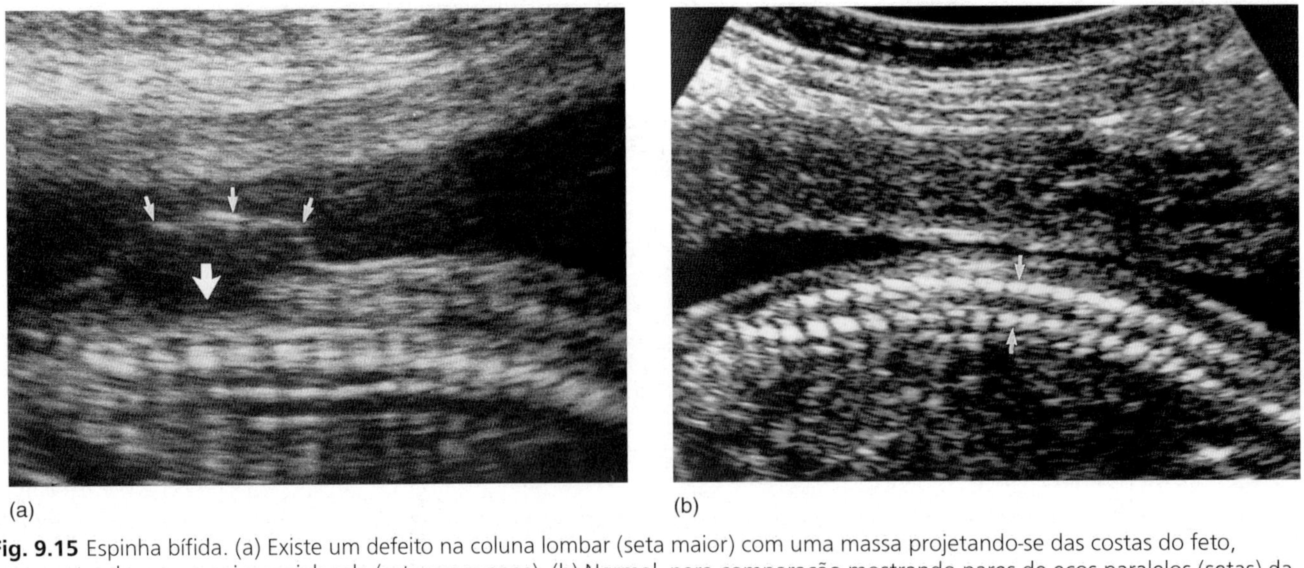

(a) (b)

Fig. 9.15 Espinha bífida. (a) Existe um defeito na coluna lombar (seta maior) com uma massa projetando-se das costas do feto, representando uma meningomielocele (setas pequenas). (b) Normal, para comparação mostrando pares de ecos paralelos (setas) da coluna torácica e lombar normal.

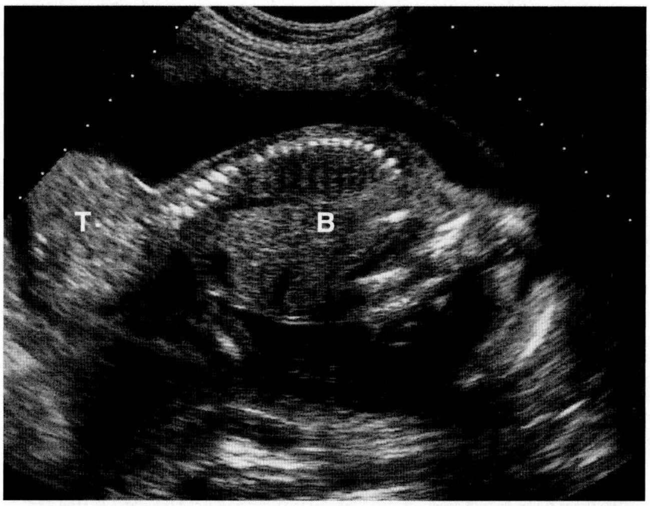

Fig. 9.16 Teratoma sacrococcígeo. Um corte longitudinal através do feto mostrando o corpo (B) e um tumor sacral (T) originando-se do sacro. A cabeça situa-se fora do plano de corte.

Tórax

O tamanho e a configuração do tórax podem auxiliar no diagnóstico de síndromes associadas com hipoplasia pulmonar. Hérnia diafragmática congênita é a anormalidade mais comum e nesta condição o estômago e o intestino herniam para dentro do tórax e comprimem os pulmões.

O coração é facilmente visibilizado e é possível diagnosticar algumas causas sérias de doença cardíaca congênita. Como a incidência das quatro câmaras é a incidência mais confiável nestas situações, pode ser feito o diagnóstico de síndrome cardíaca esquerda hipoplásica, defeito do canal AV e tetralogia de Fallot. Anormalidades mais complexas podem ser diagnosticadas, mas requerem ecocardiografia fetal.

Trato gastrintestinal

As anomalias congênitas mais freqüentes do trato gastrintestinal a serem diagnosticadas *in utero* são a atresia duodenal, onfalocele e gastrosquise. Atresia esofágica pode estar associada com poliidrâmnios, mas não pode ser diretamente demonstrada.

Na atresia duodenal são observadas duas estruturas císticas arredondadas, representando o estômago dilatado e o duodeno (Fig. 9.17).

Onfalocele e gastrosquise são diagnosticadas pela presença de alças intestinais ou fígado fora da cavidade abdominal (Fig. 9.18).

Trato urinário

Os rins contribuem significativamente com o volume do líquido amniótico. A presença de oligoidrâmnios profundos, apesar de mais freqüentemente devidos à rotura prematura das membranas, deve levantar a possibilidade de uma anormalidade renal. Os rins normais são visibilizados como círculos de ecorrefletividade diminuída de cada lado da coluna vertebral fetal. Os rins podem não se desenvolver como um todo (agenesia) ou serem gravemente displásicos. Às vezes, mesmo quando normais, pode ser difícil visibilizar os rins. Conseqüentemente, é feita uma tentativa de encontrar a bexiga fetal, uma vez que a presença de urina na bexiga indica tecido renal funcionante. No entanto, note que a bexiga pode estar vazia a qualquer momento devido ao esvaziamento fetal.

As anormalidades mais comumente identificadas são a hidronefrose e a displasia, e os rins multicísticos (Fig. 9.19). São difíceis de distinguir uma da outra com ultra-som. Ambas geralmente são condições unilaterais mostrando espaços arredondados repletos de líquido dentro do rim. Caso o rim oposto seja normal, como muitas vezes é o caso, o volume líquido é normal.

Obstrução crônica da saída vesical, cuja causa principal são válvulas de uretra posterior, pode levar à hidronefrose e hidroureteres bilaterais e uma bexiga maciçamente dilatada e de paredes espessadas (Fig. 9.20).

Esqueleto

Anomalias do esqueleto dando origem ao nanismo podem ser reconhecidas pela presença de membros curtos. As formas letais geralmente estão associadas a poliidrâmnios.

Ultra-sonografia para cariotipagem

Existem três técnicas principais para cariotipagem fetal, todas necessitando do ultra-som para guiar a agulha até a posição requerida:

- Biópsia de vilo corial geralmente é realizada entre a 10ª e 14ª semana de gestação e envolve a obtenção de uma amostra de tecido placentário.
- Amniocentese geralmente é realizada por volta da 16ª semana de gestação e envolve a passagem de

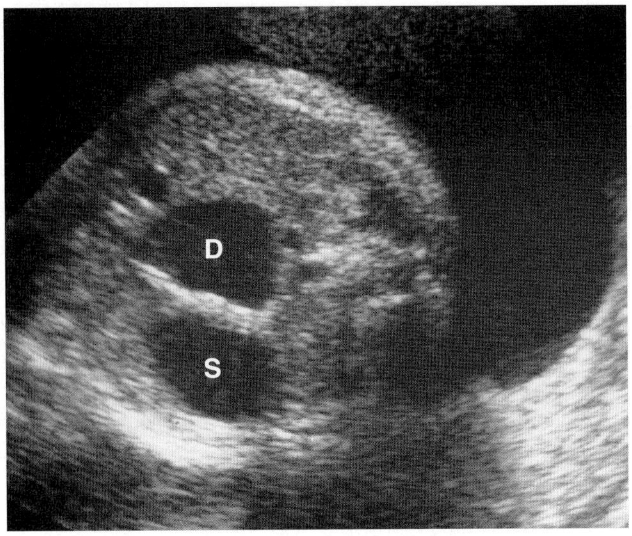

(a)

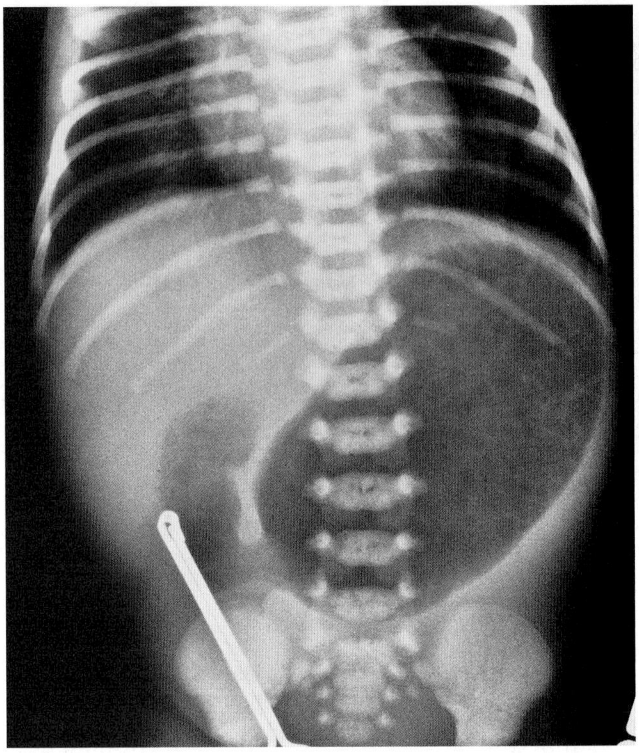

(b)

Fig. 9.17 Atresia duodenal. (a) Corte transversal através do abdome fetal mostrando um estômago dilatado, repleto de líquido (S) e o duodeno (D) – "sinal da dupla bolha".
(b) Radiografia abdominal após o nascimento mostrando um estômago cheio de ar e o duodeno, ausência de gás no restante do intestino.

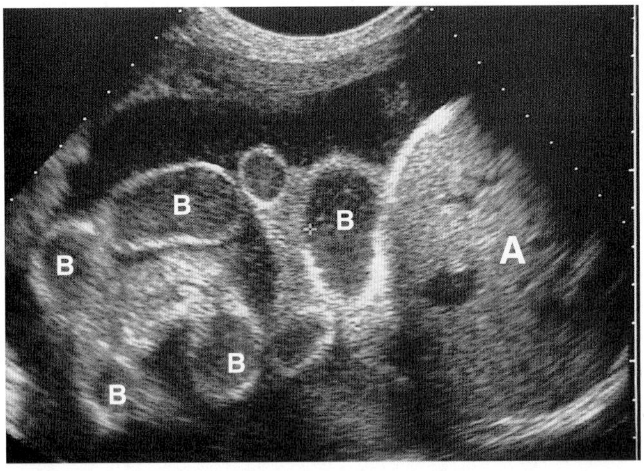

Fig. 9.18 Gastrosquise. Corte transversal através do tronco fetal mostrando alças intestinais repletas de líquido (B) fora do abdome fetal (A), flutuando no líquido amniótico.

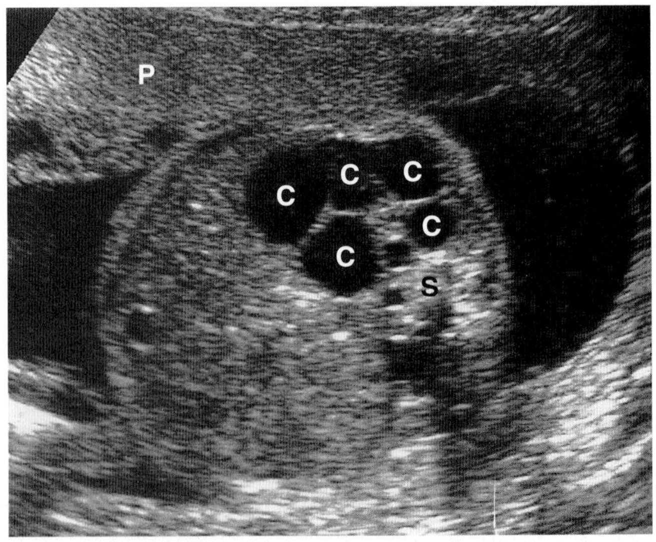

Fig. 9.19 Rins multicísticos. Corte transversal através do abdome fetal mostrando cistos múltiplos (C) no rim direito. P, placenta; S, coluna.

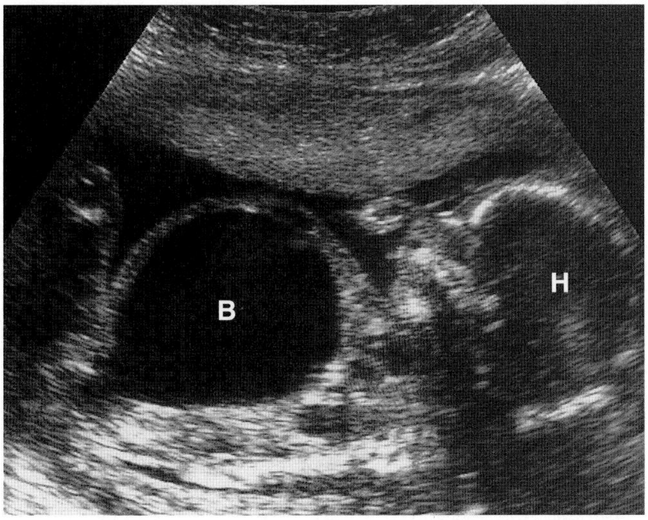

Fig. 9.20 Obstrução da saída vesical. Corte longitudinal através de um feto de 18 semanas, mostrando dilatação maciça da bexiga fetal (B). H, cabeça.

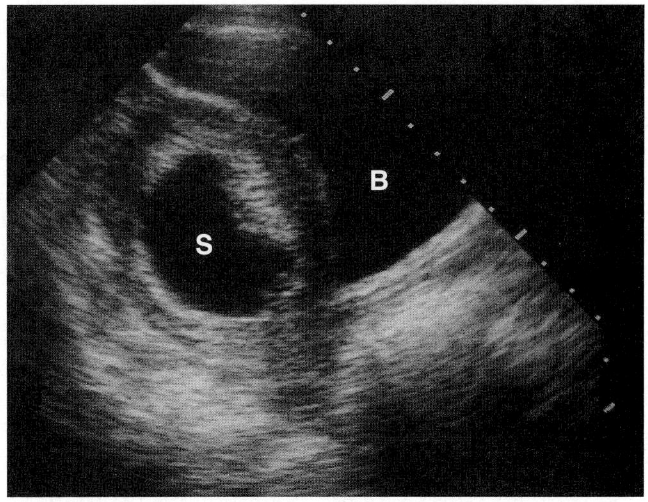

Fig. 9.21 Ovo cego. Corte longitudinal. Amenorréia de 9 semanas, mostrando um saco gestacional (S) sem partes fetais nele contidas. B, bexiga.

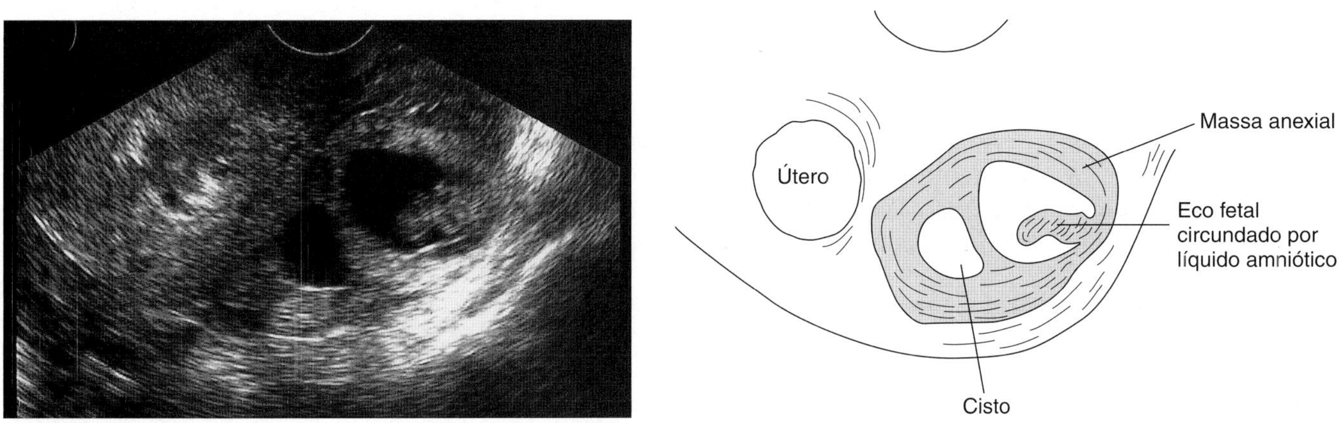

Fig. 9.22 Gestação ectópica. Exame transvaginal no plano transversal em uma paciente cujo teste de gravidez foi positivo. O útero é visibilizado não contendo saco gestacional e existe uma massa anexial predominantemente cística, contendo um eco fetal circundado de líquido amniótico.

uma agulha através da parede abdominal materna, visando a obtenção de uma amostra de líquido amniótico. Adicionalmente à análise que busca anormalidades cromossômicas, o nível de alfafetoproteína no líquido amniótico pode ser medido.

- Cordocentese envolve o puncionamento da veia umbilical para obter uma amostra do sangue fetal.

Amniocentese é a técnica mais simples, mas a cariotipagem pode demorar mais de duas semanas. Com amostras do vilo coriônico ou cordocentese, os resultados podem estar disponíveis em dois a três dias.

Óbito fetal

Com o ultra-som é possível identificar o batimento cardíaco fetal e observar o movimento fetal da 7ª semana de gestação em diante. Quando estes fenômenos não são observados, deve-se suspeitar de óbito fetal, mas nos estágios iniciais da gestação deve-se observar cuidadosamente se a idade gestacional foi calculada precisamente. Conseqüentemente, é importante repetir o exame após um intervalo adequado, caso exista alguma dúvida. Após a nona semana de gestação, o óbito fetal pode ser prontamente diagnosticado pela ausência de um coração que bate visivelmente.

Um ovo cego é diagnosticado caso o tamanho do saco gestacional seja maior do que 3 cm em diâmetro e não se observem em seu interior estruturas fetais (Fig. 9.21). Numa gestação gemelar podem existir dois sacos gestacionais, um dos quais contendo um feto vivo e o outro podendo ser anembriônico. Na maioria dos casos existe uma boa possibilidade de que o saco vazio desapareça e um bebê normal possa nascer a termo.

PRENHEZ ECTÓPICA

Prenhez ectópica geralmente se apresenta com dor súbita devido à rotura do saco gestacional posicionado ectopicamente. A rotura da gravidez ectópica por si só nem sempre é visível. Quando observada ultra-sonograficamente, é identificada como uma massa anexial com características sólidas e císticas e, ocasionalmente, pode-se observar um feto dentro dela (Fig. 9.22). Isto não é uma gestação intra-uterina. Pode ser observado líquido livre no fundo de saco de Douglas devido à hemorragia. Estes sinais, por si só, não são suficientes para fazer o diagnóstico de uma prenhez ectópica, uma vez que doença inflamatória pélvica, rotura de cisto anexial e diversas neoplasias podem parecer idênticas.

Na prática clínica, caso o teste de gravidez seja positivo e não se identifique gestação intra-uterina, o obstetra deve presumir a existência de uma prenhez ectópica.

PUERPÉRIO

Produtos da concepção retidos podem ser facilmente detectados ultra-sonograficamente como ecos dentro da cavidade uterina.

PROBLEMAS ABDOMINAIS NA GESTAÇÃO

A segurança da ultra-sonografia possibilita o exame de determinadas anormalidades maternas que podem coexistir com uma gestação, evitando assim danos para o feto. Doenças do trato biliar e urinário, em particular, podem ser prontamente diagnosticadas e a ultra-sonografia por Doppler pode ser empregada na suspeita da trombose venosa.

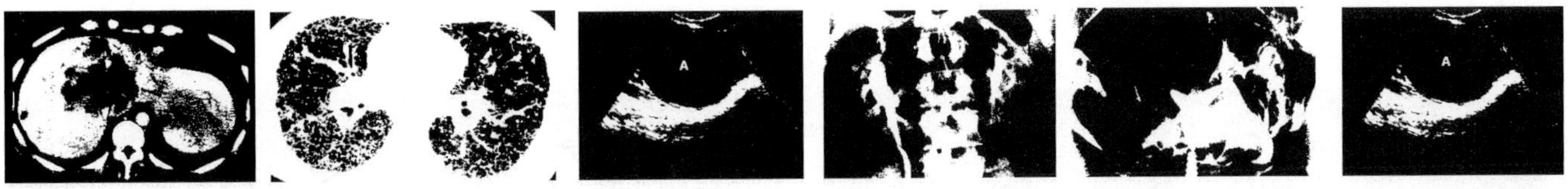

Cavidade Peritoneal e Retroperitônio 10

CAVIDADE PERITONEAL

Ascite

Ultra-sonografia, TC e RM podem demonstrar quantidades muito pequenas de ascite, muito inferiores àquelas necessárias para detecção em radiografias ou exame clínico, mas nenhuma técnica de imagem pode distinguir confiavelmente quanto à natureza do líquido, por exemplo, pus ou líquido ascítico.

Líquido peritoneal, quando livre para mover-se, coleta-se de maneira previsível. Com o paciente na posição supina, o líquido tende a se deslocar para as porções mais dependentes da cavidade peritoneal: na pelve, anteriormente ao reto superior (conhecido como fundo de saco de Douglas nas mulheres), espaço anterior ao rim direito (conhecido como recesso de Morrison) e nas goteiras paracólicas. Caso estejam presentes grandes quantidades de líquido, este será visibilizado em toda a cavidade peritoneal e o estômago ou alças intestinais podem ser vistas flutuando na ascite.

À TC (Fig. 10.1) a ascite apresenta uma densidade menor que a do fígado, baço e rim, e estes órgãos podem ser claramente comparados com o líquido adjacente.

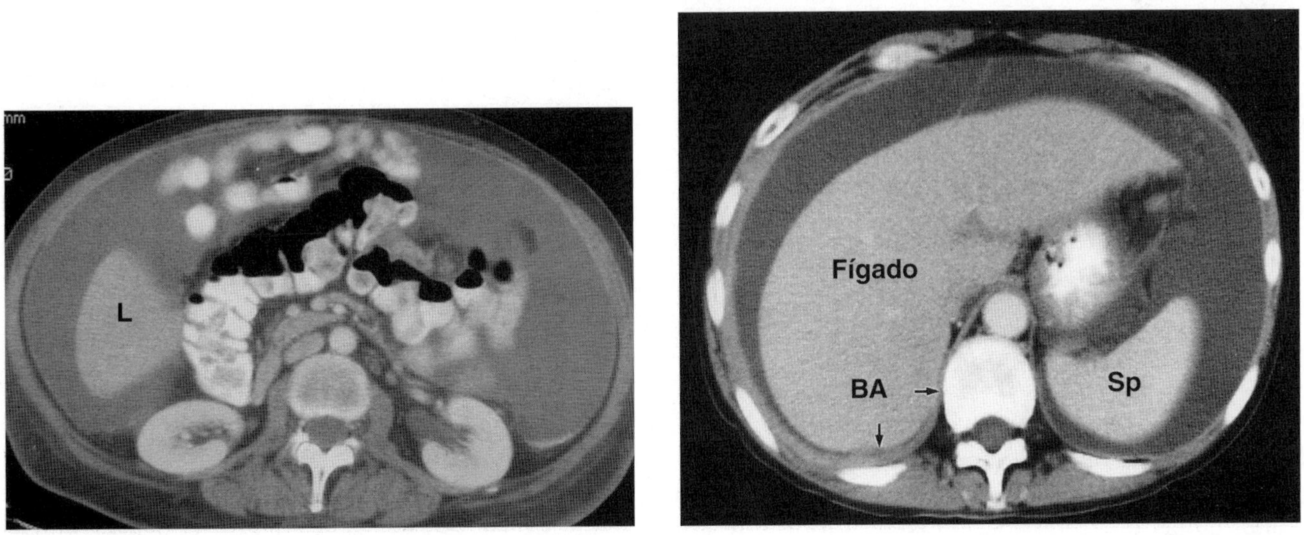

Fig. 10.1 TC na ascite. (a) Ao nível dos rins. O líquido é visibilizado circundando a porção inferior do fígado (L) e as alças intestinais. (b) Ao nível do fígado e baço (Sp). Note que a ascite não consegue coletar-se póstero-medialmente ao lobo hepático direito devido às reflexões peritoneais da área desnuda (BA).

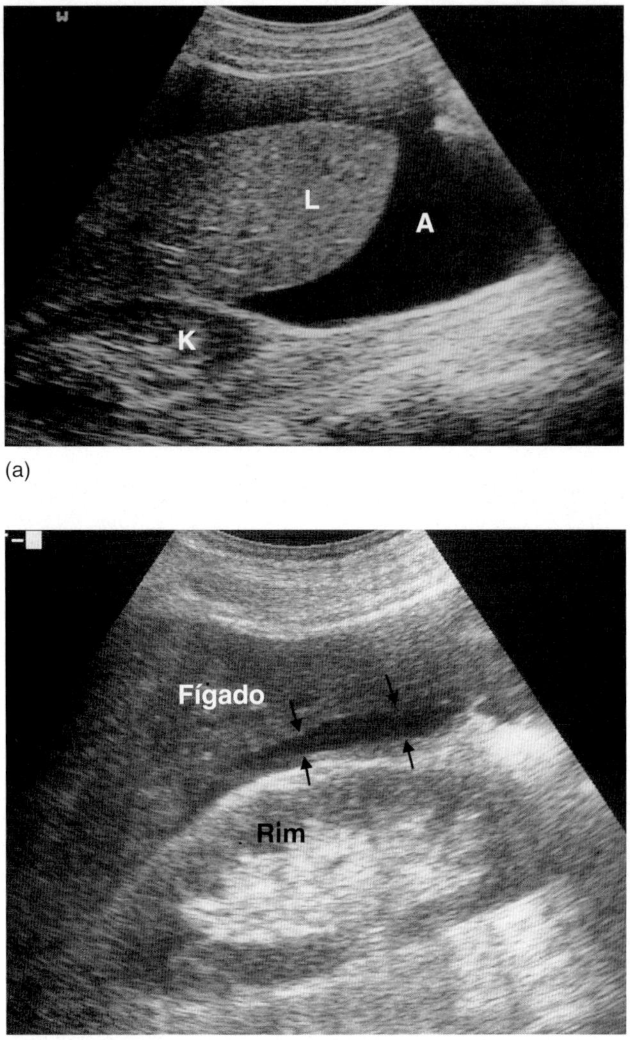

(a)

(b)

Fig. 10.2 Ultra-sonografia na ascite. (a) A ascite (A) aparece como uma área transônica. O fígado é claramente visibilizado, circundado pelo líquido ascitico. K, rim direito; L, fígado. (b) Somente uma pequena quantidade de ascite está presente neste paciente. A ascite (setas) encontra-se entre o fígado e rim, no espaço de Morrison.

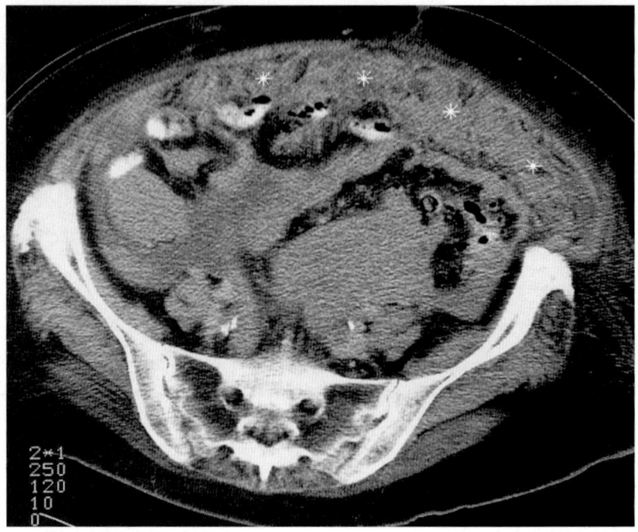

Fig. 10.3 Extensa disseminação intraperitoneal de um carcinoma de ovário. Note a ascite separando as alças intestinais e os maciços depósitos tumorais tipo *omental cake* (*).

Um dos locais mais fáceis para reconhecer ascite é o adjacente ao fígado. Uma faixa uniforme de baixa densidade é prontamente identificada entre o fígado e diafragma ou parede abdominal. É importante notar que a ascite não consegue coletar-se posteriormente à porção superior do fígado, devido a reflexões peritoneais formando a assim chamada área desnuda (Fig. 10.1b).

Quando loculada, a ascite pode ser visibilizada como discretas coleções de líquido parcialmente circundadas por faixas de aderências e parcialmente por bordas de estruturas abdominais normais, por exemplo, parede intestinal ou borda hepática. Coleções loculadas de ascite podem não ser distinguíveis do líquido de abscessos, porque a densidade de líquidos infectados e não-infectados pode ser idêntica.

Ascite é facilmente detectada pela ultra-sonografia (Fig. 10.2) como regiões livres de eco com excelente transmissão do som.

Detecção de ascite em *radiografias* é discutida na pág. 137.

Tumores peritoneais

A doença neoplásica mais freqüente do retroperitônio são metástases de um tumor abdominal ou pélvico, particularmente carcinoma de ovário. Ultra-sonografia e TC podem mostrar somente ascite. Algumas vezes, nódulos peritoneais podem ser demonstrados. No carcinoma ovariano, em particular, numerosos nódulos podem coalescer formando o que se conhece como *omental cake* (Fig. 10.3).

Abscessos intraperitoneais

Abscessos intraperitoneais podem seguir uma perfuração intestinal ou biliar, seja espontânea ou pós-traumática, particularmente pós-cirúrgica. As localizações comuns são subfrênica, subepática, paracólica e pélvica. O lugar esperado do abscesso depende do local da perfuração, por exemplo, vazamento duodenal geralmente resulta em abscesso subepático ou subfrênico, enquanto um vazamento a partir do cólon esquerdo muitas vezes resulta em abscesso paracólico ou pélvico. Abscessos múltiplos não são incomuns. Ascite freqüentemente acompanha abscessos abdominais ou pélvicos.

Tomografia computadorizada demonstra a maior parte dos abscessos e raramente fornece resultados falsos-positivos. Ultra-sonografia pode ser informativa, desde que seja positiva e pode ser preferida por ser rápida e fácil de realizar. A desvantagem do ultra-sonografia é que o gás contido em alças intestinais dilatadas pode interferir nas imagens e, conseqüentemente, os abscessos podem passar despercebidos.

Aspectos ultra-sonográficos (Fig. 10.4)

As áreas mais adequadas para exame por ultra-som são o quadrante superior direito e a pelve verdadeira.

O ultra-sonografista procura por qualquer coleção líquida situada fora do intestino. Abscessos assumem muitas configurações diferentes, dependendo dos órgãos adjacentes. Muitas vezes possuem paredes levemente irregulares e podem conter ecos internos devidos a septações ou debris. Estes ecos internos, no entanto, não são específicos de infecção. Gás em um abscesso parece ecogênico e produz sombreamento acústico, mas pode ser difícil de distinguir de gás contido dentro do intestino.

O principal diagnóstico diferencial são alças intestinais e ascite loculada não-infectada, sangue ou linfa, sendo que todas podem ocorrer no pós-operatório. A distinção pode requerer aspiração do líquido por meio de agulha.

Aspectos da tomografia computadorizada (Fig. 10.5)

Os princípios básicos são similares àqueles descritos para a ultra-sonografia. Na TC, o centro líquido de um abscesso é identificado como uma densidade homogênea circundada por uma parede definitiva de tecido mole, situada dentro da cavidade peritoneal, mas fora do intestino. Gás dentro do abscesso é observado em aproximadamente metade dos pacientes, sendo um sinal muito útil, porque ajuda a distinguir loculações líquidas infectadas e não-infectadas. O gás pode tomar a forma de múltiplas faixas pequenas ou de bolhas, podendo coletar-se em uma bolha grande. Níveis hidroaéreos podem estar presentes dentro de coleções maiores. A parede dos abscessos muitas vezes apresenta realce após administração de contraste intravenoso. Abscessos subfrênicos podem ser difíceis de distinguir de empiemas pleurais na TC; as cavidades peritoneal e pleural são, de qualquer forma, separadas somente pelo diafragma, uma estrutura que pode ser difícil de identificar à TC. Nestes casos, a ultra-sonografia geralmente será muito útil porque pode demonstrar o abscesso e também demonstrar diretamente a posição do diafragma.

Os principais problemas diagnósticos são:

- Distinguir entre abscessos e alças intestinais dilatadas ou emaranhadas. Na TC a distinção geralmente pode ser feita pela opacificação do intestino. Com ultra-sonografia, o peristaltismo de alças intestinais pode ser diretamente observado.
- Pode ser impossível distinguir entre loculações líquidas infectadas e não-infectadas e talvez seja necessária uma aspiração por agulha.

Exames com radionuclídeos

Caso a TC e a ultra-sonografia não tenham tido sucesso na localização de um abscesso, uma parte das células brancas do sangue do paciente pode ser marcada com ^{99m}Tc ou com índio 111, que se acumularão em um abscesso (Fig. 10.6).

RETROPERITÔNIO

A tomografia computadorizada, a RM e a ultra-sonografia fornecem informação sobre estruturas retroperitoneais. Radiografias são limitadas para mostrar: massas muito grandes ou calcificação dentro de uma massa; sendo achado ocasional, quando se observa gás em um abscesso e a calcificação linear de um aneurisma de aorta. Neste capítulo a discussão será confinada a: glândulas adrenais; linfadenopatia; aneurismas de aorta; tumores retroperitoneais; hematomas e abscessos. O trato urinário e o pâncreas serão tratados em outro momento.

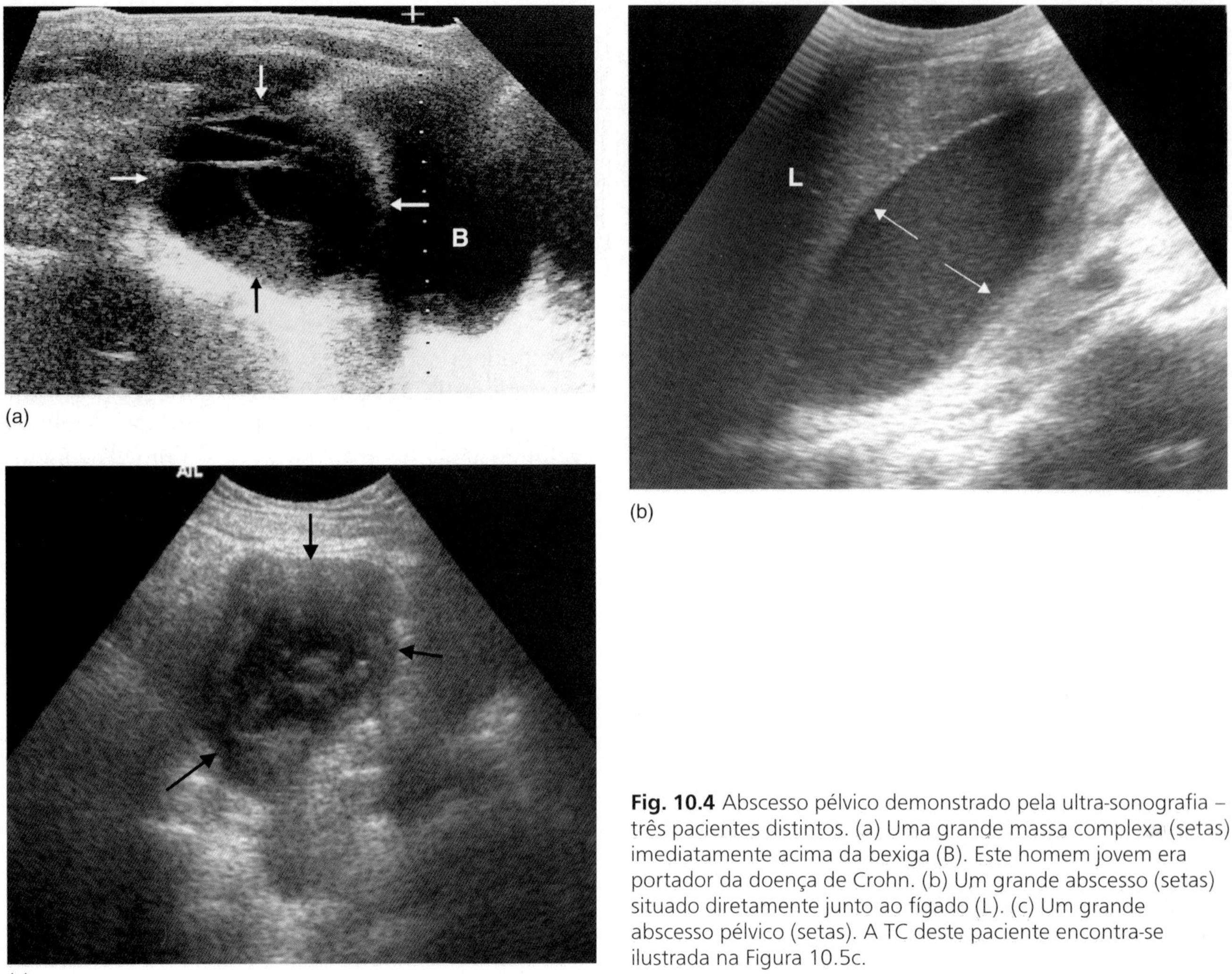

Fig. 10.4 Abscesso pélvico demonstrado pela ultra-sonografia – três pacientes distintos. (a) Uma grande massa complexa (setas) imediatamente acima da bexiga (B). Este homem jovem era portador da doença de Crohn. (b) Um grande abscesso (setas) situado diretamente junto ao fígado (L). (c) Um grande abscesso pélvico (setas). A TC deste paciente encontra-se ilustrada na Figura 10.5c.

Quando se considera o retroperitônio, é útil apreciar a anatomia da fáscia renal anterior e posterior, que divide o retroperitônio em três compartimentos: o para-renal anterior, o perinefrítico e os espaços para-renais posteriores (Fig. 10.7). Infecção em um desses compartimentos tende a permanecer limitada a este compartimento.

Técnicas de imagem

Tomografia computadorizada

Deve-se procurar pelas seguintes características normais (Figs. 10.8 e 10.11):

- O delineamento completo da aorta e veia cava inferior deve ser claramente visível em toda sua extensão, exceto onde a veia cava inferior (IVC) passa através do fígado. A aorta em corte transversal é arredondada e normalmente mede 2,0-2,5 cm em diâmetro. A IVC varia em forma, podendo ser redonda a oval.
- Geralmente existe um espaço contendo gordura à esquerda da aorta, uma boa localização para procurar por uma linfadenopatia (Fig. 10.8b). As únicas estruturas além dos linfonodos a serem vistas neste espaço são a veia renal esquerda e, em raras ocasiões, uma alça de intestino delgado.

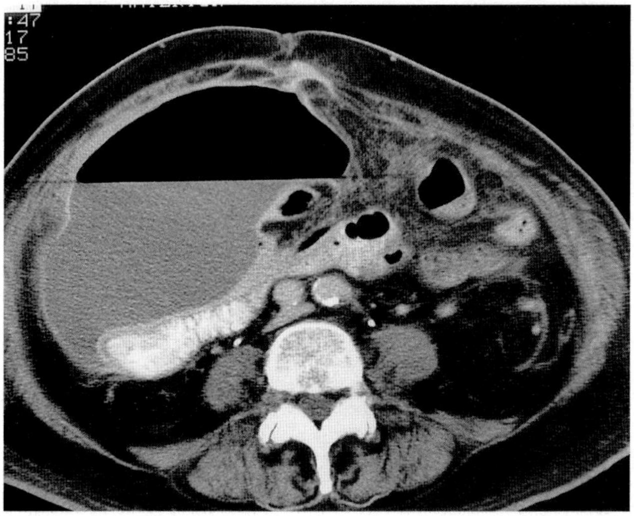

(a)

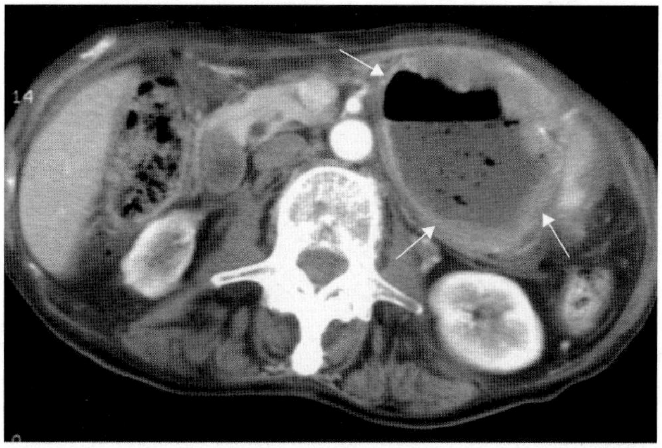

(b)

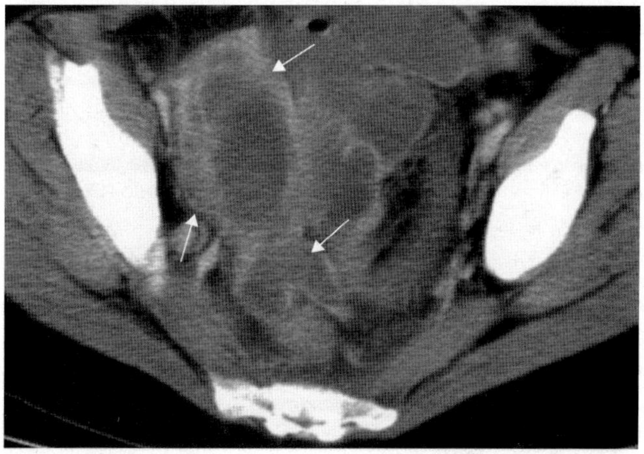

(c)

Fig. 10.5 TC de um abscesso intraperitoneal pós-operatório. (a) Grande abscesso do lado direito do abdome, ao nível umbilical. Note a grande coleção hidroaérea com um realce fino da parede. O abscesso desloca as alças intestinais adjacentes (contendo ar e contraste oral). (b) Um abscesso típico com paredes espessadas (setas) contendo ar e líquido. (c) Um abscesso pélvico contendo líquido (pus). A ultra-sonografia deste paciente está ilustrada em uma Figura anterior (Fig. 10.4c).

- Os músculos psoas são visibilizados como estruturas simétricas e arredondadas, anteriormente delimitadas por gordura
- Ambas as adrenais são muito bem visibilizadas na maioria dos indivíduos.

Ultra-sonografia

Gordura retroperitoneal, que é muito ecorrefletiva, circunda as diversas estruturas retroperitoneais, que são observadas como áreas relativamente ecorrefletivas. A aorta e a veia cava inferior são facilmente identificáveis, como era de se esperar. Glândulas adrenais normais raramente são visíveis. Linfonodos aumentados podem ser identificados.

Imagens por ressonância magnética

A ressonância magnética desempenha um papel muito pequeno no diagnóstico de distúrbios retroperitoneais, apresentando poucas vantagens em relação à TC ou ultra-sonografia. A capacidade de retratar o corpo em qualquer plano pode ser uma vantagem. Por exemplo, a RM pode ajudar a decidir se uma massa origina-se do rim ou de uma glândula adrenal. Da mesma forma, a capacidade de demonstrar a disseminação intravascular de um tumor pode ser valiosa quando da demonstração da disseminação de um carcinoma renal para dentro da veia renal, IVC e coração (Fig. 10.9).

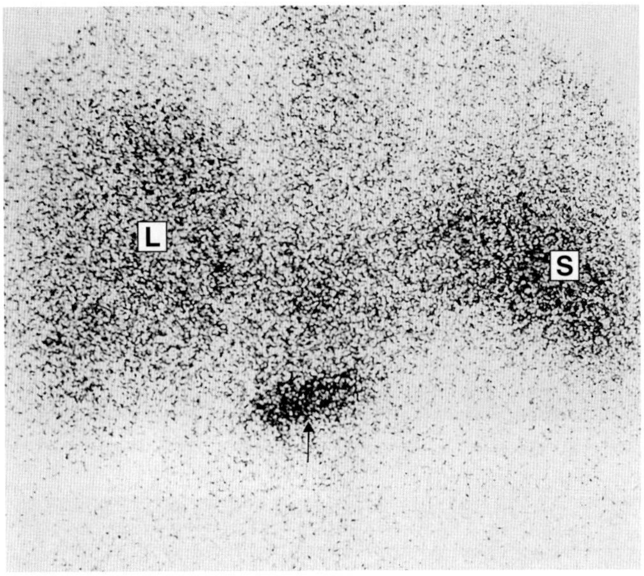

Fig. 10.6 Escaneamento de um abscesso intraperitoneal com leucócito marcado com Índio 111. Este abscesso (seta) seguiu uma cirurgia de intestino delgado, com subseqüente vazamento anastomótico. Observa-se captação normal no fígado (L) e no baço (S).

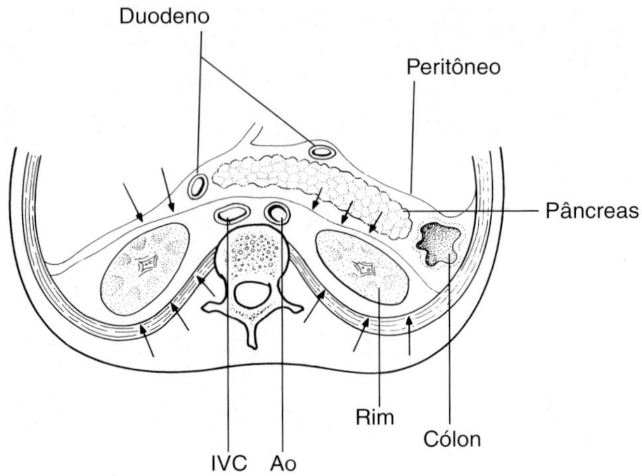

Fig. 10.7 Diagrama da fáscia renal anterior (setas apontadas para baixo) e posterior (setas apontadas para cima). Ao, aorta; IVC, veia cava inferior.

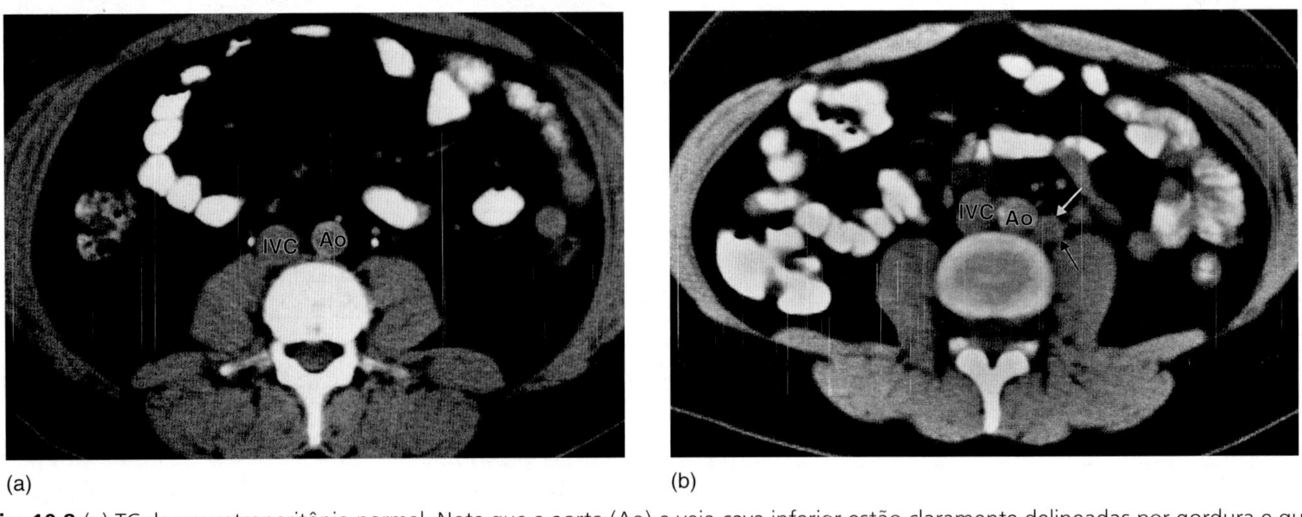

(a) (b)

Fig. 10.8 (a) TC de um retroperitônio normal. Note que a aorta (Ao) e veia cava inferior estão claramente delineadas por gordura e que existe um espaço contendo gordura à esquerda da aorta. Os pequenos pontos brancos no retroperitônio opacificados são os ureteres. (b) Um linfonodo aumentado em tamanho está demonstrado à esquerda da aorta.

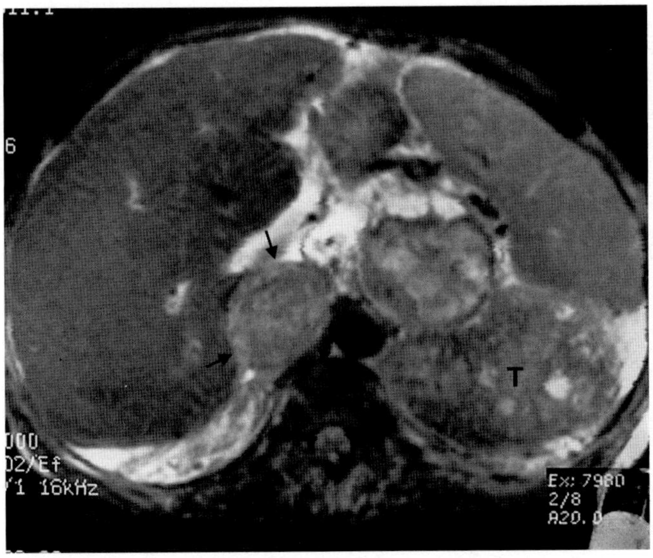

Fig. 10.9 Disseminação de um carcinoma renal para a veia cava inferior. O tumor no rim esquerdo (T) disseminou para a veia cava inferior (setas), o que é claramente visível nesta RM.

Linfadenopatia retroperitoneal

Os linfonodos paraórticos normais variam em tamanho de invisíveis a um diâmetro axial curto de 1 cm. Na área retrocrural, um diâmetro de 6 mm é o limite superior da normalidade. Tamanho é o único critério de anormalidade, uma vez que doença inflamatória, tecido neoplásico ativo e massas linfomatosas pós-tratamento geralmente apresentam as mesmas características e textura à TC, ultra-sonografia e RM. Agentes de contraste de RM podem ajudar a distinguir nódulos neoplásicos de nódulos normais ou nódulos inflamatórios em desenvolvimento. Escaneamento por PET pode ser utilizado para identificar doença neoplásica ativa, que é de particular importância no acompanhamento de pacientes sendo tratados por linfoma.

Aumento de volume discreto dos linfonodos é observado na doença inflamatória assim como na doença neoplásica, sendo que o aumento de tamanho acima de 2 cm geralmente indica neoplasia, notavelmente linfoma. Nódulos individualmente aumentados podem ser observados (Fig. 10.8), mas não infreqüentemente diversos nódulos são representados em conjunto, formando uma massa lobular envolvendo a aorta ou veia cava inferior (Fig. 10.10).

Glândulas adrenais

As glândulas adrenais normais são estruturas finas, bilobuladas, circundadas por gordura (Fig. 10.11). A glândula adrenal direita está situada sobre o pólo superior do rim direito. A glândula adrenal esquerda geralmente está situada imediatamente anterior ao pólo superior do rim esquerdo.

Calcificação das glândulas adrenais (Fig. 10.12) pode seguir uma hemorragia intra-adrenal antiga ou uma tuberculose antiga curada. Destruição grave e calcificação das glândulas adrenais pode levar à doença de Addison.

Aumento de tamanho das glândulas adrenais pode ser reconhecido à TC, ultra-sonografia e RM. Os aumentos de tamanho podem ser devidos a neoplasias, hiperplasia, cistos, abscessos e hemorragias. TC é a melhor técnica de rotina para o diagnóstico de aumento de tamanho das adrenais porque mostra de maneira consistente o tamanho e a forma das glândulas.

Tumores adrenais funcionantes

Pacientes com tumores produzindo um excesso de hormônios geralmente têm seus distúrbios endócrinos diagnosticados clínica e bioquimicamente antes de um exame por imagem. A TC ou, ocasionalmente, a RM são exames utilizados neste grupo, primariamente para localizar qualquer tumor. Os tumores responsáveis geralmente são adenomas benignos, mas podem ser carcinomas. Tumores causam um aumento de tamanho esférico da glândula adrenal. A distinção entre tumor pituitário, adenoma adrenal e hiperplasia adrenal como causa da síndrome de Cushing, geralmente baseia-se nos achados bioquímicos mas, ocasionalmente, o diagnóstico definitivo pode ser posto em dúvida. Adenomas adrenais dando origem à doença de Cushing geralmente são maiores do que 2 cm e virtualmente podem ser todos localizados através da TC (Fig. 10.13). A maioria das glândulas hiperplásicas na doença de Cushing pituitário-dependente parece normal ou é pouco aumentada em tamanho à TC.

Aldosteronomas (tumor de Conn) geralmente possuem um tamanho inferior a 1 cm e, ocasionalmente, podem ser difíceis de identificar numa imagem.

Feocromocitomas freqüentemente são muito grandes em sua apresentação e virtualmente todos são demonstráveis à TC ou à RM (Fig. 10.14). Dez por cento são bilaterais e, conseqüentemente, a glândula adrenal oposta deve ser cuidadosamente analisada.

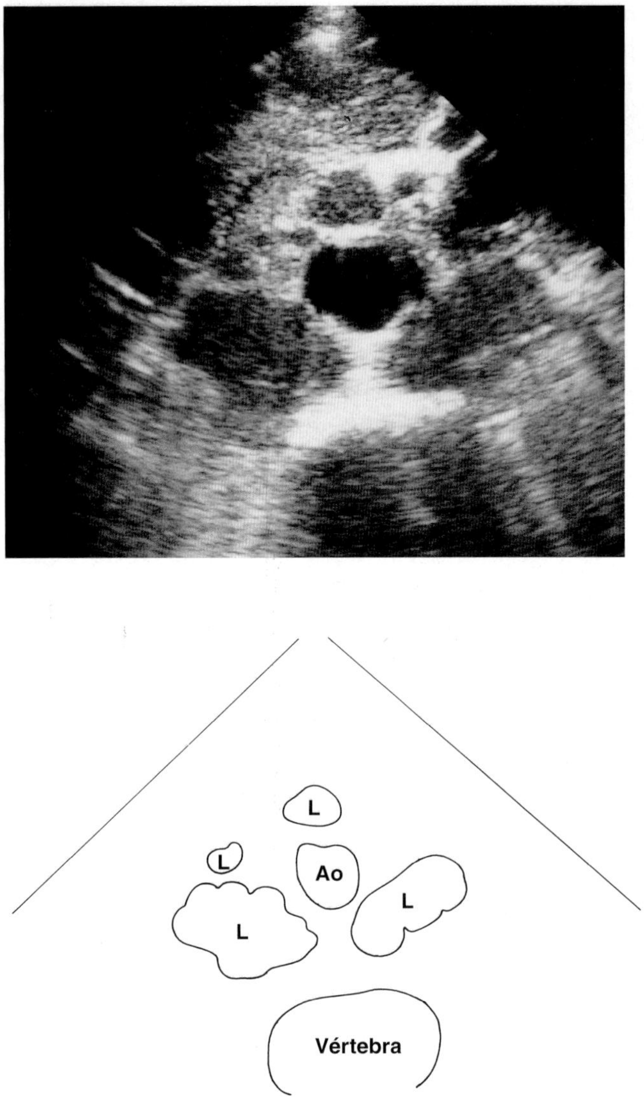

(a)

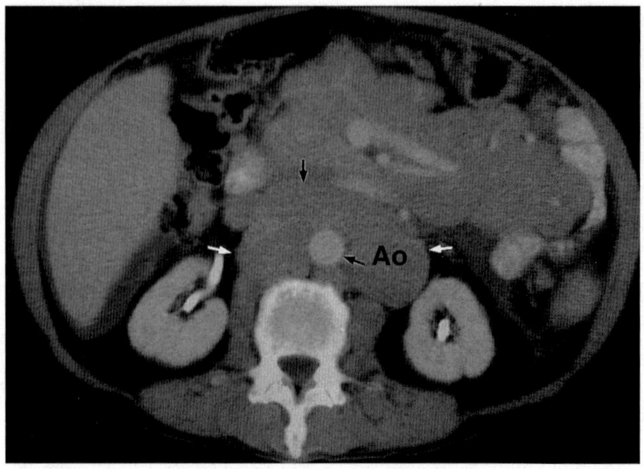

(b)

Fig. 10.10 Linfadenopatia massiva retroperitoneal (L) devida a um linfoma. (a) Ultra-sonografia mostrando múltiplos linfonodos bastante aumentados em tamanho circundando a aorta. (b) TC do mesmo paciente. As setas apontam para os nódulos aumentados. Também estão presentes nódulos mesentéricos aumentados em tamanho. Ao, aorta.

Também devemos lembrar que 10% dos feocromocitomas originam-se fora da glândula adrenal, geralmente em uma outra localização retroperitoneal.

Escaneamentos com radionuclídeos podem ser utilizados para localizar tumores adrenais funcionantes. O único radionuclídeo amplamente utilizado, agora que a TC tornou-se o primeiro método na localização de tumores produtores de cortisol e aldosterona, é o MIBG (metaiodobenzil guanidina) marcada com iodo 123, um agente que é concentrado por feocromocitomas (Fig. 10.14c). Como mencionado, a maioria dos feocromocitomas é solitária, mas alguns são múltiplos, seja em ambas as glândulas adrenais ou com localização extra-adrenal e um escaneamento MIBG marcado com radioiodo é uma excelente técnica para achar todos os locais de feocromocitomas.

Massas adrenais não-funcionantes

A TC e a ultra-sonografia não podem distinguir confiavelmente entre um pequeno adenoma não-funcionante e uma pequena metástase. Isto pode repre-

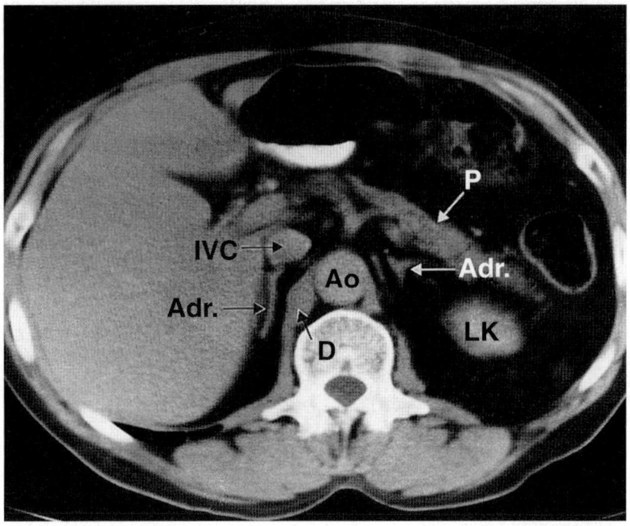

(a)

Fig. 10.11 Glândula adrenal normal. (a) TC. Ambas as glândulas adrenais (Adr.) são visíveis neste corte. Note a forma diferente das duas glândulas. Ao, aorta; D, pilar diafragmático; IVC, veia cava inferior; LK, rim esquerdo; P, pâncreas. (b) e (c), RM mostrando as glândulas adrenais direita e esquerda (setas), que apresentam um sinal baixo nestas imagens ponderadas em T1.

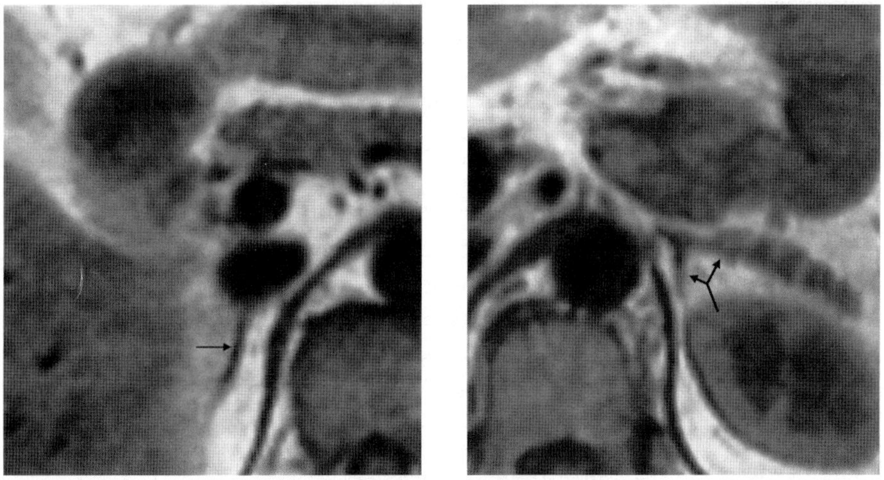

(b, c)

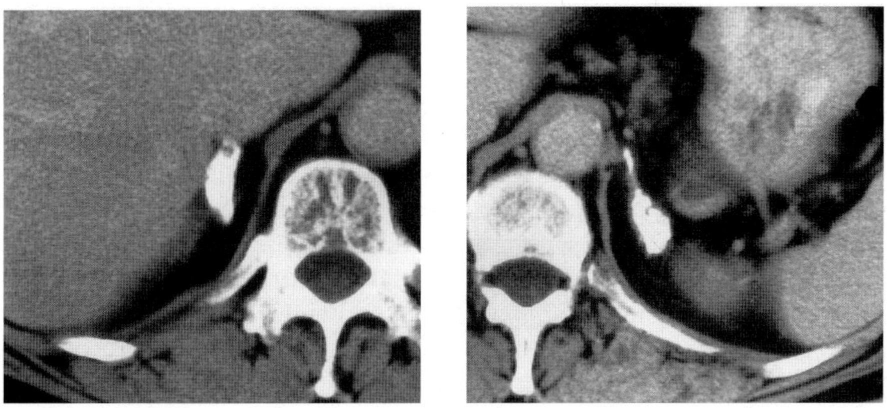

(a) (b)

Fig. 10.12 Calcificação adrenal mostrada pela TC. (a) Glândula adrenal direita calcificada. (b) Glândula adrenal esquerda calcificada.

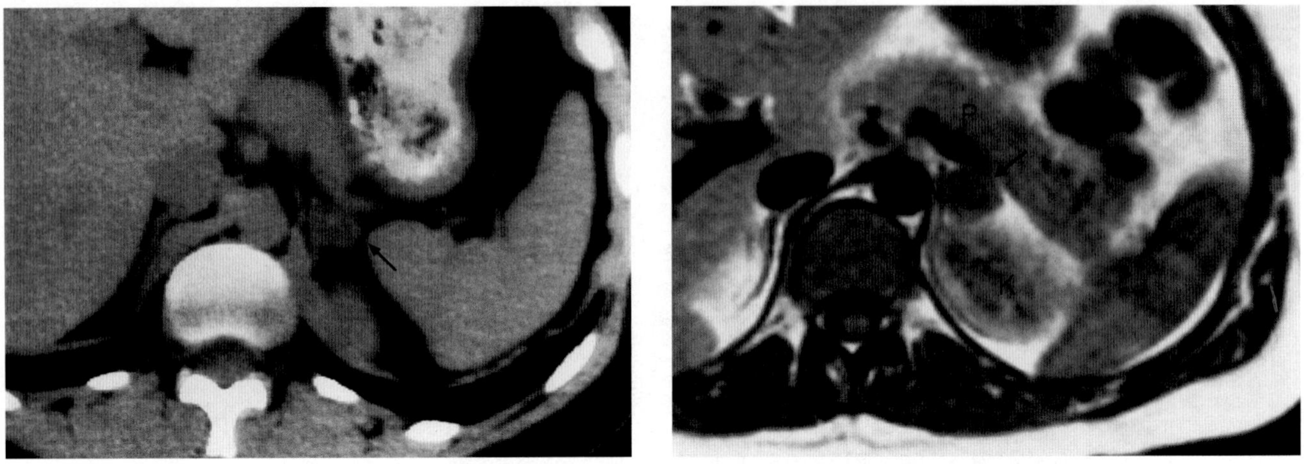

(a) (b)

Fig. 10.13 Adenoma adrenal funcionante causando síndrome de Cushing. (a) TC mostrando massa de 2 cm na adrenal esquerda (seta). (b) RM (ponderada em T1) também mostrando a lesão (seta). K, rim; P, pâncreas.

sentar um grande dilema para pacientes que estão sendo estadiados para um câncer, nos quais descobriu-se uma pequena massa adrenal (acima de 3 cm em diâmetro). Esta distinção pode ser feita com seqüências RM especiais, designadas para demonstrar gordura intracelular que está presente dentro de adenomas, mas não dentro de metástases.

Adenomas não-funcionantes maiores do que 3 cm são muito raros e, conseqüentemente, massas adrenais maiores em adultos geralmente são metástases ou, raramente, carcinoma adrenal primário. O tumor adrenal maligno comum na tenra infância é o *neuroblastoma.*

Metástases para a glândula adrenal são comuns; freqüentemente são bilaterais (Fig. 10.15). Diversos tumores metastizam para as glândulas adrenais; sendo uma característica particular do carcinoma pulmonar e, conseqüentemente, as adrenais freqüentemente são adicionadas aos escaneamentos por TC do tórax de pacientes sendo estadiados por carcinoma brônquico.

Abscessos adrenais e hemorragias geralmente são bilaterais e indistinguíveis um do outro por TC e ultra-sonografia. As características clínicas geralmente sugerem o diagnóstico correto.

Tumores retroperitoneais

O termo tumor retroperitoneal cobre tumores originando-se primariamente nos músculos retroperitoneais, gordura ou tecido conjuntivo, sendo os mais comuns o lipossarcoma e o fibrossarcoma. Todos estes tumores aparecem como massas à TC, ultra-sonografia ou RM, sendo a borda da massa bem definida, mas algumas vezes existe invasão do tecido adjacente. Um lipossarcoma (Fig. 10.16a) quase sempre contém quantidades significativas de gordura reconhecível intercalada entre faixas de massas de densidade de tecidos moles, uma combinação que permite um diagnóstico específico a ser feito por TC. Por outro lado, geralmente é impossível determinar a natureza histológica do tumor por meio de imagem (Fig. 10.16b).

Aneurisma de aorta (Fig. 10.17)

Aneurismas de aorta abdominal são prontamente diagnosticados por ultra-sonografia, TC e RM, apesar da RM raramente ser utilizada para este propósito. Em alguns centros o ultra-som está sendo utilizado como um exame de *screening* para encontrar aneurismas aórticos assintomáticos em homens mais idosos.

TC e ultra-sonografia permitem a medida do diâmetro máximo verdadeiro de aneurismas e a identificação separada da parede e de qualquer trombo delineante. Também é relativamente fácil visibilizar qualquer sangramento retroperitoneal de um aneurisma à TC. Está determinado, de forma geral, que aneurismas com mais de 5,5 a 6 cm de diâmetro comportam um sério risco de rotura, tendo o paciente ou não apresentado qualquer sangramento retroperitoneal demonstrável.

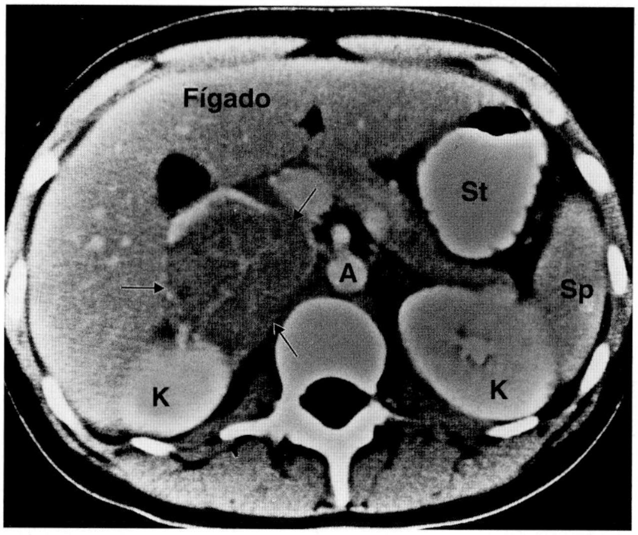

(a)

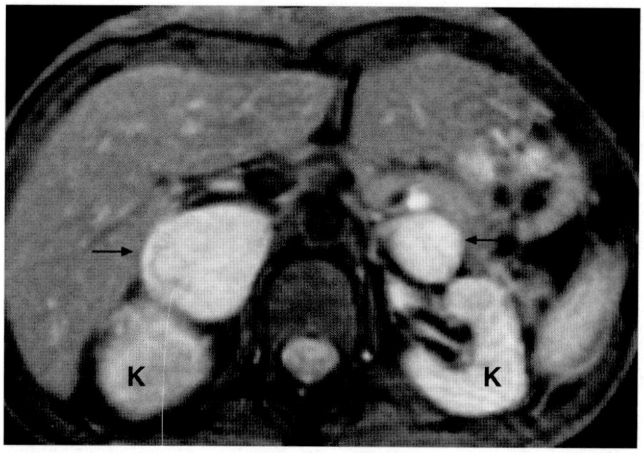

(b)

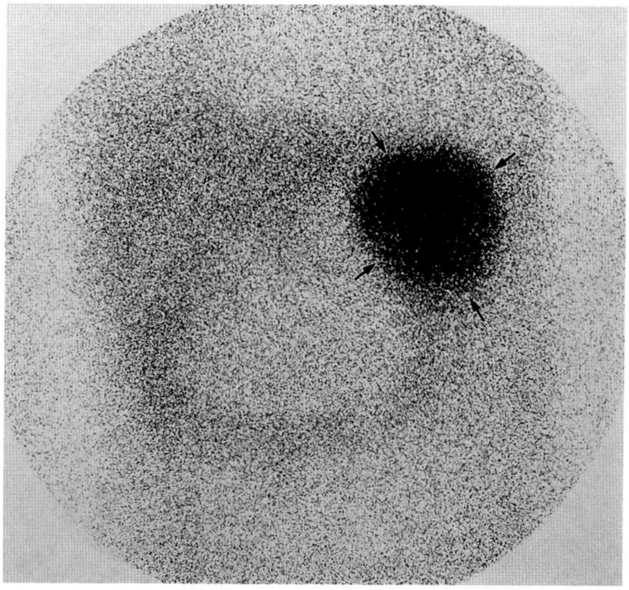

(c)

Fig. 10.14 Feocromocitoma. (a) TC mostrando grande feocromocitoma (setas) entre o rim direito, fígado e coluna vertebral. A veia cava inferior está comprimida. A, aorta; K, rim; Sp, baço; St, estômago. (b) RM mostrando feocromocitomas bilaterais (setas). K, rim. (c) Escaneamento MIBG marcado com radioiodo de um feocromocitoma (setas) na glândula adrenal esquerda.

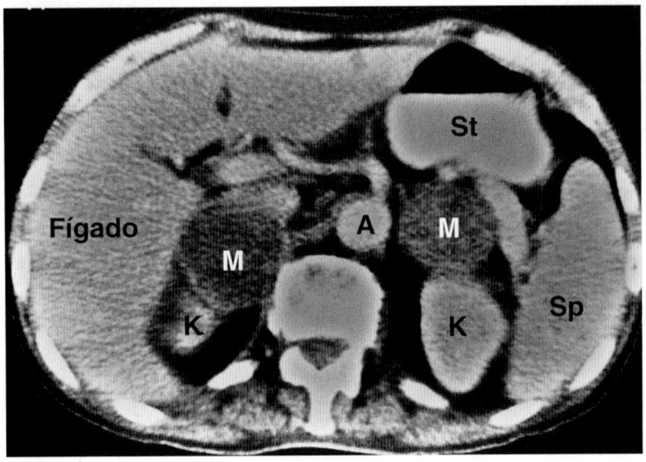

Fig. 10.15 Escaneamento TC mostrando grandes metástases adrenais bilaterais (M). Estas massas estão separadas dos rins (K). Somente o topo extremo do rim direito está visível neste corte em particular. A, aorta; Sp, baço; St, estômago.

Aneurismas de aorta também podem ser reconhecidos em radiografias abdominais (pág. 140), mas somente caso esteja presente uma calcificação significativa de suas paredes.

Hematoma retroperitoneal

Sangramento retroperitoneal geralmente deve-se a traumatismo ou sangramento a partir de um aneurisma de aorta. Ocasionalmente é espontâneo em pacientes com distúrbios de sangramento ou naqueles em tratamento com anticoagulantes.

O diagnóstico é feito por TC (Figs. 10.18 e 10.19) ou por RM, que mostra uma massa retroperitoneal.

Abscessos retroperitoneal e do psoas

Abscessos retroperitoneal e do psoas geralmente devem-se a disseminação de uma infecção a partir do apêndice, cólon, rins, pâncreas ou coluna vertebral. Freqüentemente são encontrados próximos ao seu órgão de origem.

Abscessos retroperitoneais possuem diversas características similares aos tumores e hematomas à TC e ultra-sonografia (Fig. 10.20). No entanto, em geral existe evidência de centro líquido e pode existir gás dentro do abscesso. A parede do abscesso pode se impregnar pelo meio de contraste, uma característica também observada com neoplasias.

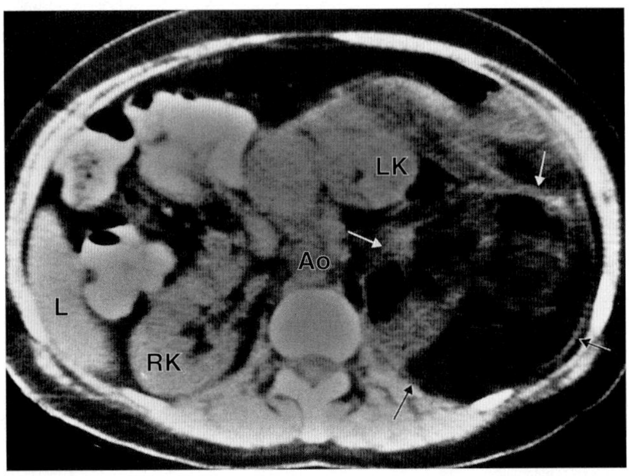

(a)

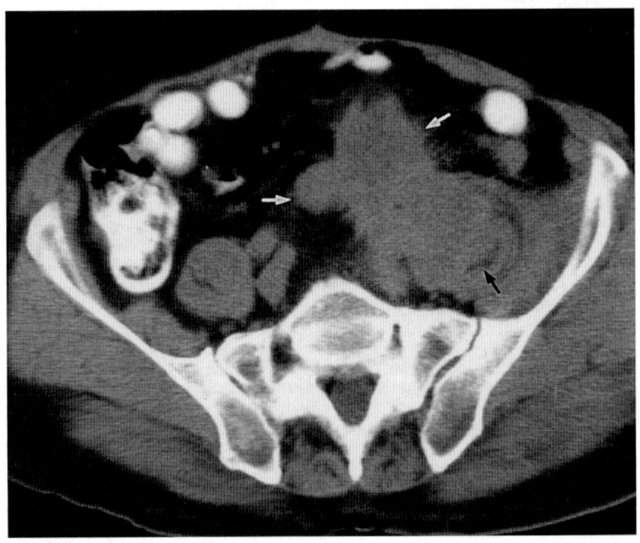

(b)

Fig. 10.16 Tumores retroperitoneais. (a) Lipossarcoma. TC mostrando grande tumor parcialmente gorduroso (setas), deslocando o rim esquerdo para baixo. O rim direito está em sua posição normal. Ao, aorta; L, fígado; LK, rim esquerdo; RK, rim direito. (b) Tumor maligno (carcinoma recorrente de cólon) no retroperitônio esquerdo (setas). Note a assimetria dos tecidos retroperitoneais.

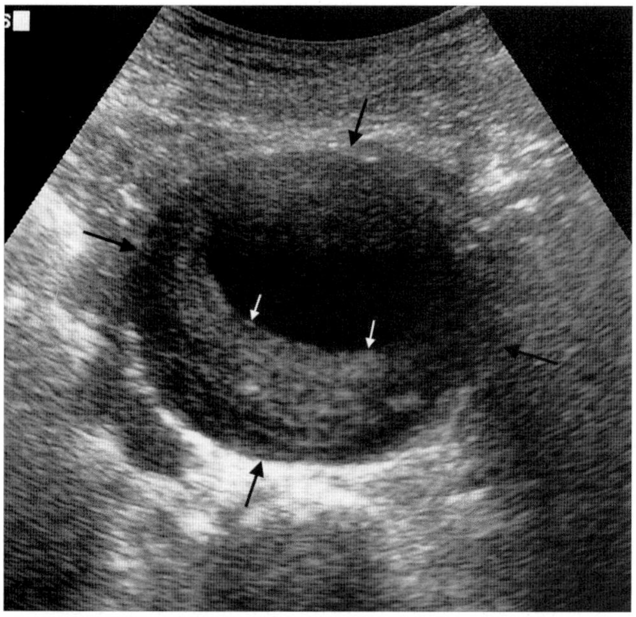

(a)

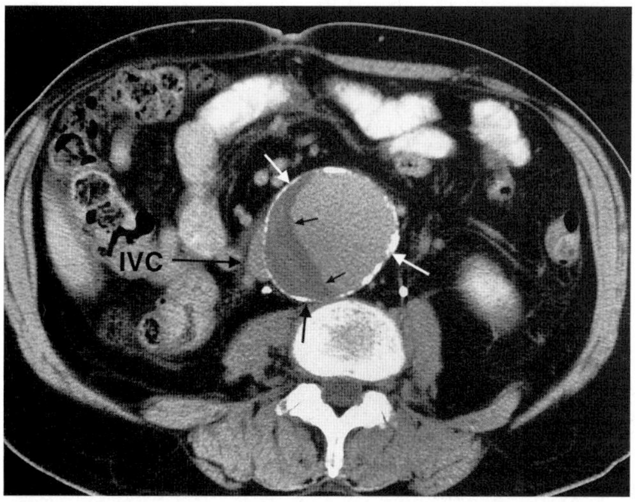

(b)

Fig. 10.17 Aneurisma de aorta abdominal. (a) Ultra-sonografia. Incidência transversal mostrando um coágulo sanguíneo delineando a parede (pequenas setas brancas), dentro do aneurisma (grandes setas pretas). (b) TC com realce por meio de contraste intravenoso. Um aneurisma de 7 cm (setas) com um coágulo sanguíneo de densidade mais baixa (pequenas setas pretas) delineando a parede. A parede mostra pontos de calcificação. A veia cava inferior (IVC) está deslocada pelo aneurisma.

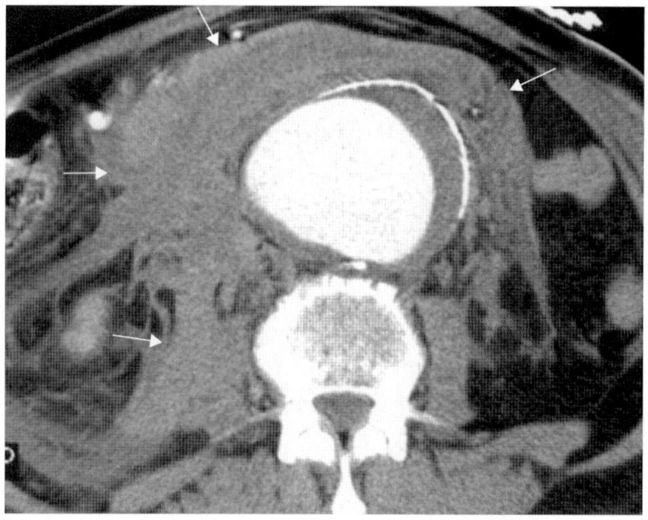

Fig. 10.18 Vazamento de aneurisma de aorta abdominal mostrando o aneurisma e a hemorragia no retroperitônio adjacente (setas).

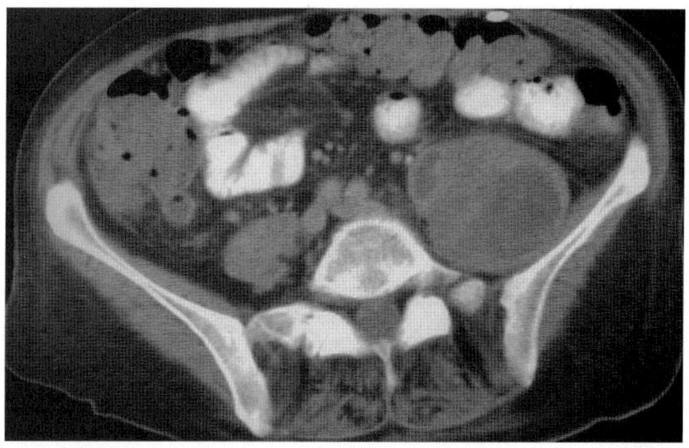

Fig. 10.19 TC de um grande hematoma no músculo iliopsoas esquerdo. Note a densidade variável, sendo predominantemente menor do que os músculos normais.

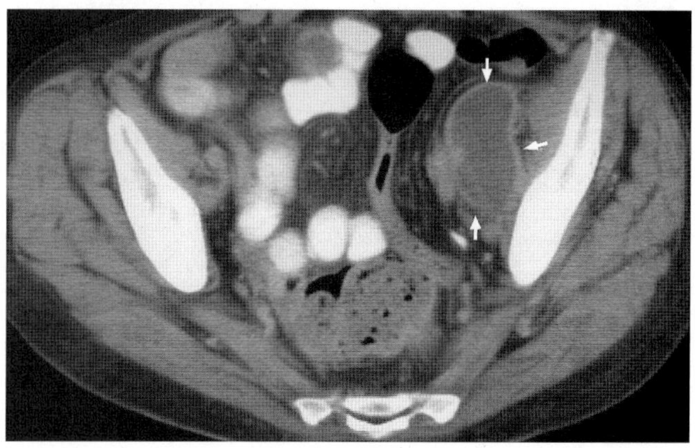

Fig. 10.20 Abscesso do psoas. TC mostrando abscesso do psoas esquerdo (setas). Note a parede uniformemente espessada e a densidade uniformemente mais baixa do conteúdo.

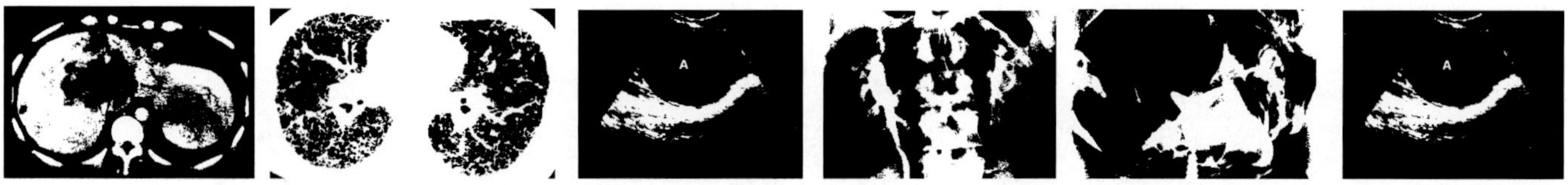

Doença Óssea 11

TÉCNICAS DE IMAGEM

Radiografias planas de ossos

Mesmo com a introdução de modalidades de imagem mais atuais, a radiografia continua sendo uma investigação muito importante em diversos tipos de doença óssea. Ela é útil para entender os termos anatômicos usados para descrever um osso longo normal. Estes são apresentados na Figura 11.1.

As respostas radiológicas do osso a processos patológicos são limitadas; assim, sinais radiológicos similares ocorrem em condições totalmente diferentes.

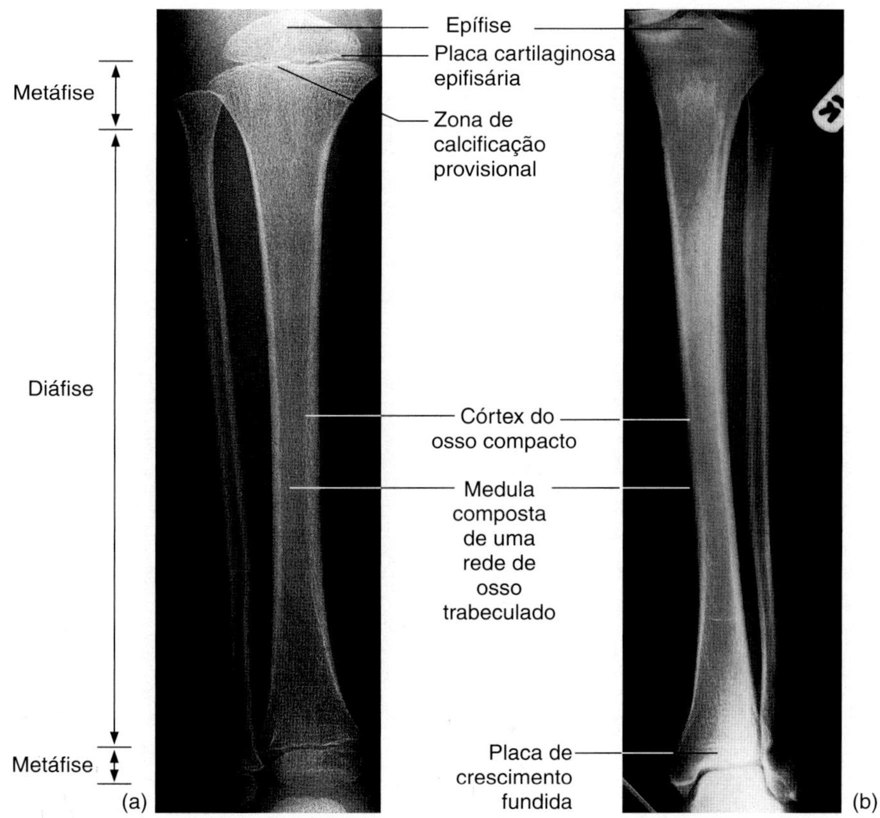

Fig. 11.1 Ossos longos normais em (a) uma criança e (b) um adulto. O aumento em comprimento ocorre na placa cartilaginosa epifisária. Na criança em crescimento, a calcificação da cartilagem ocorre na *interface* entre a cartilagem de crescimento radiotransparente e o osso, para dar origem à zona de calcificação provisional, que é visibilizada como uma linha branca densa formando as terminações da diáfise e circundando as epífises ósseas. Esta cartilagem calcificada converte-se em osso. (Caso ocorra uma cessação temporária de crescimento, a zona de calcificação provisional pode persistir como uma fina linha branca, conhecida como "linha de crescimento", estendendo-se através da diáfise do osso.) Quando a criança fica mais velha, a placa epifisária torna-se mais fina até que ocorra fusão óssea da epífise com a diáfise.

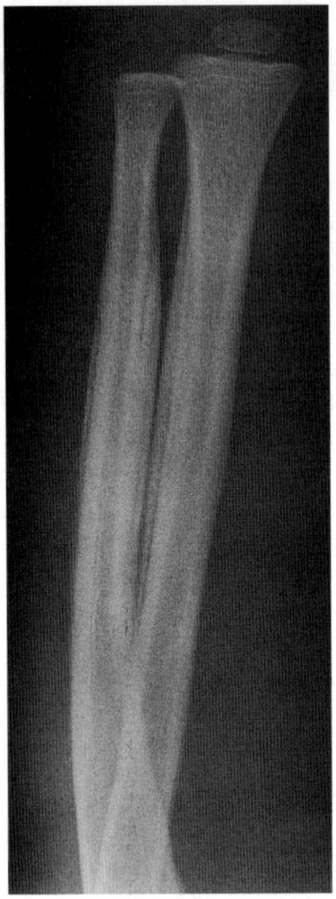

(a)

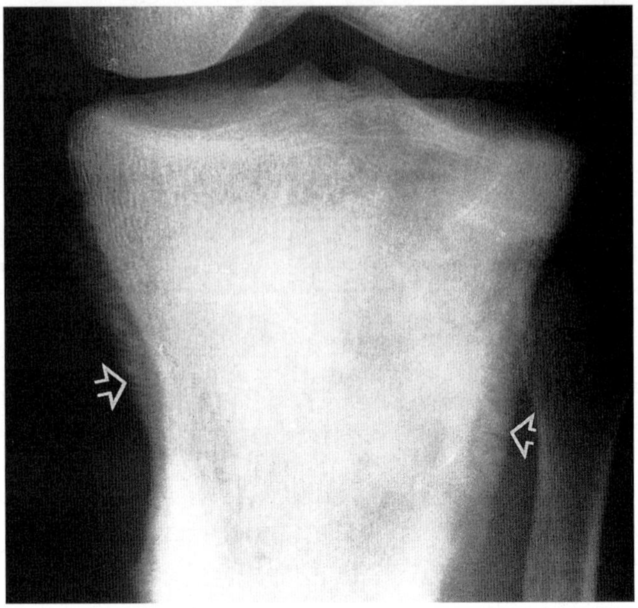

(b)

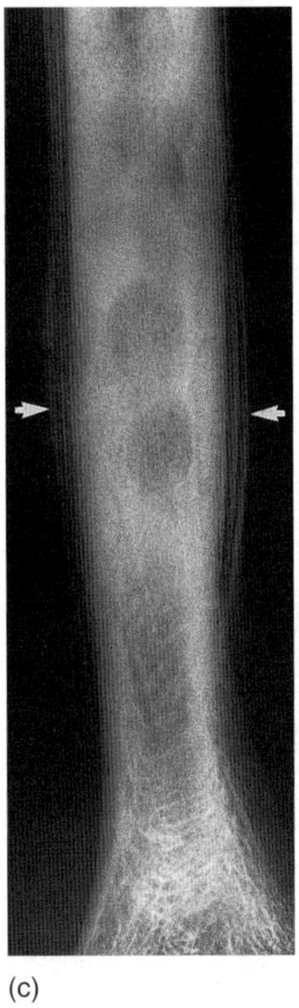

(c)

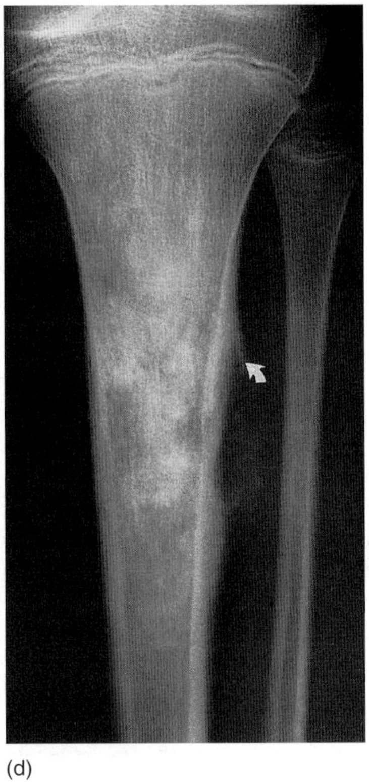

(d)

Fig. 11.2 Diferentes tipos de reações periosteais. (a) Reação periosteal lamelar lisa no rádio e ulna em um caso de lesão não-acidental. (b) Reação periosteal espiculada (em raios de sol) num caso de sarcoma osteogênico (setas). (c) Reação periosteal em casca de cebola num caso de sarcoma de Ewing (setas). Neste caso, o novo osso periosteal consiste de diversas camadas distintas. (d) Triângulo de Codman num caso de sarcoma osteogênico. Na borda da lesão, o novo osso periosteal está repuxado para cima, para formar um manguito (seta).

Deve-se notar que há demora para que os diversos sinais se desenvolvam; por exemplo, em adultos, transcorrem diversas semanas até que uma reação perióstica após um traumatismo se torne visível e, em uma criança com osteomielite, as características clínicas estão presentes de 7 a 10 dias antes que o primeiro sinal se torne visível em uma radiografia. Em geral, o sinal demora mais para desenvolver-se em adultos que em crianças.

Os sinais de doença óssea são:

- *Redução da densidade óssea* que pode ser focal ou generalizada. Redução focal na densidade geralmente é referida como uma "área lítica" ou uma área de "destruição óssea". Quando generalizada, a redução da densidade óssea é mais bem descrita como uma "osteopenia" até que um diagnóstico mais específico como osteomalacia ou osteoporose possa ser feito.
- *Aumento na densidade óssea (esclerose)* que também pode ser focal ou generalizado.
- *Reação periosteal.* O periósteo normalmente não é visível em uma radiografia. O termo "reação periosteal" refere-se a um excesso na produção óssea por parte do periósteo, que ocorre em resposta a condições como neoplasia, inflamação ou traumatismo. São observados diversos padrões de reação periosteal (Fig. 11.2), mas eles não se correlacionam com diagnósticos específicos. Na terminação de uma reação periosteal muito ativa pode existir um manguito de osso novo, conhecido como triângulo de Codman (Fig. 11.2d). Apesar de freqüentemente observado em tumores ósseos primários altamente malignos, por exemplo, osteossarcoma, um triângulo de Codman também é encontrado em outras condições agressivas.
- *Espessamento cortical* também envolve a deposição de osso novo pelo periósteo (Fig. 11.3), mas neste caso o processo é muito lento. O resultado é que o osso novo, apesar de espesso e irregular, mostra a mesma densidade homogênea de um córtex normal. Não existem linhas de separação ou espículas de calcificação como as observadas na reação periosteal. As causas são muitas, incluindo osteomielite crônica, traumatismo curado, resposta a estresse crônico ou neoplasia benigna. A característica comum de todas estas condições é que o processo sempre é lentamente progressivo ou já se curou.

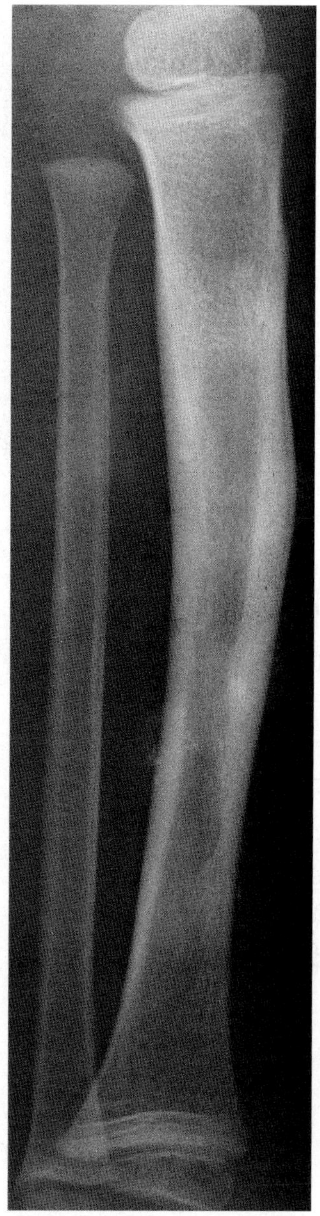

Fig. 11.3 Espessamento cortical. Note o córtex espessado na metade da metáfise tibial a partir de uma osteomielite antiga, curada. O mesmo caso da Figura 11.17, radiografado um ano mais tarde.

- *Alteração no padrão trabecular* é uma resposta complexa, geralmente envolvendo uma redução no número de trabéculas, com uma alteração nas trabéculas remanescentes, por exemplo, na osteoporose e na doença de Paget. Na osteoporose o córtex é fino e as trabéculas remanescentes são mais proeminentes que o usual, enquanto na doença de Paget as trabéculas estão espessadas e a trabeculação é observada no osso compacto normal do córtex (Fig. 11.4).

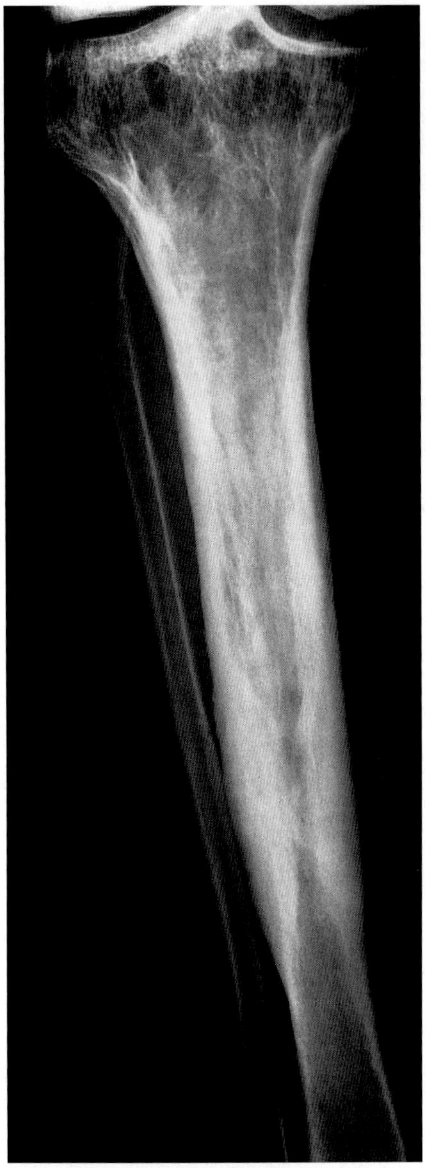

Fig. 11.4 Alteração no padrão trabecular na doença de Paget, envolvendo a porção superior da tíbia, não afetando as porções inferiores da tíbia e fíbula. Note as trabéculas grosseiras. As demais características da doença de Paget – espessamento cortical e expansão óssea – também estão presentes.

- *Alteração na forma de um osso* é outra resposta complexa com muitas causas. Muitos casos são congênitos em sua origem; alguns são adquiridos, como por exemplo, acromegalia e tumores ósseos em expansão.
- *Alteração na idade óssea.* A época de aparecimento de vários centros epifisários e o seu momento de fusão dependem da idade da criança. Para a medida da "idade óssea" realiza-se uma radiografia de uma mão e punho, que então é comparada com radiografias-padrão, o que fornece uma indicação da maturidade esquelética.

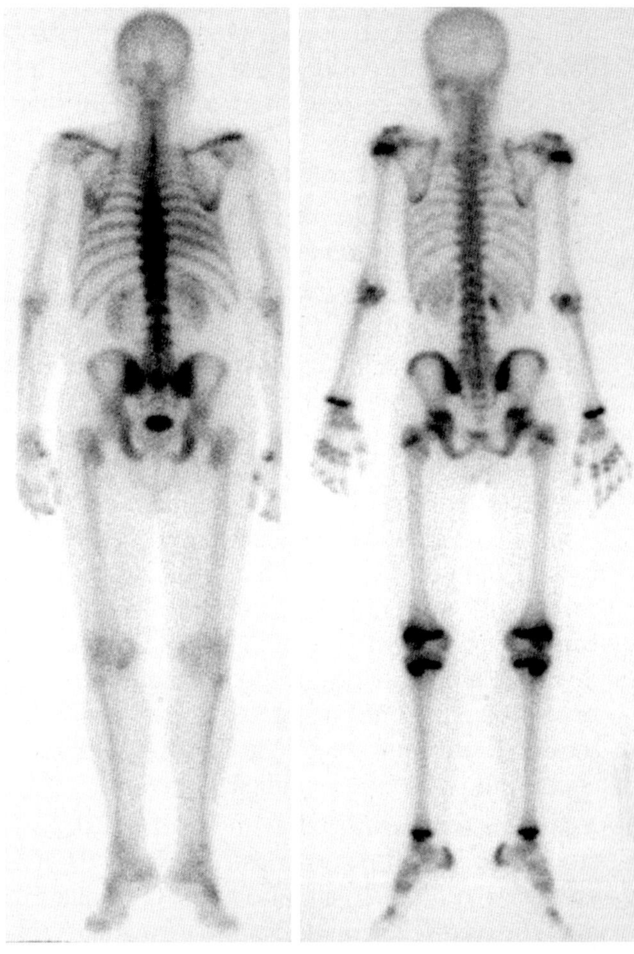

(a) (b)

Fig. 11.5 Escaneamento ósseo normal com radionuclídeos. (a) Adulto. Note o radionuclídeo na bexiga. (b) Criança. Note as faixas de aumento de captação nas placas epifisárias, onde o crescimento ósseo está ocorrendo.

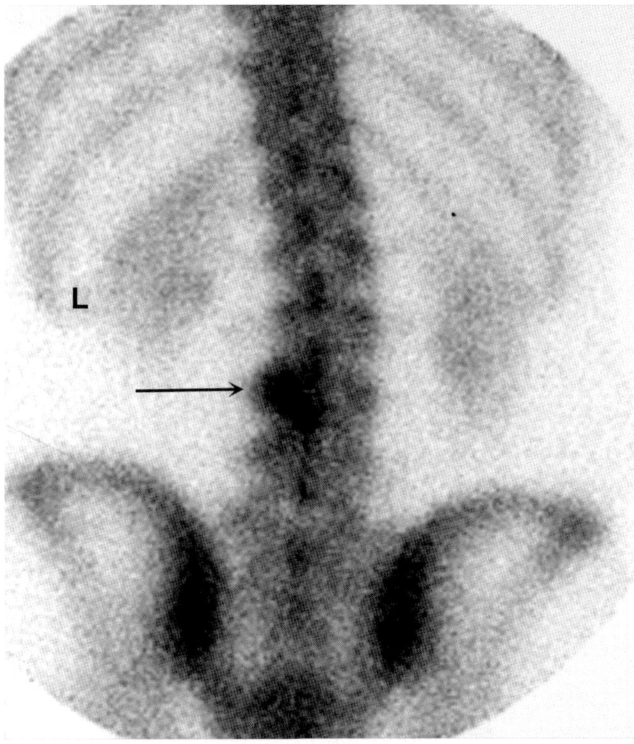

(a)

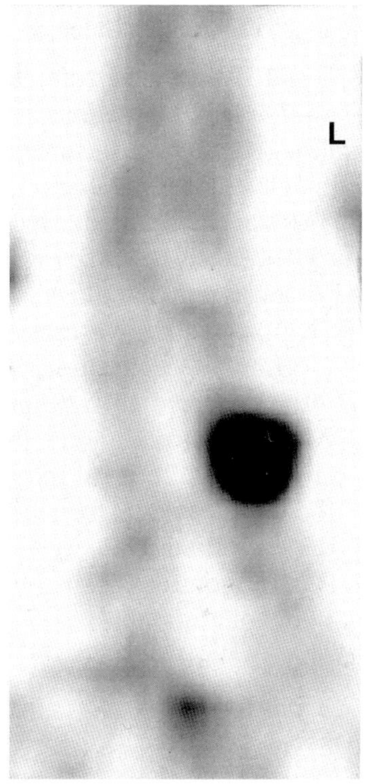

(b)

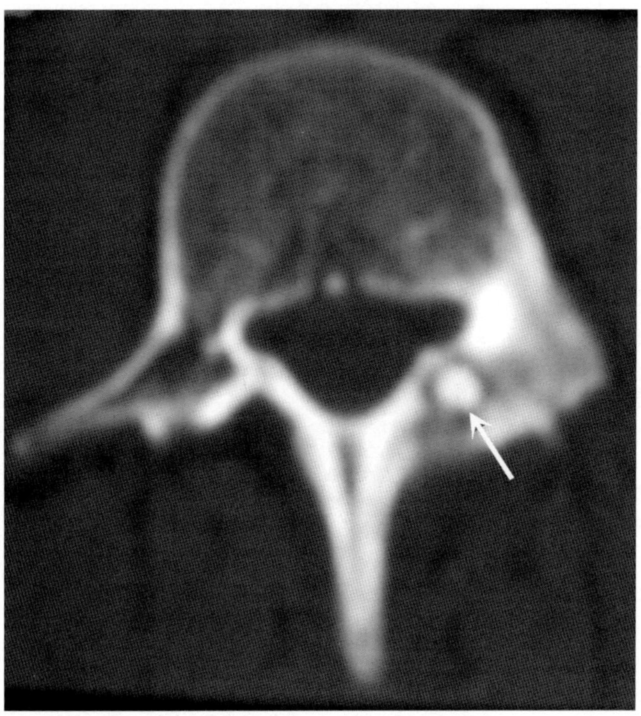

(c)

Fig. 11.6 Osteoma osteóide que não foi visibilizado nas radiografias. (a) Escaneamento ósseo (incidência posterior) mostrando uma área focal de captação intensa em L3 (seta); L , esquerda. (b) SPECT mostrando aumento de captação mais claramente. (c) TC demonstrando o tumor que se origina no pedículo (setas).

Escaneamento ósseo com radionuclídeos

Complexos fosfato marcados com Tecnécio-99m (^{99m}Tc) administrados na forma de injeção intravenosa são os agentes utilizados para o escaneamento ósseo. São captados seletivamente pelos ossos (Fig. 11.5) e excretados com a urina. Estes agentes podem concentrar-se em determinados tumores de tecidos moles, calcificações de tecidos moles e por locais com lesão tissular.

Aumento da captação em um escaneamento com radionuclídeos é observado em condições nas quais existe um aumento do suprimento sangüíneo e alto *turnover* ósseo. Muitas anormalidades ósseas, incluindo fraturas, tumores benignos ou malignos, infecção, infarto e doença de Paget, fornecem escaneamentos positivos, de modo que o correlacionamento com radiografias geralmente é essencial.

Indicações para o escaneamento ósseo com radionuclídeos são:

- Detecção de metástases.
- Detecção de osteomielite.
- Determinação de uma lesão ser solitária ou multifocal.
- Investigação de uma lesão óssea clinicamente suspeitada, a despeito de radiografia normal (isto pode ocorrer com metástases e traumatismo, particularmente lesão por estresse), osteoma osteóide ou osteomielite em estágio inicial (Fig. 11.6).
- Determinação, em casos equivocados, se a anormalidade observada na radiografia é significativa ou não (um escaneamento ósseo positivo torna provável a existência de uma lesão verdadeira e um escaneamento negativo reduz consideravelmente a probabilidade de doença).
- Investigação de próteses articulares dolorosas.

Tomografia computadorizada em doença óssea

Radiografias geralmente são muito informativas e TC somente é necessária em casos especiais. Exames tomográficos de rotina com janelas para cérebro, tórax e abdome, apesar de não serem ideais, devem ser cuidadosamente avaliados visando anormalidades esqueléticas. Para detalhes ósseos específicos, são necessárias "janelas ósseas" específicas.

As indicações para TC óssea são:

- Demonstrar anormalidades na coluna vertebral, pelve e quadril (Fig. 11.7), locais onde as radiografias geralmente são difíceis de interpretar. Podem ser feitas reconstruções tridimensionais de fraturas, sendo particularmente úteis na demonstração de fraturas e posição dos fragmentos e para o planejamento de cirurgia corretiva.
- Demonstração da extensão e caracterização de tumores ósseos em casos selecionados para complementar RM.
- Como guia para biópsia óssea.

Ressonância magnética na doença óssea

A RM veio a desempenhar um papel importante nos distúrbios musculoesqueléticos. Tecidos calcificados, como o osso, não produzem sinal à RM, mas a RM pode demonstrar a medula óssea diretamente, tornando possível visibilizar toda a extensão de doenças como metástases, outros tumores e infecções, mesmo em áreas onde destruição óssea ainda não é evidente em radiografias e TC (Fig. 11.8). A RM também é particularmente adequada para demonstrar anormalidades de tecidos moles.

As principais indicações de RM musculoesquelética são:

- Demonstrar hérnia de disco, medula espinal ou compressão de raiz nervosa.
- Para diagnosticar a metástase óssea.
- Mostrar a extensão de tumores ósseos primários e demonstrar mieloma e linfoma (Fig. 11.8).
- Representar por imagem massas de tecido mole (Fig. 11.9).
- Diagnosticar osteomielite e mostrar qualquer abscesso de tecido mole.
- Diagnosticar necrose avascular e outras patologias articulares e representar por imagem lesões agudas e crônicas de cartilagens articulares, ligamentos e outros tecidos moles intra-articulares.

Estes tópicos são discutidos nos capítulos subseqüentes.

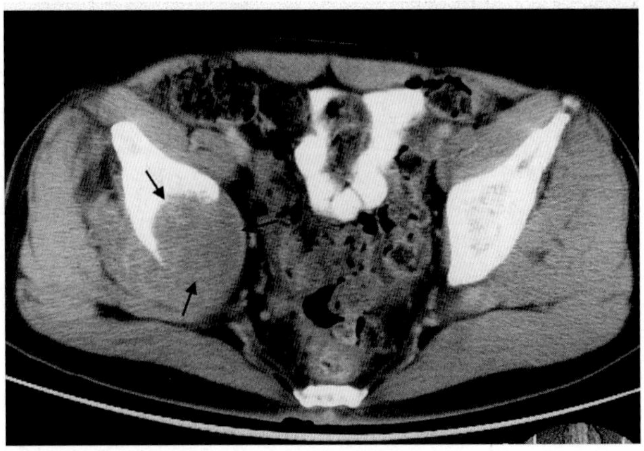

Fig. 11.7 TC da pelve mostrando uma grande massa (setas) ocasionada por uma metástase que destrói a metade medial do osso ilíaco direito, com extensão para dentro dos tecidos moles.

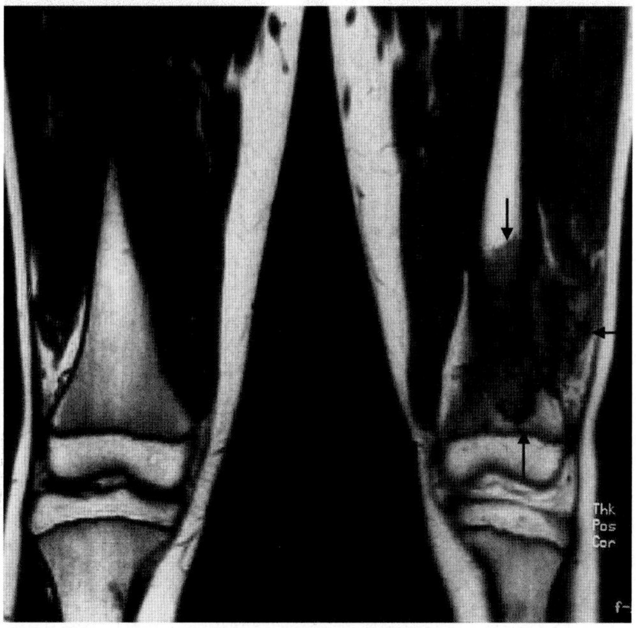

(a)

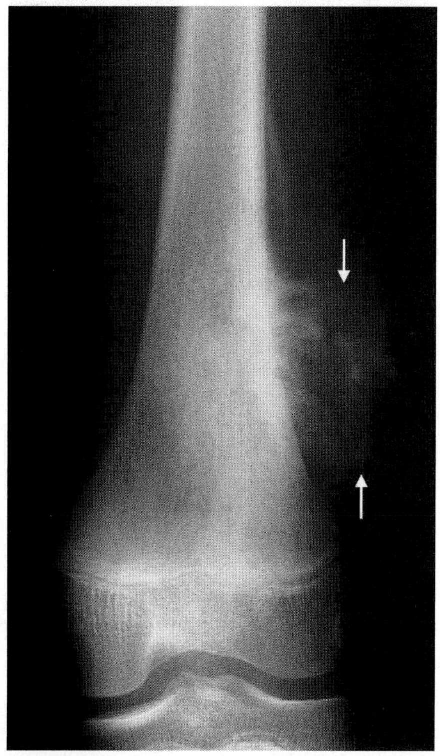

(b)

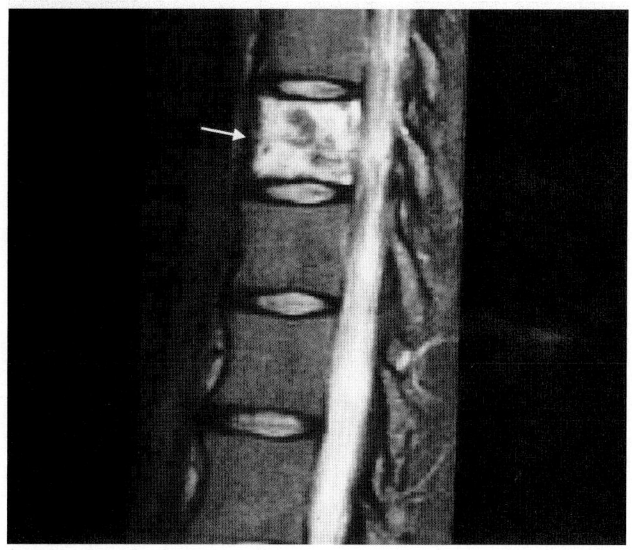

(c)

Fig. 11.8 Ressonância magnética de tumores ósseos. (a) Imagem ponderada em T1 de um osteossarcoma na porção inferior da metáfise do fêmur esquerdo. A extensão do tumor (setas) dentro do osso e a extensão para os tecidos moles são bem demonstradas. Esta informação não é disponibilizada pela radiografia (b), apesar da mesma fornecer um diagnóstico mais específico, porque a formação óssea dentro da extensão de tecido mole (setas) é evidente. (c) Imagem ponderada em T2 de um linfoma no corpo vertebral T10 (seta). O sinal muito alto do tecido neoplásico é muito evidente, mesmo quando não existe deformidade do corpo vertebral.

DOENÇAS ÓSSEAS

Considerando o diagnóstico e o diagnóstico diferencial de doenças ósseas, é conveniente dividir os distúrbios naqueles que:

- Causam lesão lítica solitária ou esclerótica.
- Produzem lesões focais múltiplas, ou seja, diversas lesões líticas discretas ou lesões escleróticas em um ou mais ossos.
- Causam lesões generalizadas nas quais todos os ossos mostram aumento ou redução difusa na densidade óssea.
- Alteram o padrão trabecular ou alteração em seu formato.

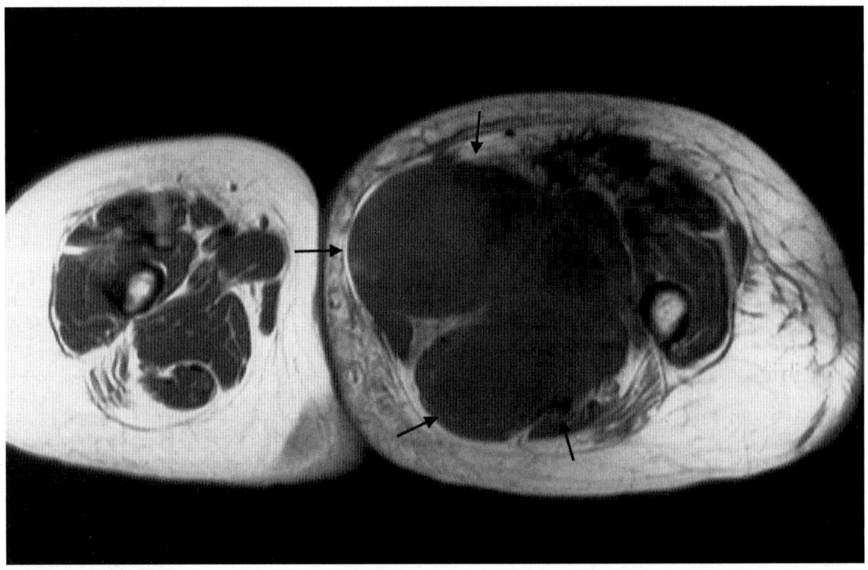

(a)

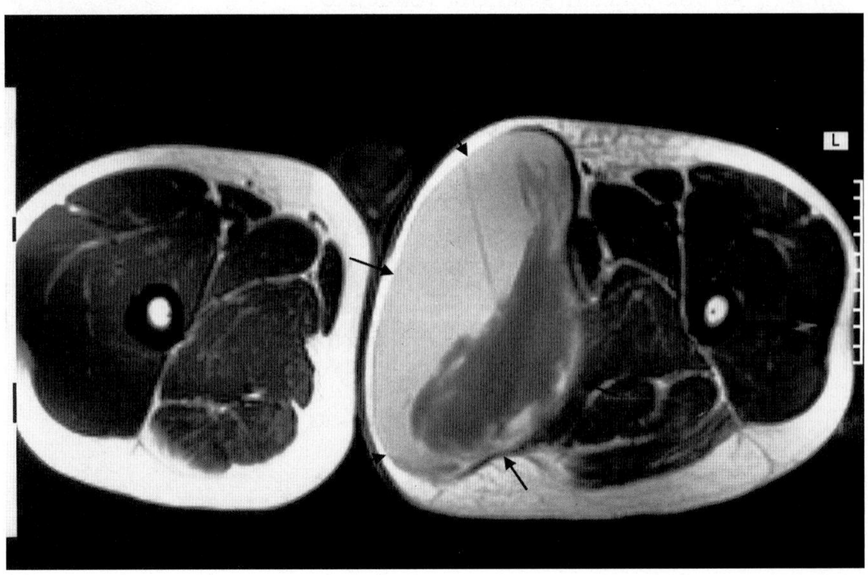

(b)

Fig. 11.9 Ressonância magnética de massas de tecido mole. (a) Sarcoma de tecido mole produzindo uma massa evidente de tecido mole (setas) no compartimento medial da coxa. (b) Grande hematoma (setas) no compartimento medial da coxa esquerda mostrando sinal misto, incluindo o alto sinal característico de hemorragia recente em seqüência ponderada em T1. (Ambas as imagens foram ponderadas em T1.)

Lesões Solitárias (fraturas são tratadas separadamente no Capítulo 14)

Áreas solitárias de lise, esclerose ou de uma combinação de ambas geralmente são uma das seguintes:

- Tumores ósseos:
  (a) malignos (primários ou secundários);
  (b) benignos.
- Osteomielite.
- Cistos ósseos, displasia fibrosa ou outros defeitos não-neoplásicos do osso.
- Condições de natureza incerta, como histiocitose de Langerhans e osteoma osteóide.

Tumores ósseos malignos primários e osteomielite geralmente são acompanhados de reação periosteal. Fraturas patológicas podem ser observadas em tumores ósseos benignos e malignos e em cistos ósseos.

O diagnóstico radiológico de uma lesão óssea localizada pode ser um problema. Algumas condições são prontamente diagnosticadas, outras, mesmo quando se determina qual a categoria de doença presente, o diagnóstico pode ser bem difícil. A decisão radiológica inicial geralmente é tentar e decidir se a lesão é benigna, ou seja, estável ou de crescimento muito lento, ou se é agressiva, ou seja, um tumor maligno ou uma infecção. Também é importante conhecer a idade do paciente, uma vez que determinadas lesões tendem a ocorrer em uma faixa etária específica.

As características pelas quais se deve procurar em radiografias e TC, enquanto se tenta decidir a natureza de uma lesão óssea localizada, são:

1 *A borda.* A borda de qualquer lesão lítica ou esclerótica deve ser cuidadosamente examinada para verificar se ela é bem demarcada ou se existe uma ampla zona de transição entre o osso normal e anormal. Existem dois extremos: uma lesão com uma borda esclerótica bem definida é quase sempre benigna, por exemplo, um defeito cortical fibroso (Fig. 11.10a) ou uma ilhota óssea (Fig. 11.10b), enquanto uma área lítica ou esclerótica com borda maldefinida provavelmente é agressiva (Fig. 11.10c). No centro deste espectro situa-se a área lítica sem borda esclerótica, que pode ser uma lesão benigna ou maligna. Metástases e mieloma (Fig. 11.10d) são causas freqüentes desse padrão.

2 *O córtex adjacente.* Qualquer destruição do córtex adjacente indica uma lesão agressiva como um tumor maligno ou osteomielite (Fig. 11.10e).

3 *Expansão.* Expansão óssea com córtex intacto e bem formado geralmente indica uma lesão de crescimento lento, como um encondroma ou displasia fibrosa (Fig. 11.10f).

4 *Reação periosteal.* A presença de uma reação periosteal ativa, na ausência de um traumatismo, indica uma lesão agressiva (Fig. 11.10g). As causas de reações periosteais localizadas adjacentes a uma lesão lítica ou esclerótica são:

- Osteomielite.
- Tumor ósseo maligno, particularmente sarcoma de Ewing e osteossarcoma.
- Ocasionalmente metástases, particularmente neuroblastoma.
- Histiocitose de Langerhans.

Uma reação periosteal também é uma característica de traumatismo ósseo, no entanto, traumatismo que causa fratura não provoca destruição óssea focal.

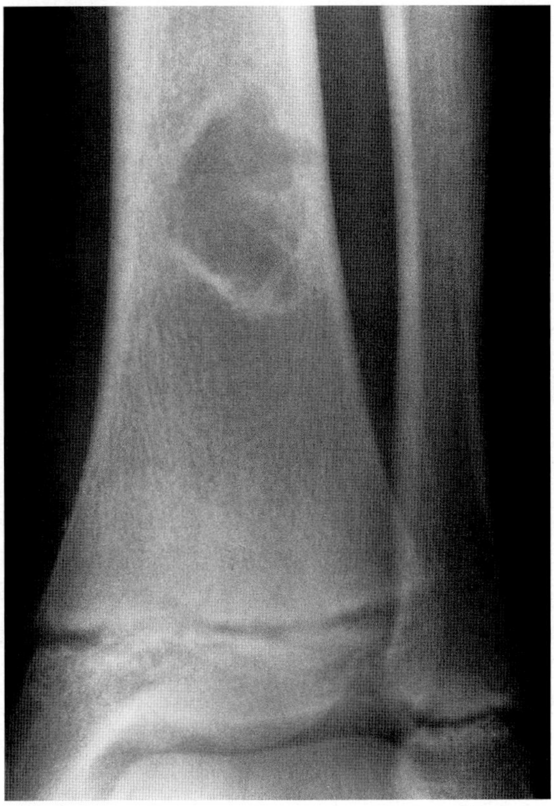

(a)

Fig. 11.10 Lesão localizada. (a) Borda esclerótica bem definida indicando uma lesão benigna – um defeito cortical fibroso. *Continua nas páginas 310-11.*

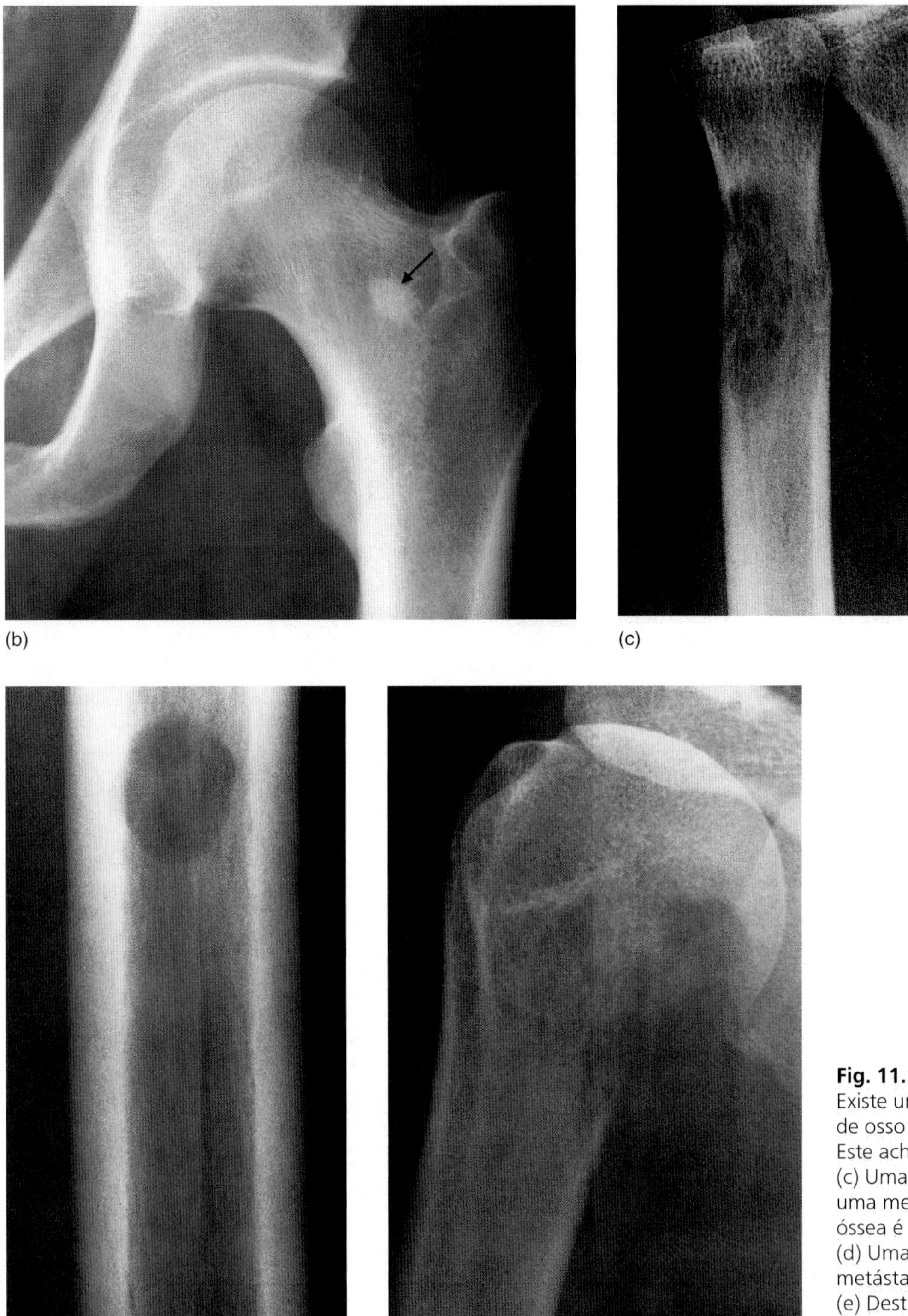

(b) (c) (d) (e)

Fig. 11.10 *Continuação*. (b) Ilhota óssea. Existe uma área pequena e bem definida de osso compacto no colo femoral (seta). Este achado comum não tem significado. (c) Uma borda maldefinida – neste caso, uma metástase; este tipo de destruição óssea é conhecido como permeativo. (d) Uma borda bem definida – uma metástase na diáfise femoral. (e) Destruição do córtex indicando uma lesão agressiva – outra metástase.

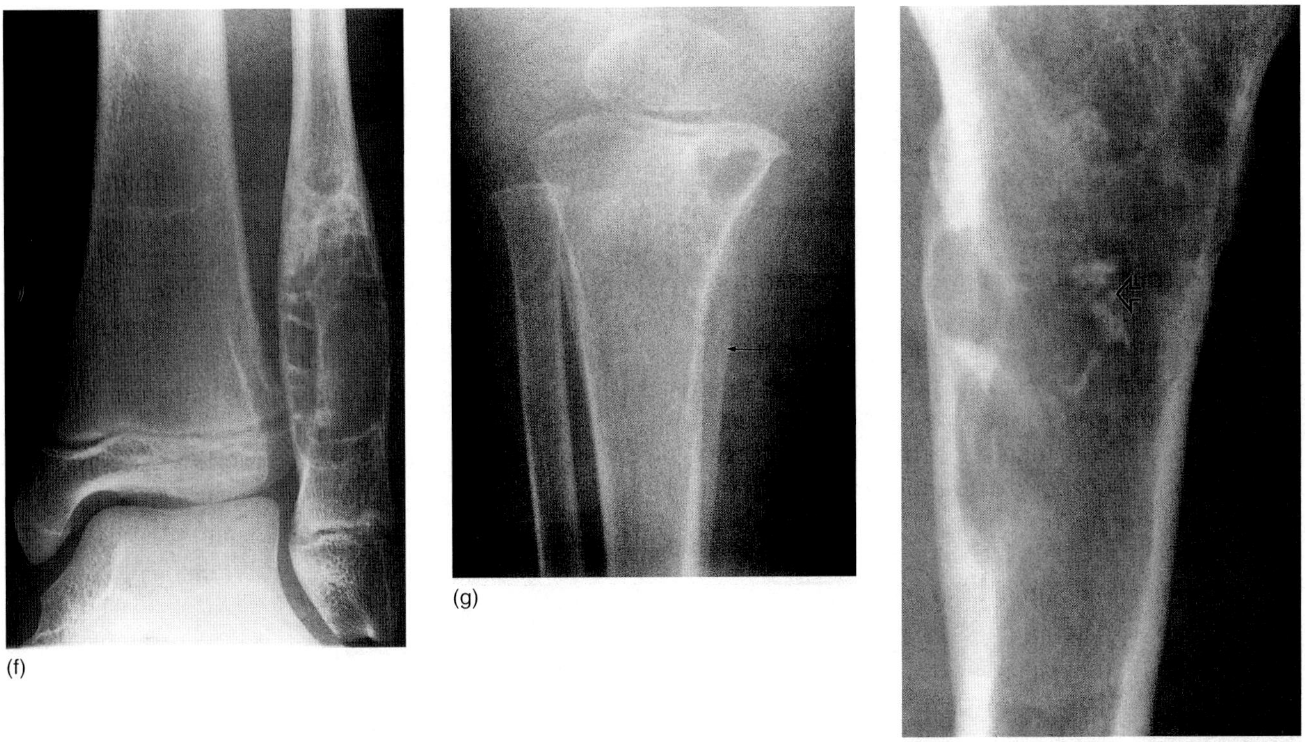

Fig. 11.10 *Continuação*. (f) Expansão do córtex – displasia fibrosa. (g) Reação periosteal (seta) – osteomielite. (h) Conteúdo de cálcio (seta) – um tumor cartilaginoso, neste caso um condrossarcoma.

5 *Densificações calcificadas dentro da lesão*. Calcificação em uma área de destruição óssea ocorre em condições específicas; por exemplo, calcificação num padrão em pipoca geralmente indica um tumor cartilaginoso (Fig. 11.10h), enquanto a calcificação difusa, maldefinida, sugere formação osteóide e indica um osteossarcoma.

6 *Edema de tecido mole*. A presença de uma massa de tecido mole sugere uma lesão agressiva; quanto mais bem definida, maior a probabilidade de tratar-se de uma neoplasia. Edema de tecidos moles adjacente a uma lesão destrutiva focal sugere infecção. Algumas vezes, um tumor originando-se primariamente nos tecidos moles pode destruir o osso por pressão erosiva ou invasão direta.

7 *Local*. O local de uma lesão é importante, tendo em vista que determinadas lesões tendem a ocorrer em certos locais; por exemplo, a osteomielite caracteristicamente ocorre nas áreas metafisárias, particularmente no joelho e tíbia inferior, enquanto tumores de células gigantes apresentam uma posição subarticular.

Tumores ósseos

O diagnóstico preciso de um tumor ósseo pode ser notoriamente difícil, tanto para o radiologista como para o patologista. Diagnóstico histológico preciso é essencial para todas as lesões malignas, sendo importante ter em mente que porções separadas de um tumor podem apresentar aspectos histológicos diferentes. Em geral, a radiografia é a melhor técnica de imagem para fazer um diagnóstico, enquanto a RM e a TC freqüentemente mostram a total extensão de um tumor como sua principal vantagem. O papel principal do escaneamento ósseo com radionuclídeos é o diagnóstico de doença óssea metastática. Tumores malignos metastáticos são, de longe, as neoplasias ósseas mais comuns, excedendo em muitas vezes os tumores malignos primários. Eles são discutidos na página 318.

Tumores malignos primários

Em radiografias, os tumores malignos primários geralmente apresentam margens pouco definidas, muitas vezes com uma ampla zona de transição entre os ossos normal e anormal. A lesão pode destruir o córtex do osso. A reação periosteal freqüentemente está presente e pode ser observada uma massa de tecido mole.

Escaneamentos ósseos com radionuclídeos mostram atividade substancialmente aumentada na lesão.

A RM é a técnica mais precisa para demonstrar a extensão local do tumor, com a vantagem adicional de que as imagens podem ser produzidas nos planos coronal e sagital. A extensão para a cavidade medular e tecidos moles pode ser precisamente definida, assim como a relação com nervos e vasos sangüíneos importantes. A RM fornece esta informação de forma melhor que a TC.

Osteossarcoma (sarcoma osteogênico) (Fig. 11.8) ocorre principalmente na faixa etária de 5-20 anos, mas também é observado em idosos, seguindo uma alteração maligna da doença de Paget. Muitas vezes o tumor origina-se em uma metáfise, mais comumente ao redor do joelho. Geralmente existe destrui-

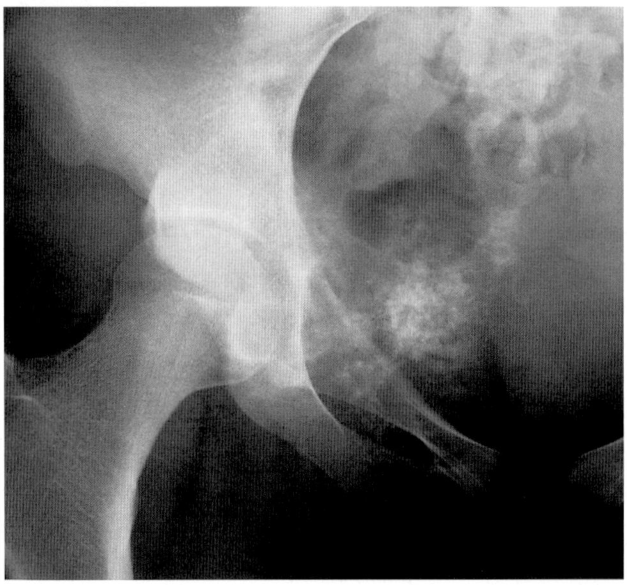

(a)

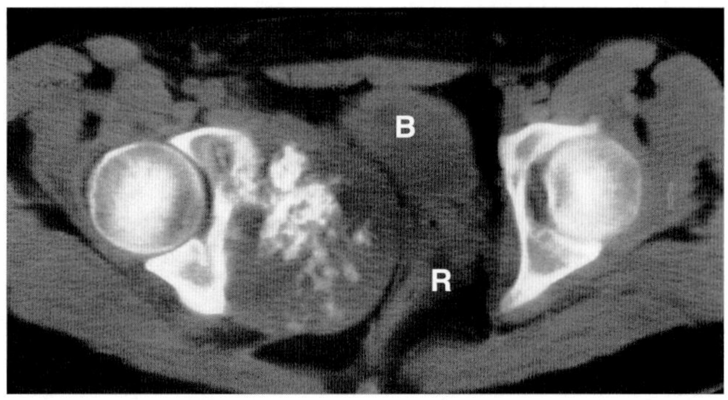

(b)

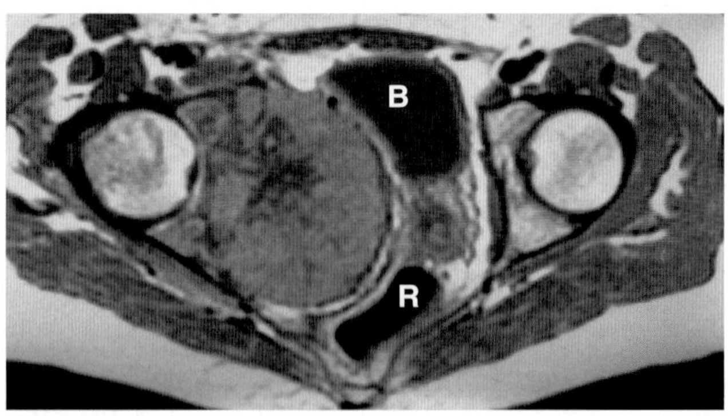

(c)

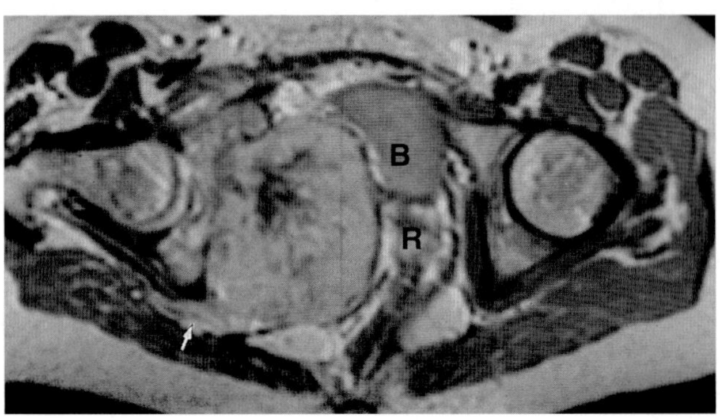

(d)

Fig. 11.11 Condrossarcoma. (a) Radiografia mostrando uma grande massa contendo calcificação, originando-se do ramo púbico. (b) TC mostra uma grande massa contendo cálcio. Também existe um deslocamento da bexiga (B) e reto (R). (c) RM axial do mesmo nível. Note que a calcificação não fornece qualquer sinal. (d) RM a um nível mais baixo mostrando o tumor estendendo-se para dentro dos músculos glúteos (seta).

ção óssea com neoformação óssea e uma reação periosteal típica espiculada, o assim chamado "aspecto em raios de sol" (Fig. 11.2b). O tumor pode elevar-se do periósteo para formar um triângulo de Codman (Fig. 11.2d).

Condrossarcoma ocorre principalmente na faixa etária de 30-50 anos, mais comumente nos ossos pélvicos, escápula, úmero e fêmur. Um condrossarcoma produz uma lesão expansiva lítica contendo tufos de cálcio, um sinal que indica sua origem a partir de células cartilaginosas. Pode ser difícil distingui-lo de sua contraparte benigna, o encondroma, mas um condrossarcoma geralmente é menos bem definido em, no mínimo, uma porção de seus limites externos e pode apresentar uma reação periosteal. Condrossarcomas pélvicos muitas vezes apresentam grandes componentes extra-ósseos, mais bem observados à TC ou à RM (Fig. 11.11). Um condrossarcoma pode originar-se da degeneração maligna de um tumor cartilaginoso benigno.

Fibrossarcoma e histiocitoma fibroso maligno são tumores ósseos raros com características histológicas e radiológicas semelhantes. Ocorrem mais freqüentemente em adultos jovens e de meia-idade, geralmente ao redor do joelho. Na radiografia sua característica é uma área de lise maldefinida, com reação periosteal. Freqüentemente o córtex está fraturado. Não existem características de imagem que distingam estes tumores de metástases ou de linfomas.

Sarcoma de Ewing é um tumor altamente maligno, mais comum em crianças, originando-se da diáfise de ossos longos. Produz destruição óssea bem definida, com reação periosteal típica do tipo "casca de cebola" (Fig. 11.2c).

Tumor de células gigantes possui características de tumores benignos e malignos. É localmente invasivo, mas raramente metastatiza. Ocorre mais freqüentemente ao redor do joelho e punho, depois da fusão das epífises. É uma lesão expansiva destrutiva, de localização subarticular (Fig. 11.12). A margem é relativamente bem definida, mas o córtex é fino e em alguns locais pode apresentar-se completamente destruído.

Linfoma ósseo primário é raro; a maioria dos linfomas ósseos malignos está associada à doença generalizada dos linfonodos. Quando linfomas primários solitários são encontrados, eles podem produzir lesões ósseas escleróticas ou podem causar destruição do osso, sendo indistinguíveis com base nas imagens do fibrossarcoma/histiocitoma fibroso maligno.

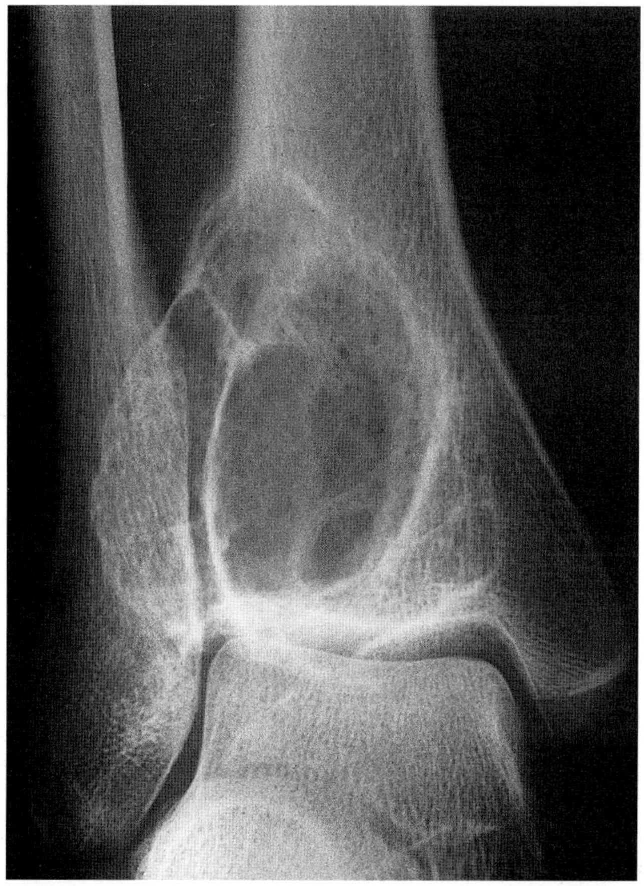

Fig. 11.12 Tumor de células gigantes. Lesão lítica de expansão excêntrica, que afinou a córtex, cruzada por faixas ósseas. A posição subarticular é característica para este tipo de tumor.

Tumores benignos e condições semelhantes a tumores

Incluídos sob esta denominação estão tumores benignos como encondroma, determinadas condições benignas similares a tumores, como displasia fibrosa e algumas anormalidades difíceis de classificar, como o osteoma osteóide e histiocitose de Langerhans. Algumas dessas lesões são discutidas abaixo. Em geral, lesões benignas possuem uma borda bem demarcada do osso normal, por uma linha esclerótica. Causam expansão mas raramente fraturam o córtex. Não existe uma massa de tecido mole e reação periosteal é infreqüente, a não ser que exista uma fratura através da lesão.

Escaneamentos com radionuclídeos de tumores benignos geralmente mostram pouco ou nenhum aumento de atividade, desde que não tenham ocorrido fraturas. A TC e a RM geralmente não são necessárias para a avaliação de tumores benignos.

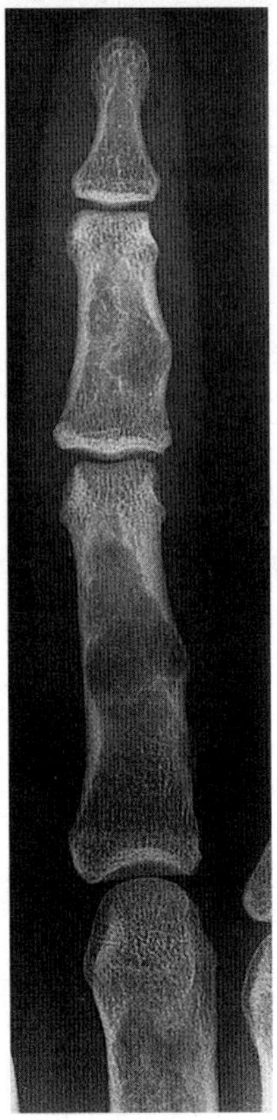

Fig. 11.13 Encondromas no metacarpo e nas falanges, proximal e média, mostrando áreas líticas que expandem, mas não atingem o córtex.

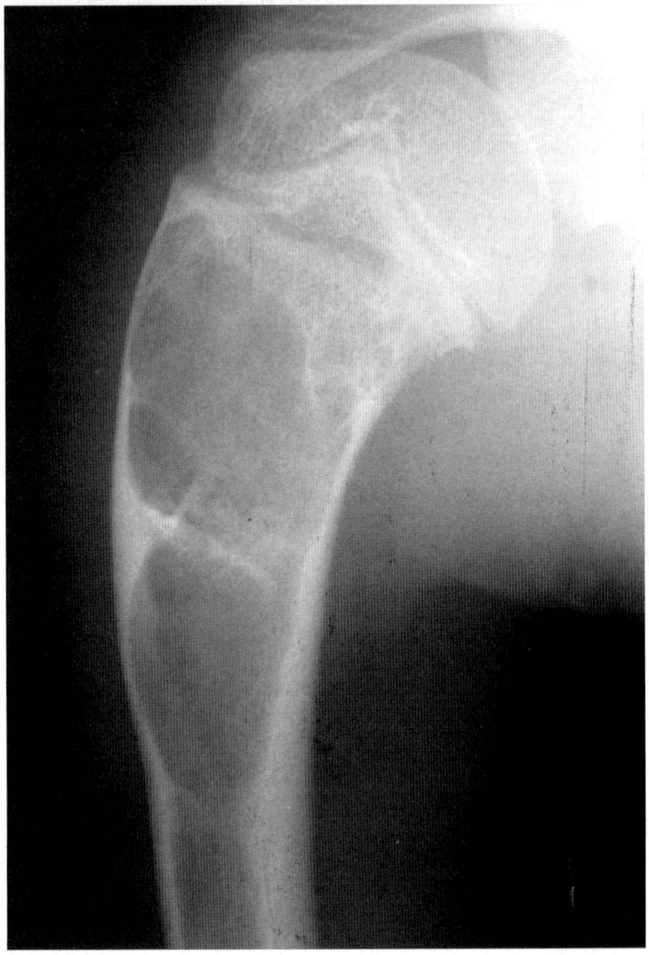

Fig. 11.14 Cistos ósseos. Existe uma lesão expansiva permeada por faixas ósseas na terminação superior do úmero em uma criança. A lesão estende-se para a placa epifisária, mas não a cruza.

Encondromas são visibilizados como lesões expansivas líticas, mais comuns nos ossos da mão (Fig. 11.13). Muitas vezes contêm algumas manchas de cálcio.

Defeitos corticais fibrosos (fibromas não-ossificantes) são achados comuns em crianças e adultos jovens. Produzem áreas radiotransparentes bem definidas no córtex de ossos longos (Fig. 11.10a, pág. 309).

Displasia fibrosa pode afetar um ou diversos ossos. Ocorre mais comumente em ossos longos e costelas como uma área radiotransparente com borda bem definida e que pode expandir o osso (Fig. 11.10f, pág. 311). Pode existir uma linha esclerótica ao redor da lesão.

Um *cisto ósseo simples* possui uma parede de tecido fibroso e está recheado com líquido. Ocorre em crianças e adultos jovens, mais comumente no úmero e fêmur. Cistos ósseos formam uma radiotransparência no sentido da largura da metáfise óssea, com borda bem definida. O córtex pode estar fino e o osso expandido (Fig. 11.14). Freqüentemente, a primeira característica clínica é uma fratura patológica.

Cistos ósseos aneurismáticos não são neoplasias verdadeiras, mas provavelmente são formados secundariamente a um tumor primário subjacente. A maioria é observada em crianças e adultos jovens, na coluna vertebral, ossos longos ou pelve. Estas lesões são puramente líticas e causam expansão maciça do córtex, por isso o nome "aneurismáticos". Podem crescer rapidamente e parecem muito agressivos, mas mesmo assim são lesões benignas. A TC e a RM podem mostrar as poças sangüíneas dentro do cisto. O principal diagnóstico diferencial é de tumor de células gigantes.

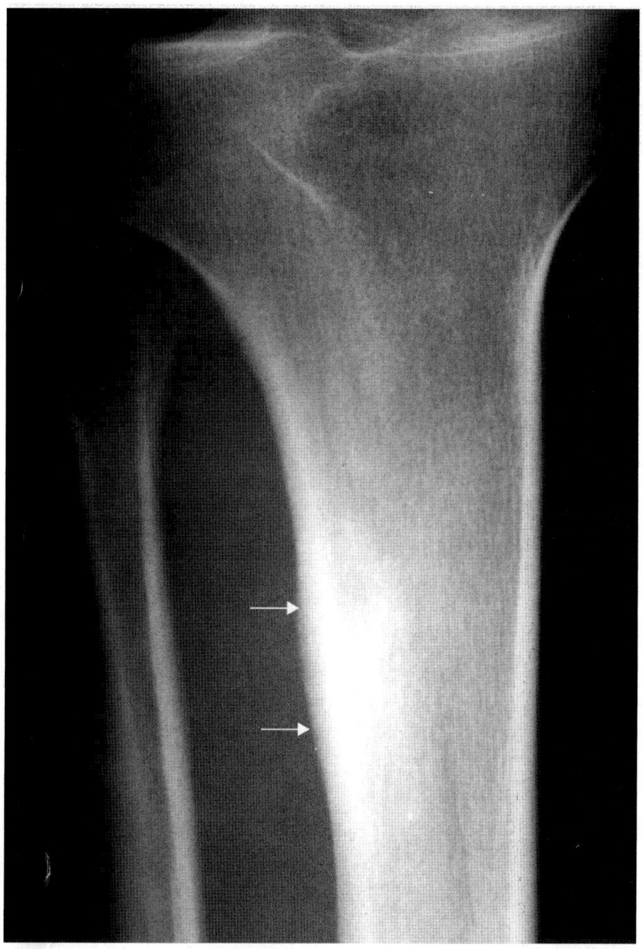

(a)

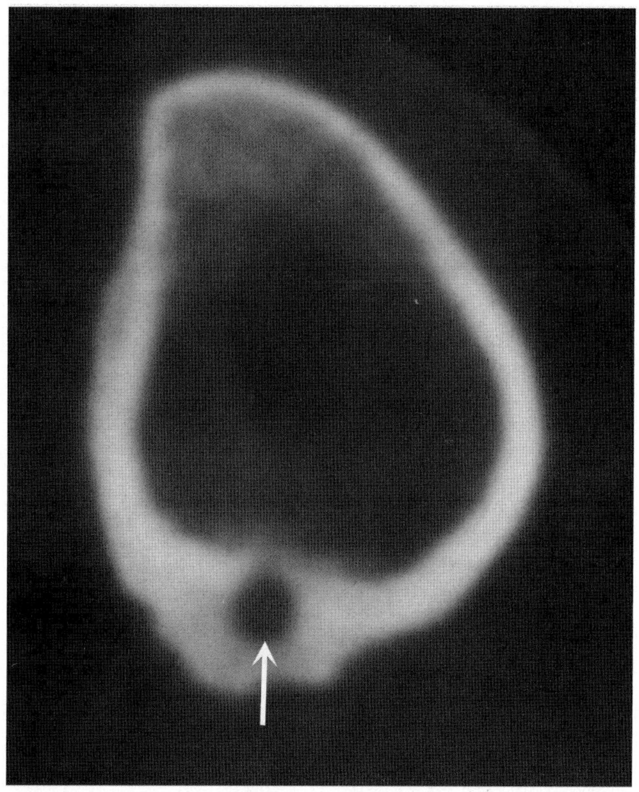

(b)

Fig. 11.15 Osteoma osteóide. (a) Radiografia mostrando uma área de esclerose na terminação superior da tíbia (setas). (b) TC mostra a esclerose com uma translucência central conhecida como nicho (seta).

Um *osteoma osteóide* é uma condição dolorosa encontrada mais comumente no fêmur e tíbia de adultos jovens. Possui um aspecto radiológico característico: uma pequena radiotransparência, algumas vezes com manchas centrais de calcificação, conhecidas como nicho, circundadas por uma linha esclerótica densa. Uma reação periosteal também pode estar presente (Fig. 11.15). A TC mostra estas características e os osteomas osteóides também podem ser visibilizados à RM. Uma investigação imagenológica importante é o escaneamento ósseo com radionuclídeos, que mostra acentuado aumento focal de atividade. O exame com radionuclídeos é particularmente útil quando o osteoma osteóide é difícil de visibilizar na radiografia (veja Fig. 11.6, pág. 305), sendo útil na localização do tumor durante a cirurgia, utilizando uma pequena sonda que detecta radiação gama.

Granuloma eosinófilo é a forma mais leve e mais freqüente da histiocitose de Langerhans (previamente conhecida como histiocitose X). Ocorre em crianças e adultos jovens e produz lesões líticas que podem ser únicas ou múltiplas, mais freqüentemente nos ossos do crânio, pelve, fêmur e costelas. Podem ser observadas lesões extensas dando origem ao assim chamado "crânio geográfico" (veja Fig. 15.4, pág. 393). Lesões de ossos longos mostram destruição óssea que pode ser bem ou maldefinida, podendo apresentar uma borda esclerótica. Algumas vezes observa-se uma reação periosteal.

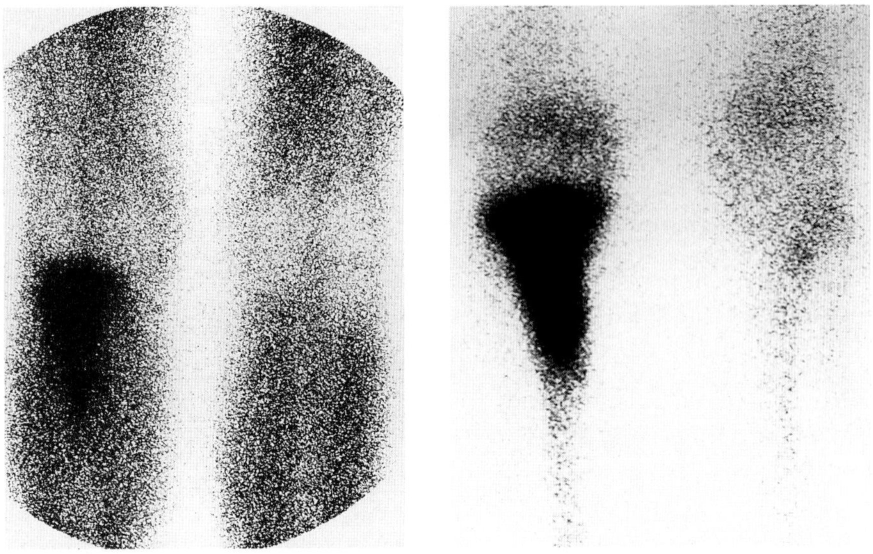

(a) (b)

Fig. 11.16 Osteomielite. Escaneamento com radionuclídeos dos joelhos. (a) O escaneamento do *pool* sanguíneo realizado 1 minuto após injeção do radionuclídeo mostra aumento da captação na porção superior da perna, devido à hiperemia. (b) O escaneamento retardado realizado 3 horas mais tarde mostra aumento substancial da captação no próprio osso.

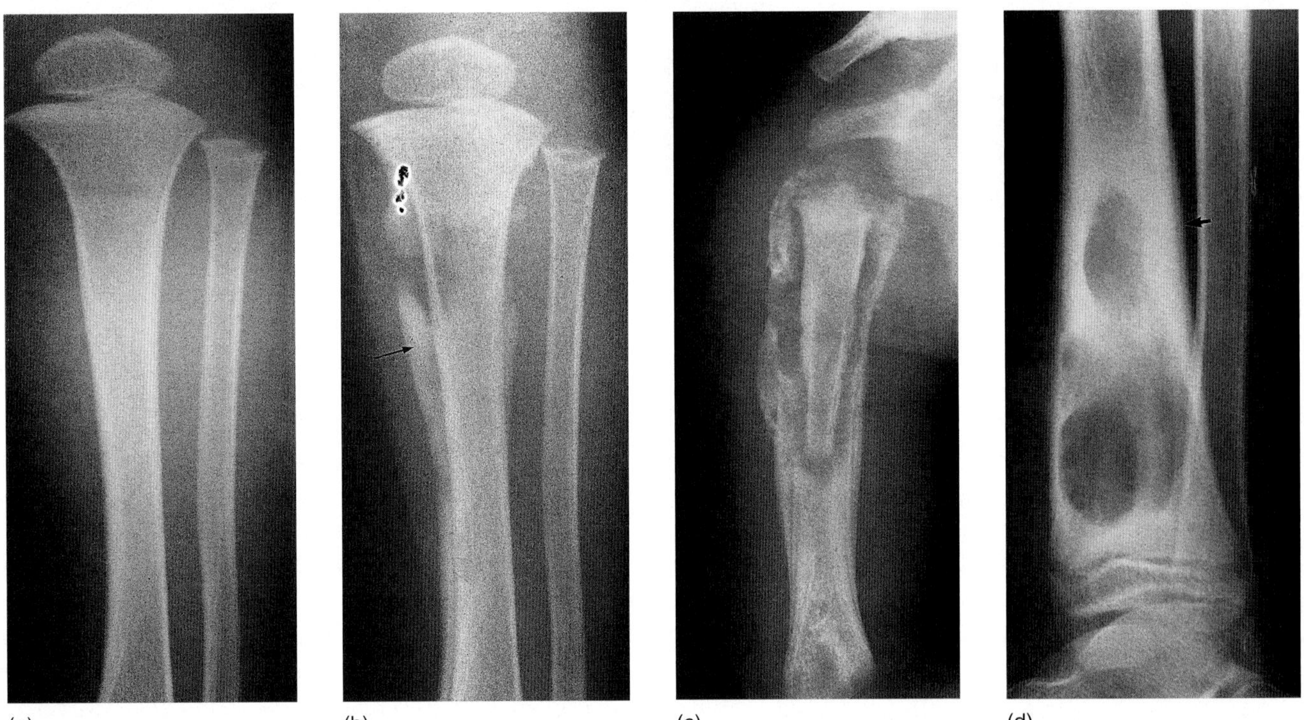

(a) (b) (c) (d)

Fig. 11.17 Osteomielite. (a) Radiografia inicial não revela anormalidades. (b) Radiografia realizada três semanas mais tarde mostra destruição da terminação superior da tíbia e extensa reação periosteal ao longo da tíbia, particularmente do lado medial (seta). (c) Osteomielite aguda tardia em outra criança jovem. A porção superior do úmero separou-se na forma de seqüestro. Encontra-se circundada por uma extensa reação periosteal formando um invólucro. (d) Osteomielite crônica (abscesso de Brodie) em um jovem mostrando uma radiotransparência circundada por esclerose substancial. Uma leve reação periosteal está presente (seta).

Osteomielite

Osteomielite é mais freqüentemente causada pelo *Staphylococcus aureus* e geralmente afeta lactentes e crianças. As radiografias iniciais são normais, uma vez que as alterações ósseas não são visíveis antes de 10-14 dias após início da infecção, mas o escaneamento ósseo com radionuclídeos e a RM mostram alterações mais precocemente na evolução da doença, em um dia ou dois (Fig. 11.16).

Tipicamente, osteomielite aguda afeta a metáfise de um osso longo, geralmente o fêmur ou a tíbia. Os sinais mais precoces na radiografia são edema de tecidos moles e destruição óssea na metáfise com uma reação periosteal, que eventualmente pode tornar-se bastante extensa e circundar o osso, formando um invólucro (Fig. 11.17b). Uma parte do osso original pode morrer e formar um fragmento denso separado, conhecido como seqüestro (Fig. 11.17c). Um escaneamento ósseo com radionuclídeos mostrará aumento da atividade nas imagens precoces *(pool* sanguíneo), refletindo hiperemia e na fase de imagens ósseas tardias. A ultra-sonografia pode demonstrar coleções subperiosteais de pus, bem antes que alterações ósseas se tornem evidentes na radiografia. Imagens por ressonância magnética são a investigação de escolha e mostram evidências de edema ósseo e acúmulo de pus no osso e tecidos moles (Fig. 11.18).

Na osteomielite crônica o osso torna-se espessado e esclerótico, com perda da diferenciação entre o córtex e a medula. Dentro do osso pode ser observado seqüestro e áreas de destruição óssea. Este tipo de lesão é denominado abscesso de Brodie (Fig. 11.17d). Tomografia computadorizada pode ser usada em casos selecionados para demonstrar seqüestro ósseo e trajetos fistulosos. A ressonância magnética pode ser útil na determinação da atividade através da identificação da inflamação medular.

Osteomielite tuberculosa é um problema particular em populações da África e Ásia, sendo observada com freqüência crescente em pacientes com AIDS. A coluna vertebral é o local de infecção mais freqüente, seguido pelas grandes articulações, porém, qualquer osso pode ser afetado. A doença é relativamente indolor e produz grandes áreas de destruição óssea que, diferente da osteomielite piogênica, podem ser relativamente assintomáticas nos estágios precoces.

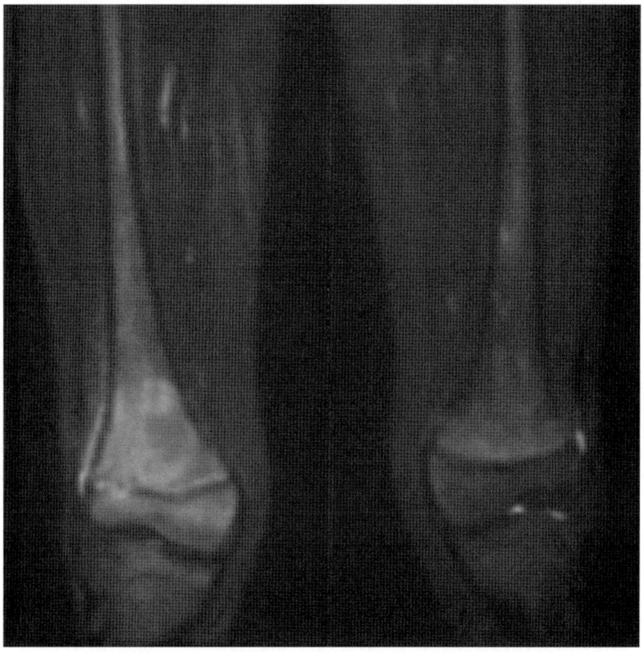

Fig. 11.18 Osteomielite. RM de uma criança de 9 anos de idade mostrando alto sinal na região metafisária do fêmur direito.

Distinção entre neoplasia e osteomielite

Nem sempre é possível fazer a distinção entre osteomielite e tumor ósseo utilizando exames de imagem, tornando necessária uma biópsia. A história clínica é importante. Nos tumores ósseos malignos, as radiografias geralmente são anormais quando o paciente vem à primeira consulta, enquanto na osteomielite as radiografias iniciais freqüentemente são normais. Porém, caso radiografias precoces não estejam disponíveis, podem ocorrer dificuldades na distinção entre osteomielite aguda e um tumor altamente maligno como um tumor de Ewing ou um osteossarcoma. A osteomielite crônica pode simular um tumor ósseo benigno aos exames de imagem, mas a presença de febre e, algumas vezes, secreções oriundas de focos infecciosos auxiliam no diagnóstico de uma lesão infecciosa. Tomografia computadorizada e ressonância magnética são mais informativas, porque mostram melhor a lesão, mas mesmo com estas modalidades de imagem pode ser bastante difícil decidir entre infecção e neoplasia.

O escaneamento ósseo com ^{99m}Tc é positivo na osteomielite e nos tumores malignos, não podendo ser utilizado para diferenciação.

Infarto ósseo

Infarto ósseo ocorre mais freqüentemente em porções intra-articulares dos ossos e, conseqüentemente, é descrito no capítulo de doenças articulares (pág. 344). Contudo, infartos podem ocorrer na metáfise de um osso em diversas doenças, incluindo a doença do caixão, anemia falciforme ou após radioterapia. Algumas vezes são encontrados incidentalmente em pessoas mais idosas, sem causa conhecida. Na fase aguda, não existe anormalidade visível outra que uma reação periosteal muito ocasional. Uma vez curados, aparecem como calcificação irregular na medula de um osso longo (Fig. 11.19).

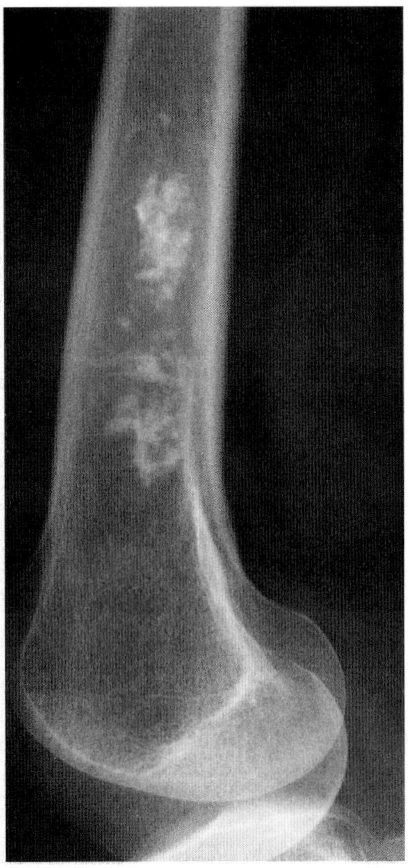

Fig. 11.19 Infarto ósseo. Existe calcificação na medula da porção inferior do fêmur.

LESÕES FOCAIS MÚLTIPLAS

Metástases

Metástases são, de longe, os tumores ósseos malignos mais comuns, excedendo numericamente em muitas vezes os tumores primários. Metástases podem ser escleróticas, líticas ou uma mistura de líticas e escleróticas. Os ossos contendo medula vermelha são os mais freqüentemente afetados, especialmente a coluna vertebral, crânio, costelas, pelve, úmero e fêmur.

Muitos tumores metastatizam para o osso, mas metástases líticas em adultos geralmente se originam de um carcinoma de mama e brônquios, menos comumente de carcinomas da tireóide, rim ou cólon e em crianças a partir de um neuroblastoma ou leucemia. Metástases líticas dão origem a áreas bem ou maldefinidas de destruição óssea, sem uma borda esclerótica. As lesões variam de pequenos buracos a grandes áreas de destruição óssea (Fig. 11.20). Nos ossos longos, as metástases geralmente aparecem na medula óssea e quando crescem, aumentam em tamanho e destroem o córtex. Metástases e mieloma são praticamente as únicas causas de lesões líticas múltiplas evidenciadas nos ossos.

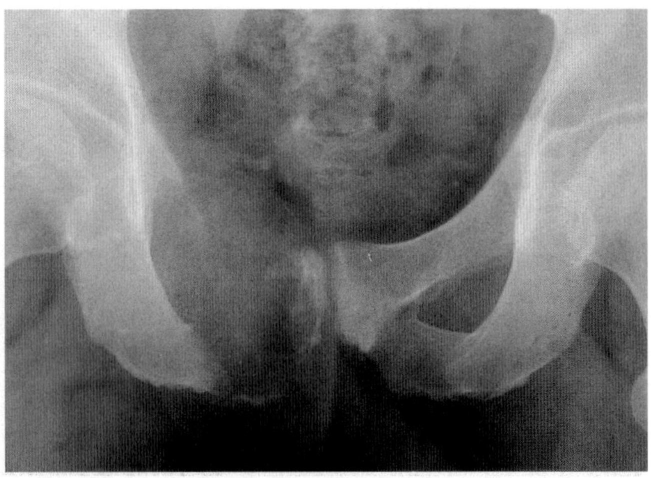

Fig. 11.20 Metástase a partir de um carcinoma do rim, causando uma grande área de destruição óssea com uma borda maldefinida no ramo superior e inferior direito do púbis.

Metástases escleróticas aparecem como áreas maldefinidas de densidade aumentada e tamanho variável, com margens maldefinidas. Em homens, são mais comumente devidas a metástases de carcinoma da próstata (Fig. 11.21), e em mulheres a carcinomas da mama.

Metástases líticas e escleróticas não são incomuns. Muitas vezes são observadas com carcinomas da mama (Fig. 11.22).

Uma reação periosteal é incomum nas metástases, exceto no neuroblastoma (Fig. 11.23).

Um escaneamento ósseo com radionuclídeos é muito mais sensível na detecção de metástases que radiografias. Não somente mais lesões podem ser detectadas, mas também é um exame mais fácil para o paciente que um estudo radiográfico de todo o esqueleto, que envolve a realização de múltiplas radiografias. Aproximadamente 30% das metástases observadas em um escaneamento ósseo não são visíveis em radiografias. Aumento da captação de radionuclídeos em um paciente com tumor primário conhecido e radiografias ósseas normais sugere metástases.

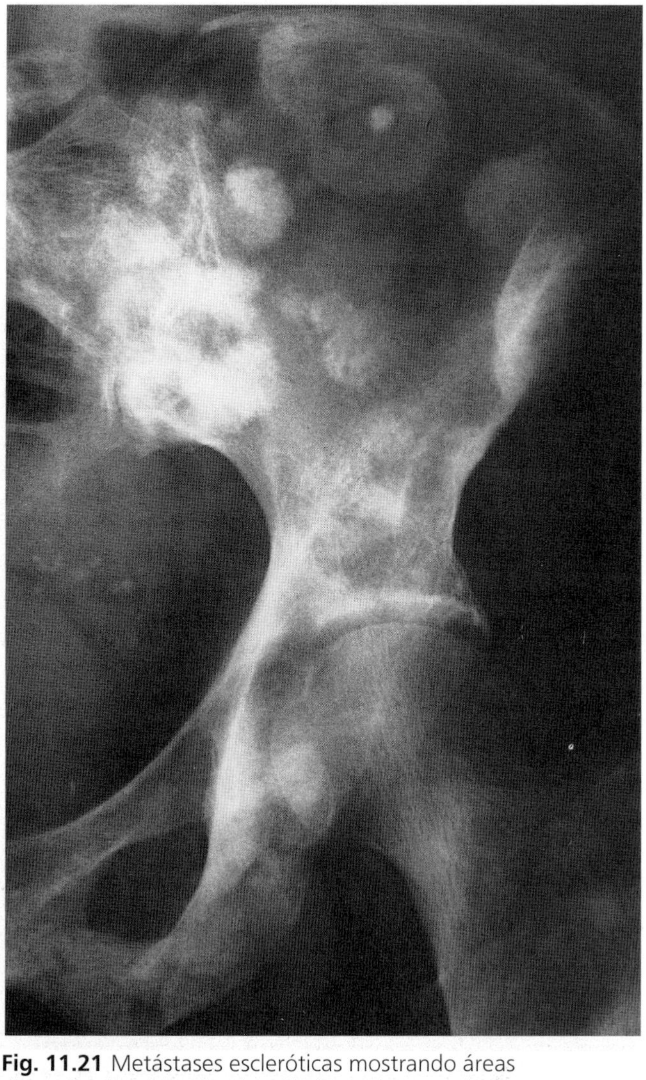

Fig. 11.21 Metástases escleróticas mostrando áreas disseminadas de maior densidade.

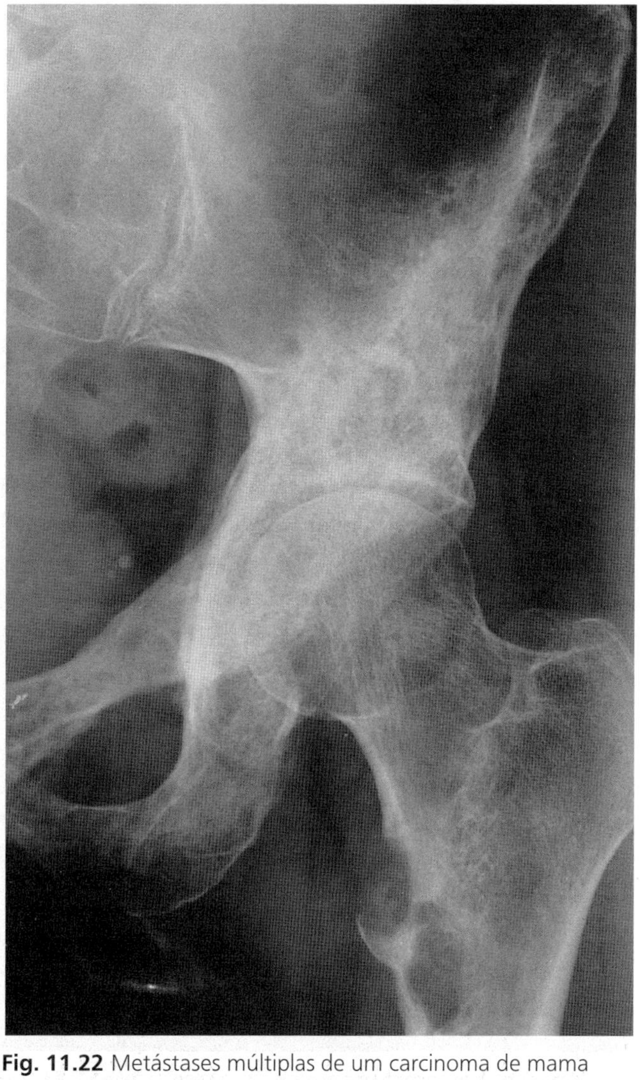

Fig. 11.22 Metástases múltiplas de um carcinoma de mama mostrando áreas líticas e escleróticas.

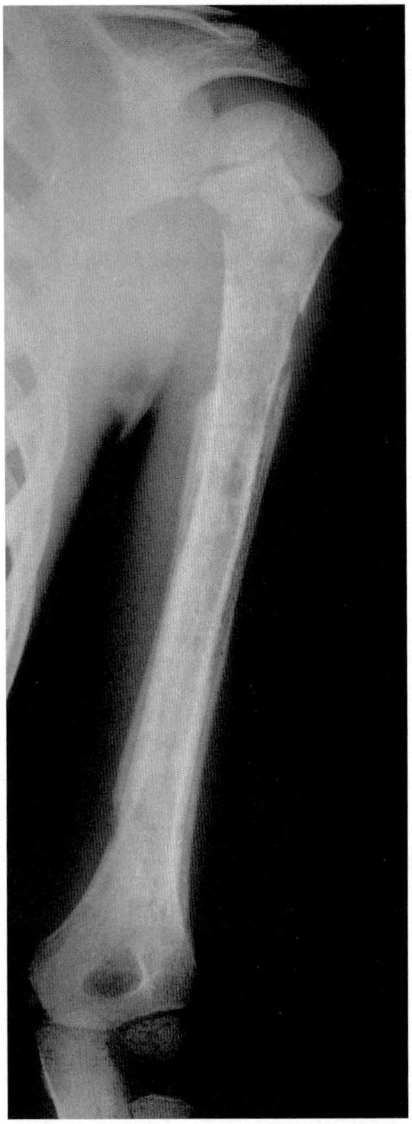

Fig. 11.23 Neuroblastoma. No úmero desta criança existem diversas áreas líticas e uma reação periosteal intensa.

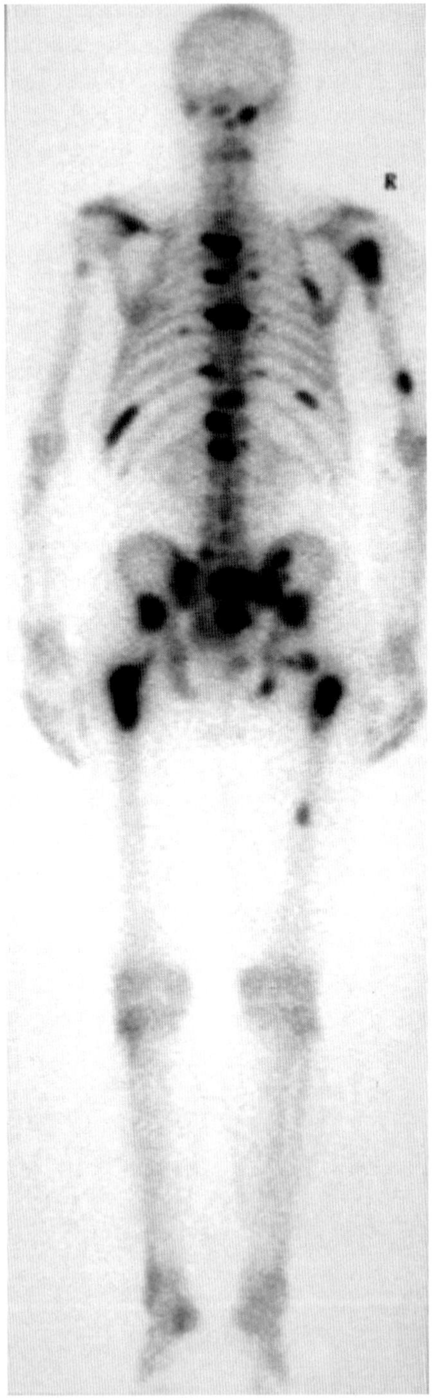

Fig. 11.24 Metástases. Escaneamento ósseo com radionuclídeos mostrando numerosas áreas discretas de maior captação nos ossos de um paciente com carcinoma de próstata.

Caso sejam observadas numerosas áreas de aumento da atividade num paciente com carcinoma primário conhecido, então o diagnóstico de metástases é praticamente certo (Fig. 11.24). Caso somente um ou algumas poucas áreas de atividade aumentada estejam presentes, são necessárias radiografias para excluir a possibilidade de uma condição benigna, tal como uma alteração degenerativa ou fratura como responsável pelo aumento de captação de radionuclídeos. Caso o escaneamento ósseo seja normal, é improvável que a radiografia mostre metástases.

A RM é melhor que o escaneamento com radionuclídeos na detecção e visibilização de mais metástases, mas é mais difícil representar todo o esqueleto com RM. A RM possui um papel importante quando o escaneamento ósseo é normal ou equívoco tendo em vista uma forte suspeita clínica de metástases. A RM é utilizada quando existe a possibilidade de metástases causando compressão da medula espinal, porque mostrará metástases ósseas e seu efeito sobre a medula espinal (Fig. 11.25). Tomografia computadorizada pouco tem a oferecer para a detecção de metástases, sendo menos sensível que a RM e inapropriada para representação de grandes porções do esqueleto.

Mieloma múltiplo

Apesar de os depósitos do mieloma poderem ser encontrados em qualquer osso, são mais freqüentemente observados em ossos com hematopoiese ativa. As lesões ósseas podem lembrar metástases líticas (Fig. 11.26), mas muitas vezes são mais bem definidas e podem causar expansão do osso. Envolvimento difuso da medula óssea pode dar origem à perda generalizada da densidade óssea, produzindo um quadro similar ao da osteoporose.

A maioria dos depósitos do mieloma mostra aumento da atividade em escaneamentos ósseos com radionuclídeos. Em algumas instâncias, contudo, mesmo grandes áreas de destruição óssea, que são claramente visíveis em radiografias, não mostram anorma-

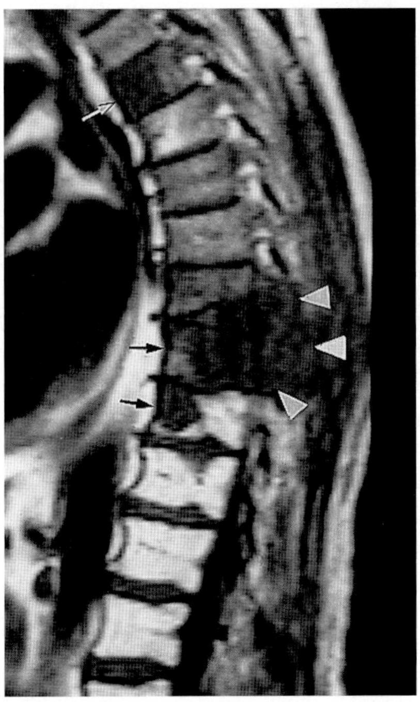

Fig. 11.25 Metástases provocadas por carcinoma de próstata. Escaneamento sagital de RM mostrando baixa intensidade de sinal em diversos corpos vertebrais (setas). Note que as metástases também envolvem os elementos posteriores de duas vértebras adjacentes (cabeças de setas).

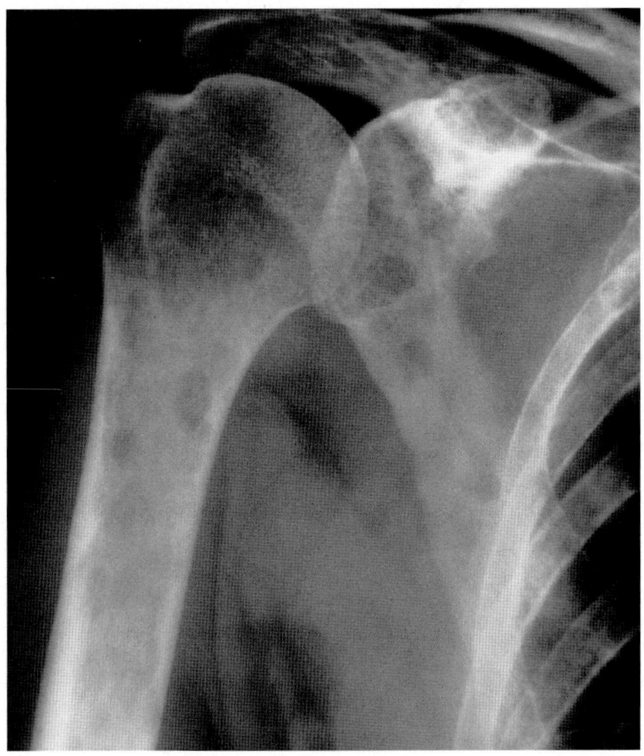

Fig. 11.26 Depósitos de mieloma causando múltiplas lesões líticas bem definidas.

lidades no escaneamento. Mesmo assim, é raro que todas as lesões sejam invisíveis em um paciente em particular, de modo que o escaneamento ósseo é utilizado para propósitos de uma visão global, ficando como reserva o estudo radiológico de todo o esqueleto. O papel da RM na detecção de metástases também se aplica ao mieloma múltiplo.

Linfoma maligno e leucemia

Linfoma maligno envolvendo o osso pode dar origem a lesões que lembram metástases em todas as modalidades de imagem (Fig. 11.8c, pág. 307).

O envolvimento ósseo na leucemia aguda em crianças não é incomum. Os depósitos leucêmicos produzem destruição óssea permeativa maldefinida, em geral nas regiões metafisárias. Lesões ósseas são muito raras em adultos com leucemias.

REAÇÕES PERIOSTEAIS MÚLTIPLAS

Reações periosteais múltiplas são vistas em conjunto com outros sinais em:

- Lesão não-acidental.
- Infecção óssea disseminada, por exemplo, sífilis congênita, recém-natos com cateteres intravenosos infectados.
- Estase venosa e ulceração dos membros inferiores, nos quais podem ser encontrados reação periosteal de pequeno grau e espessamento cortical da tíbia e fíbula.
- Osteoartropatia pulmonar hipertrófica. Nesta condição, existe reação periosteal disseminada ao redor dos ossos dos antebraços e pernas inferiormente que, quando grave, estende-se envolvendo as mãos e os pés (Fig. 11.27). Dedos em baqueta de tambor invariavelmente estão presentes. Osteoartropatia pulmonar hipertrófica é observada em numerosas condições, geralmente intratorácicas, nas quais o carcinoma brônquico é, de longe, a mais comum.
- Escorbuto.

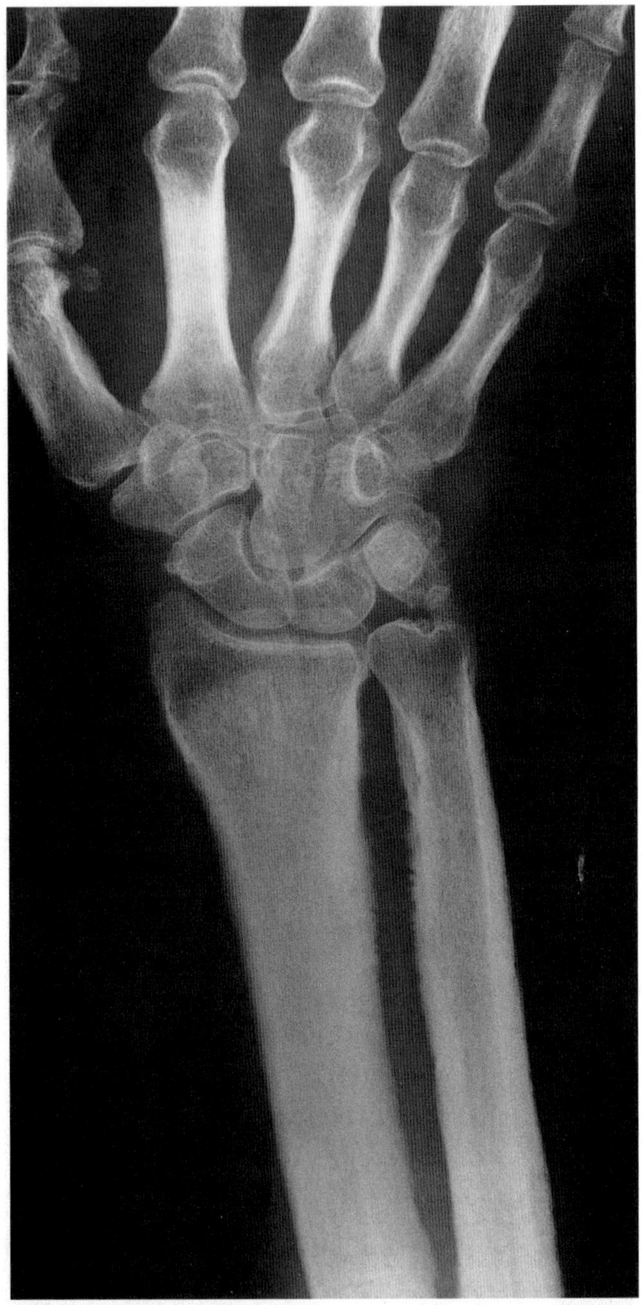

Fig. 11.27 Osteoartropatia pulmonar hipertrófica. Existe uma reação periosteal que está presente nas diáfises do rádio e ulna e nos metacarpianos. Neste caso estava associada a um carcinoma brônquico.

REDUÇÃO GENERALIZADA NA DENSIDADE ÓSSEA (OSTEOPENIA)

A densidade radiográfica do osso depende da quantidade de cálcio presente nos ossos. O conteúdo de cálcio pode estar diminuído devido a um distúrbio do metabolismo do cálcio, como na osteomalacia ou hiperparatireoidismo, ou devido a uma redução da matriz protéica, como na osteoporose. O diagnóstico radiológico de redução da densidade óssea muitas vezes é difícil, especialmente porque o aspecto dos ossos é acentuadamente afetado por fatores de exposição radiográfica.

As principais causas de redução generalizada na densidade óssea são:

- Osteoporose.
- Osteomalacia.
- Hiperparatireoidismo.
- Mieloma múltiplo, que pode causar perda generalizada da densidade óssea, com ou sem destruição óssea focal.

Cada uma destas condições pode apresentar outras características radiológicas que possibilitam um diagnóstico, mas quando faltam, como ocorre freqüentemente na osteoporose e osteomalacia, torna-se muito difícil distinguir entre elas radiologicamente.

Osteoporose

Osteoporose é a conseqüência de uma deficiência na matriz protéica (osteóide). O osso remanescente é normalmente mineralizado e parece histologicamente normal, mas como a matriz está reduzida em quantidade, existe, necessariamente, uma redução no conteúdo de cálcio. Osteoporose predispõe a fraturas, particularmente dos corpos vertebrais e quadris.

As causas mais freqüentes da osteoporose são:

- Idiopática, freqüentemente subdividida de acordo com a idade de início, por exemplo, juvenil, pós-menopausa, senil; osteoporose pós-menopausa e senil são as formas mais freqüentes: mais de 50% das mulheres com mais de 60 anos de idade apresentam osteoporose.
- Síndrome de Cushing e tratamento com corticóides.
- Desuso.

O diagnóstico radiológico de osteoporose somente é feito quando outras doenças foram excluídas. Destruição óssea, que pode indicar carcinoma metastático ou mieloma e evidência de hiperparatireoidismo e osteomalacia devem ser considerados porque estas condições podem lembrar bastante a osteoporose.

As alterações da osteoporose são mais bem observadas na coluna vertebral (Fig. 11.28). Apesar de existir uma diminuição global na densidade óssea, o córtex está claramente delimitado, como se desenhado a lápis. Uma característica importante é o colapso de corpos vertebrais, representando fraturas de compressão, que resultam em corpos vertebrais com aspecto em cunha ou bicôncavo. Várias vértebras podem estar envolvidas e os espaços discais muitas vezes parecem ampliados.

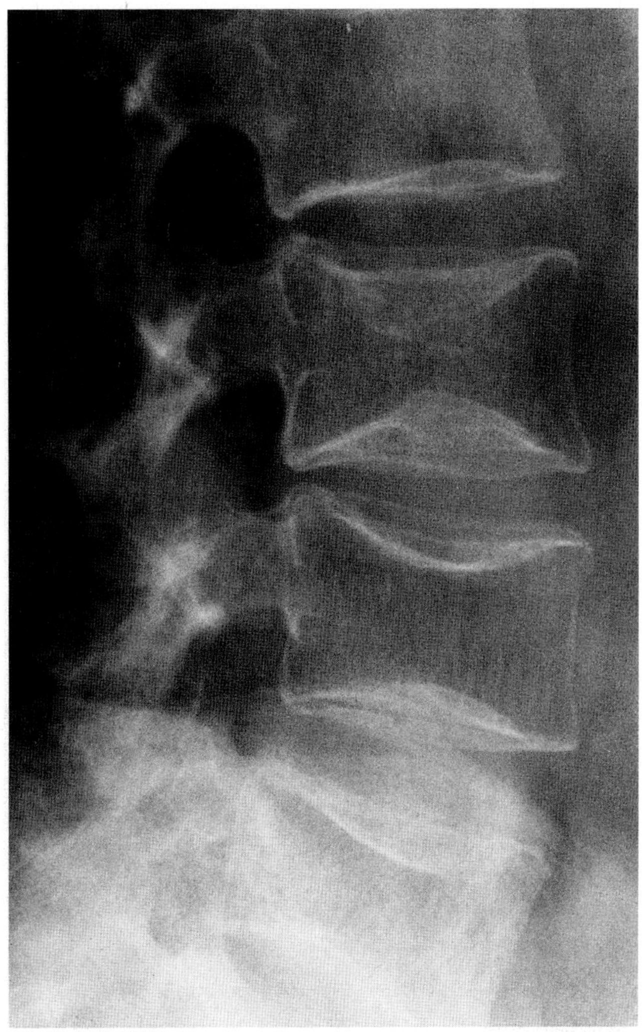

Fig. 11.28 Osteoporose senil. Existe redução da densidade óssea, mas a borda dos corpos vertebrais está bem demarcada. Note o colapso parcial de vários corpos vertebrais e alargamento dos espaços discais.

Os ossos longos apresentam córtex fino. Muitas das trabéculas foram reabsorvidas, mas as que permanecem estão claramente delineadas.

Osteoporose por desuso pode ser causada por dor localizada ou imobilização de uma fratura (Fig. 11.29). Ao lado de uma redução na densidade e afinamento do córtex, o osso algumas vezes possui um aspecto manchado.

Síndrome da distrofia simpática reflexa (atrofia de Sudeck) é um distúrbio do sistema nervoso simpático englobando osteoporose grave e edema dos tecidos moles após uma fratura. O grau de osteoporose é desproporcional ao traumatismo ou grau de desuso.

Screening visando osteoporose

Como a osteoporose é um problema tão prevalente e, uma vez estabelecida, de difícil tratamento, foram feitos esforços no sentido de desenvolver exames para o *screening* da população de risco, para instituir tratamento preventivo, como por exemplo, terapia de reposição hormonal. A massa óssea geralmente é medida através da absorção dual de energia de raios X, geralmente abreviada por DEXA *(dual energy x-ray absorption)* e os resultados expressos como densidade óssea comparada à população normal, muitas vezes expressos como desvios-padrão da média. Apesar de a densidade óssea poder ser precisamente medida e reproduzida, até o momento não está claro quão útil a densitometria pode ser na seleção de pacientes para uma terapia preventiva, a partir de uma base populacional ampla.

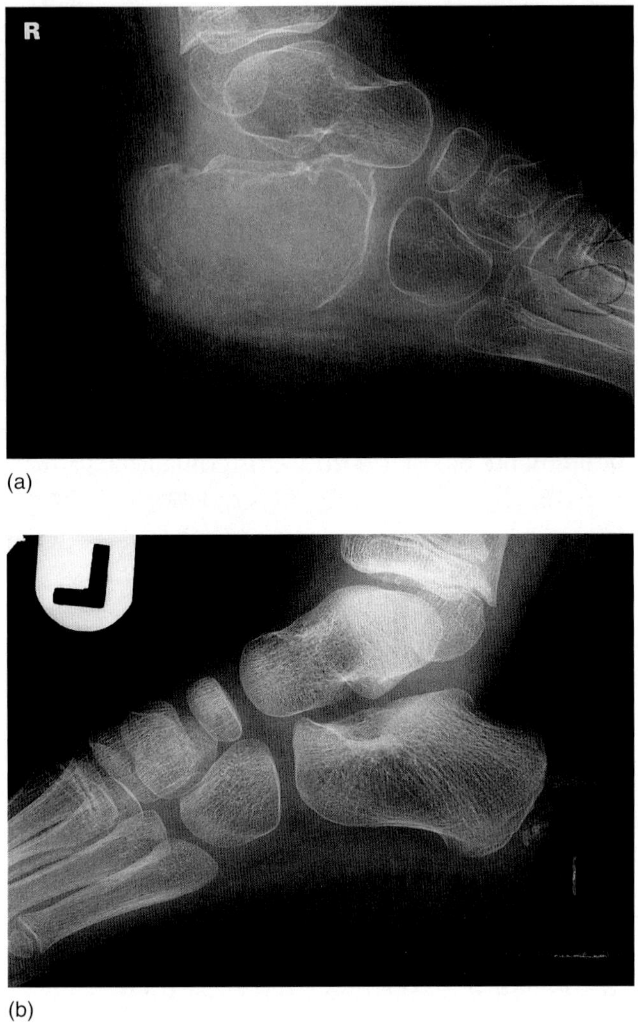

Fig. 11.29 (a) Osteoporose de desuso devida à osteomielite do calcâneo direito. O calcâneo está parcialmente destruído pela infecção. Os ossos remanescentes do pé direito mostram redução acentuada da densidade óssea com córtex bem definido. Compare esses ossos com aqueles do pé esquerdo normal (b).

Raquitismo e osteomalacia

Nestas condições, existe mineralização pobre do osteóide. Caso isto ocorra antes do fechamento epifisário, a condição é conhecida como raquitismo – em adultos esta condição é conhecida como osteomalacia.

As principais causas de raquitismo e osteomalacia são:

- Deficiência dietética de vitamina D ou falta de exposição à luz solar, resultando em redução da produção de vitamina D endógena.
- Má absorção, resultando em distúrbio da absorção de cálcio ou vitamina D.
- Doença renal, na qual o raquitismo se desenvolve a despeito de quantidades normais de vitamina D na dieta, por isso o termo "raquitismo resistente à vitamina D":
  - defeitos tubulares: hipofosfatemia, síndrome de Fanconi e acidose tubular renal
  - insuficiência renal crônica: distúrbios na capacidade de ativar a vitamina D.

Independentemente da causa da osteomalacia ou raquitismo, as alterações ósseas são similares. Quando devida à insuficiência renal crônica, as alterações do hiperparatireoidismo também podem estar presentes.

No *raquitismo,* as alterações são máximas no local onde o osso cresce, de modo que são mais bem observadas nos joelhos, punhos e tornozelos. A região de calcificação provisional é deficiente e as metáfises são irregularmente mineralizadas, alargadas e em forma de xícaras (Fig. 11.30). Isso resulta em um aumento da distância entre a epífise visível e a porção calcificada da metáfise. A redução generalizada na densidade óssea, no entanto, pode não ser muito evi-

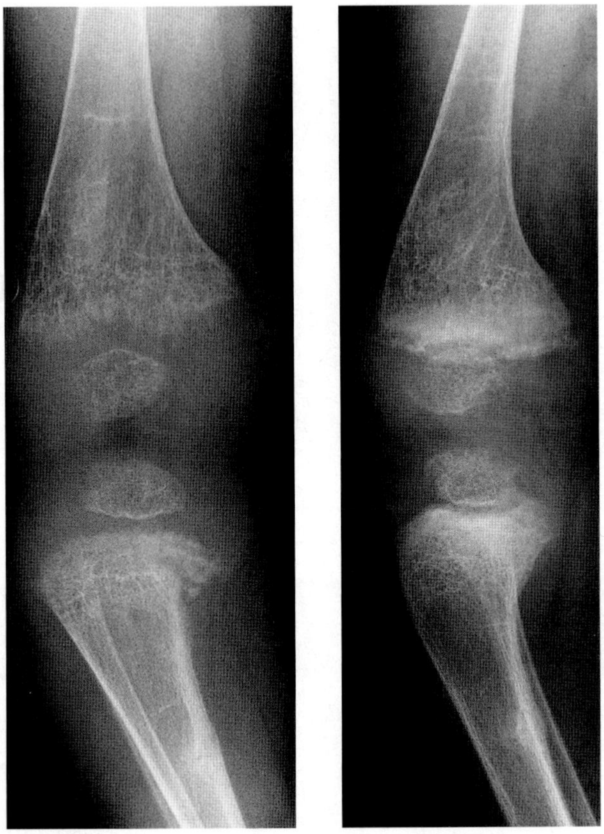

(a) (b)

Fig. 11.30 (a) Raquitismo. Raquitismo dietético mostrando alargamento e mineralização irregular das metáfises, que apresentam um aspecto irregular. A densidade óssea está diminuída e as pernas estão arqueadas. (b) Após instituição de tratamento com vitamina D ocorreu a mineralização das metáfises.

dente. Deformidades dos ossos ocorrem porque o osso desmineralizado torna-se macio. Fraturas em galho verde são comuns.

Na *osteomalacia* os achados característicos são perda da densidade óssea, afinamento das trabéculas e córtex e zonas de Looser (pseudofraturas) (Fig. 11.31a). Zonas de Looser são faixas curtas radiotransparentes que trafegam pelo córtex em ângulos retos, geralmente apenas em parte através do osso para serem fraturas de insuficiência. Podem apresentar uma margem esclerótica que as torna mais evidentes. São comuns na escápula, porções mediais do colo femoral e dos ramos do púbis.

Deformidade óssea, conseqüente ao amolecimento ósseo, é uma característica importante. Na coluna vertebral, os corpos vertebrais são bicôncavos (Fig. 11.31b), os fêmures arqueados e, em casos graves, as paredes laterais da pelve podem estar dobradas para dentro, levando à assim chamada "pelve trirradiada".

Hiperparatireoidismo

Excesso de hormônio paratireóideo mobiliza cálcio dos ossos, resultando em uma redução da densidade óssea.

Hiperparatireoidismo pode ser primário, devido à hiperplasia ou tumor das glândulas paratireóides, ou secundário à insuficiência renal crônica (veja próxima seção referente à osteodistrofia renal).

Muitos pacientes com hiperparatireodismo primário apresentam cálculos renais e somente uma pequena minoria apresenta alterações ósseas radiológicas.

Os sinais de hiperparatireoidismo nos ossos são:

- Uma perda generalizada da densidade óssea, com perda da diferenciação entre córtex e medula. O padrão trabecular pode apresentar um aspecto rendilhado fino. Com o avanço da doença pode existir uma deformidade acentuada do esqueleto.
- A principal característica do hiperparatireoidismo é a reabsorção óssea periosteal (Fig. 11.32a), que ocorre particularmente nas mãos, na borda radial das falanges médias e nas pontas das falanges terminais. Também pode haver reabsorção das terminações distais das clavículas.
- Calcificações de tecidos moles, calcificação vascular e condrocalcinose algumas vezes ocorrem.
- Tumores marrons ocasionalmente estão presentes. Estes são lesões líticas, que podem ser únicas ou múltiplas. Apresentam tamanho variável e podem expandir o osso. Ocorrem mais comumente na mandíbula e pelve, mas qualquer osso pode estar envolvido (Fig. 11.32b).
- As alterações ósseas no hiperparatireoidismo primário e secundário são similares, exceto pelo fato de que os "tumores marrons" são muito mais raros e a calcificação vascular é mais comum no hiperparatireoidismo secundário.

Osteodistrofia renal

Podem ocorrer três tipos de lesões ósseas distintas, muitas vezes em conjunto, em pacientes portadores de insuficiência renal crônica:

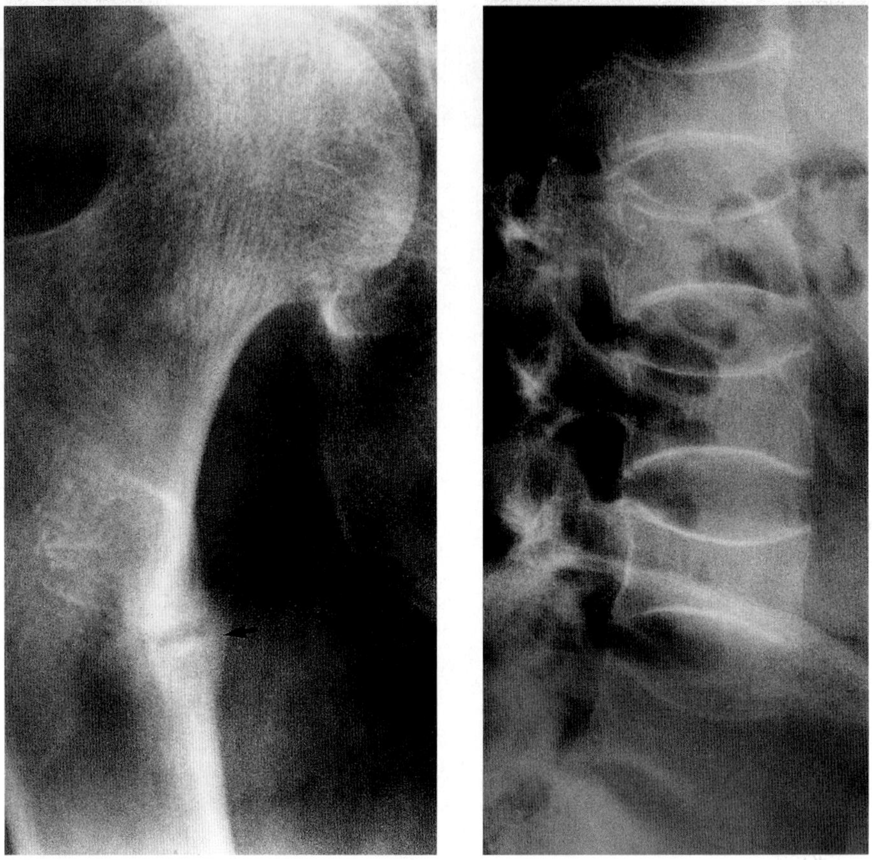

(a) (b)

Fig. 11.31 Osteomalacia. (a) Zona de Looser mostrando faixa radiotransparente horizontal com margens escleróticas dirigindo-se através do córtex do lado medial da porção superior do fêmur (seta). (b) Existe redução da densidade óssea e colapso parcial de todos os corpos vertebrais em aproximadamente a mesma extensão.

- Osteomalacia em adultos; raquitismo em crianças.
- Hiperparatireoidismo.
- Esclerose, uma característica infreqüente. Pode ser observada na coluna vertebral como faixas radiodensas nos platôs superior e inferior dos corpos vertebrais, dando origem à assim chamada coluna em "camiseta de jogador de futebol americano" (Fig. 11.32) ou junto na metáfise de ossos longos.

AUMENTO GENERALIZADO NA DENSIDADE ÓSSEA

Diversas condições podem causar um aumento generalizado na densidade óssea, incluindo:

- *Metástases escleróticas* são, de longe, a causa mais comum, particularmente de carcinoma prostático ou da mama. Estas podem afetar o esqueleto difusamente (Fig. 11.34).
- *Osteopetrose (doença óssea marmórea)*. Neste distúrbio congênito da formação óssea os ossos são densamente escleróticos (Fig. 11.35). Os ossos são quebradiços e podem fraturar prontamente, mas uma vez fraturados curam com facilidade.
- *Mieloesclerose* é uma forma de mielofibrose na qual, adicionalmente à reposição da medula óssea por tecido fibroso, o processo estende-se para formar osso extratrabecular, geralmente em manchas (Fig. 11.36). O baço invariavelmente aumenta de tamanho porque se torna o local da hematopoiese. Pode alcançar um tamanho muito grande, sendo um importante sinal em radiografias abdominais.

ALTERAÇÃO DO PADRÃO TRABECULAR E ALTERAÇÃO NA FORMA

Doença de Paget

A incidência da doença de Paget varia muito de país para país, sendo comum no Reino Unido e rara nos Estados Unidos da América do Norte. Geralmente é um achado ocasional em um paciente mais idoso.

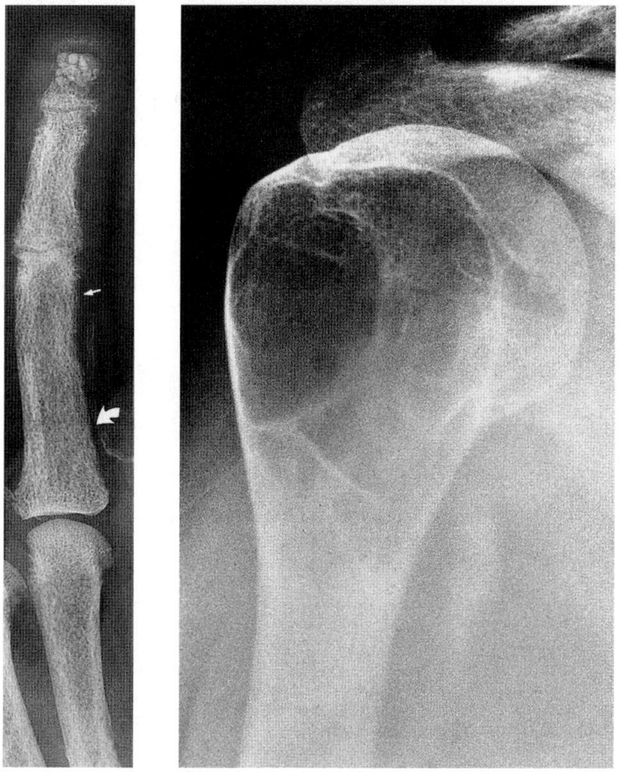

(a) (b)

Fig. 11.32 Hiperparatireoidismo. (a) Note os aspectos característicos da reabsorção óssea subperiosteal (seta reta), reabsorção da ponta da falange e a arquitetura óssea alterada. Calcificação arterial também está presente (seta curva). (b) Tumor de Brown. Existe uma área lítica na terminação superior do úmero com uma borda bem definida.

Um ou mais ossos podem estar afetados, sendo os locais usuais a pelve, coluna vertebral, crânio e ossos longos. O amolecimento ósseo causa arqueamento e deformidade dos ossos e fraturas patológicas também podem ocorrer (Fig. 14.22, pág. 387).

Apesar de existir uma forma lítica rara da doença de Paget, por exemplo, osteoporose circunscrita do crânio, as principais características são espessamento das trabéculas e do córtex, levando à perda da diferenciação corticomedular e aumento da densidade óssea, junto com aumento de tamanho do osso afetado (Fig. 11.37).

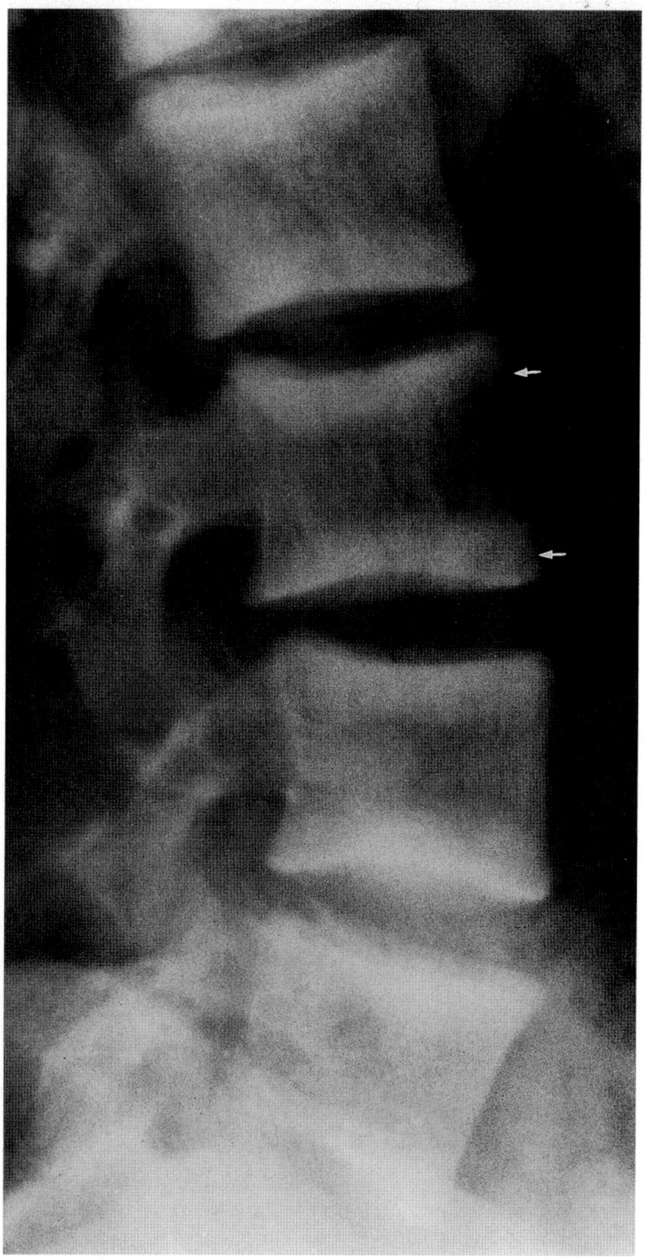

Fig. 11.33 Coluna vertebral em "camiseta de jogador de futebol americano" (osteodistrofia renal). Existem faixas escleróticas atravessando as bordas superior e inferior dos corpos vertebrais da coluna lombar (setas).

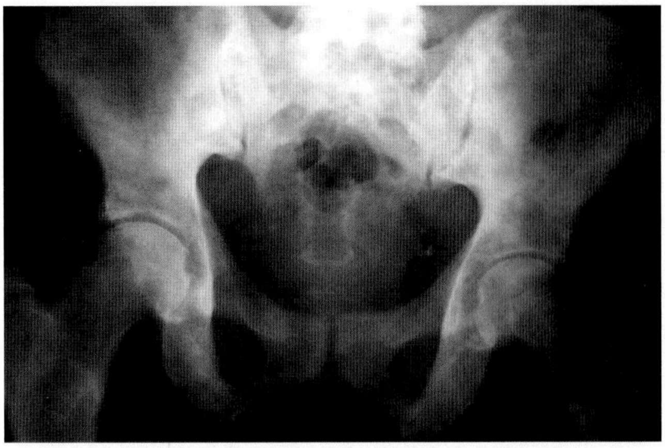

Fig. 11.34 Metástases de carcinoma de próstata causando um aumento disseminado da densidade óssea.

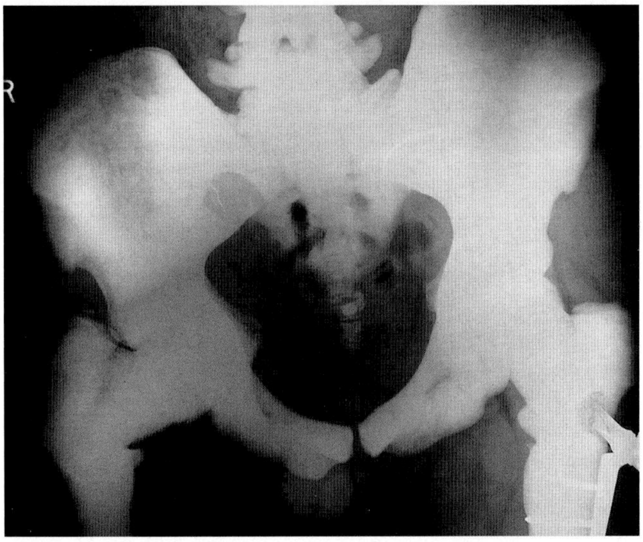

Fig. 11.35 Osteopetrose. Existe um acentuado aumento generalizado da densidade óssea afetando todos os ossos. Existem múltiplas fraturas curadas, com uma placa e parafuso no fêmur esquerdo.

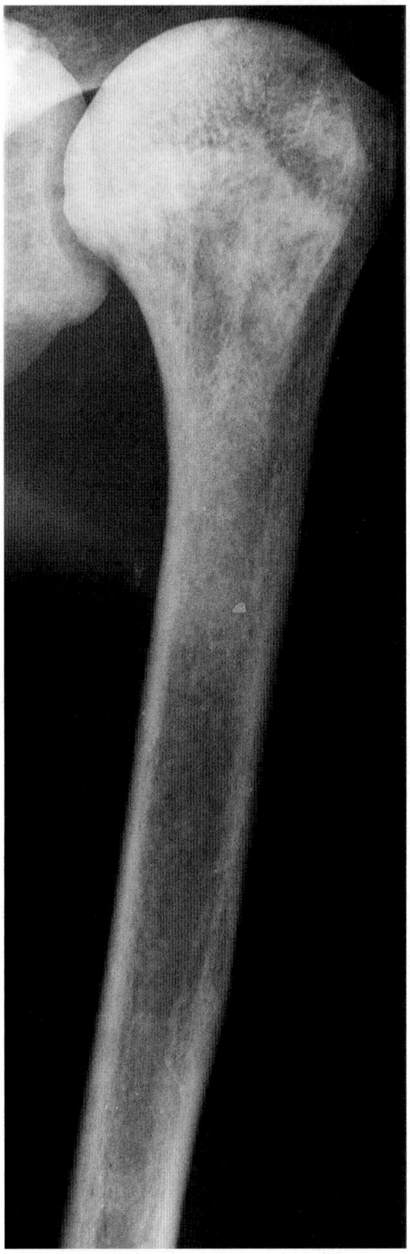

Fig. 11.36 Mieloesclerose. Aumento em manchas da densidade óssea do úmero. Nessa condição, a medula óssea é substituída por osso.

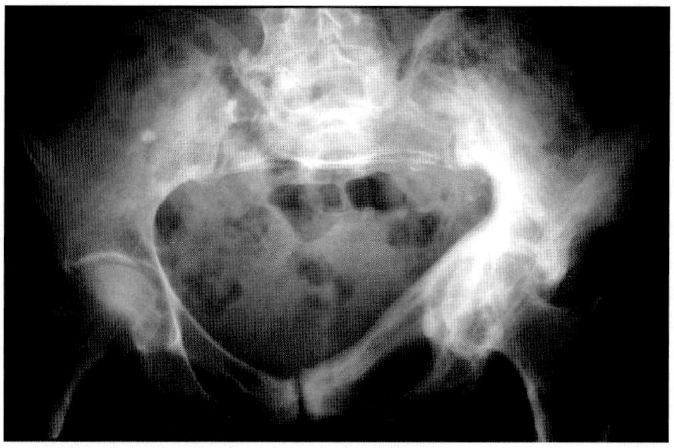

(a)

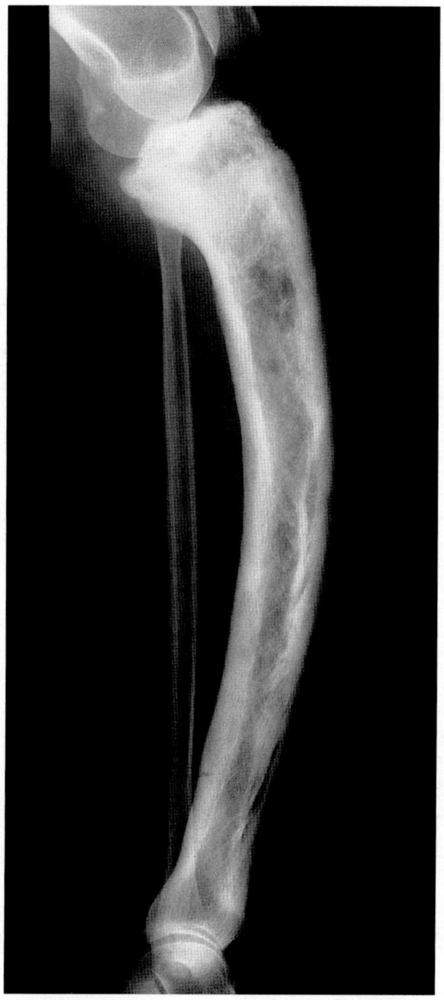

(b)

Fig. 11.37 (a) Doença de Paget mostrando esclerose típica com trabéculas grosseiras no lado direito da pelve. Note que a largura dos ossos afetados está aumentada. A pelve está deformada com o amolecimento ósseo. (b) Sinais similares na tíbia de outro paciente. Note o arqueamento do osso devido ao amolecimento.

No crânio existem muitas áreas circunscritas de esclerose disseminadas no arcabouço craniano, dando um aspecto manchado ao crânio, que tem sido comparado a mechas de algodão. Um aumento da espessura da calota craniana é uma característica particularmente evidente (Fig. 15.6, pág. 394).

Estas alterações de esclerose, espessamento cortical, trabéculas grosseiras e, particularmente, aumento do tamanho ósseo, distinguem a doença de Paget das metástases causadas por carcinoma prostático ou mamário, que também são comuns nos indivíduos mais velhos.

Degeneração maligna, com desenvolvimento de osteossarcoma no osso anormal, é uma ocorrência ocasional (Fig. 11.38).

Ao escaneamento ósseo verifica-se um grande aumento da captação de radionuclídeos por parte dos ossos envolvidos na doença de Paget (Fig. 11.39), que pode ser útil para definir a extensão da doença e resposta ao tratamento. Importante é compreender que a doença de Paget pode imitar tumores no escaneamento ósseo com radionuclídeos e nas radiografias.

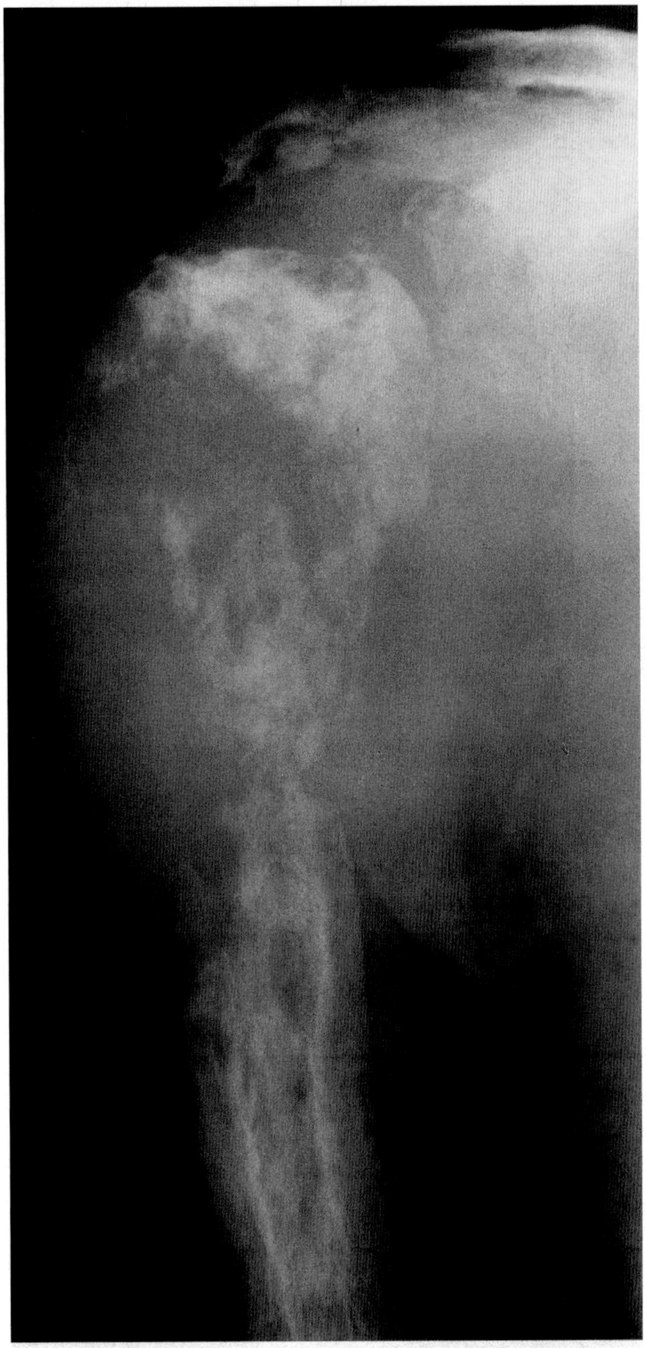

Fig. 11.38 Sarcoma na doença de Paget. Existe destruição óssea extensa na cabeça e diáfise do úmero. Podem ser visibilizadas evidências subjacentes da doença de Paget.

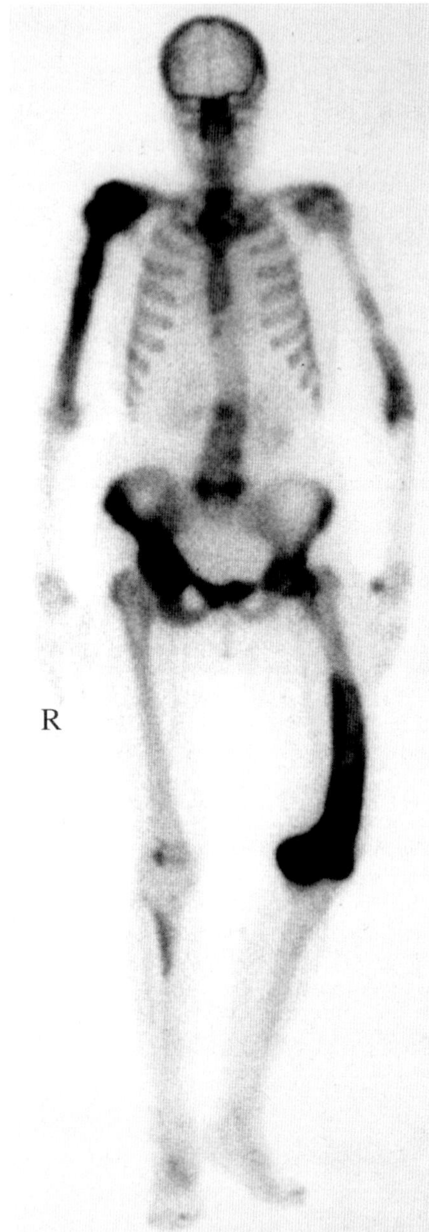

Fig. 11.39 Doença de Paget. Escaneamento com radionuclídeos mostrando aumento de captação em diversos locais, particularmente no úmero direito, hemipelve direita e fêmur esquerdo. Note o arqueamento e aumento de tamanho do fêmur esquerdo.

Anemia hemolítica

Existem diversos tipos de anemia hemolítica, mas alterações radiológicas são observadas em dois tipos principais: talassemia e anemia falciforme. Ambas mostram alteração de hiperplasia medular, mas a anemia falciforme também pode mostrar evidências de infarto e infecção óssea.

Hiperplasia da medula óssea

Hiperatividade e expansão da medula óssea causam afinamento do córtex e reabsorção de algumas trabéculas, de modo que as remanescentes tornam-se espessadas e aparecem mais claramente. No crânio, existe alargamento da díploe e podem existir estrias perpendiculares, dando um aspecto conhecido como "cabelos arrepiados" (Fig. 11.40a). As costelas podem aumentar de tamanho e as falanges podem tornar-se retangulares (Fig. 11.40b).

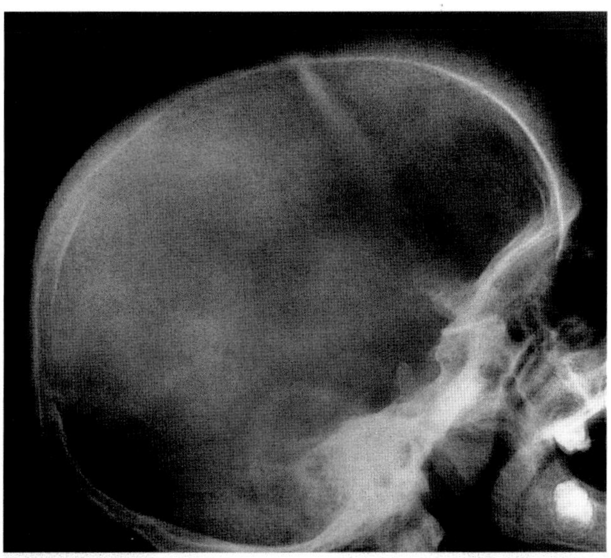

(a)

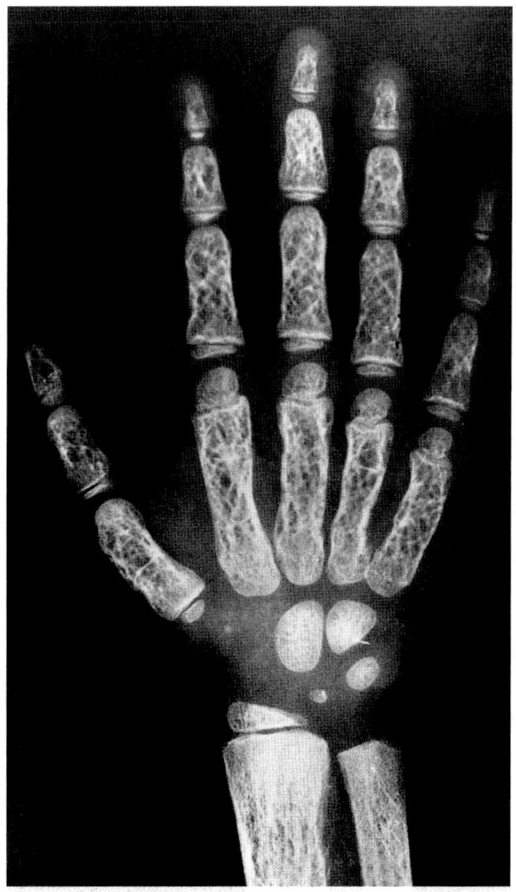

(b)

Fig. 11.40 Anemia hemolítica – talassemia. (a) Crânio mostrando espessamento da díploe. (b) Mão. Devido à expansão da medula óssea, os ossos estão expandidos e as trabéculas remanescentes estão muito espessadas.

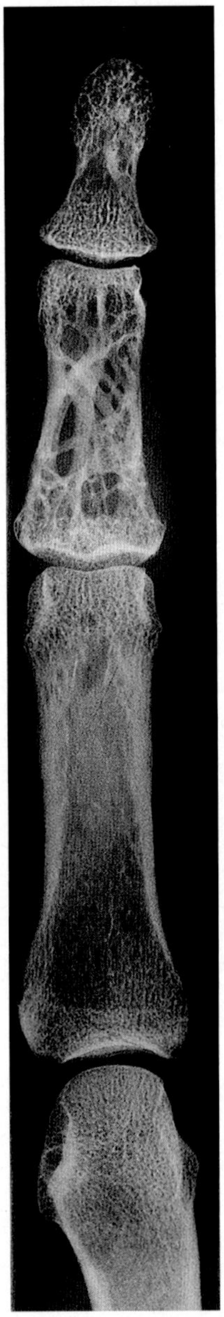

Fig. 11.41 Sarcoidose mostrando o padrão trabecular característico em renda na falange média.

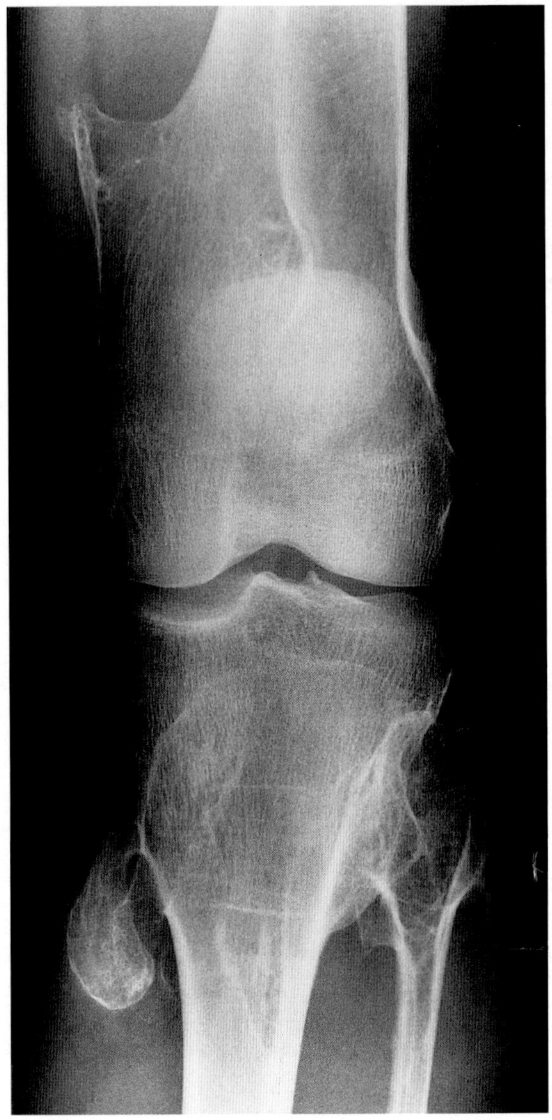

Fig. 11.42 Exostose múltipla. Diversas projeções ósseas (exostoses) são observadas originando-se ao redor do joelho, dirigidas para longe da articulação. O joelho oposto encontrava-se afetado de forma similar.

Infarto e infecção

Infartamento nas terminações ósseas leva a um achatamento e esclerose das cabeças umerais e femorais.

Áreas de destruição óssea com neoformação óssea periosteal ou, pelo menos reação periosteal, podem ser observadas nas metáfises ósseas. Estes sinais devem-se ao infarto ósseo. Não é possível determinar, a partir de radiografias, se estes infartos são ou não infectados.

Sarcoidose

Sarcoidose ocasionalmente envolve os ossos. As falanges das mãos e pés são virtualmente os únicos ossos afetados. Os sinais são cistos pequenos, com bordas bem definidas ou áreas de destruição óssea mostrando um padrão rendado (Fig. 11.41). Caso os ossos estejam envolvidos, existe invariavelmente evidência de sarcoidose no tórax e, geralmente, estão presentes lesões cutâneas do tipo sarcóide.

Doenças ósseas induzidas por radiação

Radioterapia pode lesar ossos no campo de radiação ou pode induzir uma neoplasia óssea. Alteração precoce pode ser limitada à osteoporose. Em casos graves, o osso torna-se fino e mostra um aumento da densidade em manchas, com pequenas áreas líticas – um aspecto conhecido como osteonecrose. Fratura patológica é uma complicação séria. Os locais mais comuns são as costelas, após uma radioterapia do câncer de mama, e na pelve ou fêmur após tratamento de um carcinoma cervical uterino.

ALTERAÇÕES NA FORMA DOS OSSOS

Displasias ósseas

Displasias ósseas são distúrbios congênitos que resultam em anormalidades do tamanho e da forma dos ossos. Existe um grande número de displasias diferentes; muitas delas são hereditárias e todas elas são raras. Somente a exostose múltipla será aqui mencionada. A osteopetrose foi descrita na página 326.

A exostose múltipla é um distúrbio congênito resultante em anormalidades do tamanho e forma dos ossos. Na exostose múltipla existem múltiplas projeções ósseas conhecidas como osteocondromas ou exostoses. Estas apresentam uma cobertura cartilaginosa que pode conter calcificações. Quando aparecem osteocondromas nos ossos longos, estes se situam próximos às metáfises e seu direcionamento é para longe das articulações (Fig. 11.42).

Ocasionalmente um condrossarcoma pode desenvolver-se nesta cobertura cartilaginosa. Deve-se suspeitar disso caso ocorra um crescimento rápido, uma terminação maldefinida para com o osso ou calcificação extensa, estendendo-se para dentro de tecidos moles.

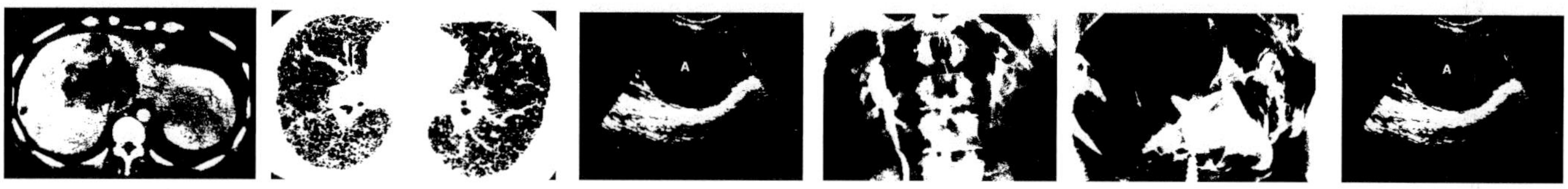

Articulações 12

TÉCNICAS DE IMAGEM

A *radiografia* permanece importante para a representação por imagem das doenças articulares (Fig. 12.1), mas a RM vem sendo utilizada com freqüência cada vez maior. A RM é particularmente útil para:

- Lesões meniscais e ligamentares do joelho.
- Lesões do manguito rotador do ombro.
- Necrose avascular do quadril.
- Artrite séptica.

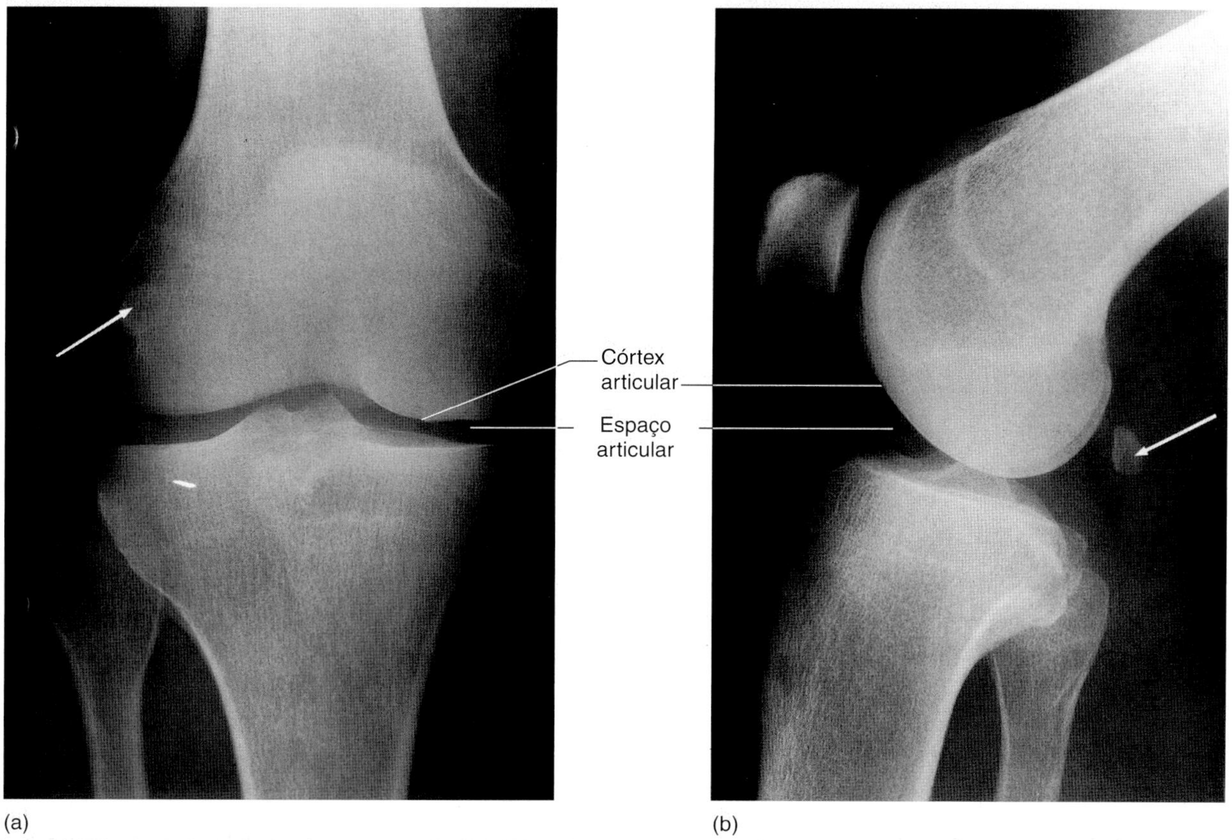

Fig. 12.1 Articulação normal do joelho. Note a fabela (seta), um osso sesamóide no gastrocnêmio. O "espaço articular" consiste de cartilagem articular e líquido sinovial.

Artrografia envolve injeção de meio de contraste diretamente dentro do espaço articular e a realização de radiografias planas ou escaneamentos tomográficos. No entanto, a artrografia tem sido praticamente substituída pela RM.

SINAIS DE DOENÇA ARTICULAR EM RADIOGRAFIAS

Articulações sinoviais possuem superfícies articulares cobertas por cartilagem hialina. Cartilagens articular e intra-articular (tal como o menisco no joelho) apresentam a mesma densidade radiológica em radiografias que os tecidos moles e, conseqüentemente, não são visibilizadas como tais; somente o espaço entre as superfícies articulares adjacentes pode ser visibilizado, sendo conhecido como "espaço articular" (Fig. 12.1). O líquido sinovial e a cápsula também possuem a mesma densidade radiológica dos tecidos moles circundantes e, a não ser que delineados por uma camada de gordura, não podem ser identificados como estruturas separadas. O córtex articular forma uma linha fina, bem delineada que se funde de forma lisa com o restante do córtex ósseo.

Sinais indicativos de presença de uma artrite

Redução do espaço articular

A redução do espaço articular deve-se à destruição da cartilagem articular. Ocorrem em praticamente todas as formas de doença articular, exceto na necrose avascular.

Edema de tecidos moles

O edema de tecidos moles ao redor da articulação pode ser observado em qualquer artrite acompanhada de efusão articular e sempre que uma inflamação periarticular esteja presente. Conseqüentemente, trata-se de uma característica da artrite inflamatória e, particularmente, infecciosa. Discreto edema de tecido mole ao redor das articulações pode ser observado na gota, devido aos tufos gotosos.

Osteoporose

Osteoporose dos ossos adjacentes às articulações ocorre em muitas condições dolorosas. A baixa utilização dos ossos parece ser um mecanismo importante, mas não é o único fator. Osteoporose é particularmente grave na artrite reumatóide e na artrite tuberculosa.

Sinais que apontam para a causa de uma artrite

Erosões articulares

Uma erosão é uma área de destruição do córtex articular e do osso trabecular adjacente (Fig. 12.2), geralmente acompanhada de destruição da cartilagem articular. Erosões são facilmente reconhecíveis quando vistas em perfil, mas quando visibilizadas de frente, os aspectos podem ser confundidos com um cisto. Incidências oblíquas desenvolvidas para demonstrar erosões em perfil muitas vezes são realizadas.

Existem diversas causas para erosões:

1 Hipertrofia inflamatória da sinóvia *(pannus)* que ocorre em:

- Artrite reumatóide, que é, de longe, a causa mais comum de artropatia erosiva.
- Artrite reumatóide juvenil (doença de Still).
- Psoríase.
- Doença de Reiter.
- Espondilite anquilosante.
- Tuberculose.

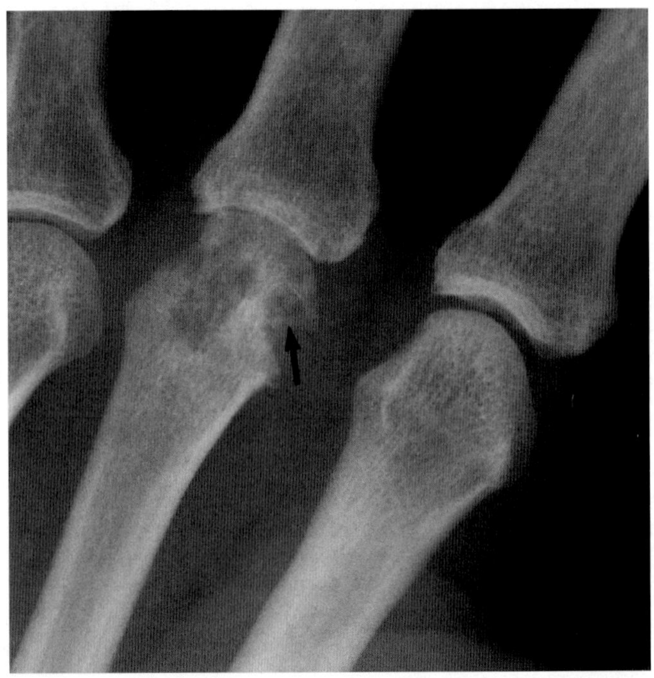

Fig. 12.2 Erosões. Áreas de destruição óssea são observadas afetando o córtex articular da articulação metacarpofalangiana. Uma erosão típica está marcada com a seta. O espaço articular também está estreitado.

2 Resposta à deposição de cristais de urato na gota
3 Destruição causada por infecção:
   - Artrite piogênica.
   - Tuberculose.
4 Hipertrofia sinovial causada por hemorragias repetidas na hemofilia e distúrbios de sangramento relacionados.
5 Hipertrofia neoplásica da sinóvia, por exemplo, sarcoma sinovial.

Osteófitos, esclerose subcondral e cistos

Osteófitos, esclerose subcondral e cistos são características da osteoartrite. Observa-se um aumento característico na densidade de osso subcondral na necrose avascular (veja pág. 344).

Alteração na forma da articulação

Diversas condições levam a alterações características na forma ou na relação das terminações ósseas, por exemplo, escorregamento epifisário, displasia do quadril, osteocondrite dissecante e necrose avascular em seus estágios tardios.

Diagnóstico de artrite

Quando se trata de uma artrite é importante ter as seguintes informações:

1 *Existe mais de uma articulação envolvida?* Certas doenças envolvem, tipicamente, várias articulações, por exemplo, artrite reumatóide, enquanto outras raramente o fazem, como as infecções e tumores sinoviais.
2 *Quais são as articulações envolvidas?* Muitas artropatias apresentam uma predileção por determinadas articulações e poupam outras:
   - Artrite reumatóide virtualmente sempre envolve mãos e pés, principalmente as articulações metacarpo e metatarsofalangianas, as articulações interfalangianas proximais e as articulações do punho. Artrite psoriática geralmente afeta as articulações interfalangianas distais.
   - A gota envolve caracteristicamente a articulação metatarsofalangiana do primeiro pododáctilo.
   - Quando a osteoartrite é observada nas mãos, geralmente envolve as articulações interfalangianas distais e freqüentemente afeta a articulação carpometacarpal do polegar no pé, a primeira articulação metatarsofalangiana é quase sempre afetada. Nas grandes articulações, a osteoartrite é comum nos quadris e joelhos, mas raramente ocorre no joelho, ombros e cotovelos, a não ser que exista alguma deformidade ou doença de base.
   - A distribuição da artrite neuropática depende do déficit neurológico; por exemplo, diabetes afeta os joelhos e pé, enquanto a siringomielia afeta os ombros, cotovelos e mãos.
3 *Existe uma doença conhecida?* Algumas vezes uma artrite é parte de uma doença conhecida, por exemplo, hemofilia ou diabetes.

Artrite reumatóide

Artrite reumatóide é uma poliartrite causada por hipercrescimento inflamatório da sinóvia, conhecido como *pannus*.

A alteração mais precoce é um edema periarticular de tecidos moles e osteoporose. Acredita-se que a osteoporose seja devido a uma combinação de desuso e hiperemia sinovial. A destruição da cartilagem articular pelo *pannus* leva ao estreitamento do espaço articular. Posterior destruição leva a pequenas erosões ósseas que, inicialmente, ocorrem nas margens articulares (Fig. 12.3). Essas erosões muitas vezes são inicialmente observadas junto às articulações metatarso ou metacarpofalangianas, articulações interfalangianas proximais e processo estilóide da ulna. Mais tarde, erosões extensas podem interromper as superfícies articulares. Desvio ulnar geralmente está presente neste estágio. Com destruição grave, essa condição é conhecida como artrite mutilante (Fig. 12.4).

Alterações similares são observadas nas grandes articulações (Fig. 12.5). Nesses casos, a osteoartrite pode estar superimposta à artrite reumatóide, dominando este quadro.

Com doença grave, pode existir subluxação da articulação atlantoaxial (Fig. 12.6), devido à frouxidão do ligamento transverso, que mantém o processo odontóide contra o arco anterior do atlas. Pode ser que uma subluxação atlantoaxial somente seja demonstrável numa radiografia com o pescoço em flexão. Mesmo que freqüentemente assintomática, sempre existe a possibilidade de sintomas neurológicos devidos à compressão da medula espinal pelo processo odontóide e é importante estar ciente de sua existência caso o paciente necessite de uma anestesia geral. Instabilidade atlantoaxial pode ser bem demonstrada com RM.

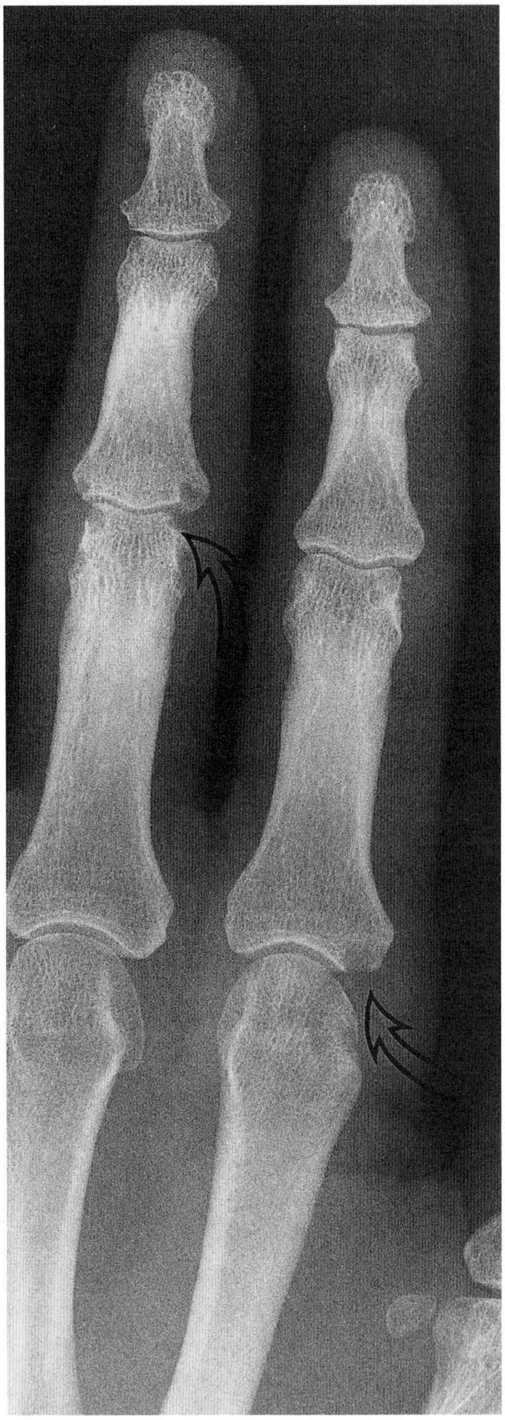

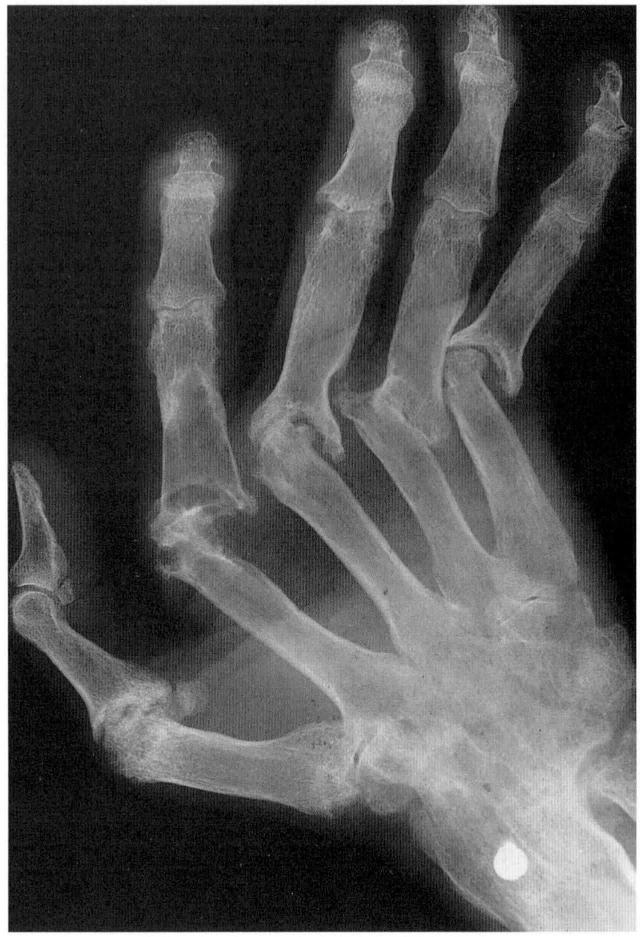

Fig. 12.4 Artrite reumatóide avançada (artrite mutilante). Existe destruição extensa do córtex articular das articulações metacarpofalangianas com desvio ulnar dos dedos. Ocorreu fusão dos ossos carpais e da articulação do punho.

Fig. 12.3 *(Esquerda)*. Artrite reumatóide precoce. Pequenas erosões estão presentes no córtex articular (setas) e existe edema de tecido mole ao redor das articulações interfalangianas proximais.

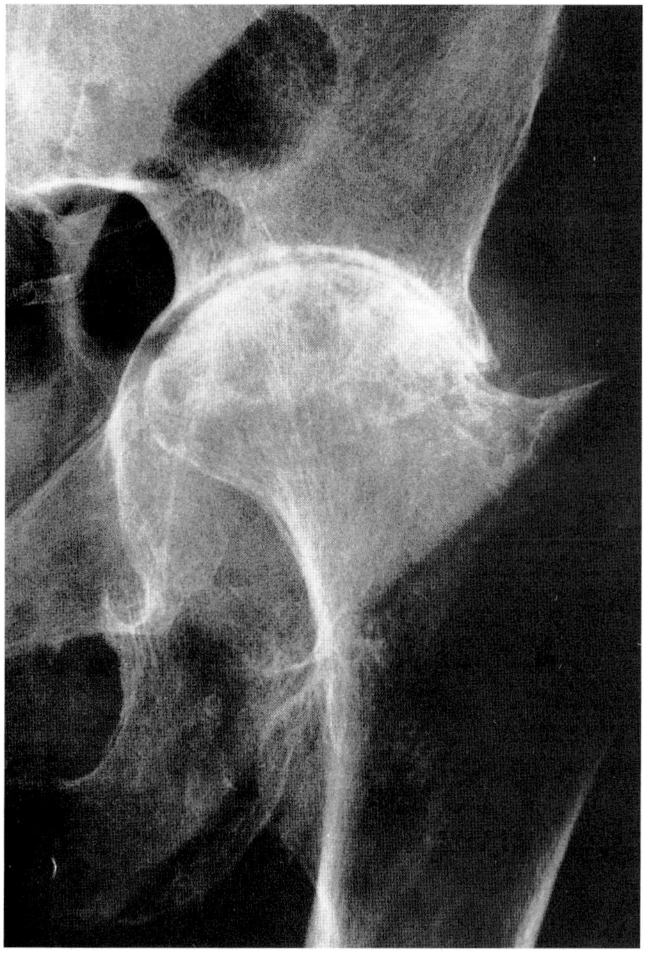

Fig. 12.5 Artrite reumatóide. Perda uniforme do espaço articular é observada nesta articulação do quadril. Esclerose também está presente devida à osteoartrite associada.

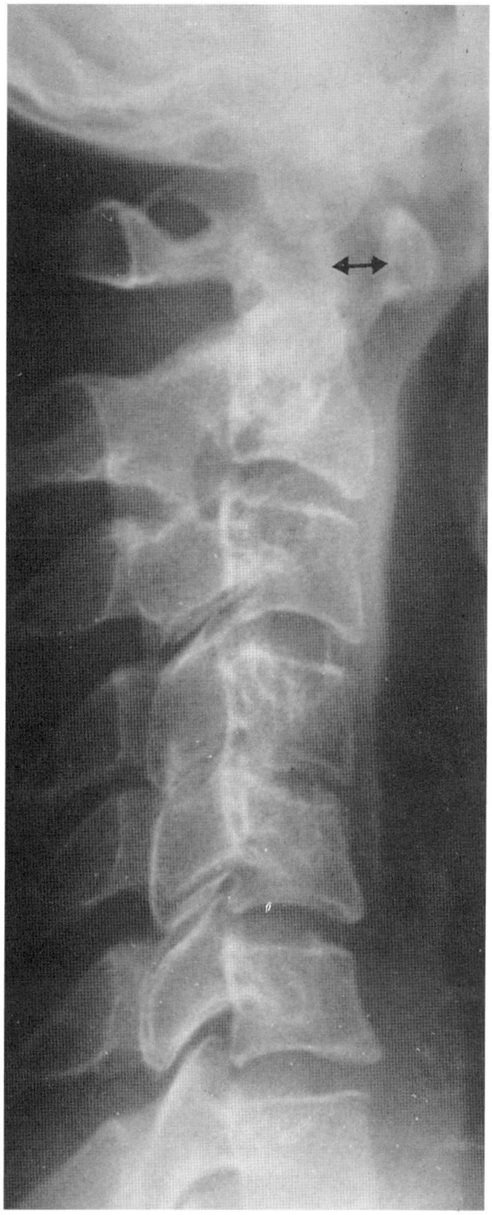

Fig. 12.6 Artrite reumatóide – subluxação atlantoaxial. C1 é deslocada anteriormente sobre C2. A distância entre o arco do atlas e o processo odontóide (seta) está aumentada de seu valor normal (2 mm) para 8 mm. (Este é o mesmo paciente cuja mão está ilustrada na Figura 12.4.)

O papel da radiologia na artrite reumatóide

Radiografias auxiliam no diagnóstico de casos dúbios. A detecção de erosões é extremamente útil. Uma artropatia erosiva disseminada é diagnóstica de artrite reumatóide. Radiografias também são úteis na avaliação da extensão da doença e observação da resposta ao tratamento.

Outras artropatias erosivas

Várias outras artropatias, como a artrite reumatóide juvenil, psoríase e doença de Reiter, produzem erosões articulares.

Artrite reumatóide juvenil (doença de Still; poliartrite crônica juvenil) mostra muitas características similares à artrite reumatóide, mas as erosões são menos proeminentes. O joelho, tornozelo e punho são as articulações mais comumente afetadas. Hiperemia causada por inflamação articular causa aumento de tamanho epifisário e fusão prematura.

Na *psoríase* existe uma artropatia erosiva com envolvimento predominante das articulações interfalangianas distais (Fig. 12.7).

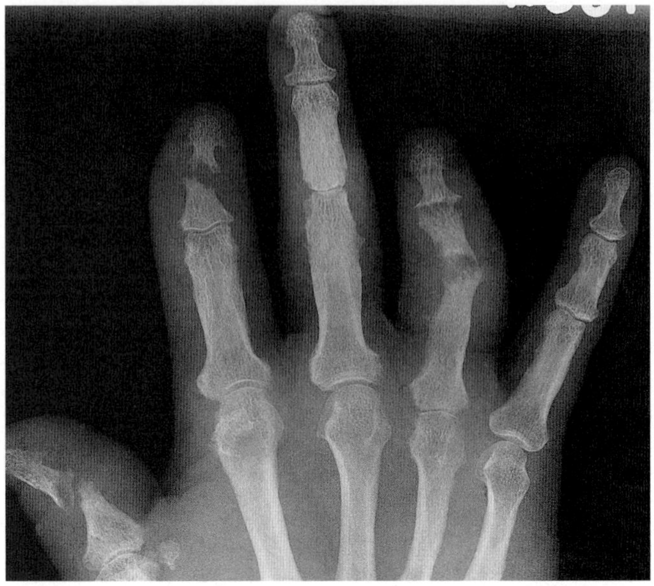

Fig. 12.7 Artropatia psoriática. Existem alterações erosivas extensas afetando as articulações interfalangianas, poupando as articulações metacarpofalangianas.

Gota

Na gota, a deposição de cristais de urato na articulação e ossos adjacentes dá origem a uma artrite que mais comumente afeta a articulação metatarsofalangiana do primeiro pododáctilo.

A alteração mais precoce é um edema de tecidos moles. Num estágio mais tardio, ocorrem erosões que, diferente da artrite reumatóide, podem estar a uma distância do córtex articular. Essas erosões apresentam uma borda bem definida, muitas vezes esclerótica e freqüentemente com bordas salientes (Fig. 12.8a). Devem-se a uratos depositados no osso. Estes depósitos podem ser muito grandes, causando extensa destruição óssea. Geralmente não há osteoporose.

Nódulos localizados nos tecidos moles, causados por coleções de urato de sódio, conhecidos como tofos, podem ocorrer nos tecidos periarticulares (Fig. 12.8b). Estes edemas podem ser grandes e, ocasionalmente, apresentam calcificação.

Infecção articular

Infecção articular muitas vezes deve-se à infecção bacteriana piogênica ou tuberculose. Geralmente somente uma articulação está afetada.

Biópsia sinovial ou exame do líquido articular são necessários para identificar o organismo infectante.

Artrite piogênica

Na artrite piogênica, que geralmente deve-se ao *Staphylococcus aureus*, existe uma rápida destruição da cartilagem articular, seguida de destruição do osso subcondral, podendo estar visível um edema dos tecidos moles ao redor da articulação (Fig. 12.9).

Ocasionalmente, uma artrite piogênica pode ser devida à disseminação da osteomielite da metáfise para a articulação adjacente. Um derrame articular é o primeiro achado que pode ser rapidamente detectado com ultra-sonografia, sendo que este pode ser utilizado para guiar uma aspiração do líquido. Caso o diagnóstico seja duvidoso, uma RM é freqüentemente realizada.

Artrite tuberculosa

Uma alteração patológica precoce é a formação de *pannus*, que explica porque a artrite tuberculosa pode ser radiologicamente indistinguível da artrite reumatóide. O quadril e o joelho são as articulações periféricas mais freqüentemente afetadas. As características pelas quais se deve procurar são estreitamento do espaço articular e erosões, que podem levar à destruição extensa do córtex articular. Um sinal muito importante é osteoporose bem evidente, que pode ser observada antes que qualquer alteração destrutiva se torne visível (Fig. 12.10).

Num estágio tardio pode haver desorganização grosseira da articulação com calcificações próximas a ela.

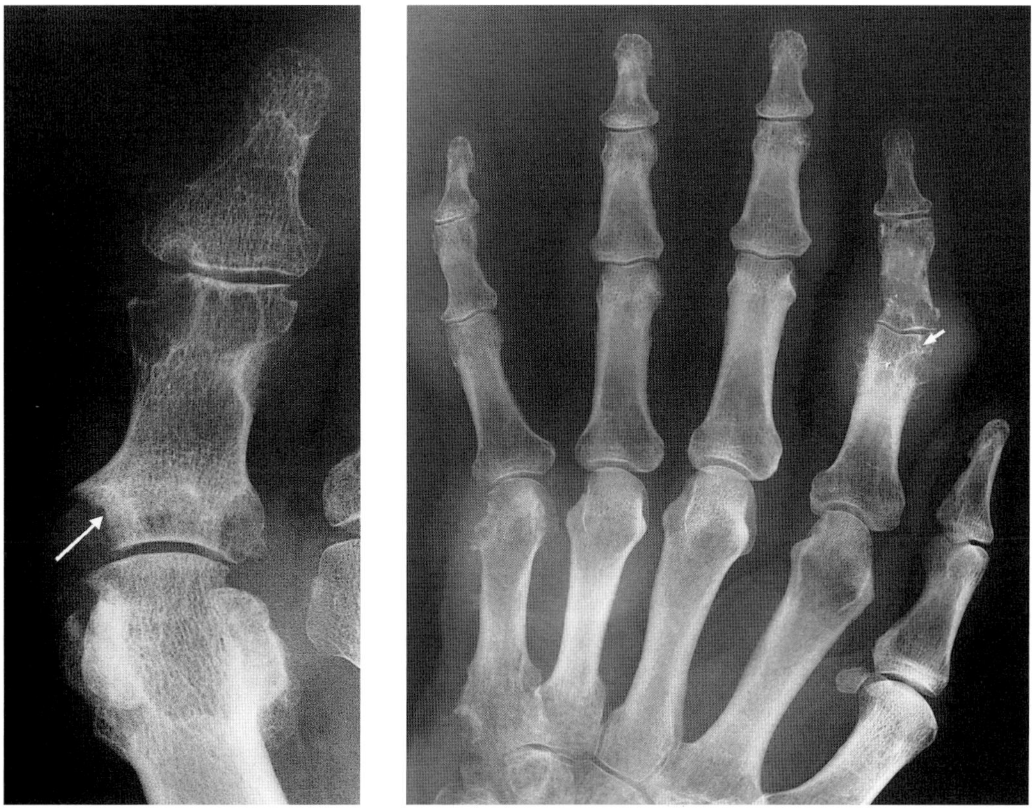

(a) (b)

Fig. 12.8 Gota. (a) Erosão: existe uma erosão típica, bem definida com uma borda saliente (seta) na articulação metatarsofalangiana do dedão do pé. (b) Tofos: estes são os grandes edemas de tecido mole. Um bom exemplo é observado ao redor da articulação interfalangiana proximal do dedo indicador. Diversas erosões estão presentes (uma delas está assinalada com uma seta).

Hemofilia e distúrbios do sangramento

Na hemofilia e doença de Christmas, hemorragias repetidas para dentro das articulações resultam em edema de tecido moles, erosões e cistos no osso subcondral. As epífises podem aumentar em tamanho e fundir-se prematuramente (Fig. 12.11).

Osteoartrite

A osteoartrite é a forma mais comum de artrite. Deve-se a alterações degenerativas, resultando de desgaste e roturas da cartilagem articular. O quadril e joelho freqüentemente estão envolvidos, porém, a despeito de ser uma articulação que suporta peso, o tornozelo é infreqüentemente afetado. O punho, articulações da mão e a articulação metatarsofalangiana do primeiro pododáctilo também estão freqüentemente envolvidas.

Na osteoartrite, diversas características podem ser usualmente observadas (Fig. 12.12):

- *Redução do espaço articular.* A perda do espaço articular é máxima na porção articular que suporta o peso; por exemplo, no quadril ela geralmente é máxima na parte superior da articulação, enquanto no joelho o compartimento medial é aquele com maior grau de redução. Mesmo quando o espaço articular é muito estreito, geralmente é possível delinear o córtex articular.
- *Osteófitos* são esporões ósseos, freqüentemente grandes, que aparecem nas margens articulares.
- *Esclerose subcondral* geralmente ocorre em ambos os lados da articulação; freqüentemente é pior em um dos lados.
- *Cistos subcondrais* podem ser observados junto ao córtex articular, freqüentemente associados à esclerose subcondral. Normalmente os cistos são claramente distinguíveis de erosões por se encon-

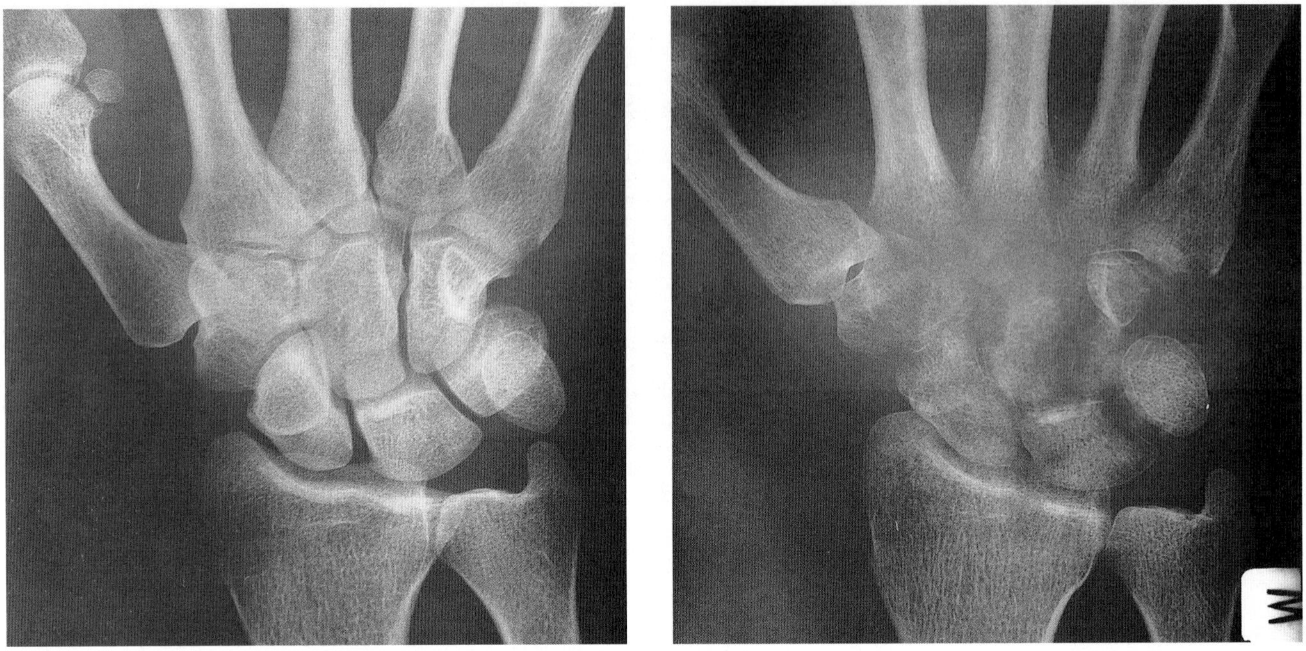

(a) (b)

Fig. 12.9 Artrite piogênica. (a) Radiografia inicial do punho era normal. (b) Radiografia realizada três semanas mais tarde mostra destruição dos ossos do carpo e das bases dos metacarpianos.

trarem ao lado do córtex intacto e apresentam uma borda esclerótica mas, ocasionalmente, caso exista a desintegração das superfícies articulares, a diferenciação fica difícil.

- *Corpos livres* são pequenas peças de cartilagem calcificada ou osso livremente localizados dentro das articulações, mas freqüentemente observados no joelho. É importante não chamar a fabela, um osso sesamóide do gastrocnêmio, de corpo livre na articulação do joelho (veja Fig. 12.1, pág. 335).

Osteoartrite e artrite reumatóide são dois tipos de artrite mais comumente encontrados. Apresentam muitas características distintas, listadas na Tabela 12.1.

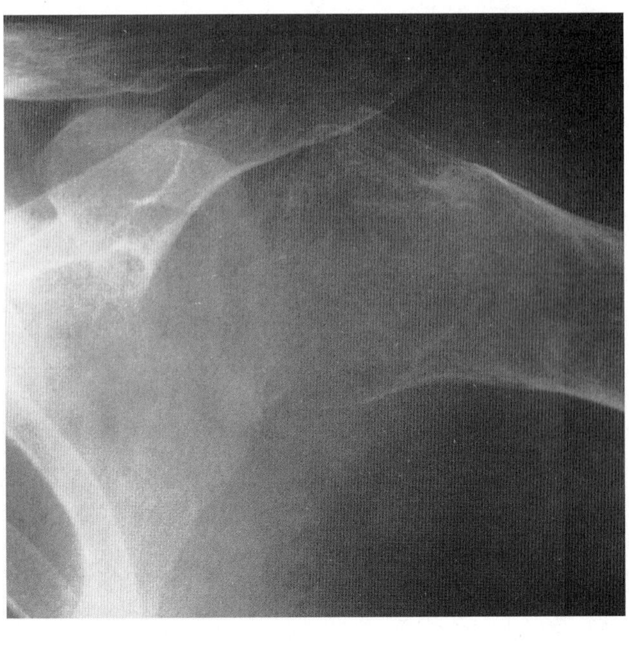

Fig. 12.10 Artrite tuberculosa afetando o ombro. Note a osteoporose evidente e a erosão da cabeça do úmero.

Articulação neuropática

Nos pés dos indivíduos diabéticos com neuropatia periférica observam-se alterações. A característica predominante é a reabsorção de terminações ósseas e a calcificação das artérias dos pés freqüentemente está presente. Também pode existir destruição óssea causada por infecção (Fig. 12.13). Pode ser difícil diagnosticar osteomielite nos ossos do pé de pacientes diabéticos porque a destruição óssea pode ser devida à neuropatia ou infecção, ou a uma combinação de ambas.

Doença de deposição de cristais de cálcio pirofosfato diidrato

Nesta condição existe deposição de cristais de cálcio pirofosfato diidrato na articulação, manifestada por condrocalcinose, que é um termo descritivo para calcificação na cartilagem articular. No joelho,

Tabela 12.1 Comparação de osteoartrite e artrite reumatóide

Osteoartrite	*Artrite reumatóide*
Estreitamento máximo do espaço articular no local submetido a peso	Estreitamento uniforme do espaço articular
Erosões não ocorrem, mas a desintegração das superfícies articulares pode imitar erosões	Erosões são uma característica
Esclerose subcondral e cistos podem ser observados	Não é uma característica, mas erosões de frente podem imitar cistos
Esclerose é uma característica proeminente	Esclerose não é uma característica a não ser que haja osteoartrite secundária
Não há osteoporose	Osteoporose muitas vezes está presente

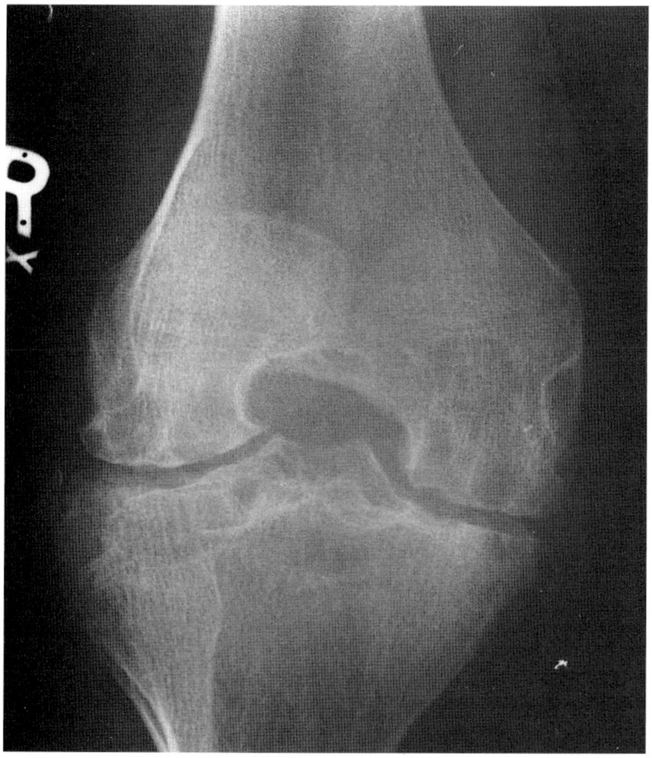

Fig. 12.11 Hemofilia. Formaram-se cistos subcondrais causados por hemorragias repetidas dentro da articulação. Note o edema de tecidos moles ao redor da articulação e a reentrância intercondilar profunda – uma característica da hemofilia.

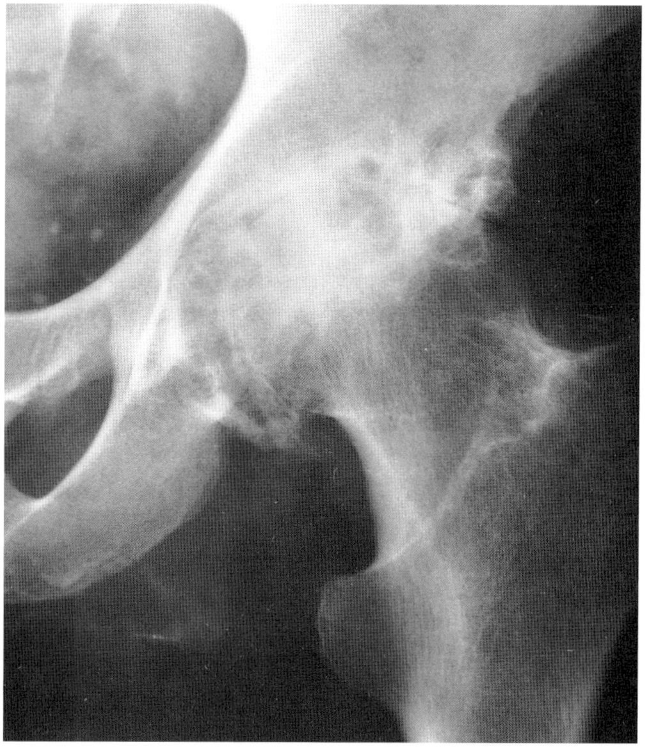

Fig. 12.12 Osteoartrite grave do quadril. Note o estreitamento da parte superior do espaço articular, esclerose subcondral e formação de cistos e osteófitos.

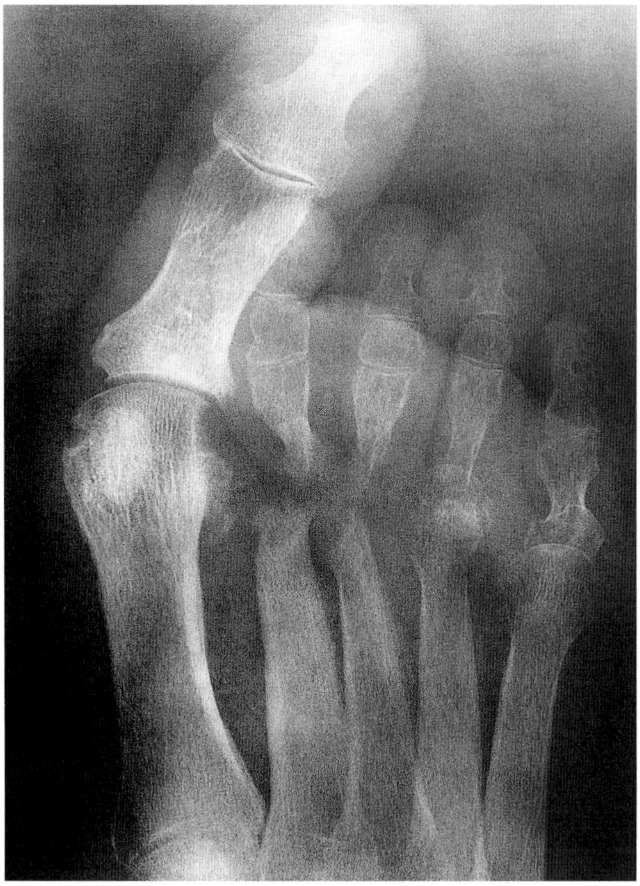

Fig. 12.13 Pé diabético. Existe reabsorção das cabeças do segundo e terceiro metatarsianos e das bases das falanges proximais, causando desorganização das articulações metatarsofalangianas. O paciente era portador de uma neuropatia periférica com anestesia do pé.

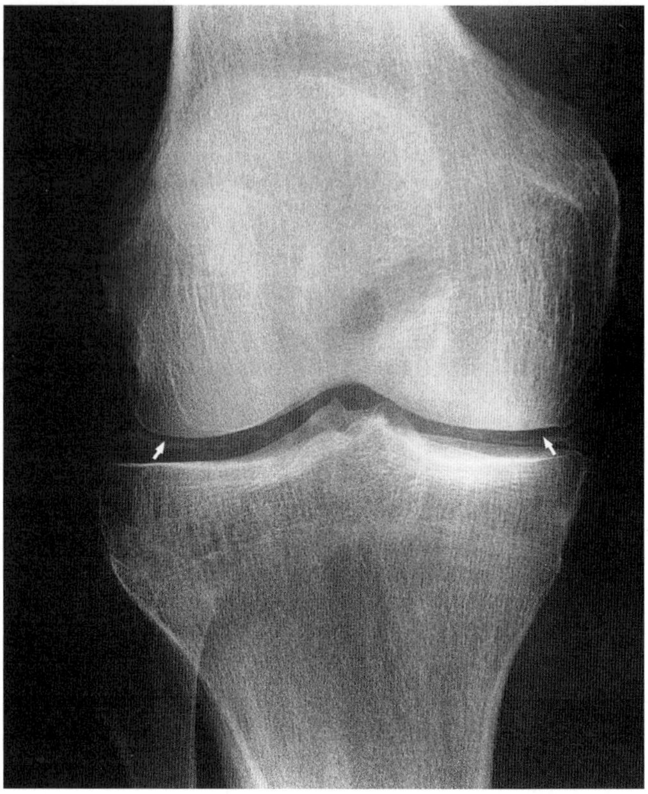

Fig. 12.14 Condrocalcinose. Calcificação observada no menisco do joelho (setas).

que é a articulação mais freqüentemente afetada, a calcificação pode ocorrer na fibrocartilagem do menisco (Fig. 12.14), assim como na cartilagem articular. A doença de deposição de cálcio pirofosfato pode dar origem a uma artrite que, clinicamente, simula a gota e, por este motivo, é alternativamente denominada "pseudogota". Uma artrite grave lembrando doença degenerativa pode se seguir. No entanto, condrocalcinose freqüentemente é um achado incidental assintomático.

Sarcoma sinovial (sinovioma)

Este tumor aparece como uma massa de tecido mole adjacente à articulação. Destruição óssea em um ou ambos os lados da articulação ocorre num estágio mais tardio. A massa de tecido mole pode conter calcificação visível. O diagnóstico é mais prontamente feito através da RM, que pode demonstrar a completa extensão da massa de tecido mole.

Necrose avascular (asséptica)

Necrose avascular, também conhecida como osteonecrose, ocorre quando existe morte óssea devida à interrupção do suprimento sanguíneo. Ocorre mais freqüentemente nas porções intra-articulares dos ossos e é associada a numerosas condições básicas incluindo:

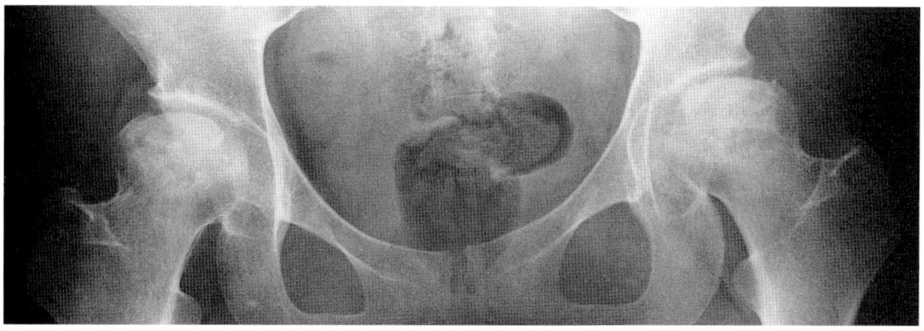

Fig. 12.15 Necrose avascular. Existe fragmentação com alguma esclerose de ambas as cabeças femorais.

- Tratamento com esteróides.
- Doenças vasculares do colágeno.
- Radioterapia.
- Anemia falciforme.
- Exposição a elevadas pressões ambientais, por exemplo, indivíduos que trabalham em túneis ou mergulhadores de grandes profundidades (doença do caixão).
- Fraturas.

As características da radiografia na necrose avascular são aumento da densidade do osso subcondral, com irregularidade do contorno articular ou até mesmo fragmentação do osso (Fig. 12.15). Uma linha radiotransparente característica pode ser observada exatamente abaixo ao córtex articular. O espaço cartilaginoso está preservado a não ser que sobrevenham alterações degenerativas secundárias. A RM atualmente é a modalidade de imagem de escolha para a demonstração da necrose avascular, podendo mostrar alterações quando a radiografia ainda se apresenta normal. Os aspectos na RM dependem do estágio da doença, mas o local típico de envolvimento e o padrão do sinal permitem o estabelecimento de um diagnóstico específico (Fig. 12.16).

Após uma *fratura*, o suprimento sanguíneo pode ficar interrompido e sobrevir uma necrose avascular, particularmente nas fraturas subcapitais do colo femoral (Fig. 12.17) e nas fraturas através da cintura do escafóide. A cabeça femoral e o pólo proximal do escafóide tornam-se fragmentados e densos devido à isquemia (Fig. 12.18).

Osteocondrite

Também existe um grupo de condições, algumas das quais denominadas osteocondrites, nas quais não se encontram causas associadas a uma necrose avascular. Atualmente acredita-se que as osteocondrites sejam devidas a distúrbios do suprimento sanguíneo associados a traumatismos repetidos.

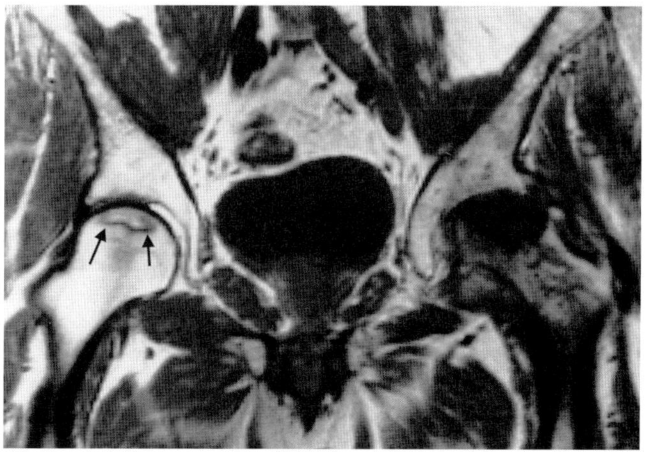

Fig. 12.16 Necrose avascular bilateral de ambas as cabeças femorais. RM, imagem coronal. As alterações à esquerda são muito graves e avançadas. As alterações do quadril direito são relativamente precoces e mostram uma borda de baixo sinal demarcando a área isquêmica (setas).

Doença de Perthes, uma necrose avascular da cabeça do fêmur em crianças, é o exemplo mais importante. A alteração mais precoce na radiografia é o aumento na densidade e achatamento da epífise femoral, que mais tarde pode progredir para um colapso e fragmentação (Fig. 12.19). A epífise pode alargar-se e, conseqüentemente, o colo femoral aumenta de tamanho e pode conter pequenos cistos. O espaço articular está ampliado, mas o acetábulo não está afetado. Com a cura, a cabeça femoral passa por remodelamento, mas pode permanecer achatada e, conseqüentemente, pode ser responsável por osteoartrite mais tarde.

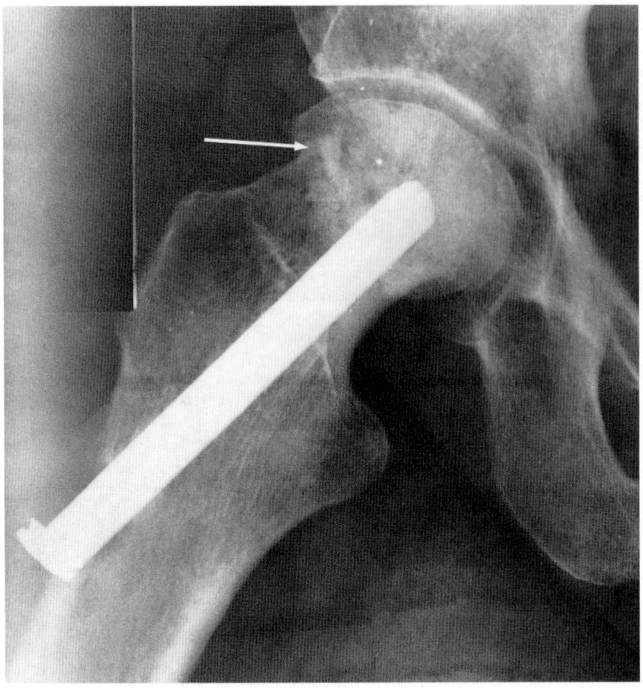

Fig. 12.17 Necrose avascular pós-traumática. Um pino foi inserido devido a uma fratura subcapital do colo femoral (seta), que ocorreu 10 meses antes da realização da radiografia. Necrose avascular ocorreu na cabeça do fêmur, que se tornou esclerótica.

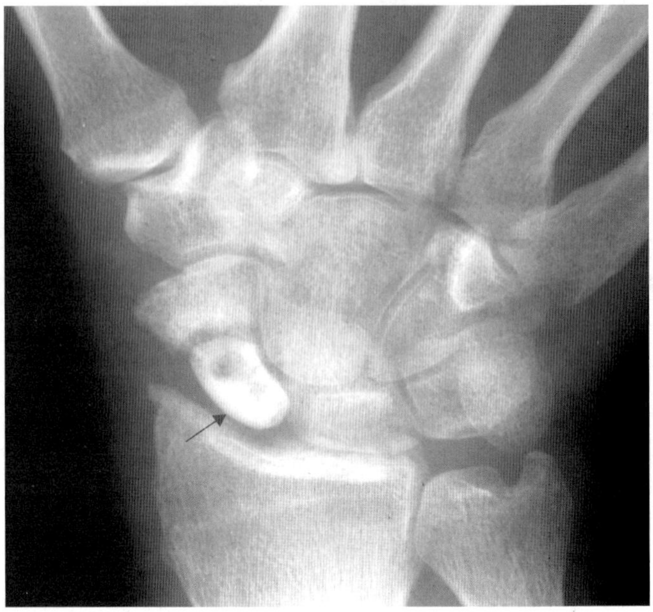

Fig. 12.18 Necrose avascular pós-traumática. A fratura desunida do escafóide mostra um pólo proximal esclerótico (seta), causada por necrose avascular desta parte do osso.

Outras formas de necrose avascular são: *doença de Freiberg,* que afeta as cabeças metatarsais; *doença de Kohler,* que afeta o osso navicular do pé; *doença de Osgood-Schlatter* da tuberosidade tibial e *doença de Kienböck* do osso semilunar do punho (Fig. 12.20).

Acredita-se ser a *osteocondrite dissecante* uma forma localizada de necrose avascular. Um pequeno fragmento de osso separa-se da superfície articular de uma articulação, deixando um defeito, e o fragmento ósseo freqüentemente pode ser detectado situado livremente dentro da articulação. Ocorre mais freqüentemente no joelho e tornozelo. O diagnóstico pode ser estabelecido por radiografia (Fig. 12.21). TC e RM são excelentes métodos de imagem

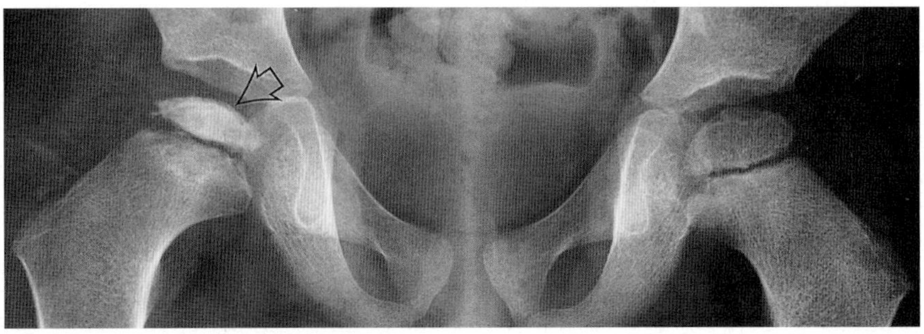

Fig. 12.19 Doença de Perthes. A epífise femoral direita (seta) nesta criança é esclerótica e achatada. Compare com o lado esquerdo normal.

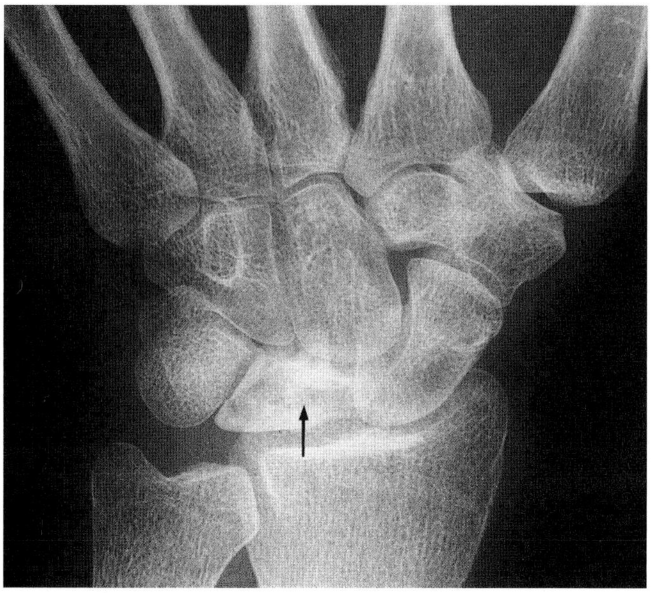

Fig. 12.20 Doença de Kienböck. O semilunar está achatado e esclerótico (seta).

para diagnosticar pequenas lesões ou osteocondrite dissecante em porções do osso articular que são difíceis de visibilizar em projeções radiológicas-padrão.

Escorregamento da epífise femoral

Escorregamento da epífise femoral ocorre entre os 9 e 17 anos de idade e pode apresentar-se com dor no quadril ou dor referida no joelho. A epífise femoral escorrega posteriormente de sua posição normal: isto é mais bem apreciado em uma radiografia lateral do quadril (Fig. 12.22). Com um maior grau de escorregamento, a condição pode ser visibilizada em incidência frontal como um deslocamento da epífise para baixo.

As radiografias do quadril devem ser cuidadosamente avaliadas quando há suspeita clínica do diagnóstico, porque o diagnóstico pode facilmente passar despercebido em estágio inicial, num momento em que um escorregamento futuro pode ser prevenido cirurgicamente.

Displasia do desenvolvimento do quadril

O ultra-som atualmente substituiu a radiografia na detecção do deslocamento ou subluxação do quadril no lactente, no qual o exame clínico é suspeito, mas não diagnóstico. A ultra-sonografia permite a visibilização de estruturas cartilaginosas que não são observadas em radiografias, de modo que a relação da cabeça femoral e do acetábulo pode ser determinada.

Mais tarde, a condição é mais facilmente diagnosticável com radiografias planas, mas felizmente tais casos são raros atualmente, uma vez que a condição geralmente é tratada no período neonatal, tendo o diagnóstico sido feito clinicamente. As características pelas quais deve-se buscar são deslocamento lateral e superior da cabeça femoral (Fig. 12.23). Aumento da inclinação do teto do acetábulo algumas vezes está presente.

Osteíte condensante do ílio

Osteíte condensante do ílio ocorre quase que exclusivamente em mulheres que deram à luz. Acredita-se que a condição seja devida a um fenômeno de estresse associado ao parto e geralmente é assintomático. Existe uma zona de esclerose no lado ilíaco das articulações sacroilíacas, mas as articulações sacroilíacas propriamente ditas são normais (Fig. 12.24).

Esclerodermia

Esclerodermia pode levar à calcificação e atrofia de tecidos moles das mãos com perda das pontas das falanges distais (Fig. 12.25).

Desarranjos internos do joelho

A maioria das lesões de joelho produz lesões dos tecidos moles, notavelmente roturas de meniscos ou ligamentos, isolados ou em conjunto com fraturas ósseas. Exames com radiografias somente podem demonstrar o estado dos ossos e mostram um derrame. Imagens por ressonância magnética são a melhor modalidade de imagem na detecção de desarranjos internos.

Os meniscos, que são compostos de fibrocartilagem, são bem demonstrados com RM, uma vez que apresentam um sinal de intensidade diferente da cartilagem hialina que cobre os côndilos femorais adjacentes e o platô tibial. Os meniscos normais possuem sinal baixo uniforme em todas as seqüências. Uma rotura meniscal (Fig. 12.26) pode ser reconhecida

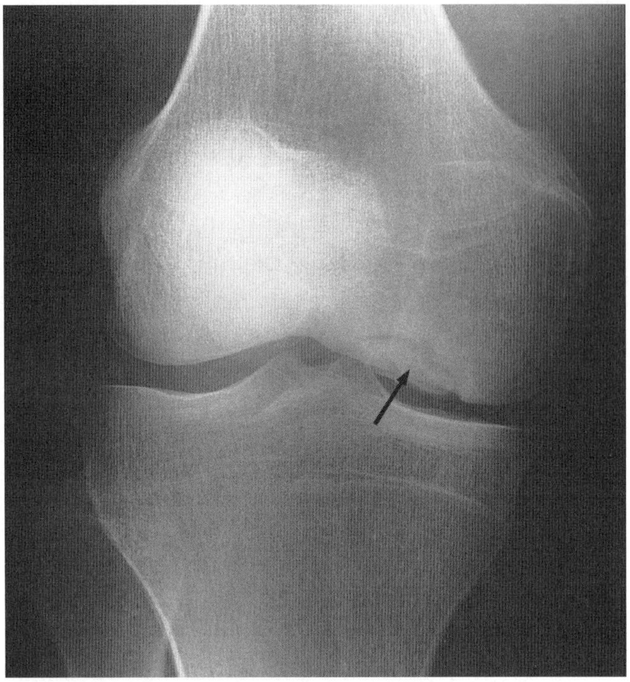

(a)

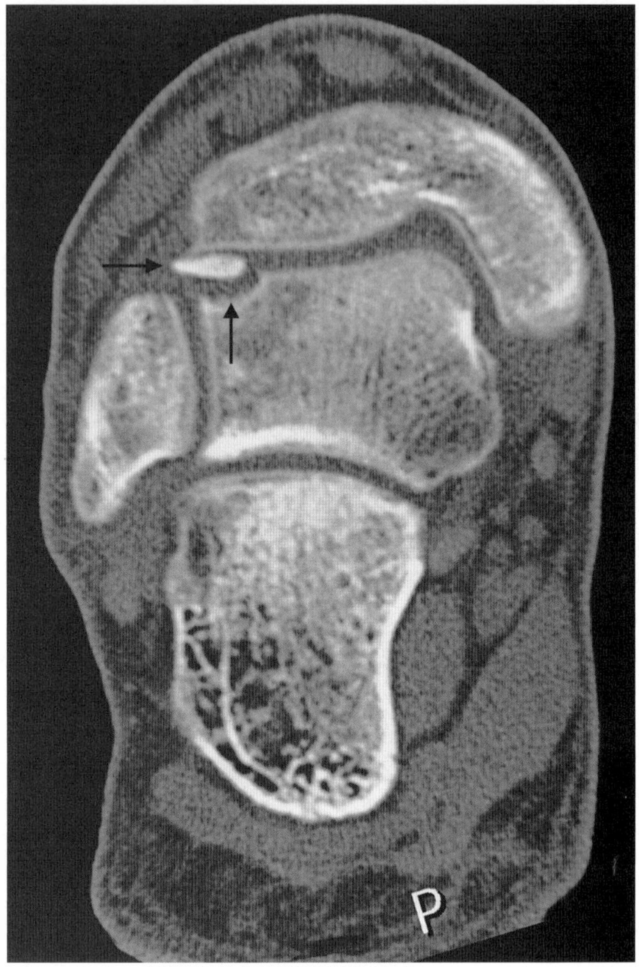

(b)

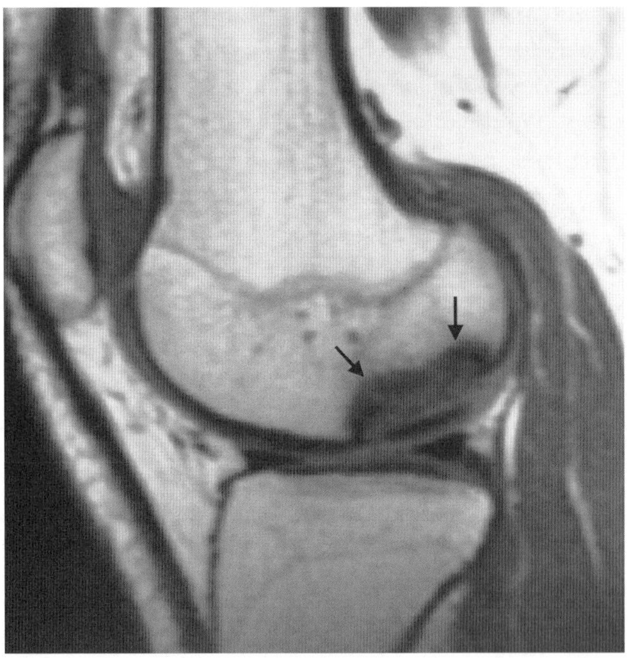

(c)

Fig. 12.21 Osteocondrite dissecante. (a) Um fragmento (seta) separou-se do córtex articular do côndilo femoral medial. (b) TC coronal através de um tornozelo mostrando pequeno fragmento de osteocondrite dissecante (seta horizontal), separado do resto do talo com um defeito bem corticado no osso subjacente (seta vertical). (c) RM do joelho mostrando um defeito de osteocondrite (setas) do côndilo femoral medial.

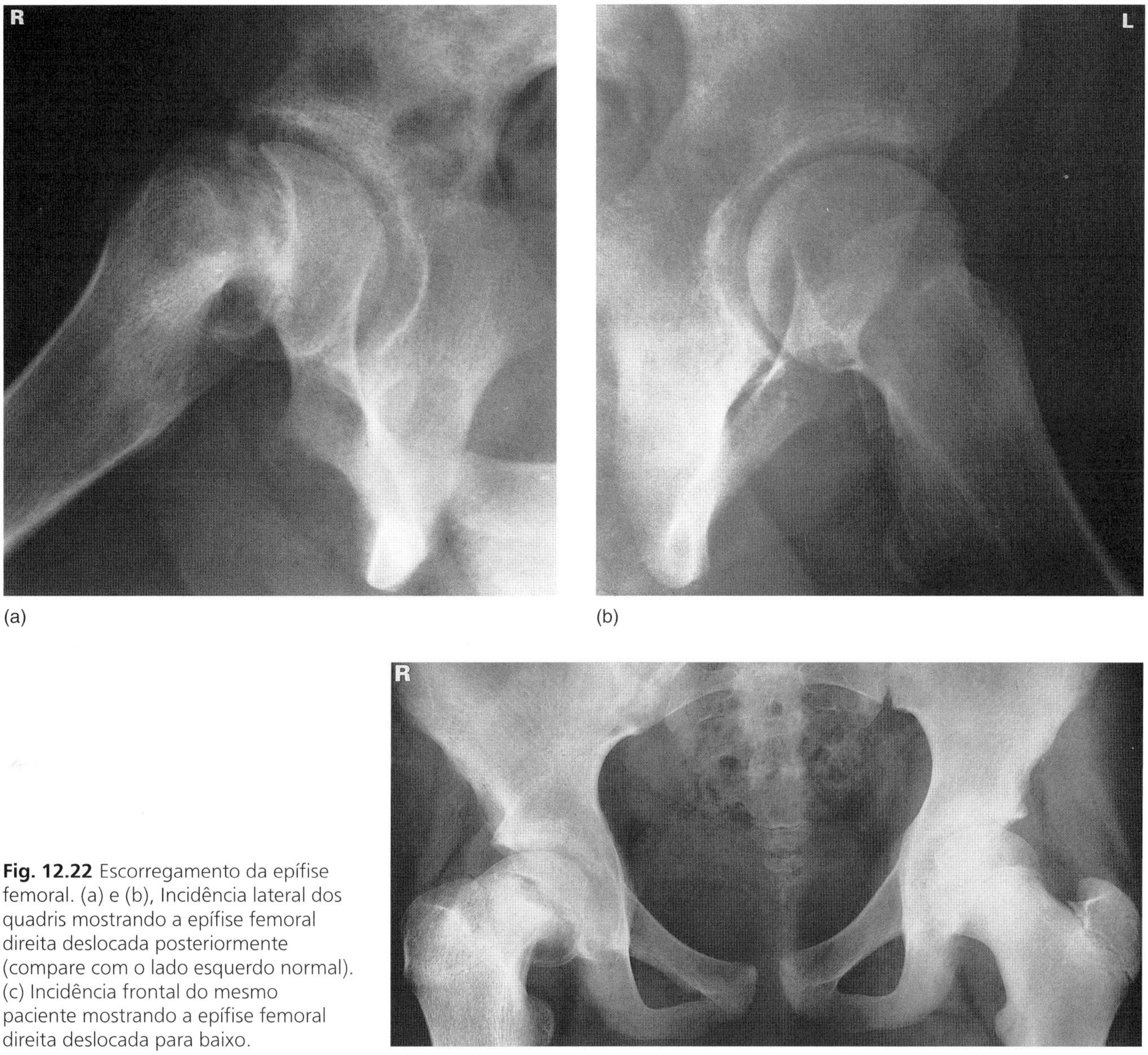

(a) (b) (c)

Fig. 12.22 Escorregamento da epífise femoral. (a) e (b), Incidência lateral dos quadris mostrando a epífise femoral direita deslocada posteriormente (compare com o lado esquerdo normal). (c) Incidência frontal do mesmo paciente mostrando a epífise femoral direita deslocada para baixo.

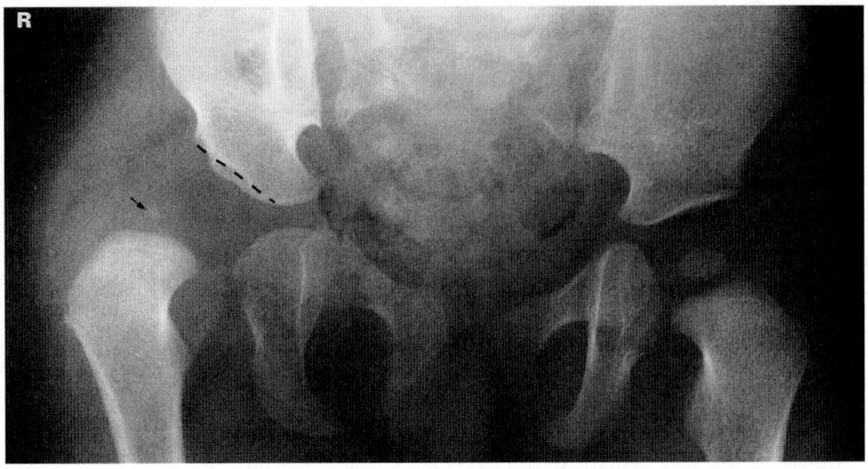

Fig. 12.23 Displasia do desenvolvimento do quadril direito. A epífise femoral direita (seta) é menor que no lado normal e não se situa dentro do acetábulo. Note a inclinação do acetábulo direito (linhas pontilhadas).

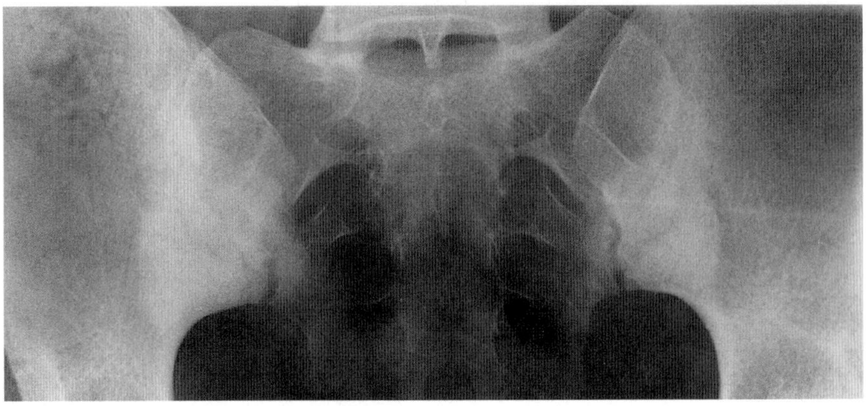

Fig. 12.24 Osteíte condensante do ílio. Incidência AP. Observa-se esclerose em ambos os ossos ilíacos, imediatamente adjacentes às articulações sacroilíacas. As articulações propriamente ditas são normais. O paciente era uma jovem que deu à luz a duas crianças.

como uma quebra no menisco, permitindo que o líquido sinovial, que possui um sinal de intensidade mais alta, a entrar na substância do menisco. Roturas dos ligamentos cruzado e colateral também são prontamente identificáveis.

Alguns cirurgiões procedem diretamente à artroscopia em pacientes com características clínicas bem evidentes de desarranjos internos, reservando RM para aqueles pacientes com suspeita, mas sem sinais clínicos ou sintomas definidos. Ressonância magnética pode mostrar ossos lesados e outras patologias adjacentes à articulação, mas não dentro da articulação, entidades que não podem ser diagnosticadas pela artroscopia. Ressonância magnética também pode, ocasionalmente, mostrar roturas meniscais não observadas na artroscopia e, conseqüentemente, é utilizada em pacientes selecionados com sintomas persistentes após uma artroscopia aparentemente normal.

Degeneração/rotura do manguito rotador do ombro

O manguito rotador do ombro consiste dos músculos supra-espinoso, infra-espinoso, redondo menor

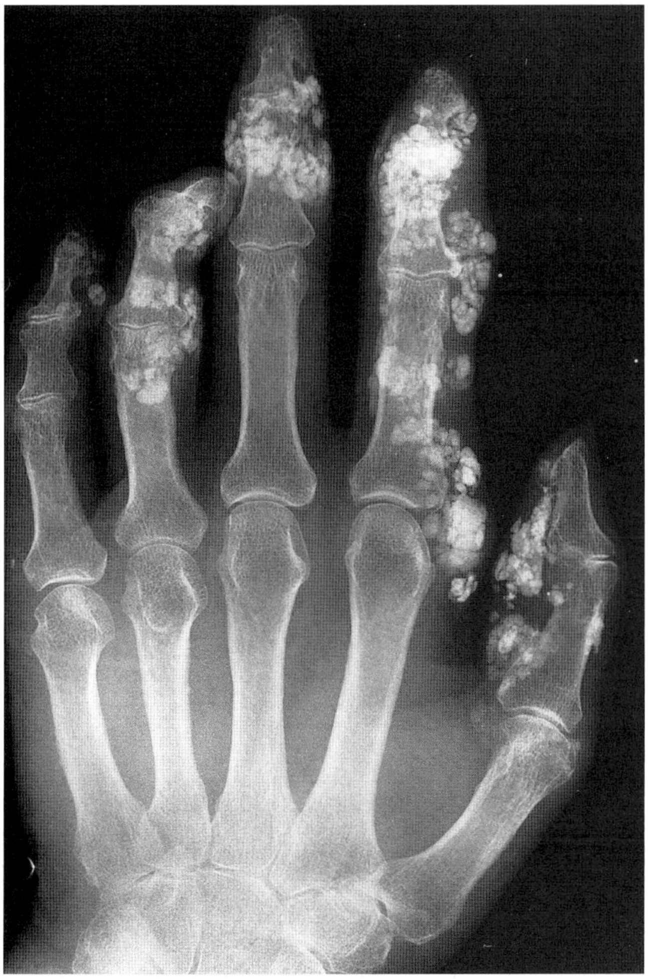

Fig. 12.25 Esclerodermia. Extensa calcificação do tecido mole assim como atrofia de tecidos moles nas pontas dos dedos.

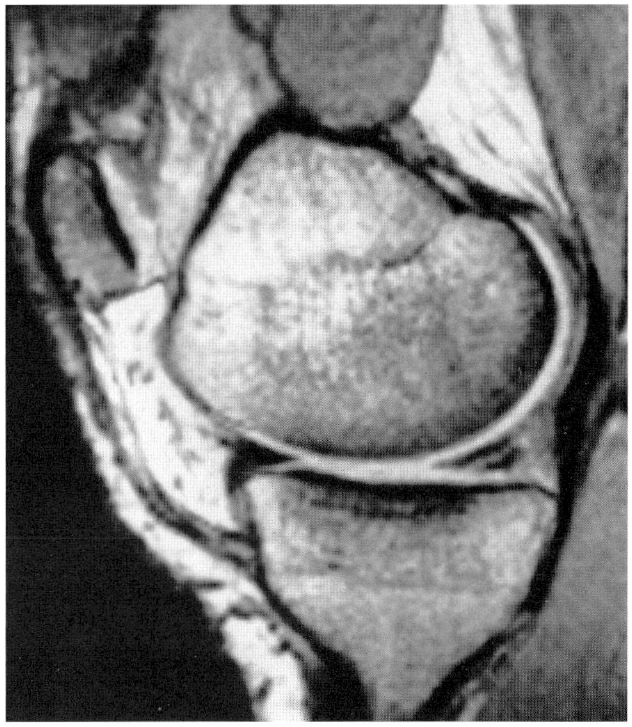

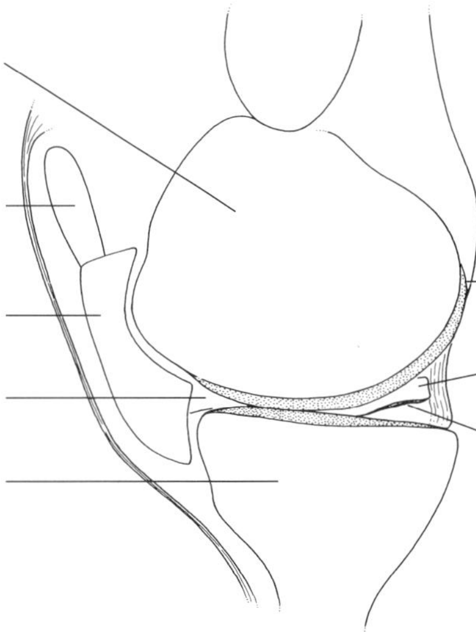

Fig. 12.26 Rotura do menisco medial. RM, corte sagital através da parte medial da articulação do joelho, mostrando uma rotura no corno posterior do menisco medial. O corno anterior parece normal.

e subescapular, juntamente com seus tendões. Roturas do tendão do supra-espinoso são comuns e podem levar a sintomas agudos ou crônicos.

Ressonância magnética e/ou ultra-sonografia podem ser úteis em pacientes selecionados quando a cirurgia corretiva está sendo cogitada. Na RM o sinal preto normal do tendão do supra-espinoso encontra-se interrompido pelo sinal mais alto do líquido e, numa rotura completa, pode ser possível observar as terminações retraídas da junção rotura tendão-músculo.

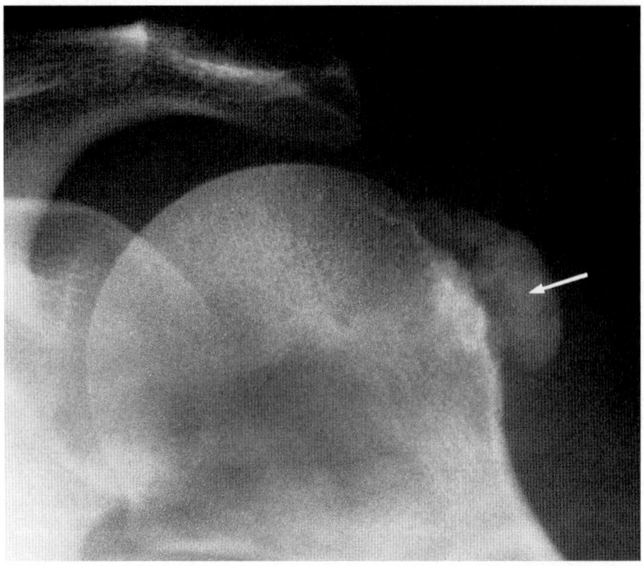

Fig. 12.27 Tendinite do supra-espinoso. Existe calcificação no tendão do supra-espinoso (seta).

Tendinite calcificada

Calcificação ocorre nas regiões periarticulares e é mais comumente observada no ombro, no tendão supra-espinoso, como uma calcificação amorfa adjacente à tuberosidade maior do úmero (Fig. 12.27).

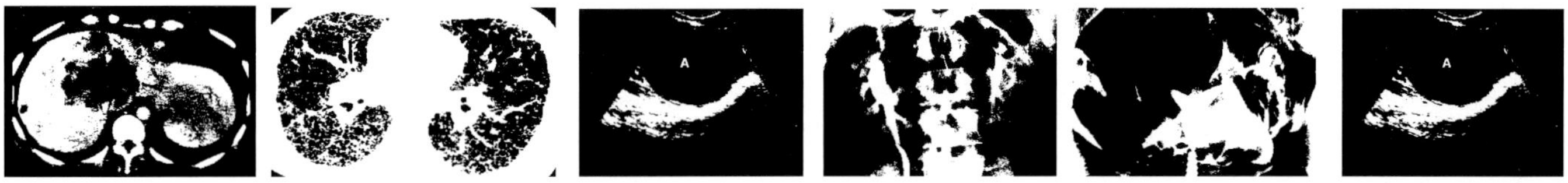

Coluna Vertebral 13

As radiografias desempenham um papel importante no diagnóstico de distúrbios da coluna vertebral, especialmente no traumatismo, mas a representação por imagens da coluna foi revolucionada após a introdução da RM. A medula espinal e as raízes nervosas são invisíveis nas radiografias, mas a RM é capaz de visibilizar não somente as vértebras e seus discos intervertebrais, mas também o canal vertebral e seu conteúdo. A ressonância magnética é o exame preferido para condições degenerativas, inflamatórias e malignas da coluna.

A estrutura detalhada das vértebras difere nas regiões cervical, torácica e lombar, mas a estrutura geral é similar. Os aspectos de uma vértebra normal estão ilustrados na Figura 13.1. Na projeção lateral, os corpos vertebrais são de formato aproximadamente retangular. Podem existir indentações rasas nas superfícies superior e inferior devido à protrusão do material discal para dentro dos platôs vertebrais. Estas indentações são conhecidas como nódulos de Schmorl e não possuem importância clínica (Fig. 13.2).

Os aspectos de uma vértebra normal na RM estão ilustrados na Figura 13.3. Numa imagem de RM ponderada em T1 a gordura aparece com um sinal alto, enquanto o líquido cerebrospinal e os discos intervertebrais possuem um sinal baixo. Numa imagem ponderada em T2, os discos normais e o líquido cerebrospinal apresentam sinal alto. Devemos notar que o osso não produz sinal à RM; o sinal responsável para mostrar a coluna em imagens por RM advém da medula óssea, conteúdo tecal e discos. A medula óssea normal possui um sinal na RM diferente da maioria dos tecidos moles e, em particular, possui um sinal diferente do tumor e da infecção.

Outros métodos de imagem para exame da coluna são *escaneamentos ósseos com radionuclídeos*, que são particularmente úteis para a detecção de metástases ósseas e TC, que possui um papel importante no traumatismo da coluna. A *mielografia*, que requer a injeção de contraste para dentro do espaço subaracnóide por meio de punção lombar para detectar protrusão discal e compressão da medula espinal, foi praticamente substituída pela RM.

Sinais de anormalidade

As anormalidades detectadas nas radiografias muitas vezes permitem que se faça um diagnóstico, mesmo que outras modalidades de imagem possam ser realizadas para a confirmação.

Redução do espaço discal (Fig. 13.4)

Os discos intervertebrais são radiolucentes nas radiografias, uma vez que são compostos por tecido fibroso e cartilagem. Normalmente, os espaços discais têm a mesma altura em todos os níveis na coluna cervical e torácica. Na coluna lombar os espaços discais aumentam levemente em altura à medida que descem na coluna, exceto o espaço discal na junção lombossacra, que geralmente é mais estreito que o espaço acima dele. A RM mostra a estrutura interna do disco e qualquer perda de altura do disco junto com alteração do sinal normal característico pode ser apreciada. A redução do espaço discal ocorre com doença degenerativa e infecção do espaço discal.

Colapso dos corpos vertebrais

Um corpo vertebral colapsado é um corpo vertebral com perda de sua altura. Perda de altura é mais facilmente apreciada nas radiografias laterais da coluna, certamente melhor demonstrada em cortes sagitais de RM. Caso algum colapso esteja presente, é essencial olhar o disco adjacente para ver se está reduzido e checar se alguma parte do pedículo está destruída.

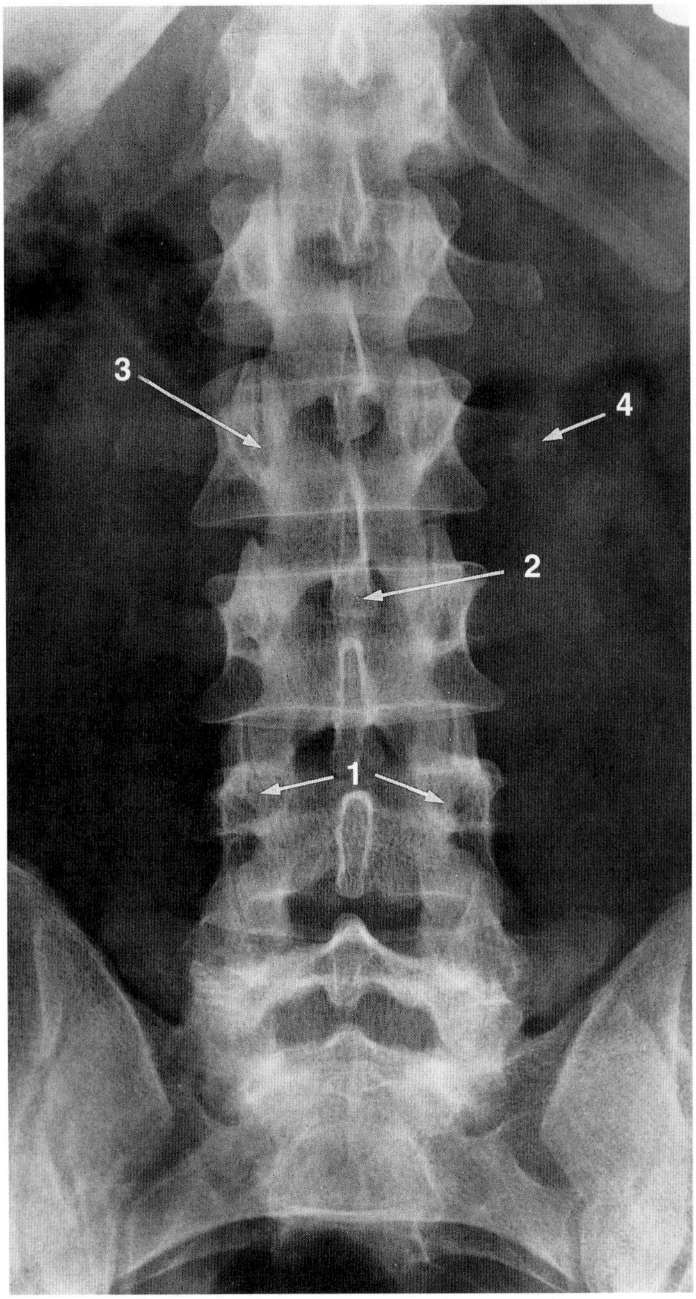

(a)

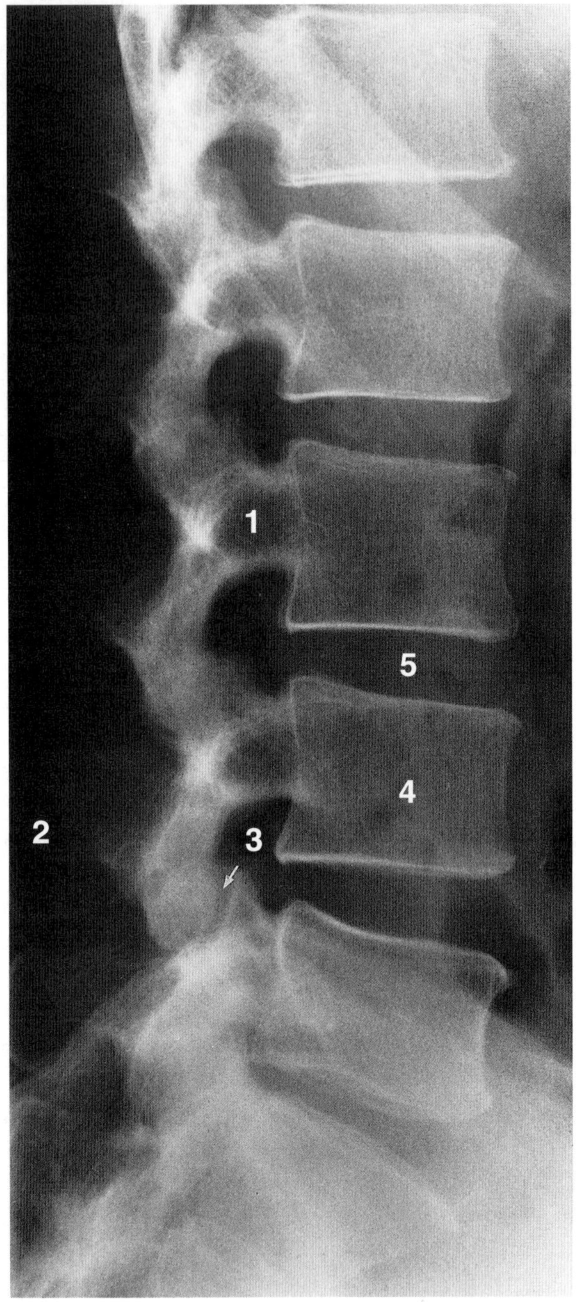

(b)

Fig. 13.1 Radiografia de coluna lombar normal. (a) Frontal. **1**, pedículos; **2**, processo espinhoso; **3**, faceta articular; **4**, processo transverso. (b) Lateral. **1**, pedículos; **2**, processo espinhoso; **3**, faceta articular; **4**, corpo vertebral; **5**, espaço discal. Note como a altura dos espaços discais aumenta de L1 para L5, exceto o espaço discal L5-S1, que é normalmente mais estreito que um acima dele.

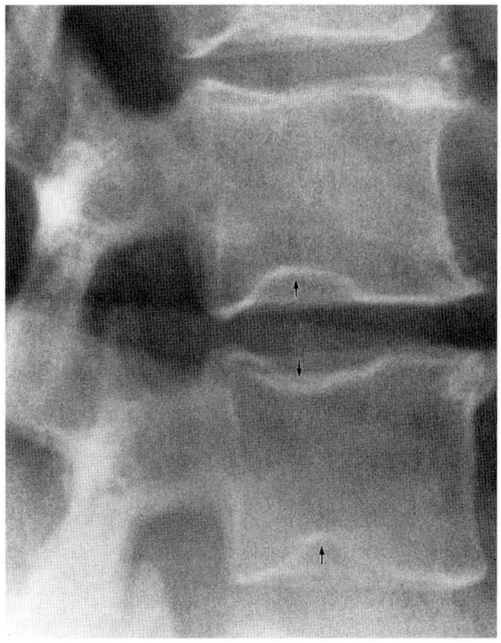

Fig. 13.2 *(Direita).* Nódulos de Schmorl. Tratam-se de indentações para dentro dos platôs dos corpos vertebrais (setas) e não possuem significado clínico.

Fig. 13.3 *(Embaixo).* RM de coluna lombar normal. (a) Imagem ponderada em T1. Os discos e a medula espinal (seta) apresentam sinal intermediário. (b) Imagem ponderada em T2. Os discos e o líquor apresentam sinal alto. A medula espinal está demarcada por setas. (c) Imagem axial ponderada em T1 através do espaço discal L5/S1. Note o alto sinal da gordura que circunda as raízes nervosas de S1 (setas). F, faceta articular; LF, ligamento amarelo; SP processo espinhoso; TS, saco tecal.

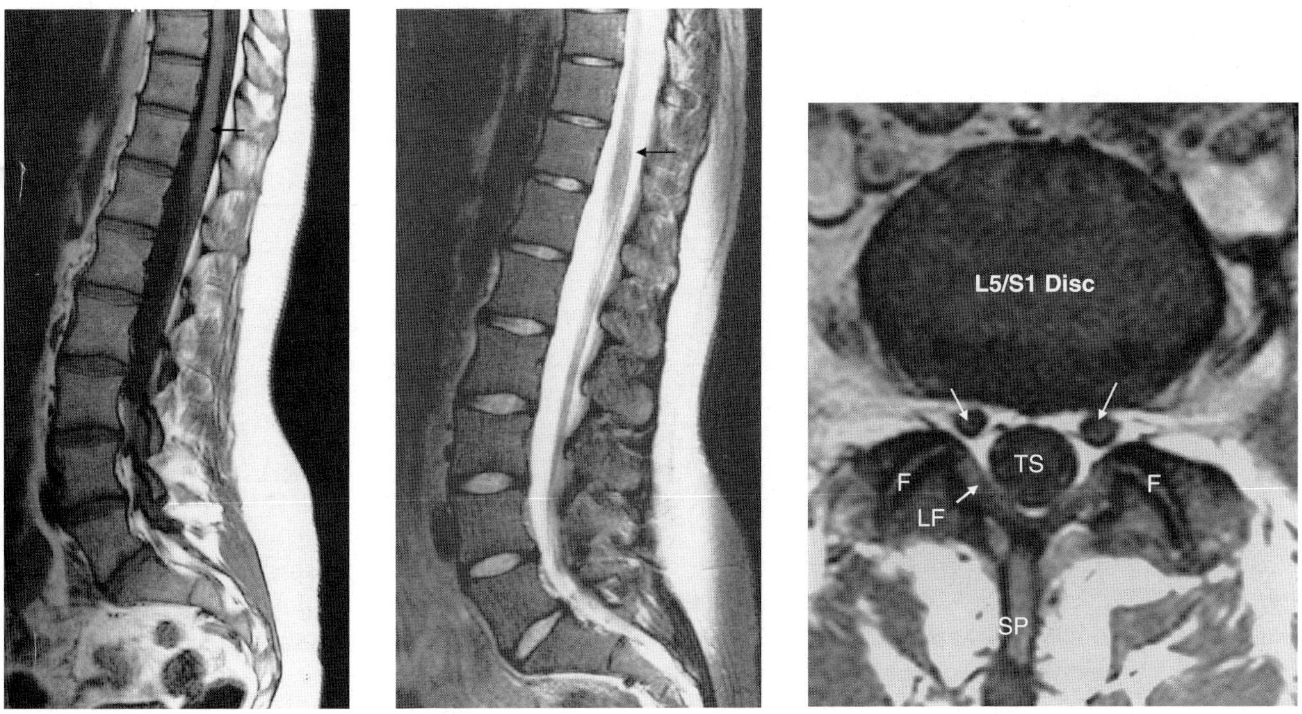

(a) (b) (c)

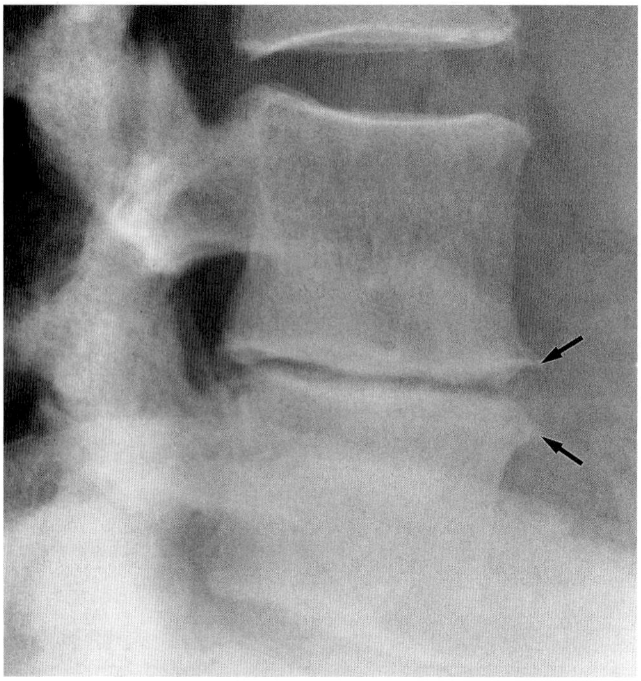

Fig. 13.4 Espaço discal reduzido devido a alterações discais degenerativas entre L3 e L4. Note os osteófitos (setas) e a esclerose das superfícies adjacentes dos platôs dos corpos vertebrais.

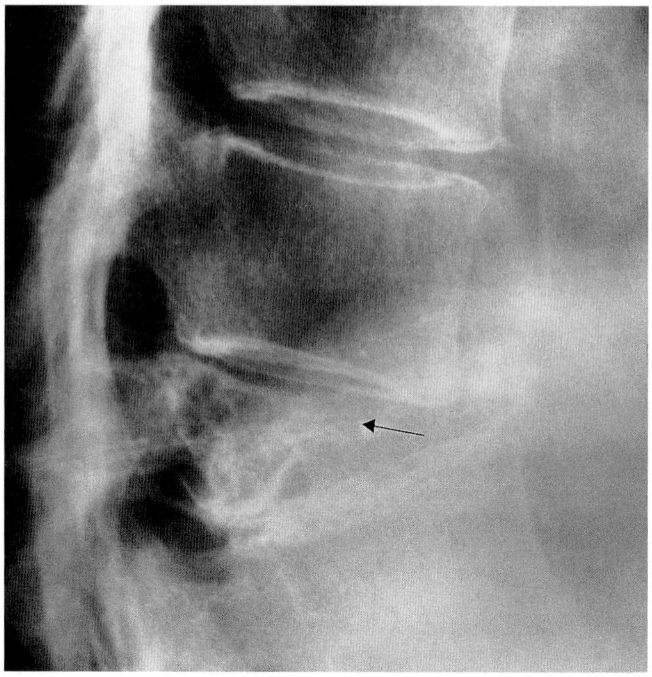

(a)

Fig. 13.5 Vértebra colapsada. (a) Metástase (seta) causando colapso completo do corpo vertebral. Os discos vertebrais adjacentes não estão afetados.

As causas mais comuns de colabamento vertebral estão listadas abaixo, juntamente com um resumo dos sinais importantes no diagnóstico diferencial:

- *Metástases e mieloma.* Destruição óssea ou substituição do sinal de medula óssea normal por um tumor no caso de RM pode ser visível. Os pedículos são um bom local para procurar por evidências de destruição óssea em radiografias. Os espaços discais geralmente são normais (Fig. 13.5a).
- *Infecção.* O espaço discal adjacente é quase sempre estreitado ou obliterado. Pode haver destruição óssea próximo ao disco afetado, mas os pedículos geralmente estão intactos (Fig. 13.5b). A RM mostrará sinal alterado dentro do corpo vertebral e disco afetados.
- *Osteoporose e osteomalacia.* Existe redução generalizada na densidade óssea, levando a fraturas de compressão. Os espaços discais são normais ou levemente aumentados em altura e os pedículos estão intactos. Sinal da medula óssea é normal na RM.
- *Traumatismo.* Uma fratura por compressão deve-se comumente à flexão da coluna para frente, levando o corpo vertebral a assumir um formato em cunha. A superfície superior geralmente é côncava (Fig. 13.5c, d). Os discos são normais, mas podem impactar para dentro do osso fraturado – uma característica bem demonstrada na RM sagital da RM. Fraturas associadas podem ser observadas nos pedículos ou arco neural, mas sob outros aspectos o osso e discos são normais.
- *Granuloma eosinofílico.* Colapso completo de um ou mais corpos vertebrais pode ocorrer em crianças ou adultos jovens com histiocitose de Langerhans (granuloma eosinofílico). O corpo vertebral está achatado e algumas vezes referem-se a ele como "vértebra plana" (Fig. 13.5e). Os discos adjacentes estão normais e os pedículos geralmente estão preservados.

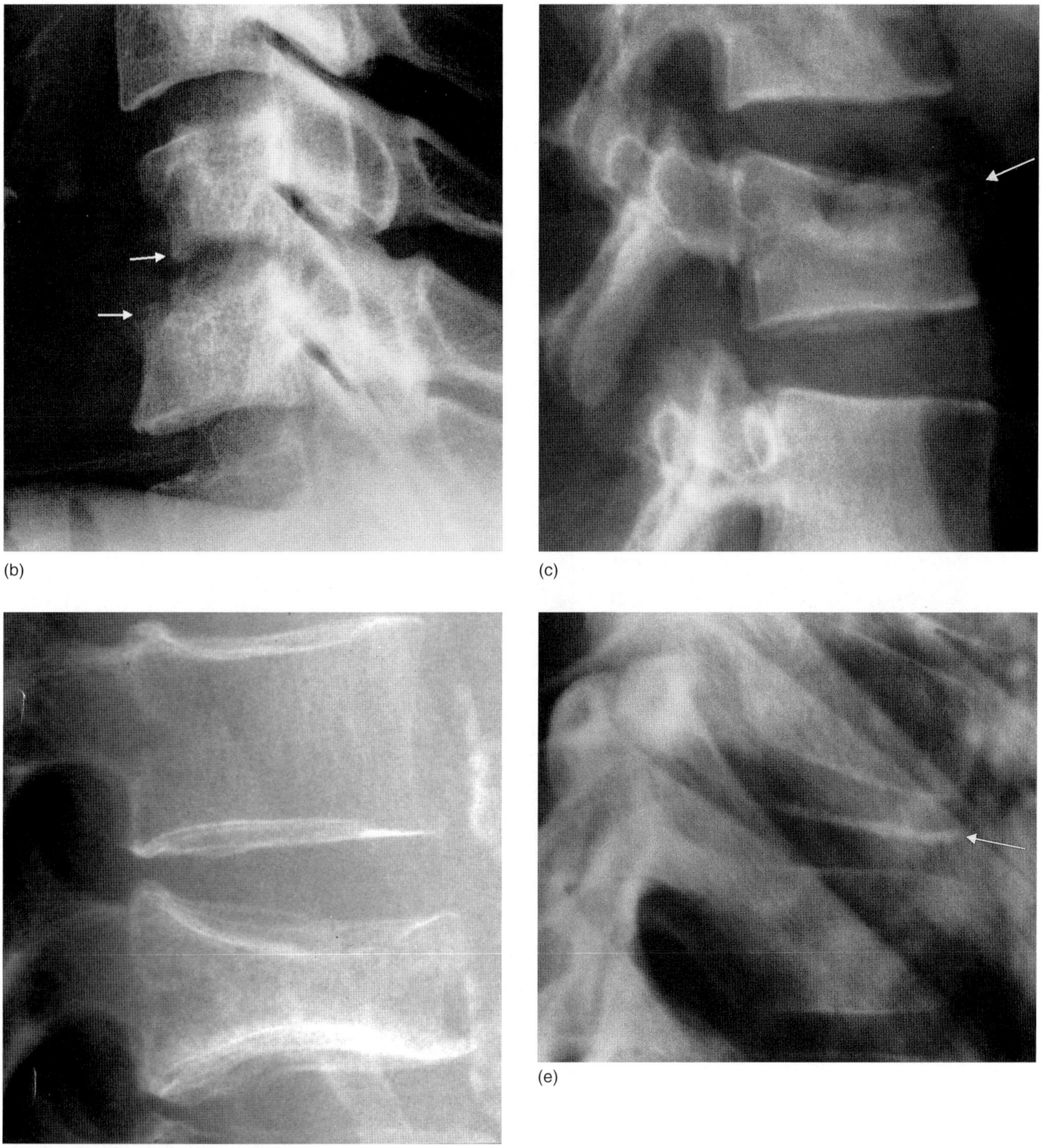

(b) (c) (e) (d)

Fig. 13.5 *Continuação.* (b) Osteomielite. O espaço discal está reduzido e existe destruição dos platôs dos corpos vertebrais adjacentes (setas). (c) Colapso traumático. Note a superfície côncava superior do corpo vertebral colapsado. Alguns fragmentos sofreram extrusão anterior (seta). (d) Colapso osteoporótico. Existe redução na densidade óssea com colapso de um corpo vertebral devido à fratura por compressão. (e) Colapso causado por granuloma eosinofílico. Nesta criança o corpo vertebral encontra-se tão colapsado que lembra um disco fino (seta).

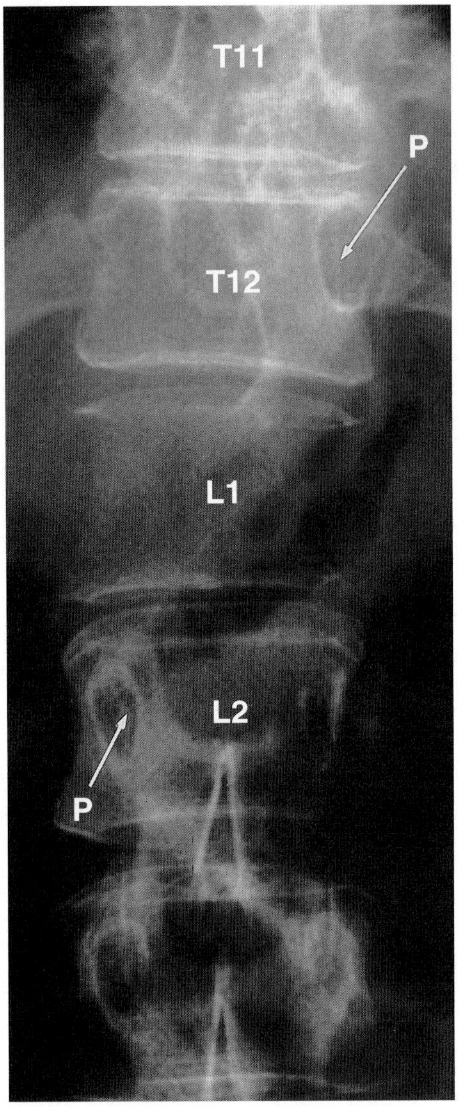

(a)

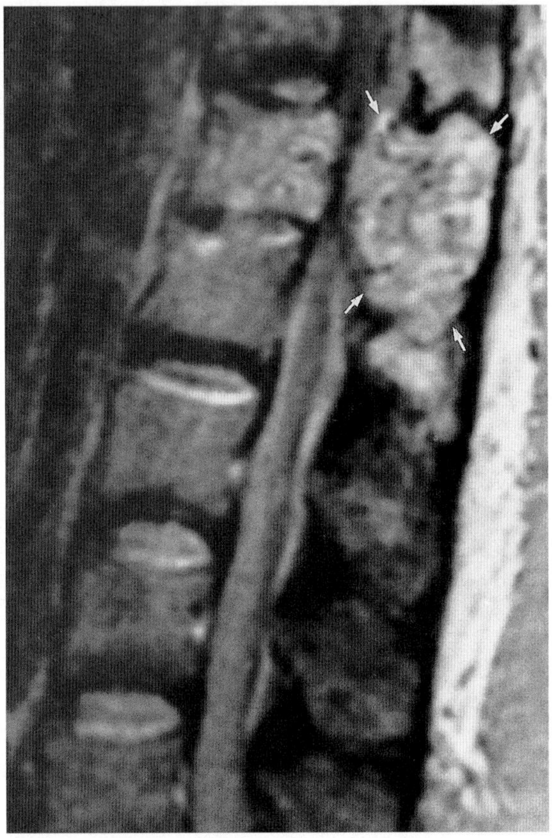

(b)

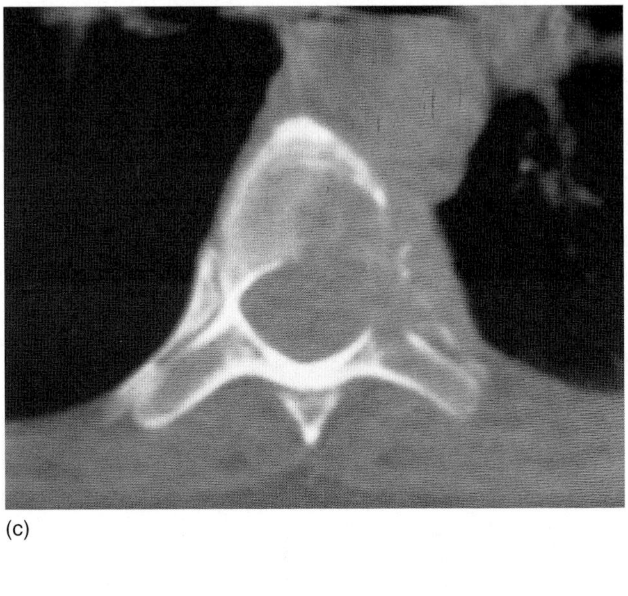

(c)

Fig. 13.6 Destruição dos pedículos devido a carcinoma metastático de células renais. (a) Os pedículos de L1 foram destruídos, assim como o pedículo direito de T12. Setas apontam para pedículos representativos normais (P). (b) RM do mesmo paciente mostrando extenso tumor no corpo vertebral e uma massa tumoral posterior (setas) que está comprimindo o saco dural. (c) TC de outro paciente, mostrando destruição do pedículo esquerdo de uma vértebra torácica baixa, corpo adjacente, processo transverso e terminação medial de uma costela.

Pedículos

Em radiografias os pedículos são mais bem avaliados na incidência frontal, exceto na coluna cervical, para a qual são necessárias incidências oblíquas. Os pedículos são muito bem demonstrados em tomografias . Destruição de um ou mais pedículos (Fig. 13.6) é um sinal confiável de metástases vertebrais.

Achatamento e ampliação da distância entre os pedículos ocorrem com tumores que se originam dentro do canal vertebral, por exemplo, neurofibroma ou meningiomas. Apesar de os neurofibromas poderem ser completamente intradurais, alguns apresentam uma forma em halter, com uma porção situada fora do canal vertebral.

Vértebra densa

Esclerose, que é demonstrada em radiografias ou TC, pode afetar somente uma vértebra ou pode ser parte de um processo generalizado envolvendo vários ossos. Causas comuns são:

- *Metástases,* particularmente de tumores primários da próstata ou mama (Fig. 13.7).
- *Linfoma maligno.*
- *Doença de Paget,* que pode ser difícil de distinguir de doença neoplásica. (Uma característica diagnóstica importante é o aumento do tamanho da vértebra. Um padrão trabecular grosseiro típico é comum, mas não invariavelmente presente (Fig. 13.8).)
- *Hemangioma* dá origem a estrias verticais características em uma vértebra cujo tamanho é normal (Fig. 13.9).

Lise dentro de uma vértebra

Como na esclerose, a lise, quando demonstrada em radiografias ou TC, pode ser parte de um processo disseminado ou pode ser confinada a uma vértebra. As causas comuns são:

- Metástases, particularmente de tumores primários do pulmão, mamas ou rins (Fig. 13.6).
- Mieloma múltiplo/plasmocitoma.
- Linfoma maligno ocasionalmente dá origem a uma lesão lítica.
- Infecção. Neste caso, a lise geralmente envolve um ou dois corpos vertebrais adjacentes e o espaço discal adjacente é quase invariavelmente estreitado (veja adiante).

Sombra paravertebral

Uma sombra de tecido mole paravertebral pode inicialmente chamar a atenção para uma anormalidade na coluna. O local mais fácil para reconhecer tal edema em radiografias é a região torácica, onde a densidade dos tecidos moles adjacentes à coluna assumem um aspecto fusiforme característico (Fig. 13.10). Edemas na região lombar devem ser muito grandes para que consigam deslocar o psoas e se tornarem reconhecíveis em radiografias. Edema anterior na região cervical pode ser reconhecido pelo deslocamento anterior da sombra aérea faríngea. Edema do tecido mole paravertebral é prontamente reconhecível em todos os níveis com TC e RM.

Edema de tecido mole paravertebral ocorre com infecção, neoplasias malignas e hematomas pós-traumatismo. Em tais casos, sinais diagnósticos específicos muitas vezes estão presentes nos ossos adjacentes.

Metástases/mieloma/linfoma

Assim como com o restante do esqueleto, os sinais importantes de metástases e linfomas em radiografias ou TC são áreas de lise ou esclerose, ou uma mistura de ambas (Fig. 13.11). O mieloma múltiplo, que quase sempre dá origem a lesões líticas nos corpos vertebrais, é freqüentemente indistinguível de metástases líticas. Um ponto de diferença é que metástases muitas vezes envolvem os pedículos, assim como os corpos vertebrais.

O colapso de um ou mais corpos vertebrais pode ocorrer nas metástases e é uma característica particular do mieloma. O colapso pode mascarar áreas de destruição óssea no corpo vertebral. Destruição verdadeira do espaço discal não ocorre com metástases ou mieloma.

Imagens com radionuclídeos ósseos podem revelar aumento da atividade ao redor de depósitos tumorais neoplásicos, mas lesões de mieloma podem ou não dar origem a áreas focais de aumento de atividade.

A ressonância magnética é o teste mais específico para demonstrar metástases, linfoma e mieloma e, com aparelhos modernos, grandes áreas do corpo podem ser estudadas com bastante rapidez (Fig. 13.12). O tecido tumoral possui características de sinal significativamente diferentes (baixo sinal em imagens ponderadas em T1, sinal alto em imagens ponderadas em T2) da medula óssea normal (Fig.

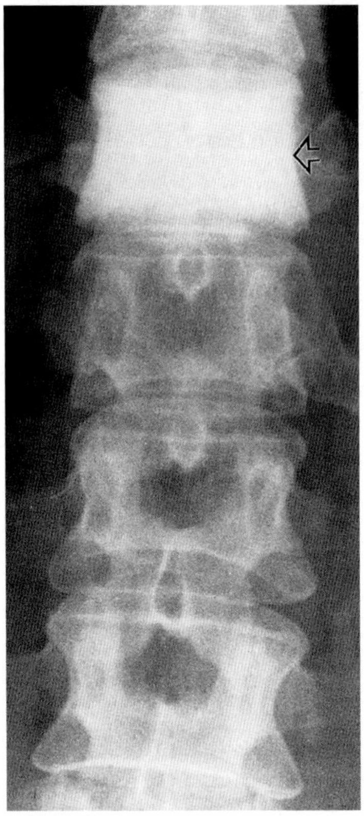

Fig. 13.7 Vértebra densa (seta) por metástase de carcinoma de mama.

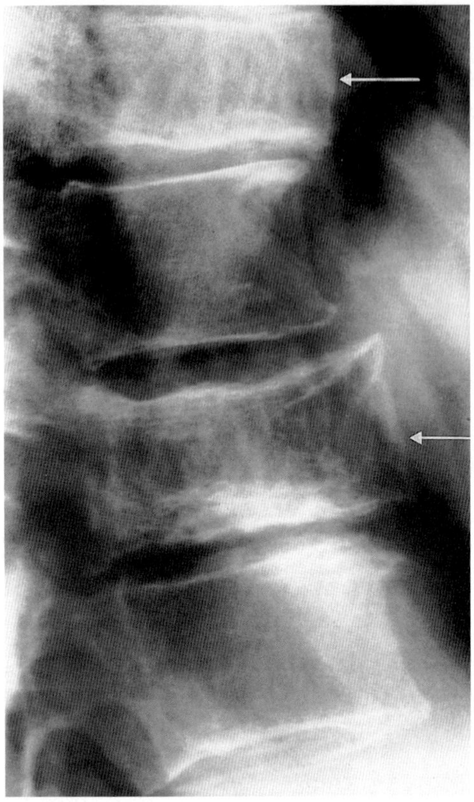

Fig. 13.8 Doença de Paget. Note o aumento de densidade e as trabéculas grosseiras nos corpos vertebrais (setas). Elas também são mais largas que em outros corpos vertebrais normais.

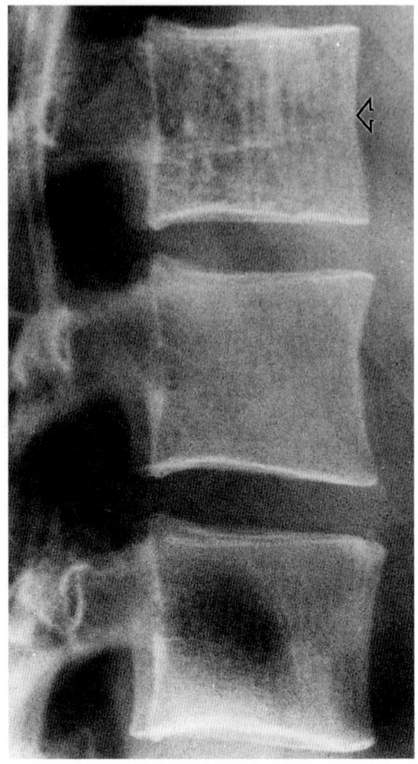

Fig. 13.9 Hemangioma. Estrias verticais estão presentes nesta vértebra de tamanho normal.

13.13) e, assim, os depósitos tumorais delineiam-se claramente na medula adjacente. O osso normal não gera qualquer sinal e, conseqüentemente, não compromete a visibilidade do tumor. A ressonância magnética possui a vantagem de poder detectar, adicionalmente, qualquer compressão da medula espinal ou raiz nervosa (Figs. 13.6 e 13.25).

Infecção

O que caracteriza a infecção é a destruição do disco intervertebral e corpos vertebrais adjacentes. Logo no início da doença, existe um estreitamento do espaço discal com erosão dos platôs do corpo vertebral. Mais tarde, a destruição óssea pode levar ao colapso do corpo vertebral, resultando em uma angulação acentuada conhecida como giba (Fig. 13.14a). Um abscesso paravertebral geralmente está presente.

A tomografia computadorizada mostra a destruição óssea e o edema dos tecidos moles paravertebrais, mas é uma técnica pobre para demonstrar estreitamento do espaço discal. A RM é a investigação preferida, já que pode, em um só exame, demonstrar o estreitamento do espaço discal, sinal alterado no corpo vertebral adjacente, edema dos tecidos moles e qualquer sinal de compressão da medula espinal ou de raízes nervosas (Fig. 13.14b). Biópsia/aspiração com agulha do disco infectado ou do corpo vertebral adjacente sob radiografia ou controle tomográfico é

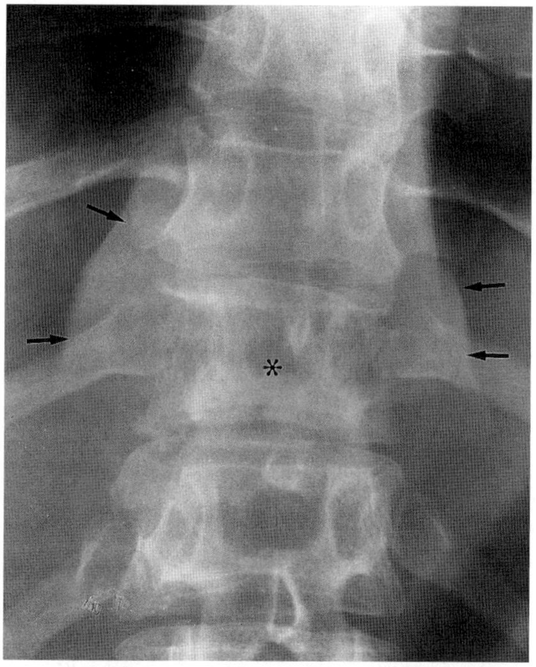

Fig. 13.10 Sombra paravertebral fusiforme (setas) ao redor de uma vértebra torácica parcialmente destruída por doença de Hodgkin (*).

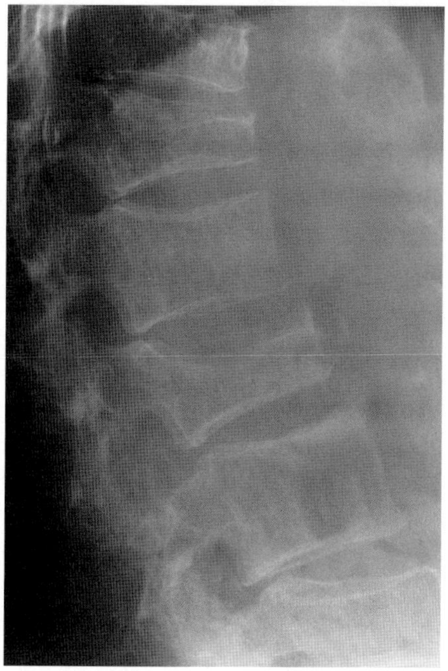

Fig. 13.11 Metástases. Incidência lateral da coluna lombar alta. Note a arquitetura óssea anormal e os graus variáveis de colabamento de diversos corpos vertebrais.

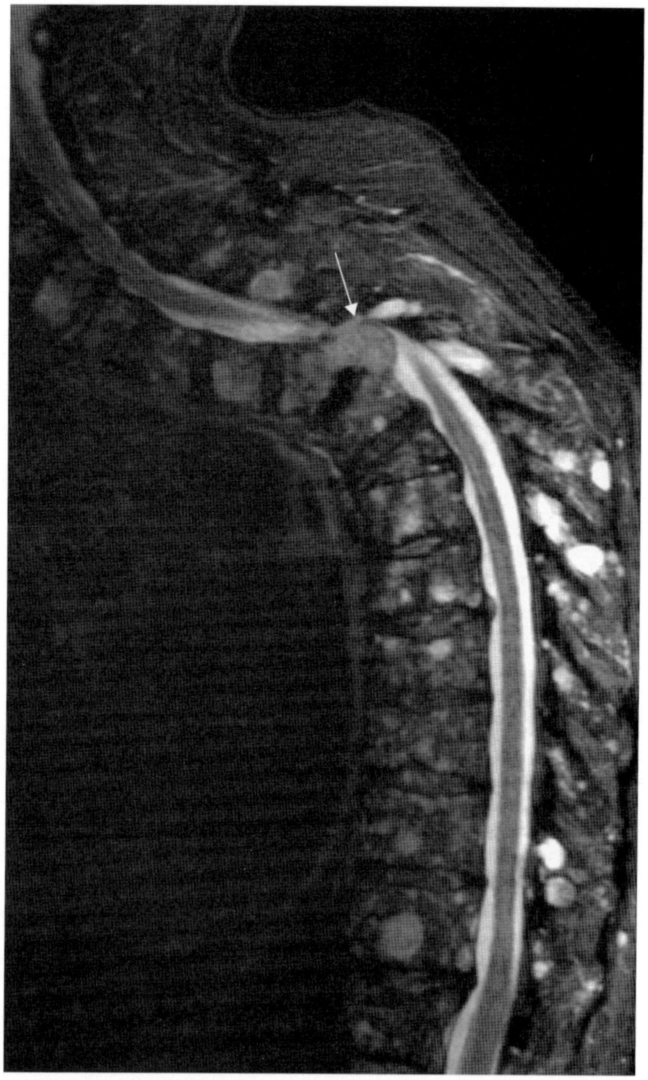

Fig. 13.12 Mieloma. RM da coluna cervical e torácica mostrando vários depósitos e áreas de sinal elevado na coluna. O exame demonstra prontamente uma cifose causada pela destruição óssea e mieloma estendendo-se para dentro do canal vertebral, causando compressão da medula espinal (seta).

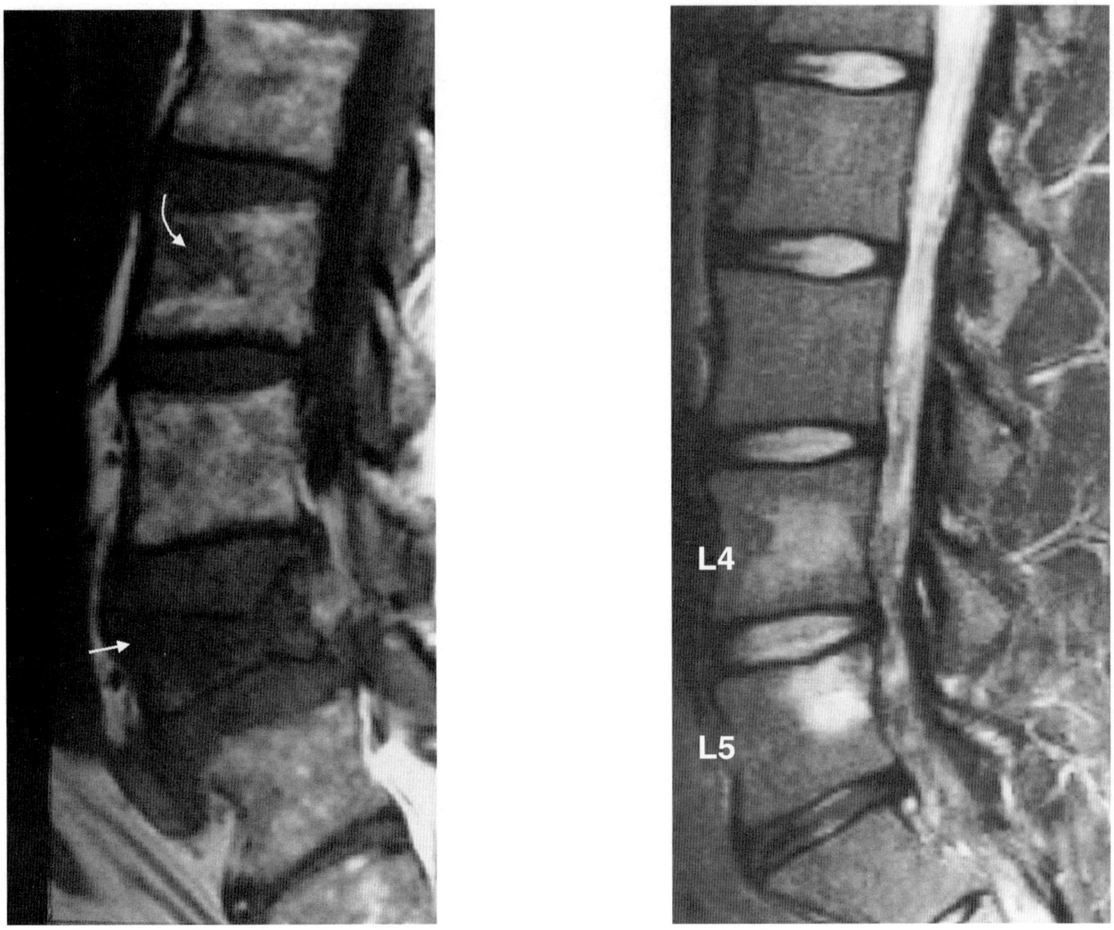

(a) (b)

Fig. 13.13 (a) Metástases. RM. Imagem ponderada em T1 mostrando metástases disseminadas que substituíram o sinal medular normal e aparecem como áreas de sinal baixo: uma metástase particularmente grande pode ser observada em L2 (seta curva). L4 está colabada (seta reta). (b) Linfoma. Imagem ponderada em T2 mostrando áreas de sinal alto em L4 e L5.

uma técnica muito útil para confirmar o diagnóstico e identificar o microrganismo responsável. Devemos lembrar, no entanto, que culturas positivas são raras uma vez iniciada a antibioticoterapia.

Os organismos infectantes comuns são o *Mycobacterium tuberculosis* e *Staphylococcus aureus.* Apesar de existirem algumas diferenças nos sinais produzidos por estas duas infecções, existe uma sobreposição considerável. Na tuberculose, a lesão geralmente é puramente lítica, enquanto alguma esclerose é freqüentemente observada na infecção piogênica. Abscessos paravertebrais tendem a ser maiores na tuberculose.

A fusão dos corpos vertebrais através de espaços discais obliterados ocorre com a cura. Eventualmente, abscessos paravertebrais tuberculosos podem calcificar.

Traumatismo espinal

As radiografias são a investigação inicial para o traumatismo da coluna e deve-se procurar pelo seguinte:

- Fraturas dos corpos vertebrais, pedículos, lâminas e processos espinhosos.

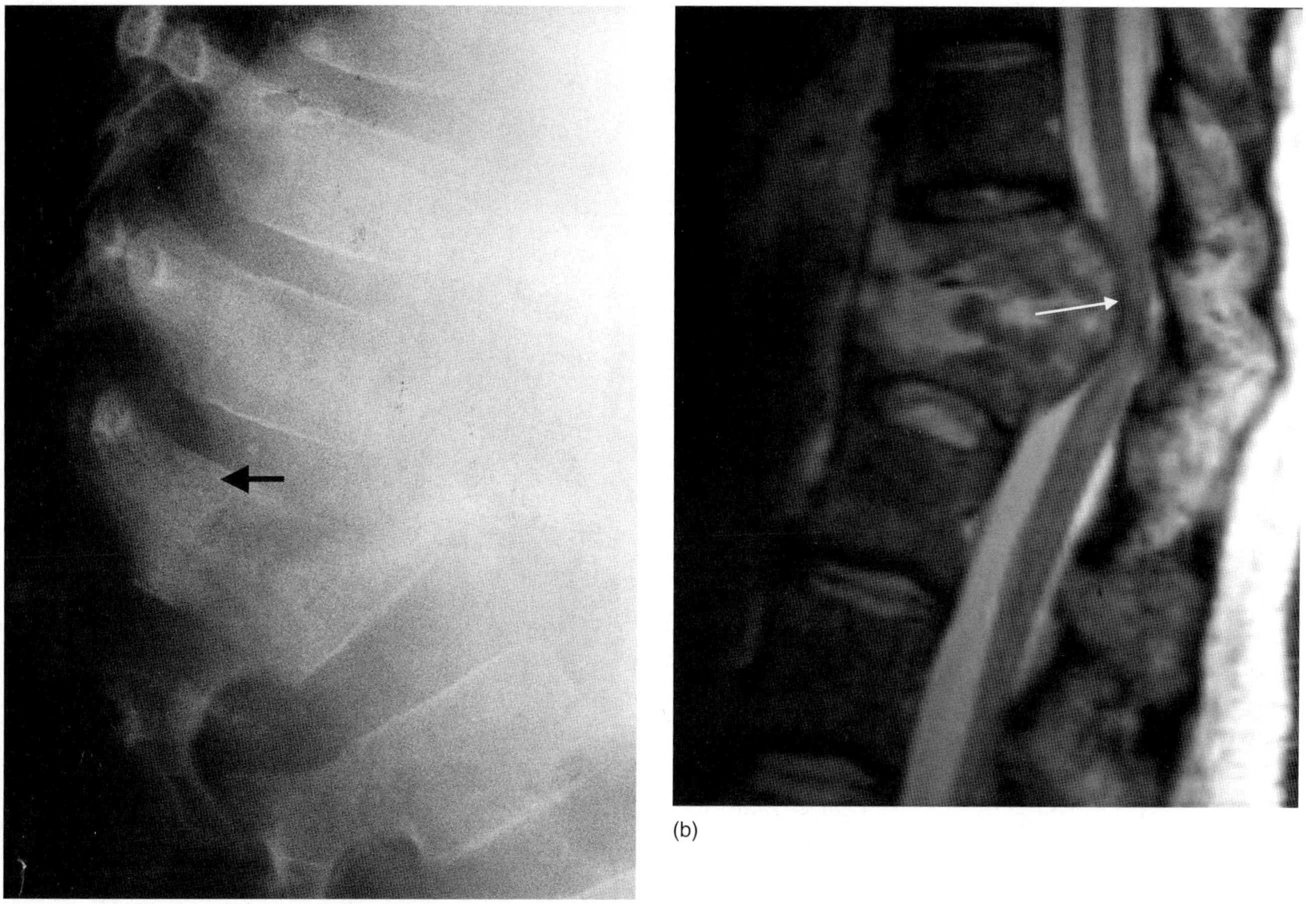

(b)

(a)

Fig. 13.14 Tuberculose da coluna. (a) Radiografia mostrando destruição dos corpos vertebrais e do espaço discal com formação de um ângulo agudo (giba). Um corpo vertebral está quase completamente destruído (seta) e existe destruição da parte superior de um corpo vertebral abaixo deste. (b) RM em outro paciente mostrando destruição de dois corpos vertebrais e do espaço discal. Uma grande massa inflamatória está protruída para dentro do canal vertebral, causando compressão da medula espinal (seta).

- Alinhamento de fraturas e facetas interarticulares.
- Alinhamento dos corpos vertebrais.

A tomografia computadorizada pode ser muito útil nos traumatismo importantes, uma vez que pode ser difícil obter radiografias satisfatórias em pacientes gravemente comprometidos. Além do que, as imagens podem ser reconstruídas nos planos sagital e coronal. Devido à excelente demonstração das estruturas ósseas com TC e às dificuldades de monitorizar pacientes gravemente comprometidos no aparelho de ressonância magnética, a TC é preferencialmente utilizada em pacientes com traumatismos importantes.

A coluna é particularmente vulnerável a lesões ao nível atlantoaxial, especialmente em pacientes que sofreram um traumatismo craniano e também a nível toracolombar e níveis C7/T1. É importante saber se as lesões do pacientes resultaram em instabilidade da coluna, uma vez que com uma coluna instável se faz necessário um grande cuidado com a coluna quando se movimenta o paciente.

É útil dividir a coluna em coluna anterior, média e posterior (Fig. 13.15), uma vez que a estabilidade da coluna depende da integridade das colunas média e posterior. Fraturas confinadas à coluna anterior são

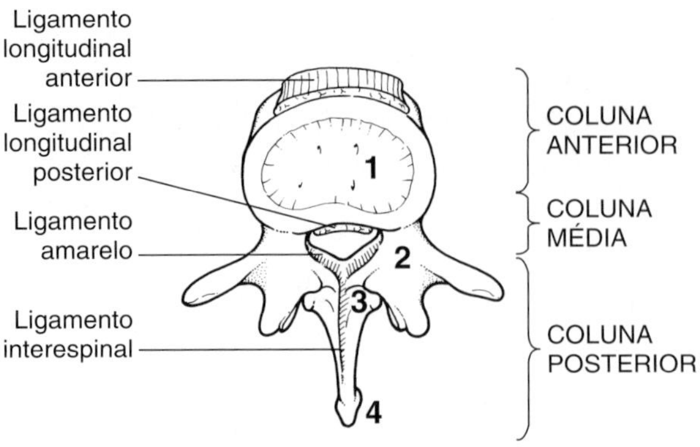

Fig. 13.15 Diagrama para mostrar as três colunas da coluna vertebral. A coluna anterior inclui o ligamento longitudinal anterior e dois terços anteriores do corpo vertebral. A coluna média inclui o terço posterior do corpo vertebral e o ligamento longitudinal posterior. A coluna posterior inclui os pedículos, lâmina e processo espinhoso. **1**, Corpo vertebral; **2**, pedículo; **3**, lâmina; **4**, processo espinhoso. Redesenhado por Dr. T. Jaspan, com permissão.

estáveis e estas incluem as fraturas em cunha comumente observadas, por exemplo, na osteoporose.

A tomografia computadorizada mostra a extensão de qualquer fratura, sendo particularmente útil para demonstrar fraturas do arco neural e qualquer deslocamento associado, porque essas lesões podem resultar em uma coluna instável. A TC também mostra qualquer fragmento ósseo deslocado para dentro do canal vertebral – a assim chamada fratura em explosão. Estes fragmentos podem requerer remoção cirúrgica (Fig. 13.16).

A RM é útil em pacientes com um déficit neurológico, já que pode demonstrar uma anormalidade potencialmente tratável como uma protrusão discal ou hematoma e a RM também pode demonstrar uma hemorragia ou contusão da medula espinal.

Doença discal degenerativa

Espondilose resulta de degeneração do disco intervertebral. O disco degenerado pode herniar para dentro dos tecidos circundantes e, caso o disco herniado comprima a medula espinal ou nervos espinais, pode resultar em dor e/ou déficit neurológico. Discos degenerados muitas vezes estimulam a formação de osteófitos que, juntamente com espessamento dos tecidos moles, podem exercer pressão sobre a medula espinal ou raízes nervosas.

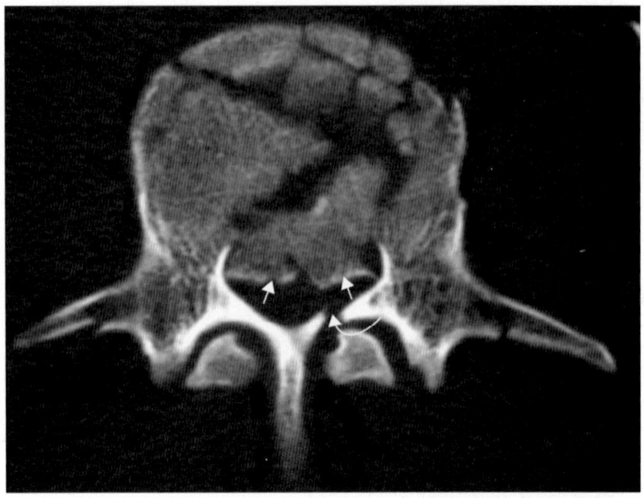

(a)

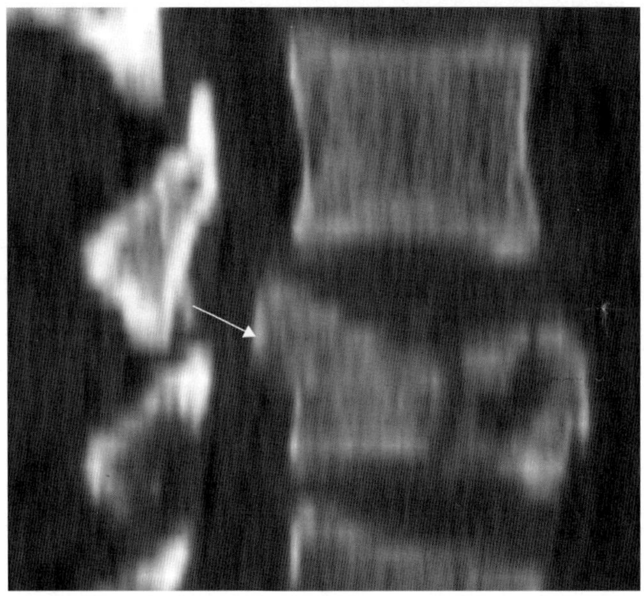

(b)

Fig. 13.16 TC de vértebras fraturadas. (a) Corte axial mostrando fraturas de todas as três colunas. Um grande fragmento (setas retas) está deslocado posteriormente para dentro do canal vertebral. A seta curva aponta para a fratura da lâmina. Os processos transversos também estão fraturados.
(b) Reconstrução sagital mostrando o fragmento deslocado para dentro do canal vertebral (seta).

Alterações osteoartríticas nas articulações apofisárias podem exacerbar esse problema. A espondilose ocorre em grau máximo nas regiões cervical e lombar inferiores.

Radiografias na espondilose

Na maioria dos casos nos quais se observa espondilose, o paciente é assintomático. Quando sinais ou sintomas neurológicos estão presentes, as radiografias da coluna vertebral apresentam valor clínico limitado, uma vez que existe pouca correlação entre sinais, sintomas e alterações neurológicas. Mesmo quando existe protrusão discal produzindo sinais neurológicos, as radiografias da coluna vertebral podem ser normais. Geralmente o principal propósito da requisição de exames radiográficos da coluna é excluir outras doenças que podem estar presentes, uma vez que em todo paciente com sinais ou sintomas significativos a RM é invariavelmente realizada.

Os sinais de espondilose em radiografias (Fig. 13.17) são:

- Estreitamento do espaço discal.
- Formação de osteófitos e esclerose, que freqüentemente ocorre nos platôs limitantes dos corpos vertebrais. Osteófitos na superfície posterior dos corpos vertebrais estreitam o canal vertebral e podem adentrar a saída dos forames através dos quais os nervos espinais transitam.

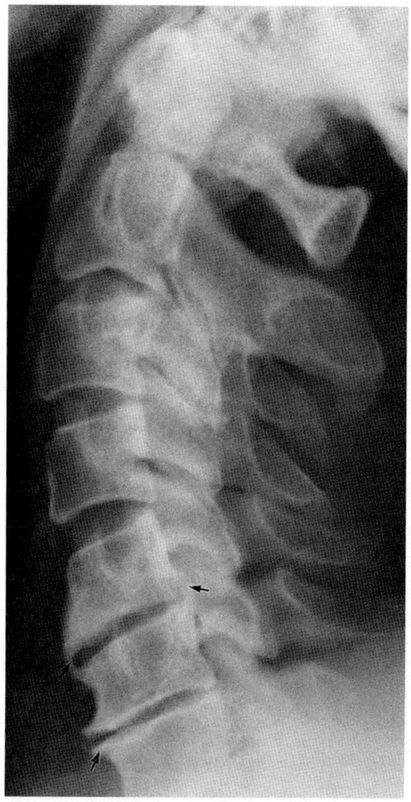

Fig. 13.17 Espondilose cervical. Os espaços discais C5-C6 e C6-C7 estão reduzidos e existem osteófitos na porção anterior e posterior desses corpos vertebrais (setas).

RM na espondilose e hérnia discal

Com o avançar da idade, os discos intervertebrais perdem sua hidratação normal e tornam-se degenerados, o que pode ser observado com a redução do sinal nas imagens ponderadas em T2. O disco perde altura e pode abaular. Pequenas roturas que podem causar dor nas costas podem ocorrer nos discos. Alterações nos platôs vertebrados podem estar associadas à degeneração discal.

Outra característica de doença discal degenerativa é a artropatia da faceta articular. Estas articulações podem tornar-se inflamadas, dando origem à dor. Inflamação causando hipertrofia da faceta articular e formação de osteófitos podem causar compressão da bainha da raiz nervosa no canal de saída. Na região cervical os osteófitos podem atuar sobre a medula espinal, comprimindo-a, eventualmente levando à lesão isquêmica.

Protrusão discal. Protrusões discais variam em tamanho desde pequenas protrusões centrais de pouco significado a grandes herniações póstero-laterais ou mais laterais do material discal. O disco herniado pode migrar a uma distância considerável e pode separar-se do disco original, dando origem ao que se denomina disco seqüestrado. Os locais comuns para herniações discais são as regiões cervical e lombar baixas. A RM com cortes sagitais e axiais da coluna vertebral é realizada juntamente com cortes axiais limitados àqueles níveis capazes de mostrar herniação discal de importância clínica.

Herniação discal lombar. A maioria das herniações discais ocorre póstero-lateralmente aos níveis L4/5 e L5/S1 (Fig. 13.18). São diretamente visibilizadas nas incidências axial e sagital como pequenas projeções focais que apontam em direção dos forames de saída neurais e, conseqüentemente, comprimem a raiz nervosa adjacente ou a bainha da raiz. Perda da visibiliza-

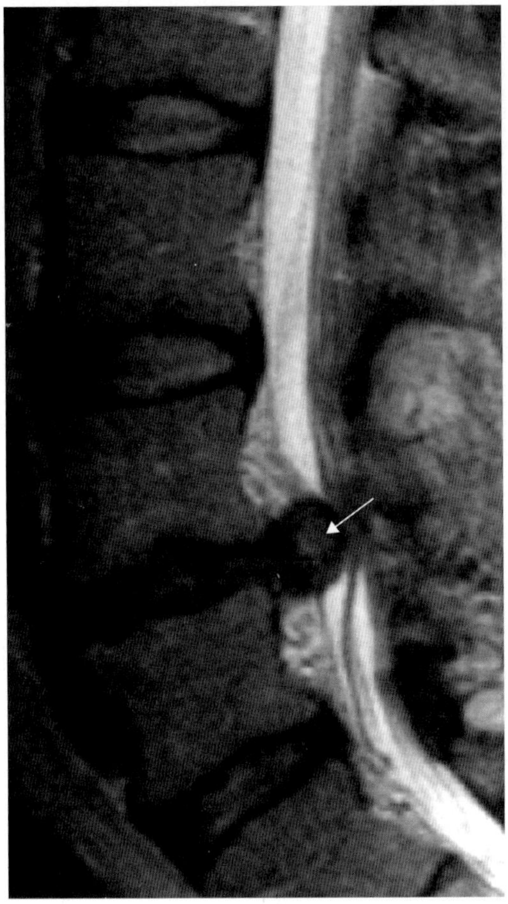

(a)

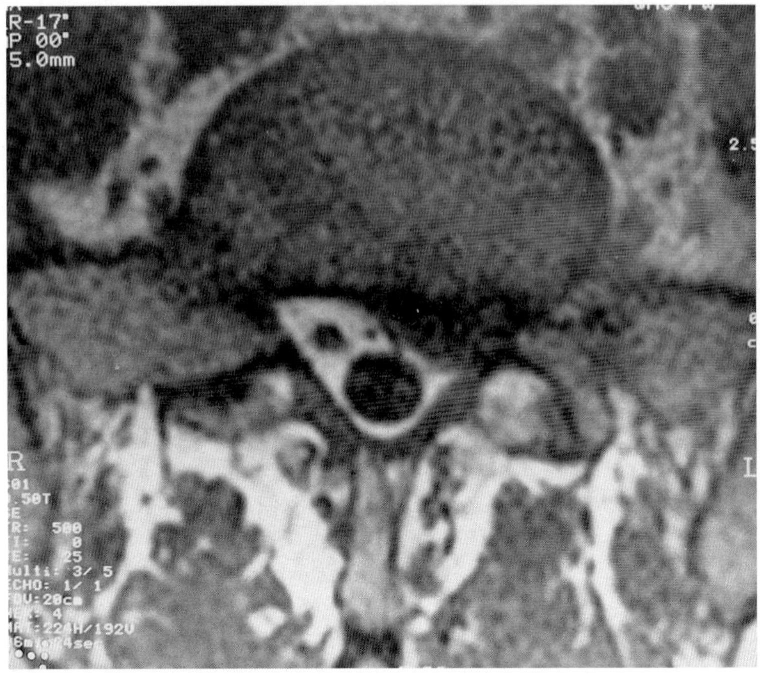

(b)

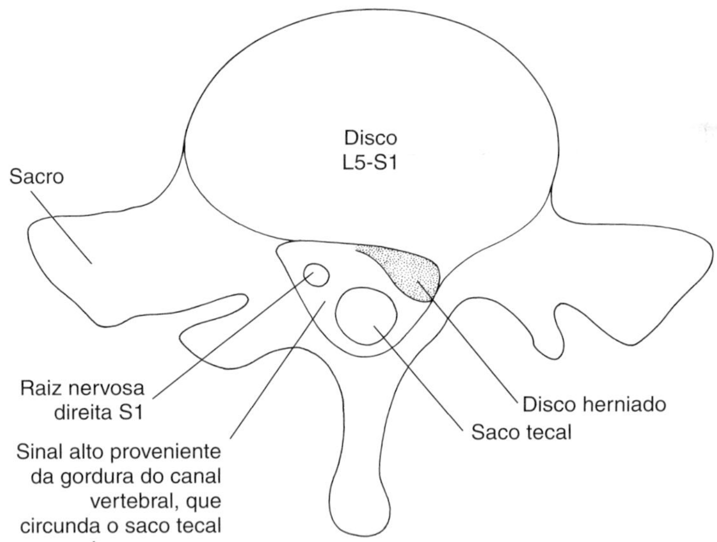

Fig. 13.18 Hérnia discal. RM. (a) Imagem sagital ponderada em T2, mostrando uma grande hérnia posterior do disco L4/L5 (seta). (b) Imagem axial ponderada em T1 de um disco L5/S1 mostrando uma hérnia de disco comprimindo a raiz nervosa adjacente. A raiz nervosa equivalente oposta pode ser claramente visibilizada.

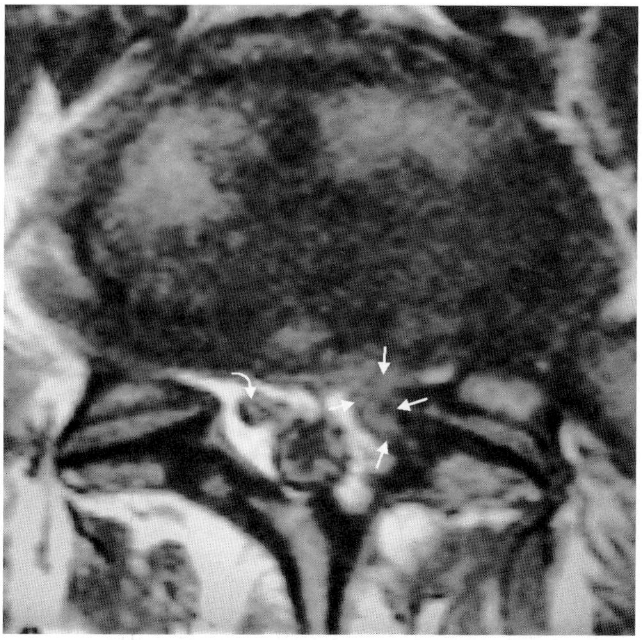
(a)

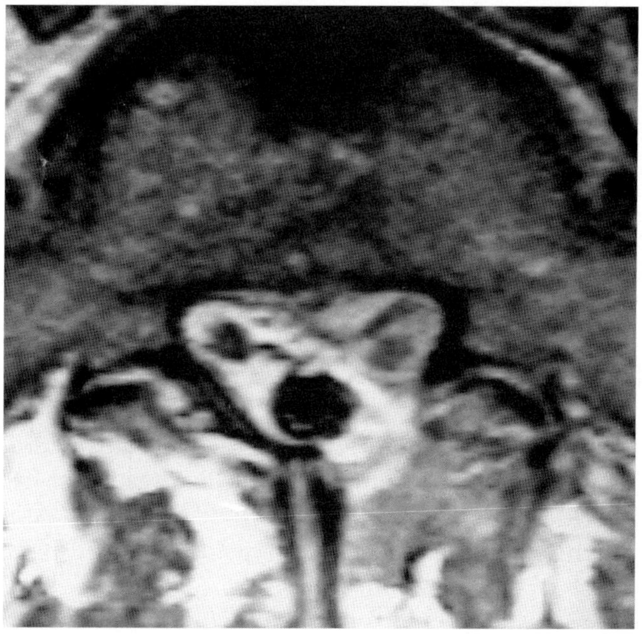
(b)

ção da gordura que normalmente circunda as raízes e bainhas nervosas é uma indicação útil de compressão de raiz nervosa por um disco herniado. Devemos lembrar que mais de um terço das hérnias discais demonstráveis são assintomáticas, de modo que critérios para cirurgia devem mostrar evidências de compressão da raiz nervosa clinicamente afetada.

A ressonância magnética também é útil em pacientes que continuam apresentando sintomas após uma cirurgia devida à dor nas costas. Cicatrização póscirúrgica pode ser distinguida de herniação discal com um alto grau de exatidão, caso sejam obtidas imagens realçadas com contraste. Cicatrizes realçam com contraste e mostram sinal alto, o que as distingue da herniação discal, que não se realça (Fig. 13.19).

Hérnia de disco cervical. Hérnia de um disco cervical pode comprimir uma bainha de raiz nervosa assim como na região lombar ou pode comprimir a medula espinal. Essas alterações podem ser agravadas pela hipertrofia dos ligamentos adjacentes da coluna. A maioria das protrusões ocorre nos três níveis discais inferiores. A RM pode avaliar os discos, identificar protrusões indentando o saco tecal e a medula espinal, detectar compressão da raiz nervosa e qualquer lesão isquêmica da medula espinal (Fig. 13.20).

Fig. 13.19 (*Esquerda*). Fibrose pós-operatória. Ressonância magnética ponderada em T1 a nível L5/S1 em um paciente com dor ciática após laminectomia em L5/S1 seis meses antes. (a) O exame mostra uma raiz nervosa S1 normal à direita (seta curva), mas ao redor da raiz nervosa S1 à esquerda existe uma massa (setas) que pode ser uma fibrose ou hérnia de disco recorrente. (b) Após gadolínio, a massa realça, indicando ser uma fibrose. Uma hérnia de disco não se realça.

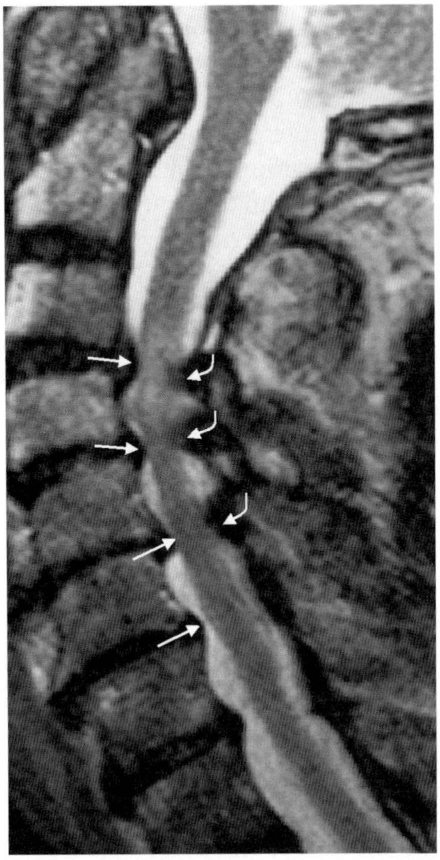

Fig. 13.20 Espondilose cervical. Ressonância magnética mostrando o saco tecal indentado anteriormente (setas) devido à combinação de protrusão discal e formação de osteófito. Posteriormente, o saco tecal está indentado pela hipertrofia do ligamento amarelo (setas curvas). Esta invasão sobre o saco tecal produziu estenose do canal vertebral e subseqüente compressão da medula espinal.

Estenose do canal espinal

Um canal vertebral estenosado pode dar origem à compressão da medula espinal ou de raízes nervosas, especialmente quando sobrevêm alterações tipo espondilose. Estenose sintomática do canal vertebral é encontrada nas regiões cervical e lombar.

A RM é o método ideal para a demonstração do tamanho e forma do canal vertebral e, portanto, para diagnosticar a estenose do canal vertebral. Ela também mostra protrusões discais e qualquer deslocamento de osso ou tecido mole sobre o canal vertebral estenosado.

Espondilite anquilosante

A espondilite anquilosante afeta principalmente as articulações sacroilíacas e a coluna vertebral, apesar de outras articulações poderem ocasionalmente estar envolvidas. Ambas articulações sacroilíacas estão invariavelmente afetadas quando ocorre o envolvimento da coluna vertebral. A primeira alteração radiológica é o borramento das margens articulares, seguida de erosões francas (Fig. 13.21). Eventualmente, o processo leva à obliteração do espaço articular.

Na coluna, os ligamentos espinais ossificam, formando pontes ósseas verticalmente orientadas entre os corpos vertebrais. As articulações apofisárias posteriores e costotransversas tornam-se fundidas. Em casos avançados, toda a coluna vertebral está rigidamente fundida, tornando-se um bloco ósseo sólido. Devido a seu aspecto nas radiografias, tornou-se conhecida como "coluna em bambu" (Fig. 13.21b).

Espinha bífida

A espinha bífida é o resultado do fechamento incompleto do canal vertebral, geralmente na região lombossacra, e pode estar associada a uma anormalidade afetando a medula espinal. Em casos graves que se apresentam no momento do nascimento, pode haver protrusão da medula espinal (meningomielocele) ou de suas membranas (meningocele) a partir do canal vertebral. Nestes casos, a lâmina de diversas vértebras estará ausente e a distância entre pedículos está aumentada. Malformações complexas dos corpos vertebrais e do conteúdo do canal vertebral (disrafismo espinal) também podem estar presentes. Em tais casos, a RM pode fornecer informação útil. Atualmente, o diagnóstico é feito no período pré-natal por meio de ultra-som.

Freqüentemente o paciente não apresenta anormalidade externa visível e nenhum defeito neurorradiológico, mas a não-fusão óssea de duas lâminas é visibilizada radiologicamente. Isto pode ocorrer a qualquer nível, mas é comum na região lombossacra e, nestes casos, não tem importância clínica (Fig. 13.22).

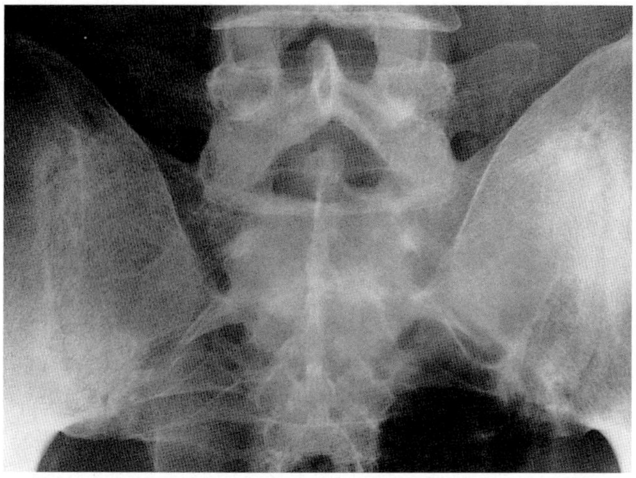

(a)

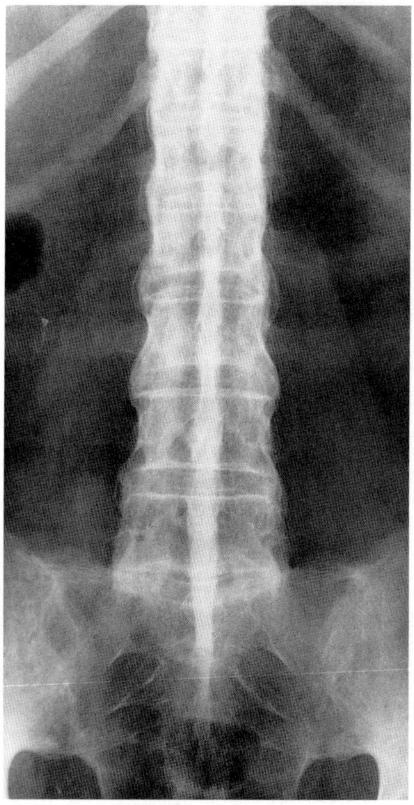

(b)

Fig. 13.21 (*Esquerda*). Espondilite anquilosante. (a) As articulações sacroilíacas apresentam delimitação borrada e irregular. (b) Com o avançar da doença, toda a coluna vertebral passa a ficar fundida (coluna em bambu). Note que as articulações sacroilíacas também estão fundidas.

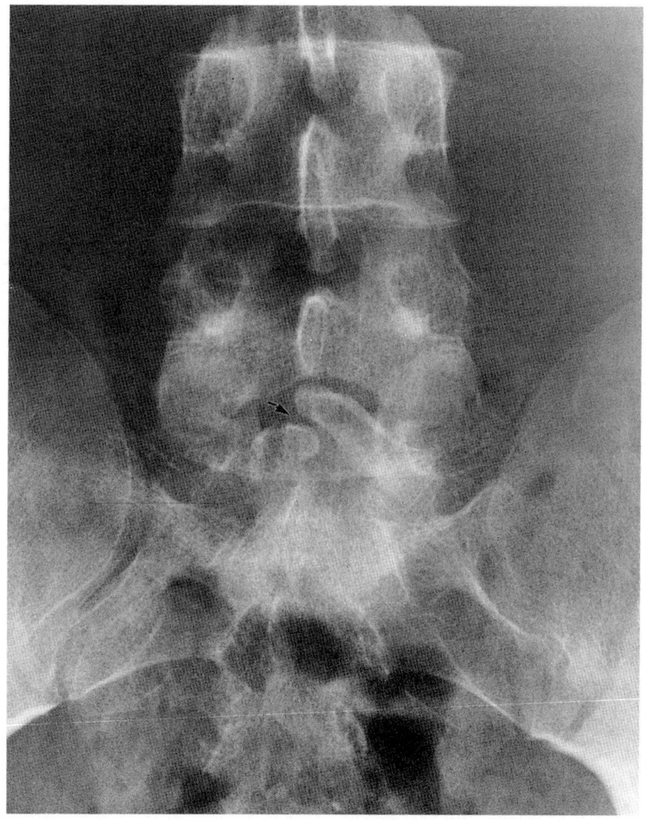

Fig. 13.22 Defeito de fusão óssea das duas lâminas da primeira porção do sacro (seta) é um achado comum sem qualquer significativo.

Espondilolistese

O termo espondilolistese refere-se ao escorregamento para frente de um corpo vertebral sobre o imediatamente abaixo, uma condição que ocorre mais freqüentemente na junção lombossacra e entre os corpos vertebrais L4 e L5. Geralmente é resultado de um defeito entre as facetas articulares superior e inferior (a porção interarticular). O defeito na porção interarticular deve-se a uma fratura de estresse. Geralmente pode ser identificado na projeção lateral mas, algumas vezes, pode ser mais bem visibilizada em radiografias oblíquas (Fig. 13.23a). Graus menores de escorregamento também podem ocorrer sem uma interrupção na porção interarticular, caso exista doença discal degenerativa com osteoartrite nas articulações apofisárias.

Espondilólise é um termo dado a um defeito na porção interarticular sem um escorregamento de um corpo vertebral sobre outro. Essas fraturas de estresse da porção interarticular são um problema particular em pessoas que realizam atividades desportivas.

Defeitos na porção interarticular são prontamente identificados com TC (Fig. 13.23b) ou RM, mas radiografias planas muitas vezes são suficientes. Escaneamento com radionuclídeos podem mostrar aumento da captação antes que o defeito se torne visível em radiografias e também fornecem uma indicação se o defeito deve-se a um evento recente, uma vez que defeitos antigos não mostram captação aumentada.

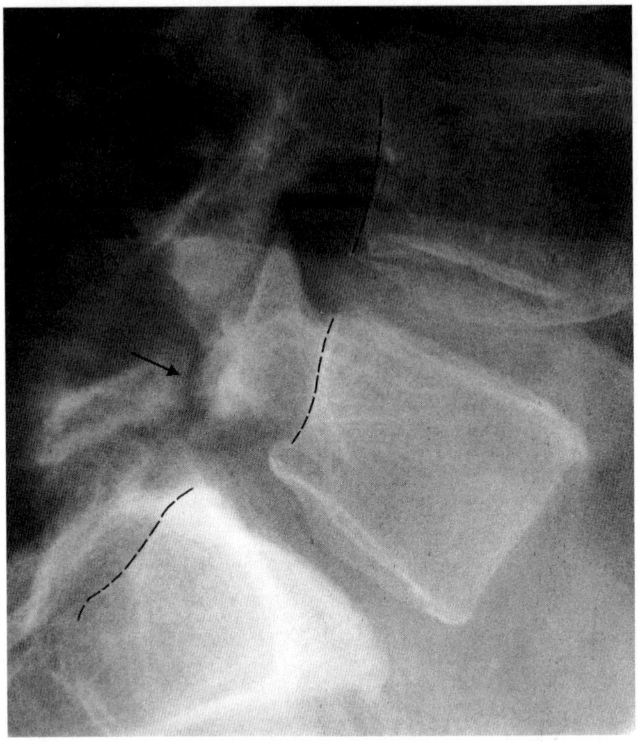

(a)

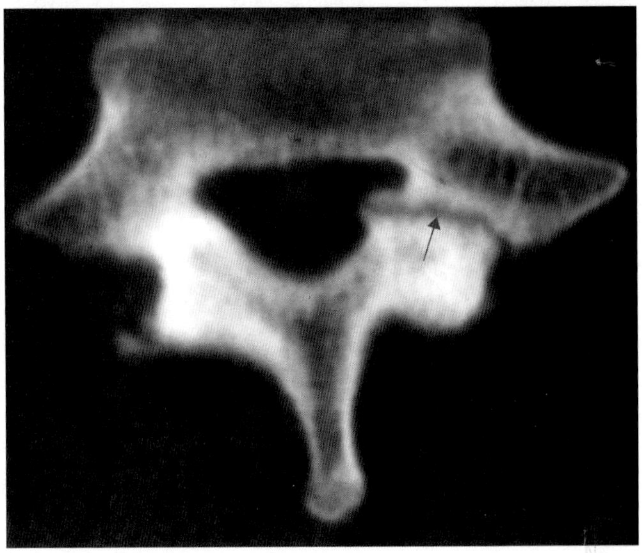

(b)

Fig. 13.23 (*Esquerda*). Espondilolistese. (a) Incidência lateral. Existe um deslizamento para frente de L5 sobre S1. As linhas pontilhadas que marcam os aspectos posteriores dos corpos vertebrais devem formar uma curva lisa. O defeito na porção interarticular está marcado por seta. (b) TC mostrando o defeito na porção interarticular (seta) em outro paciente.

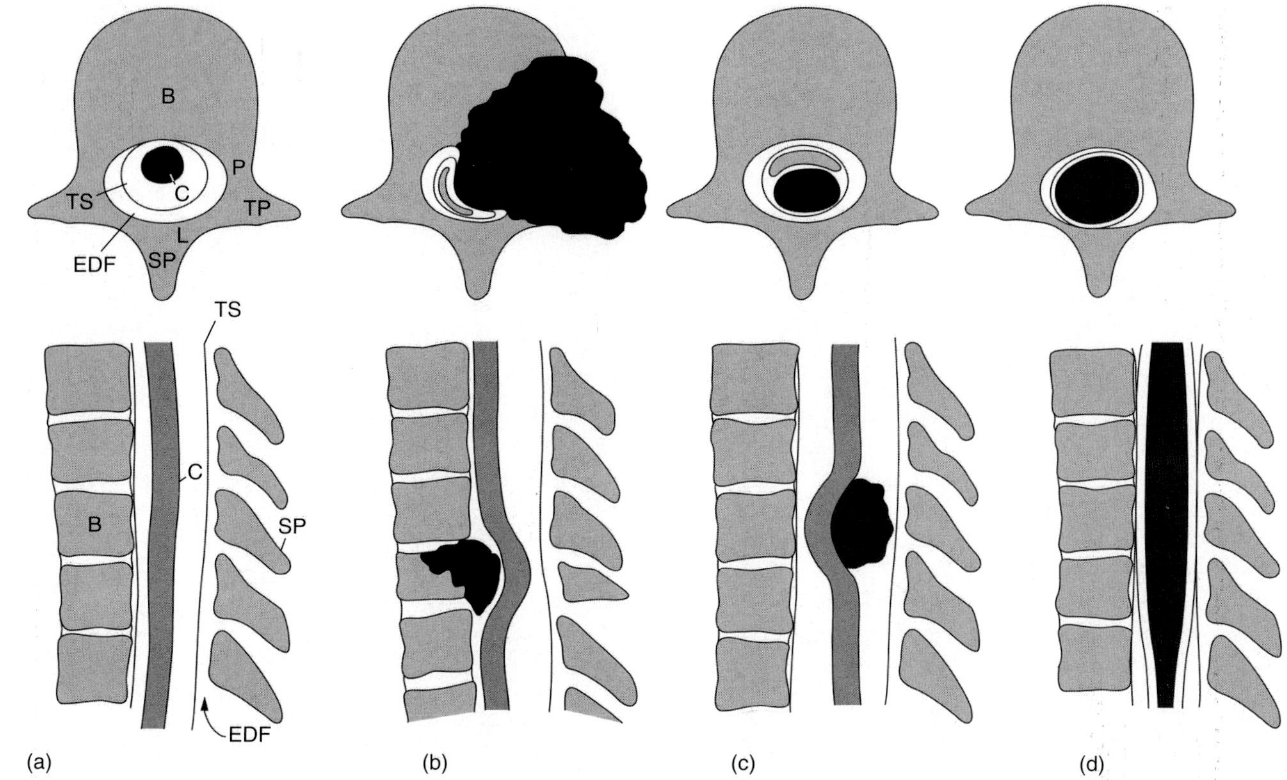

Fig. 13.24 Compressão da medula espinal. Cortes esquemáticos axial e sagital. (a) Aspecto normal. B, corpo vertebral; C, medula espinal; EDF, gordura extradural; L, lâmina; P, pedículo; SP, processo espinhoso; TP, processo transverso; TS, saco tecal. (b) Tumor metastático extradural. Compressão extrínseca do saco tecal e medula espinal que foram comprimidos e deslocados para longe do tumor. (c) Tumor intradural extramedular. O tumor está contido dentro do saco tecal não-deslocado, mas comprime e desloca a medula espinal. (d) Tumor intradural intramedular da medula espinal. A medula espinal está expandida, mas não-deslocada, com pouca ou nenhuma visibilização do fluido cerebrospinal no saco tecal ao redor da medula espinal. Ilustração redesenhada por Dr. T. Jaspan, com permissão.

Compressão da medula espinal

Apesar de o nível de compressão espinhal poder ser corretamente identificado pelo exame clínico, a RM da coluna pode demonstrar o local e muitas vezes a natureza e extensão da anormalidade e quaisquer outros locais envolvidos, informação esta importante caso uma cirurgia se faça necessária. A ressonância magnética é particularmente adequada para demonstrar compressão medular, porque mostra a coluna, tecidos extradurais, espaço subaracnóide e conteúdo intratecal em somente um exame.

As causas de compressão medular geralmente são divididas de acordo com o local de origem da lesão expansiva responsável (Fig. 13.24).

- Lesões extradurais, por exemplo, metástases (Fig. 13.25), tuberculose da coluna, herniação discal cervical e reações ósseas e do tecido mole que acompanham espondilose cervical. É importante lembrar que herniações de disco lombar são muito baixas para comprimir a medula espinal, que não se estende para baixo de L1.
- Lesões intradurais, porém, extramedulares, ou seja, dentro da dura mas não dentro da medula espinal, por exemplo, neurofibroma (Fig. 13.26) e meningioma.
- Lesões intramedulares, ou seja, dentro da medula espinal, por exemplo, tumor da medula espinal ou hemorragia intramedular (Fig. 13.27).

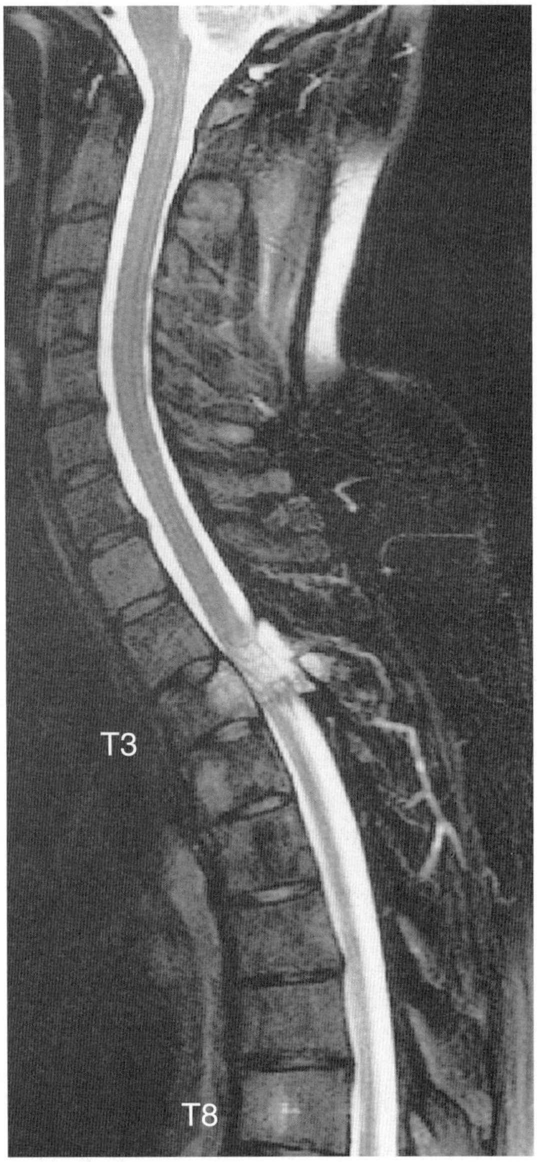

Fig. 13.25 Compressão da medula espinal. Ressonância magnética ponderada em T2 mostrando metástases de um carcinoma de mama no corpo e pedículo de T3, causando compressão da medula espinal. Outras metástases podem ser observadas nos corpos de T4 e T8.

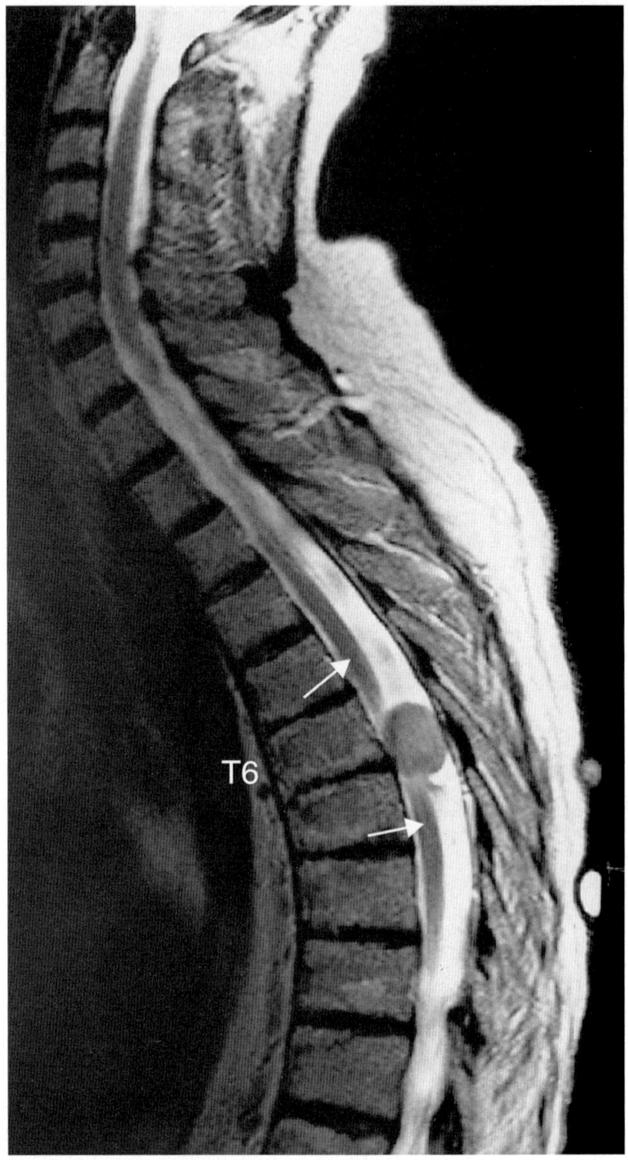

Fig. 13.26 Neurofibroma intradural. Ressonância magnética ponderada em T2 mostrando o tumor ao nível de T6/T7, comprimindo e deslocando a medula espinal anteriormente (setas).

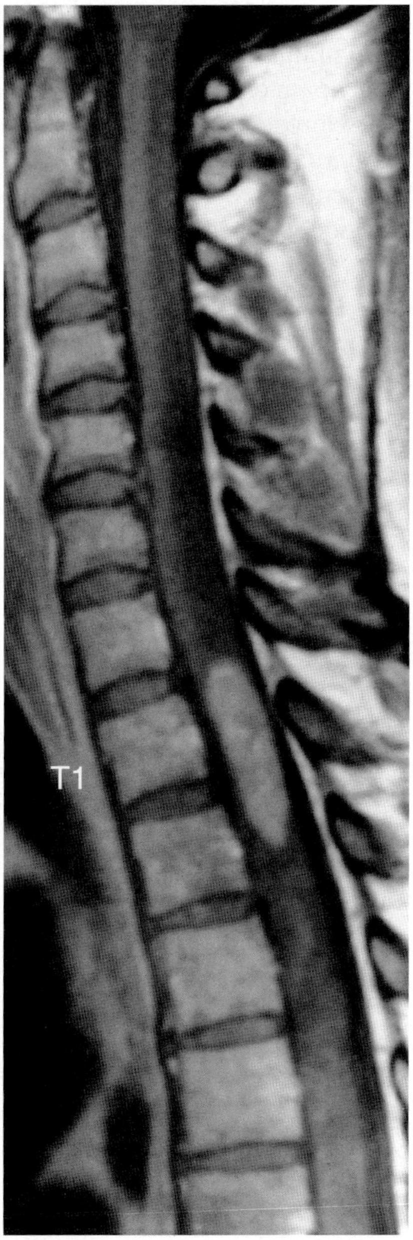

Fig. 13.27 Tumor da medula espinal (ependimoma) a nível T1/T2 demonstrado em uma ressonância magnética ponderada em T1 e realçada com gadolínio.

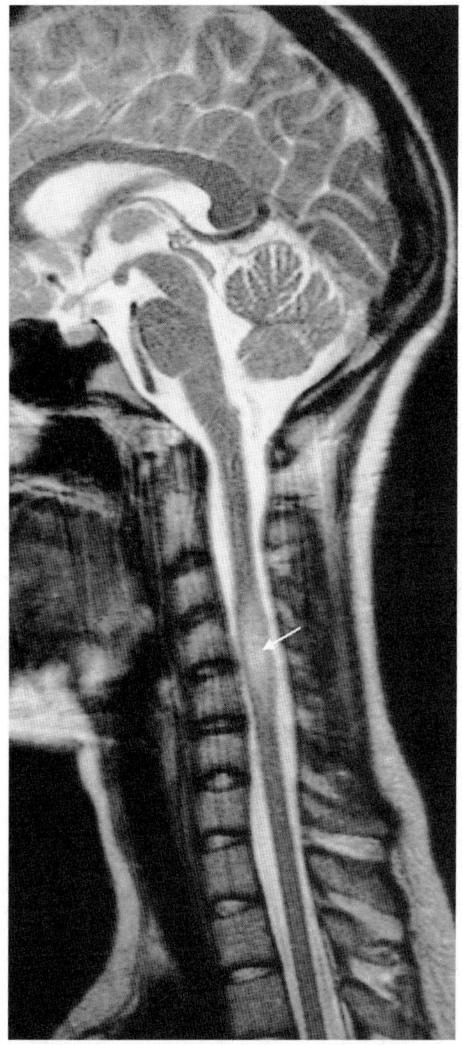

Fig. 13.28 Ressonância magnética ponderada em T2 mostrando placa de desmielinização (seta) neste paciente com esclerose múltipla.

Distúrbios intrínsecos da medula espinal

A ressonância magnética é capaz de fornecer uma excelente representação de toda a medula espinal. Condições que expandem a medula, como tumores, siringomielia e hidromielia e alguns hematomas, são prontamente diagnosticados através de uma combinação de sinal alterado dentro da medula espinal e expansão de seus limites. Também é possível diagnosticar algumas condições que não dão origem a lesões que ocupam espaço, como placas de desmielinização na esclerose múltipla (Fig. 13.28) e pequenas áreas de hemorragia, porque o sinal a partir desses processos patológicos é muito diferente do sinal oriundo de tecido nervoso normal adjacente.

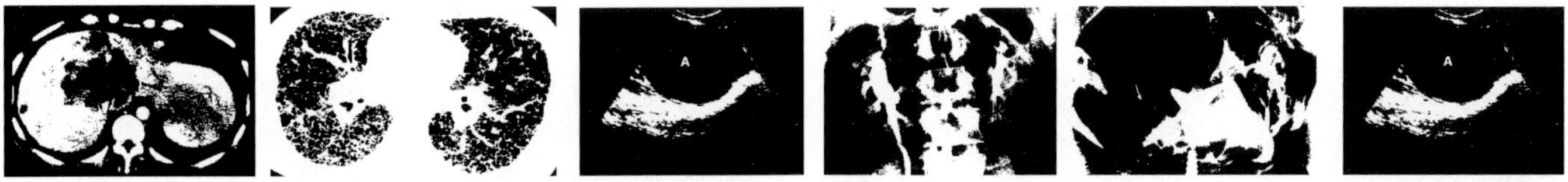

Traumatismo Ósseo 14

TÉCNICAS DE IMAGEM

Radiografias

A radiografia no traumatismo ósseo é de valor inestimável para:

- Diagnosticar a presença de uma fratura ou deslocamento.
- Determinar se o osso em questão é normal ou se a fratura ocorreu em um osso anormal (fratura patológica).
- Mostrar a posição das terminações ósseas antes e após o tratamento de uma fratura.
- Avaliar a cura e complicações de fraturas.

Os dois últimos temas e detalhes de fraturas isoladas não serão aqui discutidos, uma vez que são mais bem abordados em livros-textos de Ortopedia. Traumatismo do crânio é discutido na pág. 414.

Em todo o caso de traumatismo é essencial realizar pelo menos duas incidências, preferencialmente em ângulos retos uma com a outra. Algumas vezes uma fratura ou deslocamento pode ser identificado somente em uma incidência e, assim, pode passar despercebida a não ser que as duas incidências tenham sido feitas. Do mesmo modo, a posição de uma fratura nunca deve ser avaliada a partir de uma única radiografia (Fig. 14.1).

Alguns traumatismos são capazes de produzir fraturas em mais de um local. Nas fraturas tibiais, por exemplo, a fíbula freqüentemente também se encontra fraturada, mas as fraturas podem situar-se a uma distância considerável uma da outra. Certos ossos, por exemplo, a pelve e a mandíbula, muitas vezes fraturam em dois locais, sendo que somente uma leva a sintomas graves. Nessas situações, todos os locais passíveis de fratura devem ser incluídos nas radiografias.

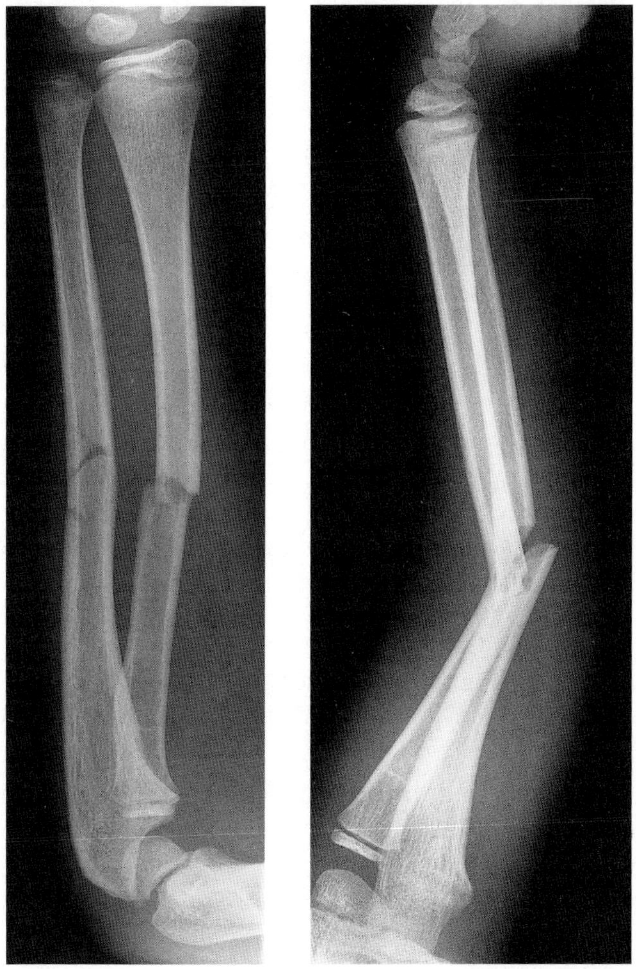

(a) (b)

Fig. 14.1 Fratura do antebraço mostrando a importância de duas incidências. (a) As fraturas do rádio e da ulna mostram pouco deslocamento na projeção frontal. (b) A incidência lateral, no entanto, mostra uma acentuada angulação.

Fratura

Freqüentemente uma fratura é muito evidente, mas em alguns casos as alterações são mais sutis. Fra-

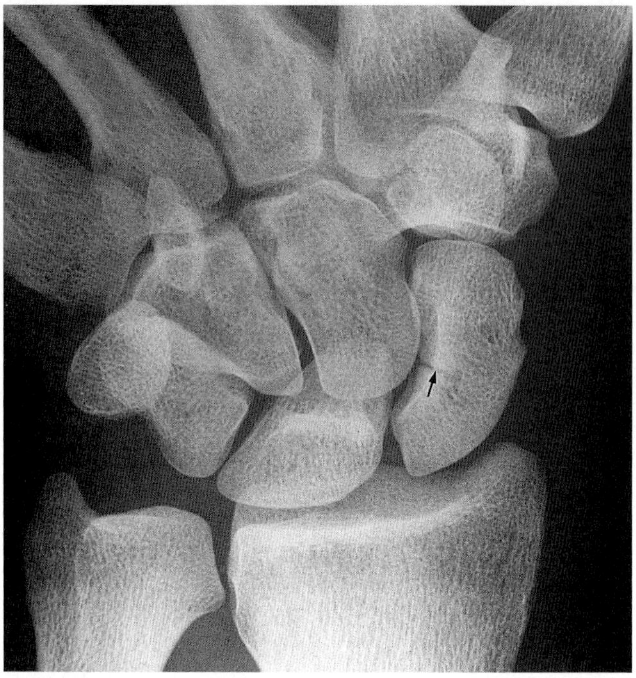

Fig. 14.2 Fratura do escafóide aparecendo como uma linha radiotransparente (seta).

turas podem ser reconhecidas ou suspeitadas através dos seguintes sinais:

- *Linha de fratura.* A fratura geralmente aparece como uma linha radiotransparente.

Essa pode ser muito fina e facilmente passa despercebida (Fig. 14.2). Ocasionalmente, a fratura aparece como uma linha densa devida à sobreposição dos fragmentos (Fig. 14.3).

- *Um degrau no córtex* pode ser a única evidência de uma fratura (Fig. 14.4).
- *Interrupção das trabéculas ósseas* aparece nas fraturas impactadas, nas quais não existe uma linha radiotransparente visível. No entanto, este é um sinal difícil de avaliar (Fig. 14.5).
- *Abaulamento ou ondulação do córtex* é um sinal particularmente importante em crianças, nas quais as fraturas freqüentemente são em galho verde (Fig. 14.6).

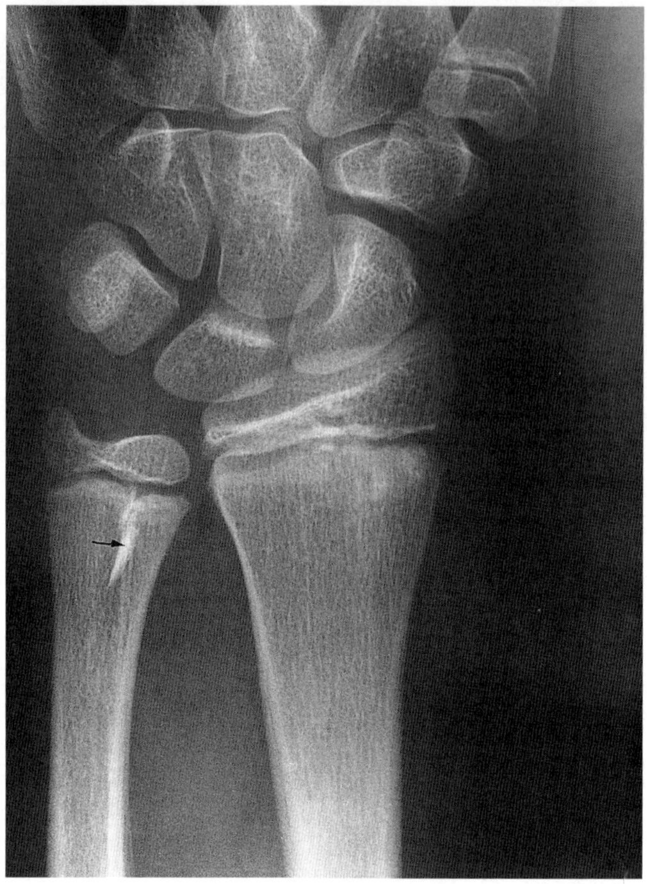

Fig. 14.3 Fratura da ulna aparecendo como uma linha esclerótica (seta).

- *Edema de tecidos moles* pode ser uma indicação valiosa da presença de uma fratura subjacente.
- *Um derrame articular* pode tornar-se visível após um trauma. No cotovelo, onde um derrame muitas vezes indica uma fratura, coxins de gordura situam-se adjacentes à cápsula articular e, quando existe um derrame, estes são deslocados para longe da metáfise umeral na incidência lateral (Fig. 14.7).

Deslocamento

As superfícies articulares deixam de manter sua relação normal uma com a outra. Deve-se olhar cuidadosamente buscando por uma fratura associada.

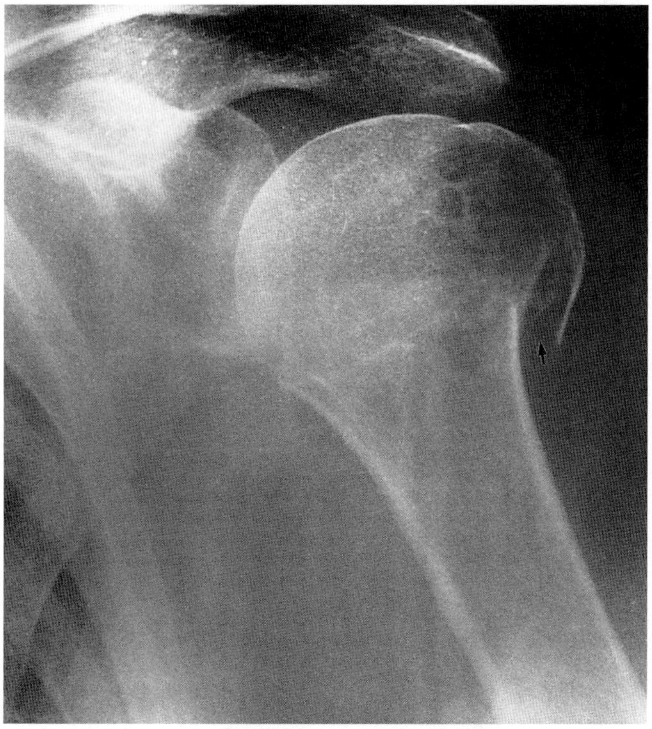

Fig. 14.4 Fratura da cabeça do úmero aparecendo como um degrau no córtex (seta).

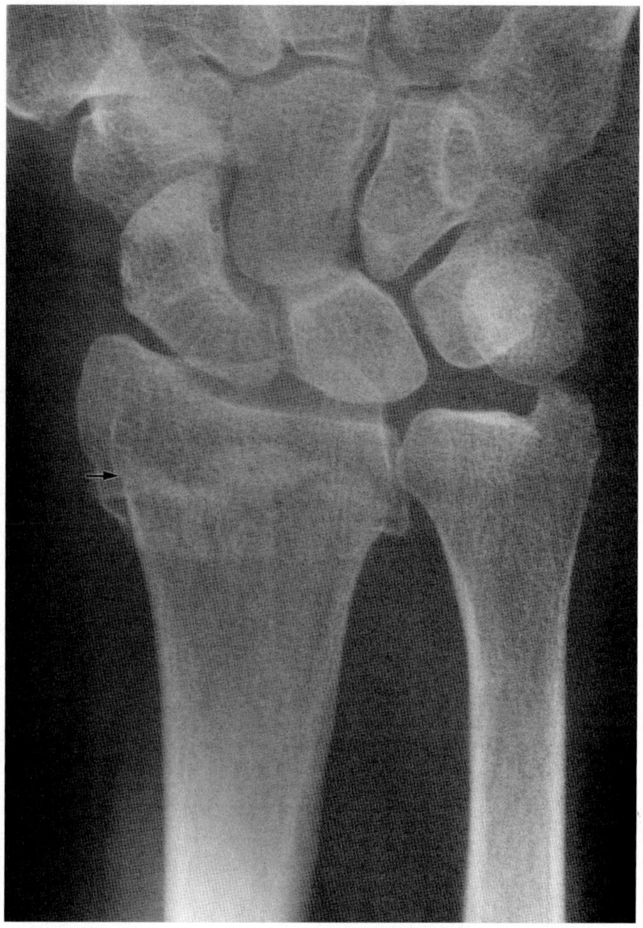

Fig. 14.5 Fratura de Colles mostrando as trabéculas interrompidas no local da fratura (seta). Também existe um degrau no córtex.

Outras incidências na radiografia

Algumas vezes, lesões podem ser invisíveis, mesmo quando se realizam duas incidências em ângulos retos uma com a outra. Caso o achado radiológico seja duvidoso ou quando existe suspeita clínica de lesão óssea com radiografias normais, devem ser feitas outras radiografias, como a seguir:

- *Projeções diferentes*, por exemplo, incidências oblíquas (Fig. 14.8).
- *Radiografias sob estresse*. Uma radiografia realizada com a articulação sob estresse pode mostrar que ela está instável devido à lesão ligamentar. Radiografias sob estresse são úteis nas lesões do tornozelo, quando a inversão e a eversão forçada podem mostrar movimento do tálus.
- *Incidências em flexão e extensão.* Na coluna cervical, a lesão pode causar alteração no alinhamento das bordas posteriores dos corpos vertebrais. Isto geralmente é mais evidente em uma radiografia realizada com o pescoço fletido (Fig. 14.9). No paciente consciente a dor previne lesão da medula espinal por instabilidade da coluna cervical, desde que o movimento seja realizado pelo próprio paciente. Incidências de flexão e extensão não devem ser realizadas em um paciente inconsciente.
- *Raios X do lado oposto.* Comparação com o lado normal pode ser útil no caso problemático, particularmente quando não se pode contar com auxí-

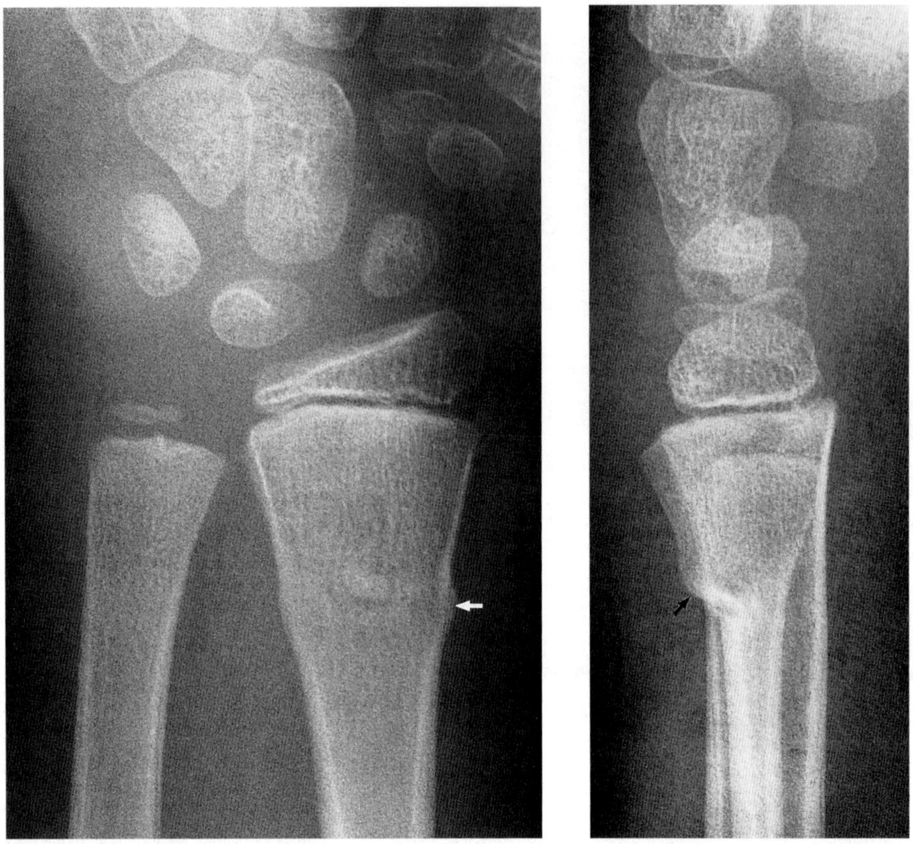

Fig. 14.6 Fratura em galho verde da terminação inferior do rádio em uma criança. Existe um abaulamento do córtex (setas).

lio de especialista. Isto se aplica amplamente a crianças, nas quais as linhas epifisárias e padrões não-usuais de ossificação podem simular uma fratura.

- *Radiografias tardias.* Caso sejam realizadas radiografias após aproximadamente duas semanas depois da lesão, reabsorção do osso no local da fratura pode revelar uma linha de fratura. Isto é particularmente útil na detecção de fraturas do escafóide, que podem ser invisíveis imediatamente após a lesão (Fig. 14.10).

Apesar de radiografias serem suficientes na maioria dos pacientes que sofreram traumatismo, em certas instâncias são empregadas outras modalidades de imagem.

Escaneamento ósseo com radionuclídeos no traumatismo ósseo (Fig. 14.11)

Fraturas podem não ser visíveis em radiografias e, nestas instâncias, o escaneamento ósseo com radionuclídeos é particularmente útil. Os escaneamentos ósseos mostram aumento da atividade nos locais lesados após dois ou três dias. O aumento da atividade persiste pelo período de tempo de cura das fraturas, muitas vezes durando vários meses. Fraturas múltiplas ocasionalmente fornecem um quadro que

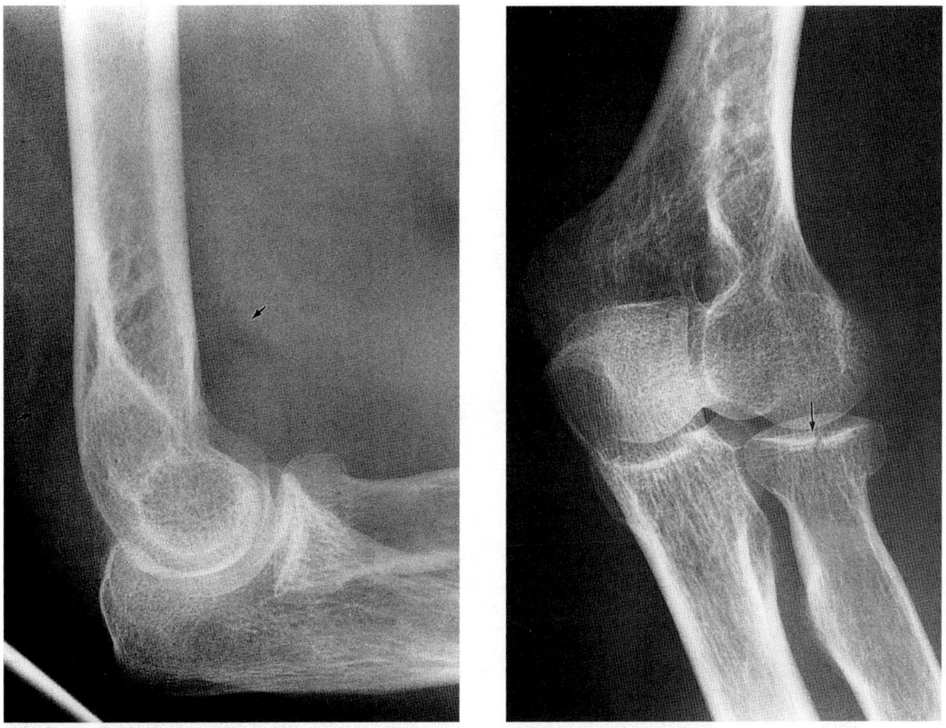

(a) (b)

Fig. 14.7 Derrame no cotovelo com fratura da cabeça do rádio.
(a) Os coxins de gordura anterior e posterior (setas) estão deslocados para longe do úmero, o que quase sempre significa que uma fratura está presente. (b) A incidência oblíqua neste paciente mostra a fratura da cabeça do rádio (seta), que somente foi demonstrada pela incidência oblíqua.

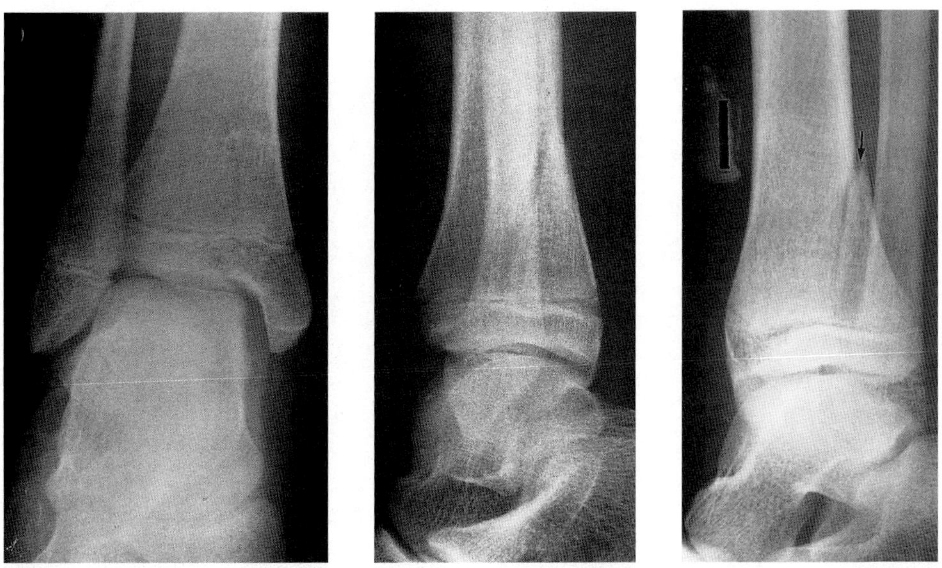

(a) (b) (c)

Fig. 14.8 Incidência oblíqua para demonstrar a fratura.
(a) e (b) Incidências AP e lateral do tornozelo desta criança não mostram uma fratura evidente. (c) A incidência oblíqua demonstra claramente a fratura (seta).

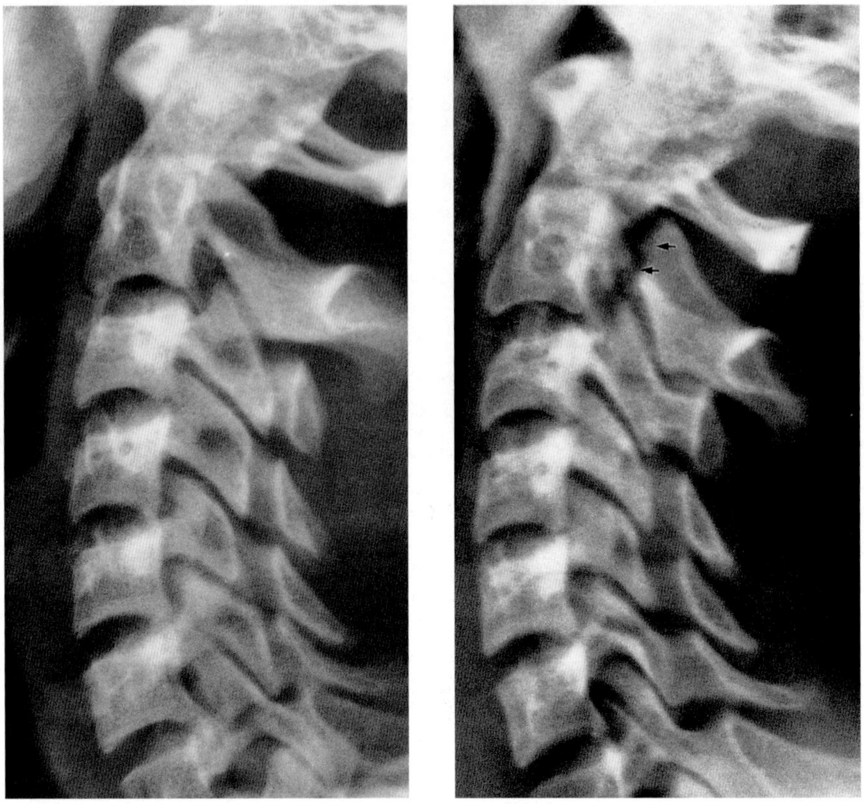

(a) (b)

Fig. 14.9 Incidências em flexão e extensão para demonstrar uma fratura. (a) Incidência em extensão da coluna cervical não revela uma fratura. (b) A incidência em flexão mostra a fratura do arco de C2 (setas).

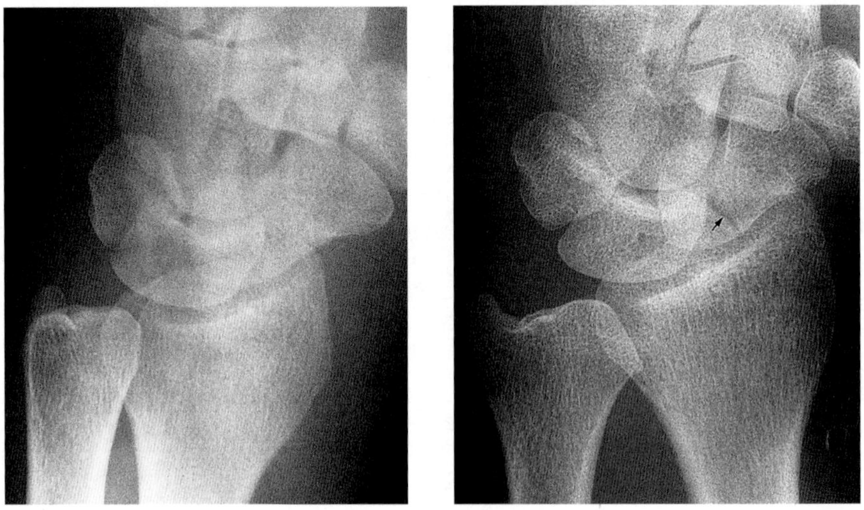

(a) (b)

Fig. 14.10 Radiografias tardias para demonstrar uma fratura. (a) Radiografias realizadas imediatamente após um traumatismo não mostram uma fratura. (b) Radiografias realizadas duas semanas após o traumatismo mostram uma fratura através do escafóide (seta).

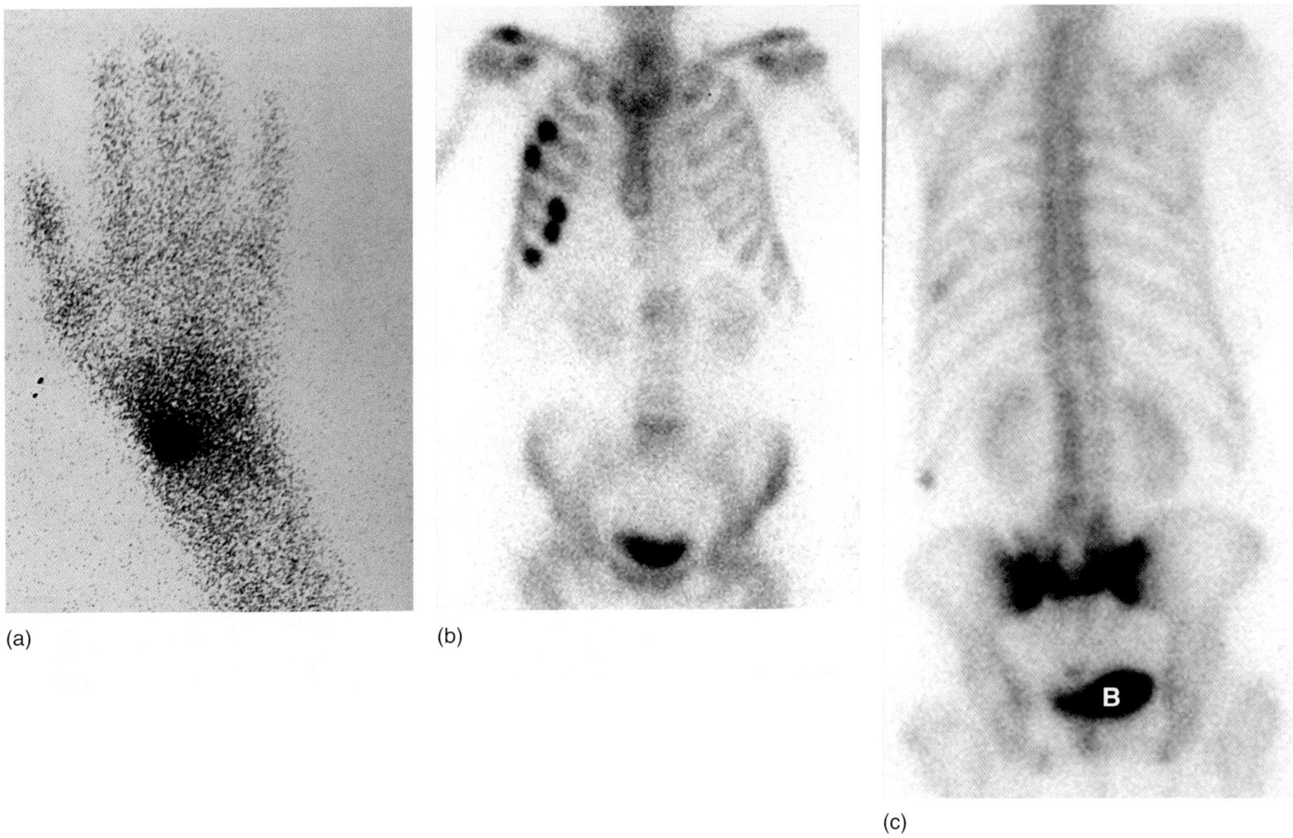

Fig. 14.11 Escaneamentos com radionuclídeo no traumatismo. (a) Fratura do escafóide. Existe aumento da atividade no escafóide deste paciente que sentia dor constante após um traumatismo do punho. Apesar de radiografias normais, o escaneamento ósseo indica existir uma fratura que não era visível nas radiografias. (b) Fraturas em cinco costelas do lado direito. A distribuição do aumento de captação é diagnóstica da lesão. (c) Fratura por insuficiência. Existe aumento da captação no sacro nesta senhora idosa, que tinha raios X pélvico normal. B, isótopo na bexiga.

lembra metástases, mas geralmente a distribuição sugere lesão.

Tomografia computadorizada no traumatismo ósseo

As principais vantagens da tomografia computadorizada (TC) sobre as radiografias são:

- Melhor avaliação das fraturas em osso de forma complexa, como os ossos da coluna vertebral e pelve, sendo bastante apoiada pela reconstrução tridimensional da imagem tomográfica. Na coluna vertebral, as fraturas dos pedículos, lâminas e facetas articulares, assim como fragmentos deslocados para dentro do canal vertebral, são particularmente bem visibilizados (Fig. 14.12). Nas fraturas da pelve, especialmente aquelas ao redor das articulações do quadril, a TC mostra a relação das fraturas com a articulação, assim como fragmentos soltos dentro da articulação (Fig. 14.13). TC é invariavelmente realizada nas fraturas acetabulares e fraturas com deslocamentos do quadril. Também é muito útil nas fraturas do platô tibial e nas fraturas do tornozelo, calcâneo e metatarso.
- Melhor avaliação da extensão de lesões do tecido mole e hematomas, assim como de lesões de vísceras internas.
- Em geral, existe necessidade de menos manipulação do paciente, de modo que o exame de indivíduos gravemente traumatizados seja mais confortável e, muitas vezes, mais seguro. O exame é rápido, um fator importante em pacientes com graves lesões internas.

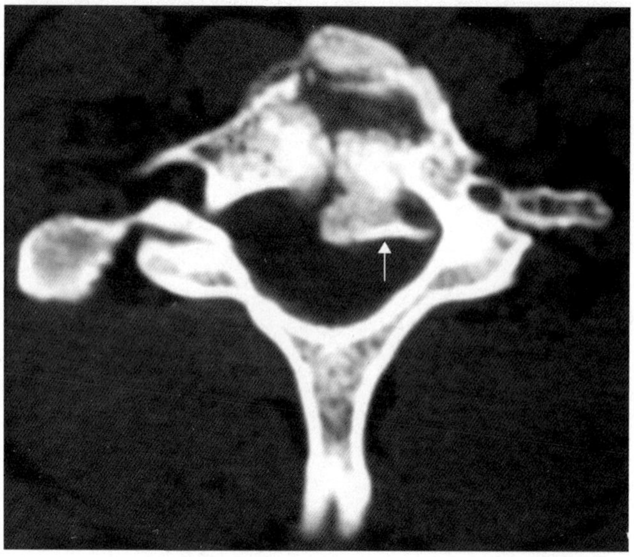

(a)

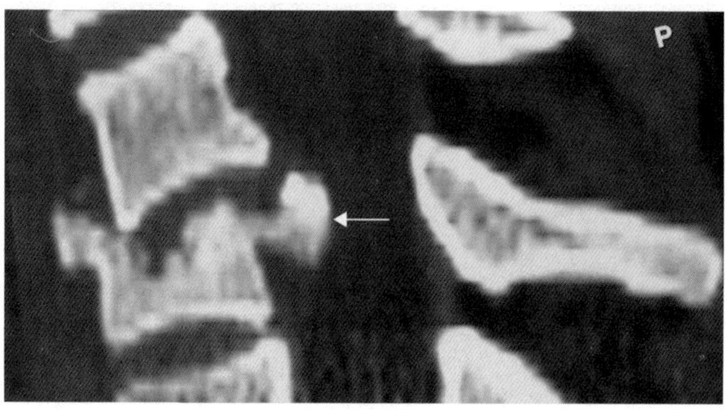

(b)

Fig. 14.12 TC em uma fratura da coluna vertebral. (a) Uma fratura cominutiva com deslocamento de um grande fragmento ósseo (seta) para dentro do canal espinal. (b) Reconstrução sagital também mostra a vértebra fraturada e o fragmento deslocado (seta).

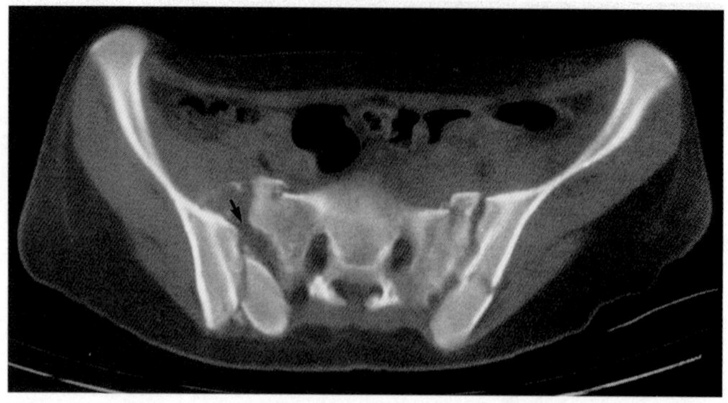

(a)

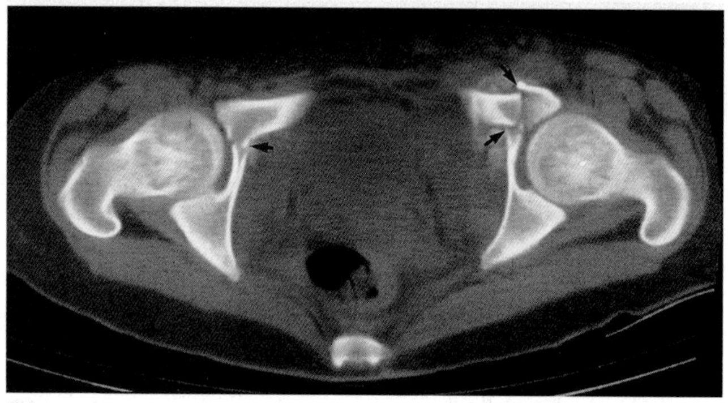

(b)

Fig. 14.13 Fratura da pelve. (a) Um corte através do sacro mostra fraturas do sacro e ossos ilíacos. Existe separação da articulação sacroilíaca direita (seta). (b) Um corte mais baixo mostra fraturas através do acetábulo (setas). As fraturas e seu deslocamento são muito melhor demonstrados com TC que com radiografias da pelve.

Ressonância magnética no traumatismo ósseo

Apesar de osso cortical não produzir um sinal na ressonância magnética, uma fratura pode ser vista como uma linha escura através do sinal claro da gordura na medula em uma imagem ponderada em T1 (Fig. 14.14a). Sinal alterado é observado dentro do osso, representando edema hemorrágico. Algumas vezes uma contusão óssea pode estar visível na RM, mesmo quando não existe uma fratura discernível (Fig. 14.14b) em uma radiografia convencional. A ressonância magnética também é útil na demonstração de lesão dos tecidos moles como músculo, tendões e ligamentos, sendo particularmente útil nas lesões do joelho (Fig. 14.15).

LESÕES ESPECÍFICAS

Fratura de estresse

Fraturas de estresse são devidas a traumatismo repetidos, muitas vezes pequenos. Ocorrem em atletas, particularmente na tíbia e fíbula. Outro exemplo é a assim chamada fratura de marcha, que ocorre nos metatarsos. Inicialmente, a despeito da dor, uma radiografia não mostrará evidência de fratura, mas em uma radiografia realizada após 10-14 dias, uma rea-

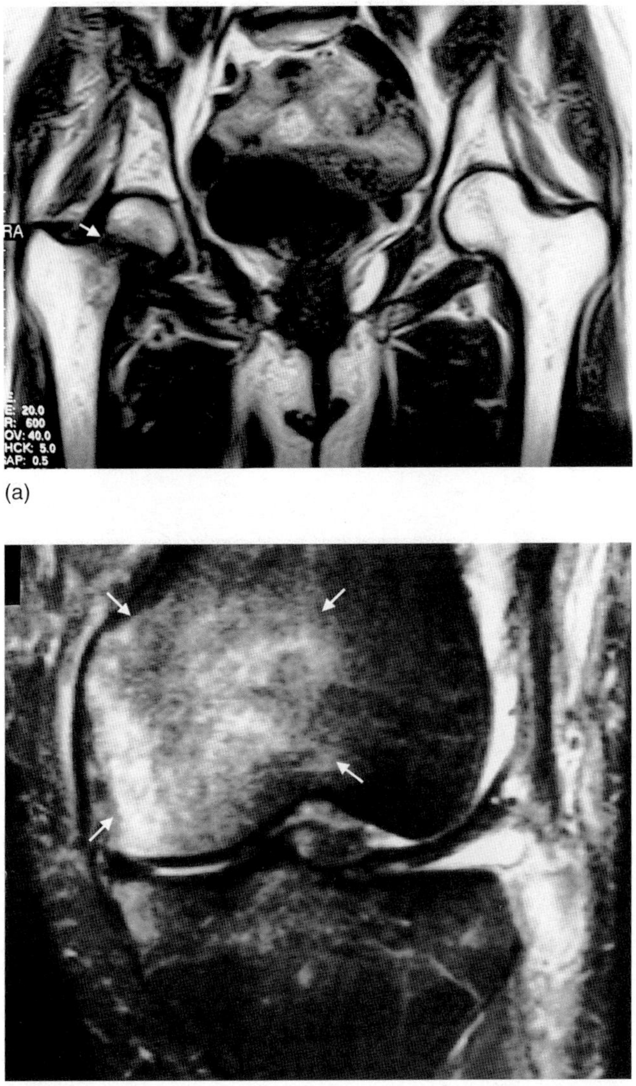

(a)

(b)

Fig. 14.14 (a) RM coronal mostrando uma fratura do colo femoral direito (seta) que não era visível em radiografias do quadril. (b) Contusão óssea. Ressonância magnética de um paciente que sofreu grave lesão de partes moles em região lateral do joelho. O sinal alto no côndilo femoral medial (setas) deve-se à contusão óssea. As radiografias do joelho não mostram lesão óssea.

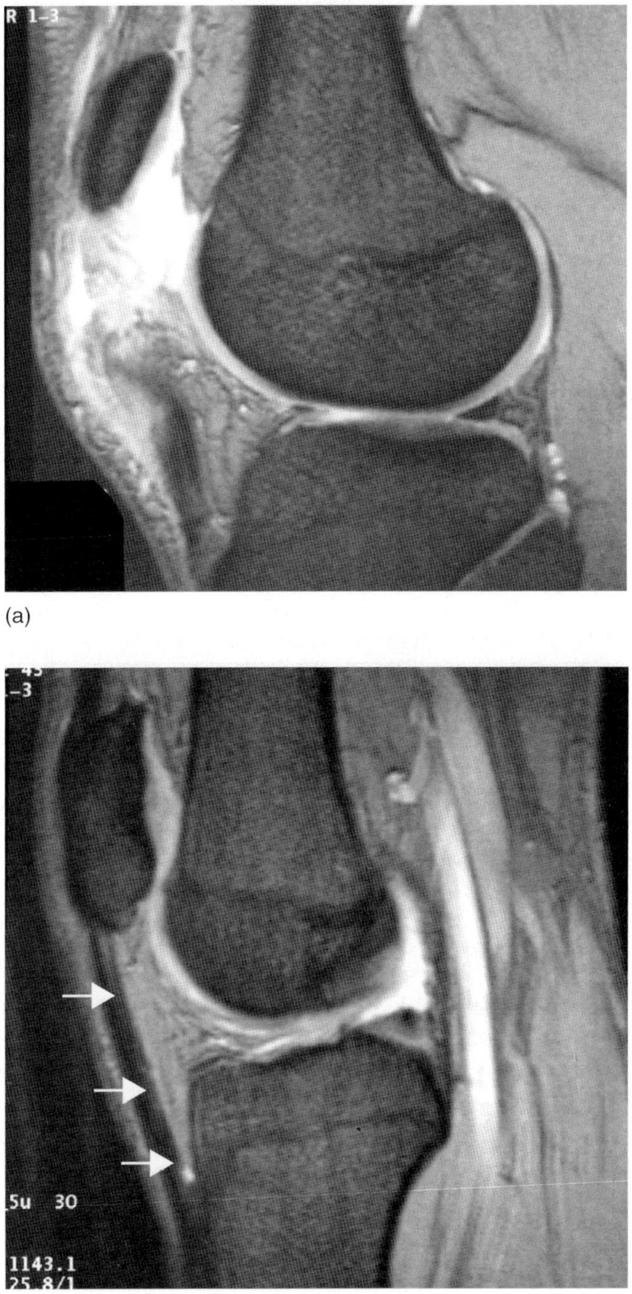

(a)

(b)

Fig. 14.15 Rotura do tendão da patela. (a) RM mostra sinal alto difuso na região do tendão patelar. (b) Joelho normal para comparação. As setas apontam para o tendão patelar.

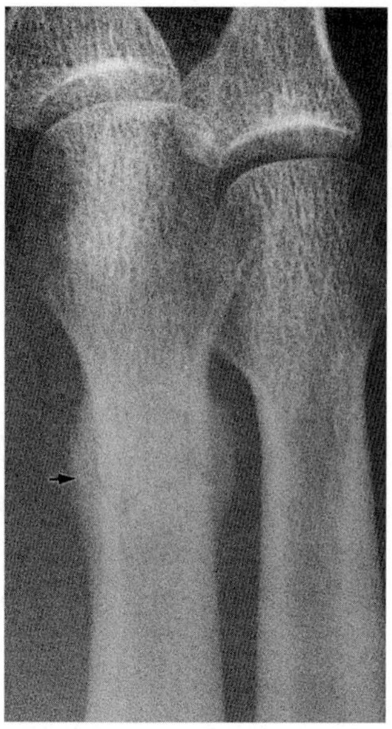

Fig. 14.16 Fratura por estresse. Esta radiografia foi feita duas semanas após o início da dor. Ela mostra uma reação periosteal (seta) ao redor da metáfise metatarsal apesar da fratura não poder ser visibilizada.

ção periosteal chamará a atenção para o local da fratura, onde uma fina rachadura pode estar visível (Fig. 14.16). Uma fratura de estresse pode aparecer como uma faixa esclerótica através do osso e uma linha de fratura não precisa ser necessariamente visível (Fig. 14.17).

Escaneamento ósseo com radionuclídeos pode ser útil na distinção das fraturas de estresse de outras causas de dor porque a fratura de estresse aparecerá como uma área de aumento de captação antes que outras alterações estejam visíveis nas radiografias (Fig. 14.18).

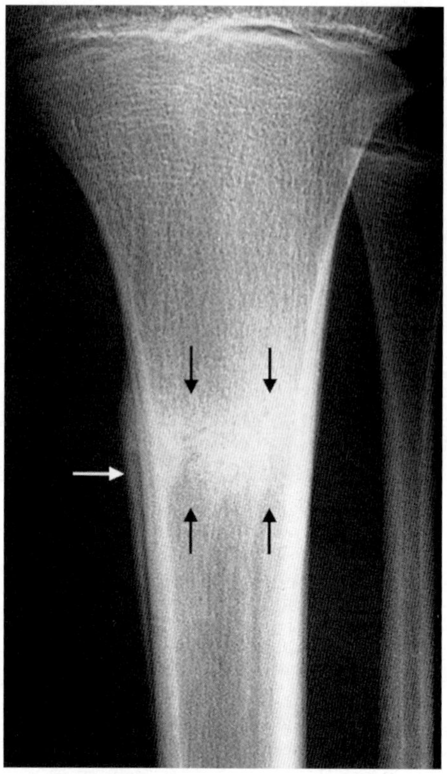

(a)

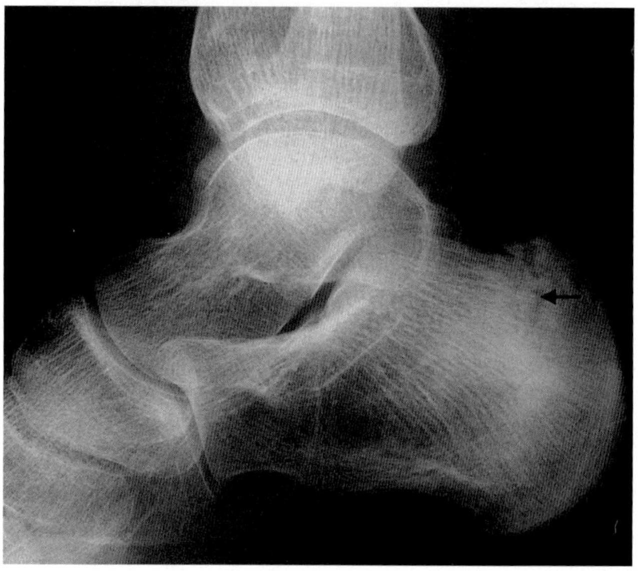

(b)

Fig. 14.17 (*Direita*). Fratura de estresse. (a) Fratura aparecendo como uma faixa esclerótica (setas verticais) através da tíbia, acompanhada por uma reação periosteal (seta horizontal). (b) Neste calcâneo, existe uma esclerose adjacente à fratura (seta).

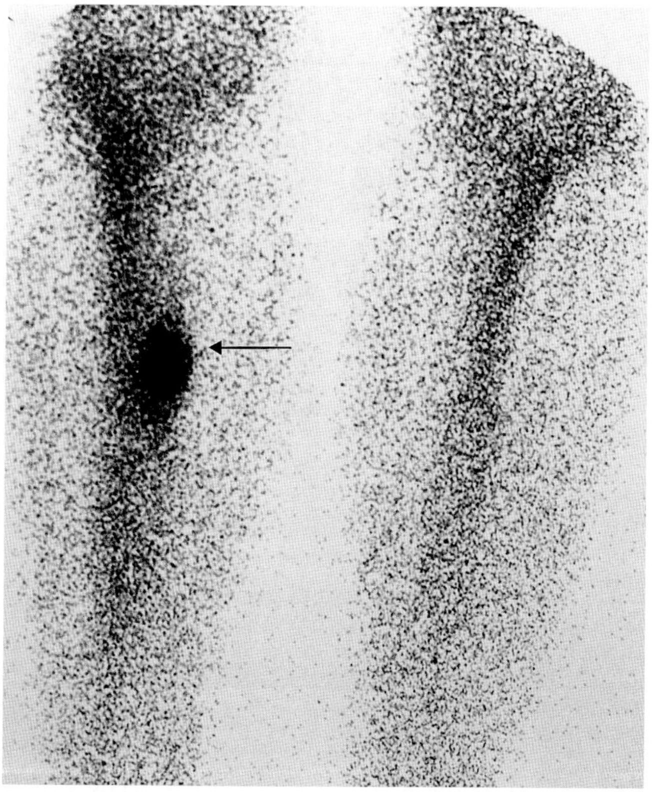

Fig. 14.18 Fratura de estresse. Escaneamento ósseo com radionuclídeos mostrando aumento da captação na tíbia (seta) deste atleta com dor na perna. As radiografias na época do escaneamento eram normais.

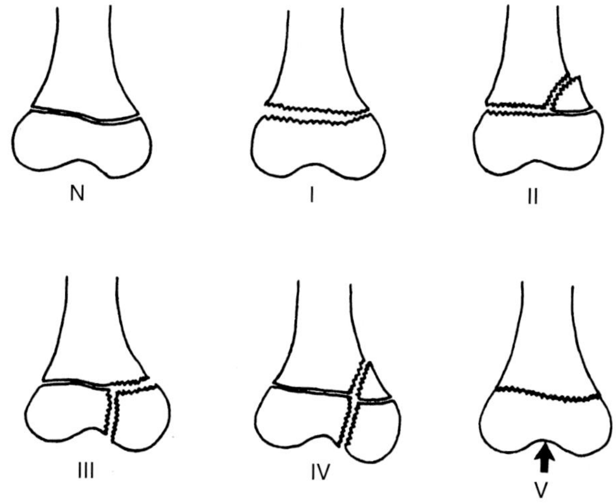

Fig. 14.19 Classificação de Salter-Harris. N, aspecto normal do complexo epifisário; I = a placa de crescimento está alargada; II, um fragmento da metáfise acompanha a epífise deslocada; III, somente um fragmento da epífise está separado; IV, a fratura estende-se através da metáfise, placa de crescimento e epífise; V, a seta mostra a direção da força; a placa de crescimento está comprimida entre a epífise e metáfise. Redesenhado pela Dra. Sarah Burnett, com permissão.

Fratura por insuficiência

Uma fratura por insuficiência resulta de atividade normal ou traumatismo mínimo em um osso enfraquecido, geralmente por osteoporose ou osteomalacia. Fraturas de compressão dos corpos vertebrais são as fraturas por insuficiência mais comuns, mas elas também ocorrem caracteristicamente no sacro, ramos do púbis e colos femorais e outros ossos podem estar envolvidos.

Fraturas de Salter-Harris

Fraturas da epífise, placa de crescimento e metáfises de ossos longos muitas vezes ocorrem em crianças e podem levar a subseqüentes deformidades de crescimento, devido à lesão da placa de crescimento. Na classificação de Salter-Harris são reconhecidos cinco tipos (Fig. 14.19). Os tipos I e II geralmente apresentam resultado mais favorável. Os tipos III, IV e V requerem tratamento mais complexo.

- No tipo I existe separação epifisária causada por uma fratura através da placa de crescimento (Fig. 14.20).
- Tipo II é o tipo mais comum, no qual um fragmento da metáfise acompanha a epífise deslocada.
- No tipo III existe uma fratura através da epífise e placa de crescimento.
- No tipo IV uma fratura ocorre através da epífise, placa de crescimento e metáfise.
- O tipo V é causado por uma lesão compressiva e geralmente não são observadas alterações na radiografia.

Fratura patológica

Uma fratura patológica ocorre num osso anormal. Fraturas patológicas podem ser a apresentação característica de tumores ósseos primários e secundários (Fig. 14.21).

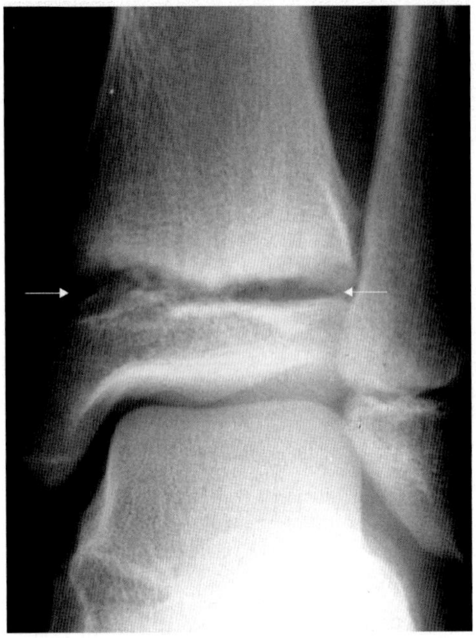

Fig. 14.20 Tipo I de Salter-Harris do tornozelo, mostrando dilatação da placa de crescimento (setas).

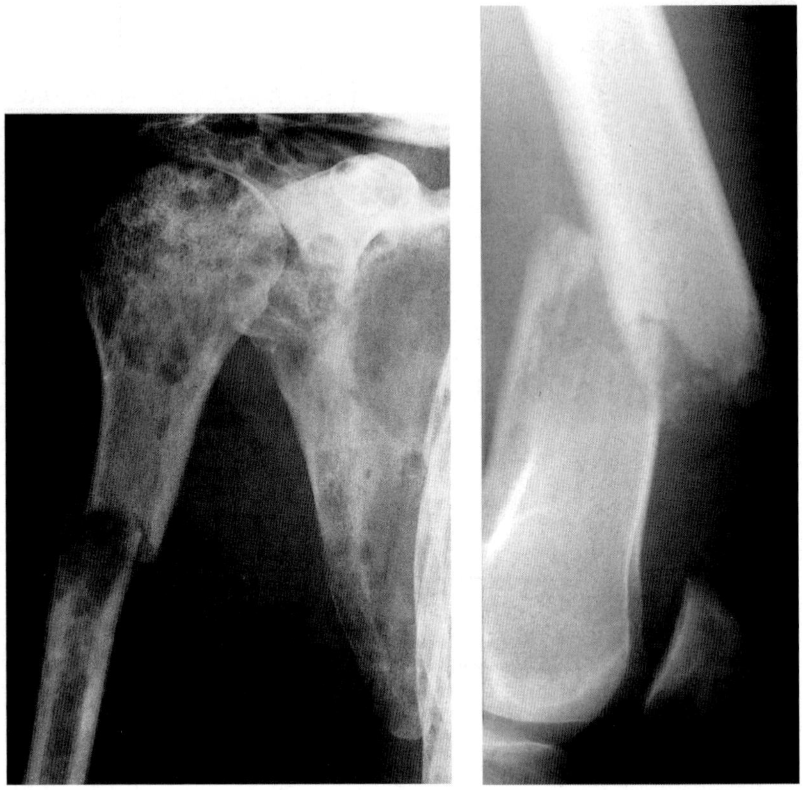

(a) (b)

Fig. 14.21 Fratura patológica: (a) Existem metástases líticas disseminadas de um carcinoma de mama. (b) Esta fratura ocorreu através de uma área de destruição óssea devida a metástases.

Freqüentemente a lesão causadora é evidente. Algumas vezes, particularmente nas costelas, metástases responsáveis por fraturas são maldefinidas e difíceis de visibilizar. Nestes casos, o diagnóstico baseia-se no reconhecimento de irregularidade das margens da fratura. Caso não exista dúvida sobre o diagnóstico, é útil procurar em todo o esqueleto sinais de outras metástases.

Fraturas transversas ocorrem no osso anormal, particularmente na doença de Paget. Nessas instâncias, a doença de Paget é sempre evidente (Fig. 14.22).

Lesão não-acidental

Lesão não-acidental era conhecida anteriormente como a síndrome do bebê espancado e é essencial que qualquer pessoa que examine radiografias esteja consciente da existência dessa condição, uma vez que os achados radiológicos podem sugerir o diagnóstico em casos insuspeitos de outra forma. Se há suspeita de espancamento, todo o esqueleto da criança, incluindo o crânio, deve ser radiografado para a detecção de lesões não suspeitas clinicamente. A maior parte dos pacientes tem idade abaixo de 3 anos e metade tem menos de um ano de idade; uma idade na qual fraturas acidentais são incomuns.

Determinados padrões sugerem que a lesão não é acidental (Fig. 14.23):

- *Multiplicidade de fraturas* é um sinal importante, particularmente quando as fraturas têm idades diferentes, porque as lesões muitas vezes ocorrem em ocasiões separadas. Algumas fraturas parecem recentes, enquanto outras mostram rea-

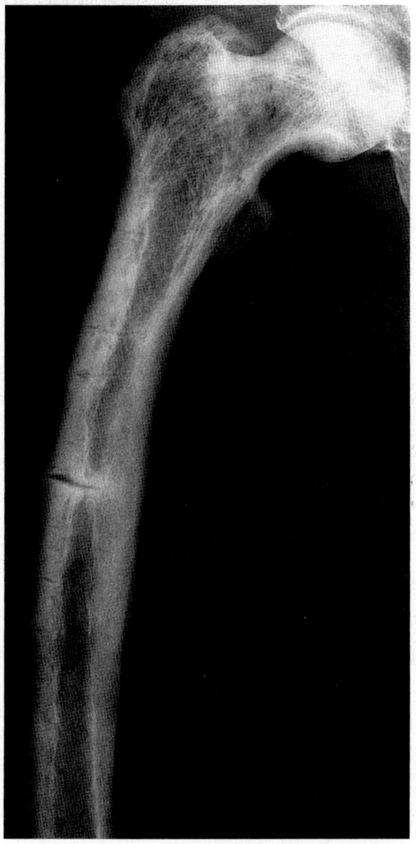

Fig. 14.22 Doença de Paget mostrando fraturas incompletas, conhecidas como pseudofraturas, na região lateral do fêmur. Note o acentuado espessamento do córtex e o arqueamento do fêmur.

ção periosteal indicando cura (veja também Fig. 11.2a, pág. 302).

- *Fraturas metafisárias* freqüentemente aparecem como pequenos fragmentos da metáfise de ossos longos, conhecidos como fraturas em ângulo. Provavelmente resultam de torção e tração dos membros de um bebê que se debate.
- *Fraturas de costela.* Fraturas de costelas são achados importantes, sendo raramente observadas mesmo em graves traumatismos acidentais. As fraturas são causadas pelo ato de apertar o bebê e, conseqüentemente, geralmente são observadas nas porções axilar e posterior das costelas.
- *Separação epifisária* freqüentemente está associada com fratura metafisária.
- Esclerose metafisária provavelmente devida a lesões repetidas e reparadas.
- *Reações periosteais.* Hemorragia sob o periósteo ocorre facilmente em crianças. O periósteo elevado dá origem a osso novo, que pode ser tão extenso que envolve a metáfise.

Uma TC ou ultra-sonografia da cabeça podem ser necessárias para detectar lesão cerebral ou hemorragia subdural.

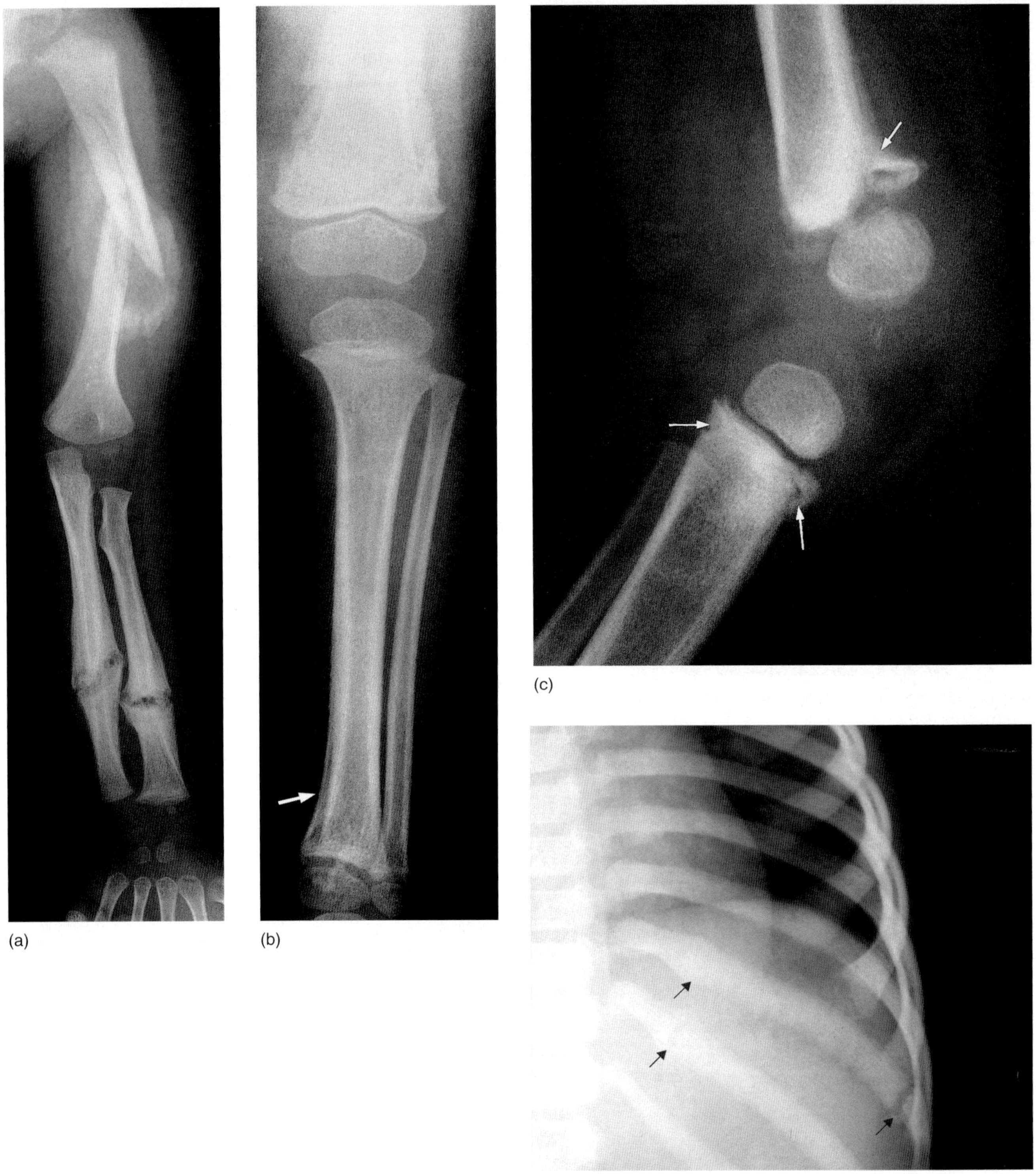

(a) (b) (c) (d)

Fig. 14.23 Lesão não-acidental. (a) Multiplicidade de fraturas. Existe uma fratura recente do úmero com formação de calo ósseo exuberante. As fraturas do rádio e ulna são de mais longa duração e mostram cura com calo ósseo organizado. (b) Reação periosteal junto à metáfise da tíbia (seta) devida a traumatismo prévio com hemorragia sob o periósteo. Houve um traumatismo recente sobre a terminação inferior do fêmur com acentuada reação periosteal. (c) Fraturas metafisárias (setas) e esclerose ao redor do joelho. (d) Fraturas de costelas. Existem diversas fraturas de costelas (setas) que estão curando com formação de calo ósseo.

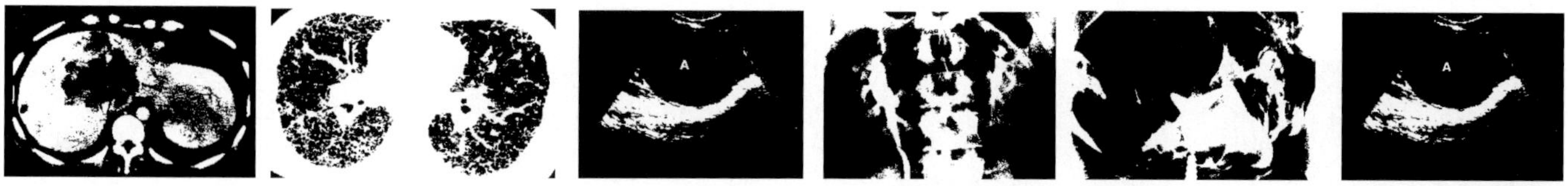

Crânio e Cérebro 15

As mais recentes modalidades de imagem possuem um impacto maior sobre o diagnóstico de doenças do sistema nervoso central que de qualquer outro sistema corporal. Tomografia computadorizada (TC) e imagens por ressonância magnética (RM) tornaram-se as investigações-padrão para distúrbios do cérebro. Radiografias são ainda a investigação inicial de distúrbios dos ossos do crânio – particularmente fraturas, mas são limitadas em outros aspectos. Atualmente, são realizadas arteriografias para demonstrar estenoses arteriais, aneurismas e algumas malformações arteriovenosas, particularmente antes de procedimentos intervencionistas.

RADIOGRAFIAS DO CRÂNIO

Normal

As incidências-padrão do crânio normal e da fossa pituitária são mostradas na Figura 15.1a-e.

Os ossos da abóbada normal possuem uma tábua interna e externa de osso compacto com osso espon-

(a)

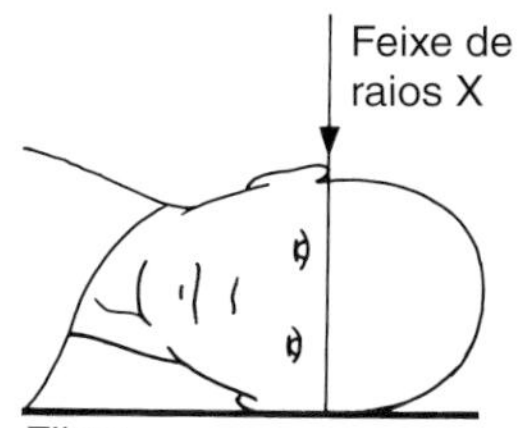

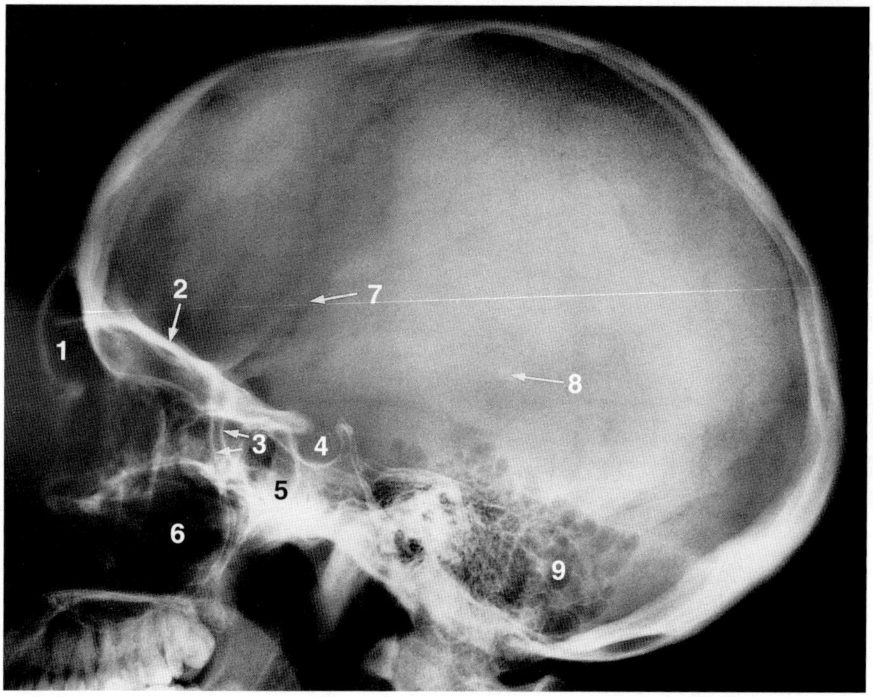

(a)

Fig. 15.1 Incidência-padrão do crânio (diagramas mostram a posição na qual as radiografias são realizadas)
(a) Incidência lateral: **1**, seio frontal; **2**, teto das órbitas direita e esquerda sobrepostas; **3**, borda anterior da fossa craniana média; **4**, fossa pituitária; **5**, seio esfenoidal; **6**, antro maxilar; **7**, sulco vascular; **8**, pineal; **9**, células pneumatizadas da mastóide.
(Continua.)

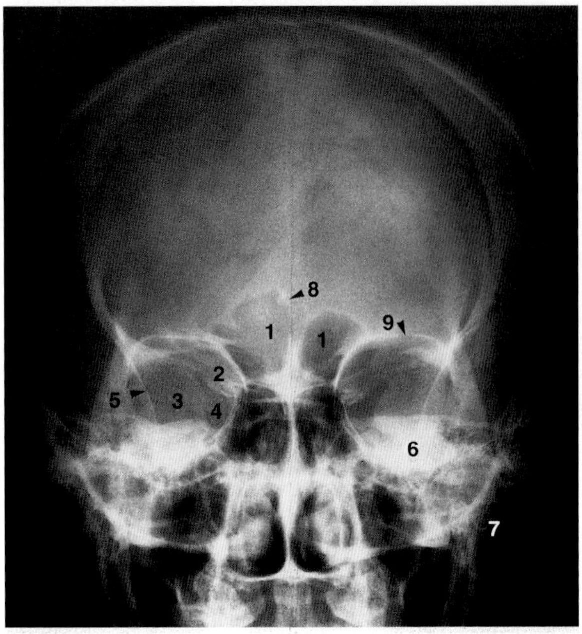

(b)

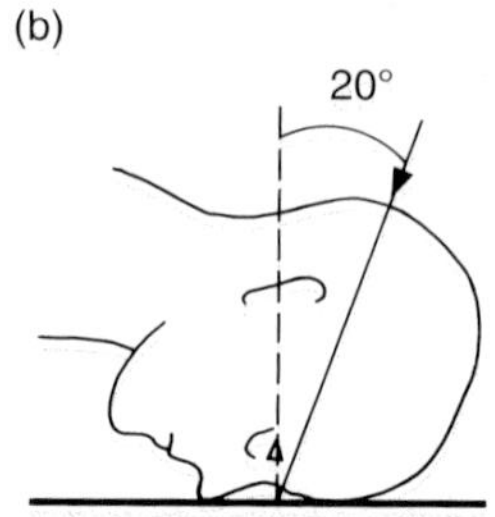

Fig. 15.1 *Continuação.* (b) Incidência póstero-anterior: **1**, seios frontais; **2** asa menor do esfenóide, **3**, asa maior do esfenóide; **4,** fissura orbitária superior; **5**, parede da fossa craniana média; **6**, osso petroso; **7**, células pneumatizadas da mastóide; **8**, pineal; **9**, margem orbitária superior.

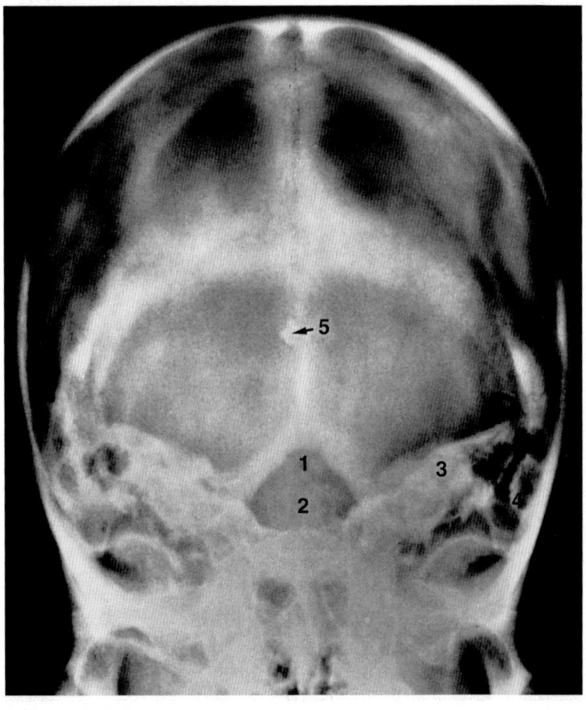

(c)

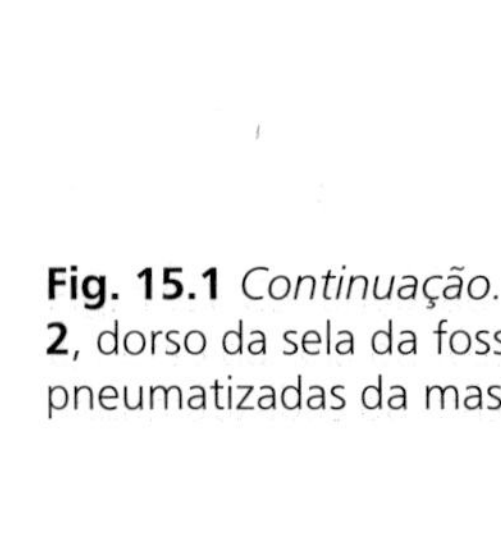

Fig. 15.1 *Continuação.* (c) Incidência de Towne: **1**, forame magno; **2**, dorso da sela da fossa pituitária; **3**, osso petroso; **4**, células pneumatizadas da mastóide; **5**, pineal.

(d)

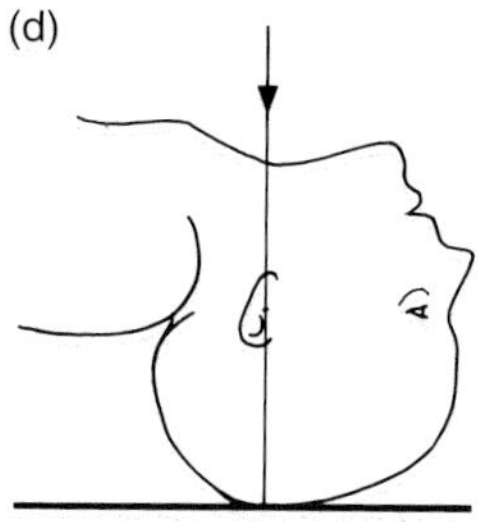

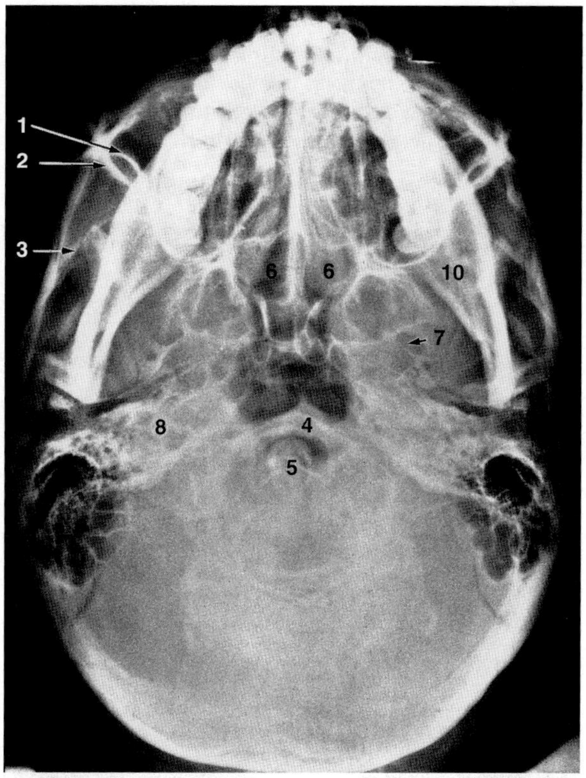

(d)

Fig. 15.1 *Continuação.* (d) Incidência da base ou submento vertical: **1**, borda lateral do seio maxilar; **2**, borda lateral da órbita; **3**, borda anterior da fossa craniana média; **4**, arco anterior do atlas; **5**, processo odontóide; **6**, seio esfenoidal; **7**, forame oval; **8**, osso petroso; **9**, células pneumatizadas da mastóide; **10**, mandíbula.

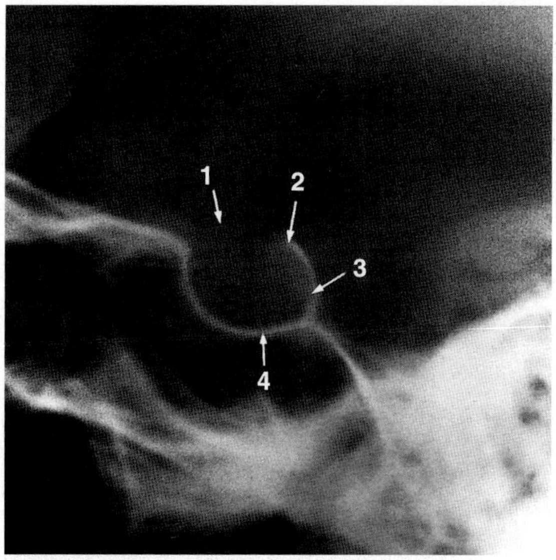

(e)

Fig. 15.1 *Continuação.* (e) Fossa pituitária normal: **1**, processo clinóide anterior; **2**, processo clinóide posterior; **3**, dorso da sela; **4**, assoalho. A linha branca formando o assoalho e o dorso da sela é conhecida como lâmina dura.

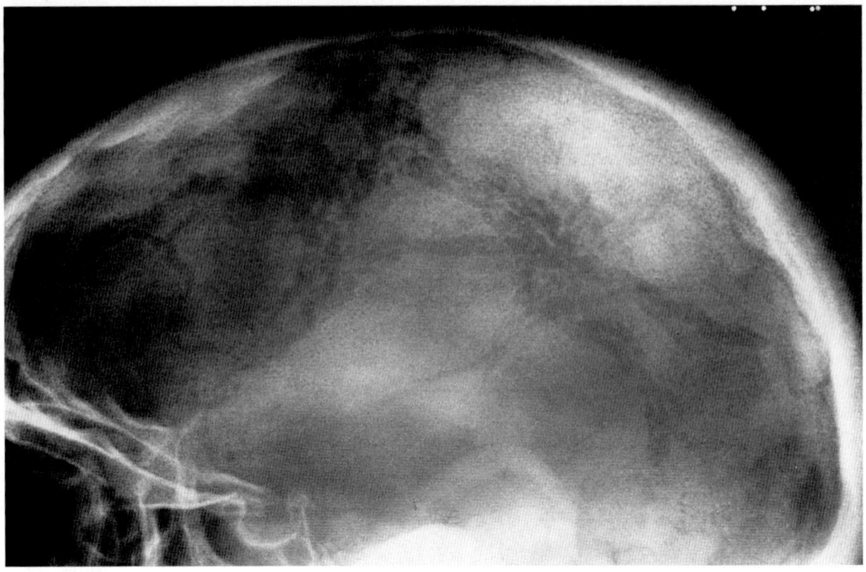

Fig. 15.2 Impressões vasculares. Neste crânio normal as impressões vasculares são bastante acentuadas. Note como elas formam uma radiotransparência de formato estrelado na região parietal.

joso (díploe) entre elas; as suturas permanecem visíveis mesmo depois de fundidas e não devem ser erroneamente interpretadas como fraturas. Vasos sanguíneos causam impressão sobre os ossos da abóbada, resultando em translucências lineares ou em forma estelar (Fig. 15.2) e pequenas radiotransparências são freqüentemente observadas na tábua interna próximo ao vértice, causadas por granulações aracnóides normais; elas podem ser difíceis de distinguir de pequenas lesões líticas.

A posição da *glândula pineal calcificada* é o único método de identificação da linha média de cérebro em radiografias planas.

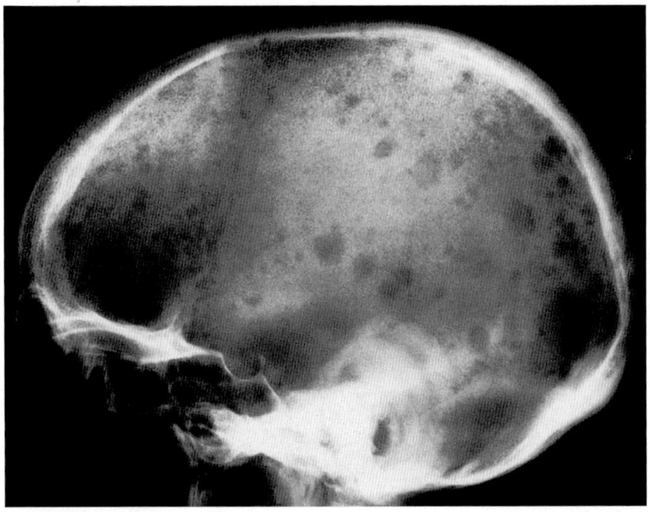

Fig. 15.3 Mieloma. Lesões líticas muito bem definidas de tamanhos variados são observadas em todas as áreas da abóbada craniana.

Radiologias anormais

O principal valor de radiografias é a detecção de anormalidades ósseas.

Lise óssea

Áreas focais de lise óssea geralmente indicam metástase ou mieloma (Fig. 15.3). Grandes áreas de destruição óssea são observadas na histiocitose de Langerhans (histiocitose X), dando origem ao aspecto conhecido como "crânio geográfico" (Fig. 15.4) e numa forma da doença de Paget conhecida como osteoporose circunscrita.

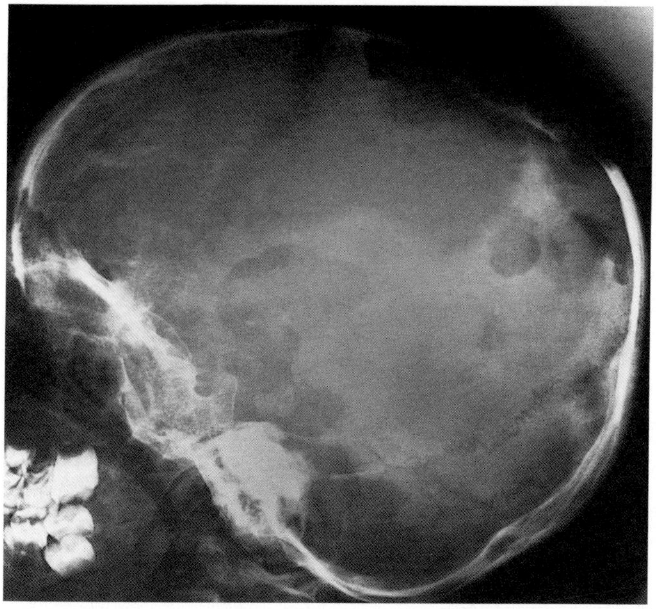

Fig. 15.4 Histiocitose de Langerhans. Nesta abóbada craniana de uma criança existem grandes áreas líticas de formato irregular. Este aspecto é conhecido como crânio geográfico.

Esclerose óssea

A causa mais comum de esclerose óssea é a hiperostose frontal interna, uma condição sem significado clínico, na qual existe espessamento irregular da tábua interna do crânio nas regiões frontais, poupando a linha média (Fig. 15.5).

Esclerose localizada, algumas vezes acompanhada de áreas líticas, pode ser causada por meningiomas, metástases ou displasia fibrosa.

Doença de Paget (Fig. 15.6) é a causa mais comum de esclerose disseminada no Reino Unido sendo muito menos comum nos Estados Unidos. Pode tomar a forma de múltiplas áreas de densidade aumentada. Uma característica que chama a atenção é o espessamento da abóbada craniana. O reconhecimento desse espessamento é importante na distinção da doença de Paget de metástases escleróticas. Invaginação basilar também pode ser observada devida ao amolecimento do osso, quando o processo odontóide adentra o forame magno, podendo pressionar o tronco cerebral, dando origem a sinais e sintomas clínicos.

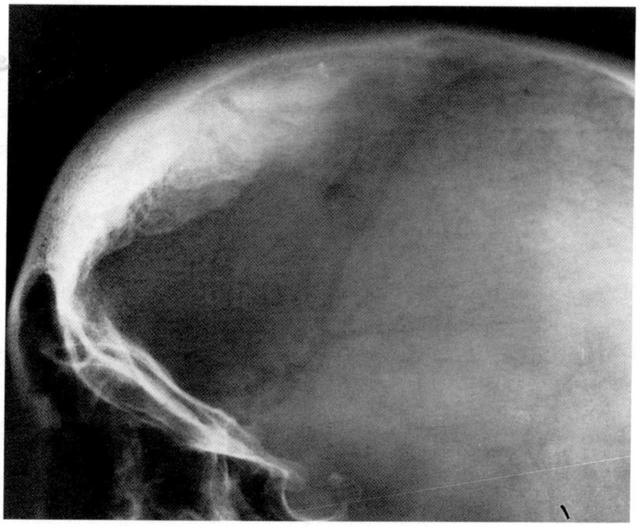

(a)

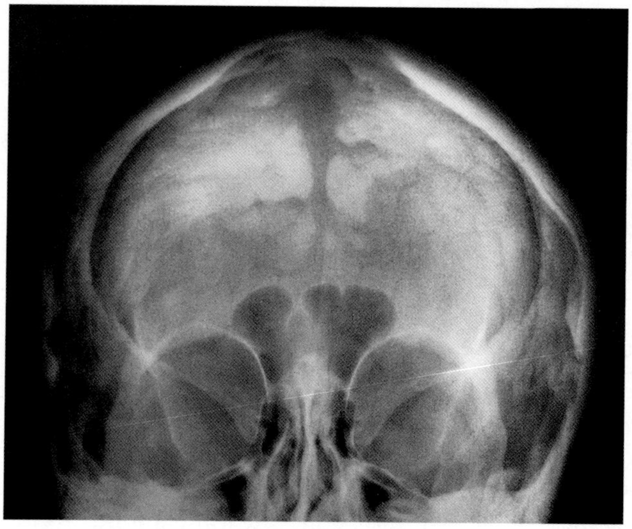

(b)

Fig. 15.5 Hiperostose frontal interna. (a) Incidência lateral mostrando esclerose da região próxima ao vértice. (b) A incidência frontal mostra que a linha média foi caracteristicamente poupada.

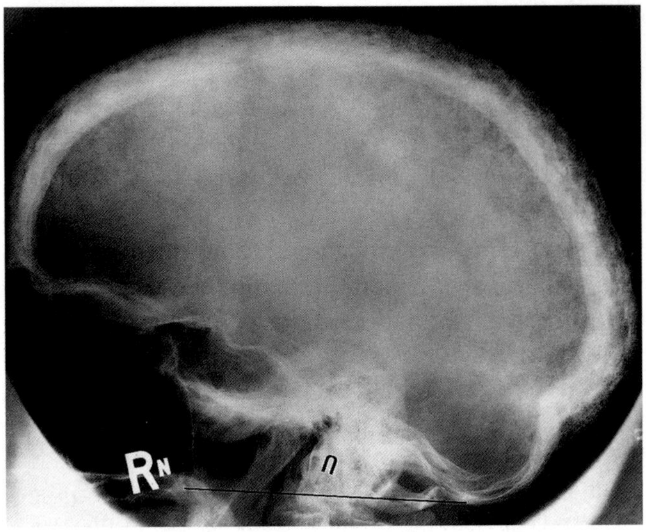

Fig. 15.6 Doença de Paget. Existe esclerose generalizada com acentuado espessamento ósseo. Invaginação basilar está presente, podendo ser detectada traçando-se uma linha da parte posterior do palato duro até a parte mais baixa do occipúcio. A ponta do processo odontóide não deve situar-se a mais de 6 mm acima desta linha. Neste caso, estava 18 mm acima.

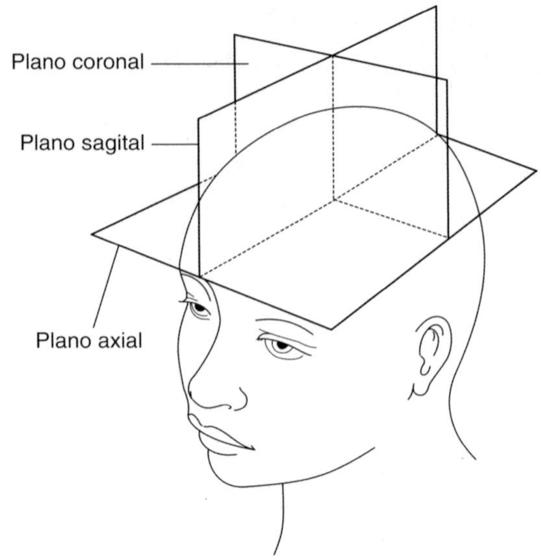

Fig. 15.7 Ilustração dos planos axial, coronal e sagital.

Fraturas do crânio

Fraturas do crânio são discutidas na página 415, juntamente com os demais sinais radiológicos de traumatismo craniano.

TC E RM

Na maioria dos distúrbios neurológicos, as radiografias são normais ou as anormalidades são muito inespecíficas para estabelecer um diagnóstico. A TC e a RM fornecem muito mais informação e uma dessas investigações é indicada em praticamente todos os pacientes com doença extracraniana.

TOMOGRAFIA COMPUTADORIZADA DO CÉREBRO

Um exame de TC de rotina do cérebro envolve a realização de 9 ou 10 cortes axiais. O plano axial é a projeção de rotina, mas algumas vezes é possível obter escaneamentos coronais diretos. Reconstruções computadorizadas alternativas podem, em circunstâncias selecionadas, serem feitas a partir de cortes axiais, fornecendo então imagens nos planos coronal ou sagital (Fig. 15.7). Ajustes da janela são selecionados para o cérebro, podendo ser alterados para mostrar os ossos.

Realce de contraste para TC

Uma injeção intravenosa de meio de contraste é freqüentemente administrada porque uma anormalidade não-visibilizada em escaneamentos pré-contraste pode tornar-se visível após o realce com meio de contraste. O realce com meio de contraste é predominantemente uma conseqüência da quebra da barreira hematoencefálica, permitindo que o contraste adentre a lesão. Tal quebra ocorre principalmente na neoplasia, isquemia e inflamação.

O uso de realce com contraste varia nos diferentes centros. Tende a não ser usado em pacientes dos quais se sabe que sofreram uma hemorragia ou infarto cerebral recente. Áreas de calcificação podem ser obscurecidas em escaneamentos pós-contraste.

TC normal da cabeça

Um escaneamento tomográfico normal da cabeça está ilustrado na Figura 15.9. O líquido cefalorraquidiano (LCR) é visibilizado com a densidade da água dentro do sistema ventricular e espaço subaracnóide, sendo claramente diferente em densidade da substância cerebral normal, sendo possível distinguir a substância branca da substância cinzenta do cérebro. As artérias maiores na base do crânio, assim como os seios venosos podem ser reconhecidos quando opacificados pelo meio de contraste. A foice aparece mais densa que o cérebro. As regiões supratentoriais geralmente são bem representadas, mais detalhes da fossa posterior podem ser obscurecidos por artefatos a partir dos ossos temporal e occipital sobrejacentes.

Tomografia anormal da cabeça

Os sinais principais de anormalidade em um escaneamento tomográfico são:

- Densidade tissular anormal.
- Efeito de massa.
- Aumento de tamanho dos ventrículos.

Densidade tissular anormal

Tecido anormal pode apresentar uma densidade superior ou inferior que o cérebro normal circundante. Densidade elevada é observada com hemorragia recente (veja Fig. 15.23, pág. 409), lesões calcificadas e áreas de realce ao contraste (veja Fig. 15.13, pág. 401). Baixa densidade geralmente é provocada por neoplasias, infartos ou edema, que normalmente circunda neoplasias, infartos, hemorragias e áreas de inflamação. Edema mostra caracteristicamente projeções semelhantes a dedos e não realça com contraste intravenoso. De modo geral, não é possível diagnosticar a natureza de uma massa com base exclusivamente nos valores de atenuação; uma exceção é o lipoma que, por conter gordura, possui um valor de aproximadamente 100 unidades Hounsfield.

Efeito de massa

Os ventrículos laterais devem ser examinados para observar se estão deslocados ou comprimidos. Desvios de estruturas da linha média, como o septo pelúcido (a fina membrana separando os ventrículos laterais), o terceiro ventrículo ou a pineal, são achados comuns em processos expansivos intracranianos. Dilatação ventricular ocorrerá caso a massa obstrua o fluxo de LCR. Diagnósticos específicos são sugeridos através da combinação de características clínicas com informação sobre multiplicidade, tamanho, forma, posição e densidade da lesão, todos os itens conhecidos com grande precisão pela TC.

Aumento de tamanho dos ventrículos

Existem dois mecanismos básicos que levam os ventrículos cerebrais a aumentar de tamanho:

- Obstrução da via do LCR, seja dentro do sistema ventricular (hidrocefalia não-comunicante) ou sobre a superfície do cérebro (hidrocefalia comunicante).
- secundária à atrofia do tecido cerebral (Fig. 15.8).

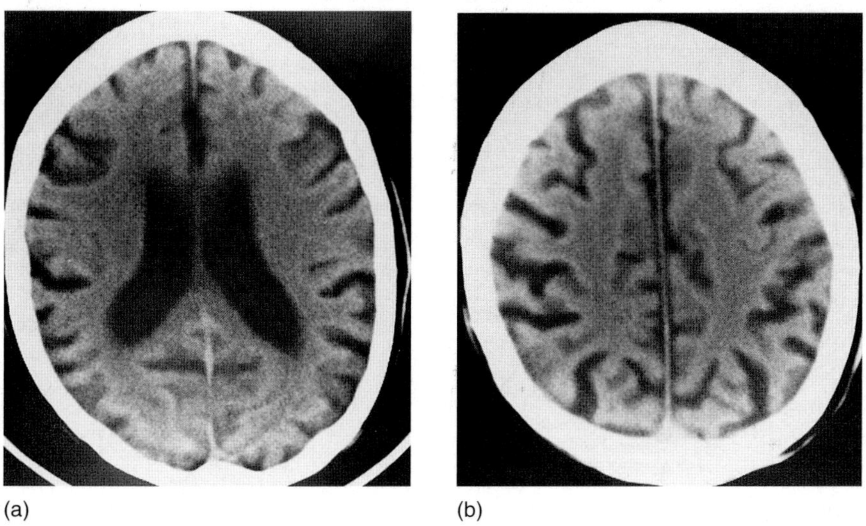

Fig. 15.8 Atrofia cerebral. TC. Os ventrículos estão dilatados devido à atrofia da substância cerebral e os sulcos corticais estão dilatados. (a) Corte ao nível dos ventrículos laterais. (b) Corte acima do nível dos ventrículos laterais (a densidade linear da linha média é a foice).

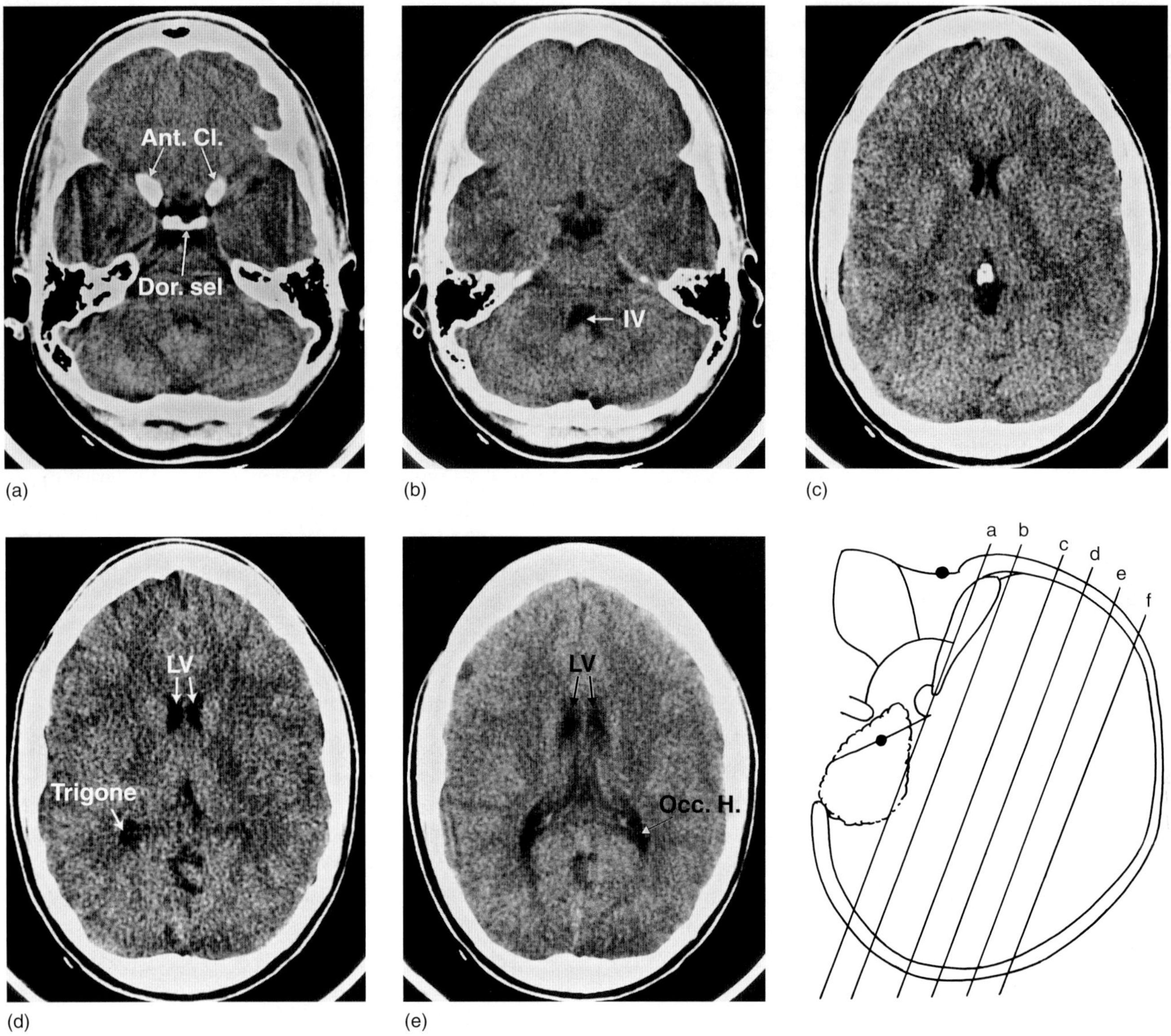

Fig. 15.9 TC normal do crânio. As imagens da página oposta são cortes representativos de séries pós-contraste. As imagens desta página são imagens pré-contraste do mesmo paciente. Os níveis nos quais foram realizados os cortes estão indicados no diagrama.

a.c.a	artéria cerebral anterior
Ant. Cl.	processo clinóide anterior
CP	plexo coróide
Dor. sel	dorso da sela
Fa	foice cerebral
Int. cer. v	veia cerebral interna
LV	ventrículo lateral
m.c.a.	artéria cerebral média
Occ. H	corno occipital
P	glândula pineal
p.c.a.	artéria cerebral posterior
Pe	osso petroso
PS	haste pituitária
Str. *sinus*	seio reto
IV	quarto ventrículo

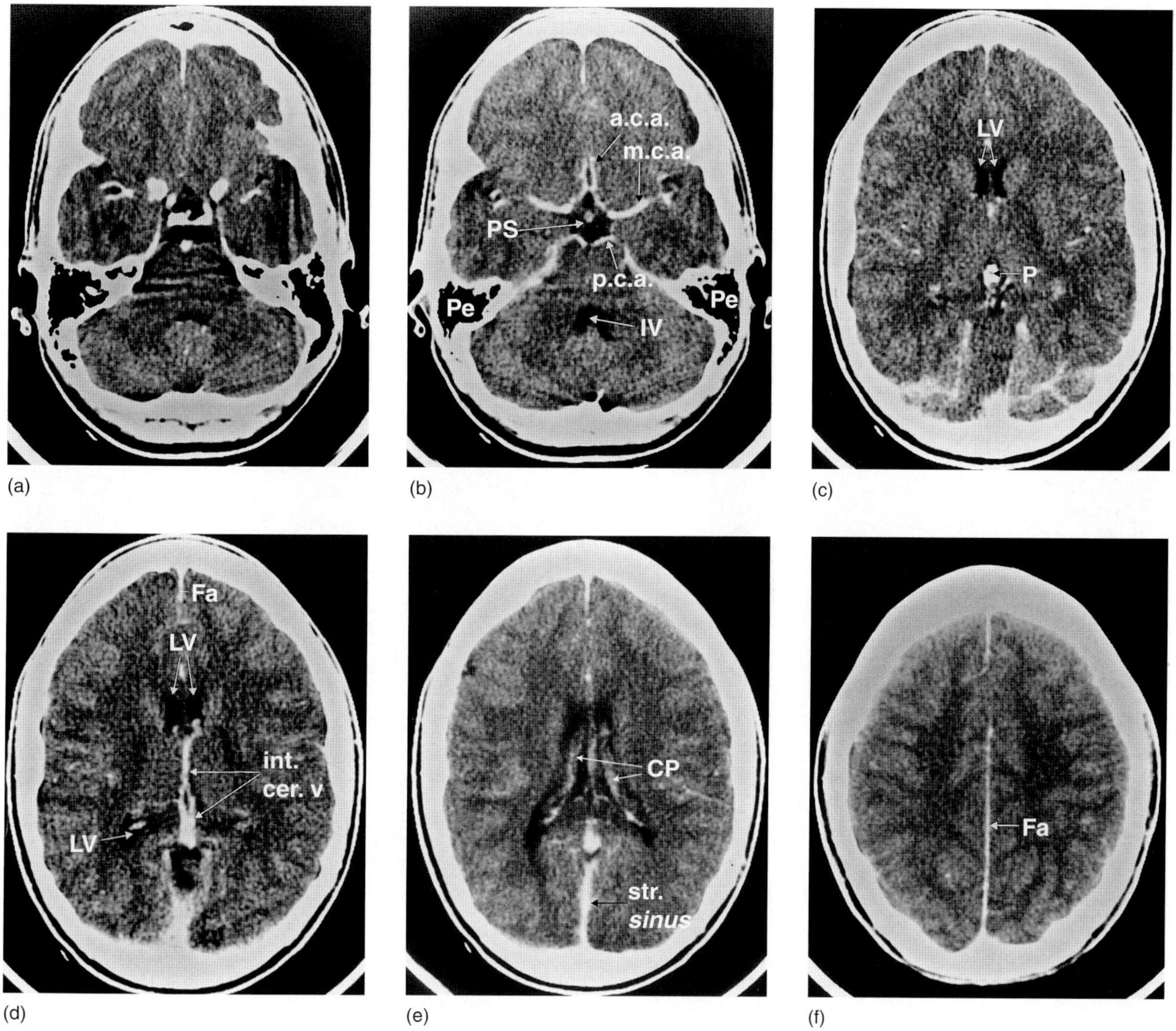

Fig. 15.9 *(Continuação).*

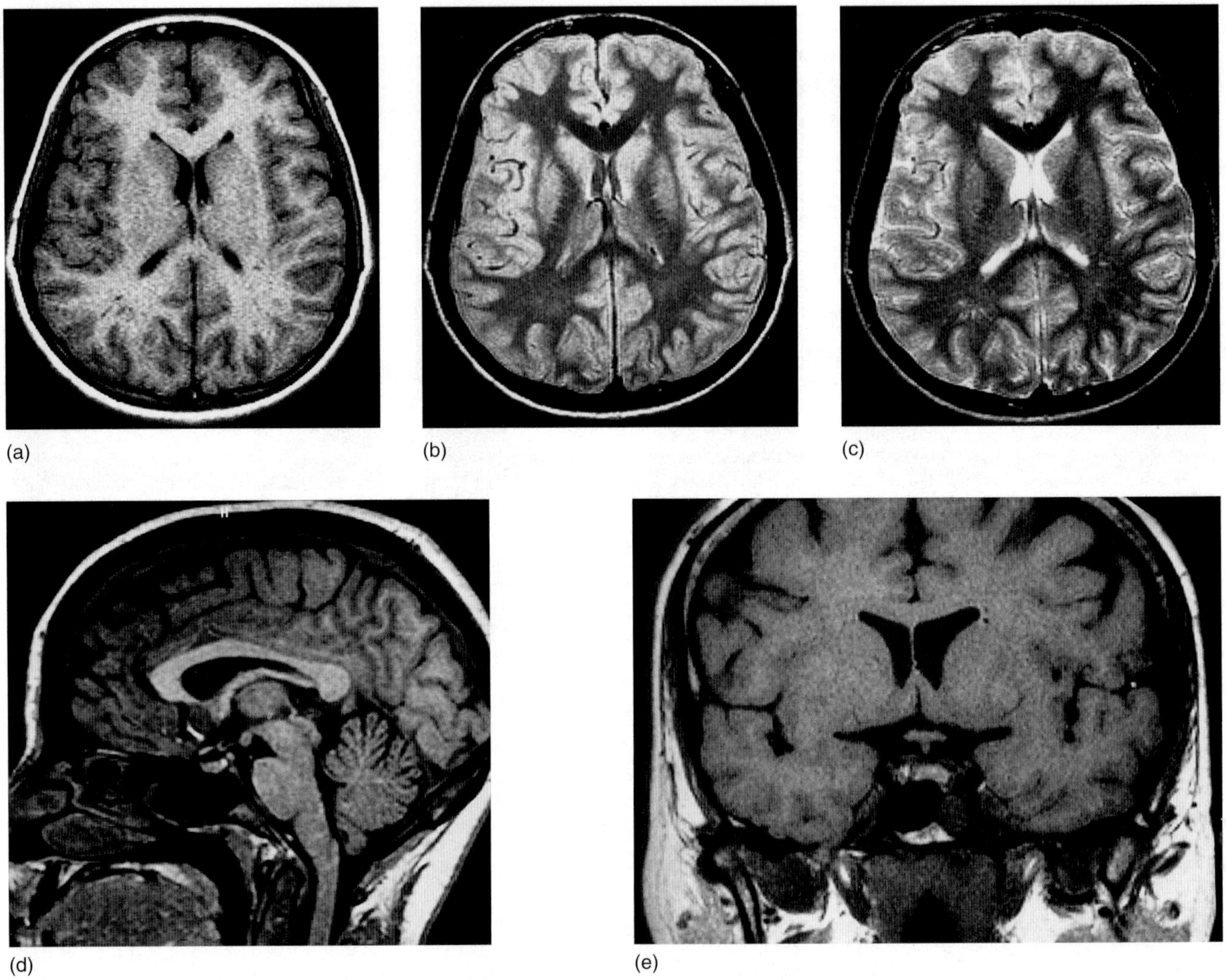

Fig. 15.10 RM cerebral normal. As imagens da fileira superior são cortes axiais ao nível dos ventrículos laterais. (a) Imagem ponderada em T1. (b) Densidade de próton. (c) Imagem ponderada em T2. As duas imagens inferiores são (d) um corte sagital da linha média (ponderado em T1) e (e) um corte coronal através do nível dos cornos frontais (ponderado em T1).

Tomografia computadorizada ou RM podem fornecer um quadro preciso do tamanho dos diversos ventrículos, sulcos cerebrais e cisternas subaracnóideas. Com essa informação pode ser possível predizer a natureza da hidrocefalia.

RESSONÂNCIA MAGNÉTICA DO CÉREBRO

As técnicas de rotina utilizadas para ressonância magnética variam de centro para centro. As imagems axial, coronal e sagital são consideradas como padrão (Fig. 15.10) e duas delas geralmente são escolhidas para um exame de rotina. Esta capacidade multiplanar é particularmente útil para avaliar a extensão de tumores pituitários e para visibilização de estruturas da fossa posterior e junção craniovertebral. Uma variedade de seqüências de sinal é utilizada para criar imagens: particularmente imagens ponderadas em T1 e T2.

É possível reconhecer o sangue fluindo e, conseqüentemente, as grandes artérias e veias aparecem claramente, sem a necessidade de meio de contraste. As características da substância cinzenta e branca são diferentes e ambas são claramente diferentes do LCR contido no sistema ventricular e subaracnóide. Conseqüentemente, a anatomia do cérebro pode ser finamente representada.

As desvantagens da RM comparada com a TC são a incapacidade de mostrar calcificação, a falta de detalhe ósseo, o preço relativamente caro dessa técnica e a dificuldade de monitorizar pacientes gravemente enfermos enquanto estão dentro da máquina.

Realce de contraste para RM

Apesar de as diferenças naturais na intensidade de sinal da RM serem muito grandes, agentes de contraste freqüentemente são utilizados para fornecer informação adicional. Como os agentes intravenosos iodados utilizados para a TC, o composto de gadolínio utilizado para o realce da RM é excluído pela substância cerebral normal através da barreira hematoencefálica (no entanto, acumula na glândula pituitária). A quebra da barreira hematoencefálica por tumores, abscessos e infartos leva o gadolínio a acumular-se dentro desses processos patológicos. Os tecidos que contêm gadolínio mostraram uma intensidade de sinal muito alta (ou seja, aparecem brancos) nas imagens ponderadas em T1.

Angiografia por ressonância magnética

Angiografia por ressonância magnética do sistema vascular (Fig. 15.11) desenvolveu-se em tal extensão que pode ser utilizada para demonstrar a anatomia arterial e venosa, assim como distúrbios como oclusões, estenoses e aneurismas. Está começando a substituir a arteriografia convencional.

RM anormal do cérebro

A variação das anormalidades que podem ser demonstradas por RM é muito grande. Gordura, hemorragia subaguda e crônica, edema, LCR e fluxo sanguíneo possuem intensidades de sinal característicos. Assim, é mais freqüentemente possível estabelecer um diagnóstico específico de um distúrbio intracraniano com RM do que com TC.

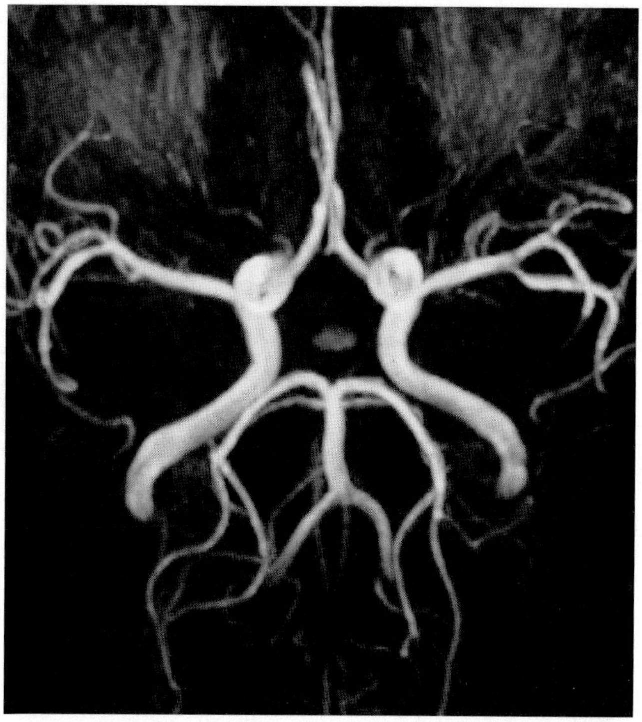

Fig. 15.11 Angiografia por ressonância magnética. As artérias da base cerebral, o círculo de Willis, são muito bem demonstradas pela RM sem o uso de qualquer agente de contraste.

Mesmo assim, muitas lesões expansivas, como diversas neoplasias cerebrais e infecções, podem ser praticamente indistinguíveis. Uma característica valiosa da RM é sua capacidade de demonstrar placas de desmielinização na esclerose múltipla (veja Fig. 15.30, pág. 414) e vasos sanguíneos anormais como malformações arteriovenosas (veja Fig. 15.27, pág. 412), tornando-a, assim, a modalidade de escolha para essas condições. RM é a investigação preferida na encefalite, epilepsia e malformações congênitas em crianças.

Com o advento recente de técnicas de exame rápidas, foram introduzidas diversas seqüências. Imagens de perfusão, utilizando contraste intravenoso, avaliam o fluxo arterial e a perfusão tissular. Imagens de difusão dependem da difusão de moléculas de água nos tecidos.

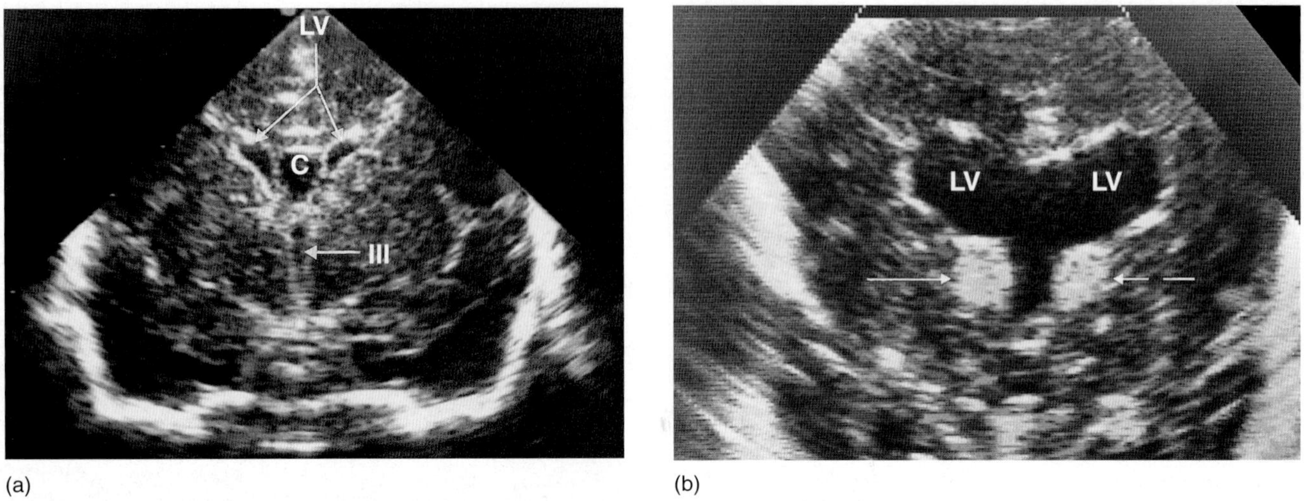

Fig. 15.12 Neuroultra-sonografia. (a) Corte coronal normal através da fontanela anterior em um recém-nascido. C, *cavum* do septo pelúcido; LV, ventrículo lateral; III, terceiro ventrículo. (b) Corte coronal mostrando hemorragias subependimárias (setas). Os ventrículos laterais estão dilatados.

A difusão e a perfusão são comprovadamente úteis no diagnóstico precoce do derrame, uma vez que mostram alterações muito precoces. RM funcional depende do contraste a partir de níveis de oxigênio do sangue. Atividade neuronal altera a proporção de oxi e desoxiemoglobina, que podem ser medidas para produzir um mapa da atividade neuronal. A técnica pode ser útil na compreensão do funcionamento cerebral, particularmente nos distúrbios psiquiátricos.

NEUROULTRA-SONOGRAFIA (Fig. 15.12)

Com ultra-som é simples examinar as cabeças de recém-nascidos e bebês jovens para obter imagens do sistema ventricular e cérebro adjacente. O exame é mais bem executado através da fontanela aberta, quando não existe osso para impedir a transmissão do ultra-som. Ao bebê causa-se pouco desconforto e o procedimento é rapidamente realizado, mesmo em bebês internados em unidades de tratamento intensivo. A neuroultra-sonografia demonstrou ser particularmente útil na detecção de hemorragia intracerebral e dilatação ventricular subseqüente. Também mostrou ser útil para demonstrar a presença e causa de outras formas de hidrocefalia e anormalidades cerebrais congênitas.

DISTÚRBIOS CEREBRAIS ESPECÍFICOS

Tumores cerebrais

Glioma

Na TC (Fig. 15.13), um glioma aparece tipicamente como uma massa solitária e irregular, circundada por edema. Compressão ou deslocamento dos ventrículos geralmente podem ser demonstrados. Os valores de atenuação do tumor propriamente dito são baixos, mas podem ser altos ou mistos. Gliomas podem calcificar; alguns, particularmente os tumores de baixo grau, podem ser densamente calcificados e visíveis até mesmo em radiografias. Para a detecção precisa de gliomas devem ser realizados escaneamentos pré e pós-contraste. A maioria dos gliomas mostra realce parcial com meio de contraste intravenoso (Fig. 15.13a); algumas vezes, somente a porção externa se realça, dando origem ao assim chamado padrão de "realce em anel".

À RM, os sinais são basicamente os mesmos que para a TC. As características essenciais são uma massa, muitas vezes com edema adjacente. A massa pode mostrar uma variedade de intensidades de sinal. Em geral, o tumor tem uma intensidade menor de sinal que o tecido cerebral normal nas imagens ponderadas em T1 e mais alta nas imagens ponderadas em T2

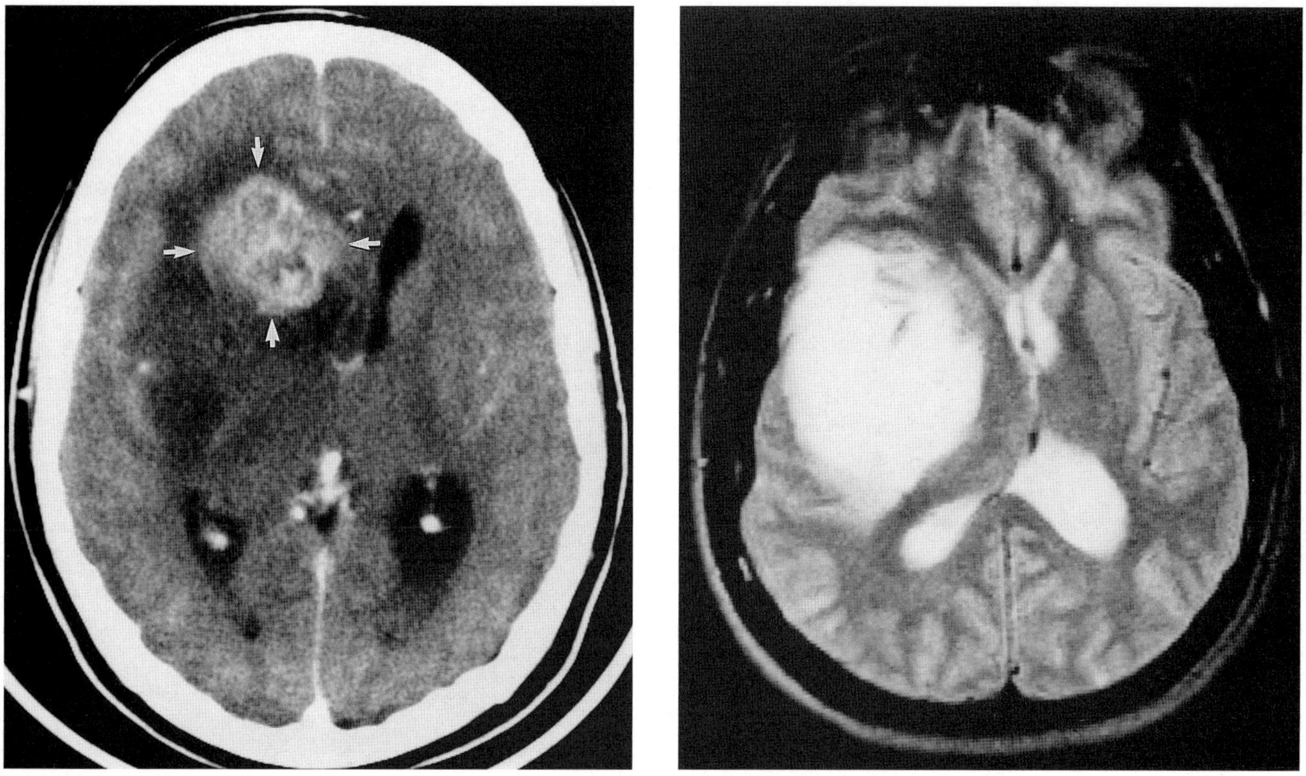

(a) (b)

Fig. 15.13 Glioma. (a) TC, pós-contraste i.v., mostrando massa arredondada (setas) com realce pelo contraste e edema circundante. Note a compressão e o deslocamento dos ventrículos laterais adjacentes. (b) RM (ponderada em T2) de outro paciente, mostrando uma grande lesão arredondada de alta intensidade, com deslocamento do sistema ventricular adjacente.

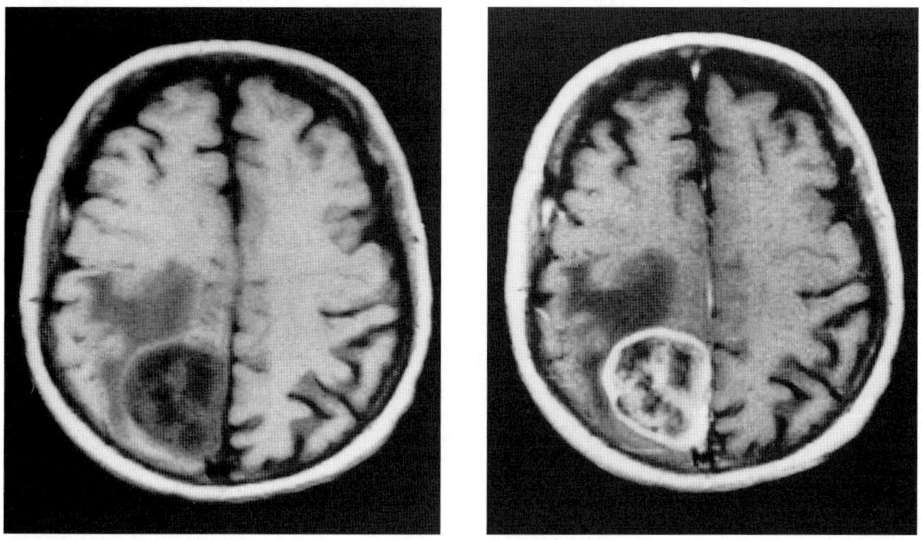

(a) (b)

Fig. 15.14 Glioma. (a) Pré e (b) pós-realce com contraste (com gadolínio intravenoso) mostra o realce parcial evidente do tumor. Note o edema de substância branca adjacente, de baixa densidade.

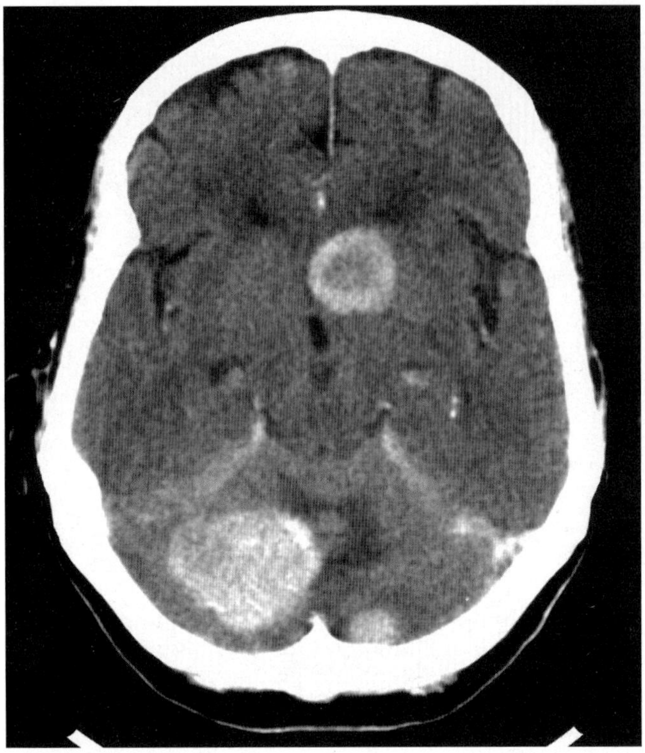

Fig. 15.15 Metástases. TC contrastada mostrando diversas metástases como áreas arredondadas de densidade aumentada.

(Fig. 15.13b). Calcificação, apesar de algumas vezes reconhecível como ausência de sinal, é menos evidente do que o é na TC. O padrão de realce com gadolínio é similar ao padrão de realce ao contraste da TC (Fig. 15.14).

Metástases cerebrais (Fig. 15.15)

Metástases no cérebro podem ser de densidade mais alta ou mais baixa na TC. Elas geralmente mostram realce ao contraste e freqüentemente estão circundadas por edema importante. As características na RM são essencialmente similares. Metástases são tipicamente múltiplas. Uma metástase solitária é indistinguível de um tumor intracerebral primário com qualquer técnica.

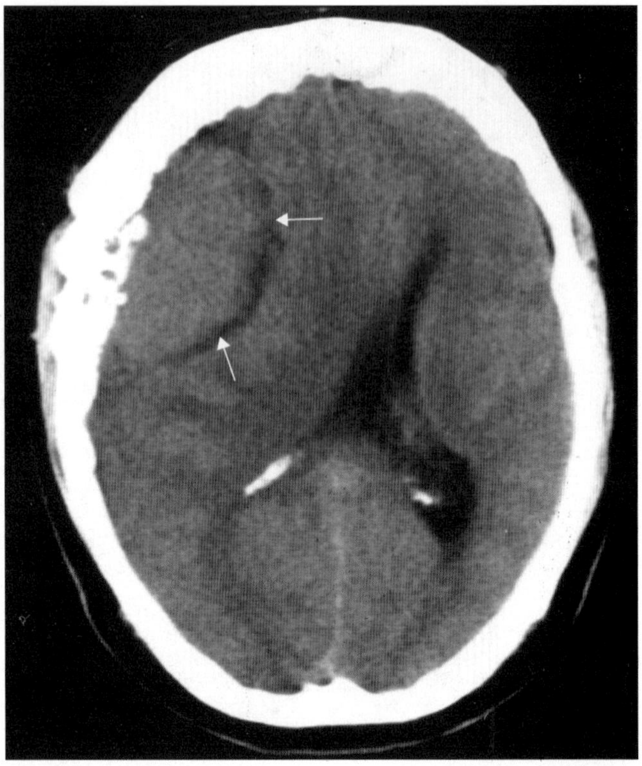

(a)

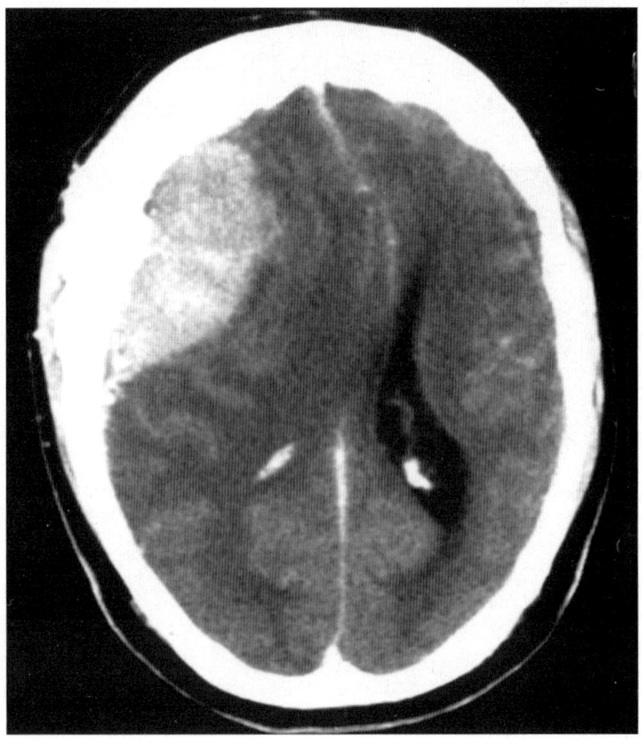

(b)

Fig. 15.16 Meningioma. (a) Escaneamento pré-contraste mostrando que a densidade do meningioma (setas) é levemente maior que a da substância cerebral. (b) Escaneamento realçado mostrando realce acentuado do tumor com contraste. Note o espessamento do osso sobrejacente.

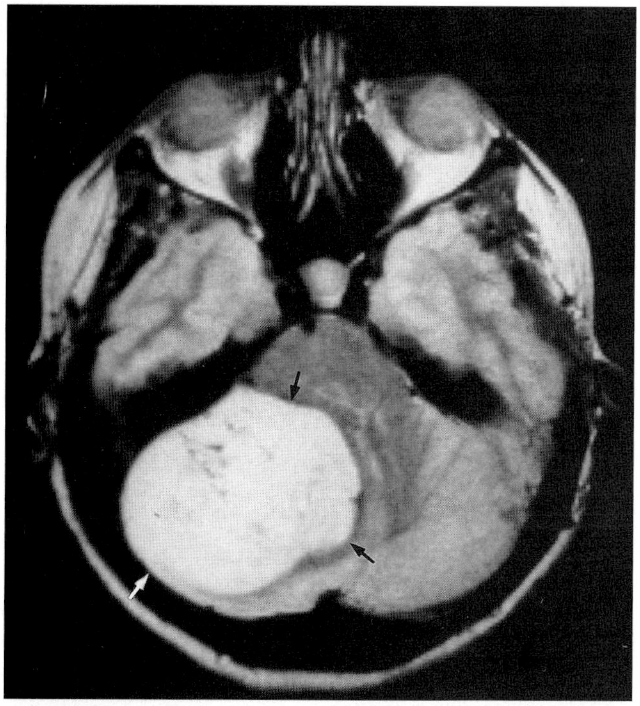

(a)

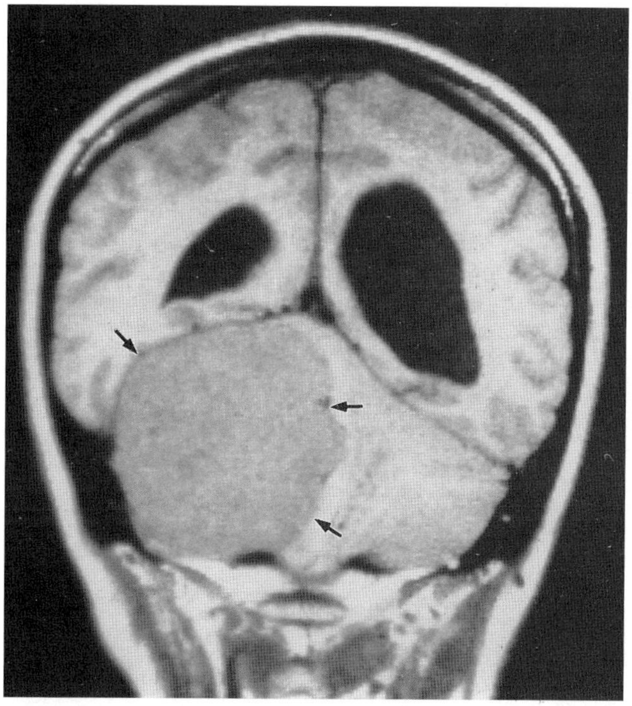

(b)

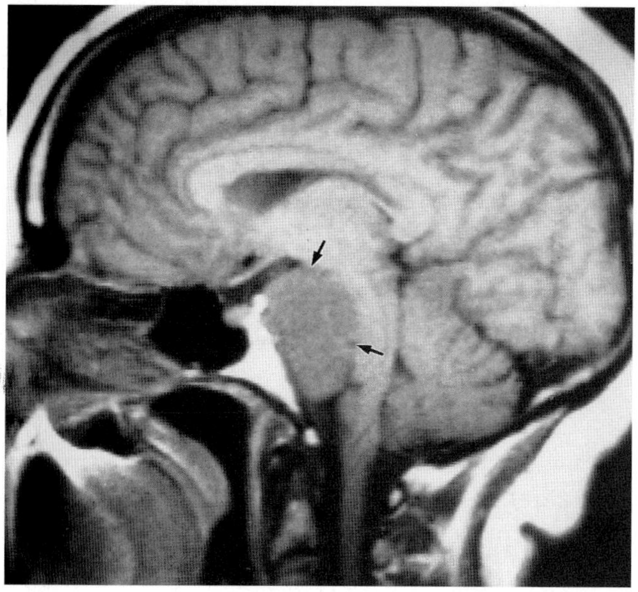

(c)

Fig. 15.17 Meningioma ilustrando as vantagens da capacidade de imagem multiplanar da RM em um paciente com um grande meningioma na fossa posterior (setas). (a) Corte axial ponderado em T2. (b) Corte coronal ponderado em T1. (c) Meningioma (setas) do clivo, em outro paciente, pressionando a ponte (corte sagital da linha média ponderado em T1).

Meningiomas

Meningiomas originam-se das meninges da abóbada, foice ou tentório em locais característicos, sendo os mais comuns na região parassagital sobre as convexidades cerebrais e cristas do esfenóide. Numa TC não-realçada, um meningioma é ligeiramente mais denso que o cérebro devido à existência de cálcio na lesão (Fig. 15.16a). Após injeção de contraste intravenoso o tumor mostra realce acentuado (Fig. 15.16b). Também podem ser observados esclerose e espessamento do osso adjacente.

A capacidade de imagem multiplanar da RM torna possível predizer o local de origem do tumor com uma confiabilidade maior do que seria usual com TC (Fig. 15.17).

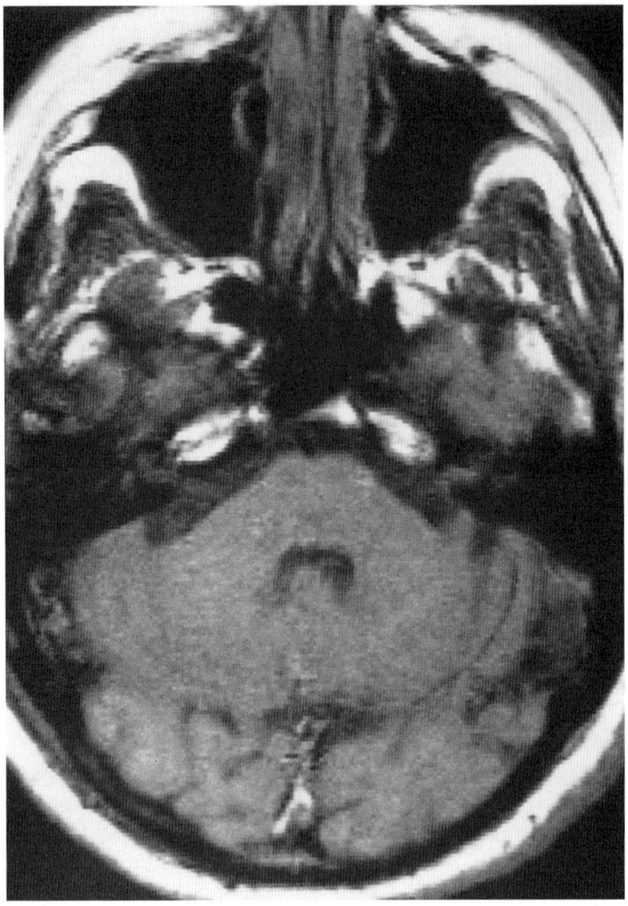

(a)

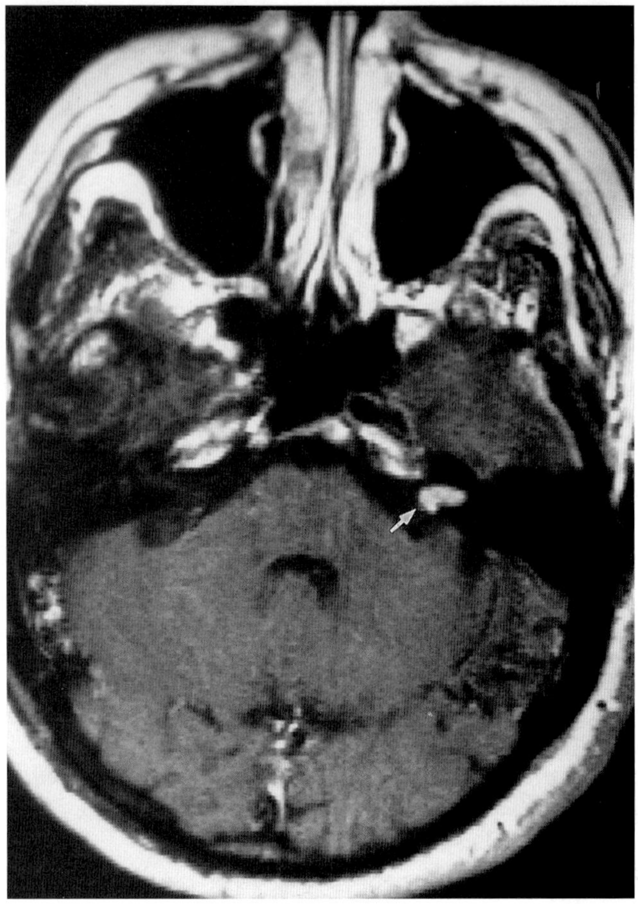

(b)

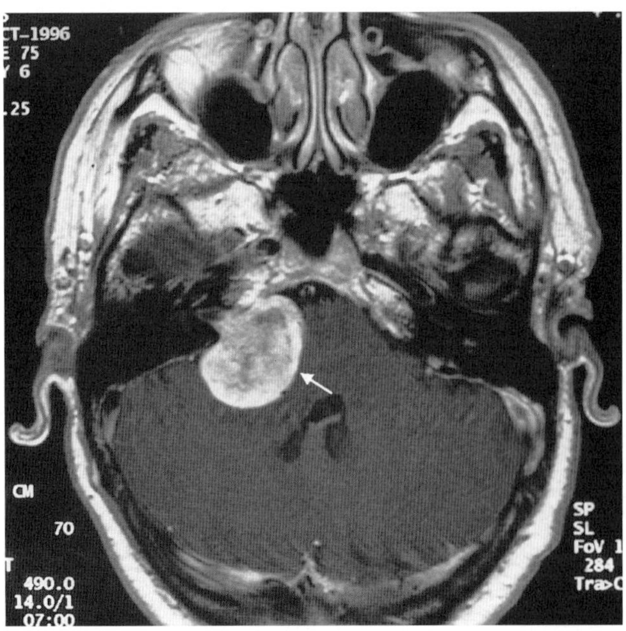

(c)

Fig. 15.18 Neurinoma do acústico. (a) RM pré-contraste; o neurinoma do acústico é praticamente invisível. (b) Realce pós-gadolínio; o pequeno neurinoma do acústico (seta) é claramente demonstrado no conduto auditivo interno esquerdo. (c) Um outro paciente com um grande neurinoma do acústico do lado direito (seta), no ângulo cerebelopontino (imagem realçada ponderada em T1).

Uma vez verificado que o tumor está comprimindo o cérebro externamente, o diagnóstico de meningioma torna-se altamente provável.

Neurinoma do acústico

Neurofibromas do nervo acústico originam-se no conduto auditivo interno ou imediatamente adjacente ao meato auditivo interno no ângulo cerebelopontino. Quando grandes, podem ser reconhecidos na TC e RM. Quando pequenos, podem ser identificáveis somente com RM. Realce com contraste melhora sua visibilidade em qualquer técnica (Fig. 15.18).

Tumores pituitários

Tumores pituitários são divididos em macroadenomas (> 1 cm) e microadenomas (< 1 cm). Grandes tumores podem causar aumento do tamanho da fossa pituitária em uma radiografia de crânio (Fig. 15.19). Tomografia computadorizada da região pituitária requer cortes finos através da fossa pituitária e região supra-selar no plano axial e/ou coronal (Fig. 15.20). Tomografia computadorizada pode demonstrar o tumor pituitário diretamente, junto com qualquer extensão supra-selar que pode estar comprimindo o quiasma óptico. Um grande adenoma pituitário pode realçar acentuadamente após administração de contraste intravenoso. Aspectos similares, contudo, podem ser observados com um grande aneurisma, um meningioma e um craniofaringioma.

Imagens por ressonância magnética atualmente são a investigação preferida, sendo excelente para demonstrar a presença e extensão de um tumor pituitário, podendo demonstrar rapidamente sua relação com o quiasma óptico e nervos ópticos, que ficam comprimidos pela extensão do tumor para cima (Figs. 15.20 e 15.21). Os planos de imagem coronal e sagital combinados são ideais, mostrando tumores muito pequenos, menores do que os que podem ser observados com TC. O realce com gadolínio é particularmente útil para encontrar microadenomas da pituitária, quando o tumor é visibilizado como uma região de densidade baixa, comparada com a glândula pituitária de realce normal.

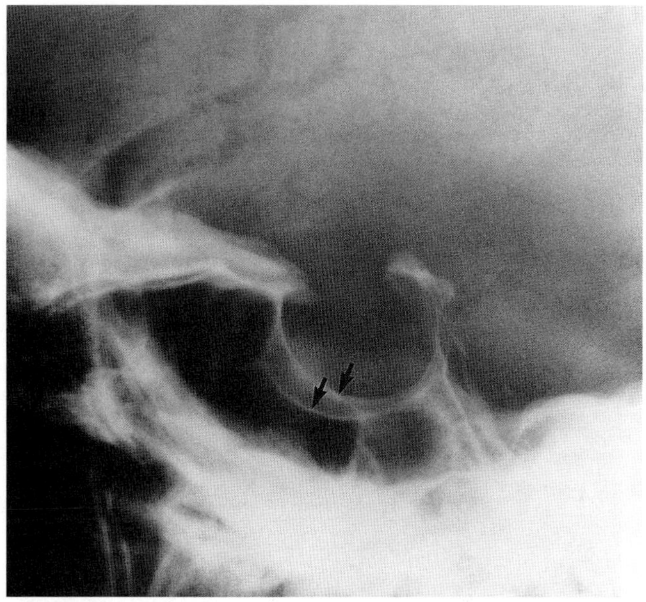

Fig. 15.19 Tumor pituitário causando aumento da fossa pituitária com um assoalho em declive. O assoalho aparece como uma linha dupla na incidência lateral (setas).

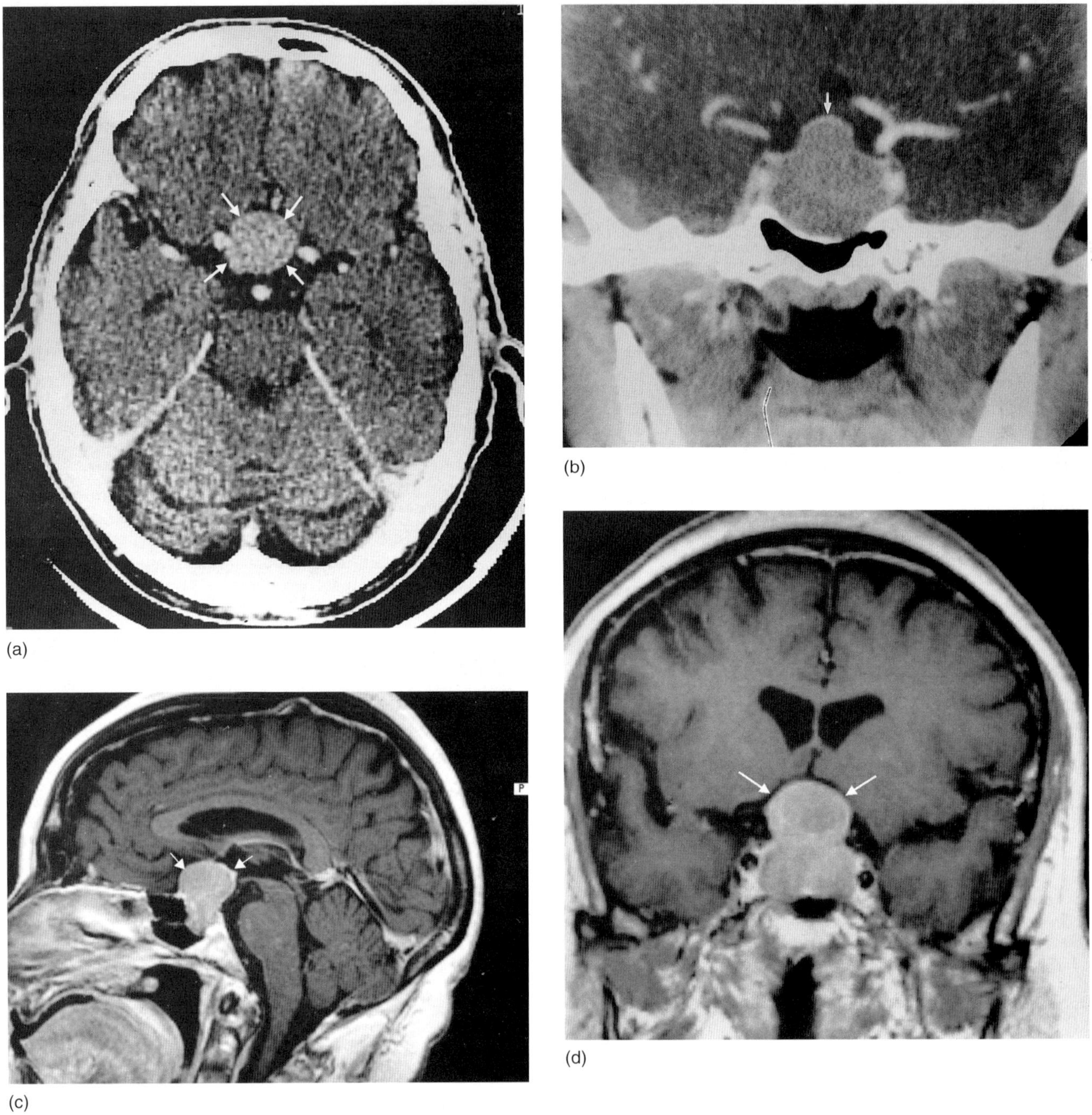

Fig. 15.20 Tumor pituitário. (a) Tomografia computadorizada após contraste mostra uma massa na fossa pituitária, que se realça acentuadamente (setas). (b) TC coronal pós-contraste em outro paciente, mostrando um grande tumor expandindo a fossa pituitária e projetando-se superiormente (seta). (c) RM sagital. (d) RM coronal, pós-contraste, em outro paciente, mostrando um tumor pituitário (setas).

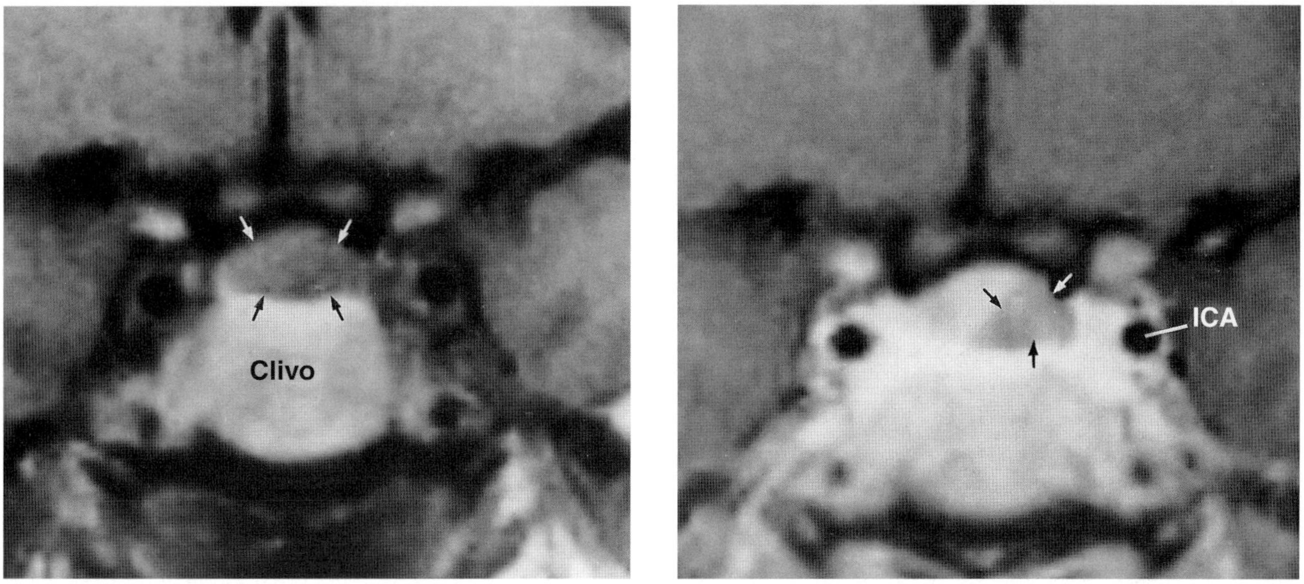

(a) (b)

Fig. 15.21 Adenoma pituitário muito pequeno (microadenoma) demonstrado por RM utilizando realce com gadolínio. (a) Imagem pré-contraste ponderada em T1, que mostra leve aumento da pituitária. As setas apontam para a pituitária. (b) Imagem pós-contraste na qual a porção normal da glândula realça, enquanto o adenoma (setas) não se realça. ICA, artéria carótida interna.

Acidente vascular cerebral

Acidente vascular cerebral é definido como uma deterioração neurológica focal súbita, sendo causa comum de admissão hospitalar com uma alta morbidade. As causas importantes de acidente vascular cerebral são:

- Isquemia e infarto cerebral.
- Hemorragia cerebral.
- Hemorragia subaracnóide.

Infarto cerebral e hemorragia cerebral aguda freqüentemente são clinicamente similares, mas é importante distinguir entre essas duas condições, uma vez que investigação subseqüente e tratamento diferem. Infarto ocorre mais comumente que hemorragia. Os pacientes normalmente são submetidos à TC, devido a sua disponibilidade, apesar da RM estar começando a desempenhar um papel cada vez mais importante.

Infarto cerebral

Seguindo uma oclusão trombótica ou embólica de uma artéria cerebral, uma área do cérebro pode tornar-se isquêmica e passar a infarto. Alterações de infarto agudo geralmente não são reconhecidas à TC antes de decorridas 6 horas, quando passam a ser observados sinais sutis de redução da atenuação parenquimatosa devidos ao edema. Nos próximos dias, o infarto transforma-se em uma área de baixa atenuação, com a forma de uma distribuição arterial reconhecível (Fig. 15.22). O infarto pode gradualmente resolver-se, deixando uma área atrófica e/ou uma cicatriz permanente. A RM de rotina detectará anormalidades, que são mais evidentes na forma de áreas hiperintensas nas imagens ponderadas em T2, dentro de 8 horas a partir do início dos sintomas. Realce com gadolínio mostra alterações mais precocemente, enquanto técnicas especiais de imagem rápida, como a perfusão/difusão, mostram alterações poucos minutos após o início dos sintomas. Existe um curto período após o início dos sintomas, dentro do qual a trombólise sistêmica pode ter sucesso. Trombólise é mais benéfica quando administrada dentro de 3 horas após o início dos sintomas. Devido à sua capacidade de fazer um diagnóstico precoce de acidente vascular cerebral, é possível que a RM venha a desempenhar um papel diagnóstico cada vez mais importante.

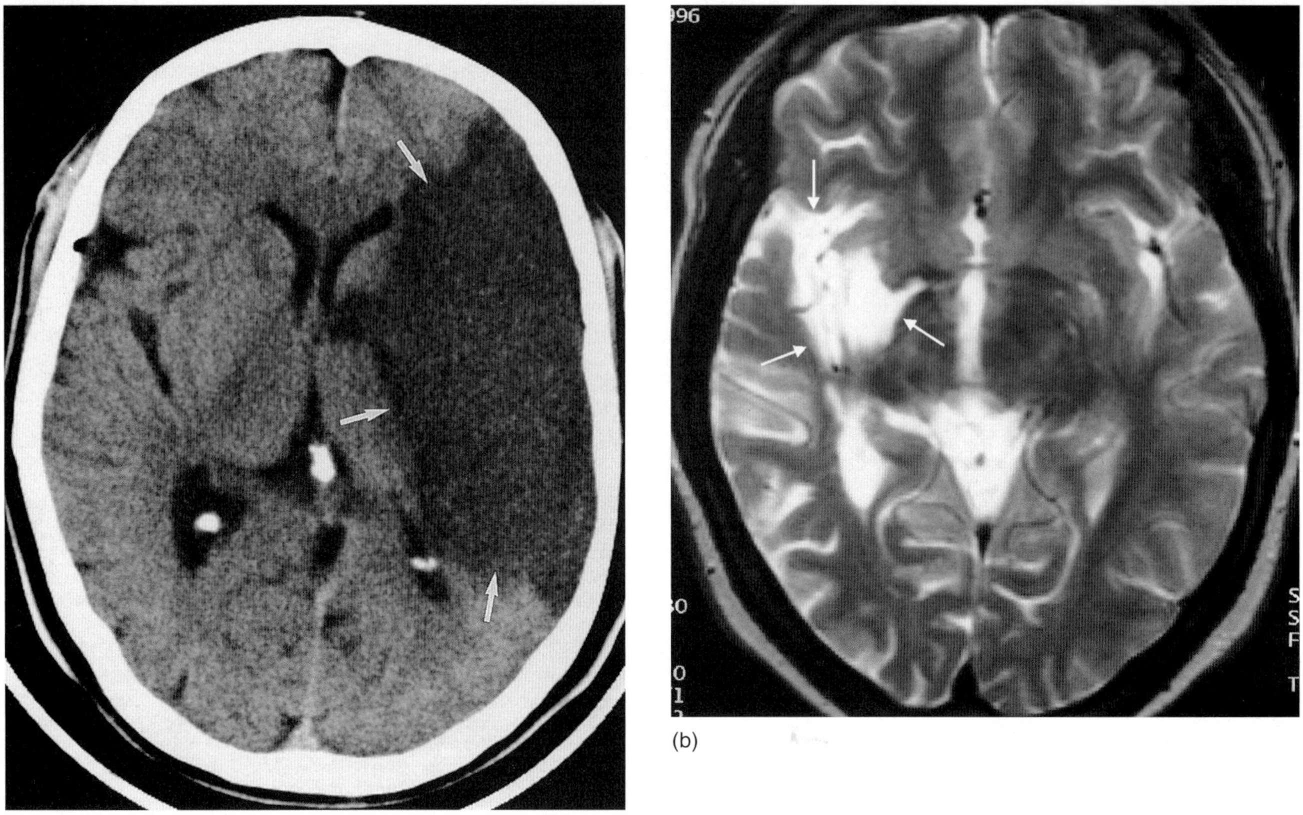

Fig. 15.22 Infarto cerebral. (a) TC não-realçada mostrando uma região de baixa densidade no hemisfério cerebral esquerdo, de conformidade com o território da artéria cerebral média (setas). (b) RM de outro paciente mostrando área infartada no território da artéria cerebral média direita. A área infartada (setas) mostra intensidade de sinal elevada com distribuição em manchas nesta imagem ponderada em T2. As setas apontam para a extensão anterior e posterior do tecido cerebral infartado.

Pacientes cujos sintomas se resolvem dentro de 24 horas são designados como tendo sofrido um ataque isquêmico transitório (TIA). Uma causa comum de TIA é um êmbolo proveniente de uma estenose ateromatosa da artéria carótida interna. A presença de uma placa ateromatosa e um grau de estenose podem ser avaliadas com ultra-sonografia com Doppler do pescoço. Os vasos cerebrais podem ser demonstrados de forma não-invasiva com angiografia por ressonância magnética. Quando a imagem não-invasiva é inconclusiva e estão sendo cogitadas endarterectomia ou angioplastia, realiza-se a arteriografia. Endarterectomia ou angioplastia demonstraram ser benéficas em pacientes nos quais existe uma estenose de mais de 70% do diâmetro da artéria.

Hemorragia cerebral

Hemorragia é demonstrável à TC imediatamente após o evento, como uma região de alta atenuação, freqüentemente causando efeito de massa. Dependendo do local e quantidade de sangramento, o sangue também pode ser identificado no espaço subaracnóide e dentro dos ventrículos (Fig. 15.23). A alta densidade inicial da hemorragia diminui na primeira ou segunda semana seguintes, deixando uma área de baixa densidade, indistinguível de um infarto. Hemorragia pode ser visibilizada na RM. Nas fases subaguda e crônica, a RM é a investigação preferida, uma vez que o hematoma desenvolve um padrão de sinal específico, devido à degradação de produtos da hemoglobina que apresentam um efeito paramagnético que altera profundamente o sinal da RM de uma forma que pode ser reconhecida nas imagens ponderadas em T1 e T2 (Fig. 15.24).

Hemorragia subaracnóide

Hemorragia subaracnóide geralmente deve-se a uma rotura de um aneurisma intracraniano e, menos

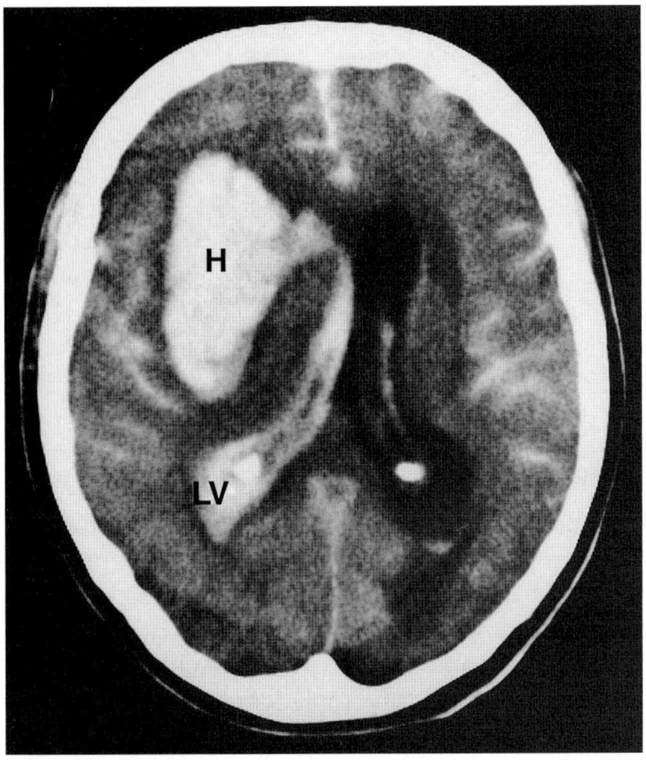

Fig. 15.23 Hemorragia cerebral. TC mostrando o hematoma como uma área de alta densidade (H). Também se observa sangue no ventrículo lateral deslocado (LV) e nos espaços subaracnóides sobre os hemisférios cerebrais. O paciente havia sofrido um traumatismo craniano.

comumente, a uma malformação arteriovenosa. TC é a melhor investigação inicial para o diagnóstico de uma hemorragia subaracnóide e para demonstrar o local do sangramento.

Uma hemorragia subaracnóide é reconhecida pela alta densidade do sangue nos sulcos corticais, fissura de Sylvius e cisternas basais. A TC também demons-

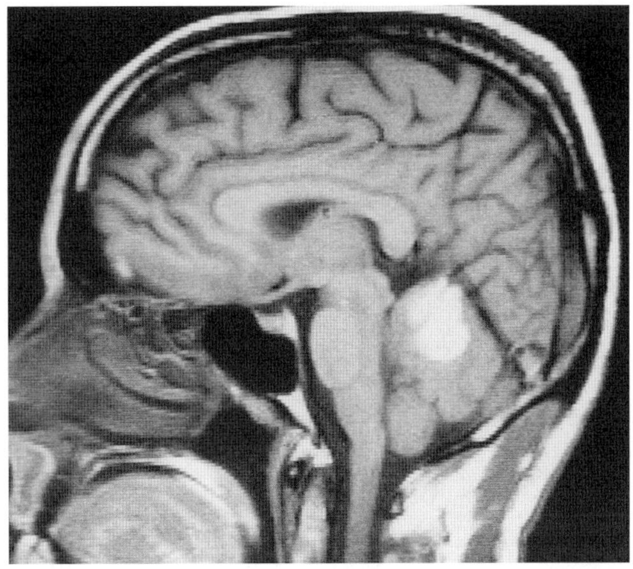

(a)

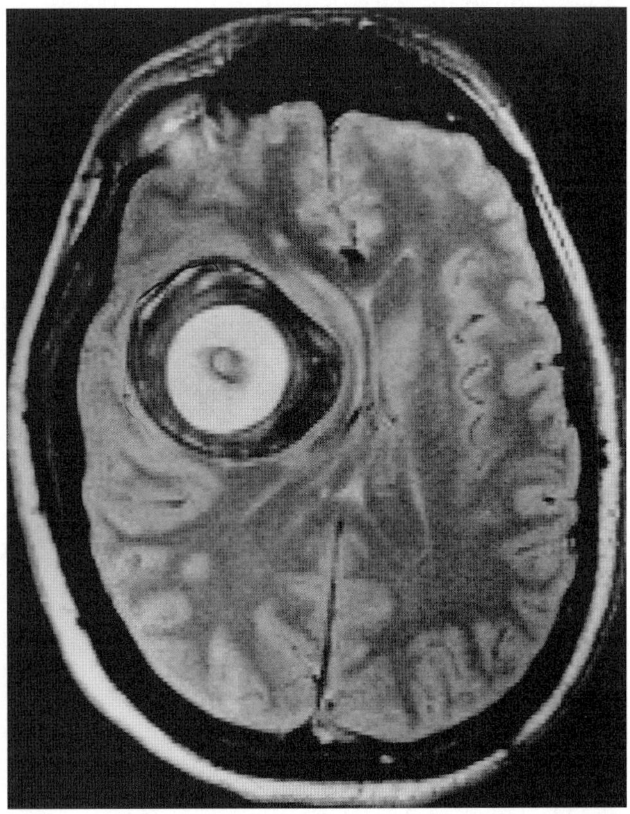

(b)

Fig. 15.24 *(Direita)*. Hemorragia cerebral na RM. (a) Uma hemorragia após decorridos sete dias, dentro da porção superior do cerebelo, é claramente demonstrada como uma coleção de sinal elevado em uma imagem ponderada em T1. (b) Uma hemorragia crônica no hemisfério cerebral direito mostra a mistura complexa de sinais altos e baixos, típicos de uma hemorragia antiga.

trará qualquer hemorragia intracerebral ou sangue nos ventrículos (Fig. 15.25). O diagnóstico de uma hemorragia subaracnóide na TC pode remover a necessidade de uma punção lombar e exame do LCR, mas devemos ter em mente que um exame de TC normal não exclui o diagnóstico.

Somente os grandes aneurismas podem ser diretamente visibilizados na TC realçada com contraste; conseqüentemente, uma vez o paciente estabilizado, a angiografia com cateter ou tomoangiografia são rotineiramente utilizadas para demonstrar o aneurisma responsável. Caso sejam encontrados múltiplos aneurismas, a TC poderá indicar qual o aneurisma que sangrou. Caso a TC com multidetectores esteja disponível, a TC de crânio de rotina e tomoangiografia são conduzidas como um único exame para o diagnóstico de hemorragia subaracnóide, localização do sangramento e para demonstrar o aneurisma.

Atualmente os aneurismas podem ser tratados com técnicas radiológicas intervencionistas com microcateter, através da oclusão do aneurisma com molas de metal, que provocam a trombose do lúmen do aneurisma (veja Fig. 17.12, pág. 440).

Malformação arteriovenosa

Malformações arteriovenosas podem apresentar-se com hemorragia. TC pode demonstrar os vasos anormais na região da hemorragia, particularmente quando realçada com contraste (Fig. 15.26). A RM é particularmente adequada para a demonstração de malformações arteriovenosas porque o sinal de sangue de fluxo rápido, mesmo sem agente de contraste intravenoso, é muito diferente do sinal dos tecidos estacionários (Fig. 15.27). Tornou-se o melhor método de investigação para confirmar ou excluir este diagnóstico em particular. A RM é melhor que a TC na demonstração de hemorragia subaguda ou crônica. Assim como com aneurismas, a angiografia então é necessária para definir a anatomia vascular para aqueles casos que serão contemplados com cirurgia ou embolização transvascular percutânea (Fig. 15.28).

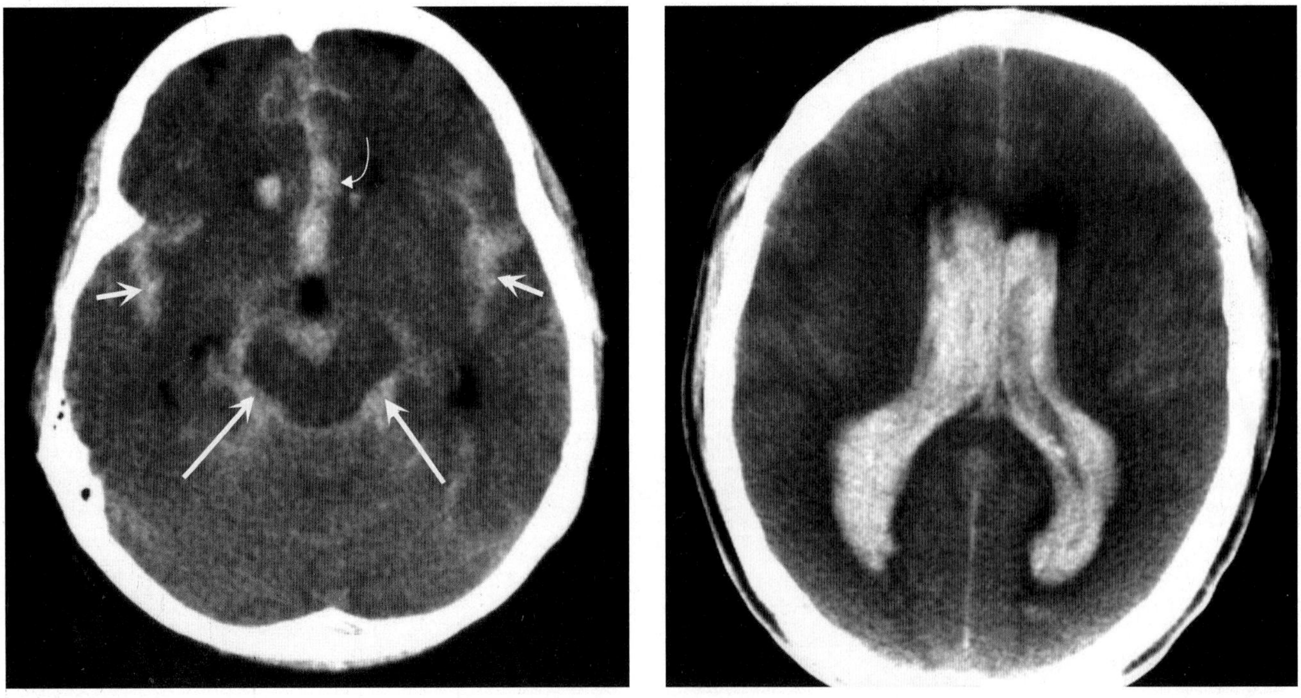

(a) (b)

Fig. 15.25 Hemorragia subaracnóide. (a) Sangue subaracnóide de alta densidade pode ser observado nas cisternas basais, delineando o tronco cerebral (setas longas), fissura de Sylvius (setas curtas) e a foice adjacente (seta curva). (b) Neste paciente o sangue encontra-se principalmente nos ventrículos.

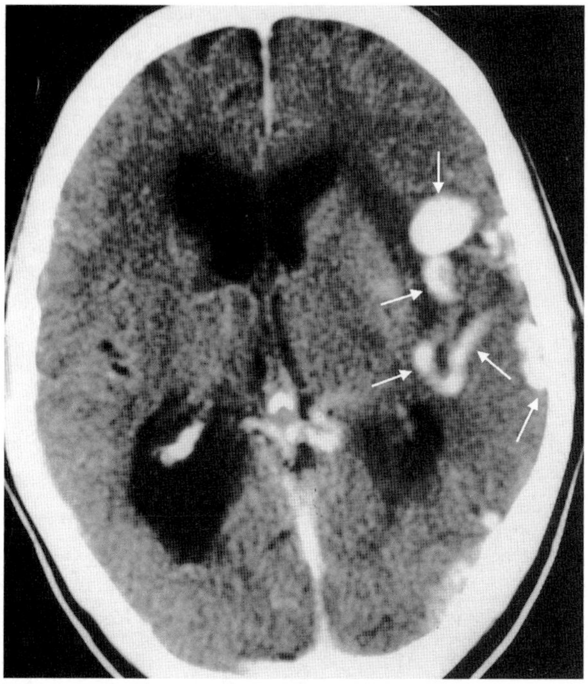

Fig. 15.26 Malformação arteriovenosa. TC realçada mostrando os vasos anormais alargados (setas).

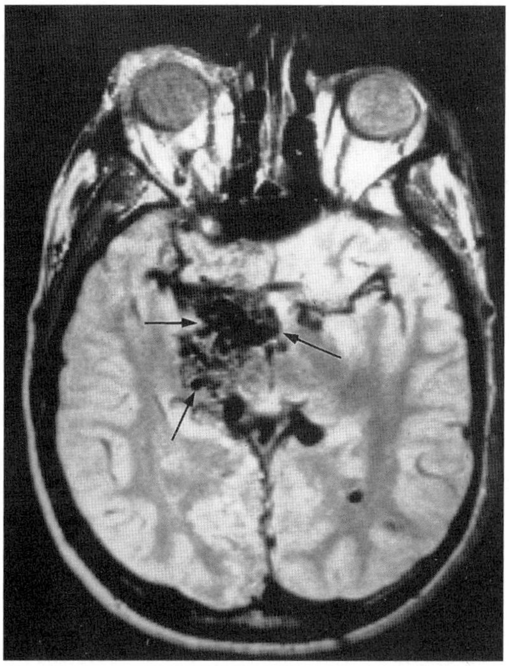

Fig. 15.27 Malformação arteriovenosa. RM (imagem ponderada em T1) mostrando ausência de sinal do fluxo sanguíneo rápido na malformação vascular (setas).

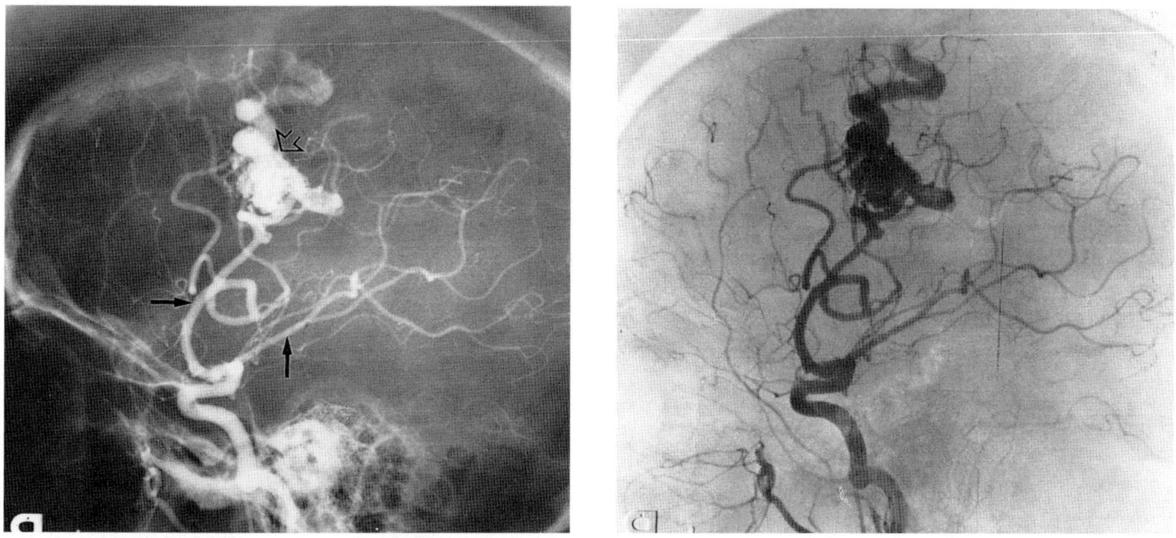

(a) (b)

Fig. 15.28 Malformação arteriovenosa. (a) Angiografia carotídea mostrando uma coleção de grandes vasos anormais (grande seta aberta) supridos pela artéria cerebral média (seta horizontal). Nesta injeção, a artéria cerebral posterior (seta vertical) foi preenchida mas não a artéria cerebral anterior. (b) Subtração. Com esta técnica o sombreamento causado pelos ossos foi quase todo eliminado, de modo que os vasos preenchidos por contraste são mais claramente visibilizados.

Infecção

Na *meningite* aguda, a TC e a RM geralmente são normais. Caso se suspeite clinicamente de meningite, o tratamento antibiótico deve iniciar imediatamente e não se deve esperar pelo resultado de um escaneamento. Uma punção lombar freqüentemente é realizada para obter LCR para confirmação do diagnóstico. Um escaneamento por TC antes da punção lombar somente é essencial caso exista evidência de aumento da pressão intracraniana, sinais neurológicos focais ou alteração do nível de consciência; o escaneamento por TC pode mostrar hidrocefalia nestes pacientes.

Encefalite é causada por infecção, geralmente viral ou por uma reação imunológica à infecção. A TC e a RM mostram áreas focais anormais uni ou bilaterais, muitas vezes em uma distribuição característica, aparecendo com baixa atenuação na TC e sinal alto na imagem por RM ponderada em T2.

Um *abscesso* pode ser causado por organismos piogênicos, tuberculosos, fúngicos ou parasitas. Necrose e formação de pus ocorrem no centro do abscesso, que aparece com baixa densidade na TC. A parede do abscesso realça com contraste endovenoso e pode estar circundada por edema, fornecendo um aspecto conhecido como realce anelar. Alterações similares são observadas com RM (Fig. 15.29a).

Pacientes com AIDS apresentam uma alta incidência de infecção cerebral por microrganismos oportunistas. Encefalite herpética pode fornecer um aspecto diagnóstico próximo, com áreas de realce à TC ou intensidade de sinal alterada na RM nos lobos temporais. Lesões múltiplas arredondadas, com realce anelar na TC e na RM são típicas de toxoplasmose ou outros abscessos cerebrais (Fig. 15.29b). Leucoencefalopatia multifocal progressiva deve-se ao vírus JC, que leva a regiões de desmielinização. Estas são visibilizadas como áreas edematosas cerebrais, sem realce anormal ao redor. Infecções fúngicas como a criptococose podem ocorrer, assim como infecções por micobactérias.

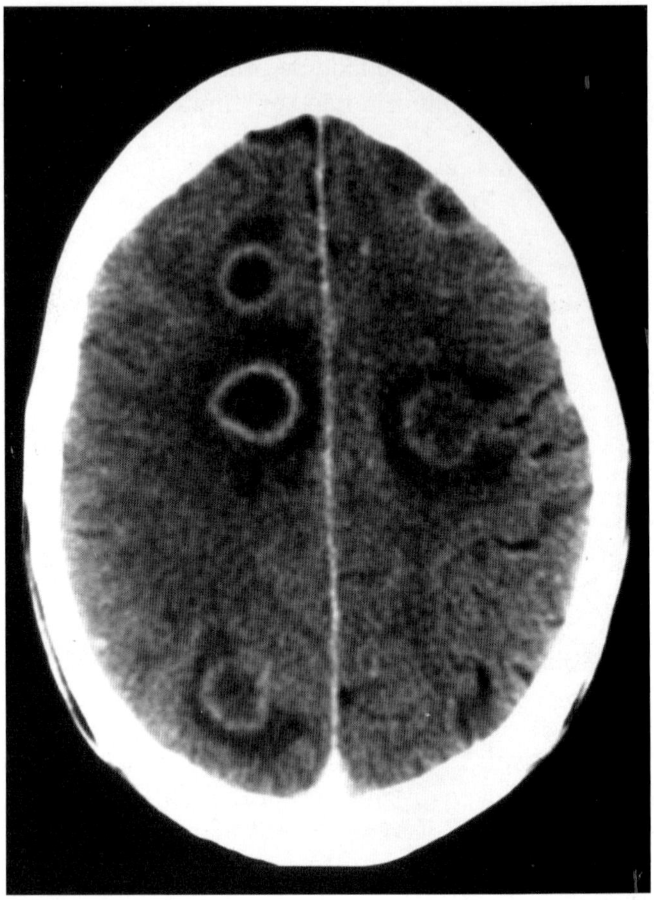

(a)

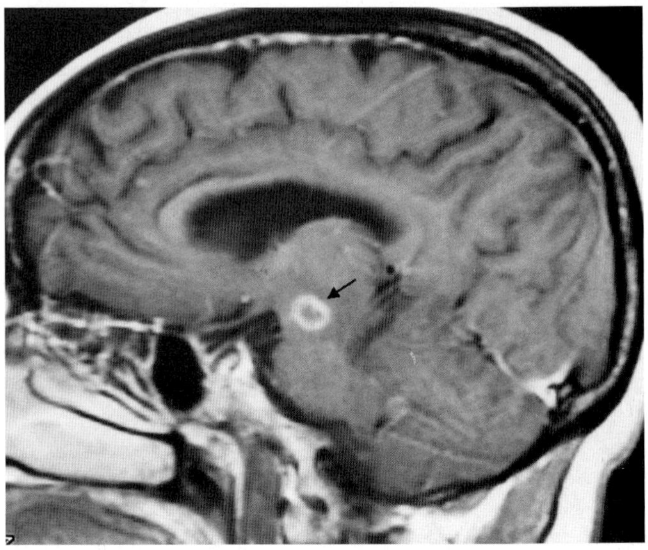

(b)

Fig. 15.29 Abscessos cerebrais. (a) TC pós-contraste mostrando diversos abscessos que apresentam uma densidade central baixa e acentuado realce na borda do abscesso. (b) Pequeno abscesso cerebral num paciente com AIDS. RM (ponderada em T1, pós-contraste) mostrando lesão com realce anelar no tronco cerebral superior (seta).

Esclerose múltipla

A RM é a modalidade de imagem-chave para a esclerose múltipla. Ela não somente é útil no diagnóstico, especialmente quando ele é clinicamente incerto, mas também para a avaliação do progresso da doença.

Placas de desmielinização são observadas na substância branca, particularmente nas regiões periventriculares, como áreas de sinal alto numa imagem ponderada em T2 (Fig. 15.30). Realce ao contraste ocorre nas placas agudas, devido à inflamação e quebra da barreira hematoencefálica, porém, o realce não é observado nas lesões subagudas ou crônicas.

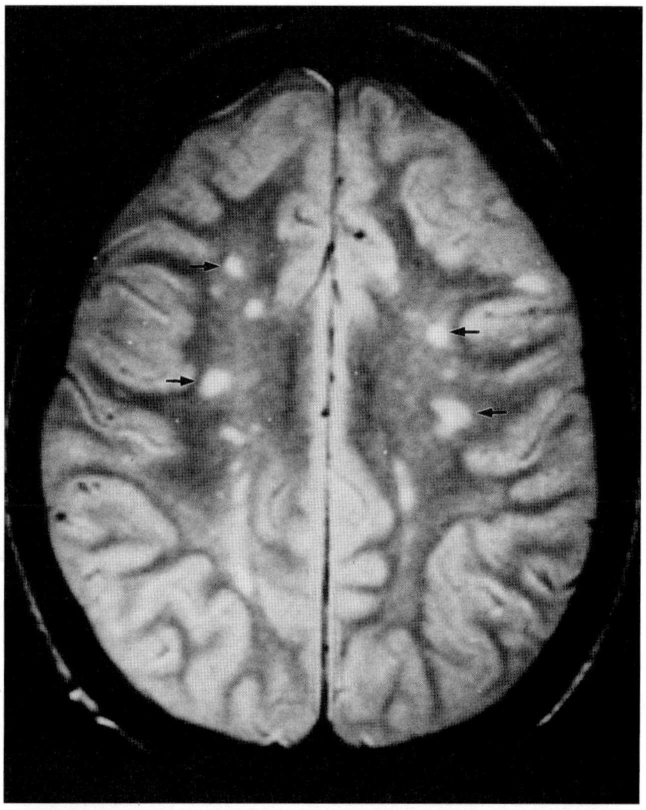

Fig. 15.30 Esclerose múltipla mostrada pela RM. As placas de desmielinização com sinal de alta intensidade são bem demonstradas nesta imagem ponderada em T2. (As setas apontam para placas representativas.)

Envelhecimento

Na TC e na RM de pacientes mais idosos são observadas alterações que muitas vezes apresentam pouca ou nenhuma correlação com o estado clínico do paciente. Ocorre atrofia cerebral, resultando em dilatação ventricular e alargamento dos sulcos corticais. Isquemia dá origem a áreas de baixa atenuação na profundidade da substância branca à TC e pequenos infartos na substância cerebral, particularmente nos gânglios basais e regiões capsulares. Alterações similares são observadas na RM.

Demência

Com o número crescente de pacientes idosos na população, o problema da demência está se intensificando. Somente casos selecionados de demência necessitam de representação por imagens, por exemplo, aqueles nos quais existe a suspeita clínica de uma lesão tratável como base, como hidrocefalia ou tumor.

Na doença de Alzheimer, a forma mais comum de demência, a TC e a RM mostram ventrículos dilatados, alargamento dos sulcos corticais e anormalidades maldefinidas da substância branca. Atrofia dos lobos temporais ocorre antes da atrofia generalizada. Na demência de infartos múltiplos existem múltiplas áreas de infarto, com tamanhos variáveis. Esses dois tipos de demência também podem ser diagnosticados com um escaneamento com radionuclídeos utilizando ^{99m}Tc-HMPAO, um agente que cruza a barreira hematoencefálica.

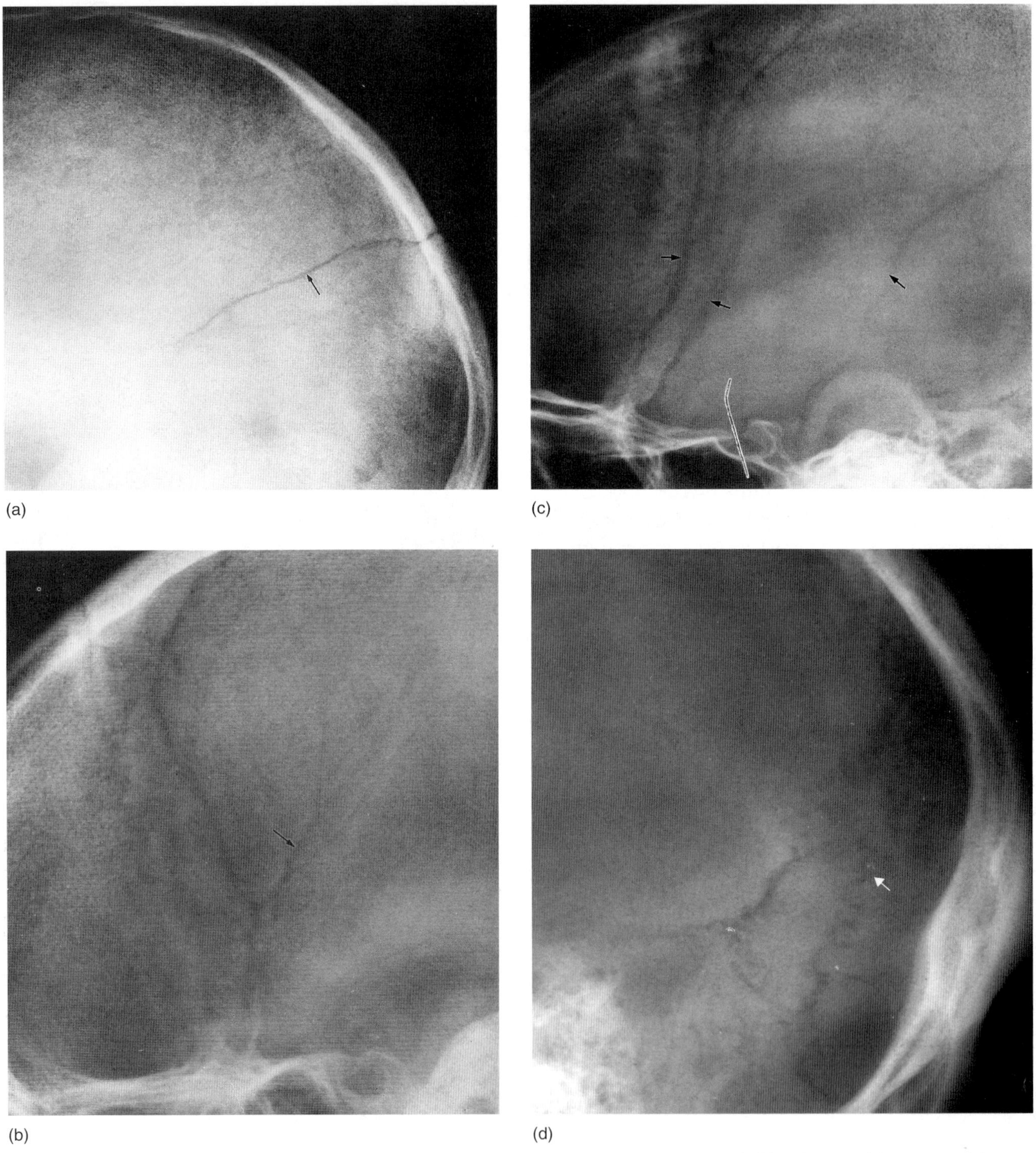

Fig. 15.31 Impressões lineares na abóbada craniana. (a) Linha de fratura com bordas retas (seta). (b) Sulco arterial para a artéria meníngea média (seta) – linha com bordas retas ocupando um local reconhecido. (c) Canais venosos: sulcos mais largos e mais ondulados (setas) – o mais posterior termina numa estrela venosa. (d) Sutura: apresenta interdigitações regulares (seta).

TRAUMATISMO CRANIANO

Fraturas

A maioria das fraturas do crânio é diagnosticada em radiografias. Fraturas aparecem como radiotransparências lineares, que podem ser difíceis de distinguir de impressões vasculares e suturas normais. A seguinte análise pode ser útil (Fig. 15.31):

- Fraturas algumas vezes parecem mais radiotransparentes do que impressões vasculares porque atravessam a espessura total do osso.
- Fraturas podem ramificar-se abruptamente.
- Fraturas apresentam bordas lisas ou serrilhadas e geralmente podemos observar quais destas bordas combinam entre si. Em contrapartida, canais venosos possuem bordas onduladas irregulares, que não podem ser combinadas entre si.
- Sulcos arteriais apresentam laterais paralelas e, conseqüentemente, são facilmente confundidos com fraturas, mas ocorrem em locais anatômicos conhecidos.
- Suturas também ocorrem em posições anatômicas reconhecidas e mostram interdigitações regulares definidas. Alargamento de uma sutura possui o mesmo significado que uma fratura.

Uma fratura com afundamento muitas vezes possui um aspecto diferente. É mais densa que radiotransparente devido aos fragmentos que se sobrepõem.

Um hematoma extradural deve ser cuidadosamente considerado caso uma fratura cruze o sulco da artéria meníngea média. Níveis líquidos nos seios da face podem indicar uma fratura que pode estar associada a uma lesão da dura.

O valor da radiografia após o traumatismo craniano

Apesar de uma fratura ser um sinal de traumatismo craniano, o aspecto desta muitas vezes apresenta pouca ou nenhuma correlação com o dano cerebral subjacente. Da mesma forma é importante notar que dano cerebral grave e hematomas subdurais podem ocorrer em pacientes com radiografias de crânio normais. Pacientes que sofreram perda de consciência, amnésia ou desorientação devem ser encaminhados diretamente para uma TC, assim como todo paciente com uma fratura de crânio.

Tomografia computadorizada no traumatismo craniano

Tomografia computadorizada cerebral deve ser realizada em todos os pacientes que sofreram um traumatismo craniano significativo, particularmente caso exista deterioração do nível de consciência do paciente ou piora de déficit neurológico. Tomografia computadorizada é realizada sem administração de contraste intravenoso, sendo essencial observar os escaneamentos das janelas para o cérebro e para o osso. Tomografia computadorizada pode fazer a distinção entre lesões extra e intracerebrais, podendo separar aqueles pacientes com hematomas compressivos que requerem cirurgia imediata, daqueles nos quais uma craniotomia pode não portar qualquer benefício, podendo até mesmo ser prejudicial.

Hematomas extracerebrais

Hematomas extracerebrais mostram uma alta densidade por cerca de uma a duas semanas após o traumatismo (Fig. 15.32), mas após três ou quatro semanas a densidade diminui, tornando-se mais baixa que a do cérebro (Fig. 15.33). No período intermediário, os hematomas passam por uma fase de isodensos em relação ao cérebro e, conseqüentemente, menos evidentes à TC realizada sem contraste. Mesmo assim deve-se suspeitar de sua existência caso exista um deslocamento ventricular ou da linha média. O deslocamento pode não ser evidente caso os hematomas sejam bilaterais.

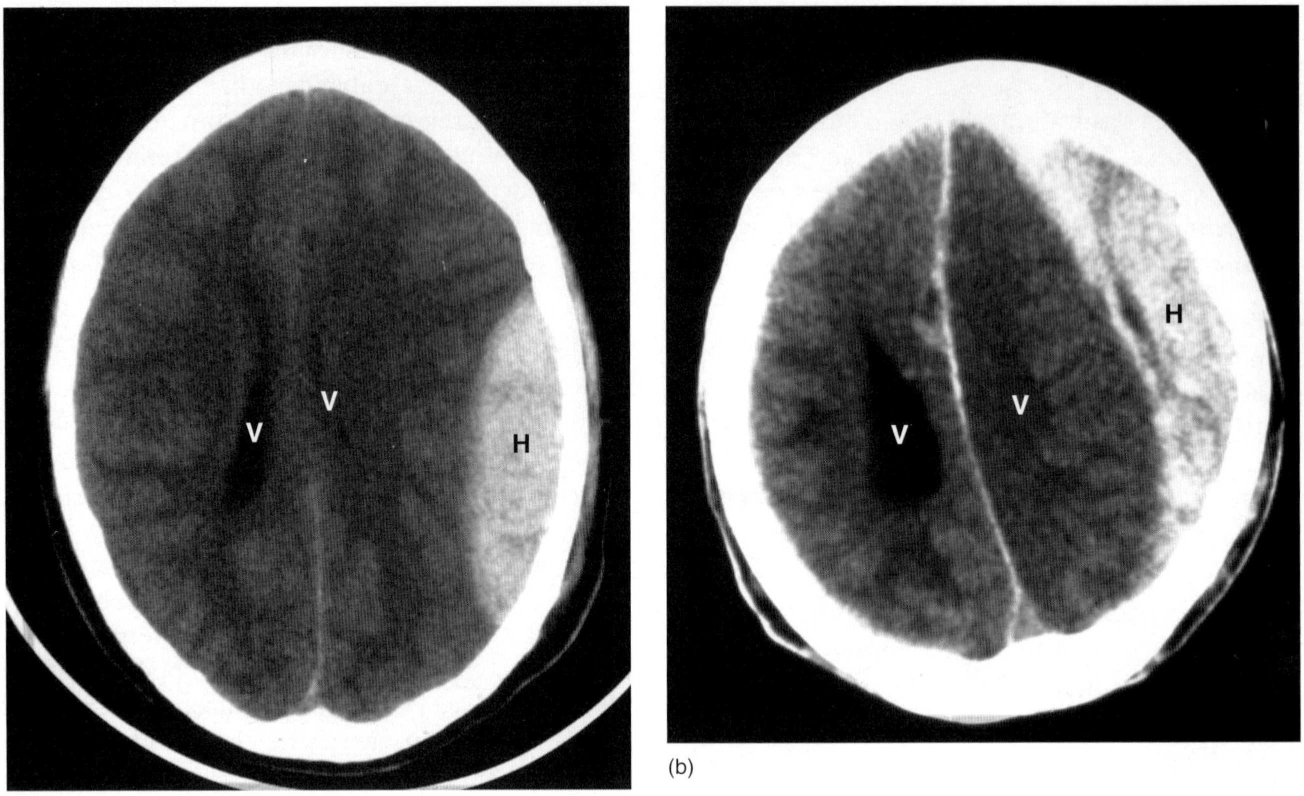

(a) (b)

Fig. 15.32 Hematoma extracerebral agudo. (a) Hematoma extradural. TC mostrando uma área lentiforme de alta densidade. (b) Hematoma subdural mostrando uma área de alta densidade paralela à superfície cerebral. Note o deslocamento ventricular em ambos os casos. H, hematoma; V, ventrículo.

Hematoma extradural é visibilizado como uma área lenticular de alta densidade e limites lisos, situada sobre a superfície hemisférica associada a uma fratura de crânio (Fig. 15.32a).

Hematoma subdural apresenta-se em conformidade com a forma do cérebro subjacente e ocorre mais comumente sobre a convexidade cerebral, mas pode originar-se ao longo da foice e do tentório (Fig. 15.32b, Fig. 15.33). Uma fratura em algum lugar do crânio pode ou não estar presente.

Lesões intracerebrais

Edema. Edema pós-traumático pode provocar o edemaciamento de todo o cérebro, com densidade baixa homogênea e compressão ventricular.

Contusões são lesões cerebrais que aparecem como áreas de baixa atenuação e podem estar associadas a áreas de alta densidade devidas à hemorragia (Fig. 15.34).

Hematomas intracerebrais são visibilizados como áreas de alta densidade que podem ser multifocais. Pode existir um efeito de massa causando deslocamento dos ventrículos e edema cerebral acompanhante.

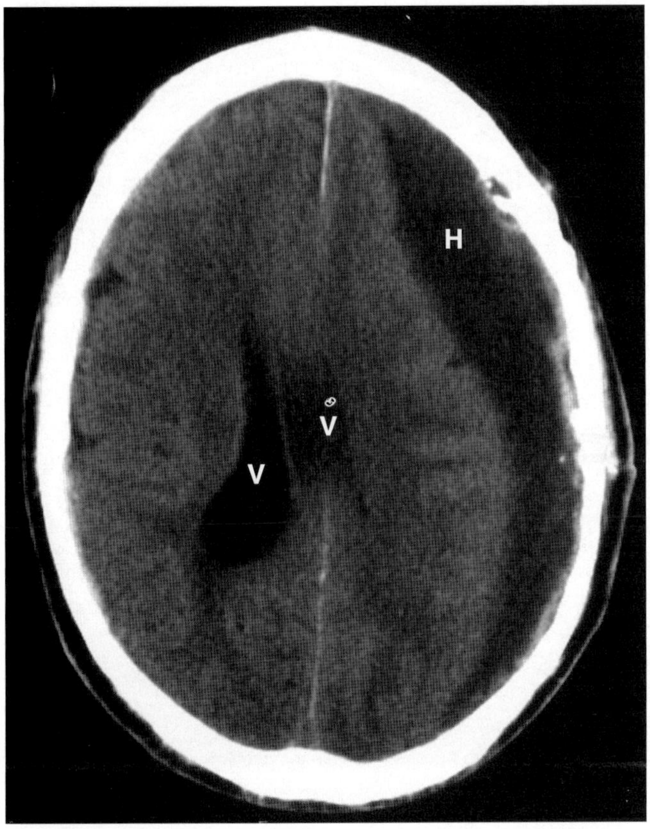

Fig. 15.33 Hematoma subdural crônico. TC um mês após o traumatismo mostra o hematoma (H) como uma área de baixa densidade. Note o deslocamento ventricular. V, ventrículo.

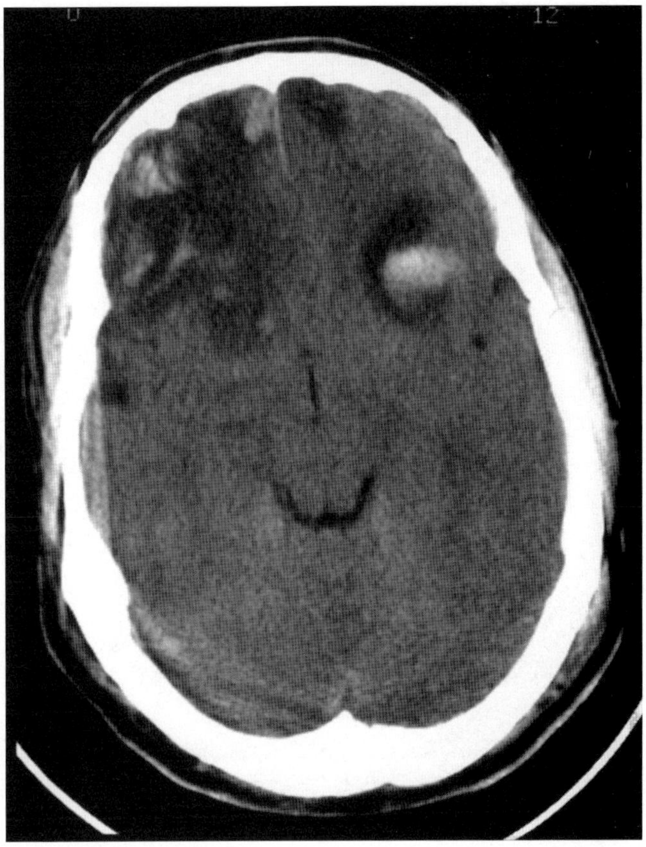

Fig. 15.34 Contusão. TC mostrando contusões bilaterais de lobo frontal. A baixa densidade deve-se ao edema; as áreas de alta densidade são hemorragias focais.

Fraturas

Fraturas da base do crânio ou da abóbada craniana devem ser procuradas nas imagens ajustadas para janelas ósseas (Fig. 15.35). Fraturas da abóbada craniana não devem ser confundidas com suturas. Qualquer depressão de fratura deve ser avaliada, assim como o envolvimento dos seios paranasais e dos ossos esfenóide, petroso e occipital, uma vez que diversas complicações neurológicas podem acompanhar tais fraturas.

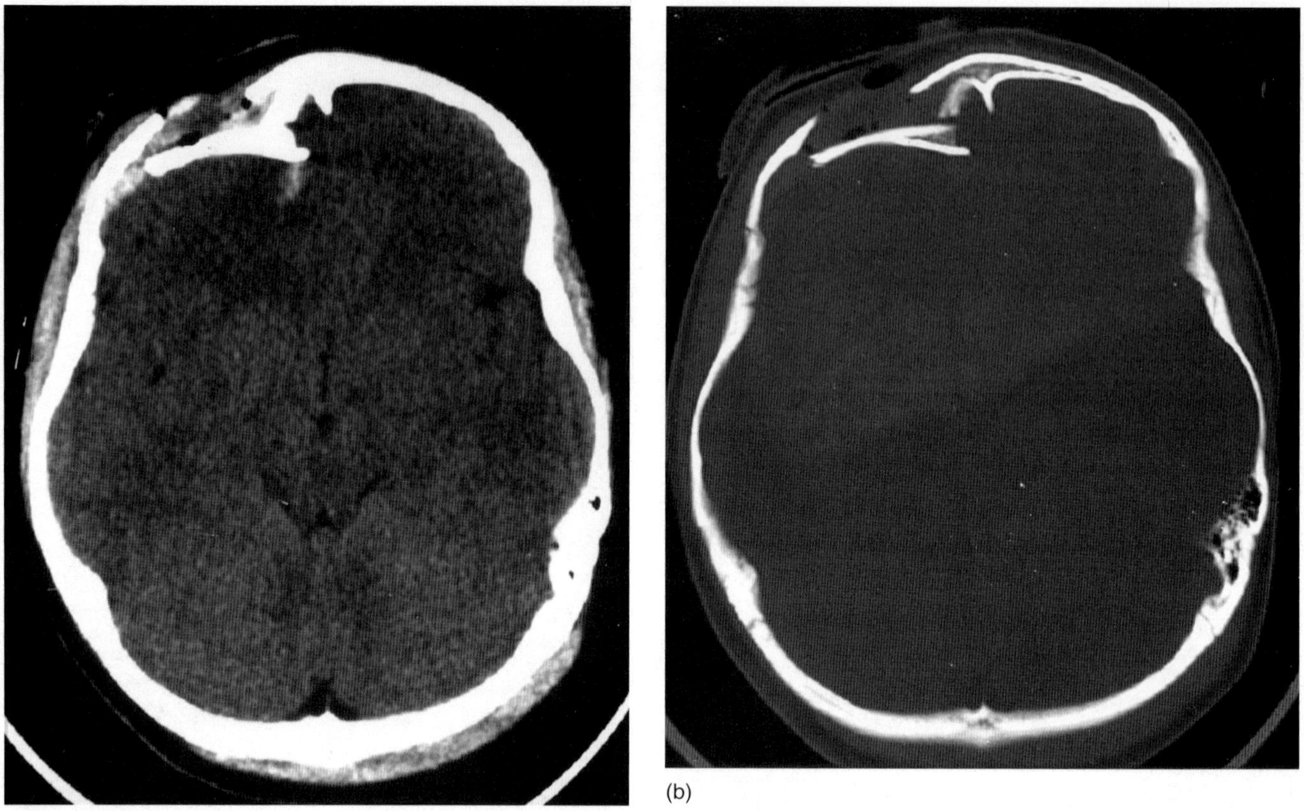

(a) (b)

Fig. 15.35 Fratura com afundamento. (a) Cérebro. (b) Ajuste para janela óssea. A fratura afundada e os fragmentos ósseos são mais claramente observados no ajuste para janela óssea. Tais fraturas podem requerer redução cirúrgica.

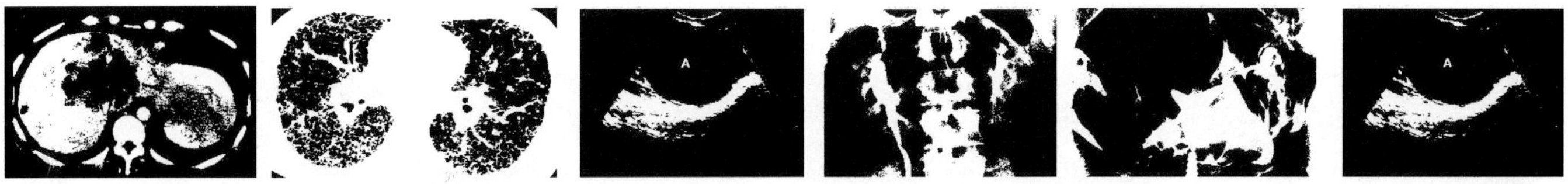

Seios da Face, Órbitas e Pescoço 16

SEIOS DA FACE

Em radiografias, os seios da face normais são radiotransparentes porque contêm ar. As radiografias desempenham um papel demonstrando espessamento mucoso, níveis líquidos, destruição óssea e fraturas. Porém, na doença sinusal a TC freqüentemente é a técnica preferida porque fornece imagens muito melhores dos seios da face. A ressonância magnética também demonstra muito bem os seios da face, mas raramente é necessária como investigação primária.

Mucosa espessada pode ser reconhecida desde que exista algum ar no seio da face (Figs. 16.1, 16.2 e 16.3), notando-se a densidade do tecido mole entre o ar nos seios e a parede óssea. O espessamento mucoso pode ser liso em seus contornos ou polipóide. Pólipos podem ser suficientemente grandes para estenderem-se para dentro da nasofaringe.

Alergia e infecção causam espessamento mucoso e é impossível dizer radiologicamente qual a condição responsável.

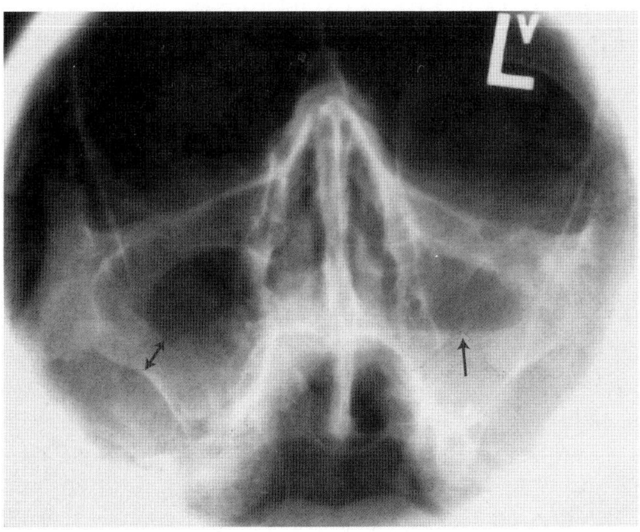

Fig. 16.1 Espessamento mucoso e um nível líquido. No antro direito, espessamento da mucosa (setas) resulta na perda do contorno linear do seio. A linha horizontal no antro esquerdo nesta radiografia na posição ereta (seta) indica um nível líquido que permanece horizontal mesmo quando a cabeça do paciente seja inclinada.

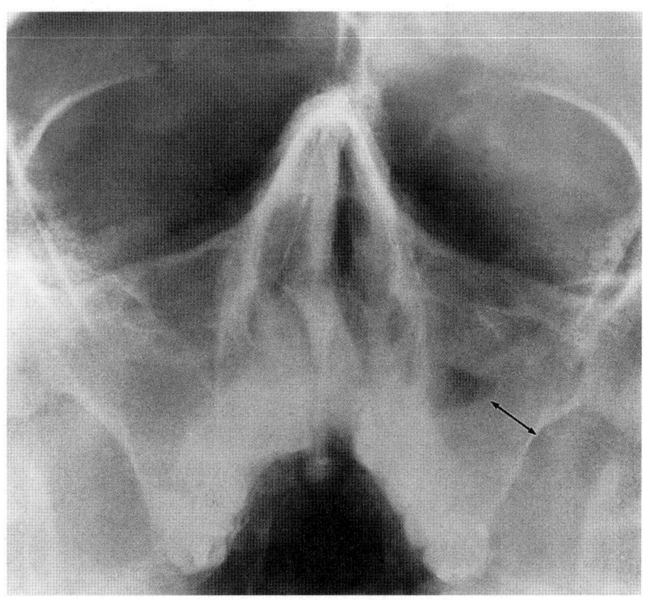

Fig. 16.2 Antro opaco e espessamento da mucosa. O antro direito está completamente opaco e parece mais denso que a órbita. Existe um espessamento mucoso grosseiro no antro esquerdo (seta) com somente uma pequena quantidade de ar.

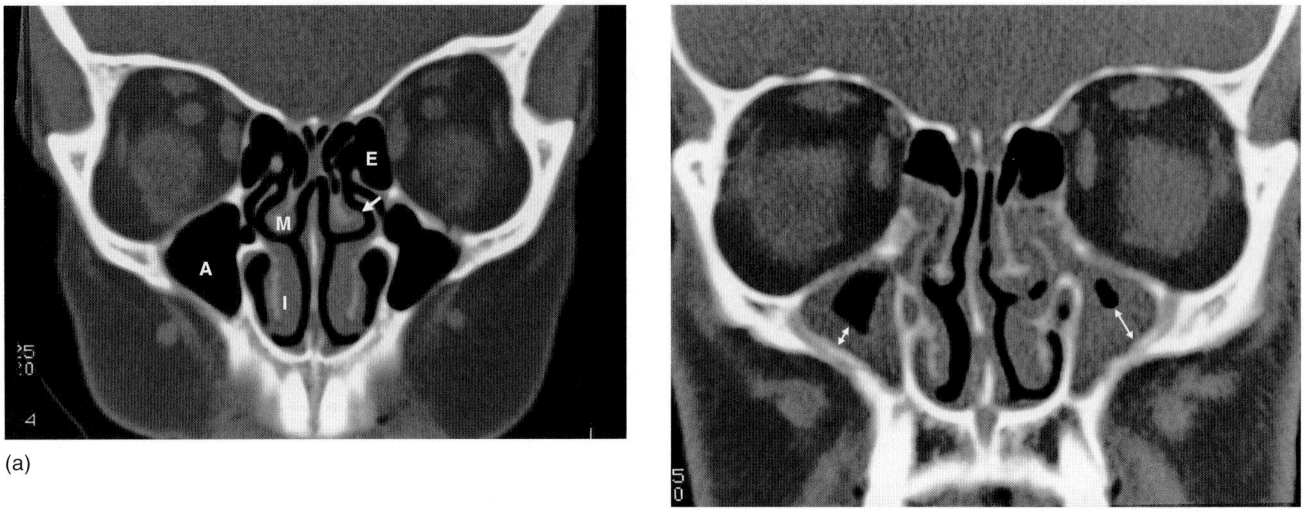

(a) (b)

Fig. 16.3 TC coronal. (a) Seios da face normais. Note a excelente apresentação das margens ósseas. As setas apontam para o meato médio para dentro do qual drenam o antro maxilar e os seios frontal, etmoidal anterior e médio. A região onde todos esses seios drenam é conhecida como complexo osteomeatal. A, antro maxilar; E, seio etmoidal; I, corneto inferior; M, corneto médio. (b) Sinusite. Espessamento mucoso impede a drenagem dos seios. Ambos os antros estão praticamente opacos. As setas indicam espessamento mucoso nos antros.

Líquido nos seios da face pode ser reconhecido pela presença de um nível hídrico. Com o paciente ereto, um nível líquido aparece como uma linha horizontal através do seio da face, que continua horizontal mesmo quando a cabeça do paciente é inclinada (Fig. 16.1). Níveis líquidos são observados com infecção sinusal e também no traumatismo, quando uma fratura permite que sangue ou LCR se colete dentro do seio.

A TC e a RM podem demonstrar de forma elegante o espessamento mucoso e níveis líquidos, assim como apresentar as paredes ósseas sinusais. A anatomia sinusal é demonstrada de forma ideal por cortes coronais de TC. Esta informação mostra os locais de drenagem dos seios frontal, etmoidal e dos seios maxilares para dentro do meato médio, sendo um valioso auxílio para o cirurgião planejar cirurgia endoscópica sinusal (Fig. 16.3).

Opacificação do seio da face

O seio da face torna-se opaco quando todo o ar é substituído e então aparece como denso ou mais denso que a órbita adjacente em uma radiografia (Fig. 16.2).

As causas de opacificação sinusal são:

- *Infecção ou alergia.* O ar dentro do seio é substituído por líquido ou por uma mucosa grosseiramente espessada ou por uma combinação de ambos.
- *Mucocele.* Mucoceles são seios obstruídos. As secreções acumulam e o seio torna-se expandido. Uma mucocele do seio frontal pode erodir o teto da órbita, causando exoftalmia. A TC demonstra claramente o tamanho e a extensão de uma mucocele.
- *Carcinoma do seio da face ou cavidade nasal.* Em todos os seios opacificados, particularmente o antro, deve-se prestar atenção especial tanto na TC como nas radiografias planas, às margens ósseas, porque quando estas estão destruídas, o diagnóstico de carcinoma é praticamente certo (Fig. 16.4). A TC é soberba para visibilização de destruição óssea, mas seu maior valor é na demonstração de invasão tumoral, demonstrando a extensão de qualquer massa de tecido mole que possa ultrapassar a cavidade sinusal. As mesmas características também podem ser observadas com a RM. A TC e a RM desempenham um papel importante no planejamento terapêutico e na avaliação da resposta à radioterapia.

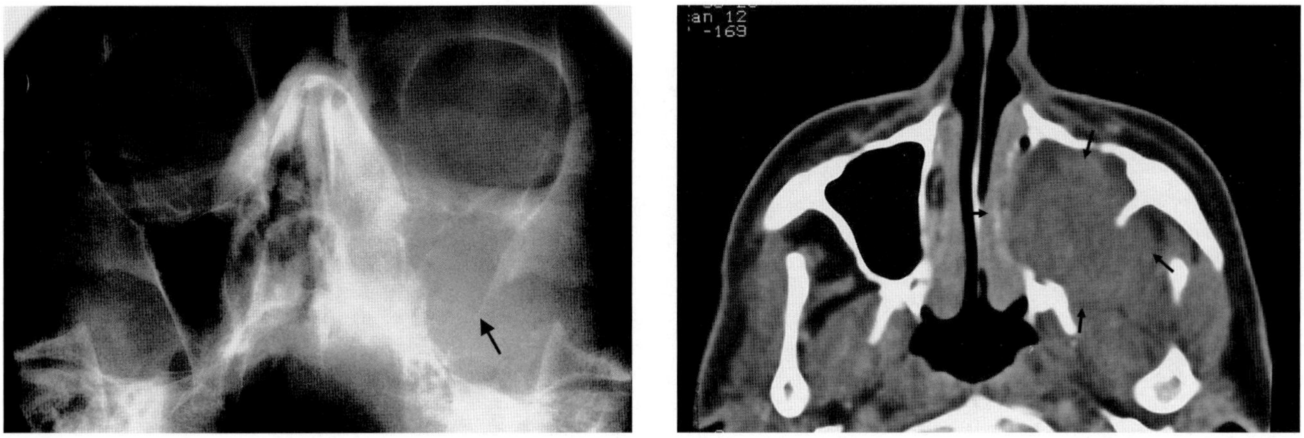

(a) (b)

Fig. 16.4 (a) Carcinoma do antro. O antro esquerdo está opacificado e existe extensa destruição de suas paredes (seta). Compare com o antro direito normal. (b) TC de outro paciente mostrando uma grande massa originária do antro esquerdo, destruindo suas paredes ósseas e estendendo-se para dentro dos tecidos moles adjacentes. As setas apontam para a extensão do tumor. O antro oposto está normal.

NASOFARINGE

As adenóides são normalmente visibilizadas em radiografias laterais de crianças como um abaulamento projetando-se para dentro da passagem de ar da nasofaringe. A TC, e especialmente a RM fornecem excelente visibilização da nasofaringe e podem demonstrar a presença de tumor juntamente com qualquer disseminação para dentro da base do crânio e linfadenopatia do pescoço (Fig. 16.5).

ÓRBITAS

A TC e a RM demonstram claramente a anatomia das órbitas. Representação por imagens é indicada em todos pacientes com exoftalmia, porque é possível distinguir entre massas originando-se dentro da órbita, massas extra-orbitárias e doença ocular tireoidiana. No caso de uma massa intra-orbital é possível determinar sua relação com o nervo óptico.

As principais causas de massas intra-orbitais incluem diversos tumores, incluindo tumores do nervo óptico (Fig. 16.6), malformações vasculares e granulomas. As massas orbitais mais comuns originárias fora da órbita, que muitas vezes se apresentam com exoftalmia, são tumores ou mucoceles dos seios frontal ou etmoidal (Fig. 16.7) e um meningioma originando-se da crista esfenóide.

Na doença ocular tireóide, existe um aumento de tamanho dos músculos extra-oculares (Fig. 16.8), que freqüentemente é bilateral e pode afetar um, vários ou todos os músculos oculares. Também existe infiltração da gordura atrás do olho, contribuindo com a exoftalmia. Quando severas, estas alterações podem levar à compressão do nervo óptico no ápice da órbita.

GLÂNDULAS SALIVARES

A RM é a investigação preferida de massas que se acredita situarem-se nas glândulas salivares, porque a intensidade de sinal das massas muitas vezes é bem diferente do tecido da glândula salivar normal. O tumor mais comum de glândula salivar é um adenoma benigno. A RM é excelente para demonstrar a presença de uma massa (Fig. 16.9) e sua relação com o nervo facial, uma informação importante caso se cogite uma cirurgia, mas a RM muitas vezes não é capaz de predizer a natureza da massa.

Sialografia

Cálculos, que ocorrem mais comumente no ducto ou glândula submandibular, normalmente contêm cálcio e, conseqüentemente, podem ser observados em radiografias.

Para demonstrar um sistema ductal realiza-se uma sialografia injetando-se contraste dentro dos ductos

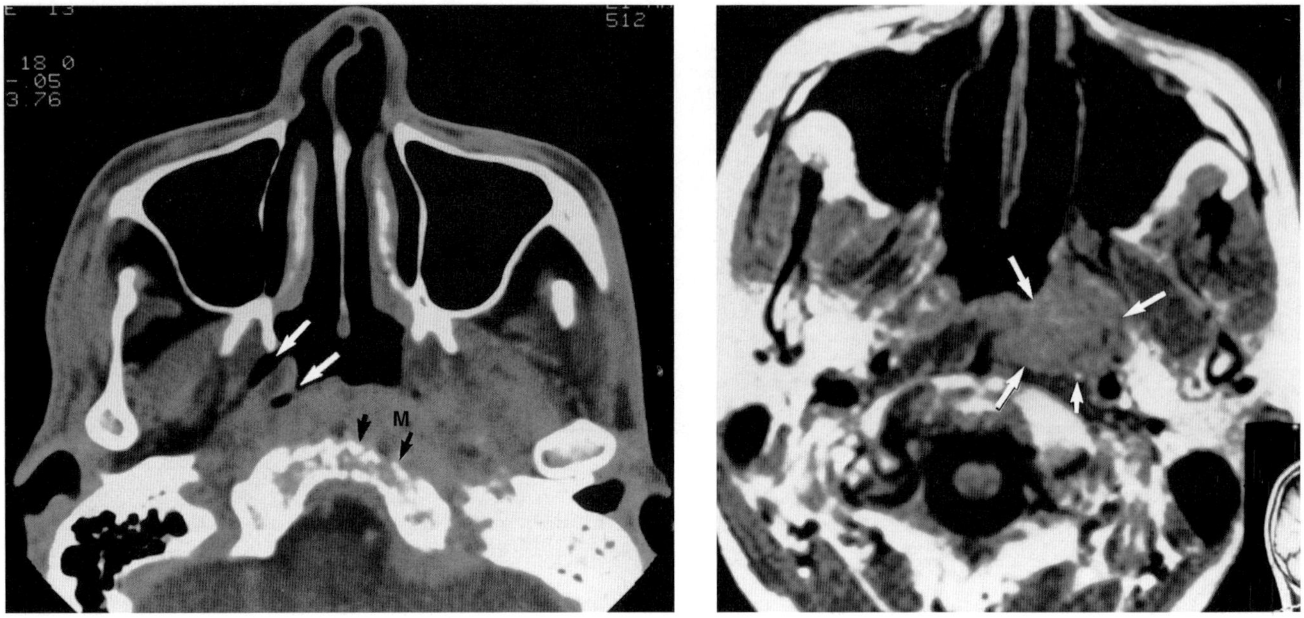

(a) (b)

Fig. 16.5 Carcinoma nasofaríngeo. (a) TC mostrando uma massa (M) na nasofaringe à esquerda, estendendo-se para dentro dos tecidos moles do espaço pós-nasal e erodindo a base do crânio (setas pretas). Note como o tumor oblitera a fossa de Rosenmuller e o recesso de Eustáquio, que está demonstrado no lado direito normal (setas brancas). (b) RM de outro paciente mostrando claramente a extensão do tumor (setas).

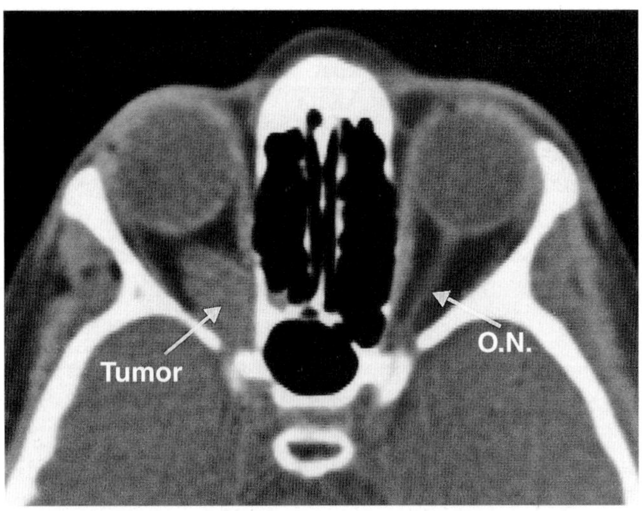

Fig. 16.6 Glioma do nervo óptico. TC mostrando uma massa de tecido mole originando-se do nervo óptico. A órbita oposta apresenta anatomia normal. O.N., nervo óptico.

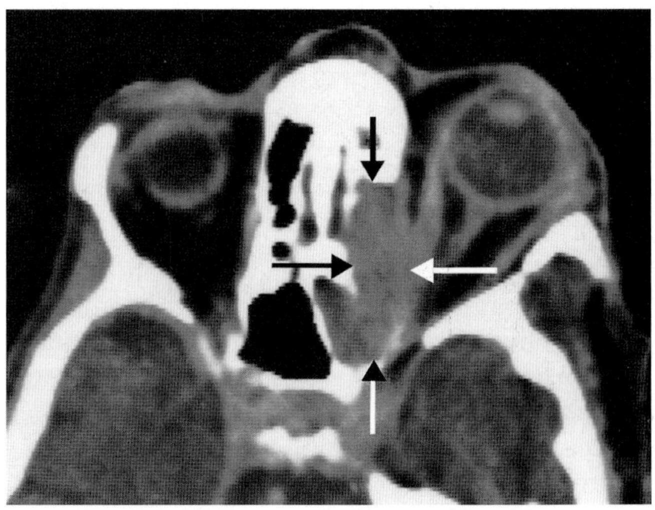

Fig. 16.7 Carcinoma do seio etmoidal invadindo a órbita e causando proptose. O tumor está assinalado por setas.

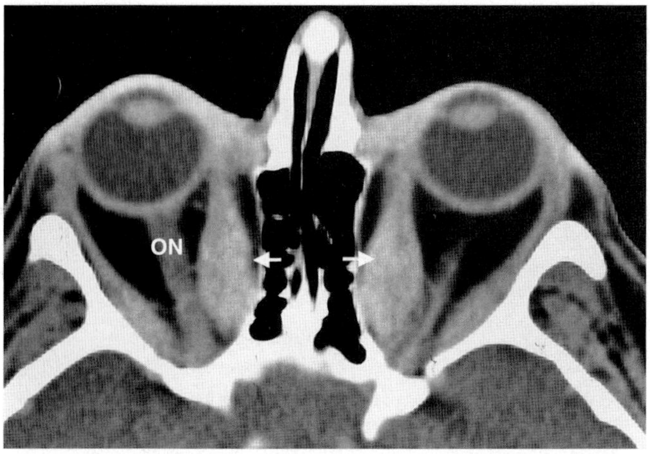

Fig. 16.8 Doença da tireóide afetando o olho. TC através das órbitas mostrando aumento do tamanho da musculatura ocular extrínseca, particularmente do reto medial (setas). ON, nervo óptico.

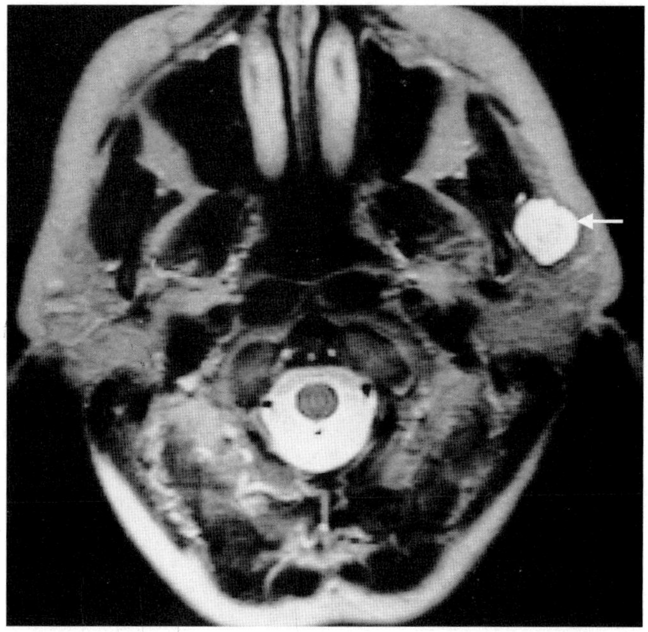

Fig. 16.9 RM mostrando um sinal alto na massa da parótida esquerda (seta) que demonstrou ser um adenoma.

das glândulas salivares. Somente as glândulas submandibular e parótida possuem ductos que podem ser canalizados (Fig. 16.10). Cálculos e estenoses nos ductos podem ser identificados. Dilatação de ductos pequenos, conhecida como *sialectasia*, pode ocorrer devida à obstrução do ducto principal (Fig. 16.11), mas também pode estar presente sem qualquer obstrução evidente.

PESCOÇO

A TC, a RM e a ultra-sonografia podem ser realizadas para investigar uma massa no pescoço, para estagiar um tumor primário originando-se no pescoço e para determinar a presença e extensão de linfonodos cervicais aumentados em tamanho.

Para a TC, geralmente é necessário realce com contraste intravenoso, uma vez que isso opacifica os inúmeros vasos que, de outra forma, podem ser erroneamente interpretados como sendo pequenos linfonodos. A glândula tireóide, que está situada bilateralmente à traquéia, normalmente realça-se acentuadamente após a administração de contraste intravenoso.

A RM é o melhor método de representação por imagem para o pescoço, devido ao contraste acentuado entre os tecidos moles normais e o tumor. A não ser que a massa seja cística, por exemplo, um cisto de fenda branquial ou higroma cístico, ou que contenha gordura, pode ser difícil determinar sua natureza utilizando A TC ou a RM, mesmo que o tamanho, forma e posição possam auxiliar sob este aspecto.

A TC pode demonstrar linfonodos aumentados em tamanho no pescoço, que sejam muito pequenos

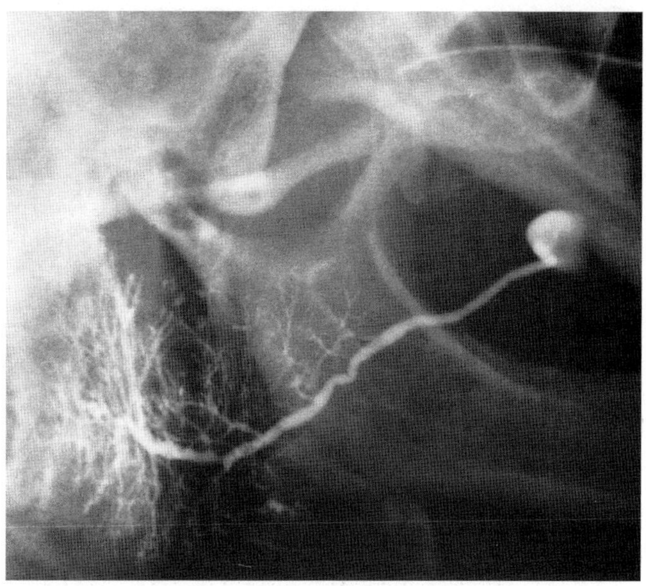

Fig. 16.10 Sialografia normal da parótida. Note o ducto longo de calibre uniforme e a fina ramificação dos ductos dentro da glândula.

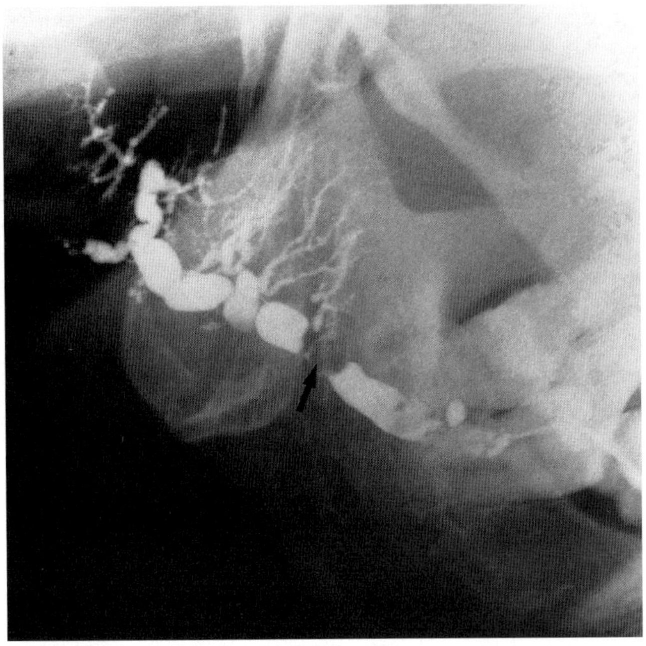

Fig. 16.11 Sialectasia. Existe dilatação dos ductos devido a um cálculo (seta) dentro do ducto principal da parótida.

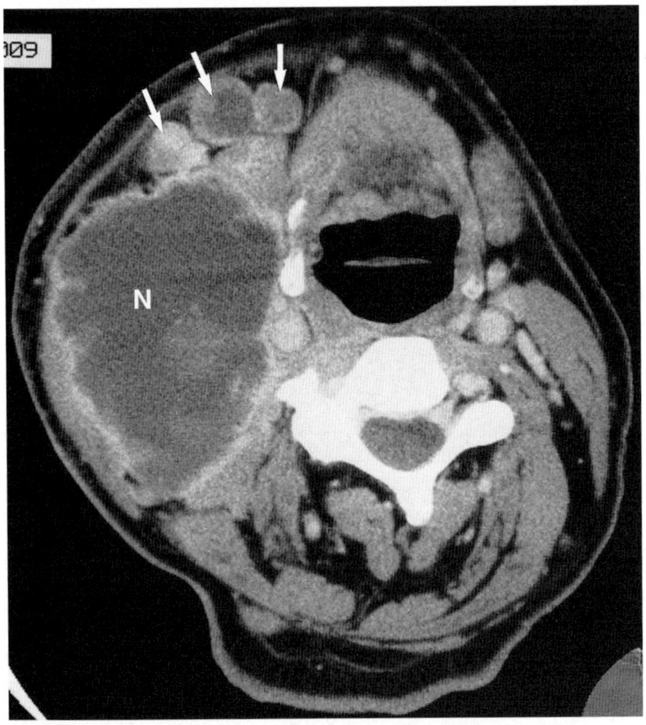

Fig. 16.12 Linfadenopatia. Existe um grande linfonodo (N) e diversos nódulos adicionais aumentados em tamanho (setas) causados por metástases de um carcinoma do assoalho da boca.

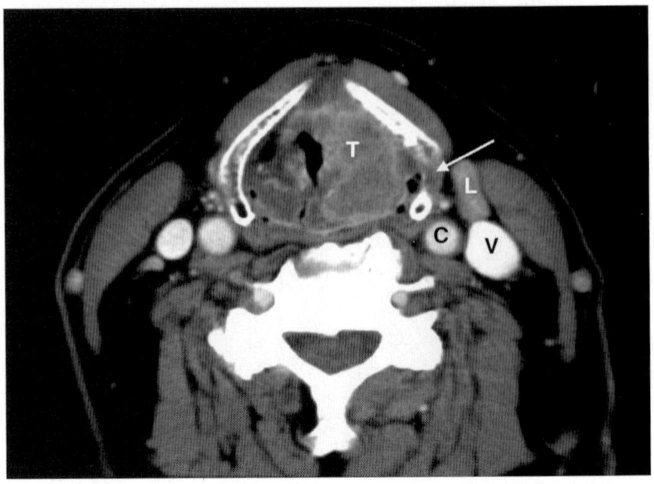

Fig. 16.13 Carcinoma da laringe. Um grande tumor (T) na laringe destruiu as cordas vocais e invadiu a cartilagem tireóide (seta). Uma metástase de linfonodo está presente (L). C, artéria carótida; V, veia jugular.

para serem detectados à palpação ou que se encontrem em locais não disponíveis para o exame clínico. Linfonodos aumentados podem ser devidos a linfoma, metástases (Fig. 16.12) ou infecção, mas seus aspectos à TC, RM e ultra-sonografia são similares, independentemente da sua causa. Massas expansivas no pescoço podem ser biopsiadas guiadas por ultra-sonografia.

Laringe

A laringe é mais bem examinada com RM devido à excelente demonstração dos tecidos moles e pela sua capacidade de produzir imagens no plano coronal. Alternativamente, a TC pode ser empregada (Fig. 16.13). Inspeção direta através de laringoscopia revela inúmeras informações sobre a laringe, particularmente em relação às cordas vocais. Contudo, a imagenologia pode fornecer informação adicional sobre a extensão do tumor, sua disseminação para fora da laringe, particularmente para o espaço subglótico, que não pode ser inspecionado diretamente, assim como o envolvimento dos linfonodos.

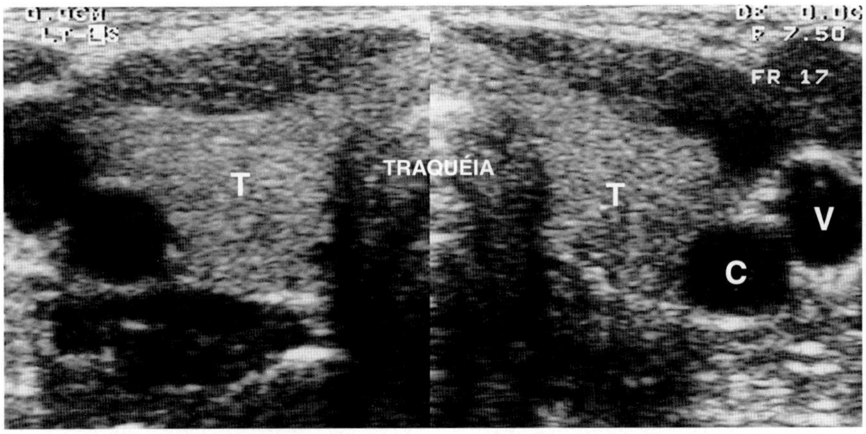

Fig. 16.14 Ultra-sonografia normal da tireóide. Os dois lobos da tireóide (T) situam-se a cada lado da traquéia. A artéria carótida (C) e a veia jugular (V) situam-se lateralmente à glândula tireóide.

Representação da tireóide por imagens

A tireóide normalmente é representada pela ultra-sonografia (Fig. 16.14), que substituiu amplamente as técnicas de medicina nuclear utilizando ^{99m}TC pertecnetato ou ^{123}I (Fig. 16.15). No entanto, medicina nuclear desempenha um papel importante em pacientes com carcinoma de tireóide (veja adiante). Raramente é necessário utilizar TC para examinar a tireóide, exceto no caso de um bócio retroesternal.

A razão mais comum para representação da tireóide por imagem é a determinação da natureza de um nódulo da tireóide, em particular, para buscar ou excluir uma doença maligna. A ultra-sonografia determina se um nódulo é cístico, sólido ou uma mistura de ambos. Cistos invariavelmente são benignos e lesões complexas sólido/císticas geralmente são benignas. Uma massa sólida pode ser um carcinoma ou um adenoma (Fig. 16.16). Ultra-sonografia pode mostrar que o nódulo é parte de um bócio multinodular através da demonstração de uma glândula aumentada em tamanho, com diversos nódulos de tamanhos variáveis. O risco de malignidade em um bócio multinodular é um pouco maior que na população em geral.

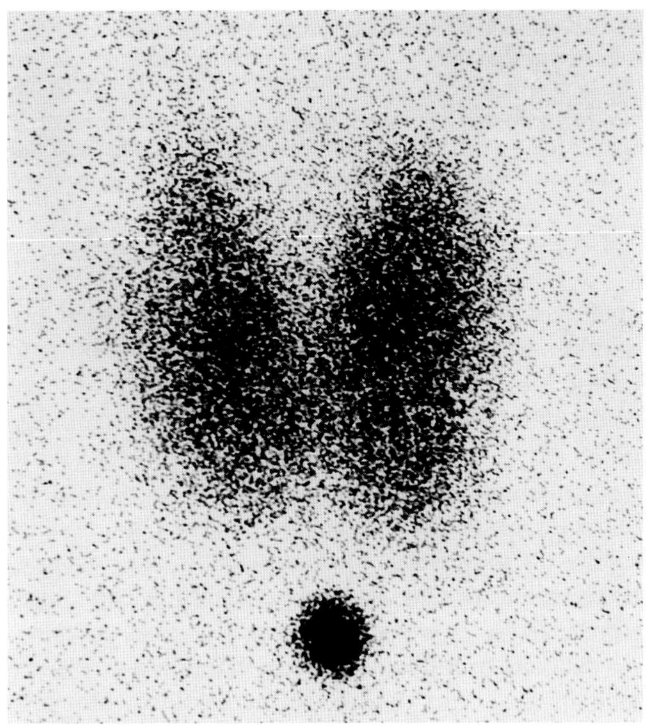

Fig. 16.15 Tireóide normal. Escaneamento com radionuclídeo ^{123}I. A intensa atividade abaixo da tireóide é um marcador indicando a posição da bifurcação supra-esternal.

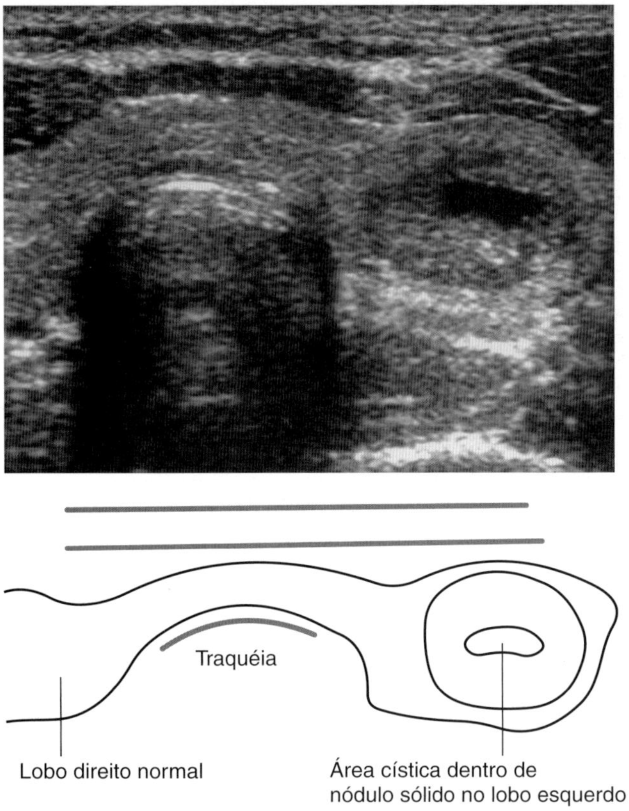

Fig. 16.16 Nódulo da tireóide. Ultra-sonografia mostrando um nódulo colóide no lobo esquerdo da tireóide, com áreas sólida e cística. O lobo direito da tireóide é normal.

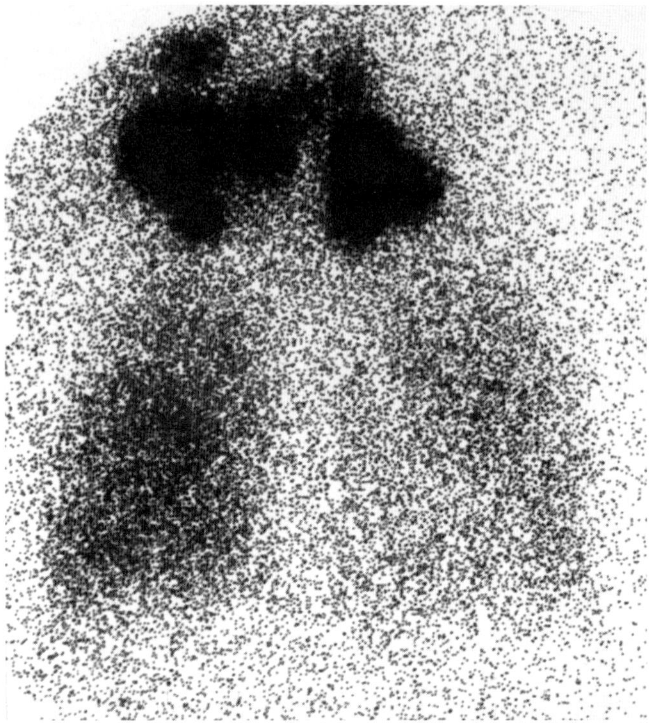

Fig. 16.17 Carcinoma da tireóide. Escaneamento com Iodo-131 em um paciente que foi submetido à tireoidectomia devido a carcinoma da tireóide, tendo então desenvolvido tumores recorrentes no pescoço e metástases pulmonares. O paciente foi subseqüentemente curado com uma dose terapêutica de ^{131}I.

A maioria dos nódulos solitários não capta radionuclídeos, sendo conhecidos como nódulos frios, podendo ser um cisto, um adenoma ou carcinoma. O uso de aspiração por agulha fina com exame citológico do material aspirado aumentou consideravelmente devido às limitações dos exames de imagem. Muitos centros advogam a aspiração como investigação inicial de um nódulo tireoidiano, uma vez que nódulos sólidos e lesões císticas requerem confirmação diagnóstica. Aspiração algumas vezes é realizada com ultra-som.

Massas tireoidianas podem estender-se retroesternalmente para dentro do mediastino e imagens obtidas com ^{123}I ou com TC podem ser utilizadas para determinar se a massa é ocasionada por tecido da tireóide.

Iodo-131 tem uso limitado devido à elevada radiação para a tireóide. Contudo, desempenha um papel importante no tratamento do câncer da tireóide. Após tireoidectomia, realiza-se um escaneamento com ^{131}I para detectar qualquer tecido tireoidiano residual no pescoço. Imagens buscando disseminação metastática na apresentação não são úteis já que as metástases não captam radionuclídeos suficientemente. Contudo, depois da ablação do tecido tireoidiano através de cirurgia ou dose terapêutica de ^{131}I, os níveis de hormônio tireoestimulante (TSH) aumentam e estimulam qualquer tumor metastático ou recorrente, que pode ser identificado por radionuclídeos (Fig. 16.17). Qualquer metástase, tumor recorrente ou tecido tireoidiano residual pode ser subseqüentemente tratado com uma dose terapêutica de ^{131}I.

Imagens da paratireóide

A causa usual de hiperparatireoidismo primário é um adenoma paratireoidiano, que pode ser detectado à ultra-sonografia como uma massa situada atrás da tireóide. Um adenoma tireoidiano captará tálio-201 após injeção intravenosa. A tireóide, que se encontra sobre as paratireóides, também acumula tálio, mas enquanto a tireóide é representada por imagem utilizando ^{99m}Tc, as imagens com tálio e tecnécio podem ser subtraídas eletronicamente uma da outra, de modo que a captação do tálio pela tireóide é removida e a imagem resultante é das paratireóides . As glândulas paratireóides normais são muito pequenas para serem visibilizadas, mas mesmo um pequeno adenoma pode ser detectado (veja *Prancha em Cores 6*, pág. XVI). Uma técnica alternativa é utilizar ^{99m}TC-sestamibi, que é captado pela tireóide e paratireóides. Um adenoma paratireoidiano pode ser visibilizado porque os radionuclídeos *washes out* ou são eliminados mais lentamente que da glândula circundante. Localização de um adenoma paratireóide antes da cirurgia para hiperparatireoidismo é importante, uma vez que cerca de 10% dos adenomas ocorrem em posição ectópica, freqüentemente no mediastino.

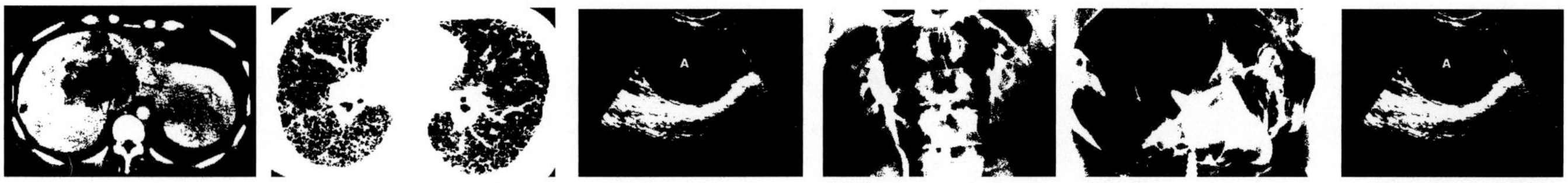

Radiologia Vascular e Intervencionista 17

Angiografia

Uma angiografia é um exame de raios X no qual os vasos sanguíneos são opacificados através de um meio de contraste contendo iodo. Angiografias são grosseiramente divididas em arteriografias e venografias, dependendo do vaso injetado.

ARTERIOGRAFIA

Arteriografias são realizadas com um cateter e o método de cateterização vascular mais utilizado é a "técnica de Seldinger", ilustrada na Figura 17.1. Ao final do procedimento, o cateter é retirado. Alguns minutos de compressão do local de punção com os dedos é suficiente para cessar o sangramento na maioria dos pacientes. As vantagens da técnica de Seldinger é a facilidade e rapidez com a qual ela é realizada, o fato do local de punção na artéria não ser maior que o cateter e que cateteres de qualquer comprimento podem ser utilizados.

A artéria puncionada ocasionalmente torna-se bloqueada ou, alternativamente, pode ser difícil fazer cessar o sangramento depois da retirada do cateter. Complicações podem requerer intervenção cirúrgica.

As principais indicações de arteriografia são para:

- Demonstrar distúrbios dos vasos sanguíneos, particularmente oclusões, estenoses, trombos, formação de aneurismas e malformações vasculares (Fig. 17.2).
- Determinar, antes de uma cirurgia, se ela é factível e demonstrar a anatomia vascular caso tal informação possa influenciar em um procedimento cirúrgico subseqüente.
- Investigar sangramento a partir do trato gastrintestinal ou outro sistema orgânico.
- Obter amostras de sangue de locais específicos, visando medir níveis hormonais no sangue. Isto pode ajudar a localizar um pequeno tumor neuroendócrino.

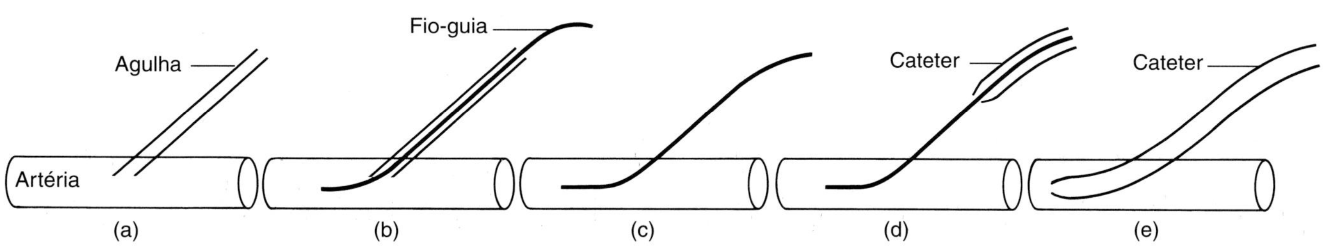

Fig. 17.1 Técnica de Seldinger para cateterização de vasos sanguíneos. A artéria ou veia femoral são os vasos usualmente utilizados. (a) Uma agulha é inserida através da pele para dentro do vaso sanguíneo. (b) Um fio-guia é passado através da artéria para dentro do lúmen do vaso. (c) A agulha é retirada, deixando a guia no lúmen do vaso. (d) Um cateter é introduzido sobre o fio-guia e passado para dentro do lúmen do vaso. (e) O fio-guia é retirado, deixando o cateter na posição dentro do lúmen do vaso.

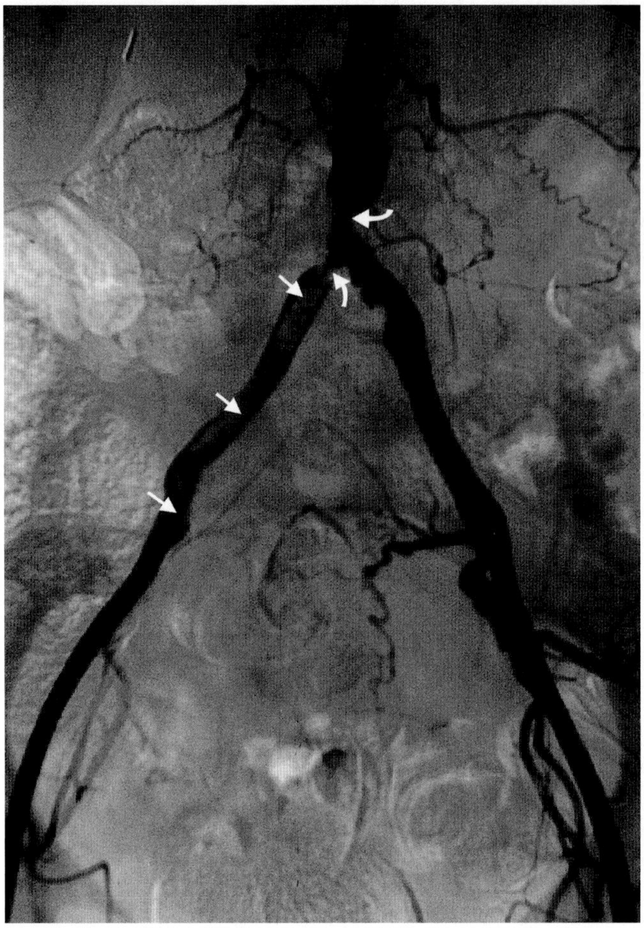

Fig. 17.2 Angiografia de subtração digital mostrando estenoses na aorta distal e na artéria ilíaca comum direita (setas curvas). Existe um trombo longo na artéria ilíaca comum direita (setas), ocluindo a artéria ilíaca interna direita.

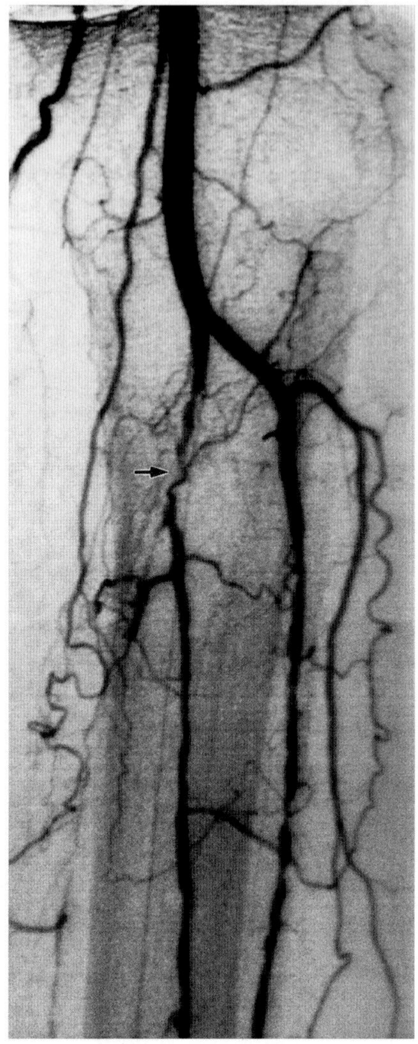

Fig. 17.3 Angiograma de subtração digital após injeção intra-arterial do meio de contraste. Note que os ossos e os tecidos moles praticamente não estão visíveis. O angiograma mostra a artéria poplítea esquerda e seus ramos, com estenose ateromatosa grave da artéria tibial posterior proximal (seta).

Angiografia de subtração

É possível subtrair as sombras presentes nas radiografias dos filmes realizados após injeção do meio de contraste para a angiografia. O resultado é uma imagem contendo somente detalhes da estrutura opacificada (Fig. 17.3). Este princípio é empregado na angiografia de supressão digital, na qual as imagens são digitalizadas e manipuladas por meio de um computador. Angiografia de subtração digital é realizada da mesma maneira que uma angiografia convencional, mas com a vantagem de poder utilizar cateteres muito menores e da necessidade de muito menos meio de contraste.

Angiografia por ressonância magnética

Angiografia por ressonância magnética é uma técnica não-invasiva muito útil, que é capaz de demonstrar artérias e veias. Seqüências especiais que dependem do sinal obtido do fluxo sanguíneo (Fig. 17.4a) mais do que da injeção de um meio de contraste podem ser utilizadas, particularmente para os vasos intracerebrais. No entanto, angiografia por

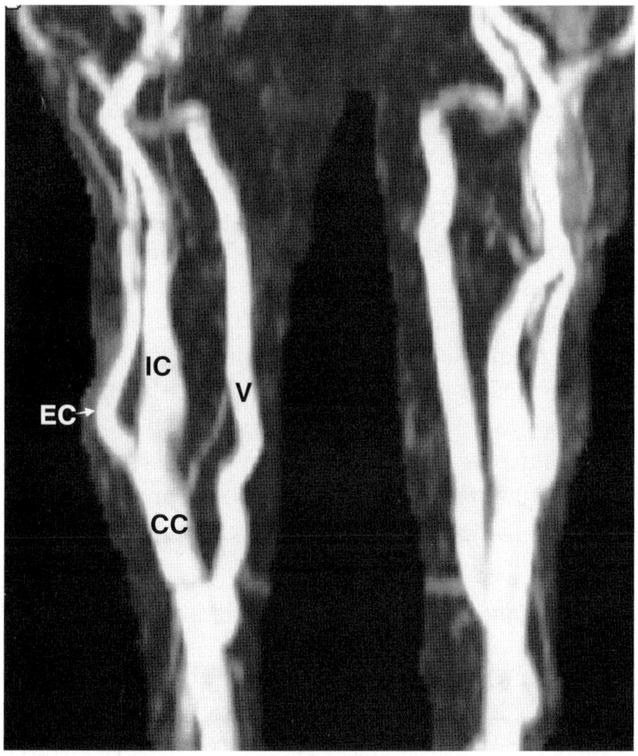

(a)

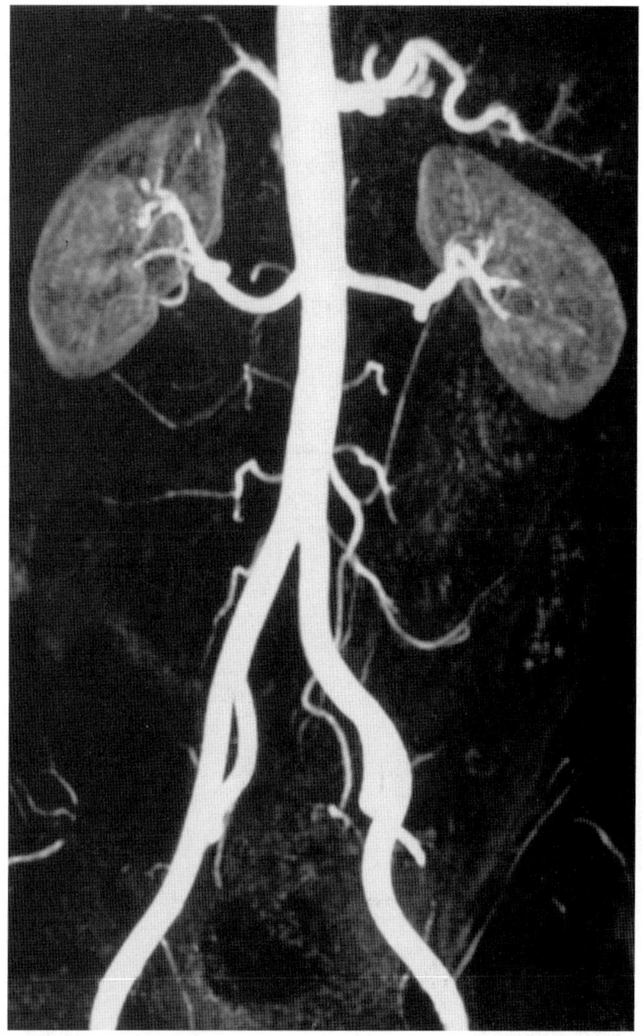

(b)

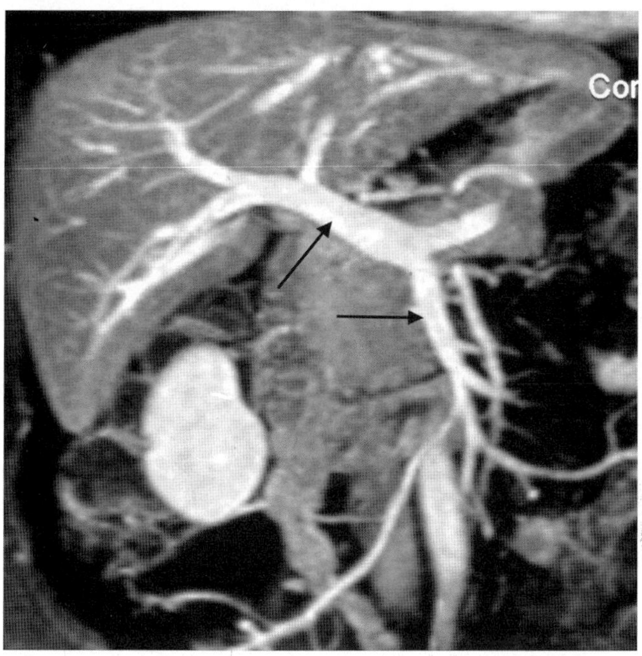

(c)

Fig. 17.4 Angiografia por RM. (a) Artérias normais no pescoço. CC, carótida comum; EC, carótida externa; IC, carótida interna; V, artéria vertebral. (b) Angiograma contrastado mostrando uma aorta abdominal normal e seus ramos. (c) Angiograma contrastado mostrando as veias mesentérica superior (seta horizontal) e a veia porta (seta apontando para cima).

RM contrastada utilizando gadolínio-DTPA intravenoso, que fornece um sinal alto a partir do fluxo sanguíneo, é a técnica-padrão no restante do organismo.

Angiografia por ressonância magnética é particularmente útil para demonstrar a aorta (Fig. 17.4b), notavelmente aneurismas de aorta, incluindo aneurismas dissecantes, a veia porta (Fig. 17.4c) e para demonstrar doença arterial carotídea, doença vascular periférica, estenose renal e de artéria mesentérica. Aneurismas e malformações vasculares também podem ser detectados na circulação intracraniana.

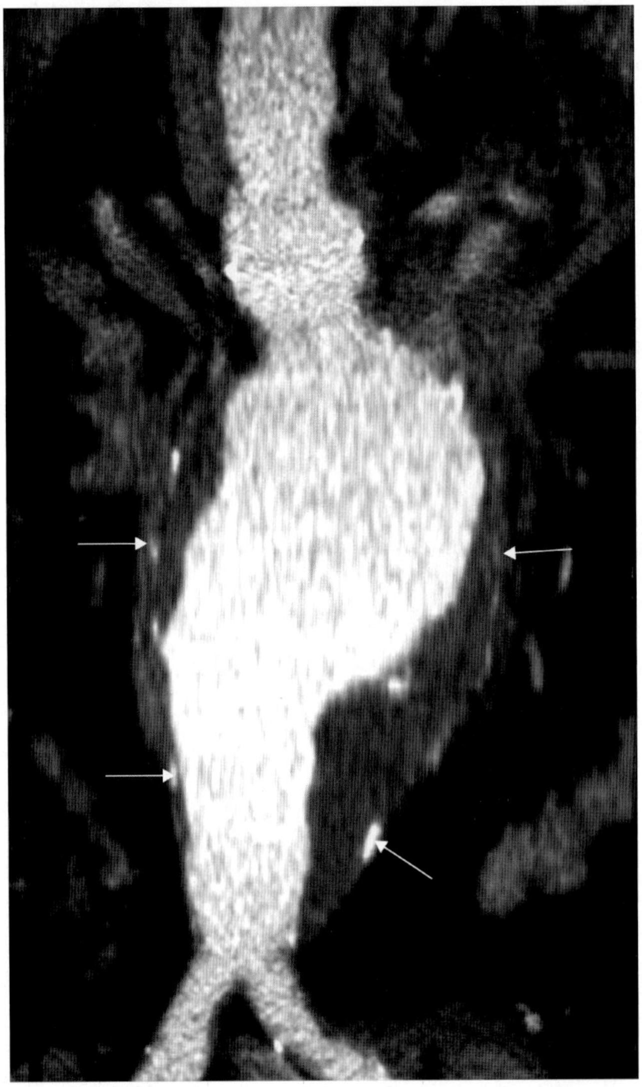

Fig. 17.5 Angio TC. Reconstrução de muitos cortes axiais finos seguido de injeção intravenosa de contraste, demonstrando um aneurisma de aorta. O lúmen está circundado por coágulo e observa-se calcificação na parede do aneurisma (setas).

Angio TC

A TC espiral, particularmente a TC com multidetectores, permite o escaneamento rápido de grandes áreas corporais. Após injeção intravenosa de contraste, muitos cortes finos podem ser obtidos, de modo que pode ser realizada reconstrução nos planos coronal e sagital, fornecendo uma visibilização ideal dos vasos.

Angiografia por TC é particularmente útil para a visibilização da aorta e seus ramos, buscando por aneurismas (Fig. 17.5), incluindo sua rotura e vazamento. Angio TC pulmonar demonstra as artérias pulmonares e pode detectar êmbolos pulmonares. As artérias periféricas também podem ser visibilizadas pela tomoangiografia.

Ultra-sonografia do sistema arterial

Ultra-sonografia desempenha um papel importante no diagnóstico de doença arterial carotídea. As artérias carótidas comum, interna e externa podem ser prontamente visibilizadas no pescoço. A localização ou tamanho de qualquer placa ateromatosa e a gravidade de qualquer estenose luminal pode ser determinada. Com a ultra-sonografia colorida com Doppler, pode-se visibilizar uma estenose na artéria e uma oclusão será demonstrada como ausência de fluxo (veja *Prancha em Cores 2c*, pág. XIII). Como uma estenose interrompe o padrão de fluxo normal, a análise da forma da onda da velocidade de fluxo pode fornecer informações adicionais sobre o grau de estenose.

O ultra-som é amplamente utilizado para examinar a aorta abdominal para detectar aneurismas e visibilizar as artérias ilíacas, femoral, poplítea e renais e para checar a permeabilidade de implantes arteriais. A aorta ascendente é rotineiramente avaliada na ultra-sonografia cardíaca.

VENOGRAFIA (FLEBOGRAFIA)

Venografia por ultra-som

Atualmente, o ultra-som substituiu amplamente a venografia na detecção de trombose venosa.

Na trombose venosa, material ecogênico intraluminal é visível e as veias perdem sua compressibili-

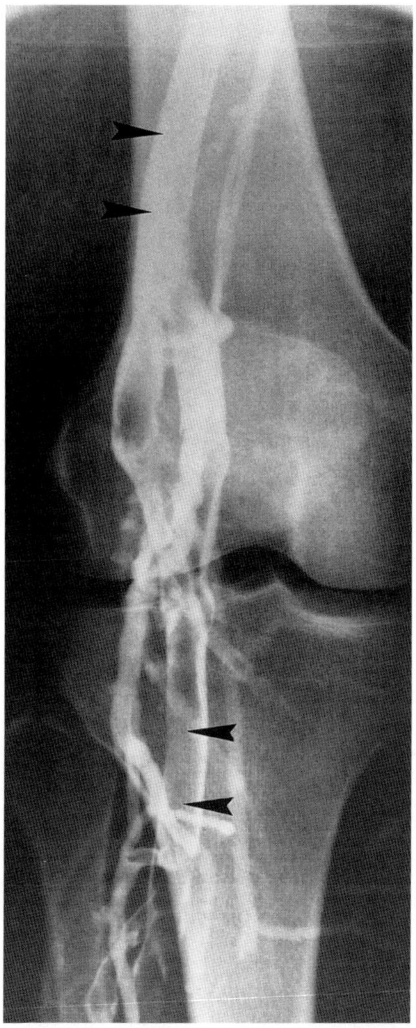

Fig. 17.6 Venograma da perna mostrando trombose de veia profunda. A seta inferior aponta para o defeito de preenchimento de um trombo na veia poplítea. Compare com a opacificação uniforme da veia normal mais acima (setas superiores).

dade normal; veias livres de trombos devem ser compressíveis por pressão direta, utilizando-se o transdutor do ultra-som. O Doppler colorido mostra a falta de fluxo espontâneo nas veias afetadas.

O ultra-som pode visibilizar prontamente as veias ilíaca, femoral comum e poplítea, apesar de algumas vezes ser difícil visibilizar as veias da panturrilha (veja *Prancha em Cores 7*, pág. XVI) e não é confiável para o exame da veia femoral dentro do canal adutor.

Venografia contrastada

Trombos nas veias profundas das pernas ou nas veias ilíacas podem ser demonstrados através de venografia pélvica e de membros inferiores. Um grande volume de meio de contraste é injetado dentro de uma veia pequena no dorso do pé. O contraste é forçado para dentro do sistema venoso profundo da panturrilha por meio de torniquetes. É possível demonstrar as veias pélvicas e a veia cava inferior, assim como as veias da perna. Trombos podem causar um bloqueio completo ou podem ser visibilizados como defeitos de preenchimento nas veias opacificadas (Fig. 17.6).

RADIOLOGIA INTERVENCIONISTA

Atualmente, o radiologista é confrontado com a execução de diversas técnicas percutâneas sob controle de imagem. Isto inclui dilatação de estenoses, oclusão de vasos, drenagem de abscessos e outras coleções líquidas e a obtenção de amostras de biópsias. Estes procedimentos auxiliam e podem modificar cirurgias, podendo até mesmo substituí-las por completo. São executados com o auxílio de uma variedade de modalidades de imagem, notavelmente fluoroscopia, angiografia, ultra-sonografia, TC e, mais recentemente, RM. A radiologia intervencionista geralmente realiza os procedimentos sob anestesia local, causando somente um desconforto mínimo para o paciente. Somente os princípios básicos das técnicas intervencionistas de uso generalizado serão aqui discutidos.

ANGIOPLASTIA

Estenoses arteriais e até mesmo oclusões podem ser ultrapassadas por um fio-guia. Um cateter balonado pode ser passado através do local anormal, que foi previamente determinado por arteriografia (Fig. 17.7). Então, a estenose é dilatada quando o balão é inflado (Fig. 17.8). Esta técnica percutânea, que geralmente utiliza as artérias ilíaca femoral como vias de acesso, tem sido amplamente empregada na doença vascular periférica, fornecendo resultados tão bons quanto a cirurgia de *bypass*, particularmente para doença arterial ilíaca e femoral superficial. Estenoses curtas são as lesões ideais para serem tratadas por angioplastia. Oclusões apresentam menos sucesso de tratamento e, se a oclusão for muito longa, a angioplastia pode não ser um tratamento ade-

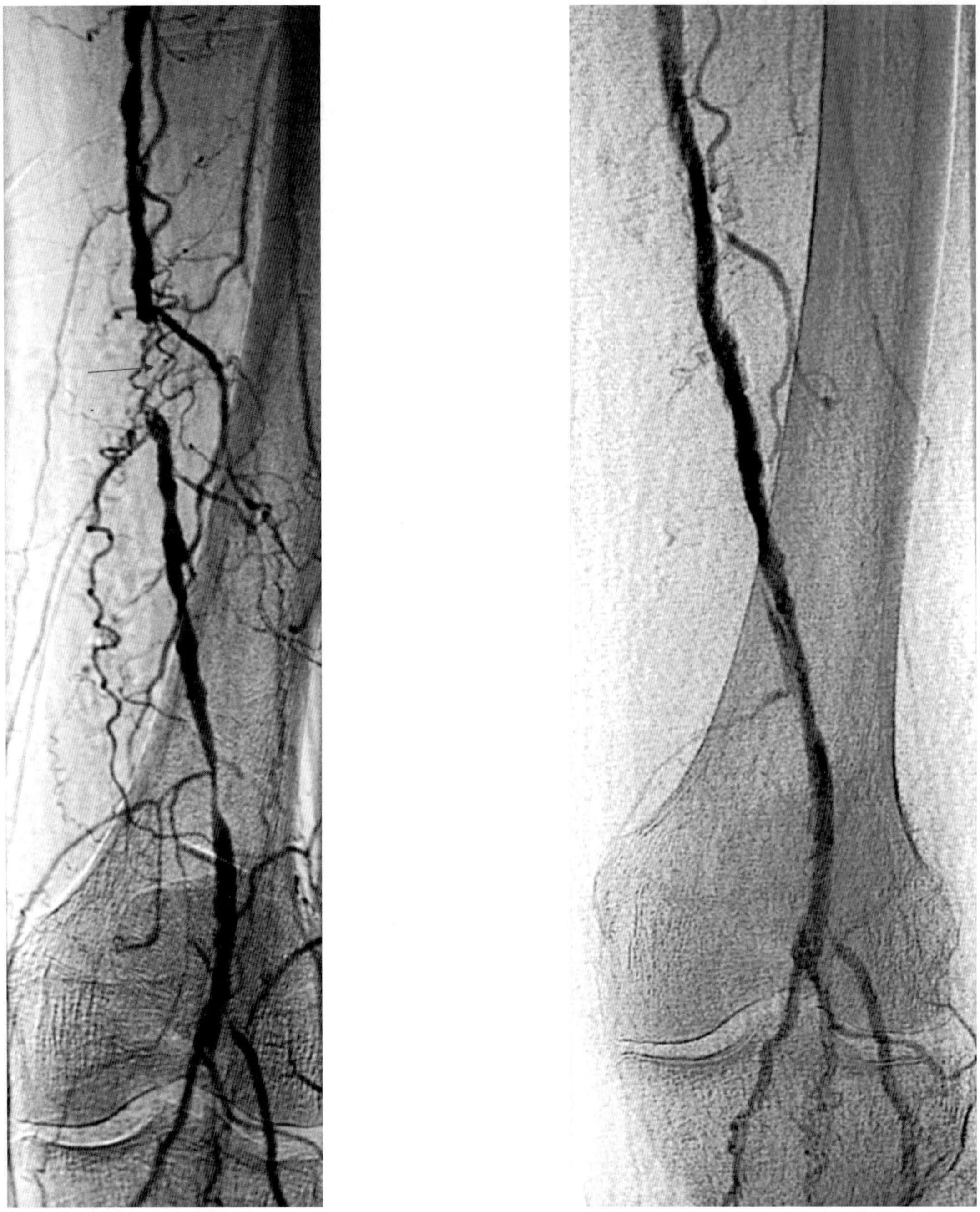

(a) (b)

Fig. 17.7 Angioplastia transluminal percutânea. (a) Arteriografia preliminar mostrando uma oclusão na artéria femoral superficial esquerda (seta). (b) Após angioplastia, o lúmen foi restaurado.

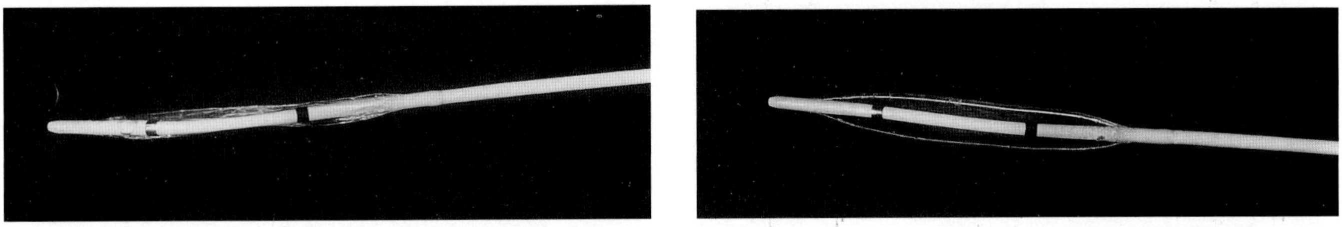

Fig. 17.8 Cateteres de angioplastia percutânea com balão. A imagem esquerda mostra o cateter antes de inflar o balão. A imagem direita mostra o cateter com o balão distendido, assim como ocorre no interior da artéria.

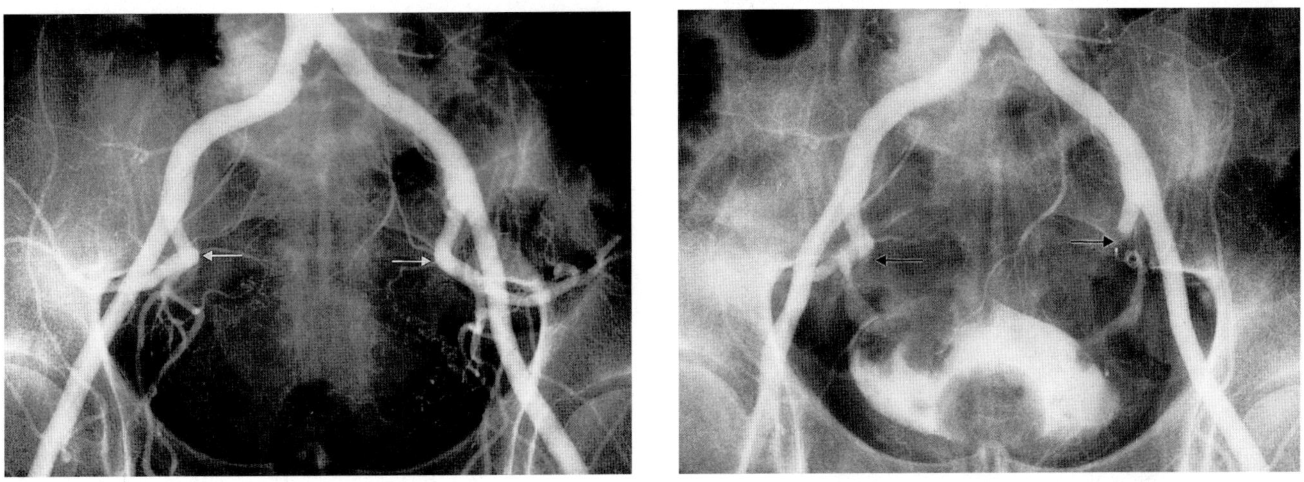

(a) (b)

Fig. 17.9 Embolização terapêutica. (a) Arteriografia anterior à embolização mostrando artérias ilíacas internas permeáveis (setas) em um paciente com sangramento incontrolável a partir de um grande tumor vesical. (b) Após embolização, ambas as artérias ilíacas foram ocluídas. As setas apontam para o nível da oclusão.

quado. Angioplastia também é efetiva na estenose da artéria carótida, na estenose da artéria renal em pacientes com hipertensão vascular renal e está sendo cada vez mais utilizada na estenose de artérias coronárias.

EMBOLIZAÇÃO TERAPÊUTICA

Artérias podem ser ocluídas através da introdução de uma variedade de materiais através de um cateter seletivamente posicionado no vaso. Molas de metal cobertas com filamentos trombogênicos, espuma de gelatina ou mesmo colas especiais de cianoacrilato que solidificam ao contato com o sangue têm sido utilizadas para a embolização terapêutica.

Essas técnicas foram utilizadas inicialmente para controlar sangramentos. Uma vez que a arteriografia tenha demonstrado o local do sangramento, o vaso afetado pode ser embolizado. Embolização arterial também é utilizável em pacientes com tumores, por exemplo, carcinoma de células renais, para reduzir a vascularização do tumor antes da cirurgia, para tumores inoperáveis ou para tratar dor e sangramento intratáveis (Figs. 17.9 e 17.10). Oclusão vascular também foi utilizada com sucesso no tratamento de malformações vasculares de diversos órgãos, mais notavelmente no cérebro e pulmões (Fig. 17.11). Embolização de aneurismas de artérias intracranianas tem sido cada vez mais empregada, evitando assim craniotomias (Fig. 17.12).

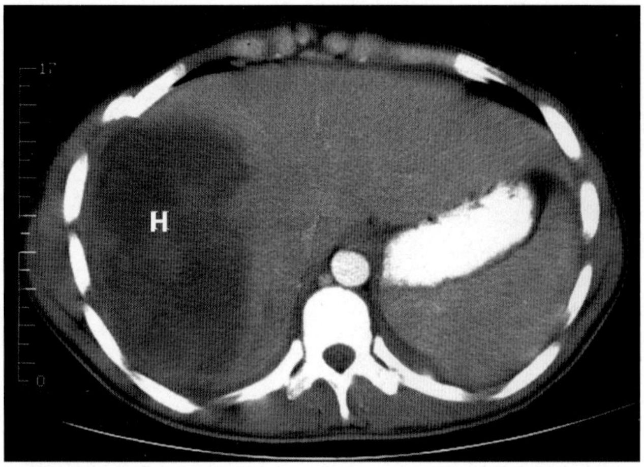

(a)

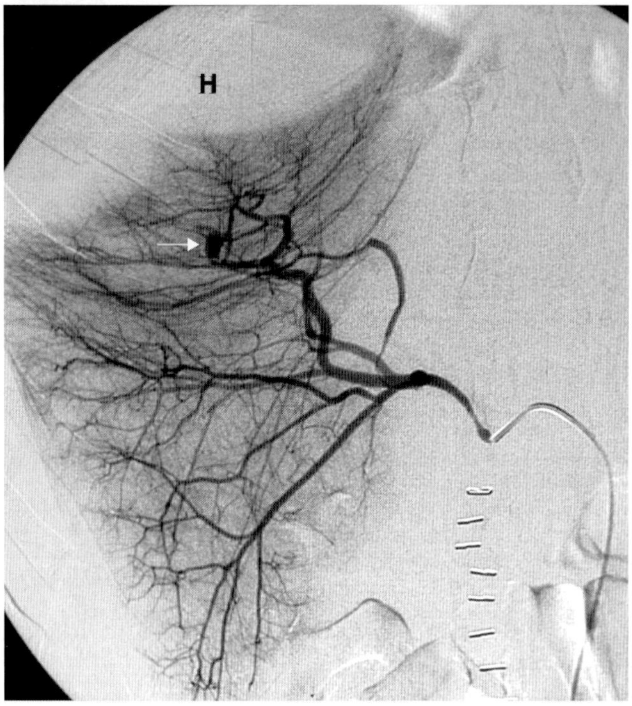

(b)

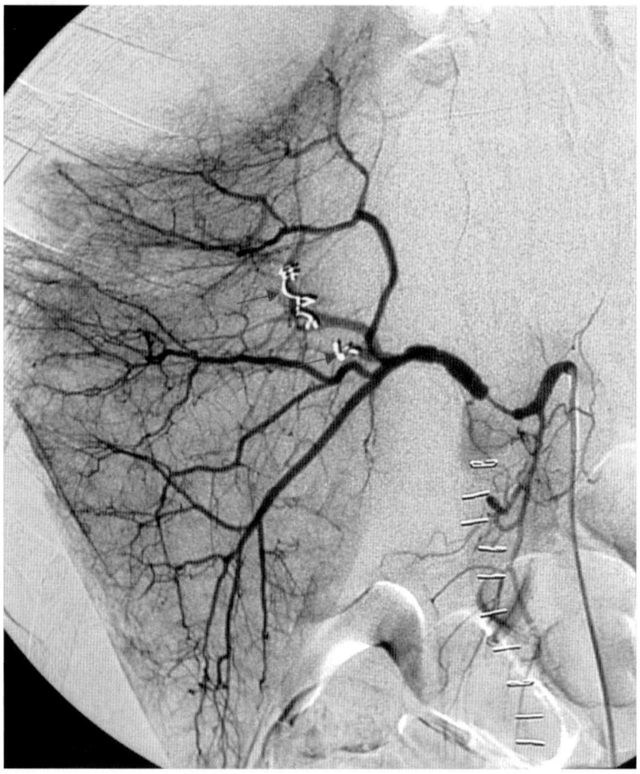

(c)

Fig. 17.10 Embolização terapêutica. (a) TC em um paciente com grande hematoma (H) intra-hepático após acidente rodoviário. (b) Arteriografia hepática seletiva mostra um falso aneurisma (seta), o local do sangramento. Note o hematoma (H) comprimindo a substância hepática. (c) Um ramo da artéria hepática suprindo o aneurisma que foi ocluído por molas (setas) e o aneurisma deixa de apresentar enchimento.

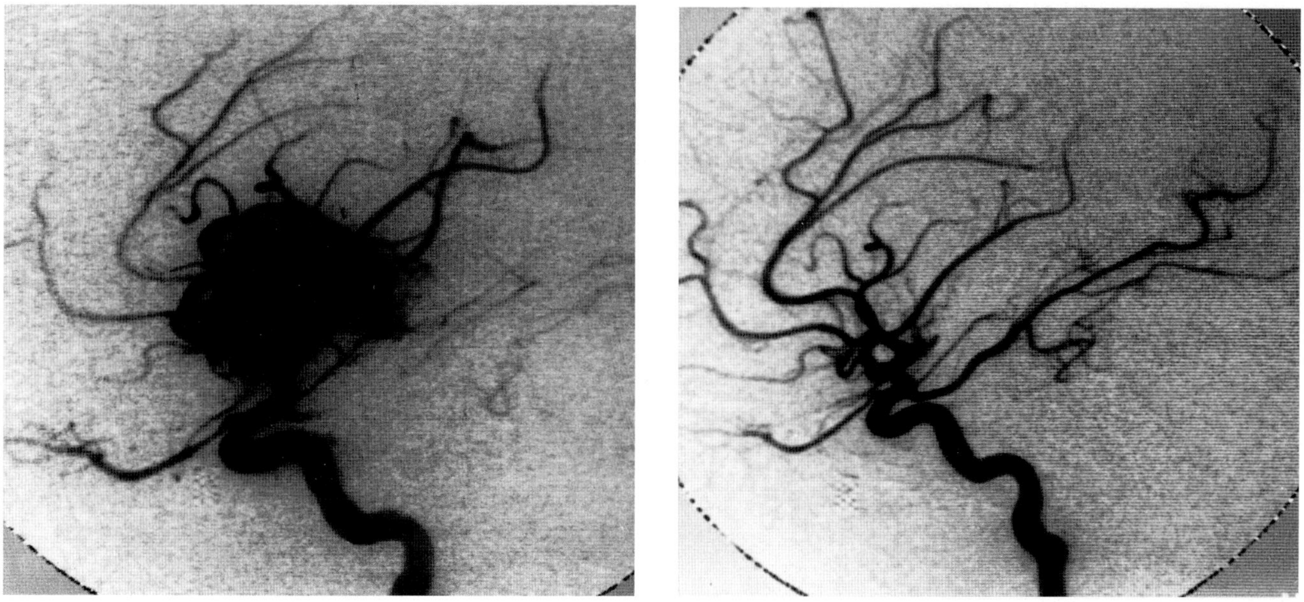

(a) (b)

Fig. 17.11 Oclusão de malformação arteriovenosa. (a) Angiografia carotídea mostrando uma grande malformação arteriovenosa. (b) Após oclusão do vaso alimentante com cola terapêutica de cianoacrilato a malformação foi obliterada.

Ablação terapêutica

Em alguns casos, lesões hepáticas metastáticas e determinados tumores primários podem passar por ablação percutânea, através de diversas técnicas físicas como aquecimento (utilizando radiofreqüência, *laser* ou eletrocautério), congelamento (crioterapia) ou através da injeção de um agente nocivo como o etanol dentro do tumor. O tamanho e a localização do tumor ajudam a determinar qual o método apropriado. O tratamento é realizado guiado por imagenologia, utilizando ultra-sonografia, TC ou RM. A técnica mais freqüentemente utilizada é a ablação térmica de metástases hepáticas e a injeção percutânea de etanol para o carcinoma hepatocelular.

CATETERIZAÇÃO VASCULAR PARA INFUSÃO

Cateteres arteriais podem ser exatamente posicionados para a infusão de agentes tóxicos diretamente dentro de tumores malignos e para a infusão de agentes fibrinolíticos, para dissolver coágulos frescos do sistema vascular – uma técnica conhecida como trombólise.

"STENTS" E FILTROS VASCULARES

Stents são cilindros de metal expansíveis que podem ser encaixados em plásticos e colabados, possibilitando sua inserção através de uma artéria ou veia (Fig. 17.13). *Stents* estão sendo cada vez mais utilizados no tratamento de estenose arterial e oclusão na doença arterial coronária, renal e periférica. Reparação minimamente invasiva de um aneurisma aórtico envolve o posicionamento de um *stent* através da aorta, sendo introduzido através de arteriotomia femoral. Como o procedimento envolve uma arteriotomia, geralmente é realizado no Centro Cirúrgico. *Stents* também podem ser introduzidos através da veia femoral e posicionados através de uma estenose na veia cava superior, para aliviar os sintomas de uma obstrução da veia cava superior, que geralmente é causada por um tumor maligno situado no mediastino.

Filtros de veia cava inferior podem ser introduzidos percutaneamente através da veia femoral. Os filtros aprisionam êmbolos originários de trombos de veias da perna ou da pelve (Fig. 17.14). São utilizados em pacientes com risco de embolia pulmonar que não podem ser tratados satisfatoriamente com anticoagulantes.

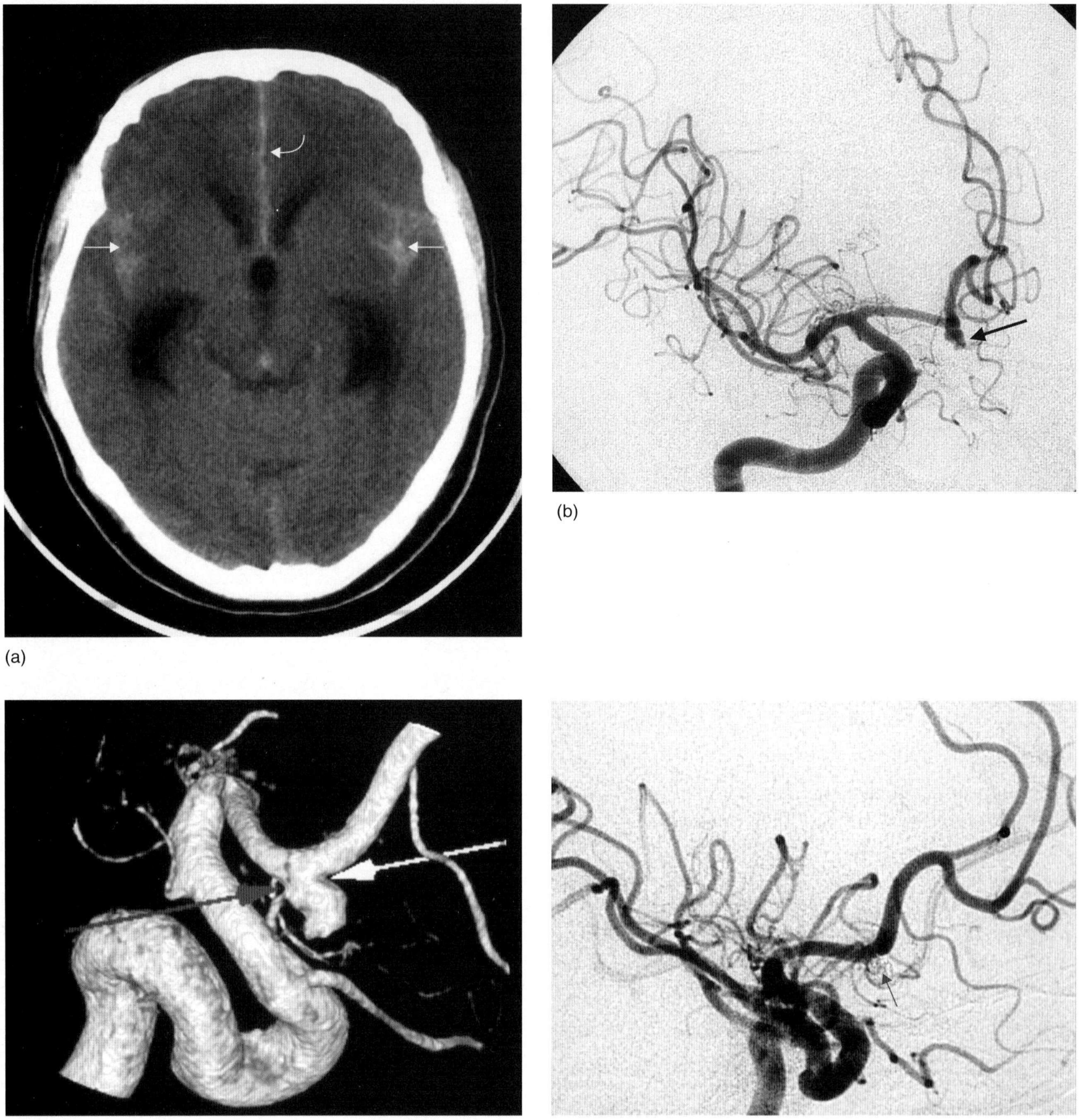

(a) (b) (c) (d)

Fig. 17.12 Embolização. (a) TC de um paciente com hemorragia subaracnóide mostrando sangue com alta densidade nas fissuras de Sylvius (setas) e na fissura hemisférica anterior (seta curva). Também existe hidrocefalia. (b) Angiografia da carótida interna mostrando um aneurisma da artéria comunicante anterior (seta). (c) As setas na imagem formatada em 3 D apontam para o colo do aneurisma. (d) O aneurisma foi obliterado após sua oclusão com molas de metal (seta).

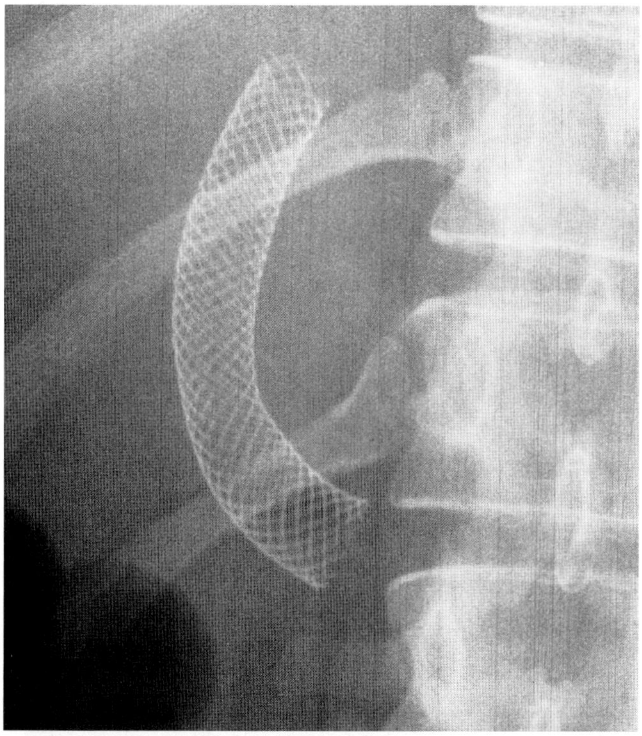

Fig. 17.13 *Stent* que foi colocado no fígado para marcar a conexão entre o sistema porta e o sistema venoso sistêmico no procedimento TIPS.

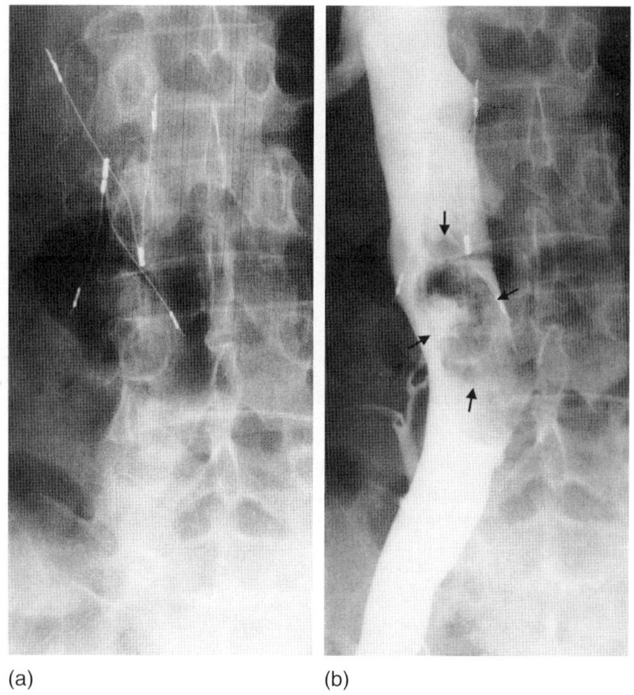

Fig. 17.14 Filtro VCI. (a) Radiografia mostrando o filtro em ninho alocado. (b) Um cavograma mostrando um grande trombo (setas) aprisionado pelo filtro.

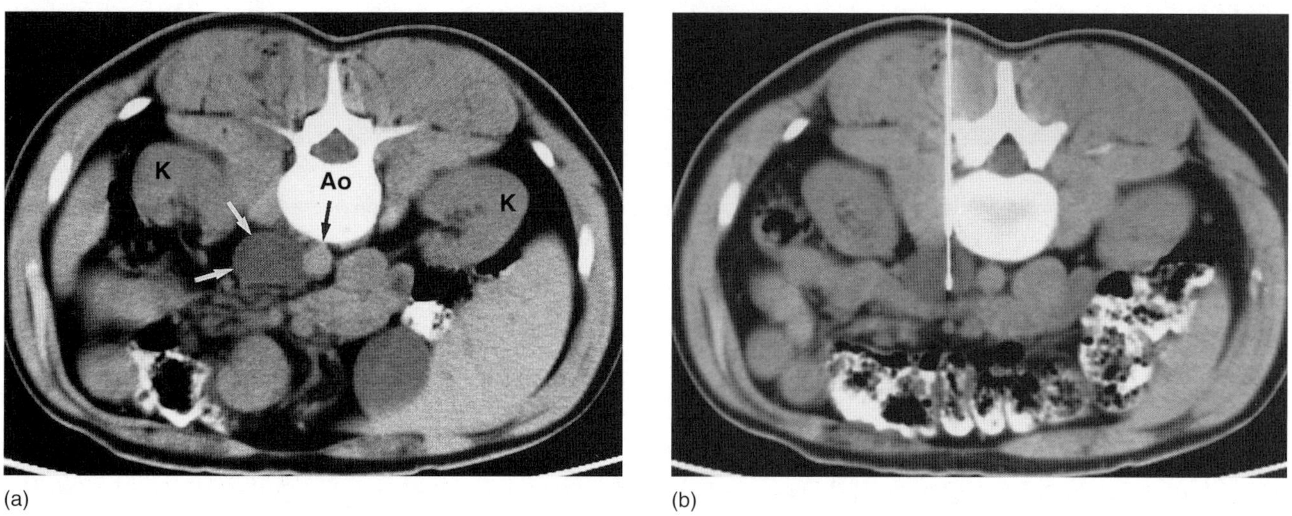

Fig. 17.15 Biópsia com agulha de um linfonodo paraórtico aumentado de tamanho sob controle tomográfico com o paciente na posição prona. (a) Um linfonodo aumentado de tamanho (seta) é visibilizado à esquerda da aorta abdominal (Ao) ao nível dos rins (K). (b) A ponta de uma agulha 18 gauge foi colocada no linfonodo aumentado em tamanho. O tecido obtido confirmou que a lesão era uma metástase de um tumor de células germinativas do testículo.

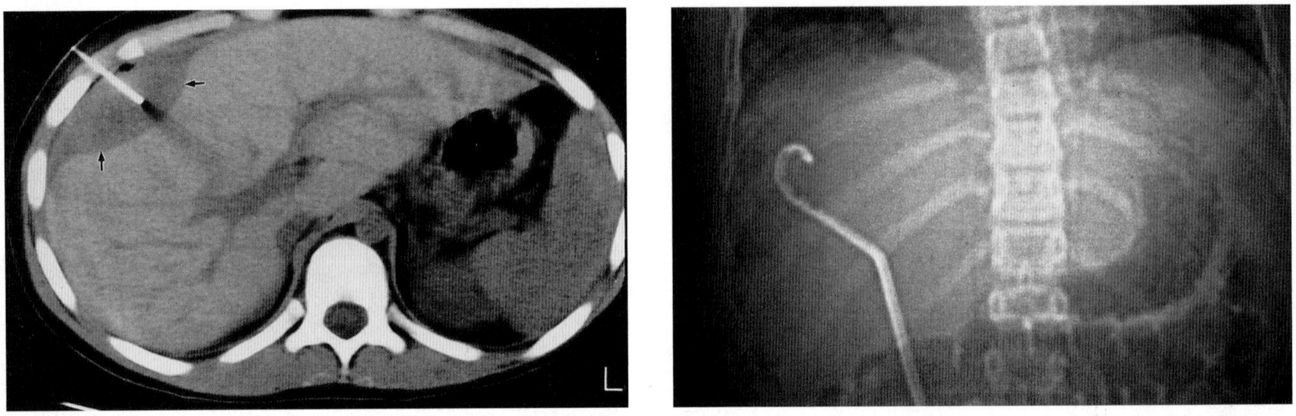

(a) (b)

Fig. 17.16 Abscesso subfrênico em um garoto de 14 anos de idade após apendicite aguda e apendicectomia. (a) Uma agulha 18 gauge foi colocada no abscesso subfrênico (setas) anterior ao fígado. Um fio-guia foi passado através da agulha e a agulha foi trocada por um cateter de drenagem. (b) Radiografia para demonstrar a posição do cateter de drenagem.

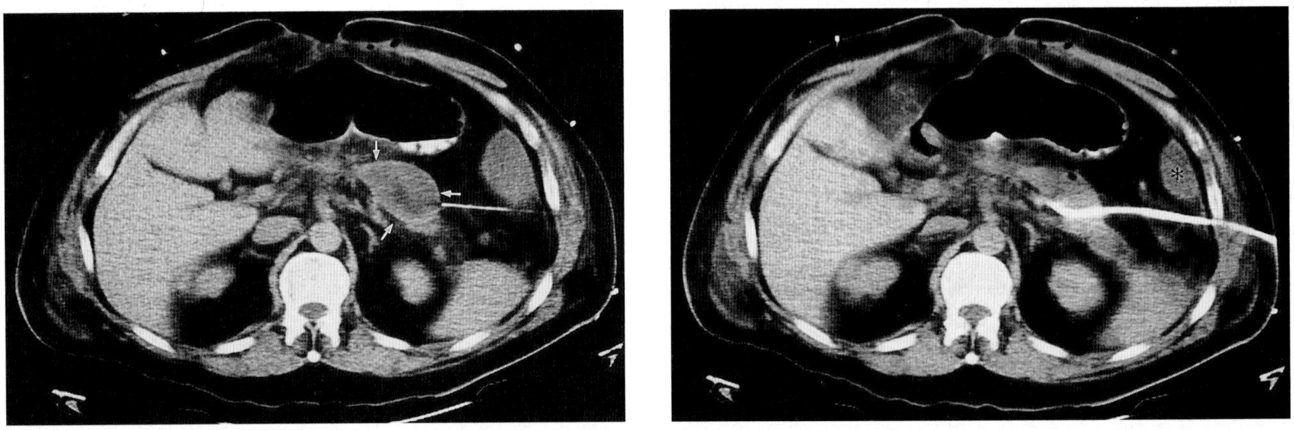

(a) (b)

Fig. 17.17 Drenagem de abscesso pancreático. (a) TC mostrando o abscesso (setas) no corpo do pâncreas e uma fina agulha introduzida a partir do flanco esquerdo, evitando o baço, o rim e o cólon. (b) A agulha foi trocada por um cateter de drenagem 12 F e o abscesso agora é menor. Também existe outro abscesso (*).

BIÓPSIA PERCUTÂNEA COM AGULHA

As técnicas de biópsia com agulha são particularmente úteis para a confirmação não-cirúrgica de suspeita de malignidade. Sob fluoroscopia, ultra-sonografia ou guiada por TC (Fig. 17.15), uma agulha é passada até o local desejado e uma pequena quantidade de tecido é removida. A maior parte das localizações intratorácicas e intra-abdominais pode ser biopsiada. Com uma fina agulha de aspiração (20-22 gauge) pode ser obtido material para citologia. A agulha pode passar através de vasos sanguíneos, massas vasculares, alças intestinais e órgãos sólidos com risco mínimo de infecção ou sangramento. Além de um pequeno pneumotórax na biópsia intratorácica, as complicações são extremamente raras. Para obter material para estudo histológico, utiliza-se uma agulha maior (14-18 gauge para tecidos moles, 10-13 gauge para osso). As agulhas maiores requerem abordagens específicas para evitar danos às estruturas em questão e requerem indicações mais rígidas que a aspiração com agulha fina.

DRENAGEM PERCUTÂNEA DE ABSCESSOS E DE OUTRAS COLEÇÕES LÍQUIDAS

Cateteres de drenagem especialmente desenvolvidos podem ser introduzidos percutaneamente para dentro de abscessos ou outras coleções líquidas. Os cateteres podem variar em diâmetro de 8-14 French, dependendo da natureza do líquido a ser drenado. Os cateteres maiores podem possuir um duplo lúmen para auxiliar na irrigação da cavidade de um abscesso. São introduzidos sob controle de alguma modalidade de imagem que for mais conveniente; a característica essencial é que o operador deve conhecer exatamente a localização do abscesso e deve saber qual o caminho mais seguro para o cateter (Fig. 17.16). Ultrasonografia, TC e fluoroscopia são os métodos usuais.

Uma vez posicionado o cateter em um abscesso, geralmente é necessário permitir que o pus drene por diversos dias. A irrigação do tubo e da cavidade do abscesso muitas vezes é essencial para viabilizar uma drenagem efetiva. Assim, a colocação do tubo de drenagem é somente o primeiro passo de uma drenagem percutânea de abscesso.

A técnica é adequada para a maioria dos abscessos abdominais, apesar do sucesso em algumas formas de abscesso ser consideravelmente maior que em outras. Por exemplo, drenagem percutânea geralmente é feita com sucesso para abscessos hepáticos e intraperitoneais, mas é menos satisfatória em abscessos pancreáticos (Fig. 17.17), particularmente se eles seguem uma pancreatite e se os abscessos são múltiplos ou multiloculados. Uma técnica similar pode ser empregada para inserir um tubo torácico para drenar um derrame ou empiema pleural.

BIÓPSIA HEPÁTICA TRANSJUGULAR

Em pacientes com doença hepática difusa, particularmente cirrose, podem existir problemas com a coagulação sanguínea com risco de sangramento incontrolado após uma biópsia percutânea. Para evitar esses problemas é realizada uma biópsia através das veias transepáticas, de modo que se ocorrer um sangramento, ele adentra o sistema vascular. A veia jugular é puncionada no pescoço e, sob fluoroscopia, é passado um cateter através da veia cava superior e inferior, empurrado para dentro de uma veia hepática onde é realizada uma biópsia do parênquima hepático.

"SHUNT" INTRA-HEPÁTICO PORTOSSISTÊMICO TRANSEPÁTICO (TIPS)

Pacientes com hipertensão portal e sangramento de varizes gastroesofágicas podem beneficiar-se da criação de uma comunicação entre o sistema venoso porta e sistêmico para reduzir a pressão portal, quando outras tentativas de tratamento de varizes como escleroterapia ou ligaduras elásticas falharam. Esta comunicação pode ser convenientemente realizada percutaneamente, guiada por ultra-som. A veia jugular interna é puncionada e um cateter é passado através do coração para dentro de uma veia hepática. Utilizando uma agulha especial introduzida através do lúmen do cateter, este pode ser passado de uma veia hepática para dentro de uma veia porta. Uma vez estabelecida esta conexão portossistêmica, ela deve ser mantida aberta através de um *stent* permanente (Figs. 17.13 e 17.18). Infelizmente, os *stents* apresentam uma tendência à oclusão com o passar do tempo.

TRATO GASTRINTESTINAL

A colocação de *stent* esofágico e a gastrostomia percutânea podem ser realizadas endoscopicamente ou, alternativamente, sob imagem guiada. *Stents* expansivos de metal podem ser colocados através de estenoses esofágicas benignas e malignas.

Enterogastroscopia percutânea é realizada para evitar alimentação nasogástrica ou parenteral de longa duração. O estômago é distendido por meio de gás liberado por um tubo nasogástrico, tornando-o um alvo fácil. Sob fluoroscopia, a parede abdominal anterior é puncionada e um tubo especial de gastrostomia é introduzido, sendo então ancorado no estômago.

SISTEMA URINÁRIO

A drenagem do sistema urinário com o uso de *stents* duplo J colocados dentro de um sistema pelvicalicial obstruído, com a terminação distal do cateter dentro da bexiga, tornou-se uma prática-padrão. Estes *stents* geralmente são posicionados com auxílio de um cistoscópio, sendo o cateter passado através do orifício ureteral sob visão direta. Alternativamente, *stents* duplo J para cateteres de drenagem interna de longa duração podem ser introduzidos percutaneamente via lombar, sob controle ultra-sonográfico e fluoroscópico. Drenagem de curto prazo (24-48

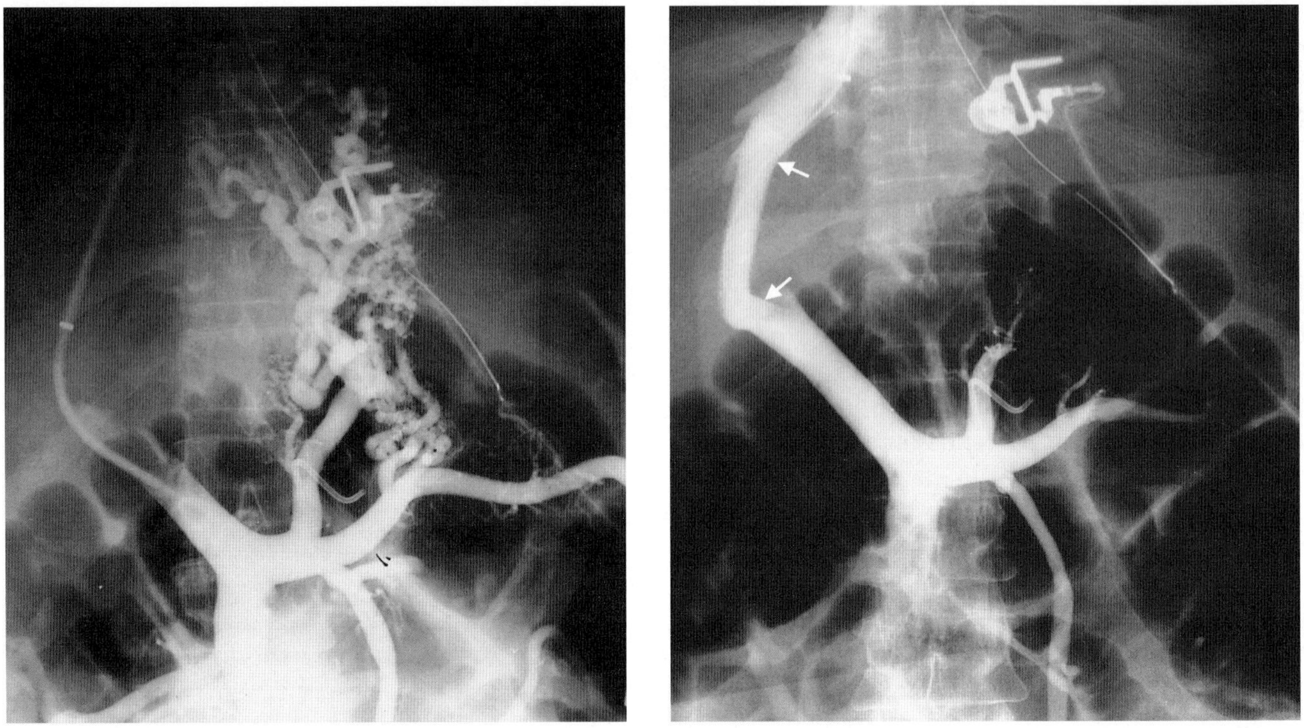

(a) (b)

Fig. 17.18 *Shunt* intra-hepático portossistêmico transepático (TIPS). (a) Foi passado um cateter da veia jugular no pescoço através do coração para dentro de uma veia hepática e, então, empurrado através do parênquima hepático para dentro de uma veia portal. Foi feita uma injeção retrógrada delineando a veia porta e suas tributárias. Note as varizes gastroesofágicas. (b) Foi estabelecida uma conexão entre a veia porta e uma grande veia hepática e foi inserido um *stent*. Sua posição está demonstrada pelas setas. Note que as varizes não se enchem (em parte por causa da oclusão deliberada).

horas) pode ser alcançada pela simples punção de um rim obstruído, sob controle ultra-sonográfico ou fluoroscópico, passando um fio-guia através de agulha e trocando a agulha por um pequeno cateter, visando estabelecer temporariamente a drenagem externa. Este procedimento, conhecido como nefrostomia percutânea, é utilizado quase exclusivamente para estabelecer a drenagem em situações emergenciais como obstrução aguda após litotripsia extracorpórea por ondas de choque ou para drenar uma pionefrose aguda.

SISTEMA BILIAR

A última década presenciou uma explosão de técnicas desenvolvidas para drenar um sistema biliar obstruído. Os métodos usados podem ser grosseiramente divididos naqueles em que o tubo de drenagem é introduzido endoscopicamente, sendo a abordagem mais comum, e naqueles em que a introdução é feita percutaneamente, geralmente quando a via endoscópica falhou.

As duas causas mais comuns de obstrução do trato biliar são tumores, notavelmente carcinoma do pâncreas ou colangiocarcinoma e cálculos no ducto biliar comum. Caso a obstrução seja provocada por cálculos, a remoção endoscópica de cálculos e esfincterotomia da papila de Vater é uma opção freqüentemente escolhida (Fig. 17.19).

Os resultados de cirurgia para o tratamento curativo de obstrução maligna do ducto biliar são geralmente muito desapontadores. Colocação de *stents* e procedimentos de drenagem não-cirúrgicos para pacientes nos quais cirurgia curativa é impossível tornaram-se conseqüentemente mais freqüentes nos últimos anos. Pacientes podem viver por tempo considerável com *stents* biliares, particularmente se o tumor

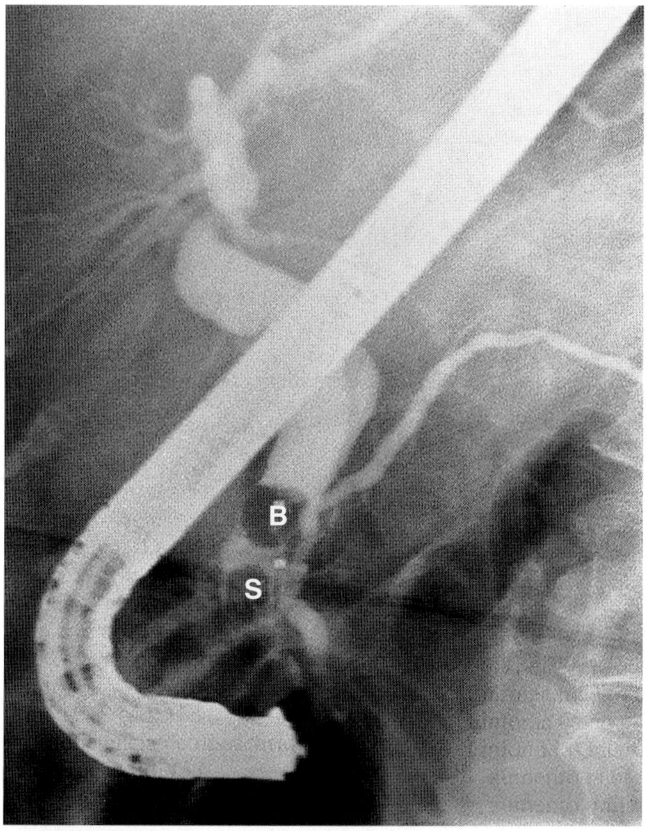

Fig. 17.19 Remoção endoscópica de cálculos no ducto biliar comum. Um cateter balonado foi inserido para dentro do ducto biliar comum após intubação endoscópica da papila de Vater. Então os cálculos foram removidos. B, balão; S, cálculo.

responsável é de crescimento lento, como no caso de muitos colangiocarcinomas. Geralmente o *stent* é introduzida com ERCP, através de canalização da papila de Vater e passagem do *stent* retrogradamente pelo ducto biliar comum através do tumor, de modo que a bile possa passar da árvore biliar obstruída para dentro do duodeno. Caso esta abordagem não obtenha sucesso, o *stent* pode ser colocado através de um fio-guia que tenha sido introduzido percutaneamente em uma direção anterógrada, seguindo-se uma punção com agulha de um ducto biliar dilatado dentro do fígado. O fio-guia pode ser manipulado através do tumor para dentro do duodeno, via ducto biliar comum e o *stent* pode ser passado através do fio-guia (Fig. 17.20).

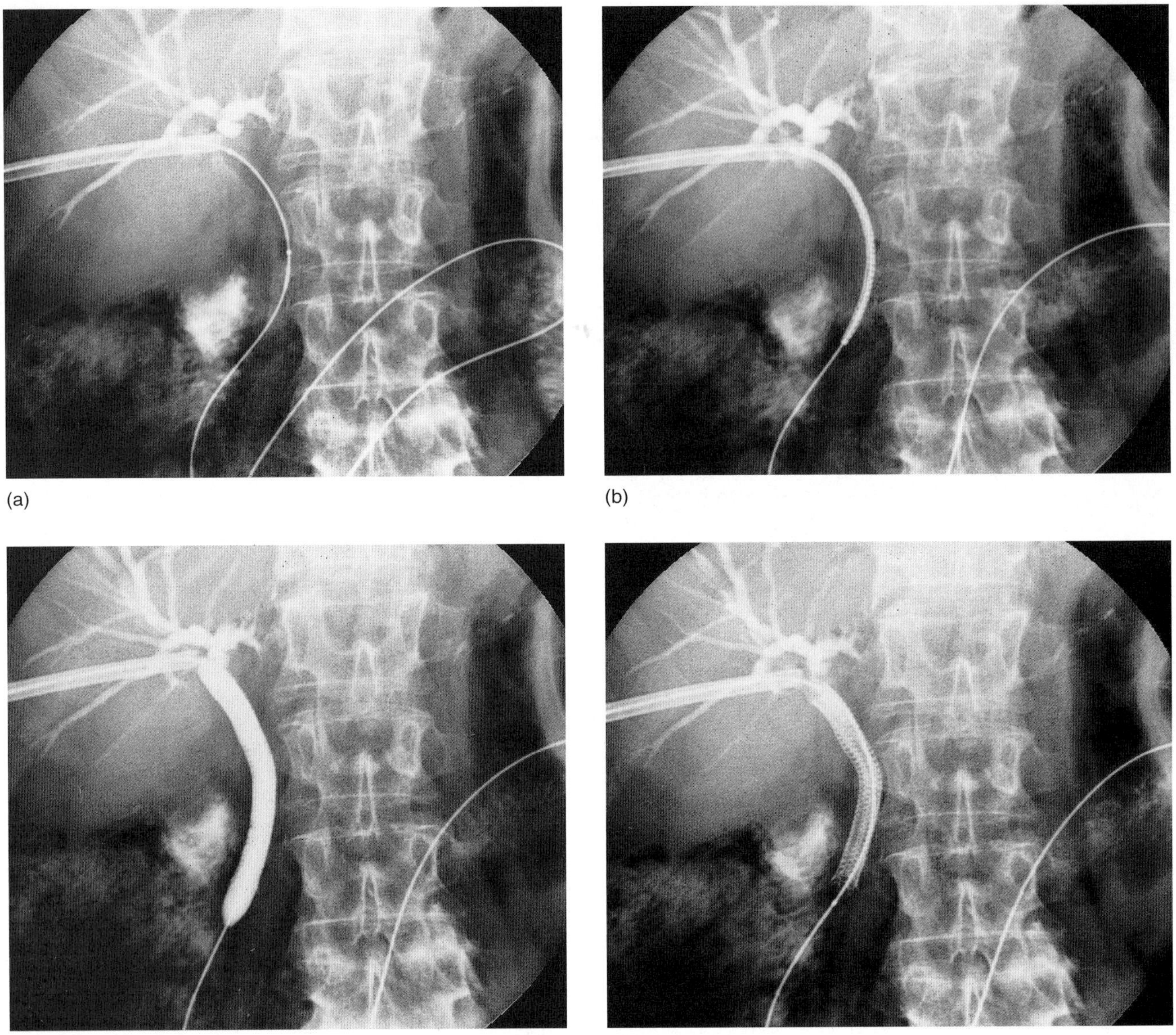

(a) (b)

(c) (d)

Fig. 17.20 Inserção percutânea de um *stent* para *bypass* em uma obstrução do ducto hepático comum. (a) Depois que foi observado um ducto biliar puncionado no fígado, foi passado um fio-guia através da estenose e depois através da ampola para dentro do intestino. (b) Um *stent* é passado através de um cateter balonado e passado sobre o fio-guia para situar-se sobre a estenose. (c) O balão é inflado. (d) O balão é desinflado e o cateter removido, deixando o *stent* no lugar. Então o fio-guia pode ser retirado.

Apêndice

Anatomia Tomográfica do Abdome

Os aspectos normais do abdome e pelve de uma mulher adulta normal são demonstrados neste apêndice. Os níveis dos cortes estão ilustrados em dois diagramas.

Cada corte tem 5 mm de espessura. Gastrografina foi administrada oralmente duas vezes: 15 minutos e 1,5 hora antes do exame. Contraste intravenoso foi injetado durante o exame.

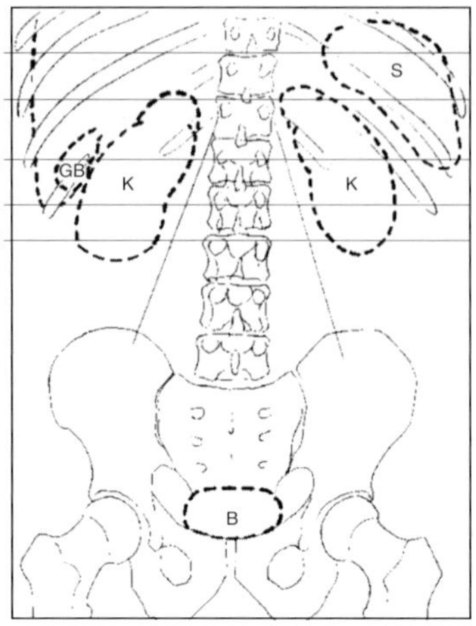
1
2
3
4
5
S
GB
K
K
B

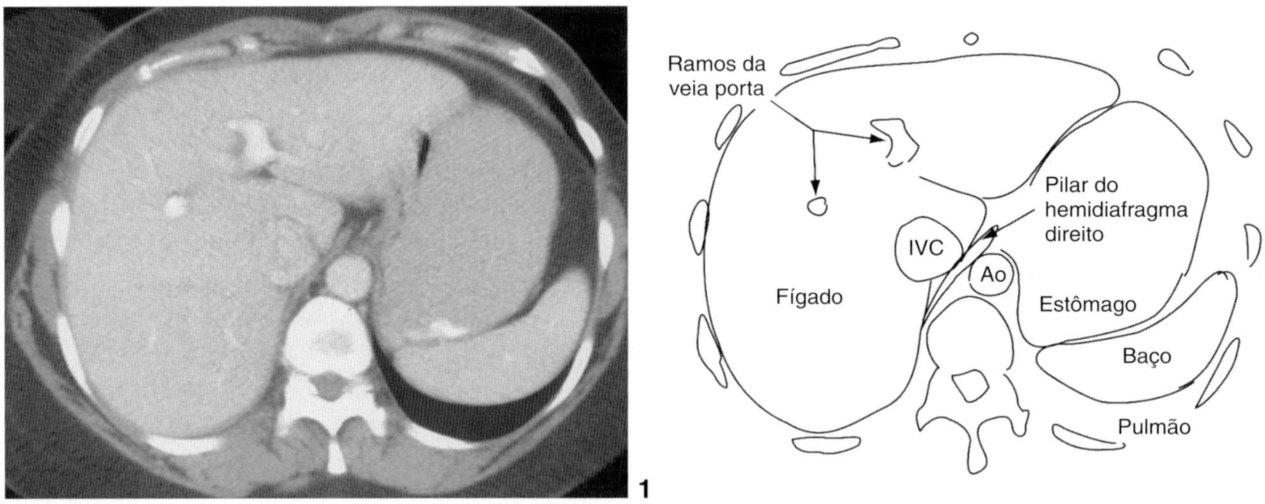
Ramos da veia porta
Pilar do hemidiafragma direito
IVC
Ao
Fígado
Estômago
Baço
Pulmão

1

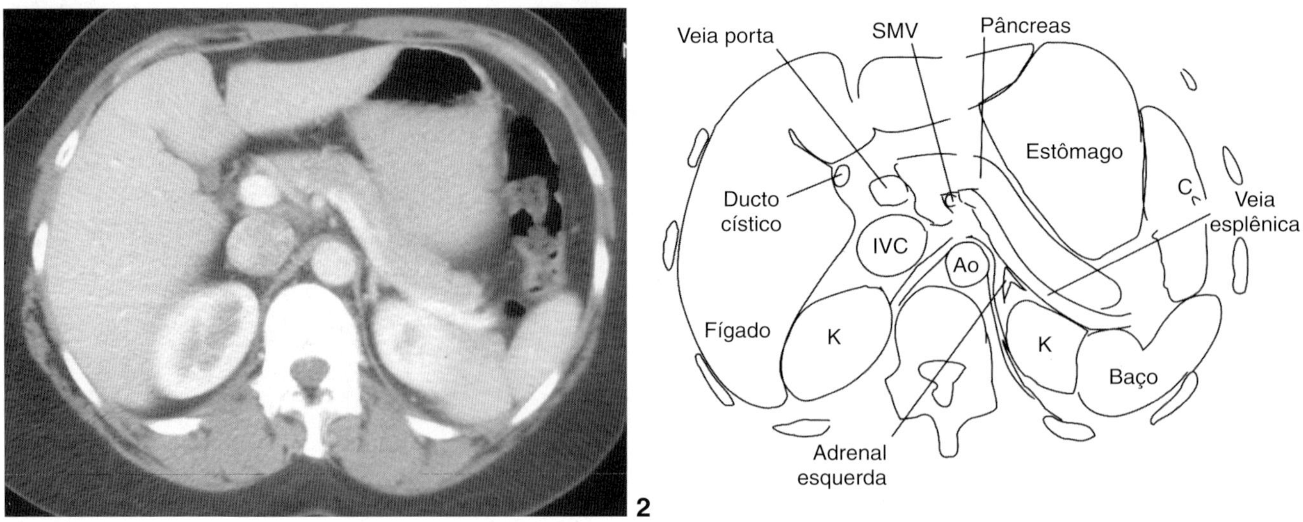
Veia porta
SMV
Pâncreas
Estômago
Ducto cístico
C
Veia esplênica
IVC
Ao
Fígado
K
K
Baço
Adrenal esquerda

2

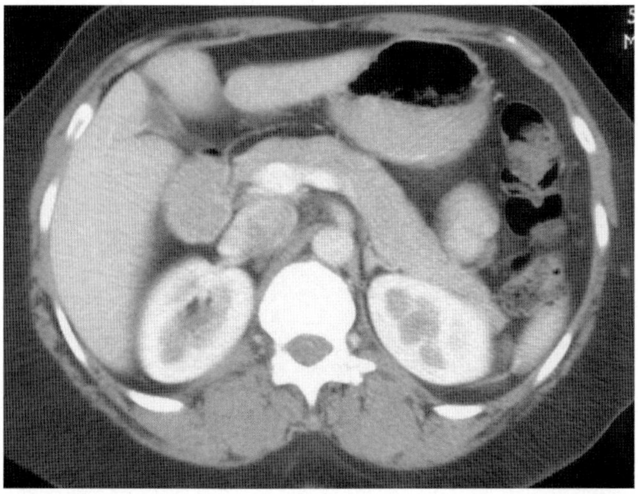

3

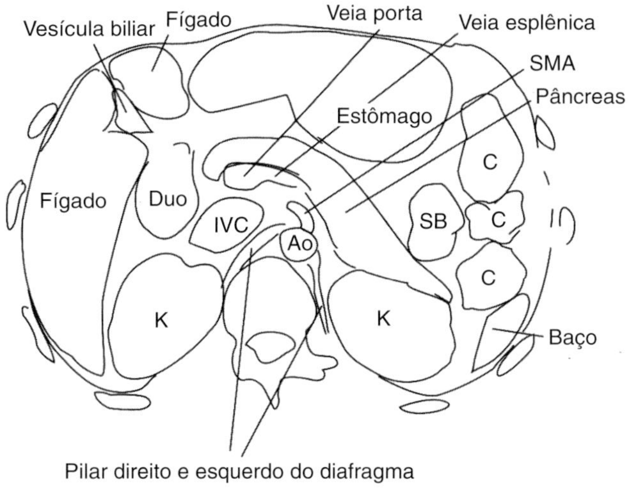
Vesícula biliar
Fígado
Veia porta
Veia esplênica
SMA
Pâncreas
Estômago
C
Fígado
Duo
IVC
Ao
SB
C
C
K
K
Baço
Pilar direito e esquerdo do diafragma

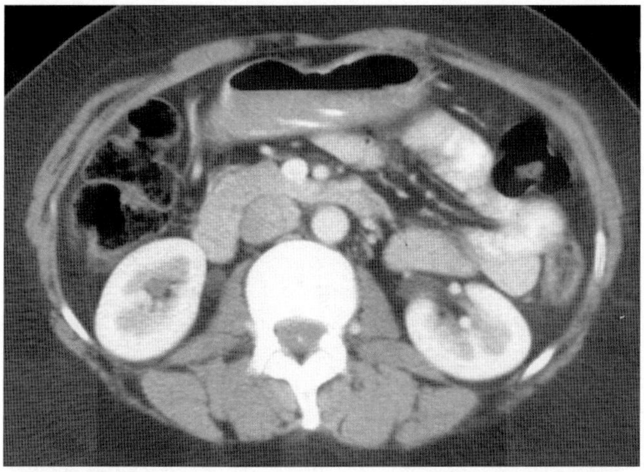

4

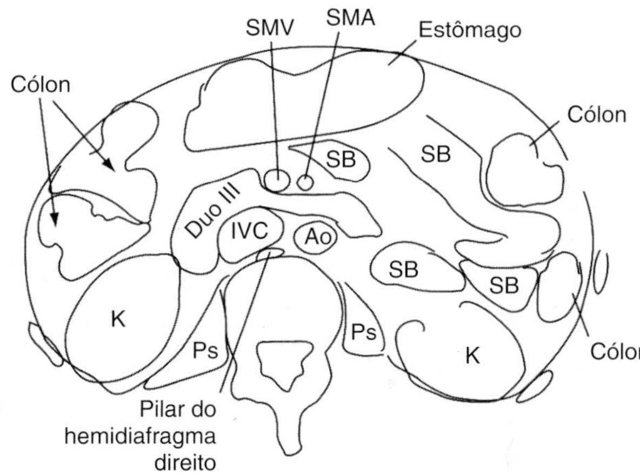
SMV
SMA
Estômago
Cólon
Cólon
SB
SB
Duo III
IVC
Ao
SB
SB
K
Ps
Ps
K
Cólon
Pilar do
hemidiafragma
direito

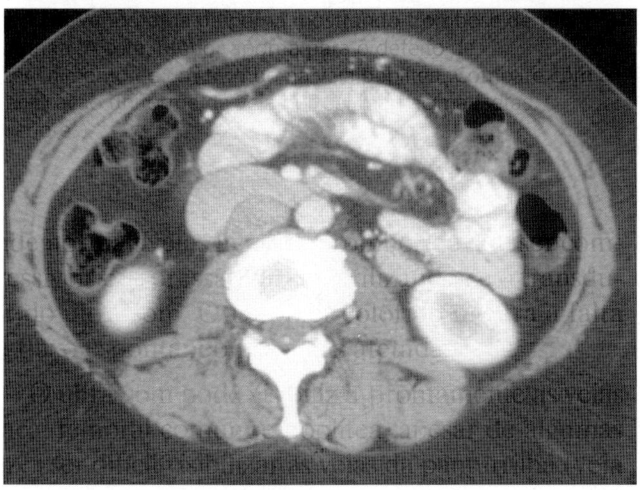

5

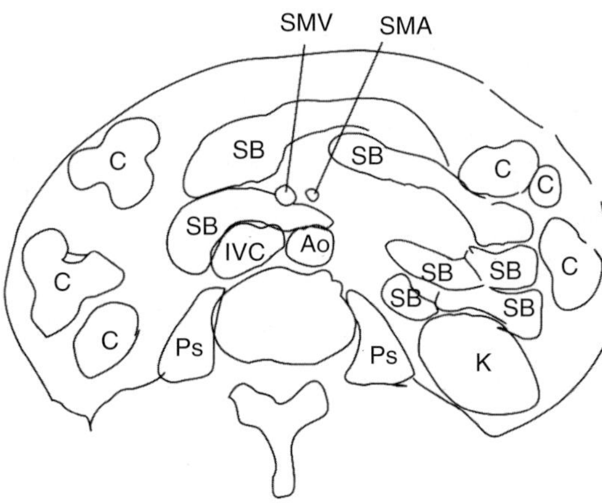
SMV
SMA
C
SB
SB
C
C
SB
IVC
Ao
C
SB
SB
C
SB
SB
C
Ps
Ps
K

Ao	Aorta
B	Bexiga
C	Cólon
K	Rim
IVC	Veia cava inferior
PS	Músculo psoas
SB	Intestino delgado
SMA	Artéria mesentérica superior
SMV	Veia mesentérica superior

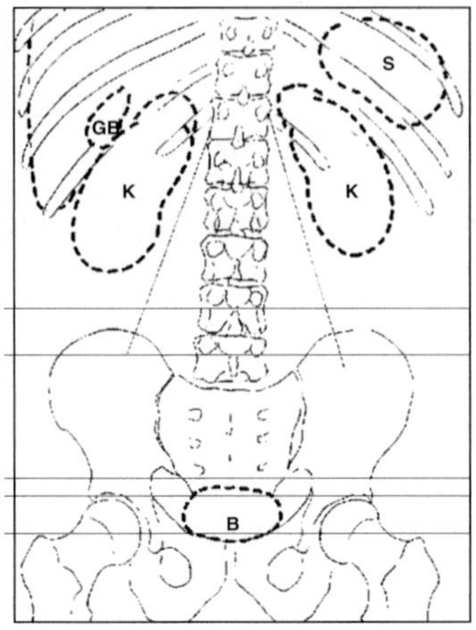

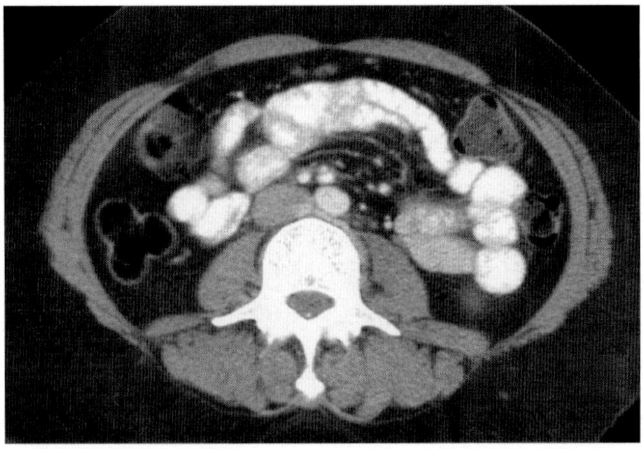

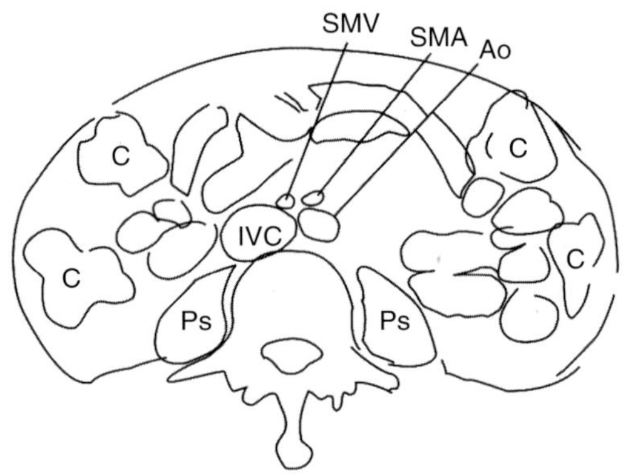

6

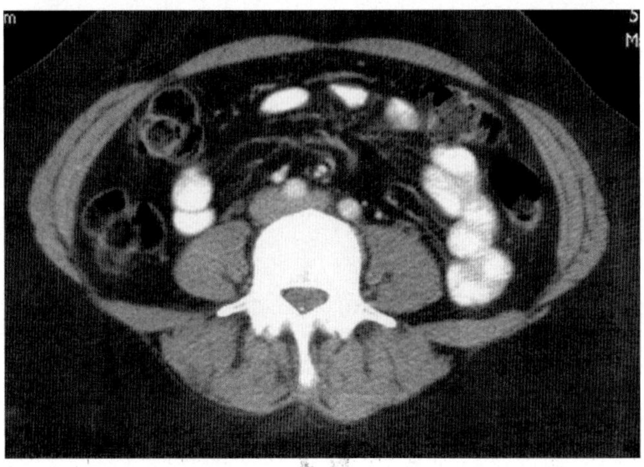

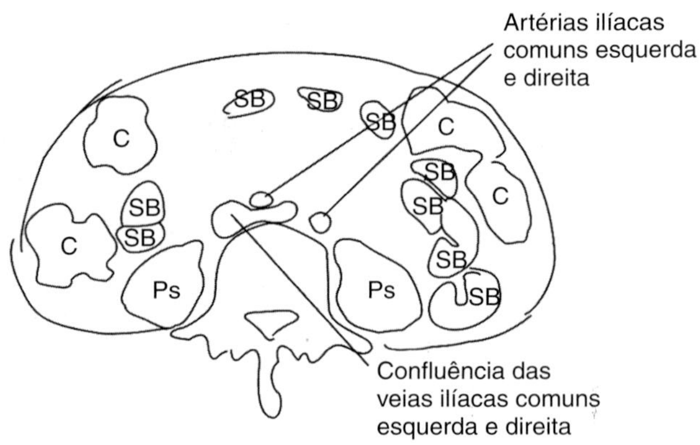

7

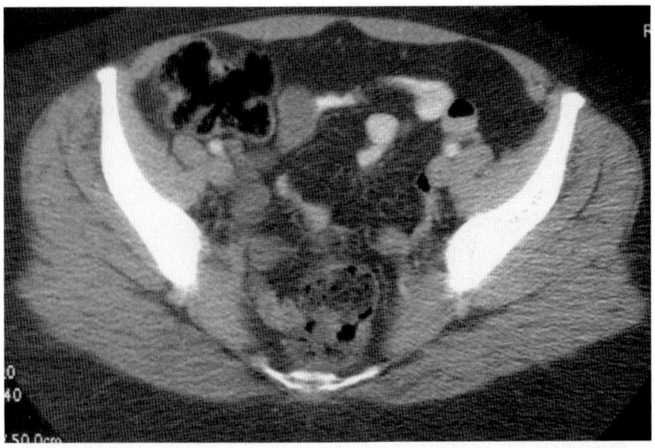

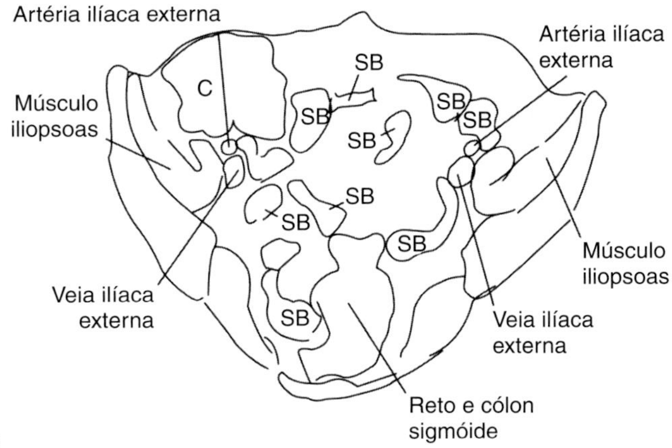
Artéria ilíaca externa
Artéria ilíaca externa
Músculo iliopsoas
C
SB
SB
SB
SB
SB
SB
SB
SB
SB
Músculo iliopsoas
Veia ilíaca externa
Veia ilíaca externa
Reto e cólon sigmóide

8

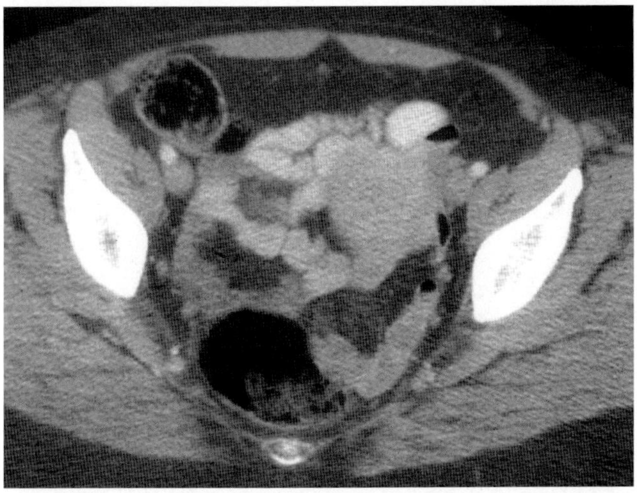

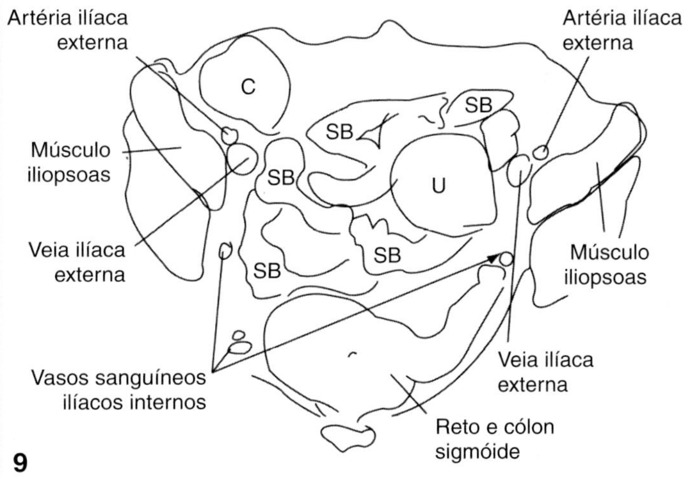
Artéria ilíaca externa
Artéria ilíaca externa
C
SB
SB
SB
SB
SB
U
Músculo iliopsoas
Músculo iliopsoas
Veia ilíaca externa
Vasos sanguíneos ilíacos internos
Veia ilíaca externa
Reto e cólon sigmóide

9

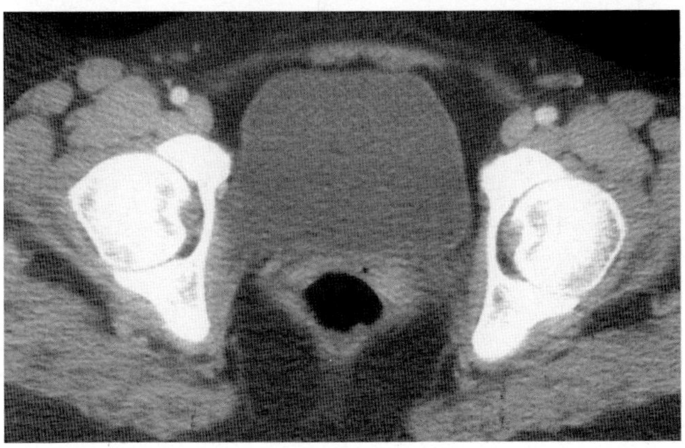

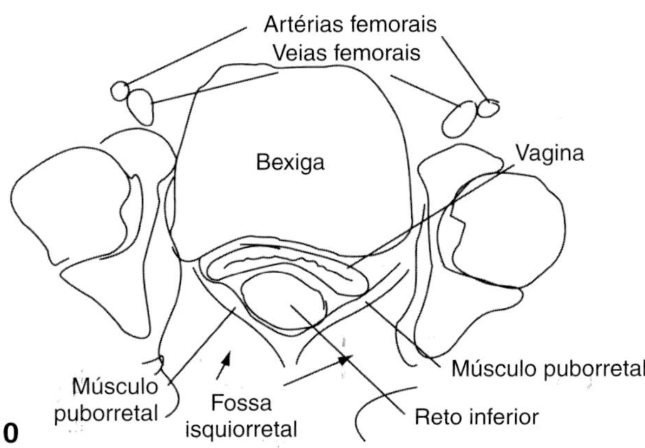
Artérias femorais
Veias femorais
Bexiga
Vagina
Músculo puborretal
Músculo puborretal
Fossa isquiorretal
Reto inferior

10

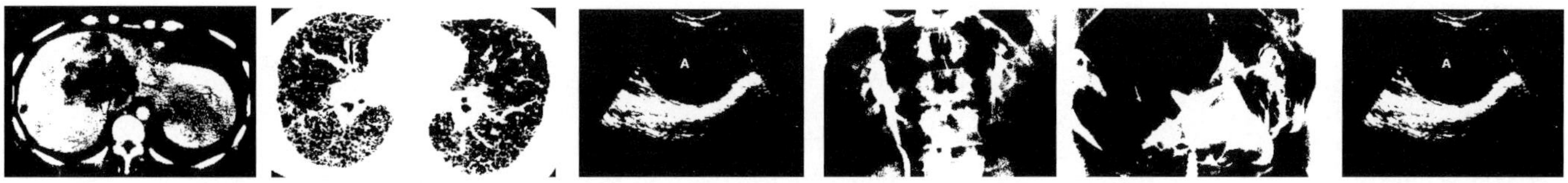

Índice Remissivo

Os números em **negrito** indicam os locais onde o assunto é abordado mais extensamente.
Os números em *itálico* significam que os temas podem ser encontrados em Figuras ou Quadros.

A

B

C

S

T

U

V

W

X

Z